急诊医学精要

Guide to the Essentials in Emergency Medicine

中文翻译版（原书第3版）

主　编　〔新加坡〕黄雪莉（Shirley Ooi）
〔新加坡〕马修·洛（Matthew Low）
〔美〕彼得·曼宁（Peter Manning）
主　译　马青变　熊　辉

科学出版社
北　京

图字：01-2023-0818号

内 容 简 介

本书分为两大部分。第一部分为成人患者的一般症状，分别从要点、给全科医师的特别提示、处理、特殊处理等方面进行了阐述。第二部分为各系统急症、儿科急症等。原版书对大多数章节内容进行了调整，如第11章急诊皮肤病部分提供了80余张照片，较前一版增加了50余张照片，本书还增加了9个新章节，使内容更加详细，条理更加清晰，具有很强的科学性、逻辑性、权威性和实用性。

本书可作为在急诊室轮转的医学生、急诊室之外轮转的低年资医师、全科医师的参考手册使用，同时也适用于高年资护师及高学历护师。

图书在版编目（CIP）数据

急诊医学精要 : 原书第 3 版 / (新加坡) 黄雪莉 (Shirley Ooi) , (新加坡) 马修 · 洛 (Matthew Low) , (美) 彼得 · 曼宁 (Peter Manning) 主编 ; 马青变 , 熊辉主译 . -- 北京 : 科学出版社 , 2024.11

书名原文 : Guide to the Essentials in Emergency Medicine (3e)

ISBN 978-7-03-076740-0

Ⅰ . ①急… Ⅱ . ①黄… ②马… ③彼… ④马… ⑤熊… Ⅲ . ①急诊一临床医学 Ⅳ . ① R459.7

中国国家版本馆 CIP 数据核字 (2023) 第 202924 号

责任编辑：高玉婷 / 责任校对：张　娟
责任印制：师艳茹 / 封面设计：吴朝洪

Shirley Ooi，Matthew Low，Peter Manning
Guide to Essentials in Emergency Medicine(3e)
ISBN 978-9-814-92344-6
Copyright © 2022 by McGraw-Hill Education.
All Rights reserved. No part of this publication may be reproduced or transmitted in any form or by any means, electronic or mechanical, including without limitation photocopying, recording, taping, or any database, information or retrieval system, without the prior written permission of the publisher.
This authorized Chinese translation edition is published by China Science Publishing & Media Ltd. (Science Press) in arrangement with McGraw-Hill Education (Singapore) Pte. Ltd. This edition is authorized for sale in the People's Republic of China, excluding Hong Kong, Macao SAR and Taiwan.
Translation Copyright © 2024 by McGraw-Hill Education (Singapre) Pte. Ltd and China Science Publishing & Media Ltd. (Science Press).
版权所有。未经出版人事先书面许可，对本出版物的任何部分不得以任何方式或途径复制传播，包括但不限于复印、录制、录音，或通过任何数据库、信息或可检索的系统。
此中文简体翻译版本经授权仅限在中华人民共和国境内（不包括香港特别行政区、澳门特别行政区和台湾）销售。
翻译版权 © 2024 由麦格劳 - 希尔教育（新加坡）有限公司与中国科技出版传媒股份有限公司（科学出版社）所有。
本书封面贴有 McGraw-Hill Education 公司防伪标签，无标签者不得销售。
北京市版权局著作权合同登记号：01-2023-0818 号

科 学 出 版 社 出版
北京东黄城根北街 16 号
邮政编码：100717
http://www.sciencep.com

三河市春园印刷有限公司印刷

科学出版社发行　各地新华书店经销

*

2024 年 11 月第　一　版　开本：787 × 1092　1/16
2024 年 11 月第一次印刷　印张：38
字数：890 000

定价：299.00 元

（如有印装质量问题，我社负责调换）

译者名单

主　译　马青变　熊　辉

副主译　郭治国　葛洪霞　李　硕　李晓晶

译　者（按姓氏笔画排序）

门月华　王　丽　王　妍　王　斌　王　楠　王军红　王明亚
王亭亭　田　慈　付源伟　白　颐　冯　璐　皮海辰　吕　扬
刘韶瑜　刘慧强　闫　燕　孙岩秀　孙晶雪　杜兰芳　李　民
李　姝　李　涛　李　硕　李　辉　李　燕　李晓丹　杨　凡
吴　煜　冷　凤　辛彩焕　怀　伟　宋晔娜　宋爱祥　张　帆
张　华　张　烁　张玉梅　张志鹏　张美莹　张莉萍　陈小岚
陈玉娇　范文洋　尚　文　郑　康　赵　鸿　赵静静　胡　静
胡煦晨　段经玮　侯启圣　徐定华　高　强　高冰玉　郭治国
崔立刚　梁　杨　彭　川　葛洪霞　董淑杰　韩彤妍　曾祥柱
雷　畅　翟文雯　滕林洋　薛　硕

译者前言

期待已久的*Guide to the Essentials in Emergency Medicine*第3版现已问世。新加坡国立大学医院急诊科的Shirley Ooi副教授、Matthew Low博士及Peter Manning副教授为此书主编。三位主编在急诊医学领域经验丰富、造诣深厚，并且在急诊医学教育领域成果卓著。此书前两版内容惠及全科、院前急救、急诊科和其他急症救治领域的众多医学生和医疗护理人员。此书一直深受读者欢迎、全球畅销且反复再版。此次新版更有Alison Gourdie奖章获得者Matthew Low博士加入主编行列并为本书增色不少。

第3版秉持了前两版的一贯优点：紧跟国际最新指南，内容不断推陈出新；涉及急症范畴广泛，既具有足够广度又有足够深度；呈现形式简明扼要、层次清晰、便于快速查找；适用读者广泛：从轮转急诊科医学生、全科医师、院前急救医护人员、急诊科专科医师到其他重症领域医护人员。

全书分两大部分。第一部分为成人患者的一般症状，共29节。第二部分为气道与复苏、心血管系统急症、呼吸系统急症等。新版对章节数量和内容进行了一定调整。特别划分了基础和高级章节（目录“△”标记），内容更有针对性，不同层次的读者可按需阅读，逐步提高。有别于既往，全部的临床彩色照片可以通过扫描二维码的方式进行查看，更能给读者带来高质量的全新体验。

非常荣幸由北京大学第三医院急诊科再次携手北京大学第一医院急诊科的医学专家和临床医师，共同为此书的最新版本进行翻译，并将如此高质量的书籍介绍给医学界的广大读者。也特别感谢所有为本书翻译付出巨大努力的各位专家和医师，正是他们对医学教育的执着信念、不吝付出，对译文的字斟句酌才能使本书顺利翻译完成。也希望读者朋友们能认真阅读本书，并对其中的瑕疵和不足之处不吝赐教，激励我们不断进取和提高。

马青变　北京大学第三医院急诊科主任
熊　辉　北京大学第一医院急诊科主任

2024年10月

原书序一

对患者和医务工作者来说，最紧急、最痛苦和最具挑战性的情境常发生在医院的急诊科。在这个领域，极其需要实用的临床指南。而新加坡国立大学医院的副教授Shirley Ooi和Peter Manning及Matthew Low博士就提供了这样一本书。

该书的目标受众为不同层次的临床医师。既有医学生的基础课程，住院医师和专科医师的高级课程，还有每章针对全科医师的特别提示。

这是一本实用而权威的著作，专为在“工作场合”使用而设计。其数字化版本确保了内容的完整性，通过扫描二维码，读者可以获得额外的资料，特别是全彩色照片。新版的大多数章节内容得到了提升，如急诊皮肤病部分提供了80多张照片，而上一版仅有30张。此次第3版还增加了9个新章节。

该书配有大量表格和流程图，这为辅助急诊医学的临床工作起到了至关重要的作用。出于同样的目的，明确给出的药物剂量便于在急诊处理紧急情况时轻松参考。

该书作者都是资深的临床医师，其所描述的基本原理和临床推论简洁明了。两位原创编者，副教授Shirley Ooi和Peter Manning，带来了他们的联合财富，即在急诊医学领域共计84年的丰富经验！在这一版本中，新加坡国立大学杨路龄医学院的MBBS（荣誉）毕业生Matthew Low博士也加入了他们的行列，他是2018年英国皇家急诊医学院会员最佳考试候选人，Alison Gourdie奖章的获得者。

该书自从2004年首次出版以来，在全世界范围内取得了极大的成功，这体现了对该书质量最明确的认可。

此第3版将成为学生和临床执业医师的良好工具，帮助他们在极具挑战性的急诊医学领域挽救更多的生命。

Aymeric Lim　教授
内外科医学学士（新加坡），英国皇家外科学院院士（格拉斯哥），
新加坡医学专科学院院士
首席执行官
手部与重建显微外科系高级顾问
新加坡国立大学医院

骨科教授
新加坡国立大学杨路龄医学院

医疗保健领导学院院长
新加坡卫生部控股公司

（白　颐　译）

原书序二

由新加坡国立大学医院的Shirley Ooi、Matthew Low和Peter Manning编写的*Guide to the Essentials in Emergency Medicine*是世界上重要的急诊医学教科书之一。该书第3版现已问世，由于是对急诊科患者的常见症状、疾病和治疗策略的集中教学，所以被急诊科和其他急症救治领域的临床医师广泛使用。

该书第3版有149节，其中新增9节，分别标记为基础（针对医学生）、高级（针对急诊专科医师）和在线（供参考）。此新版本还新增了二维码，使读者可以访问附加图像，为理解可视化诊断提供了更多机会。这些在线扩展内容使该书对教学和患者护理更具价值。这些章节分为以下几个关键部分：成人患者一般症状、气道与复苏、心血管系统急症、呼吸系统急症、消化系统急症、内分泌/代谢急症、泌尿生殖系统急症、神经系统急症、传染性疾病、血液系统/肿瘤急症、急诊皮肤病、老年急症、中毒（包括咬伤）、外科和骨科创伤/感染急症、耳鼻喉科急症、眼科相关急症、神经科急症、妇科和产科急症、环境急症、影像学检查、药物、儿科急症及其他常用信息。由于具有一定的广度和深度，该书起到的关键作用是为优秀的急诊医师提供清晰而全面的急诊诊断和治疗的信息源，并将其应用于危重和创伤患者的实时护理中。同时，也为急诊医学的实习医师和对急诊医学感兴趣的高年级医学生提供了重要指导。

显然，该书第3版的3位主编和编者为那些致力给患者提供出色诊疗服务的急诊医师创造一种强大模式，并增强他们在急诊医学复杂领域中的知识基础。随着越来越多的医师转向急诊科和重症监护病房为患者提供急症诊疗服务，该书很可能会扩大其使用范围，从而产生全球影响。祝贺该书主编和编者正推动着我们所在领域向前发展。

W. Brian Gibler，医学博士

急诊医学教授

辛辛那提大学医学院

美国俄亥俄州辛辛那提市

（白　颐　译）

原书前言

2004年当本书的第1版（黑白印刷）出版时，我们并没有预料到它会如此受欢迎，在国际上销售量超过16 000册，并在10年间重印了9次。本书第2版于2014年出版，添加了20个新章节，仍然很受欢迎，销售量超过11 000册。这可能是因为我们编写了一本令人称心的教科书，既简洁，又可在临床实践中实时应用，同时足够全面，避免了关键知识点的空白。

急诊医学领域涉及内容广泛且发展迅速，使我们面临着不仅要使本书内容更加全面而且要将内容良好管理的挑战。这是此版的一个关键考虑因素，特别是我们增加了9节和80多张全彩临床照片，并根据最新的证据彻底修订了所有章节。为此，我们将内容精心分类为基础章节（供医学生使用）和高级章节（在目录部分用"△"标记），以供急诊科临床医师和参加考试的住院医师使用。

主要特色

第一部分

此部分是本书的主要优势之一。急诊患者临床表现多样，掌握不同主诉的处理方法是急诊医师的核心技能之一，本书对此做了重点强调，这可从本部分中体现出来。本部分新增章节：

- 第1章第十二节"黄疸"
- 第1章第二十九节"乏力"

第二部分

为了便于学习，本部分分为不同的子部分。在每个子部分中，高级章节特意放在基础章节之后，以确保医学生的可读性。我们对第2版一些章节重新进行了组织：将"热性惊厥"并入"儿童惊厥"；删除常用评分和公式章节，并将其内容整合到相关章节中；同样，我们从登革热和奇昆古尼亚热中删除了奇昆古尼亚热；将"华法林过量"命名为"紧急抗凝逆转"；我们极大地扩展了第11章"急诊皮肤病"，重点介绍了不同类型的皮疹表现。

新增内容如下：

- 第10章第四节"姑息治疗和临终关怀紧急治疗"
- 第13章第九节"中毒，新型精神活性物质"
- 第13章第十节"5-羟色胺综合征"
- 第21章第一节"颅脑急症CT解读"
- 第21章第四节"腹盆腔急症CT解读"
- 第21章第五节"胸部急症CT解读"
- 第23章第十五节"精神状态发生改变的儿童"

目标受众

本书适用于：

- 在急诊科轮转的医学生：因为本书几乎涵盖了他们在急诊医学实习期间可能遇到的所有常见病症。第一部分内容实用、重点突出且简洁，学生应该能够在4周的实习期内读完。而且，正如已经提到的，第二部分他们应该阅读的章节都有明确标记。这将使他们需要阅读的页数减少。

• 在急诊科轮转的初级医师和急诊护士：他们在日常实践中所遇到的90%～95%最常见疾病都可在本书中得到快速参考。要点部分有助于防止那些在患者管理中致命的和代价高昂的错误出现。

• 正准备进行研究生考试的急诊医学住院医师：本书以重点突出的关键词形式编写，使其很容易从头到尾地轻松阅读。内容以循证为基础，遵循国际指南。在解释管理中某些观点的理论基础时，除非绝对必要，否则不会提供病理生理学的烦琐细节信息。如果你掌握了本书的内容，几乎可以应对任何国际考试。

• 在急诊科以外进行轮转的初级医师：本书将帮助他们处理多学科急症，因为这些情况可能会在他们工作时意外发生。同时可指导他们在等待额外帮助的前30分钟内管理患者。

• 全科医师：本书将指导他们如何在前30分钟内处理多学科急症，以及如何将他们的患者送往急诊科。"给全科医师的特别提示"应是全科医师特别感兴趣的部分。

• 救护人员和院前护理人员：第一部分和"给全科医师的特别提示"部分将指导他们在以症状为基础的急症处理方面注意的问题。

致谢

感谢众多编者，如果没有他们的鼎力相助，本书不可能如期完成。此版本十分特别，因为该项目始于2020年上半年，当时正值新冠疫情大流行最严重的时期，我们正在与鲜为人知的病毒做斗争。原版封面由我们的急诊科高级住院医师Lim Kwee Kuang博士设计，切实展示了给模拟患者气管插管时个人防护装备的使用。衷心感谢本版的插画师Roger Teo医师、Ada Ngo医师和医学生Nah Jie Hui的倾情相助。由衷感谢新加坡国立大学医院急诊医学部经理Lee Li Li女士和急诊医学部秘书Neo Yen Yen女士提供的帮助。

非常感谢：

• 新加坡国立大学医院首席执行官Aymeric Lim教授和美国辛辛那提大学的W.Brian Gibler教授为本书作序。

• 非常感谢以下各位对本书的赞誉：

-中国香港中文大学晨兴书院急诊医学系主任兼学生事务主任Colin A.Graham教授
-印度尼西亚布拉维贾亚大学临床讲师兼急诊高级顾问医师Ali Haeder博士
-英国皇家急诊医学院前任院长Taj Hassan博士
-新加坡急诊科住院医师咨询委员会前任主席Mohan Tiru博士
-亚洲急诊医学会主席Tamarish Kole教授
-新加坡家庭医生学院院长Tan Tze Lee博士
-马来西亚理科大学急诊医学高级顾问兼讲师Hisamuddin NA Rahman教授

我们希望您在阅读此版本时会感到更加愉悦。

Shirley Ooi　副教授
Matthew Low　博士
Peter George Manning　副教授

（杨　凡　李晓晶　译）

目　录

第一部分

第二部分

△ 表示高级章节。

附 录

第一部分

第1章 成人患者的一般症状

第一节 意识状态改变

Peter Manning · Goh Ee Ling

要点

急诊科对意识状态改变患者的评估重点：

• 首先关注可逆性的病因：如低氧血症、高碳酸血症和低血糖。

• 区分器质性病因与中毒及代谢的病因，因为前者需要中枢神经系统的急诊影像学检查，而后者仅需要实验室检查。

给全科医师的特别提示

当用救护车送意识状态改变患者去急诊前，尽可能多地想到可以在诊所即开始治疗可逆性病因，如低血糖（口服补糖或静脉注射50%葡萄糖注射液）、低氧血症（氧疗）或中暑（施行降温措施和静脉注射生理盐水）。

处理

初始处理

• 对意识状态改变患者进行鉴别诊断的流程图见图1-1。

• 首先把患者安置在重症监护区进行治疗。

• 如果找到了导致意识状态改变的可逆性病因，就可以把患者转移到中级护理区进行治疗。

• 积极进行气道管理/限制颈椎活动。

1. 开放气道，寻找异物。

2. 置入口腔或鼻咽通气道。

3. 如果患者在病史中不能排除外伤，用颈托或手法限制颈椎活动。

4. 如果患者昏迷，要确保气道通畅：意识状态改变时，可能会使气道失去通畅，故更须检查气道通畅性。若需积极干预，参见本书第2章第一节“气道管理/快速诱导气管插管”。

• 吸氧和机械通气

1. 若患者缺氧，给予高流量吸氧。

2. 一般血二氧化碳分压的靶目标水平为35～40mmHg。

• 心排血量

1. 检查是否有脉搏，如果没有，开始心肺复苏。

2. 如果发现明显外出血，直接按压止血。

• 外周毛细血管血糖测定。

• 监测：心电图，脉搏血氧饱和度，生命体征（5～15min一次）。

• 若无低灌注存在，通过外周静脉慢速给予等渗晶体液。

• 实验室检查：全血细胞计数，尿素氮/电解质/肌酐，动脉血气分析（判断是否有代谢性酸中毒和高碳酸血症的可能）。

注意：呼吸窘迫不一定都出现二氧化碳麻醉；而呼吸抑制时常会出现二氧化碳麻醉。

• 需考虑以下检查：血清钙浓度，毒物分析，血清酒精浓度，碳氧血红蛋白水平、血型鉴定和交叉配血。

• 意识状态改变鸡尾酒疗法：考虑部分或全部使用。

1. 如果患者有低血糖，先静脉注射50%葡

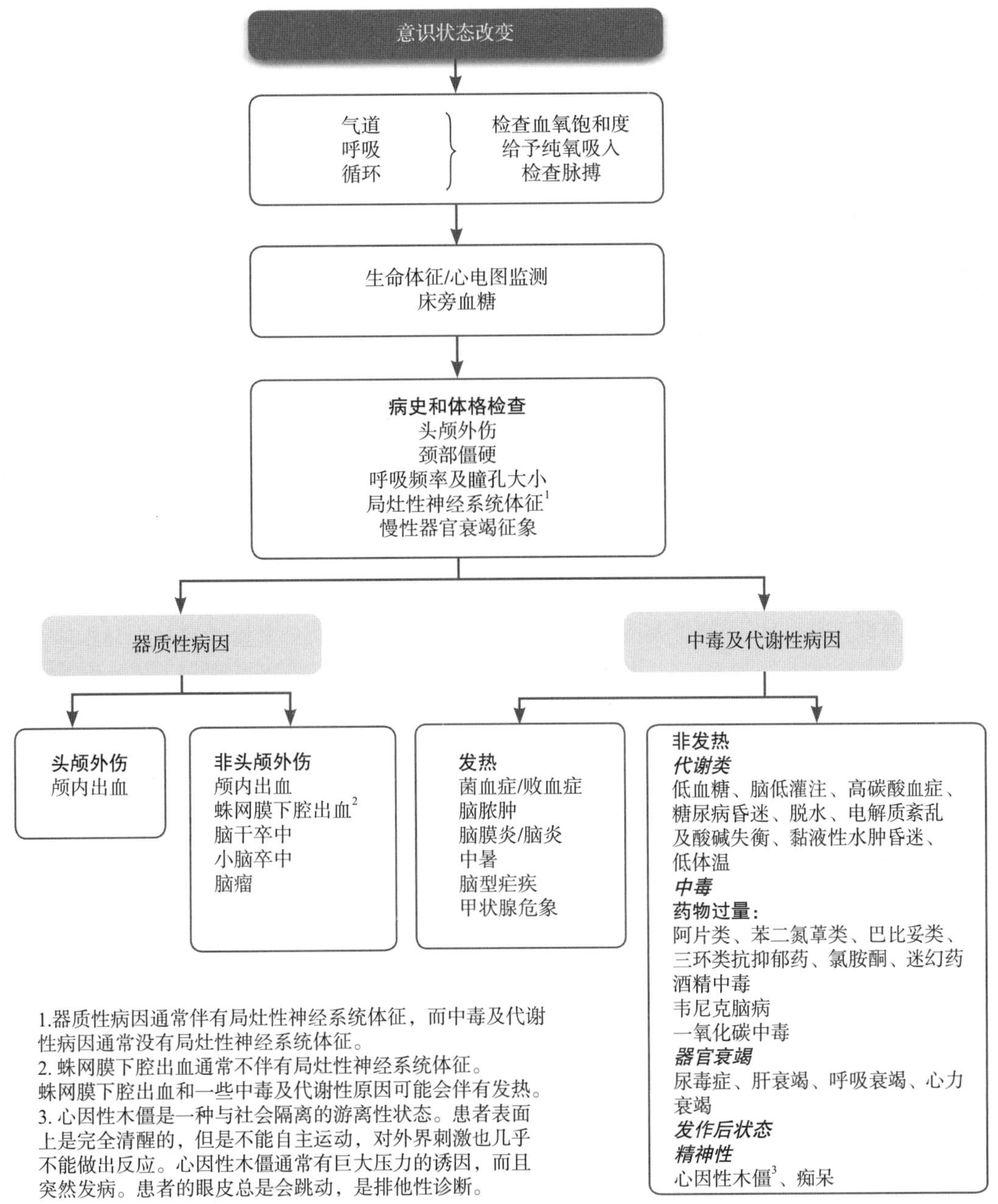

图 1-1 意识状态改变鉴别诊断的流程图

萄糖溶液40ml，再静脉滴注10%葡萄糖溶液3～4h或以上。

2.静脉注射（弹丸式）0.8～2.0mg纳洛酮。

3.给酗酒或营养不良患者静脉注射（弹丸式）100mg维生素B_1。

4.静脉注射（弹丸式）0.5mg氟马西尼。

（1）如果需要，可以5min重复一次。

（2）除非病史明确表明患者没有混合药物中毒，不要经验性使用氟马西尼。如果患者长期服用三环类抗抑郁药或苯二氮䓬类药物，不必要地使用氟马西尼会产生难治性不良反应。

5.如果不能排除外伤的可能性，需要做颈椎CT检查。

• 临床评估：重点在于区分意识状态改变的病因是器质性的还是中毒及代谢性的（表1-1）。

• 病史：很少有明确的相关病史；从患者的家人、朋友、所属物品中寻找相关线索，并从护理人员/救护车工作人员处获取患者信息。

表1-1 根据病史和体格检查判断意识状态改变的可能病因

非器质性病因	器质性病因
空药瓶、药盒	发生意识状态改变前向家人/朋友诉说头痛
内科疾病，如癫痫、肝病、糖尿病等	有脑瘤的病史
可能有一氧化碳暴露	外伤
无局灶性神经系统体征	出现局灶性神经系统体征
代谢性酸中毒的征象	
出现中毒综合征	

• 检查：对患者进行快速的体格检查。虽然全身体格检查很重要，但是在意识状态改变时更注重神经系统检查。

可能由器质性病因导致的意识状态改变

• 若血氧饱和度＜94%，给予吸氧。
• 慢速静脉输液。
• 行头颅CT检查。
• 如果需要，降低颅内压。

1. 可控制的高容量机械通气：速度最快，为急诊手术前的短期桥接。详见本书第15章第三节“头部创伤”和第1章第五节“急性呼吸困难”。

2. 在神经外科急诊手术前的桥接期，静脉注射甘露醇。剂量为1 g/kg，即20%甘露醇5ml/kg。

3. 是否使用激素仍有争议。

4. 其他简单对症措施：如无外伤时头高位30°；治疗疼痛、痉挛、呕吐等。

可能由中毒及代谢性病因导致的意识状态改变

• 主要原则为治疗基础疾病，同时维护气道-呼吸-循环（ABC），如败血症时使用抗生素，纠正电解质紊乱。

• 如果体温＞40℃，检查直肠温度，要考虑中暑的可能，并给予抗胆碱能药物。

• 若怀疑脑膜炎，要考虑尽早做腰椎穿刺（做完CT扫描后）。尽早开始经验性抗生素和抗病毒药物治疗，并咨询神经科专家意见。参见本书第8章第一节“脑膜炎”。

处置

• 所有意识状态改变的患者都要收入院。对气管插管或血流动力学不稳定的患者收入ICU。

（张王梅 译 李 硕 校）

参考文献/扩展阅读

1. Song JL, Wang VJ. Altered level of consciousness: evidence-based management in the emergency department. *Pediatr Emerg Med Pract*, 2017 Jan 2, 14（1）: 1-28.

2. Huff JS. Confusion. In: Walls RM, Hockberger RS, Gausche-Hill M, eds. *Rosen's emergency medicine: concepts and clinical practice*. 9th ed. Philadelphia: Mosby-Elsevier, 2018: 132-137.

3. Ley C, Smith C. Depressed consciousness and coma. In: Walls RM, Hockberger RS, Gausche-Hill M, eds. *Rosen's emergency medicine: concepts and clinical practice*. 9th ed. Philadelphia: Mosby-Elsevier, 2018: 123-131.

第二节 消化道出血

Lim Er Luen · Matthew Low

要点

扫描第1章第二节的二维码以获取彩图1-1～彩图1-5。

• 如果患者有呕血、黑粪或便血病史，消化道出血（bleeding gastrointestinal tract，BGIT）的诊断比较明确，但若患者表现为晕厥或接近晕厥、消化不良或上腹痛，消化道出血则不易诊断。

• 消化道出血评估及处理的基本原则：

1. 识别并治疗出血的潜在可逆性病因（系统性病因，如抗凝过量，以及局部病因）。

2. 识别并处理由出血导致的终末器官功能紊乱（如心肌缺血、急性肾损伤、凝血功能紊乱及低体温）。

• 评估出血来源。牢记非消化道来源的可能，如咯血及口咽部出血。要注意，即使发现了非消化道来源的出血，消化道出血也可能同时存在。

• 始终警惕主动脉瘤（主动脉消化道瘘）可

以表现为消化道出血。

• 必须进行直肠检查来确定是否存在新鲜黑粪，或者是否来源于肛管或肛周的局部出血。

• 使用铁剂治疗出现的黑粪与因消化道出血出现的黑粪不同，前者略带绿色。

• 消化道出血的常见病因如表1-2所示。

表1-2 消化道出血的常见病因

上消化道出血	下消化道出血
消化性溃疡	憩室
胃黏膜糜烂	血管畸形
食管静脉曲张	上消化道出血
贲门黏膜撕裂	肿瘤/息肉
食管炎	直肠疾病
十二指肠炎	炎性肠病

给全科医师的特别提示

• 评估是否存在休克［乏力、皮肤湿冷、心动过速和（或）低血压］。如果存在休克，呼叫救护车并将患者转送至最近的急诊室，并立即建立静脉通路并输注生理盐水。

• 建议患者禁食。

• 如果患者正在呕血，神志半清醒，将患者摆至恢复体位。

• 明确患者是否存在使用药物或慢性病影响诊断或治疗的情况，如应用非甾体抗炎药、肝硬化。心房颤动、瓣膜性心脏病或深静脉血栓形成提示患者可能使用了抗凝剂。β受体阻滞剂可能掩盖了严重出血导致的心动过速。

• 存在消化道出血、发热或肌痛的患者需考虑登革出血热。

• 幽门螺杆菌感染与十二指肠溃疡之间关系密切，根除该菌后溃疡复发和再次出血的风险将会降低。

处理

支持治疗

血流动力学不稳定的患者

• 患者必须入住重症监护区域。

• 保持气道通畅。如果患者呕血量大且不能保护自己的气道（如既往卒中导致的意识模糊），则需要考虑进行气管插管。如果考虑出血原因是食管静脉曲张，则气管插管的指征降低。

• 如果SpO_2（血氧饱和度）＜94%则给予吸氧。

• 监测：心电监护、每5分钟一次生命体征、脉搏血氧饱和度。

• 监测12导联心电图除外心脏缺血。

• 建立两条或更多的大口径外周静脉输液通路（14/16G）。

• 实验室检查

1. 血型鉴定及交叉配血（最重要）。

2. 全血细胞计数、尿素氮、电解质、肌酐、凝血功能。

3. 患者如果存在黄疸，需要进行肝功能检查。

4. 患者若心肌缺血风险高，如有严重的冠状动脉疾病病史，或者心电图改变，则进行心肌酶检查。

• 快速输注晶体液1L，再次进行评估。如果起始的液体输注后患者没有明显改善，则输血。

• 如果患者同时存在凝血功能障碍（如肝硬化或使用抗凝药），则由于血流动力学不稳定，需要逆转这些情况，可使用新鲜冷冻血浆或血小板。在某些中心，一线治疗包括凝血酶原复合物（参考第10章第二节“紧急抗凝逆转”）。

• 插入鼻胃管是有争议的，证据表明，插入鼻胃管对诊断并非有用。插入鼻胃管可能有助于降低胃内压力，避免患者意识障碍后的严重误吸。如果怀疑食管静脉曲张，则不能放置鼻胃管。

• 放置尿管监测尿量。

• 静脉弹丸式注射埃索美拉唑80mg。如果持续失血，患者发生低血容量性休克，或内镜可见近期出血的红斑（Forrest Ⅰ级和Ⅱ级），则继之以8mg/h持续输液。

• 如果怀疑上消化道出血，则安排急诊食管胃十二指肠镜检查（OGD）。如果怀疑下消化道出血，为了定位能够栓塞的出血部位，需要安排急诊CT胃肠道造影，并咨询待命的消化道出血团队。

血流动力学正常的患者

• 患者进入中级护理区，但牢记患者在首次评估后可能由于继续出血而失代偿。

• 每10～15分钟监测一次生命体征及脉搏血氧饱和度。至少建立一条外周静脉通路（14/16G），并持续输注晶体液维持。

• 需进行12导联心电图检查。

• 实验室检查

1.血型鉴定和交叉配血（GXM）。

2.全血细胞计数、尿素氮、电解质、肌酐、凝血功能。

3.如需要，则进行肝功能及心肌酶检查（如前述）。

• 上消化道出血患者静脉输注埃索美拉唑80mg。如果没有出血的明显表现，血流动力学稳定的患者不需要输注。

• 如果患者病情不稳定，转至重症监护区域。

特殊措施

食管静脉曲张

• 气管插管的指征降低；患者出血量可能很大，并且可能同时存在肝性脑病，这可能导致窒息风险增高。

• 不要插入鼻胃管，因为它可能加重出血。

• 开始静脉弹丸式注射生长抑素250μg，继之以250μg/h静脉输注。如果生长抑素不能止血，内镜检查前患者有大量失血的风险，则应考虑留置三腔双囊管（森斯塔肯-布莱克莫尔管）。该管仅能由有经验的操作者留置。

• 静脉使用抗生素治疗，如头孢曲松或环丙沙星，预防自发性细菌性腹膜炎。

• 早期使用血制品。这些患者通常存在凝血功能障碍及血小板降低。

其他

• 寻找既往腹主动脉瘤手术瘢痕；消化道出血可能是主动脉肠瘘的表现，而这是非常危险的急症。如果怀疑该病，需请普外科医师或心胸外科医师会诊。

处置

稳定的低危患者

• 肛周来源的少量出血患者可以出院，并在肛肠科随诊（详见第5章第八节“肛周疾病”）。

• 已经开发并验证了许多临床预测分数，以预测与上消化道出血相关的发病率及死亡率。这包括Glasgow-Blatchford出血评分（GBS）、Rockall评分及AIMS65评分。GBS在急诊科中是有用的，因为它不需要内镜检查结果，并且可以帮助预测哪些患者可以安全出院并作为门诊患者进行管理。达到以下标准的患者可安全离院：

1.血尿素氮＜6.5mmol/L。

2.血红蛋白＞130g/L（男性），＞120g/L（女性）。

3.收缩压＞110mmHg。

4.脉搏＜100次/分。

5.未见黑粪或晕厥。

6.未见肝病或心力衰竭。

• 少量上消化道出血患者可能会被安排到观察室做进一步的治疗或内镜检查。不同机构的入选标准可能有所不同，举例如下。

1.年龄＜65岁。

2.未见严重并发症。

3.未见低血压（收缩压＞110mmHg）、直立性低血压或心动过速。

4.血红蛋白＞110g/L（男性），＞100g/L（女性）。

5.没有明显持续的消化道出血表现，如呕血或新鲜黑粪。

6.内镜下未见近期出血的表现。

• 对于所有其他患者，是否需要请普通外科或消化内科会诊收住院取决于各医院的惯例。

中危或高危患者

• 咨询早期影像学报告（内镜或CT血管造影），是收入普通外科还是消化内科住院取决于各医院的惯例。

（王军红　译　李　硕　校）

参考文献/扩展阅读

1. Lau JY, Sung JJ, Lee KK, et al. Effect of intravenous omeprazole on recurrent bleeding after endoscopic treatment of bleeding peptic ulcers. *N Engl J Med*, 2000, 343 (5): 310-316.

2. Garcia-Tsao G, et al. Prevention and management of gastroesophageal varices and variceal hemorrhage in cirrhosis. *Am J Gastroenterol*, 2007, 102 (9): 2086-2102.

3. Stanley AJ, Ashley D, Dalton HR, et al. Outpatient management of patients with low-risk upper-gastrointestinal haemorrhage: multicentre validation and prospective evaluation. *Lancet*, 2009, 373: 42-47.

4. Loren L, et al. Management of patients with ulcer bleeding. *Am J Gastroenterol*, 2012, 107 (3): 45-360.

5. Strate LL, et al. ACG clinical guideline: management of patients with acute lower gastrointestinal bleeding. *Am J Gastroenterol*, 2016, 111 (4): 459-474.

6. Rockey DC, et al. Randomized pragmatic trial of

nasogastric tube placement in patients with upper gastrointestinal tract bleeding. *J Investig Med*, 2017，65（4）：759.

第三节　异常阴道出血

Lau Thian Phey・Citra N・Mattar

要点

• 对于大多数女性来说，异常阴道出血是月经紊乱的表现，在进行妇科专科检查前可以先进行简单的门诊治疗以控制病情。

• 异常阴道出血可能是妊娠早期的并发症，少数发生大量或长期出血的女性在就诊时可能已经出现血流动力学不稳定的表现。

• 初步评估的重点是识别患者是否需要抢救，判断出血的来源（是否处于妊娠状态），并开始适当的治疗。

临床评估

对异常阴道出血患者的评估

• 年龄：育龄期、围绝经期或绝经后。

• 病史：既往盆腔炎性疾病病史或性传播疾病（特别是淋病及衣原体感染）、抗凝药的使用、凝血障碍、使用雌激素，绝经后激素治疗或使用他莫昔芬。

• 手术史：近期的子宫切除术，或阴道和其他盆腔手术。

• 重要的用药史：华法林或其他抗凝药。

• 妇科专科病史

1. 孕产史。

2. 月经周期：是否规律，末次月经日期。

3. 避孕方式：复方口服避孕药、孕激素植入或注射、宫内节育器，是否漏服口服避孕药。

4. 出血特征：发作次数、持续时间、出血量及既往治疗过程。

5. 腹痛或盆腔痛。

6. 妊娠早期症状。

7. 慢性贫血症状。

体格检查

• 血流动力学不稳定。

• 腹部检查（注意腹腔内出血征象）：腹部压痛伴或不伴反跳痛和肌紧张；盆腹腔包块（注意是否考虑妊娠子宫）。

• 盆腔检查

1. 窥器检查（判断出血来源及出血量）：子宫（血自宫颈管流出）、宫颈（来自局部的病变或肿瘤）、阴道和外阴（外伤或病变），生殖器官以外的出血，如尿道或肛门。

2. 双合诊检查：宫颈外口（开或闭）；子宫大小，活动度，压痛；附件区有无包块，压痛（异位妊娠可能）。

诊断性检查

妇科医师常采取以下检查：

• 盆腔超声［经阴道超声（transvaginal ultrasonography，TVUS）或经腹超声（trans abdominal ultrasonography，TAUS）］。

• 有指征的子宫内膜活检。

给全科医师的特别提示

• 对所有育龄期/绝经前女性进行尿妊娠试验（urine pregnancy test，UPT），不管月经模式或者患者所述末次月经如何。

• 当患者血流动力学不稳定时立刻开放大内径的静脉通路并开始液体复苏。

• 检测血常规和凝血指标。当尿hCG阴性但高度怀疑妊娠时应检测血β-hCG。

处理

异常阴道出血管理的概述详见图1-2。

血流动力学不稳定的患者

• 立刻呼叫妇科医师。

• 保障大静脉通路通畅，开始液体复苏。

• 做尿妊娠试验以确认是否妊娠。

• 留置导尿管以监测尿量。

• 检查：交叉配血，行血常规及凝血功能检查。当尿hCG阴性但高度怀疑妊娠时应检测血β-hCG。

如果为妊娠患者：

• 必须排除异位妊娠破裂或出血。妇科医师

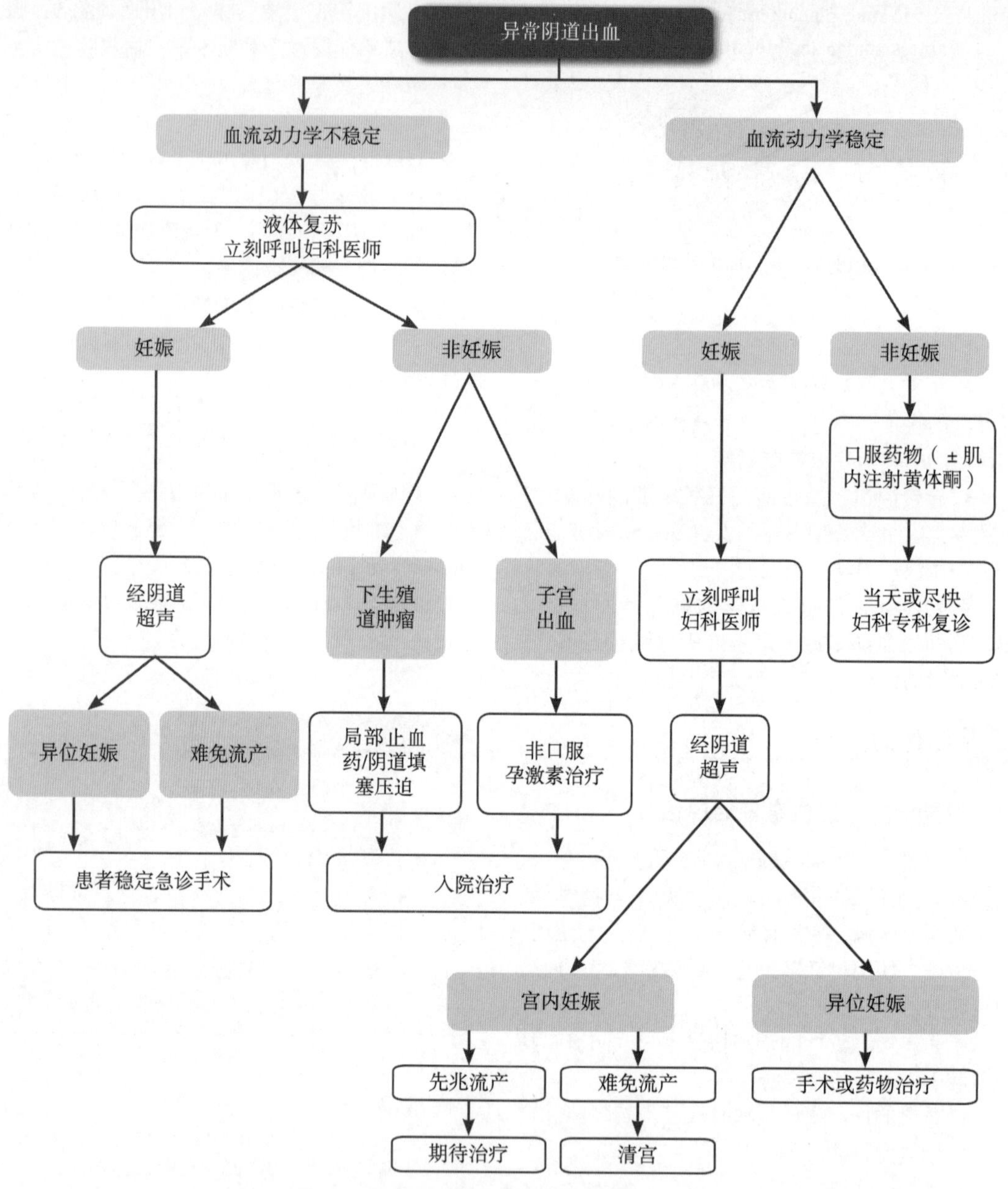

图1-2 异常阴道出血的管理

通过经阴道超声确定有无宫内孕囊，腹腔内积液和（或）附件区包块，以提示异位妊娠出血的情况。一旦确诊，患者需要住院并准备急诊手术。

- 鉴别诊断：宫内妊娠流产导致的出血。

如果为非妊娠患者：

- 鉴别诊断

1.月经紊乱。

2.子宫内膜增生（如无排卵性月经周期延长和大量子宫出血）。

3.下生殖道恶性肿瘤（通常是宫颈或子宫内膜肿瘤）。

4.生殖道创伤（如性交后阴道裂伤，宫颈锥切术后）。

针对不同原因采取紧急处理：

- 除外妊娠和下生殖道损伤后，异常子宫出血可以通过单独使用肌内注射黄体酮（100mg）或缓慢静脉注射氨甲环酸（1g）来处理。
- 来自宫颈肿瘤或宫颈锥切部位的局部出血可以通过使用局部止血药物，如Monsel溶液局部上药（碱式硫酸亚铁，通常是糊状的，用棉签涂抹），这是一种无痛且有效的止血方法。

• 宫颈表面的少量出血可以用硝酸银来精准烧灼（可制作成实心铅笔状，便于局部涂抹），或者使用阴道填塞物（用生理盐水润滑，尖端浸湿氨甲环酸）压迫止血。

• 如果是宫颈肿瘤表面的大量出血，可以缓慢静脉注射氨甲环酸（1g）。

• 在给予确切治疗前，应先使患者生命体征平稳，收入院并充分评估。

血流动力学稳定的患者

如果为妊娠患者：

• 妊娠早期的出血可能由异位妊娠所致；这一点必须通过经阴道超声来排除。其他妊娠早期出血的原因包括先兆流产或难免流产。

• 妊娠中晚期的出血即产前出血，常见的原因包括胎盘早剥和前置胎盘。不管是上述哪一种疾病，都有可能从最初少量的出血发展成大量、汹涌的出血，最终导致生命体征不平稳。因此，对患者进行系列的动态监测，并于当天行妇产科专科复诊都非常重要。

如果为非妊娠患者：

• 需考虑以下情况：

1.月经紊乱（如月经过多、月经频发、无排卵周期的经期延长）。

2.子宫内膜增生。

3.生殖道病变（如宫颈或子宫内膜恶性肿瘤）或创伤。

4.由于萎缩性子宫内膜炎、宫颈炎或阴道炎引起的绝经后出血。

• 宫颈肿瘤的诊断需要通过窥器检查。局部出血可以通过应用止血药或阴道填塞来止血（如前所述）。应安排一次当日的妇科专科复诊检查。

• 如果患者近期进行了子宫、宫颈或阴道的手术，并且可疑手术部位出血，则需要立刻行妇科检查。

• 大量子宫出血可以通过肌内注射黄体酮（100mg）和缓慢静脉注射氨甲环酸（1g），然后持续口服炔诺酮（5～10mg，2次/天）直至患者由妇科医师调整用药。

• 如果是中等量的出血，患者应该立刻开始口服药物治疗，可以选择氨甲环酸（1g，3次/天），非甾体抗炎药如甲芬那酸（500mg，3次/天），或孕酮（如炔诺酮5～10mg，2次/天）。当禁用炔诺酮时，可口服甲羟孕酮（5～10mg，每天1次）。应尽早安排妇科医生进行检查以做全面评估，在完全评估前应持续应用药物治疗。

（胡 静 王 楠 王 妍 译 李 硕 校）

参考文献/扩展阅读

1. National Institute for Health and Care Excellence. Heavy menstrual bleeding: assessment and management. *NICE Guideline 88*，2018.
2. Maybin JA，Critchley HO. Medical management of heavy menstrual bleeding. *Womens Health（Lond）*，2016，12（1）：27-34. DOI：10.2217/whe.15.100
3. Royal College of Obstetricians and Gynaecologists. Diagnosis and management of ectopic pregnancy. *Green-top Guideline No. 21*，2016.
4. Attarbashi S，Faulkner RL，Slade J. The use of Monsel's solution and vaginal pack for haemostasis in cold knife cone biopsy. *J Obstet Gynaecol*，2007，27（2）：189. DOI：10. 1080/01443610601124406
5. Jetmore AB，Heryer JW，Conner WE. Monsel's solution：A kinder，gentler hemostatic. *Dis Colon Rectum*，1993，36（9）：866-867.
6. Bofill RM，Lethaby A，Low C，Cameron IT. Cyclical progestogens for heavy menstrual bleeding. *Cochrane Database of Systematic Reviews*，2019，（8）：CD001016. DOI：10.1002/14651858.CD001016.pub3
7. Bofill RM，Lethaby A，Farquhar C. Non-steroidal anti-inflammatory drugs for heavy menstrual bleeding. *Cochrane Database of Systematic Reviews*，2019，（9）：CD000400. DOI：10. 1002/14651858. CD000400. pub4

第四节 视物模糊

Lin Jingping · Xu Yanping · Toh Hong Chuen · Peter Manning

要点

• 视物模糊是一种个人主观感觉，可以有多种含义，从无明显危害的眼干燥症到危害视力的疾病如视网膜脱离，皆有可能。

• 急诊医师的职责就是要进行全身检查和彻

底的眼部检查，力求发现潜在的可逆因素或影响视力的因素。

给全科医师的特别提示

- 在获得充足的证据证伪之前，应该认为视物模糊的主诉是真实的，需将患者转诊到医院进行眼科专科检查。
- 如果遇到眼化学伤，应该在救护车送患者去医院之前尽早用生理盐水冲洗眼睛。

临床评估和处理

病史

- 相关病史包括以下内容：

1.单眼还是双眼受累，急性还是慢性病程，以及伴随的眼痛。

2.刺激因素，如外伤、化学伤、接触的异物（接触镜佩戴史）。

3.既往史（如缺血性危险因素，尤其是糖尿病、高度近视、视网膜脱离病史、视觉症状伴发偏头痛）。

4.用药史（如皮质类固醇，可能与白内障、青光眼发病相关；抗结核药乙胺丁醇；抗疟药羟氯喹；甲醇）。

5.既往相同疾病发作。

6.家族史（如青光眼、视网膜脱离、黄斑变性）。

7.职业（如是否曾做过电焊工）。

检查

参见本章第二十一节“红眼”。

鉴别诊断和处理

参见表1-3～表1-5。

表1-3 渐进性视力下降的鉴别诊断

单侧，无痛性		双侧，无痛性	
常见	罕见	常见	罕见
白内障 年龄相关性黄斑变性 青光眼（除外急性闭角型青光眼） 糖尿病性视网膜病变和黄斑病变 屈光不正	视神经病变（如由垂体巨大腺瘤和脑膜瘤引起的压迫性神经病变）	白内障 年龄相关性黄斑变性 青光眼（除外急性闭角型青光眼） 糖尿病性视网膜病变和黄斑病变 屈光不正	视神经病变（如由垂体巨大腺瘤和脑膜瘤引起的压迫性神经病变） 眼部毒性（如羟氯喹、乙胺丁醇） 视神经盘水肿（恶性高血压或颅内压升高）

表1-4 急性视力下降[1]的鉴别诊断

单侧，无痛	单侧，疼痛	双侧，无痛	双侧，疼痛
通常来源于后节；需要立即请眼科会诊	通常来源于前节，可以与红眼有关	通常来源于急性屈光状态变化，如晶状体水肿	通常伴有前节外伤
玻璃体积血	角膜擦伤	糖尿病控制不良	化学伤
视网膜脱离	角膜溃疡	用药导致，如抗胆碱能药/皮质类固醇	紫外线照射暴露/电光性眼炎（电焊工）
视网膜中央静脉阻塞（CRVO）	葡萄膜炎		
视网膜中央动脉阻塞（CRAO）	外伤性前房积血		
非动脉炎性前部缺血性视神经病变（NA-AION）	急性闭角型青光眼		
	眶蜂窝织炎		
	角膜炎		
	视神经炎[2]		
	颞动脉炎[2]		
	偏头痛[2]		

注：1.急性单眼发病，也可见于双眼，如罕见的双眼急性青光眼发作及双眼先后发病的非动脉炎性前部缺血性视神经病变。
2.白眼，不是红眼。

表1-5 表现为视力下降的疾病

	病史	体检结果	急诊处置
急性闭角型青光眼[1]	单侧眼痛伴额部头痛；恶心呕吐；视力下降；看灯光有光晕（由角膜水肿引起）。双侧受累罕见，主要由药物引起	眼部弥漫性充血；视力（VA）下降；角膜雾状混浊；瞳孔中等散大（4～6mm），光反射阴性；手电斜照试验阳性；浅前房	立即请眼科会诊。减少房水生成（乙酰唑胺500mg静脉注射及噻吗洛尔滴眼液即刻1滴，10min后第2滴）及增加房水排出（4%毛果芸香碱滴眼液每15分钟1滴，1h后每小时4滴）
CRAO	单侧，无痛性视力丧失（LOV）；既往一过性黑矇	VA下降；传入性瞳孔障碍；视网膜苍白水肿；樱桃红点（中心凹血供完整）	间断眼球按摩；纸袋呼吸；立即眼科会诊
CRVO	单侧LOV	VA下降；视网膜静脉纡曲扩张不伴生理性搏动	立即请眼科会诊
玻璃体积血	从少许眼前漂浮物到严重的无痛性LOV均可能	VA下降；眼底检查可见玻璃体漂浮物	令患者处于直立位；立即请眼科会诊
颞动脉炎（参见第8章第六节“巨细胞性动脉炎”）	见于年长患者；单侧头痛；颌跛行；肌肉痛	颞动脉敏感，搏动减轻	检查红细胞沉降率。立即请眼科会诊，如果诊断明确需口服大剂量泼尼松龙
视神经炎[2]	单侧LOV数小时至数日不等；眼痛数日，眼痛随眼球运动加剧。疼痛加剧时开始视力丧失	VA下降及眼痛；相对传入性瞳孔障碍（RAPD）；视神经盘炎[3]	立即请眼科会诊，收入院静脉滴注甲泼尼龙
视网膜脱离	急性LOV；通常出现眼前漂浮物或闪光感	检眼镜可见灰色，波浪状，或视网膜皱褶，可见其上有血管随同波浪状运动	立即请眼科会诊
视网膜出血	无痛性，急性局部或完整的LOV	局部或者完整的VA下降；检眼镜可见视网膜出血	立即请眼科会诊
偏头痛	持续偏头痛，闪烁暗点	眼底通常是正常的；眼外肌（EOM）麻痹；瞳孔散大	对症处理 考虑眼科/神经科会诊
癔症	经常表现为完全性双侧LOV	正常的视动性眼球震颤；不同检测VA的方法结果不同	立即请眼科/精神科会诊
化学烧伤	突发疼痛伴LOV；流泪	角膜溃疡，碱烧伤更甚；疼痛（++）；畏光流泪	立即请眼科会诊，立即用生理盐水冲洗直至用石蕊试纸检测为中性pH[4]
巩膜炎[5]	严重的、令人烦躁的疼痛，眼球运动加剧；病程潜伏数周。视物模糊；流泪，眼红[6]。夜间痛醒	巩膜深层血管扩张，巩膜变薄显示为蓝色。VA受损（16%的患者）。眼球触痛与巩膜外层炎不同。50%双侧受累	开始口服非甾体抗炎药并立即请眼科会诊
葡萄膜炎	突发眼痛眼红；畏光，结膜充血，有时视物模糊	角膜缘充血[7]，流泪，非脓性分泌物。前葡萄膜炎的特点可以帮助鉴别，即交感性畏光（光照健眼可导致病变眼疼痛）。可以有前房积脓	立即请眼科会诊
角膜炎	畏光，异物感，流泪，剧烈疼痛[8]	角膜缘充血。裂隙灯检查前房内可见细胞和闪辉；严重病例可见积脓	立即请眼科会诊

注：1.在这种情况下如果没有进行充分干预，会在数小时内发生视神经萎缩和永久性视力丧失。慢性阻塞性肺疾病或充血性心力衰竭患者慎用噻吗洛尔。乙酰唑胺对磺胺过敏患者禁忌。

2. 35%的视神经炎患者，即视神经的炎症性脱髓鞘疾病，会发展成多发硬化。

3. 看似是视神经盘水肿，但是为单侧性并且视力丧失更严重。

4. 泪液的正常pH为6.5～7.0。

5. 50%与风湿性疾病有关。

6. 浅表巩膜血管丛的放射状分布被巩膜血管充血破坏。

7. 与结膜炎形成的不累及角膜缘的充血形成对照。

8. 由富含来自三叉神经眼支的感觉支纤维导致。

（孙岩秀 译 李 硕 校）

参考文献/扩展阅读

1. Shingleton BJ，O'Donoghue MW. Blurred vision. *N Engl J Med*，2000，343：556-562.
2. Guluma K，Lee JE. Ophthalmology. In：Walls RM，Hockberger RS，Gausche-Hill M，eds. *Rosen's emergency medicine：concepts and clinical practice*. 9th ed. Philadelphia：Mosby-Elsevier，2018：791-819.

第五节　急性呼吸困难

Chua Mui Teng · Goh Ee Ling

定义

- 呼吸困难是呼吸费力的主观感觉。
- 过度通气是伴有过度呼吸的呼吸困难。
- 呼吸衰竭既可以源于呼吸系统的氧合障碍（低氧型，Ⅰ型），也可源于通气障碍（高二氧化碳型，Ⅱ型）。急性呼吸衰竭数小时内可以发生，若评估和处理不及时可致命。

要点

- 呼吸困难并非都是由于心肺的病理改变所致。通常需要除外代谢的病因，尤其是没有肺部病变的患者。
- 呼吸困难可能是急性冠脉综合征的唯一症状，尤其是在老年人中，因此要尽早行心电图检查。
- 急性呼吸困难的常见病因见表1-6。

临床评估

病史

- 伴随症状，如咳嗽、胸痛、发热、下肢肿胀。
- 加重或缓解因素。
- 接触过敏原或毒物，如中毒或过敏反应。
- 既往病史，如哮喘，充血性心力衰竭。
- 用药史及对药物和限水治疗的依从性。
- 近期外伤。
- 吸烟史。

表1-6　急性呼吸困难的常见病因

心脏	急性肺水肿/心力衰竭（参见第3章第四节）
	急性冠脉综合征（参见第3章第三节）
	心律失常（参见本章第十九节，第3章第二节，第3章第八节）
	心脏压塞
呼吸系统	肺炎，包括吸入性肺炎（参见第4章第三节）
	慢性阻塞性肺疾病（COPD）（参见第4章第二节）
	哮喘（参见第4章第一节）
	胸腔积液
	肺栓塞（参见第3章第七节）
	气胸，包括张力性气胸、闭合性气胸（参见第4章第四节）
	恶性肿瘤
	胸部外伤，如张力性气胸、血胸、肺挫伤、连枷胸（参见第15章第二节）
	肺萎陷
	上呼吸道梗阻，如血管性水肿、异物吸入
	近乎淹溺（参见第20章第六节）
其他	代谢性酸中毒，如糖尿病酮症酸中毒（DKA）、尿毒症、中毒（水杨酸盐、甲醇、乙二醇），乳酸性酸中毒
	贫血
	过敏（参见第2章第二节）
	发热（参见本章第七节）
	膈肌夹板
	急性呼吸窘迫综合征（ARDS）
	过度通气综合征（排除性诊断）（参见本章第十一节）

体格检查

- 呼吸窘迫的望诊表现为发绀、精神错乱、嗜睡、呼吸急促、面色苍白、喘息。

注意：高碳酸血症通常会出现嗜睡，而缺氧常导致焦虑和精神错乱。

- 心力衰竭的证据：颈静脉压升高（JVP）、足部水肿、肺部啰音。
- 呼吸系统：肺部啰音、呼气期延长、干啰音、支气管呼吸音、进气减少。
- 其他，如皮肤荨麻疹，糖尿病酮症酸中毒严重脱水，外伤表现。

辅助检查

结合病史和体格检查结果来决定是否需要进一步检查，包括以下内容。

• 心电图：特别对于表现为不典型呼吸困难的老年急性冠脉综合征患者需要检查。

• 床旁血糖水平：代谢性酸中毒患者需要测定。

• 胸部X线（CXR）：通常建议检查，用于发现心肺的病变。

• 床旁肺和心脏超声：

1.肺超声：出现B线提示容量超负荷；肺滑动征或肺点征消失提示胸腔积液；空气支气管征、撕裂征或胸膜下中断可见于肺炎。

2.心脏超声：用视觉直观地评估射血分数、心包积液和心脏压塞的征象。

• 动脉血气：对分析呼吸困难的病因是代谢性和（或）呼吸性至关重要。

• 其他：血常规、肾功能；若有基础心脏疾病病因，或心电图提示新的缺血改变，或伴有明显的心血管危险因素，建议检测肌钙蛋白。

给全科医师的特别提示

• 对需要转急诊的呼吸困难患者给予吸氧和建立静脉通路。

• 如果怀疑是代谢性酸中毒，需要测定毛细血管血糖水平。

• 行心电图检查，尤其是老年患者，以除外心脏病变。

• 如果怀疑病情严重，用救护车转运患者。

处理

对呼吸困难患者的处理原则：

• 对于以下危及生命的情况，必须在分秒内尽快急救并使病情稳定下来。

1.急性上呼吸道梗阻。

2.张力性气胸。

3.急性呼吸衰竭（参见第4章第五节“急性呼吸衰竭”）。

• 支持性治疗

1.把患者安置在监护区域内。

2.监测：心电图、血氧饱和度、生命体征。

3.如果需要，进行气道保护。

4.吸氧，或用无创呼吸机正压通气。

5.根据诊断和患者的血流动力学情况决定是否建立静脉通路及静脉补液。

• 急性呼吸困难的基础病因治疗。

• 根据诊断和患者的临床状态处置患者。

（张玉梅 译 李 硕 校）

参考文献/扩展阅读

1. Tai DYH. Acute breathlessness. In：Tai DYH，Lew TWK，Loo S，eds. *Bedside ICU Handbook*. 2nd ed. Singapore：Armour Publishing，2007：33-36.
2. Sarko J，Stapczynski JS. Respiratory distress. In：Tintinalli JE，Stapczynski JS，Ma OJ，et al. eds. *Tintinalli's Emergency Medicine：A Comprehensive Study Guide*. 9th ed. New York：McGraw-Hill，2020：Chapter 62.
3. Kelly AM，Keijzers G，Klim S，et al. An observational study of dyspnea in emergency departments：The Asia，Australia，and New Zealand Dyspnea in Emergency Departments Study（AANZDEM）. *Acad Emerg Med*，2017，24（3）：328-336.
4. Koh Y，Chua MT，Ho WH，Lee C，Chan GWH，Kuan WS. Assessment of dyspneic patients in the emergency department using point-of-care lung and cardiac ultrasonography—a prospective observational study. *J Thorac Dis*，2018，10（11）：6221-6229.

第六节 腹泻和呕吐

Matthew Low · Peng Li Lee

要点

• 在急诊，腹泻和呕吐常见，大多数患者的发病是食源性毒素所致，具有自限性，仅需要对症和补液治疗。

• 在急性腹泻的鉴别诊断中最严重的误诊是外科急腹症的漏诊，如阑尾炎、肠梗阻或异位妊娠。关键是仔细和密切动态观察。

• 当呕吐不伴有腹泻时，应寻找非感染性和肠外病因（表1-7，表1-8），特别是儿童。

• 临床评估及治疗常按如下程序：注意体液状态和营养状态。当排除了外科急腹症和腹

表1-7 腹泻鉴别诊断举例

诊断名称	诊断线索
胃肠炎	急性，单一疾病，排便次数增多，排便量增大，有不洁食物接触史，轻度弥漫性腹部压痛
阑尾炎	最初隐约疼痛，向右髂窝转移性疼痛，呕吐前有疼痛，局限性右髂窝压痛
药物	用药史：泻药、秋水仙碱、锂。中毒：抗胆碱酯酶
肠梗阻＋假性腹泻	腹胀、疼痛、便秘。存在合理病因：既往手术史易于发生粘连、疝、腹腔内恶性肿瘤
肠易激综合征	过去3个月内腹痛1天/周，伴排便频率或性状改变，排便后缓解或加重
炎性肠病	慢性腹泻、口腔溃疡、关节炎、葡萄膜炎，通常首次发病见于年轻患者
甲状腺功能亢进	震颤、失眠、甲状腺肿

表1-8 呕吐鉴别诊断举例

诊断名称	诊断线索
消化系统	
胃炎	饮食无节制，轻微、不确切的上腹部压痛
胆囊炎	脂肪源性消化不良，逐渐进展为持续性右胁肋部疼痛、发热、墨菲征阳性
阑尾炎和肠梗阻	见表1-7
胰腺炎	明显的上腹部压痛、胆石症、饮酒史
胆管炎	查科三联征：右胁肋部疼痛、发热、梗阻性黄疸
生殖泌尿系统	
妊娠	可能是异位的，末次月经，尿妊娠试验
肾盂肾炎	发热、背痛、肾区叩痛、脓尿、尿亚硝酸盐
肾绞痛	腰部绞痛放射至腹股沟，疼痛可致打滚，血尿
睾丸扭转	睾丸疼痛突然发作，睾丸肿胀，提睾反射丧失
卵巢扭转	已知有大的卵巢囊肿、突发单侧盆腔疼痛、育龄期年轻女性
神经系统	
卒中	局灶性神经功能缺损、动脉粥样硬化性心血管危险因素
颅内出血	头部创伤、抗凝治疗、头痛、局灶性神经功能缺损、意识状态改变
脑肿瘤	头痛，瓦尔萨尔瓦（Valsalva）动作或仰卧位时加重，存在其他部位恶性肿瘤
脑膜炎	发热、颈部僵硬、意识状态改变
眩晕	运动感，头部运动时加重
偏头痛	单侧头痛、恐声症、既往曾有类似症状发作
其他	
糖尿病酮症酸中毒	多尿、多饮、体重减轻、呼吸困难、库斯莫尔（Kussmaul）呼吸
心肌梗死	胸痛、出汗、心电图改变
药物	用药史，如化疗
肾上腺皮质功能不全	长期摄入类固醇或传统药物（如中药，译者注），突然停止

泻、呕吐的肠外病因之后，才能对患者重点对症处理。

给全科医师的特别提示

• 食物来源的中毒性腹泻，不必给予抗生素。有些例外的情况，见“处理”部分表述。

处理

辅助检查

• 在急诊室，除非临床表现脱水或病程较长，一般无须检查尿素氮和电解质。

• 尿酮体阳性和尿比重升高提示脱水。尿比重＞1.015为脱水指征。

• 根据每例患者的临床征象推测可能的诊断，来指导进一步的检查。例如，可疑糖尿病酮症时检测末梢血血糖，可疑妊娠时测尿妊娠试验，可疑肾盂肾炎时检查尿常规。

对症治疗

• 腹泻和呕吐的对症治疗参见表1-9。
• 补液治疗

1. 口服补液

（1）对可以接受口服补液的患者，口服补液和静脉补液同样有效。

（2）多次、少量补液。

（3）原理：水和钠进入肠细胞，需要通过与有机分子的偶联才能实现，如葡萄糖。这种机制在很大程度上不受肠道毒素的影响。此机制表明治疗用咸汤、果汁和口服补液盐，而非纯水。

表1-9 治疗腹泻和呕吐的对症药物*

药物	用药途径	剂量	备注
止吐药			
昂丹司琼	静脉注射/肌内注射	4mg，每8小时1次	妊娠期不再推荐使用
甲氧氯普胺（胃复安）	静脉注射/肌内注射	10mg，每8小时1次	因锥体外系副作用增加，不用于儿科
马来酸甲哌氯丙嗪（丙氯拉嗪）	肌内注射	12.5mg，每8小时1次	
止泻药			
洛哌丁胺（易蒙停）	口服	2mg，每日3次，必要时	止泻药通常不用于侵袭性肠炎，也不用于儿童和老人，因为会增加侵袭性微生物肠炎的可能性。阿司匹林过敏的患者避免使用铋剂
次水杨酸铋	口服	524mg，每小时1次，必要时 24h，给药不超过8次	
活性炭	口服	1～2片，每日3次	
地芬诺酯（止泻宁）	口服	4mg，每日3次，必要时	
解痉药			
丁溴东莨菪碱（解痉灵）	肌内注射 口服	10～20mg 10mg，每日3次或必要时	用于缓解腹部绞痛伴腹泻的症状。侵袭性肠炎通常为禁忌证

*儿童剂量：请参阅第23章第十三节“儿科学药物和仪器设备”。

2. 静脉补液

（1）适应证：中度至重度顽固性呕吐；中度至重度脱水；意识状态改变和肠梗阻。

（2）要注意轻度脱水而不能口服补液的患者。在1～4h通过静脉补充1～1.5L哈特曼溶液后，症状一般会得到改善。对于儿童的处理，参见第23章第十节“儿科液体治疗”。

抗生素

• 大多数食源毒素性腹泻不需要使用抗生素。

• 适应证：免疫系统功能低下患者、以发热和中毒症状伴或不伴血便为表现的侵袭性腹泻、旅行者腹泻（大肠埃希杆菌、志贺菌引起的，抗生素治疗能够使病程缩短一半）。

• 用药选择

1. 口服环丙沙星是经验性用药的选择。剂量：500mg，每日2次；疗程：3天。不适用于18岁以下患者。对氟喹诺酮类药物过敏、妊娠、正在服用华法林或苯妥英钠及在泰国旅行（当地耐喹诺酮类的弯曲杆菌发病率较高）的患者，给予阿奇霉素1g单剂量口服。

2. 口服灭滴灵（甲硝唑）。当怀疑是原虫感染（贾第鞭毛虫病或阿米巴病）时给予800mg，每日3次，共5天。

3. 口服万古霉素：如果近期使用过抗生素治疗，是目前非重症难辨梭状杆菌感染的一线治疗方法，125mg，每日4次，共10天。

• 益生菌：充足证据表明，可用于抗生素相关性腹泻。

住院指征

• 对症治疗后，仍不能口服液体。
• 处理并发症：严重脱水、电解质紊乱。
• 诊断不明确，需进一步检查。
• 侵袭性腹泻，需进一步行粪便检查。

（张玉梅 译 李 硕 校）

参考文献/扩展阅读

1. Riddle MS, DuPont HL, Connor BA. ACG clinical guideline: diagnosis, treatment, and prevention of acute diarrheal infections in adults. *Am J Gastroenterol*, 2016 May 1, 111 (5): 602-622.
2. Riddle MS, et al. Guidelines for the prevention and treatment of travelers' diarrhea: a graded expert panel report. *J Travel Med*, 2017 Apr 1, 24 (suppl_1): S63-S80.
3. McDonald LC, et al. Clinical practice guidelines for Clostridium difficile infection in adults and children: 2017 update by the Infectious Diseases Society of America (IDSA) and Society for Healthcare Epidemiology of America (SHEA). *Clin Infect Dis*, 2018 Mar 19, 66 (7): e1-e48.
4. Geyer B. Diagnosis and management of acute gastroenteritis in the emergency department. *Emerg Med Pract*, 2020 Mar 1, 22 (3): 1-24.

第七节 发 热

Yau Ying Wei · Goh Ee Ling

定义

• 发热是由于热激素引起的下丘脑设定点升高而导致的体温升高。其应该与体温过高相区别，体温过高是由于身体的体温调节机制失常，而没有提高下丘脑设定值。

• 病因不明的发热（FUO）传统上定义为发热＞38.3℃，多次持续时间超过3周，在医院评估1周后诊断不确定。由于医疗保健模式的变化和门诊检测设施的进步，不再需要为期1周的住院患者评估标准。

要点

• 37.5℃，在正常成年人即属于发热。然而，对于免疫功能低下的人，如老年人、接受化疗的癌症患者、接受免疫抑制剂的移植患者、反转录病毒感染患者等，可能不能引起发热。

• 温度的高低和对退热药的反应通常与疾病的严重程度无关。

• 发热的原因有很多，但感染仍然是最常见的原因（表1-10）。

表1-10 发热或体温过高的原因

原因	类别
感染	微生物制剂
	• 病毒、细菌、真菌或寄生虫
	常见和隐匿解剖部位
	• 呼吸道
	• 泌尿生殖道
	• 腹腔内（包括肝胆道）
	• 肌肉骨骼和皮肤感染
	• 中枢神经系统感染
	• 心血管（包括心内膜炎、真菌性动脉瘤）
	• 医源性，如中心静脉导管相关血流感染
代谢异常	• 痛风
	• 甲状腺功能亢进
肿瘤	• 实体肿瘤
“肿瘤热”	• 白血病，淋巴瘤
胶原血管疾病	• 系统性红斑狼疮
	• 类风湿关节炎
中枢神经系统病变	• 脑卒中
	• 颅内出血，如蛛网膜下腔出血
药物	• 毒理学：5-羟色胺综合征、神经阻滞剂恶性综合征、水杨酸过量、抗胆碱能过量、使用拟交感神经药物导致
	其余排除其他原因所导致的发热
	• 抗生素，如青霉素、磺胺类
	• 抗惊厥药，如卡马西平、苯妥英钠
	• 其他，如抗组胺药、雷尼替丁
其他	• 中暑
	• 血栓栓塞性疾病，如肺栓塞等

给全科医师的特别提示

• 对于非特异性病毒性发热或上呼吸道感染，不应不加区分地开具抗生素。

• 延迟抗生素处方是上呼吸道感染时应用抗生素的合理方法。

• 将发热性不适的患者立即转诊到医院进行评估和管理是很重要的。

临床评估

病史

- 发热的持续时间和发热模式。
- 相关的局部症状，如咳嗽、排尿困难、呕吐/腹泻。
- 存在的身体症状，如体重减轻，盗汗。
- 既往病史，特别是免疫功能低下的。
- 最近可能住院护理发生的医院感染。
- 最近的侵入性程序，如导尿、静脉导管插入。
- 旅行史/最近发热接触。
- 职业和特殊爱好，如动物、淡水接触。
- 疫苗接种史（特别是在儿童）。
- 既往治疗当前疾病的方法。
- 用药史。

体格检查

- 一般情况，包括精神状态和机体容量状态。
- 生命体征（注：温度每升高1℃，脉搏每分钟增加10次），请查找以下内容。

1. *相对心动过缓* 可能存在于伤寒和疟疾中。

2. *心动过速与发热不成比例* 提示早期脓毒性休克或心肌炎。

- 系统检查

1. *皮肤和软组织* 淋巴结病、皮疹、溃疡、蜂窝织炎、坏死性软组织感染、针迹。

2. *头颈部* 中耳炎、外耳炎、结膜炎、鹅口疮。

3. *心血管疾病* 新的杂音、心包摩擦音。

4. *呼吸系统* 肺呼吸声、扁桃体炎、鼻窦炎、咽炎。

5. *腹部* 墨菲征为胆囊炎，右髂窝压痛为阑尾炎。

6. *泌尿生殖系统* 肾穿刺，富尼埃坏疽（会阴坏疽），肛周脓肿，直肠指诊有前列腺肿胀或波动感。

7. *中枢神经系统* 颈部僵硬，脑膜炎的其他征象，如克尼格征。

8. *导管和导管进入部位* 导尿管、经外周静脉穿刺的中心静脉导管（PICC）、端口导管、隧道透析导管、动静脉瘘（AVF）、脑室腹腔（VP）分流管。

辅助检查

通过病史和体格检查的临床判断来决定做哪项辅助检查。它们可能包括：

- 全血细胞计数：中性粒细胞/杆状核粒细胞计数增多提示急性感染。
- 血培养：有需氧瓶和厌氧瓶，每瓶至少有7.5ml血液。避免对无免疫抑制、无系统性脓毒症且感染原明确的患者进行血培养，特别是可能有直接培养标本（如尿液、伤口拭子、痰液、脑脊液或关节抽吸物）时。
- C反应蛋白：一种急性期反应物，急性炎症时升高，感染时可显著增加。它可作为坏死性筋膜炎早期诊断的辅助手段（LRINEC评分）。然而，它对脓毒症或严重细菌感染的诊断既不特异也不敏感，因此不能常规获得。
- 降钙素原：在细菌感染中可能增加量大于病毒感染。它比C反应蛋白更具有特异性，可能在某些病例中用于早期发现系统性细菌感染。
- 乳酸：提示组织灌注不足的指标，可以帮助识别隐匿性休克患者（即稳定的生命体征）（请参见第2章第六节“脓毒症与脓毒症休克”）。
- 其他血液检测（基于临床怀疑）：肾、肝、登革热NS-1抗原和血清学、疟疾寄生虫的血膜。
- Stat毛细血管血糖，观察相关的高血糖并发症，如糖尿病酮症酸中毒，特别是在所有出现毒性的发热患者，甚至在没有糖尿病病史的患者。
- X线片（基于临床怀疑）：胸部、四肢等。
- 超声和（或）CT成像寻找腹腔内脓毒症的来源，如胆囊增大、胆囊壁增厚，胆结石提示胆囊炎、盆腔脓肿。
- 其他检测：尿液、腹膜液、伤口拭子、腰椎穿刺脑脊液进行微生物分析。

处理

对发热患者的处理原则：

- 脓毒症休克患者的早期识别、复苏和稳定（参见第2章第六节“脓毒症与脓毒症休克”）。
- 通过病史、体格检查及相关辅助检查来评估发热的原因。
- 适当隔离患者，如肺炎、脑膜炎球菌血症。

• 疑似细菌感染患者应尽早选择抗生素，如静脉注射阿莫西林/克拉维酸治疗腹腔内感染，静脉注射头孢曲松治疗急性细菌性脑膜炎，静脉注射哌拉西林/他唑巴坦治疗中性粒细胞减少性脓毒症等。关于特定感染的抗生素选择，请参考当地指南。在脓毒症休克危重患者中使用的抗生素应包括超广谱β-内酰胺酶抗生素。

• 对症治疗。

• 根据患者的诊断和临床状况进行适当的处置。

1.不稳定的发热患者进入内科（高级护理病房或重症监护病房）。

2.如果有导致腹腔内脓毒症的潜在手术原因，患者应收入外科治疗。

3.中性粒细胞减少性脓毒症患者应在肿瘤科进行隔离护理。

4.将稳定的登革热病例提交门诊进行重复全血细胞计数检查（参见第9章第一节“登革热”）。

（王 斌 译 李 硕 校）

参考文献/扩展阅读

1. Blum FC，Biros MH. Fever in the adult patient. In：Walls RM，Hockberger RS，Gausche-Hill M，eds. *Rosen's emergency medicine：concepts and clinical practice*. 9th ed. Philadelphia：Mosby-Elsevier，2018：97-102.
2. Doern GV. Detection of bacteremia：blood cultures and other diagnostic tests. UpToDate. Accessed 2020 Oct 18. Available from：https：//www. uptodate. com/contents/detection-of-bacteremia-blood-cultures-and-other- diagnostic-tests

第八节 眩 晕

Daniel Chor · Shirley Ooi

要点

• 在确定眩晕的病因时，评估的重点是持续时间、触发因素、伴随症状、检查体征和确诊检查（如果可获得）。

• 根据持续时间和触发因素，急性眩晕可分为3类（表1-11）。

表1-11 根据持续时间和触发因素的急性眩晕分类

综合征	描述	常见的良性病因（通常是周围性）	常见的严重病因（通常是中枢性）
急性前庭综合征（AVS）	急性连续性头晕持续数天，伴有恶心、呕吐、眼球震颤、头部运动不耐受和（或）步态不稳	前庭神经炎 急性迷路炎	后循环CVA
自发性发作性前庭综合征（s-EVS）	发作性头晕，自发的而非被触发的，通常持续数分钟至数小时	前庭性偏头痛 梅尼埃病	前循环短暂性脑缺血发作（TIA）
触发性发作性前庭综合征（t-EVS）	发作性头晕，具有明确的触发因素（通常是头部位置变化或站立时），持续时间小于1min。特定触发因素下，头晕可在床边重现	良性阵发性位置性眩晕（BPPV） 直立性低血压（由良性疾病引起）	直立性低血压（由严重疾病引起） 中枢性阵发性位置性眩晕（CPPV）继发于第四脑室病变（罕见）

• 尽管明确区分眩晕、非特异性眩晕或头晕（表1-12）可能有助于确定诊断，但许多患者无法准确描述他们的感觉。

• 眩晕倾向于耳科或脑干问题，而非特异性眩晕有许多其他原因（表1-13），也可能与头晕有关。

• 头晕作为一种症状通常更危险，应考虑晕厥/先兆晕厥。

• 由于许多药物可能与非特异性眩晕相关或可能引起非特异性眩晕，因此应获得用药史（表1-14）。

• 初次接触患者时，确保患者没有下述潜在的威胁生命的疾病是非常重要的。

1.缺血性心脏病，如急性冠脉综合征。

2.心力衰竭或心律失常。

3.卒中/椎基底动脉供血不足（VBI）。

4.导致低血容量的疾病，如消化道出血。

5.妇科问题，如异位妊娠/阴道出血。

6.低血糖。

• 对老年人的评估更为复杂，因为诸如视力障碍和步态不稳等慢性病可能被解释为眩晕。

表1-12　眩晕的类型

眩晕	一种运动的错觉，通常是旋转的，但也可能是摇摆、晃动或直线运动的感觉，伴有不同程度的强度和持续时间，提示前庭功能障碍，不管是周围性的还是中枢性的。并不是所有的患者都能用生动的术语来描述晕眩
先兆晕厥	一种即将要发生晕厥的感觉。在发作时，患者通常感到眼前发黑，可出现恶心、呕吐、乏力、呼吸困难和焦虑，通常很短暂
非特异性眩晕	上述描述之外的模糊的眩晕

表1-13　非特异性眩晕的常见重要病因

	疾病
心源性	急性心肌梗死或任何导致心排血量减少的疾病 心律失常 瓣膜性心脏病 充血性心力衰竭
直立性低血压	失血，如消化道出血，异位妊娠破裂 脱水
代谢性	低氧 低血糖 过度通气 尿毒症 肝衰竭
血液系统	贫血 高黏滞综合征
药物（表1-14）	

表1-14　与非特异性眩晕相关的药物

酒精	抗炎药，如水杨酸盐
抗生素，如氨基糖苷类	抗帕金森病药
抗心律失常药	利尿剂
抗惊厥药，如苯妥英钠	降糖药
抗抑郁药	吩噻嗪类
抗组胺药	镇静药
降压药	

给全科医师的特别提示

• 任何有眩晕症状的老年患者都应考虑心脏性晕厥的可能性。

• 老年人中枢性前庭性眩晕的发病率较高。

• 测量体位性生命体征。如果存在直立性低血压，进行直肠检查以排除消化道出血。

• 所有非眩晕性头晕患者，应行毛细血管血糖水平测定和心电图（ECG）检查。

初始处理

• 具有明显眩晕和不稳定的患者应安置在中级护理区。

• 应记录患者的气道、呼吸、循环（ABC）等体征。

• 如果既往病史怀疑有心源性晕厥，应给予患者心脏监测。

• 应记录患者的生命体征，一旦发现明显异常，应将患者转移至重症监护区。

• 应测量体位性生命体征。

• 直立性低血压的定义：站立位时收缩压降低幅度＞20mmHg或舒张压降低幅度＞10mmHg，脉率增加幅度＞20次/分。

1.同时出现直立性血压降低的症状更有意义。

2.可见于30%以上的老年眩晕患者。

3.可能预示着显著的容量减少。

4.同时服用多种药物可加重病情，特别是服用降压药和抗抑郁药。

评估

• 初始评估以下方面：

1.有无低血容量：失血或脱水。

2.心血管系统：心律失常、心脏杂音［如主动脉瓣狭窄的杂音（收缩期喷射性杂音）］。

3.有无贫血的证据。

4.腹部：脓毒症或出血。如果有直立性低血压，进行直肠检查。

• 由于低血糖可能是非特异性眩晕的病因，应测量毛细血管血糖水平（糖尿病患者为必须）。

• 以下患者行心电图检查：

1.危险因素

（1）年龄＞40岁。

（2）冠状动脉疾病史。

（3）糖尿病史、高血压史、血脂异常病史。

（4）吸烟。

2.生命体征不稳定。

• 育龄期女性应行尿妊娠试验，尤其是伴有可能提示异位妊娠的下腹痛或阴道出血。

• 除上述因素，临床医师可以用图1-3所示流程图来评估眩晕的原因。

1.病史采集的重点是发作时间、触发因素和伴随症状。

（1）发作时间，如急性，周期性。

（2）触发因素，如头部位置变化，站立位或没有触发因素（自发性）。

（3）伴随症状，如听力丧失或发胀感、耳鸣、局灶性神经症状，与脑神经功能障碍相关的症状、行走困难。

2.可能引起前庭综合征的中枢性病因的相关特征检查。

（1）小脑体征，如躯干共济失调和肢体辨距不良。

（2）脑神经功能障碍，包括霍纳综合征。

（3）步态异常。

（4）头脉冲-眼震-眼偏斜（HINTS）试验。

只有在急性前庭综合征时才有意义：嘱患者注视检查者的鼻子并进行如下检查。

（1）头脉冲：检查者双手扶住患者头部，然后将受检者头部朝左侧或右侧快速转动30°，若没有出现矫正性扫视可能提示中枢性病因。若为周围性病因，头部向患侧移动将出现向健侧的矫正性扫视。

（2）眼球震颤：出现垂直或多方向的眼球震颤提示中枢性病因。

（3）眼偏斜：交替遮蔽患者的眼睛。未遮盖的眼睛出现垂直矫正是中枢性病因的特异性改变。

对症处理

前庭综合征

• 对症治疗

1.止吐药　丙氯拉嗪（Stemetil®）12.5mg肌内注射或异丙嗪（Phenergan®）12.5～25mg肌

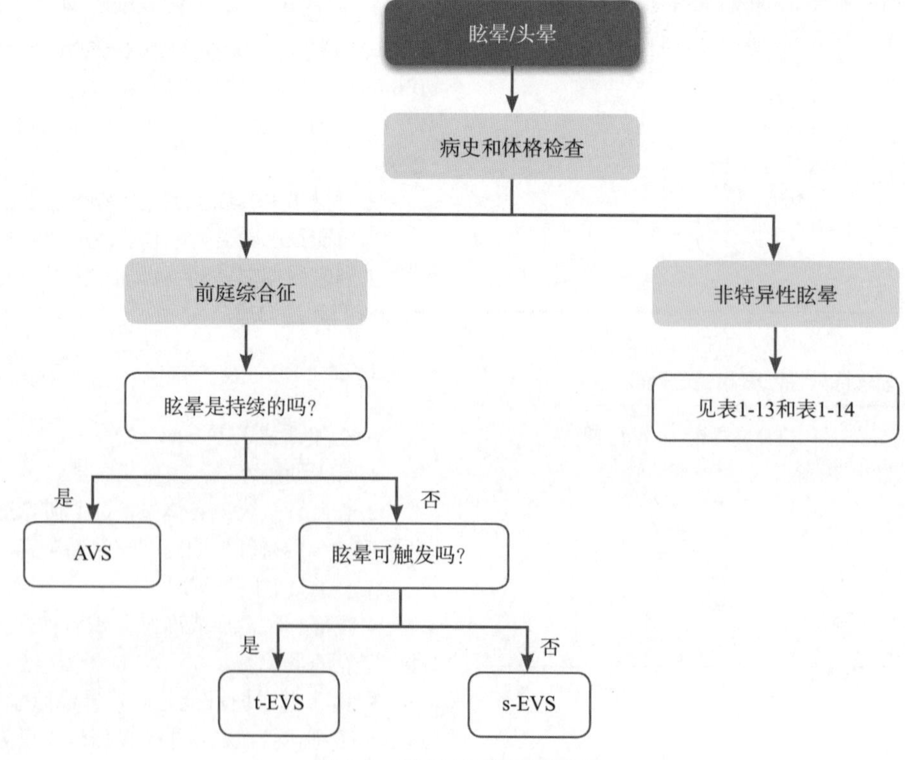

图1-3　眩晕/头晕诊断流程

内注射。

2.抗组胺药　口服桂利嗪（Stugeron®）25mg或口服甲磺酸倍他司汀6～12mg。

3.苯二氮草类　地西泮（Valium®）2mg口服。

• 如果呕吐严重，则静脉补液。

• 区分周围性眩晕和中枢性眩晕（表1-15）。

• Dix-Hallpike试验是诊断良性阵发性位置性眩晕（BPPV）的确定性试验。

Dix-Hallpike试验阳性为向上或扭转性眼球震颤。Dix-Hallpike试验若出现向下或持续性眼球颤动伴轻微眩晕提示中枢性病因。

• Epley复位法可用于治疗良性阵发性位置性眩晕。

• 处置——如果患者出现以下情况，则可以出院。

1.周围性病因引起的前庭综合征。

2.没有神经功能缺失。

3.没有症状提示有椎基底动脉供血不足发作，即无复视或视物模糊，构音障碍，吞咽障碍，猝倒发作或局灶性神经功能缺失（疲软）。

4.观察之后状况良好且活动自如。

5.能够获得良好的家庭护理（对于老年人）。

• 常规对症治疗2～3天，如丙氯拉嗪5～10mg，3次/日，口服；桂利嗪25mg，2次/日，口服；甲磺酸倍他司汀6～12mg，3次/日，口服。

• 如果出现严重/持续眩晕，持续呕吐/头痛或新的神经系统症状，则再次就诊。

卒中

• 诊断取决于表1-15中的特点。

• 详细处理，请参见第8章第三节“脑卒中”。

先兆晕厥

参见本章第二十五节“晕厥”。

非特异性眩晕

• 如果可能的话，需排除明显的神经系统疾病，如椎基底动脉供血不足，多发性硬化，脑干或小脑脑桥梗死/出血或创伤，帕金森病。

• 建议卧床休息。

• 晕眩严重时对症治疗。

1.肌内注射丙氯拉嗪。

2.如果患者没有改善，则收住院。

表1-15　周围性和中枢性前庭综合征的特点

	周围性	中枢性
发作	突然	逐渐
程度	中度至重度	轻度至中度
重复发作疲劳	重复发作疲劳	不疲劳
头脉冲	有矫正性扫视	无矫正性扫视
眼球震颤	旋转的/单向的/水平的，患侧跳动被视觉固定所抑制	多方向 纯垂直或扭转 不能被视觉固定所抑制
眼偏斜	无	有
头部运动	症状加重	很少症状加重
中枢神经系统症状和体征（如构音障碍、复视、肢体共济失调、脑神经麻痹）	少见	常见
步态/躯干共济失调	轻度至中度，无人帮助下可以行走和站立	严重，无人帮助下行走和站立很困难
血管疾病的危险因素	可能存在或不存在	通常存在
耳鸣	特征性的	不常见
听力丧失	特征性的，可能见于迷路炎，梅尼埃病	不常见，可能见于迷路梗死
恶心/呕吐	常见	不常见
病因	良性位置性眩晕 前庭神经炎 梅尼埃病 中耳感染 胆脂瘤	椎基底动脉供血不足 脑干梗死 肿瘤（听神经瘤） 出血（小脑） 多发性硬化

• 处置：如果患者出现以下情况，则可以出院。

1.排除了下列严重疾病

（1）缺血性心脏病。

（2）心律失常。

（3）肺炎/感染。

（4）出血或脱水。

（5）脑血管疾病或椎基底动脉供血不足。

2.患者无严重的危险因素，如缺血性心脏病、糖尿病、高血压。

3.观察后患者状态良好

（1）清醒且有专注力。

（2）没有明显的眩晕或步态异常。

（3）能够口服药物。

4.能够获得良好的家庭护理（对于老年人）。

缺血性心脏病

• 眩晕可能是急性冠脉综合征、急性心力衰竭和心律失常的表现。

• 诊断基于心脏危险因素、症状和心电图改变。

心力衰竭

• 如果心排血量不足以满足日常活动的需要，慢性心力衰竭患者就会出现眩晕。

• 详细处理，请参见第3章第四节“急性心力衰竭”。

心律失常

• 快速或缓慢的心脏节律都可以引起眩晕。

• 可在心脏监护和12导联心电图上监测到。

• 如何处理取决于病因。

• 需要立即处理和随后安置患者于冠心病监护治疗病房（CCU）的严重的心律失常如下所述。

1.显著或无法解释的心动过缓。

2.二度和三度心脏传导阻滞。

3.室性心动过速。

4.血流动力学不稳定的室上性心动过速。

5.心房颤动伴快速心室率且血流动力学不稳定。

低血容量

• 任何原因的出血或体液丢失导致的低血容量均可引起眩晕症状。在轻症病例中，可以感觉到持续的或周期性非特异性眩晕。在重症病例中，可能会有黑矇或症状明显的晕厥。

• 所有患者都应筛查常见的出血病因，如消化道出血或女性患者阴道出血。

• 应询问患者是否出现过严重呕吐或腹泻。

• 抽血进行血常规及尿素氮、电解质、肌酐检查。

出院后注意事项

• 还有症状时，避免下述情况：

1.驾车。

2.骑自行车或摩托车。

3.攀高。

4.操作重型机械设备。

5.饮用含酒精饮料。

6.游泳。

（李　硕　译　郭治国　校）

参考文献/扩展阅读

1. Edlow JA，Gurley KL，Newman-Toker DE. A new diagnostic approach to the adult patient with acute dizziness. *J Emerg Med*，2018 Apr，54（4）：469-483.

2. Kattah JC，Talkad AV，Wang DZ，et al. HINTS to diagnose stroke in the acute vestibular syndrome：three-step bedside oculomotor examination more sensitive than early MRI diffusion-weighted imaging. *Stroke*，2009 Nov，40（11）：3504-3510.

3. Kerber KA. Vertigo and dizziness in the emergency department. *Emerg Med Clin North Am*，2009 Feb，27（1）：39-50，viii.

4. https：//dizziness-and-balance. com/practice/approach/emergency. html

第九节　咯　　血

Irwani Ibrahim・Shirley Ooi

定义

• 咯血是指咯出血液或血性痰，血液来自声带以下或被误吸进入支气管树内。

• 咯血的分类

1. 少量　24h内咯血量<30ml。

2. 危及生命　咯血造成明显的气道阻塞，影响正常气体交换或血流动力学不稳定，24h内咯血量接近150ml（半杯）或咯血速度超过100ml/h。

要点

• 咯血容易与呕血相混淆（表1-16）。

• 体格检查对判断咯血的严重度有用，但对出血部位的判定不可靠。

• 在大量咯血时，窒息比失血可更快地导致死亡。

• 无论出血量多少，导致呼吸窘迫和影响气体交换改变的出血都是危及生命的。

• 少量咯血最常见的原因是上呼吸道感染（URTI）/支气管炎（表1-17），而危及生命的咯血最常见原因是支气管扩张、支气管肿瘤和结核。

表1-16　咯血与呕血的鉴别点

鉴别点	咯血	呕血
病史	咳嗽	消化道症状
痰的颜色	鲜红	暗红
pH	碱性	酸性
性状	稀薄泡沫状	光滑，非泡沫状

表1-17　咯血的常见原因

呼吸系统	支气管炎
	肺结核
	肺肿瘤，如支气管肺癌
	支气管扩张
	肺炎
	鼻出血吸入
	肺栓塞
	鼻窦炎
心血管系统	肺水肿
	二尖瓣狭窄
	主动脉支气管瘘
凝血障碍	出血性疾病（先天性或获得性）
其他	吸入异物
	持久的咳嗽

给全科医师的特别提示

• 诊所里应能完成胸部X线检查，否则所有咯血的患者都应转诊。

• 转运危及生命的大咯血患者前，开放两条大管径静脉通路。

威胁生命咯血的处理

• 将患者转至抢救区。

• 主要的目的是防止窒息。保护气道，给予吸氧。意识水平降低的患者或有即将窒息风险的患者使用大口径（8mm或更大）的气管导管进行插管。

• 开放两条大口径静脉通路，给予液体复苏。

• 实验室检查

1. 血常规。

2. 尿素氮、电解质、肌酐。

3. 凝血功能。

4. 交叉配血。

5. 动脉血气分析。

• 持续监测。

• 对需要住院的任何原因的任何非轻微咯血患者，考虑静脉注射氨甲环酸（TXA）1g超过10min，然后每8小时1次，或者雾化TXA注射液500mg。

注意：

1. 使用雾化TXA（使用静脉制剂）的缺点是，在新型冠状病毒感染期间，需要将患者安置在隔离复苏室。

2. TXA绝不应作为延迟大咯血患者气道保护的替代品。

• 胸部X线是所有咯血患者必需的检查。

• 如果条件允许，可以进行胸部CTA，以确定出血的解剖来源和潜在原因，并确定支气管和非支气管动脉的走行。

• 建议单肺持续咯血的患者（如果已知）保持出血侧肺于卧位，避免血液倒灌入对侧肺。

• 支气管动脉栓塞对咯血患者最有效。对于不适合手术的患者可能有助于避免手术，因此应请介入放射科医师会诊，同时也应请心胸外科会诊。

• 支气管镜检查可以定位和隔离出血，清除气道内的血液，向出血段注入药物，并且可以在重症监护病房床边进行检查。

• 处置

1.自限性少量咯血多为良性病变，完善胸部X线检查后通常可以回家休息，服用止咳药。

2.呼吸科专科门诊早期随访，如果是由于鼻窦炎或鼻出血引起则需要到耳鼻喉（ENT）专科就诊。

3.所有其他患者均应考虑收入院，危及生命大咯血的患者需要收入ICU。

（赵静静 译 郭治国 校）

参考文献/扩展阅读

1. Jean-Baptiste E. Clinical assessment and management of massive hemoptysis. *Crit Care Med*, 2000, 28（5）: 1642-1647.
2. Bidwell JL, Pachner RW. Hemoptysis: diagnosis and management. *Am Fam Physician*, 2005, 72（7）: 1253-1260.
3. Tsoumakidou M, Chrysofakis G, Tsiligianni I, et al. A prospective analysis of 184 hemoptysis cases: diagnostic impact of chest X-ray, computed tomography, bronchoscopy. *Respiration*, 2006, 73（6）: 808-814.
4. Tscheikuna J, Chvaychoo B, Naruman C, Maranetra N. Tranexamic acid in patients with hemoptysis. *J Med Assoc thai*, 2002, 85（4）: 399-404.
5. Young WF, Jr. Hemoptysis. In: Tintinalli JE, Stapczynski JS, Ma OJ, et al. eds. *Tintinalli's emergency medicine: a comprehensive study guide*. 7th ed. New York: McGraw-Hill, 2011: 473-476.
6. Ketai LH, Mohammed TL, Kirsch J, et al. ACR appropriateness criteria® hemoptysis. *J Thorac Imaging*, 2014, 29（3）: W19-W22.
7. Prutsky G, Domecq JP, Salazar CA, Accinelli R. Antifibrinolytic therapy to reduce haemoptysis from any cause. *Cochrane Database Syst Rev*, 2016, 11（11）: CD008711.
8. Davidson K, Shojaee S. Managing massive hemoptysis. *Chest*, 2020, 157（1）: 77-88.
9. Bellam BL, Dhibar DP, Suri V, et al. Efficacy of tranexamic acid in haemoptysis: a randomized, controlled pilot study. *Pulm Pharmacol Ther*, 2016 Oct, 40: 80-3. DOI: 10.1016/j. pupt. 2016.07.006. Epub 2016 Jul 25. PMID: 27470681.
10. Kinoshita T, Ohbe H, Matsui H, Fushimi K, Ogura H, Yasunaga H. Effect of tranexamic acid on mortality in patients with haemoptysis: a nationwide study. *Crit Care*, 2019, 23: 347. Available from: https: //doi. org/10. 1186/ s13054-019-2620-5.
11. Wand O, Guber E, Guber A, Epstein Shochet G, Israeli-Shani L, Shitrit D. Inhaled tranexamic acid for hemoptysis treatment: a randomized controlled trial. *Chest*, 2018 Dec, 154（6）: 1379-84. DOI: 10. 1016/j. chest. 2018.09.026.Epub 2018 Oct 12. PMID: 30321510.

第十节 头 痛

Lee Sock Koon · Sim Tiong Beng

要点

• 将威胁生命或视力的头痛从可逆性/良性继发性或原发性头痛中区分出来（表1-18）。

• 头痛分为原发性头痛和继发性头痛。

1.原发性头痛是指没有潜在病理因素的头痛，包括紧张性头痛，有或没有先兆的偏头痛和丛集性头痛（参见本书第8章第二节“偏头痛及丛集性头痛”）。

2.继发性头痛是指有潜在病理因素的头痛，包括威胁生命/视力的病因或可逆性/良性病因，如鼻窦炎、颞下颌关节紊乱、慢性创伤后头痛（表1-18）。

• 这些危险信号，绝大多数需要行紧急脑CT。

1.突发严重的“雷鸣般”头痛或“最剧烈”的头痛，如蛛网膜下腔出血（SAH），或头痛的性质改变（频率或严重程度增加）。

2.意识状态改变或癫痫发作。

3.局灶性神经功能缺损。

4.发热或颈痛（脑膜炎或SAH引起的假性脑膜炎）。

5.既往行脑室腹腔分流术。

6.已知的恶性肿瘤。

7.清晨头痛感因咳嗽或紧张（颅内压升高）而加重。

8.艾滋病/免疫缺陷（弓形虫病/隐球菌病）。

9.年龄＞55岁且首次发作的头痛（颅内占

表1-18　头痛的病因

危及生命的头痛	威胁视力的头痛	可逆性/良性头痛
SAH（参见第8章第四节"蛛网膜下腔出血"）	颞动脉炎（参见第8章六节"巨细胞性动脉炎"）	原发性头痛（紧张性头痛、偏头痛、丛集性头痛）
硬膜外出血	青光眼（参见本章第二十一节"红眼"）	鼻窦炎
硬膜下出血		创伤后头痛
颅内出血		硝酸盐（如硝酸甘油）
脑膜脑炎		颈源性头痛
占位性病变（如肿瘤、脓肿）		颞下颌关节（TMJ）功能失调
子痫前期（妊娠或产后）		
其他（如脑静脉血栓形成、一氧化碳中毒、毒素、心源性头痛、特发性颅内高压）		

位性病变风险高）。

10.晕厥（SAH）或呕吐（颅内压升高），虽然呕吐也常见于偏头痛发作。

11.抗凝药（增加颅内出血风险）。

12.头痛性质改变（频率或严重程度增加）。

13.头外伤（参见第15章第三节"头部创伤"）。

14.视觉障碍，如眼痛（青光眼）。

• 高血压是引起头痛的一个被夸大的病因，除非收缩压＞160mmHg，舒张压＞120mmHg，且血压正常后1h内头痛缓解，否则，不要将头痛归因于血压升高。

重点查体

• 生命体征（特别是体温和血压）。

• 眼底检查。

• 瞳孔、视野、长束征、脑神经和小脑局灶异常检查。

• 步态。

给全科医师的特别提示

• 突发雷鸣般头痛的患者即使镇痛效果好仍应被高度怀疑患有SAH，除非有排除的证据。中枢神经系统检查可完全正常。

• 发热、嗜睡/神志不清伴头痛患者需考虑脑膜脑炎。

• 如果头痛伴眼睛疼痛/发红和视物模糊，需排除青光眼（角膜混浊和瞳孔不全扩张）。

• 如果首次发作剧烈头痛在50岁以后，则不要诊断偏头痛。

处理

• 监测生命体征和格拉斯哥昏迷评分（GCS）表。

• 高危患者行头颅CT扫描和（或）腰椎穿刺（LP）。

当临床上疑似SAH时，在头痛发作6h内完成无对比增强头颅CT检查，其敏感度几乎是100%，但6h后其敏感度下降，因此当头痛发作6h以上行无对比增强头颅CT结果阴性时，随后可能需进行LP检查寻找提示SAH的脑脊液的黄变症。

• 常规的实验室检查（如全血细胞计数和肾功能）在头痛的评估中通常意义较低。一些特殊情况需要进行特定的血液检测，如头痛伴意识状态改变时的血糖值，怀疑颞动脉炎时检测红细胞沉降率（ESR）。

• 必要时行心电图。

• 缓解头痛症状。

处置

请参见图1-4，按照以下情况收入院：

• 所有危及生命和视力的头痛病因。

• 复杂的新发偏头痛。

• 头颅CT扫描异常。

1.在急诊科治疗缓解的原发性头痛可离院，返回后初级保健医师继续随访。

2.没有危险信号的继发性头痛可继续在急诊科治疗，如创伤后头痛、硝酸盐药物引起的头痛和鼻窦炎。

以下情况需要留院观察：

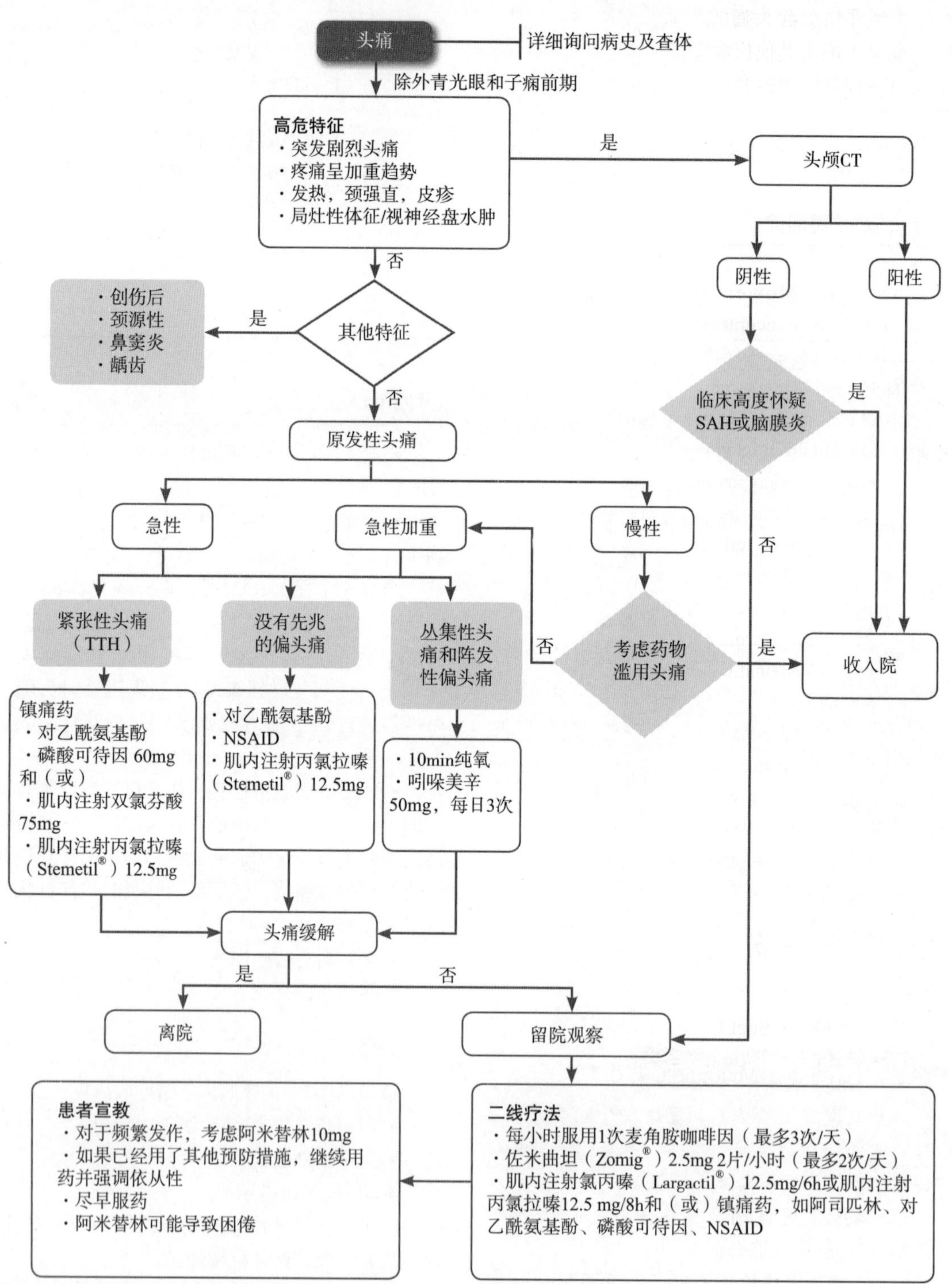

图1-4　急诊头痛的处理流程

1.治疗临床良性原发性或继发性头痛，但病情严重的尚不能从急诊室出院。

2.经评估引起头痛的严重病因的风险较低，但症状又不能由其他疾病解释（如病毒感染）的患者，一段时间观察和对症治疗后会使诊断更加明确。

（梁 杨 译 郭治国 校）

参考文献/扩展阅读

1. Byyny RL, Mower WR, Shum N, et al. Sensitivity of noncontrast computed tomography for the emergency department diagnosis of subarachnoid hemorrhage. *Ann Emerg Med*, 2008, 51（6）: 697-703.
2. Perry JJ, Stiell IG, Sivilotti ML, et al. Sensitivity of computed tomography performed within six hours of onset of headache for diagnosis of subarachnoid haemorrhage: prospective cohort study. *BMJ*, 2011 Jul 18, 343: d4277. DOI: 10. 1136/bmj. d4277
3. Weinman D, Nicastro O, Akala O, Friedman BW. Parenteral treatment of episodic tension-type headache: a systematic review. *Headache*, 2014, 54: 260-268.
4. Godwin SA, Cherkas DS, et al. Clinical policy: critical issues in the evaluation and management of adult patients presenting to the emergency department with acute headache. *Ann Emerg Med*, 2019, 74（4）: e41-e74.

第十一节 过度通气

Shirley Ooi · Seet Chong Meng · Peter Manning

要点

• 临床常见且预后良好，过度通气发作（HA）或过度通气综合征是一个排他性诊断，主要通过病史和体格检查判断，不需要进一步检查。其与焦虑有关。

• 典型的发作应有一个应激事件，既往有类似情况发生。

• 常见的相关症状包括手足发麻和（或）痉挛，口周刺痛，非特异性的头晕，近乎晕厥，胸部发紧，出汗，窒息感和濒死感。

• 如果患者呼吸室内空气时脉搏血氧饱和度（SpO_2）低于97%，不要轻易诊断过度通气。

• 过度通气的鉴别诊断见表1-19。

表1-19 过度通气的鉴别诊断

呼吸系统	• 重度哮喘（寂静肺） • 肺栓塞 • 张力性气胸 • 原发肺动脉高压
心血管系统	• 心脏压塞
代谢原因	• 糖尿病酮症酸中毒 • 慢性肾衰竭 • 重度脓毒症或任何原因休克导致的乳酸酸中毒 • 中毒，特别是水杨酸类
神经系统	• 中枢原因引起的过度通气（罕见）
消化系统	• 各种原因引起的膈肌夹板样固定导致的腹胀
过度通气发作/综合征	• 仅在排除以上原因后才能诊断

给全科医师的特别提示

• 诊断过度通气发作之前，要排除一些如代谢性酸中毒之类的严重疾病，如糖尿病酮症酸中毒。

处理

• 患者应该被安置在中级护理区。如果有明显的意识状态改变或血流动力学不稳定，那么患者可能并非过度通气发作，而是其他的比较严重的疾病，需要进入重症监护区进行治疗。

• 诊断过度通气发作前，每例患者都应进行静息状态的SpO_2测量。过度通气发作患者一般SpO_2正常。

• 安抚情绪。

• 指导呼吸的方法是廉价且基本无害的做法，尽管没有可信的证据表明呼吸练习对过度通气发作的临床症状的有效性。

注意：重复吸入袋内空气法是有潜在危害的，因为这样会引起明显的低氧血症，也无法做到使CO_2分压升高到理想水平。

• 监测：大多数患者仅需要脉搏血氧饱和度监测。

• 实验室检查

1.必需项　毛细血管葡萄糖水平，以除外血糖过高。

2.可选项　动脉血气分析可提示过度通气时呼吸性碱中毒，也可能发现潜在的代谢性酸中毒，包括乳酸酸中毒。

• 心电图（特别是年龄>40岁）：可提示可能存在的肺栓塞、心包炎或心脏缺血。有时可出现长QT间期，由过度通气引起的低钙血症导致。

• 胸部X线检查：可提示病变如气胸、肺炎或肺栓塞。

• 如果怀疑有肺栓塞、心脏压塞或原发性肺动脉高压，可进行床边二维超声心动图检查。

• 药物治疗（休息和安慰无效的患者）

1.地西泮　5mg，口服。

2.咪达唑仑　2.5mg，静脉注射（很少需要）。

• 处置：大部分患者可以出院。如果反复发作，需要到精神科门诊诊治。偶尔一些患者可能在给予1～2次口服阿普唑仑（赞安诺®）0.5mg治疗后症状会明显改善。

（赵静静　译　郭治国　校）

参考文献/扩展阅读

1. Phillipson EA, Duffin J. Hypoventilation and hyperventilation syndromes. In: Mason RJ, Murray JF, Broaddus CV, Nadel JA, editors. *Murray & Nadel's textbook of respiratory medicine*. 4th ed. St. Louis: WB Saunders, 2005, Chapter 73.
2. Callaham M. Hypoxic hazards of traditional paper bag rebreathing in hyperventilating patients. *Ann Emerg Med*, 1989, 18 (6): 622-628.
3. Jones M, Harvey A, Marston L, O'Connell NE. Breathing exercises for dysfunctional breathing/hyperventilation syndrome in adults. *Cochrane Database of Systematic Reviews*, 2013.

第十二节　黄　疸

Lenard Cheng

要点

• 以黄疸为表现的疾病数不胜数。在治疗患者时，黄疸通常不是唯一的问题，也不是主要的问题。这仅仅是一种肉眼可见的胆红素升高的状态，但是对于新生儿来说是例外。新生儿即使是单纯的高胆红素血症也会引起胆红素脑病（核黄疸）。

• 将患者视为一个整体进行考虑有利于更好地了解伴有黄疸和其他症状或体征的患者病情。例如，同时出现黄疸和腹痛的患者，建议以腹痛作为主要表现。因此，本节对无症状或伴有非特异性症状的黄疸患者最有用。

给全科医师的特别提示

• 黄疸的原因可能是一些潜在的病因，如药物相关、血液学疾病或胆道梗阻/脓毒症。怀疑可能是这些重要病因时，需要将患者转诊至急诊科。

• 在无须接受复苏治疗的情况下，无症状黄疸通常可通过专家门诊的早期临床评估进行管理。

病因学

确定黄疸的病因有两种方法

• 病理生理学：在进行实验室检查前，病理生理学与黄疸患者的初始治疗关系最为密切。在获得实验室检查结果之前，它应该成为选择实验室检查、进行初步诊断和治疗的基础。这包括3个阶段。

1.肝前——血红蛋白中的血红素构成了生理状态下的大部分胆红素，而肌红蛋白是少数。

2.肝内——未结合胆红素运送至肝进行结合。

3.肝后——胆红素以结合形式排出，通过肝内和肝外导管分泌到胆汁中，储存在胆囊内，然后分泌到十二指肠。

任何阶段异常都可能导致黄疸。表1-20根据这些阶段，为初学者总结了病因。表1-21为高级学者提供了更广泛的内容。

表1-20 按胆红素转运阶段划分的黄疸病因

肝前	肝内	肝后
溶血［药物，葡萄糖-6-磷酸脱氢酶缺乏症，血红蛋白病（如地中海贫血），自身免疫病］	肝细胞疾病（病毒性、中毒性、自身免疫性肝炎）	腔内（胆结石）
巨大血肿吸收	肝浸润性疾病（肉瘤、肉芽肿性肝炎、结核）	壁（胆管癌、肝细胞癌、胆管狭窄）
	原发性胆汁性肝硬化	腔外（胰头癌、淋巴瘤、胰腺炎）
	原发性硬化性胆管炎	

资料来源：Roche SP，Kobos R. Jaundice in the adult patient. *Am Fam Physician*，2004 Jan 15，69（2）：299-304.

• 实验室检查：如果可以进行胆红素的分类，实验室检查是有用的。有如下两种类型。

1.以非结合（间接）胆红素为主的高胆红素血症——胆红素产生增加或肝摄取/结合减少的结果。建议的截断值是直接胆红素低于总胆红素的20%。

2.伴随非结合和结合（直接）*胆红素的高胆红素血症（*通常称为结合性高胆红素血症）——由于胆道梗阻或肝内胆管疾病导致的胆汁排泄障碍。虽然有学者建议截断值是直接胆红素超过总血清胆红素的70%～80%，但有不同定义。

急诊科的诊疗方案

危及生命的情况

在急诊科最重要的是排除可能出现黄疸的危及生命的情况。

• 胆管炎合并严重脓毒症：发热，右季肋部疼痛。

• 急性溶血性输血反应：近期输血史、发热。

• 急性肝衰竭：水肿、腹部膨隆、胸腔积液所致的伴肺部浊音的呼吸急促（低蛋白血症所致）、出血倾向（凝血因子缺乏所致）、意识混乱（肝性脑病所致），诱因如感染或药物。

病史

• 大多数黄疸患者可出现深色尿液（尿中有溶解的结合胆红素）。

• 粪便苍白（缺乏正常的粪胆素）提示梗阻性黄疸，通常是肝后病变所致。

• 右季肋部疼痛提示肝炎或肝后胆道梗阻。如果伴发热，则称为Charcot三联征，提示胆管炎。

• 药物，包括可能导致溶血或肝毒性的药物（最常见的是对乙酰氨基酚）、酒精、传统药物、毒品。

• 劳力性呼吸困难/胸部不适可能提示溶血性贫血。

• 瘙痒、恶心/呕吐、疲劳等症状，尽管是非特异性的，但通常在高胆红素血症中显现。

表1-21 根据血清胆红素分类划分的黄疸病因

非结合性高胆红素血症	结合性高胆红素血症
生成增加	**胆道梗阻**
溶血（血管内和血管外）	胆总管结石
无效红细胞生成	恶性梗阻（胆管癌、胰腺癌）
巨大血肿吸收	原发性硬化性胆管炎
输血后	艾滋病性胆道病
摄取或结合减少	胆管狭窄
药物	胆道吸虫病
甲状腺功能亢进	**肝内疾病**
新生儿黄疸	病毒性肝炎
先天性非溶血性黄疸	药物或药物引起的肝损伤
克里格勒-纳贾尔综合征	肝硬化
	肝细胞癌
	急性酒精性肝炎
	充血性肝病
	脓毒症
	自身免疫性肝炎
	缺血性肝炎
	原发性胆汁性肝硬化
	肝浸润性疾病（肉瘤、肉芽肿性肝炎、结核、转移、淋巴瘤）
	威尔逊病
	完全胃肠外营养
	妊娠期肝内胆汁淤积
	ICU或多因素性黄疸

体格检查

• 生命体征，特别是发热、低血压和心动过速，可能提示胆管炎引起的脓毒症。

• 格拉斯哥昏迷评分反映的是意识状态。扑翼样震颤并不是病理性的，但可能是肝性脑病的特征。

• 腹部检查，尤其是触诊右季肋部。

1.右季肋部压痛可能是肝炎或胆管炎的线索。

2.无痛的、可触及的胆囊（库瓦西耶征）提示梗阻性黄疸，通常由胰头癌或胆管癌引起。

• 腹部叩诊移动性浊音提示来自门静脉高压或低白蛋白血症的腹水。

• 肝大，如果触诊疼痛可能是肝炎引起的，如果触诊无痛可能是肿瘤/浸润性疾病引起的。当伴有脾大时，有可能是门静脉高压或淋巴瘤。

• 伤口/穿刺部位瘀斑或渗血提示凝血因子缺乏的凝血病。

• 心血管检查以评估有无心源性肝硬化的可能。

实验室检查

• 血清胆红素分离。

• 肝酶

1.肝细胞损伤——与碱性磷酸酶（ALP）相比，天冬氨酸转氨酶（AST）和（或）丙氨酸转氨酶（ALT）不成比例地升高。

2.胆汁淤积性损伤——与AST、ALT相比，ALP不成比例地升高。

• 白蛋白、凝血酶原时间（PT）/活化部分凝血活酶时间（APTT）：其中低白蛋白血症和延长的PT/APTT表明肝蛋白质合成功能降低。

• 血常规：网织红细胞计数高的正常细胞性贫血提示溶血和红细胞生成增加。血小板减少见于肝硬化或微血管病性自身免疫性溶血性贫血。

• 溶血性贫血患者血清乳酸脱氢酶（LDH）会升高。虽然肝功能不全也是一个原因，但常伴随结合珠蛋白降低。

• 外周血涂片是一项后续的检查，在适当的时候用于鉴别血液系统疾病。

• 当怀疑胆管炎或肝炎时，肝代谢紊乱或感染可能导致血清乳酸升高。

• 如果考虑与药物相关，应监测血清对乙酰氨基酚的水平。

• 如有可能，对于胆管炎患者，应在使用抗生素前进行血液培养。

影像学检查

• 肝胆系统超声：急诊医师可对患者进行有限的床边评估。超声下的病理特征包括胆结石或胆总管扩张（60岁以下的患者胆总管内径超过6mm），提示肝后梗阻性黄疸。

• 腹部CT：可以鉴别肝实质的病变，或对肝后胆管进行成像。

• 内镜逆行胰胆管造影（ERCP）：由胃肠科医师在住院患者中进行，能够提高检测胆道系统疾病的敏感性并可同时进行治疗。

治疗

除了解决患者在气道、呼吸和循环方面即刻的生理学危机，应对表现为黄疸的危及生命的情况采取当机立断的措施。

• 立即停止输注导致大量溶血的血制品（或药物）。

• 胆管炎引起严重脓毒症时应静脉注射晶体液和广谱抗生素。经验性推荐为静脉注射阿莫西林钠/克拉维酸钾1g或头孢曲松1g联合甲硝唑500mg。

• 考虑到凝血病的可能性，中心静脉置管等操作只能在可压迫的部位进行。

在完成了上述适当的措施后，黄疸患者的治疗应根据可能的病因进行调整。

• 胆管炎的胆道引流：对该治疗方法的充分理解有助于急诊科临床医师进行准备和处置。

1.行ERCP支架术，伴/不伴括约肌切开术。

2.患者病情不稳定或无ERCP的情况下，行经皮肝穿刺胆道造影。

3.如果潜在病因不适合上述治疗方法，则进行手术胆管探查。

• 暴发性肝衰竭需尽早考虑肝移植。

• 如果存在对乙酰氨基酚中毒，应早期开始应用*N*-乙酰半胱氨酸（参见第13章第四节）。

• 根据病因谨慎选择血液制品。

1.凝血因子Ⅳ凝血酶原复合物浓缩物适用于肝功能障碍凝血因子缺乏引起的严重出血。

2.在潜在病因得到纠正之前，溶血性贫血

应避免输注红细胞，而且仅应用于危及生命的贫血。

（郑　康　译　郭治国　校）

参考文献/扩展阅读

1. Shroff H，Maddur H. Isolated elevated bilirubin. *Clin Liver Dis*，2020，15（4）：153-156.
2. VanWagner LB，Green RM. Evaluating elevated bilirubin levels in asymptomatic adults. *JAMA*，2015 Feb，313（5）：516-517.
3. O'Leary JG，Greenberg CS，Patton HM，Caldwell SH. AGA clinical practice update：coagulation in cirrhosis. *Gastroenterology*，2019 Jul，157（1）：34-43.
4. Taylor T，Wheatley M. Jaundice in the emergency department：meeting the challenges of diagnosis and treatment. *Emerg Med Pract*，2018，20（4）：1-24.
5. Pasha TM，Lindor KD. Diagnosis and therapy of cholestatic liver disease. *Med Clin North Am*，1996 Sep，80（5）：995-1019.
6. Frank BB. Clinical evaluation of jaundice：a guideline of the Patient Care Committee of the American Gastroenterological Association. *JAMA*，1989 Dec 1，262（21）：3031-3034.
7. Roche SP，Kobos R. Jaundice in the adult patient. *Am Fam Physician*，2004，69（2）：299-304.
8. Kwo PY，Cohen SM，Lim JK. ACG clinical guideline：evaluation of abnormal liver chemistries. *Off J Am Coll Gastroenterol* | ACG，2017，112（1）.

第十三节　下肢水肿

Yeoh Chew Kiat · Quek Lit Sin · Shirley Ooi

要点

• 治疗下肢水肿的方法可以基于患者是双侧水肿还是单侧水肿，以及肿胀的严重程度。良好的病史和体格检查将有助于缩小差异。导致下肢水肿的一些重要原因，详见表1-22。

• 主诉有下肢水肿的孕妇，应高度警惕深静脉血栓和子痫前期，这是一种需要转诊并在医院进行评估的紧急情况（参见第19章第一节“子痫”）。

• 注意浸润性疾病（如甲状腺疾病中的胫骨前黏液水肿），这可能会被误认为是水肿。

表1-22　导致下肢水肿的主要原因

	病因	单侧/双侧
心脏	• 心力衰竭（参见第3章第四节“急性心力衰竭”）	双侧
肾	• 急/慢性肾衰竭伴液体负荷过重（参见第7章第一节“肾急症”） • 肾病/肾炎综合征	双侧
肝	• 肝衰竭（参见第5章第二节“急性肝性脑病”）	双侧
妊娠	• 先兆子痫（参见第19章第一节“子痫”）	双侧
静脉/淋巴	• 深静脉血栓——急性发作	单侧
	• 静脉曲张	单侧/双侧
	• 淋巴水肿	单侧/双侧
感染	• 淋巴管炎 • 蜂窝织炎	单侧
骨科疾病	• 创伤 • 筋膜室综合征 • 关节炎/痛风 • 贝克囊肿破裂 • 肿瘤：骨或软组织	单侧

静脉和淋巴管

• 深静脉血栓（参见第3章第九节“静脉急症”）。

• 静脉曲张在慢性病例中常伴有皮肤色素沉着。单侧静脉曲张和水肿需要警惕恶性病变，如腹盆腔的肿瘤或淋巴瘤。

• 淋巴管堵塞会导致下肢非凹陷性水肿。继发性淋巴水肿由淋巴回流通道的损伤和梗阻引起，可由恶性疾病累及淋巴结、丝虫病、外科切除手术造成医源性阻塞等原因引起。

感染：淋巴管炎/蜂窝织炎

• 感染沿着淋巴管扩散导致淋巴管炎，可见淋巴管在皮肤上呈现细长、红色、压痛条纹，常伴有表面皮肤轻微水肿。当感染延伸到水肿区域时，则发展为蜂窝织炎。

• 住院指征

1. 患者尽管在门诊使用口服抗生素治疗，但仍反复发热、寒战。

2. 免疫功能低下的患者或老年患者，因为他们容易发展为败血症。

3. 患者有进展为坏死性筋膜炎的风险。

骨科疾病：筋膜室综合征

骨科疾病通常有明确的病史，良好的体格检查通常可以确诊。需要注意的是，筋膜室综合征是所有下肢创伤需要除外的骨科急症。

临床特点

- 明显的疼痛（被动拉伸肌肉时加重），苍白，感觉异常，脉搏消失，瘫痪，肢体冰冷，是肢体缺血的6个典型体征。
- 肌肉被动拉伸时出现疼痛是最早的临床体征。其他表现包括毛细血管再灌注延迟，以及两点辨别能力消失。
- 筋膜室受累的肌肉触诊时可能出现肌紧张和压痛。
- 筋膜室综合征中手腕和足踝的脉搏消失出现较晚，因此，脉搏的存在并不排除筋膜室综合征。

常见原因

- 下肢：胫骨或腓骨骨折。
- 上肢：肱骨髁上骨折。
- 高压电击伤累及肌肉。

并发症

- 重度肌红蛋白尿、肾衰竭、高钾血症、死亡。
- 福尔克曼缺血性挛缩、肢体功能丧失。

其他引起肢体水肿的少见原因

- 原发性淋巴水肿（先天性淋巴水肿、早发性淋巴水肿、迟发性淋巴水肿）。
- 先天性静脉畸形。
- May-Thurner综合征（髂静脉压迫综合征）。
- 蛋白丢失性肠病、营养不良、吸收不良。
- 缩窄性心包炎。
- 限制型心肌病。
- 脚气病。
- 黏液性水肿。

给全科医师的特别提示

- 对双下肢水肿病因进行仔细排查，避免遗漏重要病因，如下肢深静脉血栓形成。
- 双下肢水肿最常见的3个病因为充血性心力衰竭、肾衰竭伴水负荷过重、低白蛋白血症（肝衰竭或糖尿病肾病导致）。

一般处理

- 确认生命体征平稳，没有急性冠脉事件导致的下肢水肿。病情不稳定的患者应转入重症监护区治疗。
- 检测或检查依赖于全面问诊和体格检查所确定的可能的潜在原因。

1. 床旁快速检测

（1）尿试纸法测蛋白尿。

（2）心电图除外心肌损伤。

2. 实验室检查

（1）尿素氮、电解质、肌酐（如怀疑为肾衰竭）。

（2）心肌酶/肌钙蛋白T（如怀疑是心脏原因）。

（3）肝功能检查（特别是寻找低白蛋白血症）。

（4）血液培养：除非患者有败血症，否则蜂窝织炎治疗时不常规进行血液培养。

（5）如果怀疑为深静脉血栓，床边两点按压超声可快速诊断深静脉血栓形成（参见第3章第九节“静脉急症”和第21章第二节“急诊超声”）。一经超声证实有深静脉血栓形成，立即开始抗凝治疗。

注意：不用对所有疑似深静脉血栓的病例常规进行D-二聚体检测。严格来说，其只适用于预评估可能性较低的患者（如基于深静脉血栓风险的Well评分）。如果预评估可能性低且D-二聚体正常可以基本除外深静脉血栓。

3. 影像学

（1）如果怀疑是由于心脏和肾原因导致的液体过负荷，应做胸部X线检查。

（2）如果怀疑是心脏原因，床边超声有助于评估左心室射血分数。请参考第21章第二节

“急诊超声”。

• 下肢水肿的治疗取决于主要病因，这将在相关章节中进行讨论。

• 筋膜室综合征：尽早打电话给骨科医师进行筋膜切开术。如果约8h后压力没有缓解，受累的肌肉和神经将发生不可逆的损伤。

• 处置：以下原因应入院治疗。

1.心力衰竭和肾衰竭引起液体超负荷症状，需要紧急利尿或透析。

2.深静脉血栓形成（部分患者经评估可在门诊治疗）。

3.妊娠并伴有先兆子痫。

4.严重的蜂窝织炎。

5.失代偿性肝衰竭。

6.筋膜室综合征。

7.怀疑恶性肿瘤。

（赵静静 译 郭治国 校）

参考文献/扩展阅读

1. Marik PE, Plante LA. Venous thromboembolic disease and pregnancy. *N Engl J Med*, 2008, 359: 2025.

2. Jameson JL, Fauci AS, Kasper DL, et al., editors. *Harrison's principles of internal medicine*. 20th ed. New York: McGraw-Hill, 2018.

3. Smith C. Clinical manifestations and evaluation of edema in adult. UpToDate. com. Accessed, 2020 Oct 30.

第十四节 腹 痛

Sim Tiong Beng · Peter Manning · Shirley Ooi

要点

• 急诊医师的职责是鉴别有潜在危及生命的病因（表1-23）或危及器官的疾病，如睾丸/卵巢扭转。

• 患者的姿势是判断可能病因的线索，如腹膜炎患者采取静止姿势，而输尿管绞痛或缺血性疼痛患者是烦躁不安或辗转反侧的。

• 时刻警惕育龄期女性异位妊娠的可能。

• 男性患者右侧髂窝渐进性疼痛伴食欲缺乏、呕吐或发热，除非有其他疾病证据，应考虑阑尾炎。

• 老年/免疫抑制患者表现可能不典型，伴有模糊、非特异的腹部症状及体征，因为潜在疾病发生率高，因此需要更仔细的检查。另外，即使有腹腔内脓毒症，这些患者也可能不发热。

表1-23 潜在危及生命的腹痛病因

腹腔内	• 消化性溃疡穿孔
	• 肠梗阻
	• 腹主动脉瘤/主动脉夹层
	• 阑尾炎
	• 胰腺炎
	• 异位妊娠
	• 缺血性肠病
	• 腹膜炎：肝硬化、腹膜透析相关性自发性细菌性腹膜炎
	• 肝胆脓毒症
腹腔外	• 急性心肌梗死（AMI）
	• 下叶肺炎
	• 基底段肺栓塞
	• 糖尿病酮症酸中毒

给全科医师的特别提示

• 腹痛的部位和性质是提示病因的良好线索。

• 育龄期女性通常要怀疑异位妊娠。

• 下腹痛的男性通常需怀疑阑尾炎。

• 不要忘记触诊上腹搏动感以除外腹主动脉瘤，检查所有脉搏以排除主动脉夹层。

• 心肌梗死患者可表现为上腹痛，需行心电图检查。

处理

血流动力学不稳定患者

• 患者必须在重症监护（P1）区进行管理。

• 监测：心电图，每5分钟一次监测生命体征，监测脉搏血氧饱和度。

• 保持气道通畅，如果SpO_2＜95%，给予吸氧。

• 建立两条大口径周围静脉通路（14/16G）；输注1～2L晶体液（如无禁忌证），再次评估液体反应性及输注状态。

• 实验室检查

1.根据临床需要进行即时检测：末梢血糖、心电图、血气分析及乳酸，如心电图可用于识别急性心肌梗死，或在适合的年龄组为预期的手术做准备。

2.血型鉴定和交叉配血、血常规、尿素氮、电解质、肌酐。

3.根据临床需要的其他血液实验室检验：肝功能检查、血清淀粉酶或脂肪酶、凝血功能、肌钙蛋白、尿妊娠试验（如果相关）、血培养和尿培养（如果怀疑脓毒症）。

• 根据临床需要X线：胸部平片（CXR）或腹部平片（AXR）。

• 腹部平片的主要指征是识别肠梗阻（IO）或异物。由于粪便阴影阻挡，腹部平片对识别异位钙化（如胆囊结石或输尿管结石）欠佳。对于游离气体，首选直立的胸部平片或右侧向上的侧卧位片。建议按系统模式阅片，如肠道气体模式、腹部器官、钙化、骨骼和关节。

• 床旁超声目前广泛应用于急诊科确定腹痛的原因，如主动脉、肝胆、肾、肠梗阻（参见第21章第二节“急诊超声”）。

• 对于疑似急腹症患者，可选择腹部和盆部计算机断层扫描（CTAP）。患者做CT检查前需要进行复苏和稳定病情。

• 实施镇痛。

• 腹腔内脓毒症患者静脉注射抗生素，如静脉注射阿莫西林/克拉维酸（Augmentin®）1g，或静脉注射头孢曲松1g联合静脉注射甲硝唑500mg，或基于局部抗菌谱选择其他抗生素方案。

注意：如果患者有肾损害，建议避免使用氨基糖苷类药物。

• 对于病情不稳定患者，插入导尿管以监测尿量。

• 保持患者禁食。

• 根据怀疑的潜在原因进行外科专科咨询。

血流动力学稳定患者

（关于特异性诊断，请参见下一节）

• 患者可在中级护理（P2）区进行管理。

• 禁食，直至决定如何对患者进行处理。

• 给予患者镇痛药减轻疼痛。这样可以更好地了解腹部体征。对于严重疼痛的患者，使用阿片类药物进行滴定给药，以快速缓解疼痛。如果是中度疼痛，除禁忌证，可以考虑曲马多或非甾体抗炎药。避免在上腹部疼痛或伴有腹痛的登革热休克综合征中使用非甾体抗炎药。

• 应基于临床怀疑腹痛的病因和检查风险来选用实验室检查和影像学检查。面临的挑战是如何在发现危及生命的疾病和避免过度检查之间取得平衡，过度检查会增加成本，存在射线和造影剂暴露风险。

• 尽可能每1～2小时进行1次腹部系列检查，评估急腹症的演变体征（严重的、恶化的或局部的压痛，以及肌紧张和板状腹）。这对疾病病程早期未确诊的病例有用，有助于做出影像学诊断和处置的决定。

右季肋部疼痛的鉴别诊断

发热患者

• 鉴别诊断

1.外科原因　肝胆脓毒症，如胆囊炎、胆管炎（参见第5章第三节“肝胆急症”）、肝/膈下脓肿、憩室炎。

2.内科原因　如病毒性肝炎、右侧基底肺炎/脓胸（参见第4章第三节“社区获得性肺炎”）、肾盂肾炎。

无发热患者

• 鉴别诊断包括胆绞痛（参见第5章第三节“肝胆急症”）、病毒性肝炎、肝癌破裂和胸部疾病引起的疼痛。

• 床旁超声特别有助于评估右季肋部疼痛，因为受过超声培训的急诊科医师对胆石症及胆囊炎超声评估相对准确。

侧腹痛的鉴别诊断

• 鉴别诊断包括肾盂肾炎、输尿管结石（参见第7章第三节“尿路结石”）、腹主动脉瘤（AAA）（参见第3章第一节“主动脉急症”）、脾病变、基底段肺炎和基底段肺栓塞（参见第3章第七节“肺栓塞”）。

• 老年人需要考虑腹主动脉瘤，有危险因素者需考虑急性主动脉夹层（AAD）。

注意：腹主动脉瘤或主动脉夹层的典型表现是腹部中央疼痛放射至后背。然而，很多腹主动脉瘤表现不典型，如腰部至腹股沟疼痛和（或）血尿，导致误诊为输尿管绞痛。在腰部到腹股沟疼痛的老年患者中，需要首先考虑腹主动脉瘤。床旁超声有助于区分腹主动脉瘤（扩张主动脉）和输尿管绞痛（肾积水）。腹主动脉瘤破裂可以破入腹膜后，并可出现填塞，使初期血压保持正常。

• 伴肾脓肿、单肾或急性肾损伤的输尿管绞痛患者需收入院。这些是泌尿系统急症，需要泌尿外科紧急处理，如经皮引流或行输尿管双J（DJ）支架置入术。

下腹痛的鉴别诊断

• 持续保持对阑尾炎（参见第5章第一节“急性阑尾炎”）和异位妊娠（参见第19章第二节“异位妊娠”）的警惕性。女性的鉴别诊断包括卵巢扭转及卵巢囊肿破裂。

• 育龄女性出现下腹痛要进行尿妊娠试验（UPT），尤其是伴有阴道（PV）出血时。在区分不同情况时，请参阅表1-24。

表1-24　育龄女性下腹痛的鉴别诊断

	尿妊娠试验	床旁超声游离积液
异位妊娠破裂	+	+
卵巢囊肿或黄体破裂	-	+
卵巢扭转	-	+/-

注意：卵巢扭转的特点是剧烈的突发性疼痛，这种疼痛是持续的、不成比例的（由于缺血），常见于有卵巢囊肿病史的年轻女性。呕吐也是一个关键特征。

• 直肠检查对男性和女性都有用，因为在女性中，可以在没有阴道检查压力的情况下触诊宫颈和附件。

• 骨盆超声（如果急诊科中可用）是年轻女性下腹疼痛的一项有用的一线检查措施，以检查妇科病因，同时尽量减少辐射暴露。

• 增强CTAP用于评估表现为下腹痛或右髂窝/左髂窝（RIF/LIF）疼痛并伴有发热、呕吐或厌食等全身症状的老年人，鉴别诊断广泛，包括阑尾炎、憩室炎或胃肠道恶性肿瘤。获得准确的诊断非常重要，因为它会影响治疗和手术计划。

上腹痛的鉴别诊断

• 考虑

1. 外科原因　中空内脏穿孔、急性胆囊炎/胆总管结石/胆管炎、肝脓肿、胰腺炎、腹主动脉瘤、主动脉夹层。

2. 内科原因　下壁ST段抬高心肌梗死、糖尿病酮症酸中毒、胃食管反流病、消化性溃疡。

注意：做心电图以排除急性心肌梗死，尤其是合并多个心血管病危险因素患者。

中腹部绞痛的鉴别诊断

• 绞痛通常意味着空腔器官的梗阻或刺激。需考虑以下情况：

1. 急性胃肠炎（参见本章第六节“腹泻和呕吐”）。

2. 大肠或小肠肠梗阻（参见第5章第四节“肠梗阻”）。原因包括疝、粘连及恶性肿瘤。

3. 肠系膜缺血：病死率高，及时诊断至关重要，即使诊断通常困难。具有危险因素患者出现突发剧烈腹痛且与体征不相称，腹部体征少，里急后重，需要高度怀疑此诊断。危险因素包括高龄、粥样硬化、心排血量低、心律失常（特别是心房颤动）、严重的瓣膜性心脏病、近期心肌梗死及腹腔内肿瘤（参见第5章第五节“缺血性肠病/肠系膜缺血”）。

注意：如果患者既往有腹部手术史，而现表现为腹痛和呕吐，则应考虑因粘连导致的不完全或亚急性肠梗阻。注意，粘连带可能会导致内疝和肠袢绞窄，导致闭合性肠梗阻伴缺血。这类患者通常因缺血性疼痛而非常不安。因此，需要急诊CTAP进行诊断，然后进行紧急外科会诊。

（王军红　译　郭治国　校）

参考文献/扩展阅读

1. McNamara R, Dean AJ. Approach to acute abdominal pain. *Emerg Med Clin North Am*, 2011, 29: 159.

2. Vaghef-Davari F, Ahmadi-Amoli H, Sharifi A. Approach to acute abdominal pain: practical algorithms. *Adv J Emerg Med*, 2020 Spring, 4 (2): e29.

3. Gallagher EJ, Esses D, Lee C, et al. Randomized clinical trial of morphine in acute abdominal pain. *Ann Emerg Med*, 2006, 48: 150-160.

4. Pineg JM，Everett WM. *Evidence-based emergency care. Diagnostic testing and clinical decision rules*. Oxford：BMJ Books，2008：189-193.
5. Bertin CL，Ponthus S，Vivekanantham H，et al. Overuse of plain abdominal radiography in emergency departments：a retrospective cohort study. *BMC Health Serv Res*，2019，19：36.
6. Cartwright SL，Knudson MP. Diagnostic imaging of acute abdominal pain in adults. *Am Fam Physician*，2015 Apr 1，91（7）：452-459.
7. Colucciello S. Assessing abdominal pain in adults：a rational，cost-effective，and evidence-based strategy. *Emerg Med Pract*，2019 June.

第十五节　急性胸痛

Shirley Ooi

要点

专题的详细介绍，请参阅相关章节

• 准确的病史采集仍然是诊断威胁生命的胸痛病因的基石（表1-25）。

表1-25　威胁生命的胸痛病因

病因	主要临床特点
急性心肌梗死	中间/左侧挤压性胸痛，可放射至肩膀、上臂内侧，可合并出汗、恶心、呕吐（参见第3章第三节“急性冠脉综合征”）
不稳定型心绞痛（短期预后与急性心肌梗死类似）	新发的劳力性胸痛，加重的劳力性胸痛，静息情况下胸痛（参见第3章第三节“急性冠脉综合征”）
主动脉夹层	突发的撕裂样胸痛放射至背部（参见第3章第一节“主动脉急症”）
肺栓塞（PE）	合并深静脉血栓患者出现胸痛或不能解释的呼吸困难，Virchow三联征（参见第3章第七节“肺栓塞”）
张力性气胸	单纯性气胸的特征，但伴有血流动力学不稳定、颈静脉怒张和气管偏斜。这是一个临床诊断，不需要胸部X线检查确认。然而，床旁超声快速确认是合理的（参见第15章第二节“胸部创伤”）
食管破裂	剧烈呕吐后胸痛（Boerhaave综合征），仪器和胸部X线片显示纵隔气肿

• 排除6种威胁生命的病因后，再进一步排除表1-26中重要但不威胁生命的病因。

• 注意需除外良性病因，如肌肉骨骼疼痛、肋软骨炎、心因性胸痛及早期带状疱疹神经痛。

• 胸痛评估的实用/循证提示，请参见表1-27和表1-28。

注意：急性心肌梗死和不稳定型心绞痛也被称为急性冠脉综合征。

表1-26　重要但不威胁生命的胸痛病因

心源性	• 稳定型心绞痛
	• 变异型心绞痛/冠状动脉痉挛（该诊断只能在冠状动脉造影后明确，如果心电图显示ST段抬高之后自发或使用硝酸酯类药物后恢复正常，应初步诊断急性冠脉综合征，并进行急诊冠状动脉造影）
	• 心包炎/心肌炎（参见第3章第十节“其他心脏疾病”）
呼吸系统	• 单纯性气胸（参见第4章第四节“气胸”）
	• 伴胸膜炎的肺炎（参见第4章第三节“社区获得性肺炎”）
胃肠道	• 胃食管反流病（GERD）
	• 食管痉挛（与缺血性胸痛类似，是排他性诊断）
牵涉痛	• 胃炎/消化性溃疡（参见第5章第七节“消化性溃疡疾病/消化不良”）
	• 胆道疾病（参见第5章第三节“肝胆急症”）
	• 膈下脓肿/炎症

• 注意以下是急性冠脉综合征诊断中最容易被漏诊的几类患者：

1. 年轻人。
2. 老年人。
3. 女性。
4. 易感人群。
5. 酗酒或药物滥用。
6. 糖尿病。
7. 不典型症状。
8. 精神和躯体疾病共存。
9. 既往存在消化系统疾病。

• 不要认为标准胸部X线片（CXR）能够完全除外气胸，因为1/3的气胸患者最初的CXR可正常。与直立吸气CXR相比，呼气CXR的附加价值最小。相反，床旁超声可用于诊断不明确的病例。

• 21%的Boerhaave综合征患者没有出现前期干呕或呕吐。因此，如果其余临床表现提示

表1-27 胸痛评估中的实用/循证提示：胸痛特征

胸痛特征	实用/循证提示
发病、持续时间和进展	● 对于多次胸痛发作的患者，应重点注意以下3点： -第一次发作：设定基线 -最后一次发作：因为它决定了是否可以仅行一次心肌酶（如肌钙蛋白）组合检查排除急性心肌梗死，还是需要重复1次心肌酶组合检查 -最大发作：如果急诊心电图显示心肌梗死，则最大发作视为心肌梗死发作。最大发作之前的胸痛发作很可能是梗死前心绞痛，之后的发作是梗死后心绞痛 ● 典型的心绞痛持续5～15min，休息3～5min后缓解 ● 如果胸痛发作超过30min，或休息后超过10min，则未必是心绞痛所致。它可能是心肌梗死，甚至是非心脏性的，特别是如果它持续存在或反复发作，并且每次发作持续数小时或数天 ● 持续数秒或立即缓解的胸痛未必是由于心脏缺血 ● 急性冠脉综合征的典型疼痛呈逐渐加重的趋势，数分钟后达到高峰。与此相反，主动脉夹层的疼痛突然发作即达峰值 ● 对于休息时也会出现间歇性胸痛的患者，需要询问劳力时是否会加剧疼痛。如果是这样，最有可能是不稳定型心绞痛。如果是非劳力性的，则不太可能发生不稳定型心绞痛
位置及放射	● 心脏缺血性胸痛的典型部位为T_1～T_4。因此，疼痛发生在胸骨后或左前胸和左臂内侧 ● 疼痛放射到双臂比放射到单臂与急性心肌梗死的相关性更强［基于如下似然比（LRs）］： -左臂2.3（95%CI 1.7～3.1） -右肩2.9（95%CI 1.4～6.0） -双臂7.1（95%CI 3.6～14.2）
特点	● 一般来说，内脏疼痛（弥漫性、定位性差）比胸膜炎（尖锐且吸气时加重）或躯体（尖锐、定位准确、触诊时疼痛、肌肉运动时疼痛）疼痛的病因更严重 ● 然而，5%～8%的急性心肌梗死患者胸痛是胸膜炎性痛或活动后加重 ● 5%的急性心肌梗死伴有胸壁压痛 ● 胸部不适与之前的心肌梗死相似或比患者通常的心绞痛更严重，仍然是心肌梗死/急性冠脉综合征的最强独立危险因素 ● 提示胃食管反流病（GERD）的烧灼感/消化不良疼痛对于急性冠脉综合征的比值比（OR）为4.0。因此，GERD的特征不能排除急性冠脉综合征
加重与缓解因素	● 使用硝酸甘油后胸痛缓解无助于区分缺血性胸痛和非缺血性胸痛 ● 消化道鸡尾酒疗法缓解胸痛无助于区分食管性胸痛和心脏性胸痛

表1-28 胸痛评估中的实用/循证提示：其他相关因素

其他相关因素	实用/循证提示
相关症状	● 如果胸痛提示急性心肌梗死，但伴有主动脉夹层的危险因素，如马方综合征、妊娠或相关的神经症状，需考虑主动脉夹层 ● 胸痛合并血栓栓塞的危险因素（Virchow三联征），需考虑肺栓塞 ● 相关症状，即出汗、呼吸困难和晕厥，见于急性心肌梗死、肺栓塞和主动脉夹层，因此可能对于鉴别诊断这些疾病没有帮助，但它们是疾病严重性的重要线索
危险因素	● 以下是无痛性心肌梗死的危险因素： -既往心力衰竭 -既往卒中 -年龄＞75岁 -糖尿病 -非白色人种 -女性 ● 已发现，传统的弗雷明汉（Framingham）危险因素在对急诊科胸痛患者的急性心肌缺血的总体评估中的权重很小，尤其是在与主诉和ECG相比时 ● HIV和高活性反转录病毒治疗、系统性红斑狼疮和类风湿关节炎也越来越多地被认为是冠状动脉性心脏病的危险因素

Boerhaave综合征，即使没有呕吐也不应排除该诊断。

注意：只有14%的Boerhaave综合征患者出现了Mackler三联征（胸痛、呕吐和皮下气肿）。

给全科医师的特别提示

• 所有下述患者均需要转至急诊科就诊：

1.有典型急性心肌梗死的病史，但心电图正常。

2.病史不典型，但有冠心病的危险因素。

• CAD的主要危险因素：

1.糖尿病。

2.原发性高血压。

3.高脂血症。

4.吸烟。

注意：戒烟小于2年的患者，吸烟仍是冠心病的危险因素。

• 所有急性冠脉综合征的患者，在送至医院前，都要立刻给予可溶性阿司匹林300mg。

• 所有急性心肌梗死患者均需急救车转运至医院。

处理

• 确保患者生命体征平稳。如果生命体征不稳定，患者窘迫、出汗，立即将患者带到抢救区，立即按照患者存在的明显威胁生命的胸痛病因处理。

• 监测脉搏血氧饱和度，持续心电及血压监护。

• 仅当SpO_2低于95%时，给予氧疗。

• 立即行12导联心电图检查。胸痛患者行心电图的作用包括诊断急性心肌梗死、缺血及肺栓塞。

• 如果心电图正常，或疑诊但无急性冠脉综合征的确切证据，需频繁复查心电图。

注意：胸痛患者即使心电图正常也不能排除急性冠脉综合征，但患者后续出现不良事件的风险减小。仅有65%～78%的患者的心电图在入院时明确提示或高度可疑心肌梗死。关键是重复连续心电图检查。

• 建立静脉通路，化验心肌损伤标志物，如肌钙蛋白I或肌钙蛋白T。

注意：虽然心肌肌钙蛋白升高是心肌损伤的特异性表现，但升高并不能说明损伤的机制。表1-29列举了肌钙蛋白升高的原因。

• 一个常见的困境是伴有胸痛的慢性肾病（CKD）患者肌钙蛋白升高。为确定肌钙蛋白升高是心肌梗死还是慢性肾病引起，2h后重复检测肌钙蛋白水平。肌钙蛋白水平的急剧升高很可能是因为心肌梗死，若肌钙蛋白升高是由于慢性肾病，那么肌钙蛋白升高水平应保持不变。

• 急性心肌梗死的诊断标准包括心肌肌钙蛋白水平的逐渐升高和下降，最大值超过参考人群的第99个百分位数（参考上限），并伴有以下任何一项：符合缺血的症状，特征性的急性心电图改变（ST段和T波改变、新发左束支传导阻滞或新发Q波），或新发室壁运动异常或新发存活心肌丧失的影像学证据。

• 对于胸痛发作3h内就诊的患者，高敏肌钙蛋白检测的敏感度为92%～94%。因此，对于最后一次胸痛发作不足3h的患者，应在患者到达医院时测定肌钙蛋白水平。如果肌钙蛋白水平正常，则应在2～3h后再次测定肌钙蛋白，以有把握地排除急性心肌梗死。

表1-29　肌钙蛋白升高的原因

心肺疾病	非心肺疾病
急性心肌梗死	肾衰竭
心力衰竭	脓毒症
快速性心律失常	卒中
心肌炎	蛛网膜下腔出血
肺栓塞	

注意：心肌梗死是有心肌缺血证据的心肌损伤，其基于症状、体征、心电图、影像学表现和心导管检查。心肌损伤是指在没有心肌缺血表现和症状的情况下检测到肌钙蛋白升高，通常称为“肌钙蛋白渗漏”。

• 根据临时诊断给予镇痛药。

• 行胸部X线检查。胸痛患者行胸部X线检查的作用：

1.急性心肌梗死的并发症，如心力衰竭和肺水肿。

2.主动脉夹层。

3.呼吸系统病因，如气胸、肺炎、肺部恶性肿瘤和肋骨骨折。

4.周围型肺栓塞。

5.纵隔气肿，如肺大疱自发破裂和食管破裂。

• 在选定的患者中，需要进行床旁超声心动图或超声，详见具体章节。

1.可疑肺栓塞。

2.可疑主动脉夹层。

3.心脏压缩。

4.张力性气胸。

• 胸痛患者的处置原则

1. ST段抬高型心肌梗死患者需要行急诊经皮冠状动脉介入治疗（PCI）。如果不能获得PCI，可考虑进行溶栓治疗。

2.心电图有变化或持续疼痛的非ST段抬高型急性冠脉综合征患者入冠心病监护治疗病房或遥测病房。

3.心电图无变化的不稳定型心绞痛患者，或疼痛缓解患者，入心脏普通病房。

注意：即使从病史分析是稳定的，近期新发的心绞痛仍应被认为是不稳定型心绞痛。因此，所有新发心绞痛都应住院，即使心电图正常。

4.在没有心电图变化或已知冠状动脉疾病的情况下，可以计算患者的HEART［病史（H），心电图（E），年龄（A），危险因素（R），肌钙蛋白（T）］评分，以对患者进行风险分层。低风险且无肌钙蛋白水平升高的患者可安全出院，以便门诊随访。高风险患者将接受进一步的心脏评估。这可能包括进入胸痛观察病房。

注意：始终记住，急性冠脉综合征的诊断评估需要首先排除急性心肌梗死。这需要足够的时间使肌钙蛋白水平达到接近100%的敏感度，因此了解所用肌钙蛋白的释放动力学至关重要。一旦急性心肌梗死被排除，HEART评分可用于支持患者入院或出院的决定。

5.稳定型心绞痛，如果没有禁忌证，给予药物（阿司匹林300mg即刻，然后阿司匹林100mg每天早晨，硝酸异山梨酯5～10mg，每天3次，普萘洛尔20mg，每天2次）治疗，可出院并转至心血管科专科门诊随诊（然而该组患者可能不常见，因为冠状动脉性心脏病患者如果是稳定型心绞痛，不会去急诊科就诊。因此，建议所有既往冠状动脉性心脏病病史或胸痛加重的患者都应收入院）。

6.主动脉夹层患者收入心胸外科ICU。

• 危及生命的前5种疾病的治疗，参见第二部分相关单独章节。

（王军红 译 郭治国 校）

参考文献/扩展阅读

1. Wilkinson K，Severance H. Identification of chest pain patients appropriate for an emergency department observation unit. *Emerg Med Clin North Am*，2001，19（1）：37-40.

2. Lee TH，Juarez G，Cook EF，et al. Ruling out acute myocardial infarction. A prospective multicenter validation of a 12-hour strategy for patients at low risk. *N Engl J Med*，1991，324：1239-1246.

3. Clifford JS，Nagurney JT. Value and limitations of chest pain history in the evaluation of patients with suspected acute coronary syndromes. *JAMA*，2005，294（20）：2623-2629.

4. Panju AA，Hemmelgarn BR，Guyatt GH，et al. The rational clinical examination. Is this patient having a myocardial infarction? *JAMA*，1998，280（14）：1256-1263.

5. Goodacre S，Locker T，Morris F，et al. How useful are clinical features in the diagnosis of acute undifferentiated chest pain? *Acad Emerg Med*，2002，9（3）：203-208.

6. Lee TH，Cook EF，Weisberg MC，et al. Acute chest pain in the emergency room. Identification and examination of low risk patients. *Arch Intern Med*，1985，145：85-89.

7. Canto JG，Shlipak MG，Rogers WJ，et al. Prevalence，clinical characteristics，and mortality among patients with myocardial infarction presenting without chest pain. *JAMA*，2000，283：3223-3229.

8. Winters ME，Katzen SM. Identifying chest pain emergencies in the primary care setting. *Prim Care Clin Office Pract*，2006，33：625-642.

9. Seow A，Kazerroni EA，Pernicano PG，et al. Comparison of upright inspiratory and expiratory chest radiographs for detecting pneumothoraces. *Am J Roentgenol*，1997，168：842-843.

10. Reichlin T，Hochholzer W，Bassetti S，et al. Early diagnosis of myocardial infarction with sensitive cardiac troponin assays. *N Engl J Med*，2009，361：858-867.

11. Body R, Carley S, McDowell G, et al. Rapid exclusion of acute myocardial infarction in patients with undetectable troponin using a high-sensitivity assay. *J Am Coll Cardiol*, 2011, 58（13）: 1333-1339.
12. Than M, Cullen L, Reid CM, et al. A 2-h diagnostic protocol to assess patients with chest pain symptoms in the Asia-Pacific region（ASPECT）: a prospective observational validation study. *Lancet*, 2011, 377: 1077-1084.
13. Thygesen K, Alpert JS, White HD, Joint ESC/ACCF/AHA/WHF Task Force for the Redefinition of Myocardial Infarction. Universal definition of myocardial infarction. *Eur Heart J*, 2007, 28; 2525.
14. Dezman ZD, Mattu A, Body R. Utility of the history and physical examination in the detection of acute coronary syndromes in emergency department patients. *Western J Emerg Med*, 2017, 18（4）: 752-760. Available from: https: //doi.org/10. 5811/westjem. 2017. 3. 32666
15. Mangili A, Gerrior J, Tang AM, et al. Risk of cardiovascular disease in a cohort of HIV infected adults: a study using carotid intima-media thickness and coronary artery calcium score. *Clin Infect Dis*, 2006, 43: 1482.
16. Henrikson CA, Howell EE, Bush DE, et al. Chest pain relief by nitroglycerin does not predict active coronary artery disease. *Ann Intern Med*, 2003, 139: 979.
17. Diercks DB, Boghos E, Guzman H, et al. Changes in the numeric descriptive scale for pain after sublingual nitroglycerin do not predict cardiac etiology of chest pain. *Ann Emerg Med*, 2005, 45: 581.
18. Chan S, Maurice AP, Davies SR, et al. The use of gastrointestinal cocktail for differentiating gastro-oesophageal reflux disease and acute coronary syndrome in the emergency setting: a systematic review. *Heart Lung Circ*, 2014, 23: 913.
19. Thygesen K, Alpert JS, Jaffe AS, Chaitman BR, Bax JJ, Morrow DA, White HD, Executive Group on behalf of the Joint European Society of Cardiology（ESC）/American College of Cardiology（ACC）/American Heart Association（AHA）/World Heart Federation（WHF）Task Force for the Universal Definition of Myocardial Infarction. Fourth universal definition of myocardial infarction（2018）. *J Am Coll Cardiol*, 2018 Oct 30, 72（18）: 2231-2264.
20. Reichlin T, Hochholzer W, Bassetti S, et al. Early diagnosis of myocardial infarction with sensitive cardiac troponin assays. *N Engl J Med*, 2009, 361: 858.
21. Hamm CW, Bassand JP, Agewall S, et al. ESC guidelines for the management of acute coronary syndromes in patients presenting without persistent ST-segment elevation: the task force for the management of acute coronary syndromes（ACS）in patients presenting without persistent ST-segment elevation of the European Society of Cardiology（ESC）. *Eur Heart J*, 2011, 32: 2999.
22. Mahler SA, Riley RF, Hiestand BC, et al. The HEART Pathway randomized trial: identifying emergency department patients with acute chest pain for early discharge. *Circ Cardiovasc Qual Outcomes*, 2015, 8: 195.
23. Neumann JT, Twerenbold R., Ojeda F, et al. Application of high-sensitivity troponin in suspected myocardial infarction. *N Engl J Med*, 2019, 380（26）: 2529-2540.

第十六节 关节及关节周围疼痛

Keith Ho · Shirley Ooi

要点

• 脓毒性关节炎（septic arthritis）是一种可危及生命和肢体的外科急症。其在单关节炎中是一个比较严重的诊断，如果误诊可能会导致疾病进展为骨髓炎、软骨破坏和继发性关节移位或全身脓毒症。

• 针对性生活活跃的人群，需要考虑淋球菌性关节炎（gonococcal arthritis），尤其是妊娠期或月经期女性和（或）存在补体缺陷的患者。

诊断路径/诊断方法

• 关节痛和关节周围痛的区分（表1-30）

1.关节痛累及整个关节囊，与疼痛及所有运动平面的运动范围下降相关。一般存在关节压痛和关节积液。

2.关节周围痛累及关节囊周围结构，常会随着受累肌肉或肌腱的运动而加重。

• 炎性和非炎性关节疾病的区分（表1-31）

表1-30　关节痛的鉴别诊断：解剖分类

单关节	多关节	关节周围
骨关节炎	类风湿关节炎	滑囊炎
感染性/脓毒性关节炎	系统性红斑狼疮	蜂窝织炎
晶体性痛风、假性痛风	血清阴性的脊柱关节病	筋膜炎
肿瘤	病毒性关节炎	肌腱炎
外伤/关节积血	风湿热	韧带损伤
缺血性坏死	药物引起的关节炎（喹诺酮类、四环素类、风疹疫苗）	上髁炎

1.炎性关节疾病常出现晨僵，一般会持续30min以上并且会随着活动缓解。炎性关节病的标志是滑膜炎，临床表现为关节周围海绵样肿胀。关节腔穿刺显示滑膜积液白细胞计数大于2000/mm^3。

2.非炎性关节疾病表现为短暂晨僵，运动或负重后疼痛加重，休息后缓解。

• 当伴随外伤时，应考虑骨折或关节内损伤，尤其是有骨质疏松的患者。当出现关节发热或红肿，并伴随系统性症状（发热）可能提示脓毒性关节炎或脓毒症。

• 类风湿关节炎表现为对称的关节受累，而骨关节炎通常是不对称的。

• 类风湿关节炎的症状持续时间较长（>6周），涉及多系统（疲劳、皮疹、淋巴结肿大、脱发、口腔和鼻腔溃疡、胸膜炎性胸痛、雷诺现象、眼干和口干）。

• 炎性、结晶性和感染性关节炎可能产生以下症状：

1.软组织肿胀。

2.关节局部发热，有积液。

3.关节间隙触痛。

4.活动范围减小。

给全科医师的特别提示

• 如果怀疑是脓毒性关节炎，不要尝试在门诊使用抗生素治疗患者，立即将患者送至急诊科进行检查和管理。

• 将有假体关节疼痛和肿胀的患者送到急诊科进行评估。不要试图自己去管理他们。

处理

辅助检查

• 实验室检查

注意：血清学检查在急诊单关节炎患者中作用有限。

1.血常规　白细胞总数升高伴核左移可能提示脓毒性关节炎，但敏感性及特异性差。

2.红细胞沉降率和C反应蛋白　非敏感性与非特异性的急性反应物，在炎症状态、感染与恶性肿瘤等情况下升高。

3.尿酸　无意义，因为急性痛风性关节炎患者发作时尿酸水平通常正常。

4.类风湿因子、抗核抗体和HLA-B27　可用于随诊，在急诊患者中无意义。

表1-31　关节疼痛的鉴别诊断：病理生理学分类

炎症/免疫	感染	结晶	非炎症
1.类风湿关节炎	1.脓毒性关节炎	1.尿酸单钠	1.骨关节炎
2.青少年慢性关节炎	2.播散性淋病	2.焦磷酸钙	2.骨坏死
3.系统性红斑狼疮	3.分枝杆菌感染	3.羟磷灰石	3.新生物
4.结节病	4.真菌感染		
5.硬皮病	5.病毒感染		
6.多肌炎/皮肌炎	6.莱姆关节炎		
7.强直性脊柱炎	7.心内膜炎		
8.赖特综合征			
9.银屑病关节炎			

5.血培养 在50%的金黄色葡萄球菌感染的病例中血培养可为阳性。

• 影像学检查

注意：几乎没有证据表明行X线检查对急诊室的急性单关节炎有诊断价值。

• X线用于明确外伤或局部骨骼压痛情况下，可用来发现骨折、肿瘤、软骨钙质沉着症（假性痛风），骨皮质侵蚀（脓毒性关节炎）和骨刺/关节间隙狭窄（骨关节炎）。

• 关节穿刺有助于诊断并且有治疗作用。

1.适应证

（1）滑膜液分析。

（2）张力性积液引流或关节积血镇痛。

（3）注射镇痛药及抗炎药物。

2.禁忌证

（1）穿刺部位感染（蜂窝织炎/脓肿）。

（2）出血倾向。

（3）人工关节。

3.将滑膜液送检分析，进行革兰氏染色和培养，可以辅助鉴别脓毒性关节炎、炎性关节炎和非炎性关节炎（表1-32）。

表1-32 关节穿刺液解读

	非炎性关节炎	炎性关节炎	脓毒性关节炎
颜色	清亮	黄色/白色	浑浊
滑膜液葡萄糖		非特异	
滑膜液蛋白		非特异	
滑膜液白细胞	＜25 000/mm^3		＞25 000/mm^3
滑膜液乳酸	＜5.6mmol/L	＜5.6mmol/L	＞5.6mmol/L
滑膜液LDH	＜250U/L	＜250U/L	＞250U/L
培养	阴性	阴性	阳性

资料来源：改编自*Emergency Medicine Practice*，2012 May，14（5.3）.

脓毒性关节炎

• 易感因素

1.近期关节手术史。

2.年龄＞80岁。

3.人工关节。

4.皮肤感染。

5.糖尿病。

6.类风湿关节炎。

7.静脉药物滥用。

8.酗酒。

9.免疫抑制状态。

10.贫穷。

• 微生物学

1.金黄色葡萄球菌与链球菌比较常见。

2.革兰氏染色阴性细菌更常见于外伤、静脉药瘾者、新生儿、高龄及免疫缺陷患者。

• 约80%的病例为单关节性关节炎。大多数为膝关节受累。其他常见部位包括腕关节、踝关节、髋关节。

• 20%的感染病例可出现寡关节或多关节关节炎。易感人群包括系统性结缔组织疾病（如类风湿关节炎）患者及严重脓毒症患者。

• 临床表现

1.关节肿胀、疼痛，通常大关节受累。

2.发热（敏感度为44%～97%）。

3.寒战与波状热不常见。

• 检查

1.滑膜液抽吸为确诊检查，当滑膜液中发现细菌可确诊。确诊脓毒性关节炎的金标准是滑膜液细菌培养阳性，但需要数天的时间。对于急诊患者，最重要的检查是革兰氏染色（阳性率为50%～80%）及滑膜液需氧和厌氧培养。

2. 50%的脓毒性关节炎血培养阳性。

3.受累关节X线检查通常正常。X线可用来排除相关的骨髓炎或伴发的关节疾病。

• 处理

1.镇痛。

2.经验性给予静脉抗生素：静脉注射氯唑西林2g，每6小时1次，或静脉注射头孢唑林2g，每8小时1次。如果为免疫功能不全患者，静脉注射哌拉西林他唑巴坦4.5g，每6小时1次。如果患者有严重青霉素过敏，静脉注射万古霉素15mg/kg，每12小时1次。

（1）如果患者无全身性脓毒症，为了提高滑膜液细菌培养的阳性率，可在滑膜液抽吸后给予抗感染治疗。

（2）如果患者存在全身性脓毒症，应在滑膜液抽吸前给予抗生素，因为在这种情况下，抗生素是一种时效性的干预措施，可能会影响死亡率。

3.关节内注射抗生素没有益处，因为大部分抗生素可以穿透关节液。

4.通过针吸、关节镜引流关节脓液，必要时行关节切开。

播散型淋球菌感染

- 患者可表现为以下综合征：

1. 腱鞘炎、皮肌炎、非化脓性游走性多关节病三联征。受累关节常为腕关节、膝关节或踝关节。

2. 脓毒性关节炎不伴有皮肤损害。

- 病史

1. 大多数患者有近期性行为。

2. 只有25%的患者有泌尿生殖系统症状。

- 查体

1. 典型的无痛性皮炎并不多见。皮损通常是脓疱性的或是水疱脓疱性的。

2. 腱鞘炎常累及多个肌腱。

- 检查

1. 滑膜液分析。

2. 所有怀疑播散型淋球菌感染的患者应进行两套血培养检查。

3. 尿道或阴道拭子或首次获得的尿液样本可用于沙眼衣原体和淋病奈瑟球菌（CTNG）的DNA PCR。

4. 考虑应用Thayer-Martin培养基对滑膜液、皮肤、尿道或宫颈和直肠进行细菌培养。

- 大多数播散型淋球菌感染患者对抗生素治疗反应快速而显著。

1. 静脉注射或肌内注射头孢曲松钠2g，每天早晨。

2. 口服环丙沙星500mg，2次/日。

3. 口服阿莫西林500mg，1次/日。

4. 口服多西环素100mg，2次/日，7天，治疗可能并发的衣原体感染。孕妇使用红霉素替代多西环素。

痛风性关节炎

- 痛风的危险因素

1. 高血压。

2. 糖尿病。

3. 肥胖。

4. 铅或造影剂暴露。

5. 酒精、高嘌呤饮食（如肉类、海鲜、豆类、乳制品及咖啡）。

6. 药物（利尿剂、β受体阻滞剂，血管紧张素转化酶抑制剂，环孢素）。

7. 外伤或大手术。

- 临床表现

1. 大多数病例（将近75%）累及第一跖趾关节（足痛风）。其他受累关节包括膝关节、踝关节及跗骨关节。

2. 20%的患者1个关节以上受累。

3. 患者可表现为关节痛、滑膜炎及腱鞘炎。

- 诊断

1. 血清尿酸对急性痛风诊断无意义。

2. 滑膜液中发现细胞内阴性双折射结晶，而没有其他病原体，可诊断痛风。

- 处理

1. 非甾体抗炎药或COX-2选择性抑制剂可用于镇痛。

2. 秋水仙碱最高剂量1mg口服后，每小时口服0.5mg，共6h。

3. 然而，秋水仙碱的新方案1mg口服后，1h再次口服0.5mg，副作用更小。

（1）副作用包括恶心、呕吐和腹泻。

（2）秋水仙碱禁用于肝肾功能不全者，不能被透析清除。

4. 类固醇可用于非甾体抗炎药或秋水仙碱禁忌者。

5. 慢性痛风患者应用别嘌醇可预防痛风急性发作。然而，目前没有关于急诊急性痛风发作的适当方案，尽管常规推荐那些正在进行预防治疗的患者可以在痛风发作时不用停止降尿酸药物。

6. 寻找潜在的诱发因素并给予适当的建议。

7. 休息、冰敷及抬高患肢可与镇痛药联合应用。

（胡煦晨　译　葛洪霞　校）

参考文献/扩展阅读

1. Burton JH. Joints and bursae. In：Tintinalli JE，Stapczynski JS，Ma OJ，et al. editors. *Tintinalli's emergency medicine：a comprehensive study guide.* 9th ed. New York：McGraw-Hill，2020，Chapter 284.

2. Genes N，Chisolm-Straker M. Monoarticular arthritis update：current evidence for diagnosis and treatment in the emergency department. *Emerg Med Pract*，2012 May，14（5）：1-19；quiz 19-20.

3. Sholter DE，Russell AS. Synovial fluid analysis. UpToDate. Updated 2019 Jan 22.

4. Shmerling RH. Evaluation of the adult with

polyarticular pain. UpToDate. Updated 2019 Mar 7.

第十七节 腰 痛

Peter Manning · Lim Er Luen

要点

• 急性腰痛（LBP）的患者，如果出现以下情况需要在就诊时立即给予诊治。

1. 血流动力学不稳定（最严重的情况）。

2. 严重外伤。

3. 不能忍受的骨骼肌肉疼痛（疼痛评分≥7分）。

• 腰痛同时伴有背部及腹部疼痛的患者有发生严重腹腔内出血或腹膜后出血的风险，需要快速评估及密切监测。

• 患者存在严重的背部骨骼肌压痛，但是生命体征平稳，在进行初步的评估后可安全、适当地给予镇痛治疗。

• 患者存在进行性神经功能缺失或膀胱、肠道功能障碍的情况时需要快速进行外科手术减压。

• 急诊患者行腰骶部X线检查的适应证：

1. 存在脊髓严重外伤史（或老年人相对轻的外伤）。

2. 提示恶性肿瘤可能疑转移到腰椎。

3. 发热与局部压痛提示骨髓炎。

• 如果高度怀疑转移或感染，X线检查可能不敏感，影像学检查应选择磁共振成像（MRI）。

• 非手术治疗是腰痛的主要治疗方法，主要包括足够的镇痛药缓解肌肉疼痛、肌肉松弛药及热敷或冷敷。这些治疗对90%的患者有效。应鼓励患者在可耐受的情况下活动，但应避免负重。不推荐绝对卧床休息。

• 腰痛通常在门诊治疗即可，对于神经功能缺失或难治性疼痛的患者可收入院诊治。

严重疾病

以下情况可出现急性腰痛。

• 腹主动脉瘤（abdominal aortic aneurysm，AAA）破裂：通常情况下，患者为有高血压及心血管疾病病史的中老年男性，表现为急性腰痛和腹痛，伴随脉搏增快、晕厥及临界低血压或低血压。少于20%的动脉瘤破裂患者存在腹痛、低血压及搏动性腹部肿块的三联征。腹部触诊对于诊断腹主动脉瘤破裂不敏感。

• 主动脉夹层（aortic dissection）：对于中老年腰痛患者，尤其是存在马方综合征或下肢动脉搏动消失等危险因素的情况下，需要考虑主动脉夹层。

• 异位妊娠破裂（ruptured ectopic pregnancy）：存在异位妊娠危险因素的育龄期女性，当出现急性发作的腰痛，伴有阴道出血、晕厥及单侧腹痛时，需要考虑异位妊娠破裂。

• 硬膜外压迫综合征（epidural compression syndrome）：该病不常见，但是非常紧急，包括脊髓受压、圆锥综合征和马尾综合征。病因包括椎间盘突出、肿瘤或转移瘤、硬膜外脓肿或硬膜外血肿。患者典型表现为急性腰痛，单侧或双侧放射性，会阴区麻木，下肢力弱和括约肌功能障碍（先出现尿潴留，后出现大小便失禁）。MRI可能是确诊的唯一影像学检查。一般在发病6h内进行外科干预，对防止永久性瘫痪及排尿障碍具有重要意义。

给全科医师的特别提示

• 存在肌肉骨骼疼痛且生命体征平稳的患者应首先给予镇痛治疗。疼痛严重且药物治疗无效的患者应当尽快转至急诊室或骨科进行专科治疗。

• 腰痛伴肠道/膀胱功能异常的神经系统体征是一种外科急症，必须立即将患者转诊到医院。

• 疑诊腹主动脉瘤的患者要行腹部检查，并且触诊要动作轻柔。

处理

血流动力学不稳定和（或）严重外伤的患者

• 患者必须安排在重症监护区。

• 立即准备好气管导管及抢救设备。

• 一旦患者出现低氧状态即刻给予氧气供应。

• 建立至少两条大口径静脉输液通路。

• 立即静脉输注500ml哈特曼溶液，然后再次评估生命体征。

• 必要时输血。

• 实验室：交叉配血4～6U，血常规，测定尿素氮、电解质、肌酐，必要时查尿hCG。

• 监测：心电图，每5～10分钟监测一次生命体征和脉搏血氧饱和度。

• 应用床旁超声来观察主动脉，探查腹腔游离积液（参见第21章第二节“急诊超声”）。

• 处置

1.尽早请心胸外科会诊（如果怀疑腹主动脉瘤破裂）。

2.请普外科及骨科会诊（外伤患者）。

3.请妇产科会诊（异位妊娠破裂患者）。

严重，不能忍受的骨骼肌肉疼痛的患者

• 至少安置在中级护理区，并且迅速评估病情。

• 安抚患者，小心移动患者。

• 每30～60分钟监测一次生命体征。

• 镇痛

1.双氯芬酸（扶他林）：剂量为50～75mg，肌内注射。

2.曲马多：剂量为50～75mg，肌内注射或静脉注射。

• 肌肉松弛药：作为急性腰部疼痛的辅助治疗，地西泮并不优于奥芬那君或美索巴莫。

• 1h后再次评估病情，尽量对患者进行4个体位的全面检查：站立位、仰卧位、俯卧位及坐位。

• 直腿抬高试验。直腿抬高试验阳性是指当患者仰卧位时，下肢抬高不足60°，出现向膝关节以下放射的下肢后外侧疼痛。

• 询问泌尿系症状。如果出现尿潴留，需留置导尿，并进行膀胱残余尿量测定。

• 直肠检查并评估肛管的张力。

• 评估外周感觉缺失情况。

• 考虑行腰骶部的X线检查。

• 考虑转诊理疗。

• 处置

1.简单病例：出院回家，硬板床休息，给予充分的镇痛药及肌肉松弛药。

2.复杂病例伴剧烈疼痛、轻度神经功能改变和没有括约肌功能障碍的症状：收至骨科进行牵引及镇痛治疗。如果有短期住院病房，患者应收入病房进行持续镇痛及物理治疗。

3.如果怀疑脊髓压迫或马尾综合征，立即请神经外科或骨科会诊。

4.其他需要收入院的情况

（1）存在感染可能需要静脉抗生素治疗，如肾盂肾炎和前列腺炎。

（2）存在腰椎压缩性骨折需要镇痛治疗。

（3）存在横突骨折需要评估相关损害。

（4）存在难治性疼痛，不能行走或生活不能自理。

（5）怀疑脊髓转移，需要尽早开始地塞米松静脉治疗（参见第10章第三节“肿瘤急症”）。

（胡煦晨　译　葛洪霞　校）

参考文献/扩展阅读

1. Bitterman RA. Non-traumatic low back pain: avoiding liability for missed cord compression. *ED Legal Letter*, 2008, 19: 85-96.
2. Liu X, Hanney WJ, Masaracchio M, et al. Immediate physical therapy initiation in patients with acute low back pain is associated with a reduction in downstream health care utilization and costs. *Phys Ther*, 2018 May, 98（5）: 226.
3. Eleswarapu AS, Divi SN, Dirschl DR, Mok JM, Stout C, Lee MJ. How effective is physical therapy for common low back pain diagnoses? *Spine*, 2016 Aug 15, 41（16）: 1325.
4. Friedman BW, Irizarry E, Solorzano C, et al. A randomized, placebo-controlled trial of ibuprofen plus metaxalone, tizanidine, or baclofen for acute low back pain. *Ann Emerg Med*, 2019, 74（4）: 512-520.
5. Mathieson S, Maher CG, McLachlan AJ, et al. Trial of pregabalin for acute and chronic sciatica. *N Engl J Med*, 2017 Mar 23, 376（12）: 1111.

第十八节　阴囊和阴茎疼痛

Yeoh Chew Kiat · Brandon Koh · Peter Manning

要点

• 急性阴囊疼痛的病因可以通过病史、体格

检查和尿液分析来确诊，但没有一个单一的特征将睾丸扭转诱发的疼痛与其他原因导致的急性阴囊疼痛区分开来。

• 一名急性阴囊疼痛的10余岁男童，其病因可能被证实是睾丸扭转。

• 如果不能排除睾丸扭转或对阴囊疼痛的原因有疑问，应尽早到泌尿外科就诊。

给全科医师的特殊提示

• 对于每一例出现阴囊疼痛的患者，无论是持续性的还是间歇性的，都应考虑睾丸扭转的可能。

• 始终高度保持“时间就是睾丸”的警惕思想。任何超过6h的延迟处理都可能导致睾丸丧失和不育。

• 记住，睾丸可以自行扭转，并能自动复原。

新生儿急性阴囊疼痛

睾丸扭转

• 最可能的原因是臀位分娩时导致的睾丸扭转。

• 整个精索的扭曲（未固定的新下降睾丸）。

• 后期表现

1. 几乎全部坏死。
2. 挽救率低。

• 疼痛和压痛不是其突出的临床特征。

• 阴囊通常出现红肿，可触及质地坚硬的睾丸肿块。

• 通常需要手术切除受损的睾丸。

外伤

• 通常影响双侧阴囊。

• 明显的皮肤擦伤。

• 大多数可自行缓解但仍需进一步观察。

• 自发性阴囊出血，应在浅层环上寻找撕裂的淤伤。

幼儿急性阴囊疼痛

• 幼儿较其他年龄组发生阴囊疼痛的概率低。

• 急性附睾-睾丸炎是最常见的病因。

1. 有些病例是病毒感染导致的，但大多数是由大肠埃希菌感染引起的。
2. 患儿应进行尿液分析以判断是否出现脓尿。
3. 确定以下内容

（1）排除睾丸扭转。

（2）彻底检查泌尿道有无先天畸形。

• 特发性阴囊水肿

1. 突然出现双侧阴囊肿胀伴红斑。
2. 无阴囊疼痛。
3. 见于溶血性链球菌感染、过敏性紫癜，偶尔见于急性白血病。

青少年/成人的急性阴囊疼痛

• 这个年龄组的急性阴囊疾病发病率最高。

睾丸扭转

• 发病率为双峰型：年龄＜1岁和青少年（12～18岁）发病率最高。

• 睾丸的先天缺陷导致提睾肌收缩时睾丸旋转异常，发生精索扭曲、睾丸缺血和坏死。

症状

• 典型表现

1. 突然出现严重的睾丸疼痛，可能放射到腹股沟或下腹部。
2. 常伴有恶心和呕吐。

• 近30%的睾丸扭转患者曾有过类似的疼痛发作，之后自行缓解。

体征

• 没有一个单一的征象可以明确地区分睾丸扭转和附睾炎（两者均可表现为睾丸肿大、触痛和红斑）。

• 睾丸扭转的体征

1. 提睾肌反射的消失有利于睾丸扭转的诊断。然而，这种反射的存在并不能排除睾丸扭转。
2. 高位睾丸与正常睾丸发生睾丸扭转的风险不同（OR值为58.8）。
3. 平躺体位：建议在患者站立时确定有无睾丸扭转。
4. 睾丸增大，弥漫性触痛。

5.睾丸上方增厚的精索或压痛性肿块（“结节”）极有可能诊断为睾丸扭转。

彩色多普勒超声

• 彩色多普勒超声是诊断睾丸扭转的有效方法，在有经验的操作者手中，其敏感度为93%，特异度接近100%。

• 超声显示下列特征提示睾丸扭转。

1.与正常睾丸相比，受影响睾丸的血流缺失或减少。

2.睾丸增大、肿胀、低回声。

• 假阴性：如果在睾丸扭转过程中过早进行超声检查，或存在睾丸间歇性扭转的情况时会出现假阴性的情况。

• 如果强烈怀疑急性睾丸扭转，在获取超声影像的同时，不要延误泌尿外科会诊，以明确诊断和治疗，两者可以同时进行。

处理

• 如果怀疑或不能排除睾丸扭转，应立即请泌尿外科会诊。

• 挽救睾丸扭转的关键在于早期手术干预，6h内的抢救率为80%～100%，而24h后，抢救率降至20%左右。

• 如果泌尿外科医师不能立即到位，可以尝试手动复位。患者可能需要进行术前镇静，沿着同侧大腿向上向外拨开睾丸（类似于“打开一本书”）。成功复位可缓解疼痛。疼痛加剧表明应向相反方向复位。即使成功复位后，仍需紧急行阴囊探查。

• 镇痛治疗，可考虑精索神经阻滞。

睾丸附件扭转

• 由于睾丸附件是肾旁管的残余，有蒂的形状，易于扭转。

• 睾丸附件扭转主要发生在青春期前的男童（7～14岁）。

• 患儿通常疼痛不太剧烈，较轻，在2～3天逐渐加重。

• 患者通常有反应性的睾丸积液，检查显示睾丸附件坏死（蓝点征），睾丸上部有一个2～3mm的硬而触痛的结节。这通常只在早期阶段可见，最终被阴囊皮肤上的红斑和水肿所掩盖。

• 提睾肌反射通常是完整的。

• 通过超声成像建立诊断，其超声表现如下。

1.低回声附件。

2.扭转附件的血流减少。

• 治疗主要是镇痛和阴囊托带固定。

• 大多数扭曲的附件会在10～14天钙化或退化。对于无法控制的疼痛需要手术切除附件。

附睾炎

• 通常由于感染（最常见的是细菌感染）引起的附睾炎症，如果不治疗，可能会导致睾丸脓肿、睾丸炎和罕见的败血症。

• 同侧睾丸也常受累（附睾睾丸炎）。

• 附睾炎主要发生于性活跃的成年男性，与较频的性生活史相关。

• 其他风险因素包括泌尿道异常、最近的泌尿生殖系统检查、患有前列腺增生的老年男性和免疫抑制人群。

• 致病微生物

1.异性恋青年男性　沙眼衣原体和淋病奈瑟球菌感染。

2.同性恋年轻人或35岁以上的男性　大肠菌群、假单胞菌和革兰氏阳性球菌感染。

症状

• 疼痛通常是渐进的，持续数小时至数天。

• 患者出现刺激性排尿症状和尿道分泌物。

• 患者可能有全身症状：发热、恶心和呕吐。

体征

• 最初，压痛局限于附睾。

• 随着感染扩散，触痛累及睾丸，导致附睾-睾丸炎和全身性睾丸触痛。

• 阴性体征：无异常。

• 典型体征是提睾肌反射。

• 阴囊抬高试验：抬高阴囊可缓解附睾炎的疼痛，但不能缓解扭转的疼痛。主要是由于敏感度和特异度低的原因。

辅助检查

• 尿液分析中出现脓尿，但并不常见。

• 多普勒超声检查：正常或血流增加。

处理

• 对于可疑的性传播疾病

1.疑似淋病奈瑟球菌感染治疗：给予单剂量肌内注射头孢曲松500mg。

2.沙眼衣原体感染治疗：给予多西环素100mg，1次/天，10天。

• 疑似大肠菌群感染患者（同性恋，男性>35岁）治疗

1. 环丙沙星500mg，1次/天，共14天。

2. 氧氟沙星400mg，1次/天，共14天。

• 镇痛和阴囊托带固定。

• 安排在泌尿外科专家门诊或性传播感染疾病门诊进行随访。

• 有如下情况，收入泌尿外科治疗

1. 因感染而导致严重败血症的患者，或对门诊治疗无反应的患者。

2. 阴囊脓肿患者。

睾丸肿瘤

• 患者可能表现为肿瘤内出血和包膜扩张引起的阴囊急性疼痛，并伴有炎症。

• 该病可能与附睾睾丸炎相似。

• 安排患者在泌尿外科门诊进行早期复查。

睾丸外伤

• 睾丸外伤通常与外伤后睾丸破裂有关。

• 睾丸外伤包括白膜的撕裂和精曲小管的突出。

• 患者表现为阴囊触痛、肿胀和充血。

• 通过阴囊超声显示白膜破裂来确定诊断。

• 早期手术干预或血肿清除可降低坏死的风险。

富尼埃坏疽

• 富尼埃坏疽是阴囊和会阴的坏死性筋膜炎。

• 富尼埃坏疽可能是危及生命的疾病。

• 该病通常见于体弱或免疫功能低下的患者，尤其是糖尿病患者、肾衰竭患者和酗酒者。

• 该病通常起源于结肠、直肠或泌尿生殖系统。

• 该病通常是多重微生物感染，需氧菌和厌氧菌通常都存在，如大肠埃希菌、类杆菌、链球菌和梭菌。

• 突出的临床特征

1. 阴囊疼痛。

2. 发热。

3. 会阴部有红斑、压痛、硬结和捻发音。

4. 全身中毒症状。

5. 血流动力学不稳定。

• 必要时（如有感染性休克），需用静脉输液和血管升压药。

• 广谱抗生素的使用（血培养后），取决于各地医疗机构的具体情况。联合用药的方案如下：

1. 静脉注射头孢他啶2g。

2. 静脉注射克林霉素600mg。

3. 静脉注射庆大霉素3mg/kg。

注意：抗生素只是外科清创术的辅助手段。

• 以下情况应立即进行泌尿外科会诊：

1. 安排紧急外科清创术控制原发灶感染。

2. 收入外科高级护理病房或重症监护病房。

急性阴囊疼痛的其他原因

• 嵌顿性/绞窄性腹股沟疝。

• 过敏性紫癜（儿童）。

• 阑尾炎：不要忘记检查腹部。

• 腹主动脉瘤破裂/渗漏。

阴茎急症

包皮阴茎头炎

• 阴茎头（龟头炎）和包皮（包皮炎）发炎。

• 如果复发，应考虑可能存在糖尿病。

• 原因

1. 包皮卫生不良。

2. 性传播疾病。

3. 外伤。

• 包皮回缩，可见恶臭、脓性物质，阴茎头红肿、触痛。

处理

• 良好的卫生习惯。

• 外用0.5%氢化可的松乳膏。

• 外用抗真菌药膏（若怀疑念珠菌感染）。

• 如果存在继发感染，给予广谱抗生素，如环丙沙星500mg，口服，连续7天。如怀疑有性传播疾病，可用多西环素100mg，口服，连用14天。

• 在复发病例或有包茎的情况下，考虑行包皮环切术。

• 注意避免虐待儿童的可能性。

• 转诊到泌尿外科门诊。

包茎

- 包茎是指不能将包皮缩回阴茎头。
- 对于未行包皮环切术的患儿，不应尝试强行回缩，因为这可能导致病理性包茎。
- 在成年人中，可能的原因有慢性阴茎头炎和不良卫生习惯。
- 除非发生急性尿潴留，否则很少出现紧急情况。

处理

- 除非患者有急性尿潴留或阴茎头血管损害，否则无须紧急治疗（即用动脉钳扩张狭窄的包皮或进行背侧切开手术）。
- 将患者转诊至泌尿外科进行手术治疗（包皮环切术）。

包皮嵌顿

- 由于皮肤的紧缩带，不能将收缩的包皮向后拉到阴茎头上。
- 水肿和静脉怒张可导致动脉损伤和阴茎头坏疽。
- 避免医源性包皮嵌顿：为未割包皮的患者导尿后，要将包皮复位。

处理

- 包皮紧急缩小术：持续用力按压阴茎头5～10分钟，以减轻水肿，然后将包皮拉过阴茎头。可以通过使用利多卡因凝胶（剂量多一点）或使用5ml 1%的普通利多卡因进行阴茎神经阻滞来减轻疼痛。
- 如果手法复位不成功，则进行背侧切开手术。
- 如有疑问，请咨询泌尿外科医师。
- 如果复位成功，确保患者在出院前能正常排尿。
- 在泌尿外科诊所安排一次随访。最终的治疗方法是包皮环切术。

阴茎异常勃起

- 阴茎异常勃起是与性唤起无关、持续、常伴有疼痛的勃起（表1-33）。
- 本病不常见，但可发生于所有年龄组。

表1-33 缺血性和非缺血性阴茎异常勃起的比较

	缺血性（低流量）	非缺血性（高流量）
流行病学	常见	不常见
病理生理学	静脉流出量减少，增加了体内压力，最终超过平均动脉压，导致局部缺血	阴茎海绵体动脉瘘
原因	特发性，药物（西地那非），神经性休克，阴茎海绵体内注射治疗后阳痿，白血病，镰状细胞性贫血	既往会阴损伤或阴茎器械操作
表现	疼痛和僵硬的勃起	不那么痛苦和僵硬
体检	阴茎海绵体充血，但海绵体和阴茎头仍然松弛	整个阴茎不那么僵硬，但阴茎头很硬 阴茎听诊可闻及杂音
阴茎血气（从阴茎海绵体吸出的血）	低氧血症、高碳酸血症和酸血症	正常pH、CO_2、O_2
治疗：两种类型的患者均应立即于泌尿外科就诊	1. 如果持续时间少于4h，则海绵体内注射去氧肾上腺素 2. 阴茎海绵体内注射去氧肾上腺素联合阴茎抽吸，如果持续时间超过4h，则给予或不给予血管冲洗治疗 3. 如果上述治疗效果不佳，则手术分流	1. 非手术治疗 2. 如果非手术治疗失败，可做动脉造影和血管栓塞治疗 3. 手术结扎
预后	如果不在24～48h内治疗，则会出现不可逆的纤维化和勃起功能障碍	降低长期并发症的风险

包皮系带撕裂

- 包皮系带撕裂通常发生在过度手淫时。
- 检查时，发现系带有渗血（很少呈喷射性）。

处理

- 直接加压5～10min。
- 如果直接压迫不成功，用1%的普通利多卡因（不含肾上腺素）浸润局麻系带，用一根或两根5-0可吸收缝线缝合来止血。
- 在泌尿外科诊所或全科医师处安排随访。

阴茎折断

- 海绵体周围白膜破裂。
- 阴茎折断通常发生在激烈的性交过程中。
- 性交过程中听到爆裂声。
- 随后阴茎疼痛、肿胀，迅速消肿。

• 检查发现肿胀、瘀斑的阴茎（茄子征）。
• 可能与尿道损伤有关。
1. 尿道口有血。
2. 严重血尿。
3. 不能勃起。

处理

• 镇痛术。
• 立即进行泌尿外科会诊（安排手术修复）。

（王 斌 译 葛洪霞 校）

参考文献/扩展阅读

1. Ben-Israel T, Goldman M, Chaim SB, Kozer E. Clinical predictors for testicular torsion as seen in the pediatric ED. *Am J Emerg Med*, 2010, 28: 786-789. PMID: 20837255.
2. Yagil Y, Naroditsky I, Milhem J, et al. Role of Doppler ultrasonography in the triage of acute scrotum in the emergency department. *J Ultrasound Med*, 2010, 29: 11-21.
3. Dudea SM, Ciurea A, Chiorean A, et al. Doppler applications in testicular and scrotal disease. *Med Ultrason*, 2010, 12: 43-51.
4. Yang C, Song B, Tan J, et al. Testicular torsion in children: a 20-year retrospective study in a single institution. *Sci World J*, 2011, 11: 362-368.
5. Saxena AK, Castellani C, Ruttenstock EM, et al. Testicular torsion: a 15-year single-centre clinical and histological analysis. *Acta Paediatr*, 2012, 101: e282-e286.
6. Germann CA, Holmes JA. Selected urologic disorders. In: Walls R, Hockberger R, editors. *Rosen's emergency medicine: concepts and clinical practice*. 9th ed. Philadelphia: Mosby-Elsevier, 2018: 1209-1231.
7. Eyre RC. Acute scrotal pain in adults. UpToDate. Updated 2020 Jun 16.

第十九节 心 悸

Derek Heng · Benjamin Leong · Shirley Ooi

要点

• 心悸是一种以意识到心搏变化为特征的症状。
• 由心房和心室引起的心动过速和频繁期前收缩都可感觉到心悸。
• 始终要警惕心悸与患者偶尔抱怨的心前区不适的不同。
• 患者就诊时可表现为持续心悸或心悸已缓解。
• 对于持续心悸的患者，如果血流动力学稳定，则行12导联心电图检查，可以提高诊断和治疗的效率。
• 在本节中，我们将重点关注心悸的主诉，不论症状发作早晚，都需要在急诊科得到解决。

一般方法

• 初始处理需要确定患者血流动力学的稳定性，进行12导联心电图和临床评估（有关确定血流动力学稳定性的更多信息，请参见本章第二十三节“休克/低灌注状态”）。
• 心悸的病因见表1-34，心悸病因的发生率频率见表1-35。

表1-34 心悸的病因

心脏	• 快速性心律失常：心房颤动/心房扑动、室上性心动过速［如房室折返性心动过速（AVRT）］、室性心动过速（VT）。快速性心律失常可能是由结构性心脏疾病、传导障碍或特发性导致 • 房性期前收缩（PAC）和室性期前收缩（PVC） • 病态窦房结综合征 • 长QT间期综合征 • Brugada综合征（布鲁格达综合征） • 预激综合征（WPW综合征） • 二尖瓣脱垂 • 心肌炎
代谢/内分泌	• 甲状腺功能亢进 • 低血糖 • 嗜铬细胞瘤
高输出状态	• 贫血 • 发热 • 正常妊娠
药物相关	• 咖啡因 • 酒精 • 拟交感神经药：沙丁胺醇、可卡因、苯丙胺 • 抗组胺药 • 停用β受体阻滞剂
呼吸系统疾病	• 慢性阻塞性肺疾病（COPD） • 阻塞性睡眠呼吸暂停（OSA）
精神疾病	• 焦虑 • 惊恐 • 躯体化障碍
生理状态	• 疼痛和不适

表1-35　心悸病因的发生率

心脏病变	百分比（%）
心房颤动/心房扑动	15.8
室性期前收缩/房性期前收缩	11.1
室上性心动过速	9.5
室性心动过速	2.1
其他心脏病因	4.7
非心脏疾病	
精神疾病	30.5
药物相关	7.4
甲状腺毒性	2.6
贫血	1.1
未知因素	15.2

资料来源：Weber BE，Kapoor WN.Evaluation and outcomes of patients with palpitations.Am J Med，1996，100（2）：138.

- 使用图1-5中的方法来诊断心悸的病因。
- 心悸病史采集包括心悸的特点、伴随症状及既往病史3个方面。

- 心悸的特点

1.心悸持续时间　持续的心悸提示心动过速，而间断的心悸提示期前收缩。

2.心率　能够感知心率加速提示心动过速。建议让患者拍打心悸部位，或用类似"哒哒哒"的声音口头重复之前的心悸发作。

3.心律　规律心动过速［如室上性心动过速（SVT）］或不规律心律［如心房颤动（AF）］。

4.发作终止　突然终止类似室上性心动过速等心律失常，逐渐终止更具窦性心动过速（ST）的特征。

- 伴随症状

1.伴发缺血性症状（出汗、胸痛、呼吸困难、头晕），增加缺血的可能性，提示关注缺血特定的实验室检测指标，如血清肌钙蛋白水平。

2.非常快的心率会降低每搏输出量（SV）和心排血量（CO）。

（1）心排血量（CO）＝心率（HR）×每搏

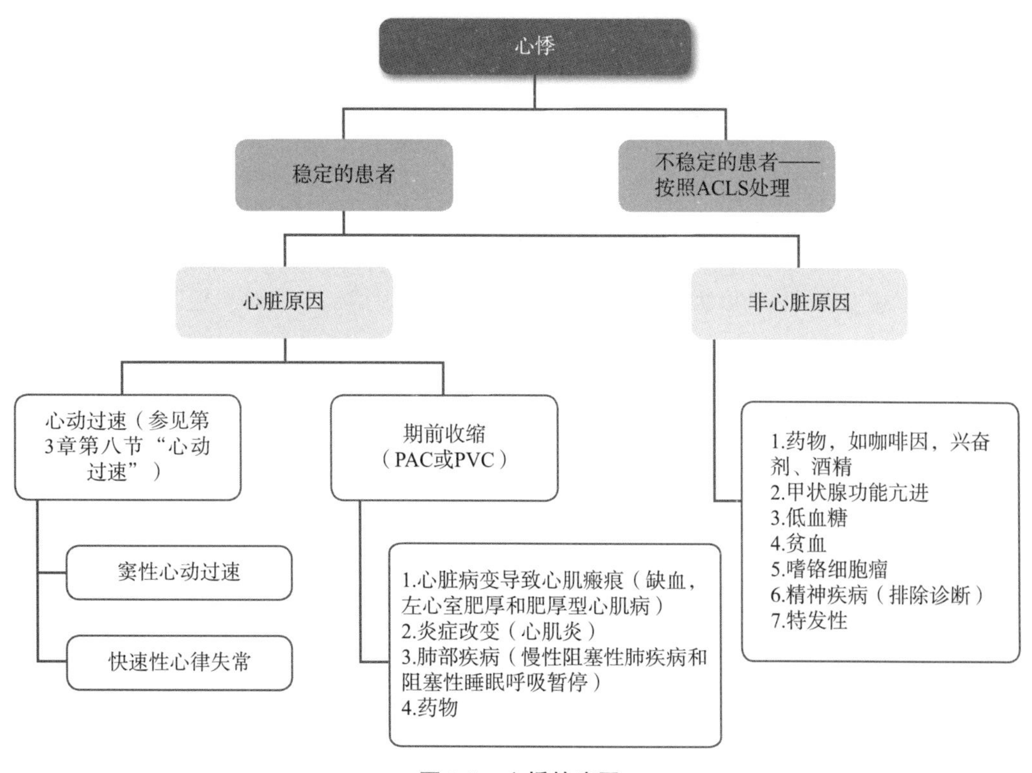

图1-5　心悸的病因

输出量（SV）。

（2）尽管CO随HR增加，但当心率过快时，心室没有足够的时间充满血液，导致SV减少。

3.在症状上，患者可能表现为轻度头晕、意识状态改变和更严重的晕厥。

• 既往病史

1.评估患者个人和家族性心脏病史，包括心脏结构和传导相关疾病，如二尖瓣脱垂（MVP）、长QT间期综合征、预激综合征、起搏器植入家族史和心源性猝死（SCD）病史。

2.提示低血糖的特征（如使用胰岛素后发生），这会导致自主神经活跃引起心悸。

3.评估甲状腺功能亢进的特征，如怕热、体重减轻、食欲亢进和情绪激动。同时询问嗜铬细胞瘤相关症状，如头痛和出汗。

4.药物摄入，如咖啡因、酒精、抗胆碱药、沙丁胺醇和甲基苯丙胺摄入。检查患者是否存在戒断生理性成瘾物质如酒精，或者患者最近停用β受体阻滞剂，这些可能会导致反弹性心动过速。

5.精神疾病，如焦虑和躯体化障碍，但需视为排除性诊断。

• 体格检查

1.生命体征。

2.心脏检查，尤其是检查杂音和心律的规律性。

3.呼吸检查，以评估慢性肺部疾病，如慢性阻塞性肺疾病。

4.针对甲状腺功能亢进和甲状腺功能减退的患者进行查体。

• 辅助调查

1.除12导联心电图外，所有检查视临床情况评估。

2.全血细胞计数。

3.电解质（尤其是血钾水平）。

4.甲状腺功能检测。

5.药物筛选。

6.服用地高辛的患者检测地高辛水平。

7.检测血清肌钙蛋白水平。

给全科医师的特别提示

• 不要忽视任何患者的心悸主诉，即使他们看起来“很好”。

• 注意评估血流动力学状态，寻找严重的体征和临床症状。

• 尽可能在患者仍有心悸时进行12导联心电图检查；心律失常或心电图改变可能是短暂的，这将有助于后续诊断和治疗。

• 当务之急是确保患者血流动力学稳定，即使无法做出明确的心电图诊断，并注意反复评估，因为可能会迅速改变。

• 如果患者出现低氧血症，则给予吸氧，并建立外周静脉通路。

• 不稳定或有严重的临床症状和体征的患者应由具有连续心电监护功能的救护车转运。

• 心律失常，如室性心动过速和频繁的室性期前收缩，特别是具有R-on-T现象的室性期前收缩，可能出现心室颤动。准备好手动或自动体外除颤器（AED），以防患者突然恶化。许多院外心脏停搏病例发生在居民区，全科医师通常是最先接触患者的医务人员。

导致快速性心律失常的条件

• 在持续心悸的患者中，心电图将显示快速性心律失常或多发性室性期前收缩/房性期前收缩。

• 然而，对于心悸缓解的患者，心电图可能不会显示任何明显的异常。在这种情况下，以下心电图表现可能提示早期快速性心律失常。

1.异常T波和ST段改变提示可能有心肌缺血。

2.肺源性心脏病或二尖瓣狭窄提示心房增大与心房颤动。

3.肥厚型心肌病患者：左心房扩大，左心室肥大，导联可见深而窄的Q波，易患室上性心动过速、心房颤动和室性心动过速。

预激综合征（WPW综合征）

• WPW综合征的特征是在心房和心室之间形成的旁路通路，由心脏先天性发育异常所致。

• 存在这种情况的患者可能会出现房室折

返性心动过速（AVRT），有一定心源性猝死的风险。

• 10%～30%的WPW综合征患者发生心房颤动。当WPW综合征患者出现心房颤动时，辅助通路允许心室中所有心房颤动活动快速传导。

• 如果患者心电图上出现这种情况但无临床症状，则患者可能为室上性心动过速或心房颤动发作时间较长。

• 窦性心律时WPW综合征的心电图特征（图1-6）：

1. PR间期＜120ms。

2. δ波——QRS波群起始部分粗钝、缓慢上升。

3. QRS波群宽度＞110ms。

布鲁加达综合征（Brugada综合征）

• 这种情况是由于心脏钠通道突变所致。

• 在结构正常的心脏中，它与心源性猝死显著相关。

• 目前认为，Brugada综合征是导致不明原因夜间猝死综合征（SUNDS）的病因之一。

• 心电图变化通常是动态的，可能被以下原因所掩盖：如发热、缺血、低钾血症、高钙血症、低体温和药物（如钠通道阻滞药、钙通道阻滞药，α受体激动药、β受体阻滞药、环类抗抑郁药、酒精和可卡因毒性）。

• 根据心电图特异性表现和以下临床标准之一进行诊断。

• 有3种Brugada心电图模式（与Brugada综合征不同）。

• 心电图显示Brugada表现的患者有心悸或晕厥，应请心脏病专家进行早期评估，以期置入植入式心脏除颤器。

1. 1型（诊断Brugada综合征）（图1-7）

（1）V_1～V_3导联中J点抬高＞2mm（0.2mV）。

（2）随后是凹形ST段和负T波。

（3）Brugada综合征的诊断需要1型Brugada心电图特征和以下临床标准之一。

1）晕厥。

2）夜间濒死样呼吸。

3）45岁以下心源性猝死家族史。

4）有记录的心室颤动或多态性室性心动过速。

5）家庭成员中的凹穴形心电图。

6）电生理检查可诱发室性心动过速。

2. 2型（Brugada综合征的非诊断性）（图1-8）

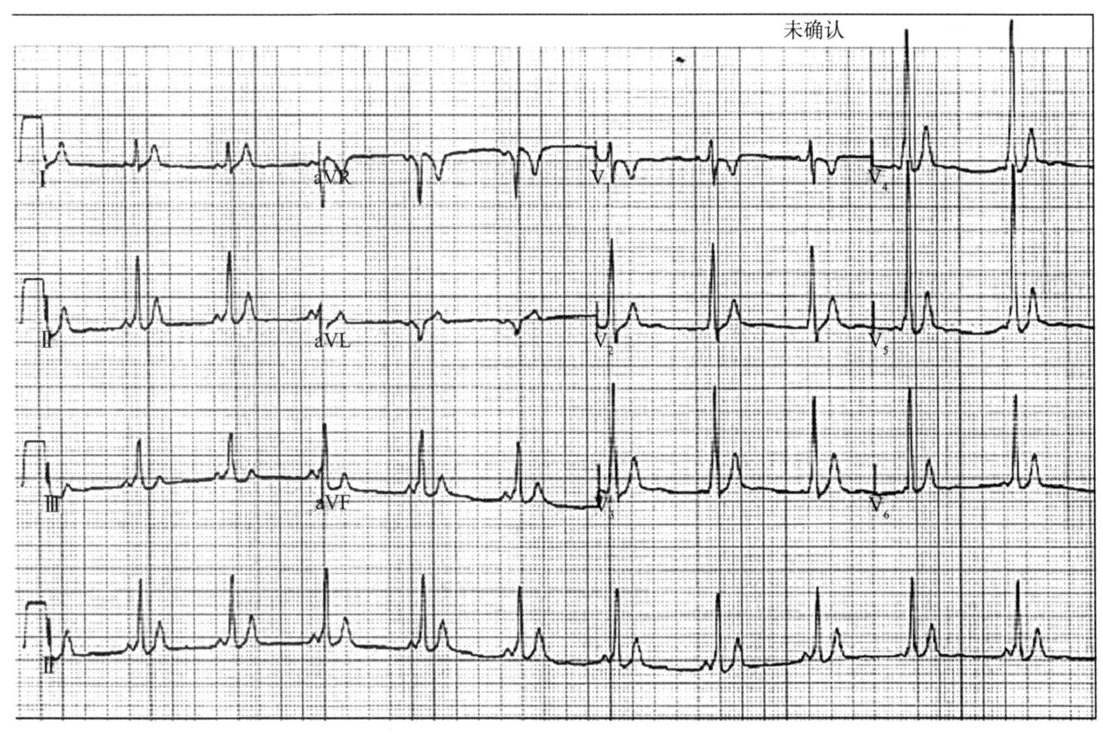

图1-6　具有预激综合征特征的心电图

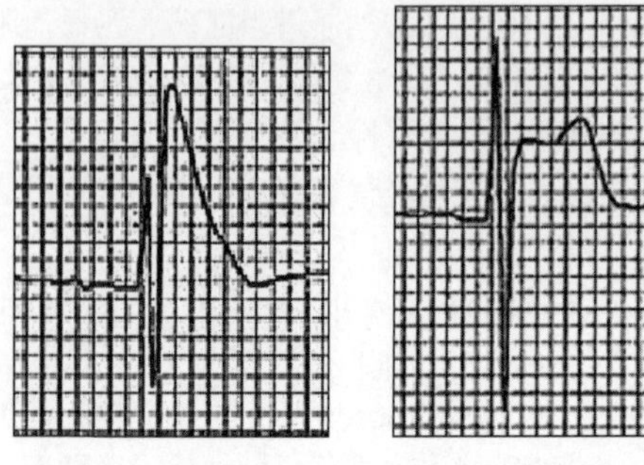

图1-7　1型Brugada　　图1-8　2型Brugada

（1）$V_1 \sim V_3$导联中J点抬高＞2 mm（0.2 mV）。

（2）接着是鞍形ST-T改变。

3. 3型（Brugada综合征的非诊断性）（图1-9）

（1）$V_1 \sim V_3$导联中J点抬高＜2 mm（0.2 mV）。

（2）随后是凹形ST段或鞍形ST-T改变。

长QT间期综合征（图1-10）

• 定义：QT间期超过450 ms。

• 与心源性猝死、心室颤动、尖端扭转型室性心动过速、晕厥相关，尤其是严重心动过缓并长间歇。

• $QTc = QT/\sqrt{RR间期}$（巴塞特对心率的修正）。

• 长QT间期综合征的原因

1. 先天性

（1）与基因突变相关的离子通道病。

（2）最经典的：罗马诺-沃德综合征（AD遗传）和耶韦尔和朗格-尼尔森综合征（AR遗传伴有先天性耳聋）。

2. 活动性疾病

（1）电解质紊乱（低钾血症、低钙血症、低镁血症）。

（2）药物

1）Ⅰ类或Ⅲ类抗心律失常药，如奎尼丁、普鲁卡因胺、索他洛尔、胺碘酮。

2）精神药物，如吩噻嗪类、环类抗抑郁药、氟哌啶醇。

3）大环内酯类，如红霉素、克拉霉素、阿奇霉素。

4）氟喹诺酮类药物，如环丙沙星、左氧氟沙星。

（3）心肌缺血。

处理

参见第3章第八节“心动过速”和第2章第三节“心脏停搏治疗的标准流程”。

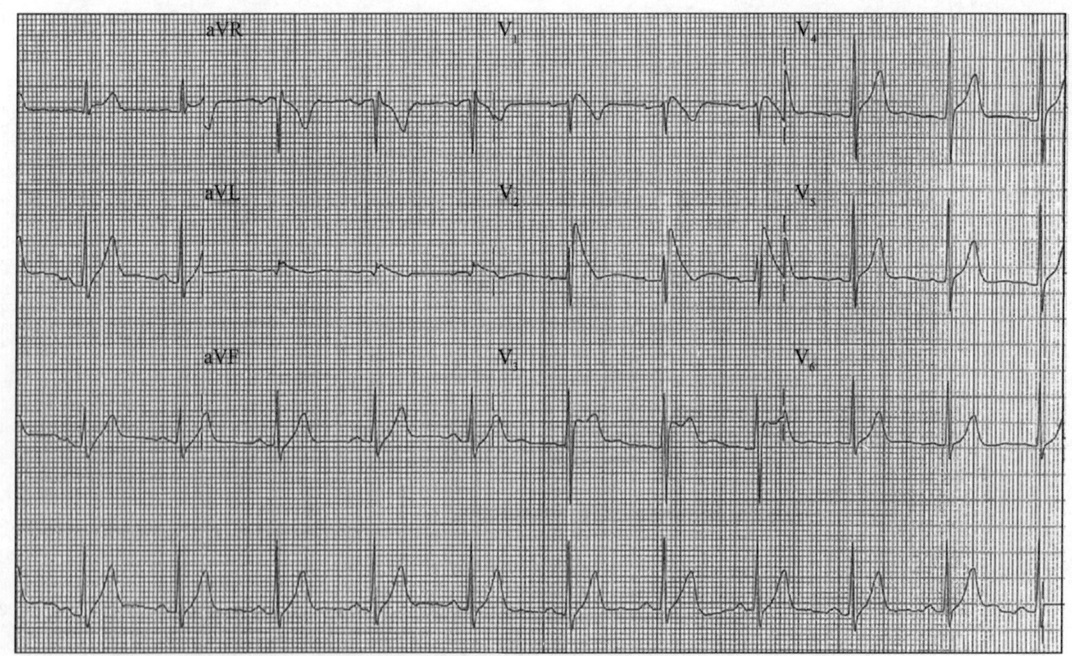

图1-9　Brugada心电图

V_1和V_2导联J点抬高＞2mm，ST段下移，T波倒置。V_3导联可见Brugada 2型波形

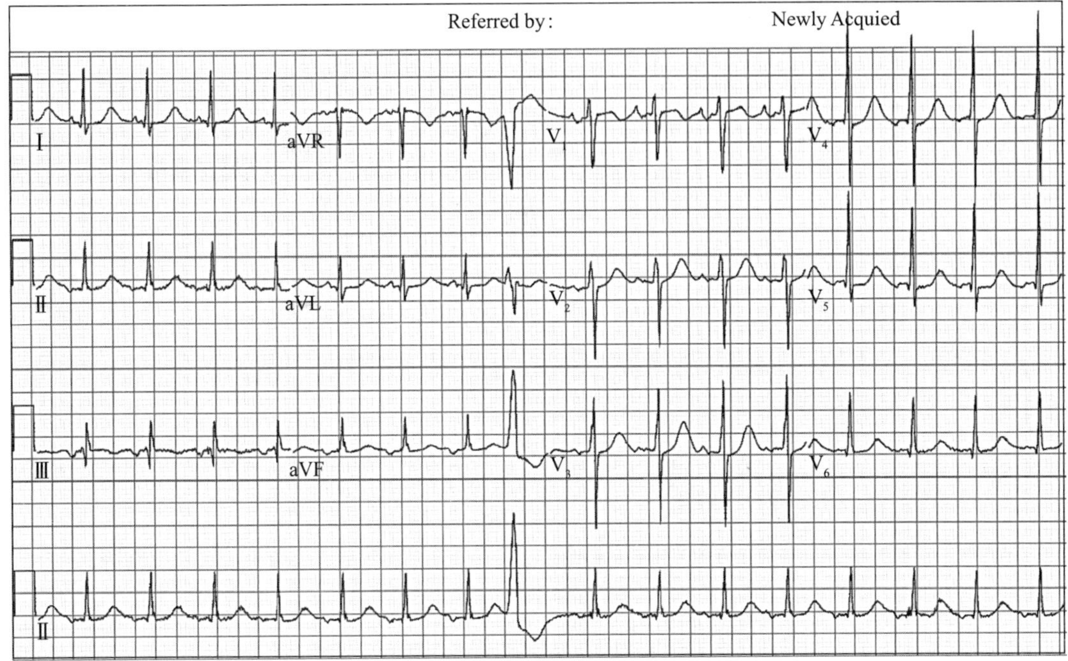

图1-10 80岁男性缺血性心脏病患者QT间期延长

心室率为97次/分；QTc为546ms；QT间期＞R-R间期的1/2；有一个R-on-T的PVC

- 患者应在中级护理区进行管理，在该区域进行持续的心电监测，且复苏设备（如除颤器）随时可用。
- 如果SpO_2降低，给予吸氧。
- 监测：每15min测一次心电图、生命体征，血氧饱和度。
- 建立外周静脉通路。
- 意识水平：监测患者意识水平和定向力；快速性心律失常患者如果精神状态变差可能表明需要立即同步电复律治疗。
- 证据不支持使用利多卡因区分室性心动过速和起源不明的广泛复杂的心动过速。
- 胺碘酮现在是治疗稳定快速性心律失常的首选药物（WPW综合征伴心房颤动除外），因为与大多数其他药物相比，具有广泛的抗心律失常作用，负性肌力效应弱。

（张莉萍 译 葛洪霞 校）

参考文献/扩展阅读

1. Wagner GS. *Marriot's practical electrocardiography*. 11th ed. Philadelphia：Lippincott Williams & Wilkins，2008：348-369.
2. Antzelevitch C，Brugada P，Borggrefe M，et al. Brugada syndrome：report of the second consensus conference：endorsed by the Heart Rhythm Society and the European Heart Rhythm Association. *Circulation*，2005，111：659-670.
3. Zareba W，Cygankiewicz I. Long QT syndrome and short QT syndrome. *Prog Cardiovasc Dis*，2008，51：264-278.
4. Pickham D，Drew BJ. QT/QTc interval monitoring in the emergency department. *J Emerg Nurs*，2008，34：428-434.

第二十节 中毒总则

Crystal Soh · Shirley Ooi · Amila Punyadasa

要点

- 药物过量（DO）的病史通常不可靠。因此，应该保持高度的警觉性，甚至假定混合药物过量的可能性，包括摄入酒精（表1-36）。

表1-36　新加坡常见的中毒来源

对乙酰氨基酚
苯二氮䓬类
漂白剂
家用洗涤剂
抗抑郁药
水杨酸盐类
有机磷酸酯

• 当病史不可靠时，需进行彻底的体格检查以对某些毒素进行识别，从而得出DO类型的线索。

• 注意观察患者的情绪状态，评估自杀风险，以及管理DO的临床效果。

• 一个意识状态改变并怀疑DO的患者应该完成心电图检查，以排除环类抗抑郁药中毒的可能，并且完成即刻末梢血葡萄糖检测以排除低血糖，也要考虑意识状态改变的非毒理学鉴别（参见本章第一节“意识状态改变”）。

• 对所有中毒患者来说，药物筛查不是常规检查。药物筛查是定性的，可能有假阳性。药物水平需要一段时间才能恢复，而且对患者的最初病情稳定没有什么价值。病史和临床表现是诊断的主要依据。

• 癫痫发作、昏迷、高阴离子间隙代谢性酸中毒和通气不足等情况可能需要进行全面的毒理学筛查，然而，良好的临床判断是无法替代的。

• 处理可能的DO的4个支柱疗法：支持性治疗、去污、加强消除和解毒剂治疗。支持性治疗是许多DO患者的主要治疗方法。

• 现在很少对患者进行胃灌洗，也不应作为每个DO病例的常规干预措施（详见本节“胃去污”部分）。

病史

• DO是确定的还是可疑的？请注意，由于个人的不确定性、借口、精神状态的改变，患者可能无法提供完全准确的病史。

• 始终要考虑患者可获得的化学药物或毒物。例如，通过健康记录或打电话咨询其亲属、主治医师和精神科医师，以找出患者最近的用药处方。

• 始终从所有可用的来源，如家庭成员、朋友或护理人员那里获得确定的病史，以便诊断和管理中毒患者。

• 围绕DO，询问“什么药（单药或多药）、什么时候、用量、如何（途径）、在哪、为什么（动机）”等问题。

• 询问是同时摄入还是交错摄入，以及接触后的当前症状。

• 精神病史和自杀风险评估，包括以往的自杀未遂：中度到高风险行为需要立即请精神科会诊。

• 既往病史和当前的用药史。

体格检查

注意：

• 生命体征——温度、心率和血压。
• 精神状态——激动、焦虑、迟钝、昏迷。
• 瞳孔大小。
• 皮肤变化，包括潮红、温暖、多汗。
• 肠鸣音。
• 局灶性神经功能缺陷。

生命体征

有关详细信息请参见表1-37。

中毒症候群的识别

• 阿片类药物

1. 呼吸抑制。
2. 昏迷。
3. 针尖样瞳孔。
4. 血压过低。
5. 心动过缓。

• 镇静催眠药：如巴比妥类药物和苯二氮䓬类药物。

1. 不可预测的瞳孔变化。
2. 混乱或昏迷。
3. 呼吸抑制。
4. 体温过低。
5. 小疱或大疱（“倒钩烧伤”）。

• 胆碱能药物（“DUMBBELS”）：如有机磷酸酯和氨基甲酸酯。

D　腹泻
U　排尿
M　瞳孔缩小
B　支气管黏液分泌过多/支气管痉挛
B　心动过缓

表1-37 DO患者的各种生命体征的鉴别诊断

温度	脉率/节律
低体温症（"COOLS"）	**心动过缓（"PACED"）**
C 一氧化碳	P 普萘洛尔（β受体阻滞剂）
O 阿片类药物	A 抗乙酰胆碱酯酶药物
O 口服降糖药、胰岛素	C 可乐定，钙通道阻滞剂
L 酒精	E 乙醇/酒精
S 镇静催眠药	D 地高辛
过高热（"NASA"）	**心动过速（"FAST"）**
N 神经阻滞剂恶性综合征、尼古丁	F 游离碱（可卡因）
A 抗组胺药	A 抗胆碱能药、抗组胺药、苯丙胺
S 水杨酸盐、拟交感神经药	S 拟交感神经药（可卡因、苯环己哌啶）
A 抗胆碱能药、抗抑郁药	T 茶碱
	心律紊乱
	地高辛
	三环类抗抑郁药
	拟交感神经药
	吩噻嗪类
	水合氯醛
	抗癫痫药
血压	**呼吸**
低血压（"CRASH"）	**低通气**
C 可乐定	阿片类药物
R 杀鼠剂（氯化物砷）	苯二氮䓬类药
A 抗抑郁药，降压药	
S 镇静催眠药	
H 海洛因（阿片类）	
高血压（"CT SCAN"）	**高通气**
C 可卡因	水杨酸类盐
T 茶碱	中枢神经系统兴奋药
S 拟交感神经药	氰化物
C 咖啡因	
A 抗胆碱能药、苯丙胺	
N 尼古丁	

E 呕吐

L 流泪

S 流涎

1.简单地说："淹没在自己的分泌物中"。

2.通常与意识状态改变、肌肉无力和瘫痪及大蒜味有关。

• 抗胆碱能药：如抗组胺药、三环类抗抑郁药、后马托品和东莨菪碱

1. "热得像只兔子"（高热）。

2. "红得像甜菜"（皮肤血管扩张）。

3. "干得像骨"（唾液分泌减少）。

4. "瞎得像蝙蝠"（睫状肌麻痹和瞳孔放大）。

5. "疯得像制帽匠"（精神错乱和幻觉）。

6.其他体征

（1）心动过速。

（2）尿潴留。

（3）胃肠蠕动减弱/肠鸣音消失。

• 拟交感神经药：如可卡因和苯丙胺。

1.高血压。

2.心动过速。

3.高热。

4.瞳孔放大。

5.焦虑和精神错乱。

6.出汗，这区别于抗胆碱能毒性。

其他典型DO急性表现

• 水杨酸盐类

1.发热。

2.呼吸急促。

3.呕吐。

4.嗜睡（很少昏迷）。

5.耳鸣。

• 引起锥体外系反应的药物：一个"帕金森病"的画面（"TROD"）

1. T 手颤。

2. R 僵硬。

3. O 角弓反张、动眼神经危象。

4. D 发声困难、吞咽困难。

这类药物包括"zines"字段

（1）氯丙嗪。

（2）普鲁氯嗪。

（3）氟哌啶醇。

（4）甲氧氯普胺。

• 血红蛋白病

碳氧血红蛋白血症

（1）头痛。

（2）恶心和呕吐，类流感样疾病。

（3）晕厥、呼吸急促、心动过速。

（4）昏迷、抽搐。

（5）心力衰竭、呼吸衰竭。

气味

• 明显气味：煤油/漂白剂/杀虫剂。

• 表1-38中列出了其他气味。

表1-38 毒物的气味

气味	可能的毒物
果味	乙醇
卫生球味	樟脑/卫生球
苦杏仁味	氰化物
银擦亮剂味	氰化物
煤气味	一氧化碳
臭鸡蛋味	硫化氢
大蒜味	三氧化二砷/对硫磷
鹿蹄草味	水杨酸甲酯

注：一氧化碳是无味的。煤气的味道是一种称为硫醇的物质所散发出的臭味。

神经系统检查

• 意识水平：下面列出了导致昏迷或昏睡的所选药物和毒物。

一般中枢神经系统抑制剂
抗胆碱能药
抗组胺药
巴比妥类药物
环类抗抑郁药
乙醇和其他醇类
噻嗪类
镇静催眠药

交感神经抑制剂
可乐定
甲基多巴
阿片类药物

细胞缺氧
一氧化碳
氰化物
硫化氢
高铁血红蛋白血症

其他或不明机制
降血糖药
锂
苯环己哌啶
水杨酸盐

• 瞳孔：下面列出了对瞳孔有影响的所有药物和毒物。

瞳孔缩小（“COPS”）
C 胆碱能药、可乐定
O 阿片类药物、有机磷酸酯类
P 吩噻嗪类、毛果芸香碱、脑桥出血
S 镇静催眠药

瞳孔放大（“SAW”）
S 拟交感神经药（可卡因、苯丙胺）
A 抗胆碱能药、阿托品、抗组胺药
W 戒断（来自酒精和镇静药）

皮肤

• 发汗的皮肤（“SOAP”）和低血糖
S 拟交感神经药
O 有机磷酸酯类
A 阿司匹林（水杨酸盐类）
P 苯环己哌啶和低血糖

干燥的皮肤：抗胆碱能药

针刺痕迹：阿片类药物（海洛因，静脉注射毒品）

• 起疱：
1.一氧化碳。
2.巴比妥酸盐。
3.毒葛。
4.芥子气。
5.路易剂。

• 颜色。
红色：抗胆碱能药
一氧化碳
氰化物

蓝色：高铁血红蛋白血症

毒性癫痫发作

• 癫痫发作是由下列物质（OTIS CAMPBELL）引起：

O 有机磷酸酯类
T 三环类抗抑郁药
I 胰岛素、异烟肼
S 拟交感神经药
C 樟脑、可卡因
A 苯丙胺
M 甲基黄嘌呤（茶碱）
P 苯环己哌啶
B β受体阻滞剂
E 乙醇
L 锂
L 铅

给全科医师的特别提示

• 不要对药物过量的患者使用吐根糖浆催吐。因为吐根可能导致延迟给药或减少活性炭、口服解毒剂和全肠道激动剂的效果。

• 一般来说，将DO患者用救护车转运到急诊科更安全。一个明显的例外情况是那些误服了避孕药的儿童。给予安慰后，儿童可以出院。

• 要考虑到有中毒病史的儿科患者发生非意外伤害的可能性。

辅助检查

心电图

• 环类抗抑郁药影响心脏传导系统，如延长PR、QTc和QRS间期。

• 心动过缓和心脏传导阻滞，如钙通道阻滞剂或β受体阻滞剂。

• 强心苷类如地高辛可引起房室传导阻滞、

心律失常/室性期前收缩、双向室性心动过速和交界性逸搏心律。

实验室检查

- 全血细胞计数：白细胞总数升高的原因提示有感染、铁、茶碱、碳氢化合物。
- 血清电解质水平测定

1. “阴离子间隙”＝［Na^+］-［HCO_3^-＋Cl^-］。
2. 正常阴离子间隙＝10～18 mmol/L。

- 血清尿素氮和肌酐水平测定：识别任何已存在的肾功能不全。
- 毒理学筛查：以下药物浓度是有用的。

1. 对乙酰氨基酚。
2. 水杨酸盐类。
3. 胆碱酯酶/乙酰胆碱酯酶。
4. 铁。
5. 锂。
6. 茶碱。
7. 一氧化碳。
8. 地高辛中毒（慢性）。

- 代谢性酸中毒/升高的阴离子间隙

C	一氧化碳、氰化物	M	甲醇
A	酒精性酮症酸中毒	U	尿毒症
T	甲苯	D	糖尿病酮症酸中毒
		P	三聚乙醛
		I	铁、异烟肼
		L	乳酸酸中毒
		E	乙二醇
		S	水杨酸类、溶剂

X线

- 胸部

1. 引起急性肺损伤的肺毒性物质，如碳氢化合物、有毒气体、百草枯。
2. 非心源性肺水肿，如阿片类药物、苯巴比妥、水杨酸盐、一氧化碳。

- 腹部：毒素是不透X线的（参考记忆“CHIPES”）

C 水合氯醛
H 重金属
I 铁
P 吩噻嗪类
E 肠溶制剂（水杨酸盐）
S 缓释产品（茶碱）

处理

意识状态改变或生命体征异常（包括血流动力学不稳定）的患者必须在重症监护区进行处理，在那里可以立即获得复苏药物和气道管理设备。

对于重症监护区的病例

- 对气道、呼吸和循环（心肺复苏ABC）的支持治疗是最重要的。

注意：对于无法保护气道且需要洗胃的患者，在洗胃前需要预防性地进行气管插管。

- 吸氧以维持血氧饱和度至少达95%。
- 监测：每5～15分钟测一次心电图、生命体征和脉搏血氧饱和度。
- 建立一个外周静脉通路。
- 实验室检查：末梢血糖、动脉血气分析，以及临床需要的其他实验室检查。
- 控制癫痫发作或心律失常：标准方法（如高级生命支持的方法治疗心律失常和苯二氮䓬类药物治疗癫痫）是可以接受的，但环类抗抑郁药中毒病例除外，其心脏和中枢神经系统并发症是通过碱化血液pH至7.5来预防的。这可以通过应用过度通气或静脉注射碳酸氢钠的方法或两种方法同时应用来实现。

“昏迷鸡尾酒”的概念

- 50%葡萄糖溶液：仅给予明确低血糖的患者，因为它可能延缓神经系统的恢复。
- 维生素B_1：通常安全。其适用于已知酗酒、蓬头垢面和营养不良可能为韦尼克脑病的患者。剂量：静脉注射100mg，1～2min，如果血糖测试不能立即获得或已出现低血糖的患者，同时给予50%葡萄糖溶液50～100ml。
- 纳洛酮（Narcan©）

1. 作用机制：阿片类受体拮抗作用。
2. 临床效果：在2min内起效。纳洛酮的半衰期（60min）比一些阿片类药物半衰期短。因此，需要持续监测和重复纳洛酮的剂量或输注给药。
3. 给药途径：静脉内、气管内或鼻内。
4. 剂量：滴定至逆转呼吸抑制。与年龄或身材大小（除了新生儿）无关；而是取决于中枢神经系统受体数量；成人和儿童均是2mg，同样的剂量可每2～3分钟重复直至总量至10mg。如果应用纳洛酮10mg没有效果，阿片类药物过量的推定诊断必须重新考虑。

5.纳洛酮通常是安全的，但阿片类药物依赖的患者应用时，有可能出现戒断症状。对怀疑阿片类药物依赖的患者，可谨慎给予较低的纳洛酮剂量。将800μg/2ml用生理盐水或注射用水8ml稀释，每次给1ml（80μg）足以缓解呼吸抑制，避免出现戒断反应。

• 氟马西尼（Anexate®）

1.作用机制　与苯二氮䓬类药物在中枢神经系统的ω-1受体位点上竞争。

2.临床效果　1～2min起效，3～5min达峰值效应。

3.效果持续　1～4h。如果服用长效苯二氮䓬类药物，再次出现镇静状态，需要氟马西尼重复给药直至临床症状改善。

4.剂量和途径　初始静脉注射0.1～0.2mg，30s后按需每1～2分钟重复给药。如果需要，可再给予0.5mg/min，总剂量3～5mg，直至逆转。

5.适应证　逆转在手术程序镇静或儿童误服所造成的苯二氮䓬类药物意外过量，改善患者通气状态和意识水平，避免气管插管或侵入性操作。

6.副作用　在苯二氮䓬类药物依赖患者中出现戒断反应（躁动、脸红、心动过速甚至癫痫发作）。

7.禁忌证　长期服用苯二氮䓬类药物控制抽搐或已知有癫痫发作病史、伴随环类抗抑郁药中毒和严重头外伤的患者。

外部去污

根据所涉及的物质，必须穿戴恰当的防护装置。在最低限度内，工作人员应采取全面的预防措施，包括护目镜、N95口罩、防水长外套。

• 去污程序

1.将患者从污染区域移出。

2.去除所有受污染的衣服。

3.擦去患者皮肤上的所有粉末污染物，以避免去污时接触水而出现发热反应。

4.用水和（或）肥皂溶液清洗受污染的皮肤，并使用洗发剂清洗头发。如果可获得，使用软刷清洁。

5.集中注意的区域是头部、腋下、腹股沟和背部。

6.刷指甲下区域。

7.如有特殊污染，冲洗眼睛。

8.此外，用水对所有开放性伤口去污。

• 去污终点

1.如果存在原发性皮肤暴露，去污直至疼痛减轻。

2.对于眼睛的污染，去污直至疼痛减轻和（或）根据所涉及的物质性质，出现石蕊或pH试纸颜色改变。

3.简单的完全去污需要5～8min。

胃去污

• 在中毒患者治疗中，洗胃不应作为常规选择，没有明确证据表明其改善了临床结果，且可能导致显著的并发症。

• 适应证：患者摄入潜在致命剂量的毒物并在1h内就诊。这种毒药威胁生命，不能通过支持性治疗或解毒剂进行有效治疗。

• 潜在并发症：误吸、喉痉挛、食管损伤。

• 禁忌证：腐蚀物摄入、石油馏出物摄入、抽搐持续发作、非有毒物摄入、尖锐物质摄入、严重出血症状。

• 洗胃的步骤（为高级学习者）

1.使用尽可能大口径的鼻胃管。如果患者嗜睡或预期嗜睡，首先保护气道。

2.将患者置于左侧卧并轻度头低足高位。

3.建立正确的置管位置。

4.抽吸胃内容物并保留样本，以便与患者一起送入病房。

5.灌注灌洗液。

6.摇动腹部。

7.抽取液体。

8.重复这个步骤直至灌洗液变清澈。

• 活性炭

1.单剂量　不应作为中毒患者的常规治疗。没有明确证据显示活性炭能改善临床结果。活性炭的效果随着时间的推移而降低，最显著的效果是在摄入的1h内。

2.适应证　如果患者摄入有毒物质（已知可被活性炭吸附）在1h内，可以考虑使用活性炭。

3.多剂量　为增加药物清除率，重复给予口服活性炭（＞2剂）。多剂量活性炭被认为是通过下述机制产生有益作用。

（1）结合从循环弥散到肠腔的任何药物。被动弥散率取决于浓度梯度和血流。只要浓度低于血液，吸附后，药物将通过被动弥散再次进入肠腔。在这种“漏槽”条件下，浓度梯度保持不变，药物持续进入肠腔，被活性炭吸附。这个过程被称为“胃肠透析”。

（2）打断药物的肠肝循环和肠胃循环。

4. 适应证　仅当患者摄入致命剂量的茶碱、苯巴比妥、氨苯砜、卡马西平或奎宁时，考虑应用多剂量活性炭。

5. 被活性炭吸附的药物（仅供参考而非记忆）

对乙酰氨基酚	地高辛	甲丙氨酯	苯丙醇胺
苯丙胺	乙氯维诺	氯化汞	苯妥英钠
砷	苯乙哌啶酮	水杨酸甲酯	丙氧酚
阿司匹林	丙咪嗪	吗啡	奎尼丁
氯苯那敏	碘	去甲替林	奎宁
氯丙嗪	吐根	百草枯	水杨酸盐类
可卡因	异烟肼	苯巴比妥	司可巴比妥

6. 不能被活性炭吸附的物质

（1）重金属：铁、锂和氰化物。

（2）酸和碱。

（3）简单醇：甲醇和乙醇。

（4）碳氢化合物。

- 全肠灌洗（WBI）

1. 技术：以2L/h的速度给予不被人体吸收的聚乙二醇（如Go-Lytely），快速经胃肠道冲刷药物。

2. 当不透射线的药片或化学品被摄入时，WBI是最有用的（在有能力通过放射线监控患者胃肠道时）。

3. 对那些摄入大剂量铁的患者应该考虑WBI，因为发病率高且缺乏其他的胃肠去污选择。

4. 在活性炭不起作用的情况下应考虑WBI，如体内藏毒（海洛因或可卡因）或缓释药品过量。

5. 禁忌证：血流动力学不稳定或受损且无气道保护的肠梗阻、肠穿孔。

解毒剂治疗

许多毒药无特定的解毒剂，而是使用毒理学治疗的其他方法。表1-39列出了一些特殊的解

表1-39　毒物的特殊解毒剂

毒素	解毒剂	剂　量
对乙酰氨基酚（扑热息痛）	*N*-乙酰半胱氨酸（Parvolex®）（每毫升包含200 mg Parvolex®）	150mg/kg入200ml 5%葡萄糖溶液×1h，IV，然后50mg/kg入500 ml 5%葡萄糖溶液×4h，IV，最后100mg/kg入1000 ml 5%葡萄糖溶液×16h，IV
砷、汞、铅	二巯基丙醇（BAL）	5 mg/kg，IM
阿托品	毒扁豆碱	0.5～2 mg，IV
苯二氮䓬类	氟马西尼（Anexate®）	参见本节“昏迷鸡尾酒”部分
一氧化碳	氧气	纯氧（高压氧用于中-重度暴露和被暴露的孕妇） 参见第13章第六节“一氧化碳中毒”
氰化物	亚硝酸戊酯珍珠 亚硝酸钠（3%溶胶）	吸入1～2颗珍珠量 成人：IV，300 mg（10 ml），2～5min 儿童：IV，0.2～0.33 ml/kg（6～10 mg）
	硫代硫酸钠（25%溶胶）	成人：IV，50 ml（12.5 g），超过10min；可半量重复×1次，必要时 儿童：IV，1.65 ml/kg，超过10min
乙二醇、甲醇	乙醇（10%）混合在5%葡萄糖注射液中	负荷剂量：800 mg/kg；维持：1～1.5 ml/（kg·h）
铁	去铁胺	15 mg/（kg·h），IV
铅	依地酸钙钠（EDTA）	1000～1500 mg/（m^2·d），静脉连续输注
亚硝酸盐	亚甲蓝（1%溶液）	1～2 mg/kg×5 min，IV
有机磷酸酯类	阿托品	2～4 mg，IV，必要时每5～10分钟注射一次（成人）；0.5 mg/kg，IV，必要时每5分钟注射一次（儿童）
	解磷定（2-PAM）	25～50 mg/kg，IV（最高为1 g）
阿片类药物	纳洛酮	参见本节“昏迷鸡尾酒”部分
吩噻嗪类	苯托品（Cogentin®） 苯海拉明	2 mg，IV/IM 50 mg，IV/IM/PO
异烟肼（INH）	吡哆醇	5 g，IV（如果抽搐持续可以重复）
地高辛、洋地黄毒苷、夹竹桃	洋地黄Fab片段（Digibind®）	地高辛浓度未知：5～10 vials，IV（40 mg Fab/vial）：可以重复 地高辛浓度已知：# vials Digibind 血清地高辛（ng/ml）×重量（kg）/100

注：IV：静脉注射；IM：肌内注射；PO：口服。

毒剂。

加强清除

• 尿碱化：增强弱酸毒物的清除。

1.其用于水杨酸类、巴比妥类。

2. 1.5 L液体/3h循环方案：

（1）500ml 5%葡萄糖溶液＋8.4%碳酸氢钠溶液1～2ml/kg。

（2）500ml 5%葡萄糖溶液＋30ml 7.45%氯化钾溶液。

（3）500ml生理盐水。

（4）在每个循环末尾，静脉注射呋塞米20mg。

（5）监测血清pH和电解质：尿pH应维持在8。

慎用：有基础心脏病或肾病老年人；摄入心脏和肾毒性毒物的患者。

• 血液灌流：适用于严重的茶碱和巴比妥类中毒。

• 血液透析（MELTS）：适用于以下情况。

1.甲醇。

2.乙二醇。

3.锂（有明显的中枢神经系统改变）。

4.茶碱。

5.水杨酸盐类（有抽搐、意识状态改变、严重代谢性酸中毒和血清浓度＞100 mg/dl）。

处置：收入综合内科，根据需要与精神科共同管理。非致命性的药物过量，且没有明确的自杀意图，可在精神科会诊后出院。

（郭治国　译　葛洪霞　校）

参考文献/扩展阅读

1. Hoffman JR. The empirical use of naloxone in patients with altered mental status：A reappraisal. *Ann Emerg Med*，1991，20：246-252.
2. Chyka PA，Seger D（1997）；revised by Krenzelok EP and Vale JA（2004）. Position statement：Single-dose activated charcoal. The American Academy of Clinical Toxicology，European Association of Poison Centres and Clinical Toxicologists. *J Toxicol Clin Toxicol*，1997，35（7）：721-741.
3. Vale JA. Position statement：Gastric lavage. The American Academy of Clinical Toxicology，European Association of Poison Centres and Clinical Toxicologists. *J Toxicol Clin Toxicol*，2004，42（7）：933-943.
4. Barceloux D，McGuigan M，Hartigan-Go K（1997）；revised by Bateman DN（2004）. Position statement：Cathartics. The American Academy of Clinical Toxicology，European Association of Poison Centres and Clinical Toxicologists. *J Toxicol Clin Toxicol*，2004，42（3）：243-253.
5. Krenzelok EP，McGuigan M，Lheur P（1997）；revised by Manoguerra AS（2005）. Position statement：Ipecac syrup.The American Academy of Clinical Toxicology，European Association of Poison Centres and Clinical Toxicologists. *J Toxicol Clin Toxicol*，2005，42（2）：133-143.
6. Hoffman RS，Goldfrank LR. The poisoned patient with unconsciousness：Controversies in the use of a coma cocktail. *JAMA*，1995，274：562-569.
7. Milton T（1997）；revised by Phillipe L（2004）. Position statement：Whole bowel irrigation. The American Academy of Clinical Toxicology，European Association of Poison Centres and Clinical Toxicologists. *J Toxicol Clin Toxicol*，2004，42（6）：843-854.
8. Pond SM，Lewis-Driver DJ，Williams GM，Green AC，Stevenson NW. Gastric emptying in acute overdose：A prospective randomized controlled trial. *Med J Aust*，1995，163（7）：345-349.
9. Daly FF，Little M，Murray L. A risk assessment based approach to the management of acute poisoning. *Emerg Med J*，2006 May，23（5）：396-399.
10. Hoffman RJ，Punja M. Approach to poisoning. In：Farcy DA，Chiu WC，Marshall JP，Osborn TM，editors. *Critical care emergency medicine*. 2nd ed. New York：McGraw-Hill，2019，Chapter 49.

第二十一节　红　眼

Lin Jingping · Xu Yanping · Toh Hong Chuen · Peter Manning

要点

• 急诊科医师的主要职责是进行适当的眼部检查，并发现可能威胁视力的疾病。

• 眼科疾病患者就诊都要检查视力。这是判断这个重要器官的功能是否受损的简单方法。

• 要意识到红眼、呕吐、头痛和视力丧失同时出现是典型的急性闭角型青光眼，由于可能对视功能产生损害，需要立即转诊至眼科处理。

• 在没有使用裂隙灯进行检查时，要谨慎使用局部散瞳剂，以避免急性青光眼发作。

• 感染和眼球穿通伤不能加眼垫（可以通过太阳镜和眼罩来缓解畏光）。

• 在没有眼科会诊的情况下，不能使用含类固醇的滴眼液或眼膏。

给全科医师的特别提示

如果患者有以下情况，应该立即转诊到眼科会诊。

• 视力下降。

• 深部疼痛，而不是浅部。

• 表面麻醉下疼痛减轻。

• 角膜水肿。

• 前房可见房水闪辉或细胞。

• 睫状充血。

• 交感性畏光：直接照射未受累眼导致对侧眼疼痛。

• 诊室内未能取出的角结膜异物。

• 如果发生化学伤，在转诊到医院之前立即用生理盐水冲洗。一直冲洗到用石蕊试纸测试至中性pH或轻度酸性。

处理

• 如果患者发生任何损害视力的迹象，如急性青光眼（伴有眼睛发红、呕吐、额部疼痛和视力丧失），则将其分为中等程度病例或重症监护病例。他们应该在急诊室里眼科检查设备完备的检查室里做检查。

眼部检查

• 眼科检查有6步：

1.视力　这是眼睛最重要的体征。视力检查要使用标准对数视力表，如果患者戴镜或戴隐形眼镜，应该测戴镜视力。患者至少可以读出一行字母中50%以上才可以算达到此行的视力。屈光不正可以通过小孔镜来矫正。如果患者还是不能看到，则按照数指、手动和光感的顺序进行测量。反射性眼睑痉挛的患者可以通过使用表面麻醉药来缓解并进行检查。角膜知觉测量应该在使用表面麻醉药之前进行。

2.视野　分别检查双眼视野。以检查者的视野范围作为正常基线，检测患者的对照视野。这个检查方法对于阐明神经源性视力丧失尤为重要。

3.瞳孔　评估瞳孔的大小、形状、反应性和相对传入性瞳孔反射（标志着视交叉前损害）。光照一眼导致对侧眼疼痛是虹膜炎的早期体征。虹膜后粘连形成的不规则瞳孔见于虹膜炎。急性闭角型青光眼患者的瞳孔为中等程度散大并且光反射非常迟钝。虹膜炎患者的瞳孔可大可小；光反应阳性或阴性取决于炎症的程度和是否有后粘连。

4.眼球运动　评估9个眼位，以及判断是否有眼球震颤。

5.眼睑和眼前节　用手电筒仔细检查眼睑、结膜、巩膜、角膜、虹膜、晶状体和前房。尤其注意观察以下表现：眼球突出（可能提示球后病变如脓肿），睫状充血（可能提示前房病变），虹膜震颤（虹膜的颤动提示外伤性晶状体半脱位）和角膜混浊（如角膜炎或者角膜溃疡）。翻开眼睑寻找异物。如果怀疑急性青光眼应该做手电筒斜照试验（有69%的特异度）。裂隙灯检查作为辅助。在虹膜炎患者中，眼红开始发生于角巩膜缘（角膜和巩膜的交界处），称为睫状充血。

6.后节　使用直接检眼镜，先看红光反射，然后再看眼后节，包括视杯、视神经盘（含杯盘比）、视网膜血管及视网膜本身。

辅助检查

• 所有患者均采用裂隙灯检查。可以检查房水闪辉和细胞，角膜后沉积物和（或）前房积血，可以提示炎症的进程。

• 眼压计，可以在表面麻醉后测量眼内压，高于21mmHg为异常眼压。如果有角膜病理性改变如溃疡，或有眼球破裂伤的可能时，应避免测量眼压。

1.荧光素染色　可用于显示角膜病变。在角膜擦伤或感染的情况下，角膜表层的疏水层脱落后，深层的亲水层可以结合染料显示着色。对于可疑眼球穿通伤的患者可以进行Seidels[①]试验

① Seidels试验：前房里的房水是透明液体。当怀疑眼球穿通伤时，在眼表滴荧光素滴眼液和表面麻醉剂。在伤口受压时，房水会漏出到眼外，冲刷荧光素染料，使渗漏易于观察。角膜全层裂伤的患者看到这种现象时，应该立即转诊到眼科。

（溪流试验）来检查是否存在前房渗漏。

2.影像 眼眶X线检查可以显示阻挡X线的异物。

3.表面麻醉 经常用于鉴别角膜炎和虹膜炎。

（1）结膜炎、浅表异物、角膜擦伤和角膜炎诱发的疼痛可以被表面麻醉所缓解。

（2）来自深层的炎症，如虹膜炎，无法被表面麻醉所缓解。

4.后马托品 使用这种散瞳剂/睫状肌麻痹剂，可以通过缓解虹膜和睫状体的肌肉痉挛，来减轻眼前节深部炎症引起的眼痛，如虹膜炎。

- 参见表1-40红眼的鉴别诊断。
- 参见表1-41结膜炎的常见病因。

表1-40 红眼的鉴别诊断

痛性红眼	无痛性红眼
急性闭角型青光眼	结膜炎
巩膜炎	结膜下出血
葡萄膜炎	巩膜外层炎
角膜炎（感染性/非感染性）	
角膜擦伤/角膜溃疡	
外伤/化学伤	

表1-41 结膜炎的常见病因

病理生理/病原体		临床表现	治疗
过敏	IgE介导的，与特应性相关	几乎都有痒感，通常为双侧，如果有分泌物即为水状透明或黏液性	避免触发，口服抗组胺药
病毒	腺病毒	与上呼吸道感染有关，耳前淋巴结肿大。眼部充血可以从一侧眼传播到对侧眼。球结膜炎伴有下睑结膜滤泡反应	对症治疗，冷敷，局部应用抗生素，眼、手隔离两周
	单纯疱疹病毒	除有明显疼痛、烧灼感和异物感之外，与腺病毒感染相同。裂隙灯检查荧光素染色：典型的树枝状染色带有膨大的末端，而带状疱疹病毒的树枝状染色为尖细的末端	局部用抗病毒药物，眼科会诊
细菌	革兰氏阳性菌（葡萄球菌/链球菌）见于儿童；革兰氏阴性菌（H流感病毒）见于成人	急性发病，48h内传播到对侧眼，晨起分泌物黏着，睁眼困难。如果性活跃人群出现超急性发作，考虑淋病奈瑟球菌感染	局部使用抗生素。淋病奈瑟球菌结膜炎应该紧急转诊，因其可以威胁视力

转诊

- 如果患者出现“给全科医师的特别提示”里列出的情况，就应该立即转诊到眼科会诊。
- 大多数患者可以在眼科专科医师门诊随访24～48h后回家。

（孙岩秀 译 葛洪霞 校）

参考文献/扩展阅读

1. Butler KH，et al. The red eye：a systematic approach to differential diagnosis and therapy. *Em Med Reports*，1994 Mar 7.

2. Ahmed RM，Aneesh TN. Diagnosis and management of the acute red eye. *Emerg Med Clin N Am*，2008，26：35-55.

第二十二节 癫 痫

Lim Er Luen · Matthew Low

要点

- 图1-11所示为急诊癫痫患者最常见的病因。
- 鉴别癫痫和晕厥至关重要。癫痫多由神经源性病因导致，而晕厥常与心血管病因相关。
- 脑囊虫病是发展中国家相对健康的患者首次癫痫发作的原因。
- 长期癫痫发作可能引起发热，反之亦然。
- 有癫痫病史的患者突发癫痫时，注意询问用药情况及药物依从性。

给全科医师的特别提示

- 首先检查脉搏，以排除心室颤动/心律失常。
- 患者表现为发热，伴或不伴紫癜性皮炎的患者需警惕奈瑟菌脑膜炎，并采取预防措施。
- 通过末梢血糖检测排除低血糖。

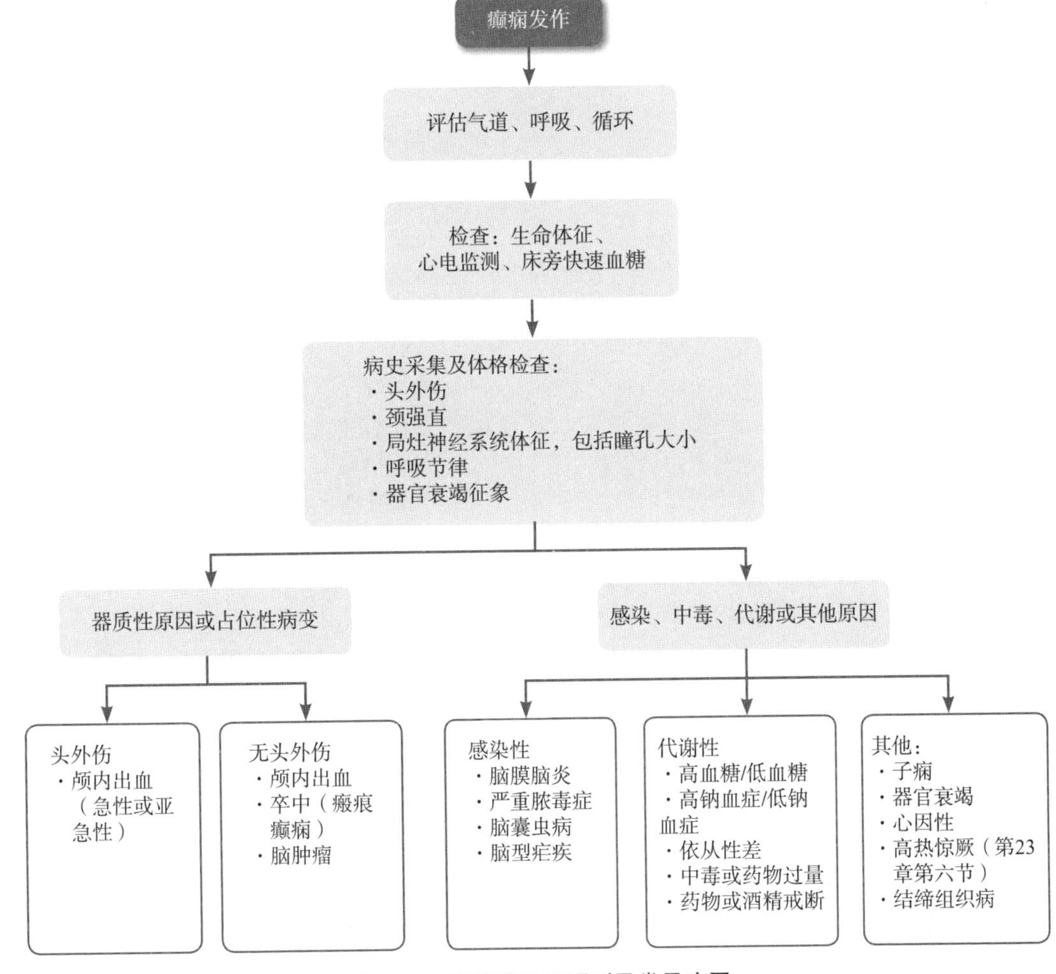

图1-11　癫痫的处理原则及常见病因

处理

突发性癫痫发作

• 突发性癫痫发作是指已规律应用抗癫痫药（AED）且病情控制平稳的患者突然出现癫痫发作。

• 识别诱因。

• 常规实验室检查通常无提示意义，因为它们的阳性率很低。

• 如患者提供有药物依从性差的病史，则不必检测抗癫痫药的血药浓度。

• 如患者否认药物依从性欠佳，则有必要检测药物（如苯妥英钠、丙戊酸盐、卡马西平和苯巴比妥）的血药浓度，这有助于确定药物依从性和辅助剂量，调整决策。

1. 如果患者药物依从性欠佳，则鼓励其遵医嘱，按时用药。询问患者是否有抗癫痫药的副作用。

2. 患者营养状况的显著变化可能会影响抗癫痫药的生物利用度，进而影响有效血药浓度。

3. 如果患者药物依从性好，且抗癫痫药血药浓度较低，则增加剂量直至该药最大剂量，增加时应小剂量滴定，以减少出现不良反应的风险。如需建议，请咨询神经科医师。

4. 如果已达到最大剂量或患者可耐受的最大剂量，请神经科医师会诊咨询应用抗癫痫药方案。

• 处置：对于已经完全康复的患者，并且发现了明确的、可逆的诱因，如药物依从性差，患者可以出院。嘱患者和看护人员：不遵医嘱、饮食改变（包括饮酒）、睡眠剥夺和基础合并症均有可能增加突发性癫痫发作的发生率。请主治医师或专科医师进行随访。

• 如病因不明确，或在护理支持不佳的情况下有复发性癫痫的可能，考虑根据病情将患者收入急诊科留观或普通病房继续观察。

初次痫性发作而既往无癫痫病史

• 良性初次痫性发作

1.良性初次痫性发作即年轻“健康”患者首次发作，并自主恢复正常的意识状态，神经系统检查无阳性体征。

2.根据临床怀疑的疾病，测定末梢血糖、心电图（ECG）、尿hCG、血钠、血钙水平。

3.去发展中国家旅行的既往健康患者首次发作癫痫，需考虑脑囊虫病。这种情况是由绦虫引起的，猪带绦虫通常通过患者摄入未煮熟的猪肉传播。绦虫是发展中国家癫痫发作最常见的原因。脑影像学检查可显示脑实质内单个或多个囊性、变性或钙化病变。

4.对于创伤、可疑占位等进行脑部CT检查。

5.处置：尽早收入观察室行脑电图（EEG）检查。EEG检查越早，越有助于早期诊断。磁共振成像（MRI）也是一种选择，门诊即可检查，随后由专家随访。抗癫痫药通常不用于治疗此类痫性发作。当患者在观察室时，就应为患者提供家庭或工作场所安全急救措施的咨询。

• 伴或不伴发热的非良性初次痫性发作：这是指患者有持续性局灶性神经功能缺损，或没有恢复到基线状态的情况（需排除器质性和代谢性原因）。

1.测定末梢血糖。

2.实验室检查：根据临床怀疑的疾病，检查血常规、尿素氮、电解质、肌酐，血培养。

3.对老年患者进行心电图检查，查找心肌缺血或心律失常的征象。

4.对头部外伤、有局灶体征、恶性肿瘤、脑血管动静脉分流、人类免疫缺陷病毒感染，老年脑血管意外，年龄＞40岁，有酒精中毒史、抗凝药物服用史的患者行急诊头颅CT检查。

5.如果怀疑有奈瑟菌脑膜炎，开始静脉注射头孢曲松2g，并采取个人防护措施。如果患者后来发现奈瑟菌感染呈阳性，就需要对工作人员进行接触者追踪。

6.如发现颅内结构性病变，应请神经外科会诊。

7.处置：如果患者有以下情况：①头部CT异常；②持续的神经功能障碍；③无法进行随访，则收入院。

癫痫持续状态

• 符合以下一条者：

1.持续性、全面性癫痫发作持续≥5min。

2.持续性、部分癫痫发作持续＞10min。

3.两次或以上癫痫发作间期意识没有完全恢复。

癫痫持续状态需及时处理，因为持续时间长的癫痫发作有较高死亡率。

• 对症措施

1.气道管理：将患者摆在复苏体位。注意需要保护颈椎。

2.开放气道并保持气道通畅。

3.用负压吸引管吸引呕吐物。

注意：如果患者仍然痉挛，不要尝试插入口咽通气道。

4.通过储氧面罩给予高流量吸氧。

5.准备气管插管，以防止无法维持气道通畅和充分的氧合。

6.监测：生命体征、心电图和脉搏血氧饱和度。

7.建立静脉通路。

8.实验室检查

（1）测定末梢血糖。

（2）血常规，尿素氮、电解质、肌酐。

（3）必要时考虑测定钙和其他电解质水平，测定抗癫痫药血药浓度，血清毒物检测（包括乙醇），动脉血气分析，血培养等。

注意：在长时间抽搐期间或之后，由于持续的、不自主的肌肉运动，患者可能有大量的乳酸堆积。乳酸通常会很快分解，除非出现继发乳酸酸中毒的其他原因。

• 药物治疗

1.一线治疗　苯二氮䓬类药物，静脉应用劳拉西泮或地西泮是癫痫持续状态的一线治疗方法。

用法用量：对于成年人，静脉注射地西泮0.15mg/kg，最大剂量每次10mg，以速度≤5mg/min缓慢静脉注射，每5分钟可重复给药一次。

对于婴儿和儿童，静脉注射地西泮0.2mg/kg，速度≤2mg/min，每5分钟可重复给药1次。

静脉注射劳拉西泮4mg或0.1mg/kg持续1～

2min以上，每5分钟可重复给药1次（最大剂量为8mg）。劳拉西泮的优点包括起效快，作用时间长，可能会抑制心肺功能。

若要监测药物对呼吸或循环的影响，通常发生在地西泮剂量＞20mg时。

如果静脉通路延迟建立，可选用地西泮5mg，栓剂肛塞，或咪达唑仑10mg，肌内注射。

2.二线治疗　抗癫痫药。

（1）静脉注射苯妥英钠20mg/kg，最大速度为50mg/min。

（2）静脉注射丙戊酸钠40mg/kg，5mg/（kg·min）。

（3）静脉注射左乙拉西坦（Keppra®）60mg/kg，最大剂量为3000mg，5mg/（kg·min）。

3.难治性治疗　镇静。

（1）丙泊酚负荷量1～2mg/kg，随后静脉泵入维持滴定至有效。

（2）咪达唑仑负荷量0.2mg/kg，以0.1mg/（kg·h）速率静脉泵入。

4.快速序惯性气管插管　参见第2章第一节“气道管理/快速诱导气管插管”。

非惊厥性癫痫持续状态

- 在长时间抽搐后，患者的肌肉运动可能因疲劳而减弱，或它们也可能由于镇静药的作用而被掩盖，如在快速诱导气管插管过程中使用琥珀胆碱。肌肉运动减弱或停止可能令人误以为癫痫发作已被控制，由于患者的大脑仍可能有持续异常放电，这会导致极高的死亡率。大脑仍持续放电的线索：

1.眼球震颤。

2.噘嘴。

3.脸、手或足的颤动。

- 应考虑请神经专科医师紧急会诊或进行急诊脑电图检查。

处置：经过会诊后，转至神经内科专科机构/重症监护病房以进一步治疗。

致谢

作者要感谢Rahul Rathakrishnan博士（神经学家，NUH）和Jonathan Lau先生（药剂师，NUH）对本章的贡献。

（赵　鸿　译　葛洪霞　校）

参考文献/扩展阅读

1. Patsalos PN, Berry DJ, Bourgeois BF, et al. Antiepileptic drugs—best practice guidelines for therapeutic drug monitoring: a position paper by the Subcommission on Therapeutic Drug Monitoring, ILAE Commission on Therapeutic Strategies. *Epilepsia*, 2008 Jul, 49（7）: 1239-1276.
2. Shih T. Epilepsy and seizures. In: Brust JCM, ed. *Current diagnosis and treatment neurology*. New York: McGraw-Hill Medical, 2012: 47-62.
3. Silbergleit R, Lowenstein D, Durkalski V, Conwit R, NETT Investigators. Lessons from the RAMPART study—and which is the best route of administration of benzodiazepines in status epilepticus. *Epilepsia*, 2013 Sep, 54: 74-77.
4. Huff JS, Melnick ER, Tomaszewski CA, et al. Clinical policy: critical issues in the evaluation and management of adult patients presenting to the emergency department with seizures. *Ann Emerg Med*, 2014, 63（4）: 437-447.
5. Pollack C, et al. Seizures. In: Walls RM, Hockberger RS, Gausche-Hill M, editors. *Rosen's emergency medicine: concepts and clinical practice*. 9th ed. Philadelphia: Mosby-Elsevier, 2018: 138-144.
6. Kapur J, Elm J, Chamberlain JM, et al. Randomized trial of three anticonvulsant medications for status epilepticus. *N Engl J Med*, 2019 Nov 28, 381（22）: 2103-2113.

第二十三节　休克/低灌注状态

Benjamin Leong · Shirley Ooi

定义

- 休克的定义为灌注不足导致组织细胞氧供不足和营养物质转运障碍及代谢产物清除能力下降，从而导致细胞损伤。
- 休克的病理生理学分类（表1-42）。
- 低血压只是一种血压降低的状态。休克通常合并低血压。然而，仅血压无法反映组织灌注。临床表现很重要——低血压患者可能不存在休克，而血压正常的患者可能存在休克。

给全科医师的特别提示

• 所有休克患者应立即转诊至医院进行进一步评估。

• 警惕老年人和小儿发生脓毒性休克时症状可能不明显，也可能表现为轻微的非特异性症状，需要高度警惕。

表1-42 休克的分类

分类	机制	举例
低血容量性	前负荷降低	液体摄入量减少，如脱水 皮肤液体丢失，如烧伤 胃肠道液体丢失，如严重呕吐或腹泻 经肾丢失，如糖尿病和尿崩症，肾上腺功能不全 经第三间隙丢失，如急性胰腺炎
失血性	前负荷降低	创伤 胃肠道失血 主动脉动脉瘤破裂 异位妊娠破裂
心源性	泵衰竭	心肌缺血/心肌梗死 心肌炎 心肌挫伤 心肌病 心律失常（快速性或缓慢性） 急性瓣膜关闭不全 急性乳头肌断裂/室间隔穿孔
梗阻性	泵衰竭	心脏压塞 张力性气胸 肺栓塞
脓毒性	后负荷降低	肺炎 脑膜炎 腹膜炎 胆管炎 泌尿系感染 坏死性筋膜炎
过敏性	后负荷降低	药物过敏 昆虫或动物咬伤/蜇伤 毒物暴露 食物过敏（如花生）
神经源性	后负荷降低、心率降低	脊髓损伤
药物性	混合型	降压药 镇静药 麻醉药 抗抑郁药 硝酸酯类药 磷酸二酯酶抑制剂 毒品暴露

要点

病理生理学基础

氧运输

• 所有休克状态的主要问题是组织氧供（delivery of oxygen，DO_2）减少，无法满足组织代谢的氧耗（oxygen consumption，VO_2）需求。

• 这可能是由于供应减少、储备减少或需求增加造成的。

• 由于贫血和失血，血管内容量减少、循环分布不均匀或携氧能力降低等情况会影响供应。

• 慢性病和体质虚弱时储备受损，而急性病时需求增加。

• 细胞代谢紊乱也可能导致氧的摄取和利用受损。

• 细胞开始进行无氧呼吸，以弥补腺苷三磷酸（ATP）的生成不足（尽管效果很有限）。由于生成增多和清除减少，乳酸水平升高。

• 因此，在这个阶段，机体处于缺氧状态，氧供不足以“满足”机体的需要。

• 随着时间推移，这种氧供不足将累积为氧债，即“偿还”人体无氧呼吸代谢亏欠的耗氧量。

• 因此，休克和低灌注状态治疗的目标是恢复组织氧供，理想的复苏终点是完全偿还氧债。

酸碱生理学

• 低灌注导致氧供不足的同时，组织中CO_2和代谢产物的清除也受到影响。

• 当组织灌注充足时，动脉血和混合静脉血的PCO_2（二氧化碳分压）或pH之间的差值很小。因此，如果不需要评估氧合，如计算P/F比值，可以使用静脉血进行酸碱分析。

• 然而，在呼吸存在（自主呼吸或机械通气）的严重循环障碍中，动脉血和静脉血的PCO_2与pH之间的差距越来越大，在严重休克状态下，可能需要同时进行动脉血气和静脉血气分析。

临床评估

• 最初的评估应着重识别休克患者，并确定休克的类型和原因（表1-43）。

• 一般来说，低血压伴有典型的低灌注症状，如面色苍白、皮肤湿冷/花斑、毛细血管再充盈延长、心动过速、出汗、少尿或意识状态改变则提示休克。

• 心源性休克患者的心排血量减少，可能表现为低血压，伴有肺部湿啰音和第三心音。

• 脓毒性休克的患者通常处于高动力循环状态，出现肢体温暖和洪脉，但需要警惕的是，没有肢体温暖并不能排除脓毒症，因为此时患者可能处于低动力循环状态，心排血量减少。

• 过敏性休克患者通常表现出组胺释放的临床特征（如血管性水肿、荨麻疹或皮肤潮红），但某些患者可能没有这些典型临床特征。

• 服用β受体阻滞剂的患者，运动员和神经源性休克患者可能不会出现心动过速。

• 根据现病史指导体格检查，休克的临床评估可能不可靠，临床体征与血流动力学监测的结合提高了准确性。

• 即使所有提示休克的常用临床指标都正常，细胞、组织或器官基础上的休克仍然存在。

疑诊休克患者的初始管理

• 所有出现休克表现的患者都应紧急转移到重症监护室监护，评估和稳定病情。

• 及时识别和早期治疗对降低休克发病率和病死率至关重要。

• 持续给患者进行心脏监测及血压、心率和脉搏血氧饱和度监测。

• 如果缺氧，应补充氧气，滴定至SpO_2。不必要的过量吸氧可能会增加氧自由基损伤，应当避免。

• 应保持气道通畅，做好必要的气管插管准备（参见第2章第一节“气道管理/快速诱导气

表1-43　不同类型休克的特点

诊断	低血容量性	心源性	梗阻性	脓毒性	过敏性	神经源性
症状和体征	大量液体丢失或摄入减少，出血或外伤史 皮肤弹性消失 黏膜干燥 眼窝凹陷 外伤相关损伤	胸痛 呼吸困难 端坐呼吸 肺部爆裂音或干啰音 肺部积液 第三心音奔马律	胸痛 呼吸困难 端坐呼吸 原发病的体征，如心音低钝，单侧肺鼓音	发热或低体温 洪脉 各种病原体感染的临床特征	致病药物暴露史可能有或没有 血管性水肿 荨麻疹 哮鸣音或干啰音	脊柱外伤史 低血压合并心动过缓 外周血管收缩 瘫痪 肛门松弛 阴茎异常勃起 球海绵体肌反射消失
外周情况	湿冷	湿冷	湿冷	高动力学状态-暖 低动力学状态-冷	温暖、潮红或者正常	温暖，干燥
心率	快	快或慢	快	快	快	慢
中心静脉压	低	高	高	低	低	低
全身血管阻力	高	高	高	高动力学状态-低 低动力学状态-高	低	低
混合静脉血氧饱和度（正常＝70%～75%）	低	低	低	高动力学状态-高 低动力学状态-低/高	低	低
心排血量	低	低	低	高动力学状态-高 低动力学状态-低/高	低	低

共同特点（以下症状并非都会出现）：低血压、心动过速、脉搏细弱、呼吸急促、外周血管收缩、出汗、昏睡、意识状态改变、尿量减少。

管插管”），如在气道阻塞时保护气道，或减少呼吸做功的氧气需求。

• 开通静脉通路，尽可能在肘前静脉放置两根大口径静脉导管（14/16G），同时抽血进行实验室检查和培养。

• 如果考虑患者不是心源性休克，开始液体复苏。对于心力衰竭或肾衰竭的患者，可以静脉给予小剂量晶体液250ml作为临时治疗措施。

• 如果对患者的容量状态有疑问，被动抬腿试验在确定患者液体反应性方面非常可靠。

• 对于创伤性休克患者，请参见本章第二十六节“创伤、多发伤、初始治疗”。

一般检查

• 心电图（参见本章第十五节“急性胸痛”，第3章第八节“心动过速”和第3章第二节“缓慢性心律失常”）。

• 毛细血管血糖浓度测定

1. 糖尿病急性并发症（参见第6章第三节“糖尿病酮症酸中毒和高渗性高血糖状态”）。

2. 低血糖可能发生在严重脓毒症患者中，尤其是儿科患者。

• 尿妊娠试验。育龄期女性出现不明原因休克时，需考虑异位妊娠破裂的可能。

• 血常规

1. 失血早期由于血液稀释，血红蛋白（Hb）和血细胞比容（HCT）的浓度是不准确的，在24h后才能达到稳定状态。例如，酒精依赖患者的HCT升高提示患者之前存在脱水状态。HCT明显升高可能提示低血容量性休克患者处于脱水状态，但也有可能出现在罕见疾病中，即红细胞增多症。

2. 不能依赖中性粒细胞计数诊断脓毒症，因为它可能升高、正常或降低。但是，对于已确诊脓毒症的患者，中性粒细胞计数减少提示预后不良。询问患者是否处于化疗期间。中性粒细胞计数明显升高提示可能是白血病。

• 尿素氮、电解质、肌酐

1. 检查尿素氮和肌酐水平以明确是否存在休克继发的肾损伤。既往有肾病的患者，需与既往结果相比较。

2. 尿素氮升高可能提示上消化道出血。

3. 血钠浓度测定在机体脱水时不可靠，因为它们可能升高、正常或降低。

4. 高钾血症、低钠血症和低血糖可能提示急性肾上腺功能不全。

5. 总二氧化碳（或碳酸氢盐）降低或碱剩余负数提示酸中毒。

• 血气分析确定酸碱和呼吸异常。

在严重休克状态下，动脉血和静脉血pH和PCO_2的差值增大，同时评估动脉血气和静脉血气可能有助于识别休克状态。

• 在休克状态下，乳酸由于细胞缺氧而发生无氧酵解，称为A型乳酸酸中毒。

• 在没有细胞缺氧情况下，乳酸也可能升高，如在肝衰竭（肝乳酸清除率受损）、应用二甲双胍等药物或先天性代谢性疾病中，这称为B型乳酸酸中毒。

请注意，乳酸水平只在循环休克后期升高，在机体代偿机制被超越之后。

• 根据需要为脓毒症患者留取血培养，以指导后续的抗生素治疗。

• 心肌肌钙蛋白升高可能由于冠状动脉粥样硬化斑块破裂引起的1型心肌梗死，或由于氧供氧耗失衡引起的2型心肌梗死。在脓毒性休克中，肌钙蛋白水平升高是预后不良的独立危险因素（参见本章第十五节“急性胸痛”）。

• 交叉配血适用于失血性休克患者。

• 弥散性血管内凝血（DIC）筛查用于休克伴凝血功能障碍的患者。

• 胸部X线用于诊断肺水肿、肺炎及临床上可能漏诊的气胸。

进一步检查

• 实时超声（参见第21章第二节“急诊超声”）。

• 对创伤患者进行扩展的创伤超声重点评估（e-FAST）用于快速识别潜在的出血或危及生命的损伤。

• 休克的快速超声评估（RUSH）是一种广泛使用的方案，用于评估休克的病因“泵、器官或者血管”。

• 创伤患者或疑诊肺栓塞、主动脉夹层的患者，需进行CT扫描。

处理

本部分将重点讲述各种休克的复苏，针对病因的管理请参照相应的章节。

- 休克复苏策略通常通过3种机制来恢复组织氧供和偿还氧债：

1.血管内容量（前负荷和后负荷）。

2.心排血量（泵）。

3.携氧力和供氧量（Hb含量）。

低血容量性休克

- 主要问题显然是容量不足。
- 低血容量性休克是急诊室遇到的最常见的休克类型。
- 除非怀疑有心源性休克，否则在评估反应的同时就应输入1～2L晶体液，必要时重复，优先选择平衡晶体液，如哈特曼溶液。
- 对于儿科患者，可给予负荷量生理盐水20ml/kg，如果生理盐水不可用，也可给予哈特曼溶液输注。
- 血管升压药物仅在充分的液体复苏后再考虑使用。

失血性休克

- 主要问题是血容量不足和血红蛋白丢失后导致的携氧能力下降。
- 要记住液体复苏并不能阻止出血，如果出血不能自行停止，就必须通过手术止血。
- 控制所有的外伤出血，并在适宜时尽早进行外科手术探查。
- 对创伤患者进行低容量复苏还是高容量复苏策略还有待进一步讨论。

1.一般来说，在进行外科手术止血之前，如果患者的血压正常或接近正常，应避免过度的液体复苏，因为这样可能会导致已形成的血块再次破裂出血。

2.如果患者有明显的低血压并持续失血，或满足大量输血的标准，应立即开始输血。以往在评估对2L晶体液的反应后才开始输血的做法是不正确的，因为这可能导致血液稀释和加重凝血功能障碍，需立即联系外科医师。

- 在失血性休克的治疗中，除非出血已明确控制，否则很少使用强心药或血管收缩药。

心源性休克

- 主要问题是泵衰竭。
- 急性心肌梗死伴左心衰竭是心源性休克最常见的原因。
- 可给予250～500ml的液体，并密切频繁地再评估，避免过量液体复苏，因为这可能会加重肺水肿。
- 去甲肾上腺素通常是治疗心源性休克的首选一线药物，多巴胺和多巴酚丁胺也可以考虑。
- 由心脏专科医师置入机械辅助循环装置（如主动脉内球囊反搏，体外膜肺氧合和Impella心室辅助装置）可进一步改善血流动力学状态。
- 见第2章第四节“心源性休克”。

梗阻性休克

- 主要问题是泵衰竭。
- 初步临床检查怀疑张力性气胸的可能，应立即行胸腔穿刺术，之后行胸腔置管引流术。
- 如果怀疑心脏压塞，应立即进行创伤超声重点评估检查，并请心胸外科会诊，准备心包穿刺。
- 对于有循环衰竭的大面积肺栓塞患者，需使用去甲肾上腺素、肾上腺素或多巴胺。最终治疗是溶栓或取栓，以缓解血栓引起的梗阻。

脓毒性休克

- 脓毒症可以引起血管扩张，影响心肌收缩力，损伤终末器官的氧供。
- 复苏的原则应该是通过以下方法将氧气输送到组织细胞中：

1.液体复苏以恢复血管内容量。

2.使用血管升压药优化血流动力学。

3.维持充足的氧合和携氧能力。

- 见第2章第六节“脓毒症与脓毒症休克”。

过敏性休克

- 主要问题是血管舒张异常和心肌收缩力下降。
- 由于外周血管扩张，需积极进行液体复苏以恢复前负荷。静脉输注1～2 L晶体液，重新评估，必要时重复给药。
- 肾上腺素是首选的血管活性药，它还可以逆转过敏反应的许多其他方面影响，如支气管痉挛。

给予肌内注射肾上腺素0.3～0.5mg(1∶1000肾上腺素0.3～0.5ml)。根据反应每3～5分钟重复给药一次。注意1∶1000（传统术语）等于1mg/ml（当前术语）。

• 参见第2章第二节“过敏反应”。

神经源性休克

• 主要问题是交感血管张力的丧失导致血管舒张，以及心脏交感神经传入缺失，导致副交感神经兴奋引起心动过缓。

• 由于外周血管扩张，需积极进行液体复苏恢复前负荷。静脉输注晶体液1～2L，然后重新评估并重复给药以维持MAP（平均动脉压）约90mmHg。

• 血管升压药对抗血管扩张至关重要。

• 必要时请骨科紧急会诊。参见第15章第八节“脊髓创伤和颈椎外伤筛查”和第2章第五节“神经源性休克”。

药物源性休克

• 休克发生的机制取决于药物。

• 继续液体复苏支持治疗，必要时予以通气支持。

• 根据药物不同选择合适的特定治疗方法。

复苏的终点和监测

• 治疗的目标是改善血容量、泵功能和血液的携氧能力，以优化组织氧供，而治疗的终点是这些措施是否有效地改善了实际的氧耗及偿还了氧债。

• 理想的目标是完全偿还氧债，但难以检测。

• 临床终点多变，难以标准化且不可靠。

• 血流动力学终点：如血压大致可以反映疾病的方向，是进展还是恢复，但仅凭本身仍有缺陷。

• 代谢终点：包括pH、碱剩余、碳酸氢盐和乳酸。

• 乳酸水平降至正常表明无氧呼吸已经减少或者终止，这是治疗有效的标志，但并不能反映机体仍通过增加摄氧量而代偿的状态。检测数值不如监测趋势准确。

• pH、碱剩余和碳酸氢根水平是代谢性酸中毒的检测指标，在休克状态下，乳酸酸中毒常见。然而，这些是间接测量指标，可能会被其他酸碱紊乱所干扰（参见第6章第一节“酸碱失衡的紧急处理”）。尽管如此，在无法检测乳酸水平时，这些是非常有用的替代指标。

• 目前还没有一个标志物能够准确预测生存率，但动态监测这些标志物对于指导治疗非常有用。

处置

• 所有休克患者在经过前期会诊后都应该收入高级护理病房或ICU监护治疗。

• 如果存在多发伤，应该启动创伤团队，参见本章第二十六节“创伤、多发伤、初始治疗”。

（付源伟 译 葛洪霞 校）

参考文献/扩展阅读

1. Rivers E，Nguyen B，Havstad S，et al. Early goal-directed therapy in the treatment of severe sepsis and septic shock. *N Engl J Med*，2001 Nov 8，345（19）：1368-1377.
2. Rivers EP，Coba V，Visbal A，et al. Management of sepsis：early resuscitation. *Clin Chest Med*，2008，29：689-704，ix-x.
3. Ellender TJ，Skinner JC. The use of vasopressors and inotropes in the emergency medical treatment of shock. *Emerg Med Clin North Am*，2008，26：759-786，ix.
4. Cocchi MN，Kimlin E，Walsh M，Donnino MW. Identification and resuscitation of the trauma patient in shock. *Emerg Med Clin North Am*，2007，25：623-642，vii.
5. Englehart MS，Schreiber MA. Measurement of acid-base resuscitation endpoints：lactate，base deficit，bicarbonate or what? *Curr Opin Crit Care*，2006，12：569-574.
6. Bilkovski RN，Rivers EP，Horst HM. Targeted resuscitation strategies after injury. *Curr opin Crit Care*，2004，10：529-538.
7. Hiemstra B，Eck RJ，Keus F，van der Horst ICC. Clinical examination for diagnosing circulatory shock. *Current Opin Crit Care*，2017，23（4）：293-301.

8. Wardi G, Brice J, Correia M, Liu D, Self M, Tainter C. Demystifying lactate in the emergency department. *Ann Emerg Med*, 2020, 75（2）: 287-298.

9. Stickles SP, Carpenter CR, Gekle R, Kraus CK, Scoville C, Theodoro D, et al. The diagnostic accuracy of a point-of-care ultrasound protocol for shock etiology: a systematic review and meta-analysis. *CJEM*, 2019 May, 21（3）: 406-417.

10. Semler MW, Self WH, Wanderer JP, Ehrenfeld JM, Wang L, Byrne DW, et al. SMART Investigators and the Pragmatic Critical Care Research Group.Balanced crystalloids versus saline in critically ill adults. *N Engl J Med*, 2018 Mar 1, 378（9）: 829-839.

11. Monnet X, Marik P, Teboul JL. Passive leg raising for predicting fluid responsiveness: a systematic review and meta-analysis. *Intensive Care Med*, 2016, 42（12）: 1935-1947.

第二十四节 喘 鸣

Gene Chan · Kuan Win Sen · Peng Li Lee

要点

• 如果患者气道通畅并能维持，不要对气道做任何操作。

• 允许患者保持舒适体位，如患儿可能想要坐在母亲的膝盖上。

• 不要让患者处于无人看管的状态或离开诊室，如去做X线检查。

给全科医师的特别提示

• 如果怀疑有过敏反应或哮喘，在转运前使用肾上腺素或进行雾化的初始治疗。

• 呼叫救护车而不是私家车将患者转运到医院。

处理

支持治疗

• 中度或重度患者应进入重症监护区治疗，密切监测。

• 气道管理设备，包括环甲膜切开套装，必须随时可用。

• 立即组建由麻醉科和耳鼻喉科高级医师组成的团队。如果需要，考虑使用可视喉镜直视上气道和清醒经口气管插管——如果时间允许，建议使用经口气管插管术（参见第2章第一节“气道管理/快速诱导气管插管”。）

• 复苏药物必须随时备用。

• 给予高流量吸氧，维持$SpO_2>95\%$。

• 监测：心电图、生命体征（每5～15分钟一次）、脉搏血氧饱和度。

• 建立外周静脉通路。

• 实验室检查：可选

1. 血常规，尿素氮、电解质、肌酐（术前）。

2. 血气分析、碳氧血红蛋白（COHb）（烟雾吸入史）。

3. 疑似会厌炎时，留取血培养。

• 如果时间和患者条件允许，完善颈部软组织X线和胸部X线检查。

• 关于儿童喘鸣的注意事项，请参见表1-44。

表1-44 儿童喘鸣的注意事项

正确	错误
动作轻柔	检查喉咙
允许患儿处于舒适体位	强迫患儿平躺
给予湿化氧气吸入	在麻醉医师评估气道前进行静脉穿刺
组建气道管理团队，通知麻醉医师和耳鼻喉医师	坚持拍摄颈部侧位X线片
必要时转入ICU	

临床表现为喘鸣的特定疾病

喉炎

• 喉炎是最常见的儿科病毒性呼吸道疾病之一，又称为急性喉气管支气管炎（ALTB）。

• 常见致病生物：副流感病毒。

• 临床特点

1. 初始时是典型的感冒。

2. 因哭泣和咳嗽而加重进展为高调的犬吠样咳嗽。

3. 症状通常在夜间加重，持续3～5天。

4. 声音嘶哑。

5. 呼吸可能有杂音或费力。

6. 可能进展为喘鸣。

• 根据临床严重程度进行喉炎分级管理，见表1-45。

表1-45 基于临床严重程度的喉炎管理建议

严重程度	临床表现	治疗
轻度	无三凹征，精神正常	口服地塞米松＋雾化吸入治疗，隔日门诊随诊
轻度至中度	轻度三凹征，肤色正常，烦躁不安	口服地塞米松＋雾化吸入治疗，如果在急诊科经雾化吸入治疗后病情好转，年龄大于6个月，并且家长可照顾患儿，可门诊随诊
中度	静息时轻度喘鸣，发绀和昏睡	口服地塞米松和肾上腺素雾化，住院治疗
重度	发绀伴严重三凹征，静息时严重喘鸣	肾上腺素雾化吸入和肌内注射地塞米松，住ICU治疗

• 药物剂量

1. 口服地塞米松0.6 mg/kg（最大剂量10 mg）。

2. 冷生理盐水5 ml，雾化，间隔15min一次。

3. 如果患者呕吐且无法耐受口服药物，可给予布地奈德2mg，雾化吸入。

4. 肾上腺素雾化吸入，1∶1000肾上腺素0.5 ml/kg持续15min。

5. 重度喉炎可每15分钟重复一次肾上腺素雾化吸入。

6. 可考虑肌内注射地塞米松。

• 喉炎的入院标准

1. 患儿表现为中毒症状。

2. 脱水或无法经口进水。

3. 静息时出现喘鸣或三凹征加重。

4. 父母不可靠。

5. 肾上腺素雾化吸入后无改善，或在肾上腺素给药后2～3h病情恶化。

会厌炎

• 会厌炎传统上被认为是一种儿童多发的疾病，但由于婴儿期流感嗜血杆菌b结合疫苗的常规接种，如今成人患者更常见。

• 常见的致病微生物是流感嗜血杆菌、肺炎链球菌和β溶血性链球菌。

• 临床特点

1. 突然发病，进展迅速，尤其儿童。

2. 严重喉咙痛伴吞咽困难（吞咽疼痛）。

3. 高热。

4. 声音低沉。

5. 流涎。

6. 呼吸急促。

7. 喘鸣。

8. 患者倾向于直立坐位和向前弯曲，以减少继发于声门上水肿的阻塞症状。

9. 喉炎和会厌炎的鉴别见表1-46。

• 患者很少需要影像学检查，除非诊断不明确的亚急性病例。发病早期耳鼻喉科通过内镜直接观察会厌，可确诊并评估气道状态。

• 如果发现颈外侧软组织肿块，需要注意以下情况：

1. 肿大的会厌："拇指征"（图1-12）。

2. 肿大的杓会厌皱襞。

• 会厌炎管理的两个关键原则是保持气道通畅和适当使用抗生素。

1. 对于气道几乎完全阻塞的患者，应保持气道通畅后再进行诊断评估，同时补充加湿氧气。

2. 静脉注射头孢曲松2g。

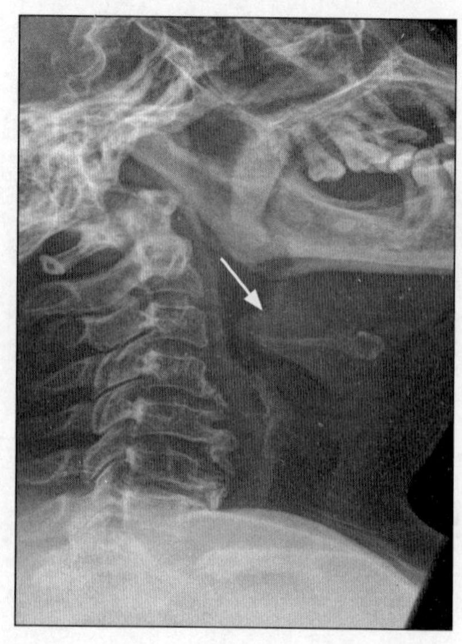

图1-12 会厌"拇指征"，如箭头所示

表1-46 儿科喉炎/急性喉气管支气管炎（ALTB）和会厌炎的鉴别

	喉炎/ALTB	会厌炎
年龄	3.5～5岁	2～7岁
病原体	普通病毒：副流感病毒	细菌：流感嗜血杆菌
发作	数日	数小时
前驱症状	有	无
一般状态	无中毒症状	中毒症状
发热	+/-	++
咳嗽	重	无
声音	声音嘶哑	声音低沉
流涎	无	有
严重程度	程度多样	通常严重
X线	胸部X线片可见“尖塔征”	颈椎侧位X线显示会厌部“拇指征”

咽后壁/扁桃体周围脓肿

- 发热、颈部僵硬、吞咽困难和颈部淋巴结肿大的儿童应考虑该病。
- 成人通常表现为亚急性发热、颈项僵硬、流涎和咽后部水肿。
- 患者可以进行X线检查，但很可能浪费宝贵的时间。
- 如果发现颈外侧软组织肿块，需注意：

1.软组织肿块在椎体前方（正常可达椎体宽度的1/3）（图1-13）。

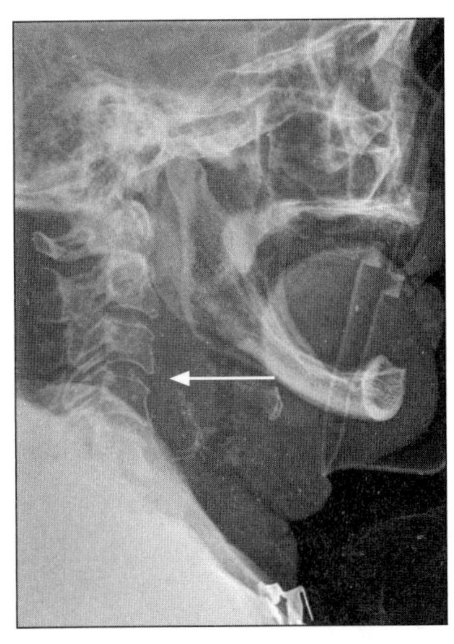

图1-13 咽后壁脓肿所致椎前软组织肿胀，如箭头所示

2.咽后壁的气液平（不常见）。

- 如果需要立即进行气道干预，需要将头部向下并呈过伸位，避免脓肿破裂时误吸。
- 给予静脉注射抗生素，有效对抗包括厌氧菌的口腔病原体，首选阿莫西林克拉维酸钾，也可以选择克林霉素。
- 由专科团队立即安排进入手术室。

气管/支气管异物吸入

- 成人更多见，起病更急，可表现为呼吸心脏停搏。异物通常在气道干预时发现。
- 对于儿童，需要注意：

1. 80%的病例发生在年龄<3岁的儿童（如果患儿与年龄较大的儿童处于同一环境中，则发病年龄更早）。

2.大部分异物都在支气管（发生率>85%）。

3.大多数吸入的异物是不透射性的（发生率>90%）。

4.有异物吸入史的儿童，24%曾被误诊为肺部感染。

5.食管异物还可通过压迫气管导致气道损伤。

- 上气道异物和呼吸衰竭患者应立即治疗，年龄<1岁的患儿给予5次拍背和5次胸外按压，年龄>1岁的患儿，包括成年人，可采用海姆利希手法。在按压间隙直接检查口咽部，不要盲目用手指掏挖。

1.如果上述方法不成功，用喉镜直接检查下咽部。如果可以触及，用Magill镊子取出异物。

2.如果上述方法不成功，可考虑气管插管或外科手术治疗。

3.专科团队应安排喉镜或支气管镜检查。

血管性水肿/过敏反应

- 保持气道通畅是首要任务。
- 给予吸氧治疗，不要过多刺激引起呼吸骤停。
- 建立外周静脉输液通路，输注晶体液。
- 药物治疗

1.肾上腺素 1∶1000（即1mg/ml）溶液10μg/kg（0.01ml/kg）肌内注射，儿童最大量0.3ml，成人最大量0.5ml。

2.苯海拉明 婴儿/儿童静脉注射1mg/kg，

成人静脉注射25～50mg。

3.氢化可的松　静脉注射5mg/kg。

烟雾吸入

- 首先用冷雾氧疗法初步治疗损伤。
- 如果气道分泌物很多，可能需要人工气道。
- 气管插管的适应证

1.低氧血症吸氧后无改善。

2. PCO_2升高。

3.气道阻塞加重伴喘鸣。

- 完善动脉血气分析（包括碳氧血红蛋白），参见第13章第六节“一氧化碳中毒”。
- 完善心电图检查以排除心肌缺血。
- 完善胸部X线以排除气压伤，如气胸。

（付源伟　译　葛洪霞　校）

参考文献/扩展阅读

1. Sobol SE，Zapata S. Epiglottitis and croup. *Otoolaryngol Clin North Am*，2008 Jun，41（3）：551-566.

2. Oliva O-A. Acute management of croup in the emergency department. *Paediatr Child Health*，2017 Jun，22（3）：166-169.

第二十五节　晕　厥

Sim Tiong Beng · Shirley Ooi

定义

晕厥是由于大脑灌注不足引起的短暂性意识丧失（transient loss of consciousness，TLOC），其特征是发病迅速、持续时间短、自发完全恢复。因此，癫痫发作、短暂性脑缺血发作（TIA）、低血糖、缺氧、药物摄入和头部创伤绝对不是晕厥的原因。

晕厥是急诊科的常见症状，占所有急诊科就诊和住院人数的3%。终身患病率在10.5%～19%。

晕厥有许多可能的原因：

1.反射性：血管迷走性（8%～37%）、情境性、颈动脉超敏综合征。

2.心源性：心律失常、结构性心脏病（主动脉狭窄）、急性冠脉综合征/肺栓塞/主动脉夹层（4%～25%）。

3.体位性：出血（腹主动脉瘤破裂/消化道出血/异位妊娠）、低血容量（脱水）、药物诱发和自主神经功能障碍（4%～10%）。

4.不明病因（13%～41%）。

晕厥的原因见图1-14。

要点

- 急诊医师的主要职责是鉴别危及生命的情况（心律失常、肺栓塞、主动脉夹层、消化道出血、异位妊娠或蛛网膜下腔出血），并提供紧急治疗。排除危及生命的疾病后，临床医师应根据详细的病史、查体和包括心电图在内的检查，鉴别可能的直立性低血压或反射性晕厥。晕厥通常可能无法明确病因，大多数患者仍然可以安全出院，尤其是不良事件发生率较低的年轻患者。
- 血管迷走性晕厥通常发生在患者直立时。晕厥发生在仰卧位或坐位时应提示临床医师寻找更严重的病因。同样，胸痛、运动或心悸相关的晕厥也是一个危险信号。
- 晕厥后不良结局的风险随着年龄的增长而逐渐增加，应结合其他风险因素评估，特别是心脏病病史或心电图异常。
- 在老年患者中，由低血容量、药物作用和自主神经功能障碍引起的直立性晕厥很常见。将自主神经功能障碍作为直立性晕厥的病因应采用排除诊断，此外，临床医师应保持警惕，因为直立性晕厥也可能与心源性晕厥同时存在。
- 不能因为出现直立性低血压，就结束排查晕厥的其他原因。

给全科医师的特别提示

- 尽管血管迷走性晕厥是常见的良性晕厥，但它是排他性诊断。首先要考虑其他严重的疾病，如心脏相关疾病、消化道出血和异位妊娠导致的失血。

晕厥患者的初步管理

- 应根据生命体征和气道、呼吸和循环评估

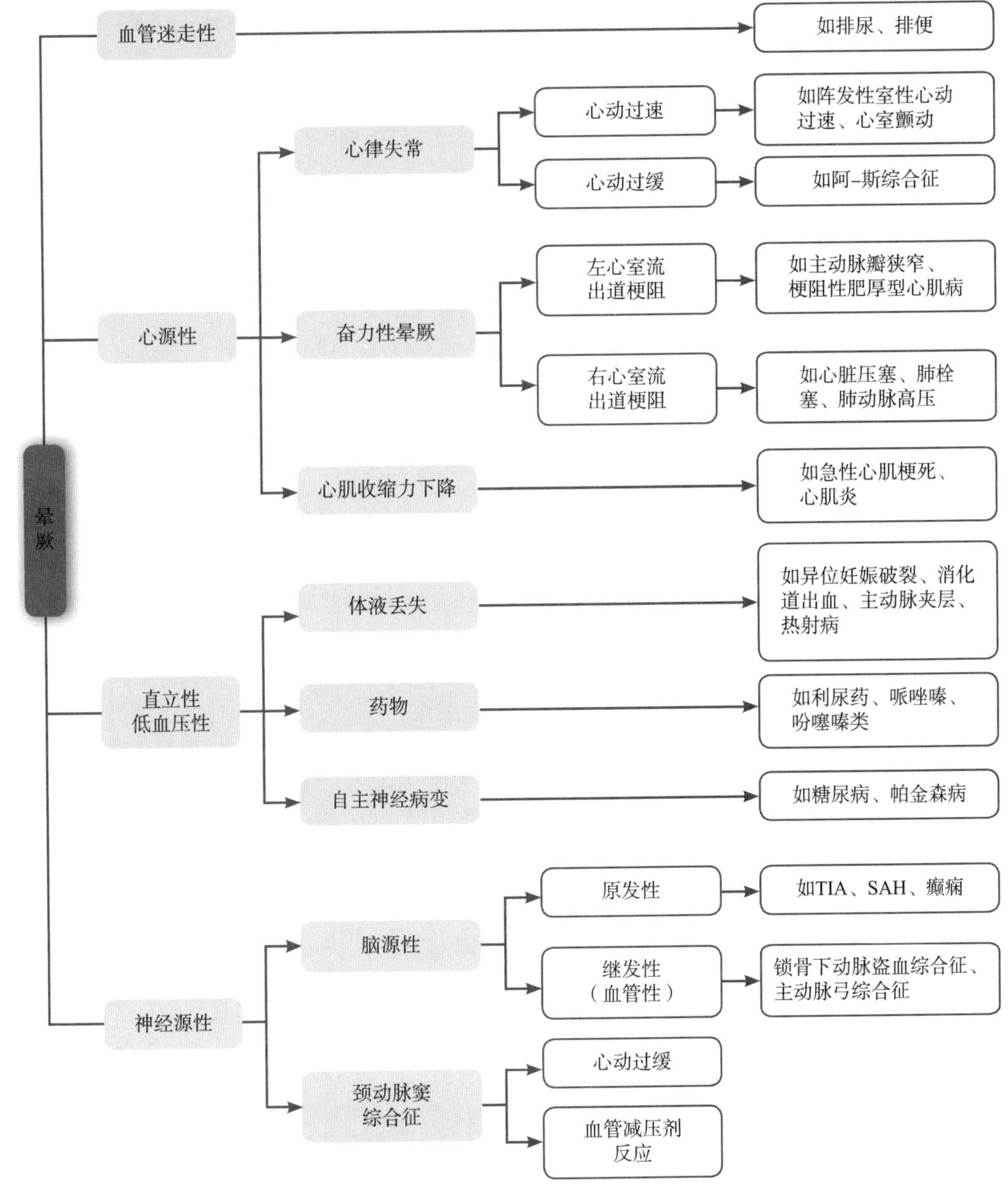

图1-14 晕厥的原因

对患者进行分诊。

- 在血流动力学不稳定的情况下，或如果临床怀疑有心脏原因或失血，应考虑静脉输液。
- 如果怀疑有心律失常，则进行心电监测。

患者评估

- 病史：真的是晕厥吗？排除癫痫发作（表1-47）、卒中或低血糖等类似症状。
- 是否有明确的危及生命的原因：新发胸痛、心悸、呼吸急促、腹痛、头痛、运动期间或仰卧时晕厥、无预警症状或前驱症状、心源性猝死家族史、严重结构性或冠状动脉疾病。
- 体格检查

1. 无法解释的收缩压下降、心动过速、心动过缓或缺氧。

2. 直立性血压：从仰卧位到站立位（2min）时，收缩压降低幅度＞20mmHg或脉率增加幅度＞20次/分。

3.失血征象：面色苍白、心动过速及直立和仰卧的血压。

4.格拉斯哥昏迷评分（GCS）：评估癫痫发作后状态、蛛网膜下腔出血或低血糖。

5.心血管检查是否有异常心律、杂音和心力衰竭征象。

6.神经功能缺损或颈动脉杂音：TIA/卒中。

7.直肠检查：消化道出血。

8.检查晕厥造成的继发性损伤：头部损伤、硬膜下出血和颅骨骨折。

表1-47　晕厥的鉴别诊断

	癫痫	晕厥
强直阵挛伴双眼上翻	常见，长时间抽搐伴侧舌咬伤	不常见，短暂抽搐
声调	提高	正常或下降
GCS	发作后意识障碍，恢复缓慢	GCS迅速恢复
发作	有前兆，经常跌伤	没有前兆，事件发生前出汗或恶心，外伤不常见
尿失禁	常见	少见，但可能

检查

• 所有患者都应检查心电图。

1.检查心电图的作用是寻找心肌缺血、心律失常或易诱发心律失常的心电图特征。心律失常通常是一过性的，在做心电图时可能不会出现。因此，如果怀疑心律失常，可能需要持续的心电监测。

2.异常心电图：见于急性心肌缺血、心律失常，如窦性停搏、二度Ⅱ型和三度房室传导阻滞、缓慢型心房颤动（心率＜40次/分）、持续性窦性心动过缓（心率＜40次/分）、起搏器故障、室性心动过速、预激综合征（WPW综合征）（图1-6）、长QT间期综合征（图1-10）、Brugada综合征（图1-7～图1-9）和肥厚型心肌病（HCM）。

• 检查应以临床疑诊为指导，基于详细的病史和查体，以避免不必要的检查。

1.如果怀疑心律失常，则进行心脏监测。

2.检测末梢血糖排除低血糖。

3.疑似异位妊娠的测定尿液hCG。

4.晕厥很少需要做脑CT，除非临床上有卒中或脑出血/蛛网膜下腔出血可能。对于有晕厥、轻微创伤和神经系统查体正常的无症状成年患者，应避免做脑CT。

5.电解质和血常规收效甚微，不应常规进行。

6.疑似急性冠脉综合征患者检查肌钙蛋白。

7.如果怀疑肺栓塞，D-二聚体预测的准确性为低至中等。

8.特殊心脏检查：超声心动图（有心脏杂音或运动性晕厥）、运动平板试验（冠状动脉疾病）。

危险分层

• 在急诊科初步评估后，晕厥的病因通常不明确，必须关注晕厥的危险分层，以区分可安全出院患者和需要紧急检查并住院治疗患者。

• 有许多晕厥风险分层评分，如加拿大晕厥风险评分和旧金山晕厥评分。大多数具有良好的敏感性，但缺乏特异性。这些评分工具可作为临床决策的辅助工具，但不应单独使用或代替临床判断。风险通常随年龄增长而增加，年龄可能是最简便易行的风险分层变量。

• 2018年，欧洲心脏病学会（ESC）发布了晕厥诊断、风险分层和管理指南（表1-48）。

处理

• 低风险患者（如直立性/血管迷走性晕厥）可安全出院，无须进一步检查。然而，复发性或致残性反射性晕厥患者可完善倾斜试验检查，以排除需要起搏器或药物治疗的严重心脏抑制或血管抑制。

• 不明原因晕厥的中风险患者经过急诊室初步评估后，不会立即出现危及生命的情况时，可进入观察室监测。这些患者通常是年龄大于50岁或有心脏病病史的老年患者。选择合适的患者进入观察室有助于减少住院人数，允许中风险患者在12h内进行心脏监测和连续肌钙蛋白测定后安全出院。

• 具有明显心源性、肺栓塞或神经源性病因的高风险患者将需要进一步住院评估。

表1-48　2018年ESC的晕厥诊断、风险分层和管理指南

晕　厥

低风险

- 与反射性晕厥相关的典型前驱症状（如轻度头痛、发热、出汗、恶心、呕吐）
- 在突然出现不舒服的视觉、听觉、嗅觉或疼痛后晕厥
- 在拥挤、炎热的地方长时间站立后晕厥
- 用餐期间或餐后晕厥
- 由咳嗽、排便或排尿诱发
- 转头或颈动脉窦受压（如肿瘤、剃须、紧衣领）
- 从仰卧/坐姿到站立

高风险

重度

- 新发胸部不适、呼吸困难、腹痛或头痛
- 用力或仰卧时晕厥
- 突然心悸，随后立即晕厥

轻度（只有出现结构性心脏病或心电图异常时才是高风险）

- 无预警症状或短暂（＜10 s）前驱症状
- 有早发心源性猝死家族史
- 坐位晕厥

既往史

低风险

- 反复晕厥的长期病史（年），具有与既往发作相同的低风险特征
- 无结构性心脏病

高风险

重度

- 严重结构性心脏病或冠状动脉疾病（心力衰竭、左心室射血分数降低或既往心肌梗死）

体格检查

低风险

- 查体正常

高风险

重度

- 无法解释的急诊收缩压＜90 mmHg
- 直肠检查时发现消化道出血
- 清醒状态和缺乏体育锻炼时持续性心动过缓（心率＜40次/分）
- 未明确的心脏收缩期杂音

心电图

低风险

- 正常心电图

高风险

重度

- 与急性心肌缺血一致的心电图变化
- 二度Ⅱ型和三度房室传导阻滞
- 缓慢型心房颤动（心率＜40次/分）
- 持续性窦性心动过缓（心率＜40次/分），或缺乏体育训练且清醒状态下反复窦房传导阻滞或窦性停搏＞3s
- 束支传导阻滞、心室内传导障碍、心室肥大或符合缺血性心脏病或心肌病的Q波
- 持续性和非持续性室性心动过速
- 植入式心脏装置（起搏器或ICD）功能异常
- 1型Brugada综合征
- 在V_1～V_3导联有1型形态的ST段抬高（Brugada模式）
- 多次12导联心电图中QTc＞460 ms，表明长QT间期综合征（LQTS）

轻度（仅当病史与心律失常性晕厥一致时才是高风险）

- 二度Ⅰ型房室传导阻滞和一度房室传导阻滞，PR间期明显延长
- 无症状的轻度窦性心动过缓（40～50次/分）或缓慢型心房颤动（40～50次/分）
- 阵发性室上性心动过速或心房颤动
- 预激QRS波群
- 短QTc间期（≤340 ms）
- 非典型Brugada模式
- 右心导联出现T波倒置，Epsilon波提示致心律失常性右室心肌病（ARVC）

（付源伟　译　葛洪霞　校）

参考文献/扩展阅读

1. Tan C，Sim TB，Thng SY. Validation of the San Francisco Syncope Rule in two hospital emergency departments in an Asian population. *Acad Emerg Med*，2013 May，20（5）：487-497.
2. Costantino G，Sun BC，Barbic F，et al. Syncope clinical management in the emergency department：a consensus from the first international workshop on syncope risk stratification in the emergency department. *Eur Heart J*，2016，37：1493.
3. Thiruganasambandamoorthy V，Kwong K，Wells GA，et al. Development of the Canadian Syncope Risk Score to predict serious adverse events after emergency department assessment of syncope. *CMAJ*，2016，188：e289.
4. Numeroso F，Mossini G，Lippi G，et al. Role of emergency department observation units in the management of patients with unexplained syncope：a critical review and meta-analysis. *Clin Exp Emerg Med*，2017，4：201-207.
5. Brignole M，et al. 2018 ESC guidelines for the diagnosis and management of syncope. *Eur Heart J*. 2018 Jun 1，39（21）：1883-1948.
6. Toarta C，Mukarram M，Arcot K，et al. Syncope prognosis based on emergency department diagnosis：a prospective cohort study. *Acad Emerg Med*，2018，25：388.
7. Anderson TS，Thombley R，Dudley RA，Lin GA. Trends in hospitalization，readmission，and diagnostic testing of patients presenting to the emergency department with syncope. *Ann Emerg Med*，2018，72：523.
8. Baugh CW，Sun BC，Anderson TS，Thombley R，Dudley RA，Lin GA. Syncope Risk Stratification Study Group.Variation in diagnostic testing for older patients with syncope in the emergency department. *Am J Emerg Med*，2019，37：810.
9. Thiruganasambandamoorthy V，Rowe BH，Sivilotti MLA，et al. Duration of electrocardiographic monitoring of emergency department patients with syncope. *Circulation*，2019，139：1396.

第二十六节　创伤、多发伤、初始治疗

Kanwar Sudhir Lather

引言

严重创伤患者需要快速评估伤情并开始生命支持治疗。本章内容包括：

- 准备。
- 检伤分类。
- 快速评估。
- 初次评估（ABCDE）：快速识别和处理可能立即危及生命的伤情。
- 再次评估（从头到足的全面评估）：基于“AMPLE”助记法（A.过敏史；M.用药史；P.既往病史；L.最后一餐进食情况；E.致伤原因）进行病史采集。
- 复苏后持续监测。
- 定期评估。
- 专科治疗：考虑转入专科进行治疗。

注释：应该经常重复初次评估和有针对性地再次评估以发现任何病情恶化。

准备

在患者到达医院之前，院前急救人员应该将下列信息通知医院急诊科。

- 患者的年龄和性别。
- 致伤原因。
- 生命体征。
- 怀疑的伤情。

基于急救人员提供的信息，急诊科医务人员需要完成下列内容。

- 明确急诊科医疗团队成员分工。
- 通知其他相关人员。根据医疗机构的创伤团队启动流程，启动创伤团队或通知外科会诊医师和其他专科的成员（如产科、放射科）待命。
- 确保诊疗资源处于可用状态（如超声、CT、手术室）。
- 为可能需要的流程做好准备（如气管插管、胸腔闭式引流）。

- 通知医院血库为紧急输血做好准备。

创伤团队

高级创伤中心的团队包括急诊医师、创伤外科医师、外科亚专科医师、急诊护士和技术人员。创伤团队应该采用经过演练的评估、干预和流程系统。团队必须有一个明确的领导，负责确定和协调总体诊疗方案。

所有团队人员应进行标准防护（如面屏、护目镜、防水手术服、铅衣和铅手套），以预防直接接触患者体液。

检伤分类

检伤分类是根据治疗所需的医疗资源和实际能够获得的医疗资源对患者进行分类。需要考虑的影响因素包括伤情的严重程度、生存的可能性和可获得的医疗资源。

院前的检伤分类是基于现场检伤指南对患者进行分类（表1-49）。

表1-49　现场创伤检伤分类标准

生理学指标
- 格拉斯哥昏迷评分≤13分。
- 收缩压＜90mmHg。
- 呼吸频率＜10次/分或＞29次/分（不足1岁的婴儿呼吸频率＜20次/分），或需要通气支持。

解剖学标准
- 头、颈、躯干和靠近肘或膝的四肢穿透性损伤。
- 胸壁不稳定或畸形（如连枷胸）。
- 近端长骨骨折。
- 四肢的挤压伤、脱套伤、撕裂伤或无法触及肢体的动脉搏动。
- 腕部或踝部近端的截断伤。
- 骨盆骨折。
- 开放性或凹陷性颅骨骨折。
- 瘫痪。

致伤机制
- 坠落高度
  - 成人：＞20ft（一层楼＝10ft）（1ft＝0.3048m）
  - 儿童：＞10ft或儿童身高的2～3倍
- 高风险机动车碰撞
  - 侵入乘员座舱内（含车顶）：乘员座位处＞12in（1in＝0.0254m），其他位置＞18in
  - 从车厢内甩出（部分或全部）
  - 同一车厢内的乘员死亡
- 机动车与行人或骑车人碰撞，行人或骑车人被抛出、碾压或碰撞速度快（＞30km/h）
- 摩托车（速度＞30km/h）碰撞

院内的检伤分类通常在急诊科进行，目的是根据初次评估和再次评估的结果进行医疗资源的分配（包括医务人员、诊疗手段和诊疗级别）。

创伤患者到达急诊科

在移交患者之前，需要确认：
- 患者是否气道通畅。
- 患者是否可以触及大动脉搏动。
- 患者有无可见的活动性出血。

接收院前医疗团队移交患者的推荐的记录格式是AT-MIST［A.患者年龄；T.受伤时间；M.致伤机制；I.怀疑或确定的损伤；S.症状和体征（生命体征、格拉斯哥昏迷评分、主诉），T.治疗（实施的干预措施：静脉通路、输注液体、固定措施等，以及对治疗的反应）］。

当医疗团队进行初步评估时，指定的医务人员应根据“AMPLE”原则进一步采集病史。

初次评估（ABCDE）和复苏

初次评估的目的是确定可能立即危及生命的损伤并进行治疗。

出血是创伤患者最常见的、可以预防的导致死亡的原因，因此止血应该是最优先的。＜C＞ABCDE和MARCH流程（表1-50）对传统的ABCDE流程进行了重组，以关注早期的出血控制。

表1-50　创伤初始评估中的＜C＞ABCDE和MARCH流程

＜C＞ABCDE	MARCH
＜C＞：控制灾难性出血	M：大出血
A：气道（在限制颈部活动时）	A：气道
B：呼吸和通气	B：呼吸
C：循环和出血控制	C：循环
D：功能障碍（进行基础神经功能评估）	H：低体温/颅脑损伤
E：暴露和环境控制	

我们将根据＜C＞ABCDE流程按照纵向事件序列进行初次评估，以确保清晰地、有组织地逐步进行。在临床实践中，这些步骤通常由创伤团队同时完成，创伤团队负责人对整个过程进行监督。

控制活动性、灾难性的外出血

- 评估：快速评估以确定持续的、严重的外出血。

1.截肢术引起的大量动脉出血。

2.大动脉撕裂。

3.关节出血（从躯干到四肢的交界处的出血，即颈部、肩部、腋窝、会阴、臀部和腹股沟）。

治疗：见推荐流程（图1-15）。

10秒评估法

• 首先问患者两个简单的问题（例如“你叫什么名字？”“你知道你发生了什么吗？”）。

• 如果患者能够清晰而准确地回答，则表明无严重的气道损伤（即清晰说话的能力）、无严重的呼吸功能受损（即驱动空气流动以说话的能力）、无显著的意识水平降低（即足够警觉地描述所发生的事情）。

• 未能回答这些问题表明A、B、C或D异常，需要紧急评估和管理。

限制颈椎运动时的气道评估

• 评估

观察

1.发音改变。

2.喘鸣音。

3.口腔异物。

4.牙齿/颌面部/下颌骨骨折。

5.喉/气管骨折（颈部肿胀和瘀斑）。

6.呼吸窘迫症状（包括呼吸急促、辅助呼吸肌运动、呼吸节律异常）。

• 触诊

1.面部和颈部的皮下捻发音。

2.颈部肿胀/瘀斑。

• 处理

吸氧。

如果出现呼吸窘迫征象：

1.开放气道手法：前推下颌、抬起颏部（保持头颈部稳定）。怀疑颈椎损伤的情况下，不宜倾斜头部。

2.如果格拉斯哥昏迷评分分数低且吞咽反射消失，则插入大小适当的口咽或鼻咽通气道。对于怀疑颅底骨折的患者，应避免使用鼻咽通气道。

3.如果患者发生呕吐

（1）将患者向侧面翻转。

（2）使用硬质吸引导管进行吸引，以防止误吸。

颈椎管理

如果患者意识清醒，国家紧急X线应用研究（NEXUS）标准和加拿大颈椎法则有助于确定哪些患者有颈椎损伤的风险。详见第15章第八节。

如果患者存在意识障碍，在能够排除之前都应该假设存在颈椎损伤，并在整个复苏过程中限制脊柱的运动。脊柱的影像学检查不应延误紧急手术，因为影像学的结果不会改变紧急处理的流程。

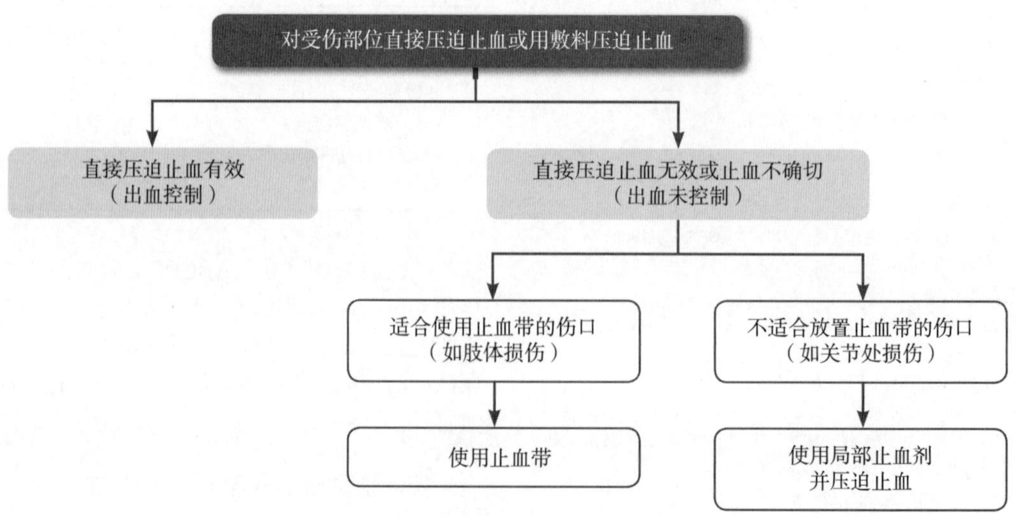

图1-15 控制灾难性出血的推荐流程

- 严重创伤患者考虑建立高级气道的适应证

1.即将发生的气道阻塞（烧伤、颈部穿透性或钝性损伤）或可能改变气道解剖结构的损伤（如面部创伤、颈部创伤）。

2.呼吸功能不全（由于高位颈髓损伤、大面积肺部挫伤、多处肋骨骨折伴或不伴连枷胸或其他胸部损伤）。

3.多系统创伤伴休克。

4.昏迷患者（格拉斯哥昏迷评分为3～8分）；可能有自伤风险的激动性创伤患者（颅脑创伤、缺氧、药物或酒精引起的谵妄）。

- 高级气道的选择

1.经口或经鼻气管插管。

2.经皮穿刺扩张气管切开。

3.直接气管切开。

- 多发创伤患者的气管插管

1.气管插管会增加胸膜腔内压并降低心脏前负荷，从而对失血性休克和阻塞性休克的患者产生负面影响。气管插管前低血压是气管插管后心脏停搏的危险因素。因此，在非心脏停搏、紧急气管插管、严重呼吸衰竭的情况下，对于容量不足患者应该采取“气管插管前进行液体复苏”的策略，并在气管插管前针对阻塞性休克采取治疗措施，如双指胸腔造口术和胸腔闭式引流。

2.气管插管和正压机械通气可能会使已经存在的隐匿性气胸加重。如果在气管插管后临床情况恶化，应立即评估是否存在张力性气胸。

3.如果患者坐位能够减轻症状和（或）不能平躺，考虑在整个复苏过程中使患者保持坐位，因为强迫患者平躺可能会使病情恶化。

- 注意事项

1.对于多发创伤患者应该首先假设存在颈椎损伤，直至影像学检查能够排除。

2.在气道管理过程中，在一名操作者置入高级气道时，应该有另一名操作者专门负责固定脊柱并防止颈椎过度移动。

3.根据定义，创伤患者的气道通常属于困难气道，这是因为在操作过程中需要保持颈部固定。在理想情况下，只有精通各种气道管理技术的操作者才能对这些患者进行气道管理。

4.在给予肌肉松弛药之前，需要评估困难气道的其他预测因素（参见第2章第一节“气道管理/快速诱导气管插管”）。

5.需要进行一次简短的气管插管前评估，以确定患者的基础神经功能状态（如瞳孔对光反射、格拉斯哥昏迷评分、四肢运动）。神经外科手术，一旦患者气管插管并给予肌肉松弛药，就不可能再进行神经功能的评估了。

呼吸和机械通气

确保气道通畅后，评估氧合和通气的充分性。单纯的气道通畅并不能保证充分的通气。呼吸衰竭可由气道阻塞、通气不足导致，或两者兼有。肺、胸壁和膈肌损伤可能导致通气不足。

- 评估

视诊

1.穿透性的胸部损伤，凹陷的胸部伤口。

2.呼吸速率和深度。

3.呼吸窘迫征象（包括呼吸急促、辅助呼吸肌运动、呼吸形式异常）。

4.胸部的矛盾运动（连枷胸）。

触诊

1.气管偏斜（张力性气胸）。

2.颈部/胸部的捻发音（皮下气肿，可能分别来自下纵隔气肿和气胸）。

叩诊

鼓音（提示气胸）或浊音（提示血胸）。

听诊

单侧呼吸音消失（单纯性或张力性气胸、大量血胸或气管插管误入右主支气管）。

- 治疗

1.连接脉搏血氧饱和度监测仪。

2.给予高浓度的吸氧。戴有储氧袋的非重复呼吸面罩，可获得约70%的吸入氧浓度。

3.进行动脉血气分析，以评估氧合是否足够，有无二氧化碳潴留。

即刻危及生命的情况

张力性气胸

- 根据征象可做出临床诊断：单侧呼吸音减弱和胸部膨隆，伴有心动过速，随后出现低血压和气管偏斜。此时不能因为等待胸部X线片而延误治疗。
- 首选的治疗方法是单指胸膜腔造口术，然后插入胸腔引流管。另一种选择是在腋前线至腋中线的第5肋间进行穿刺减压（参见第15章第二节“胸部创伤”）。

开放性气胸

- 胸壁上的开放、凹陷的伤口会使胸腔内的负压消失，从而导致无效通气。

• 治疗：用三层敷料封闭胸部伤口（应避免完全封闭，因为这可能会将损伤转化为张力性气胸）。然后在远离伤口的位置插入胸腔引流管。

大量血胸

• 治疗：根据临床适应证进行胸腔置管引流术（28～32F）和输注血液制品。

循环与出血控制

• 理解创伤死亡三角、创伤性凝血病和损伤控制复苏的概念是必要的，因为这些概念会影响创伤患者循环的评估和管理。

"死亡三角"

• "死亡三角"是创伤引起的生理紊乱，形成一种自我延续的恶性循环，最终导致休克和死亡。

1.低体温　影响凝血级联中血小板和凝血酶的功能。

2.酸中毒　组织灌注不足导致代谢性酸中毒，从而导致凝血功能障碍。

（1）因输注大量晶体液或不平衡的成分输血而加剧。

（2）最大限度地增加氧合并减少导致通气不足的原因，以避免任何额外的呼吸性酸中毒。

3.凝血病　见下一部分。

创伤性凝血病

严重创伤患者的创伤性凝血病的病因是多因素的。高达30%的创伤患者几乎从受伤时就出现了原发性出血倾向。这种现象（通常被称为创伤诱导的凝血病、急性创伤凝血病或创伤休克急性凝血病）的特点是由蛋白质C介导的全身抗凝物质激活、高度纤溶和内皮功能障碍决定的。

下列因素都会加重凝血病：持续出血导致凝血因子持续丢失和消耗，大量输注晶体液或不平衡成分输血会稀释凝血因子，低体温和酸中毒。

损伤控制性复苏（DCR）

• 避免"死亡三角"是损伤控制性复苏的理论基础。其包括：允许性低血压、止血复苏、早期损伤控制手术。

1.允许性低血压　这也被称为限制性复苏或最低正常血压。这是一种接受低收缩压（低至90mmHg）和低平均动脉压（60mmHg）的策略，以防止稀释性凝血病和血栓破裂。该策略将一直持续到获得确定性的止血。

严重创伤性脑损伤患者禁用允许性低血压策略。此类患者需要平均动脉压≥80mmHg以维持脑灌注。

2.止血复苏　是以固定比例的成分输血对失血性休克患者进行复苏的策略。血液制品的理想比例尚不明确。压积红细胞、新鲜冷冻血浆和血小板比例为1∶1∶1，有助于提高生存率。

基于临床流程或开发的评分系统能够预测大量输血的需求（如ABC评分或TASH评分），从而早期启动医疗机构的紧急大量输血方案。

3.氨甲环酸　伤后3h内给药，首剂1g静脉注射，随后每8小时给予1g。

4.早期损伤控制手术　外科团队决定进行简单的关键手术以进行止血。一旦"死亡三角"得到控制并开始进一步复苏，就可以考虑进行二次手术。

循环的评估

• 成人有下列7个出血部位会发生失血性休克或低血容量性休克。

1.体表。

2.胸部：胸腔。

3.腹部：腹腔内。

4.长骨（尤其是股骨）。

5.骨盆（腹膜后、腹膜内或腹膜外）。

6.腹膜后。

7.头皮。

尽管出血是创伤中最常见的休克原因（也常是最初假设的原因），但同时也需要考虑非出血性原因导致的休克。尤其是在容量复苏未能改善低血压和心动过速时。下列情况可能出现类似休克的表现：

1.张力性气胸。

2.心脏压塞

（1）大部分患者在进行创伤超声重点评估（FAST）过程中，通过床边超声发现心包积液来确诊。

（2）治疗：心包切开术是确定的方法，超声引导下的心包穿刺术可以作为暂时措施。

3.心源性休克（由泵衰竭导致）

（1）钝性心脏损伤（心脏挫伤导致心肌收缩力降低）。

（2）心肌梗死（老年患者）。

4.神经源性休克。

5.脓毒症休克（常见于创伤后期）。

隐匿性休克

• 在持续出血的情况下，未出现失血性休克的典型症状和体征被称为“隐匿性休克”。早期识别隐匿性休克很重要，因为认识不足会导致患者病情恶化。

• 以下情况提示临床医师可能存在隐匿性休克。

1.有单纯低血压的病史。

2.无严重颅脑损伤的患者出现意识状态改变。

3.休克指数（心率/收缩压）＞1.0。

4.乳酸＞2mmol/L和（或）碱剩余＞2mmol/L。

5.床边超声显示下腔静脉塌陷。

处理

• 控制外出血（图1-15）。

• 骨折固定。

• 预防性骨盆固定。

• 快速循环生命体征的监测：血压、心率、血氧饱和度。

• 连续心电图监测。

• 将两个大口径（16G及以上）静脉留置针置于肘前静脉或其他大的近端静脉。如果难以建立外周静脉通路，可以选择骨内通路或置入中心静脉导管。

• 血型鉴定和交叉配血（最重要）、血常规、尿素氮、电解质、肌酐、凝血功能和静脉血气分析。在气道和呼吸系统损伤的患者中，动脉血气分析是评估通气功能的首选。

• 血栓弹力图提供了血栓形成速度、血栓强度和溶解的实时信息，有助于指导治疗。

• 通过止血复苏恢复组织灌注，避免输注大量晶体液。

• 注意事项

1.止血的目的是治疗出血。确定性的止血通常在手术室，而且越来越多地在放射介入手术室中进行。前文所描述的复苏策略旨在为患者创造机会进行确定性的止血。一旦手术室可用，暂时“稳定”的患者不能延迟，应尽快转运至手术室。相反，复苏应在转移期间继续进行并由手术室的医疗团队接手。

2.创伤患者持续性低血压通常是由于持续出血导致的低血容量。

3.儿童、青少年和运动员常没有表现出低血容量性休克的典型症状和体征。这类人群通常血压正常，直到很晚才出现心率加快，随后血流动力学恶化。

4.老年患者失血后可能不会表现出相应的反射性心动过速。这可能是由于生理反应迟钝或服用慢性疾病的药物（如β受体阻滞剂）的影响。潜在的未控制的高血压会导致低血容量被虚假的收缩压记录所掩盖，事实上已经出现相对低血压。

功能障碍（神经功能评估）

• 检查患者的意识水平、瞳孔大小和对光反射。

• 格拉斯哥昏迷评分是一种公认的评估创伤患者意识的标准。它基于下述3个参数。

1. E（睁眼反应） 1～4分

2. V（言语反应） 1～5分

3. M（动作反应） 1～6分

• 格拉斯哥昏迷评分是3个得分的总和，即E＋V＋M，得分范围为3～15分。

• 一般而言，格拉斯哥昏迷评分13～14分为轻度颅脑损伤，9～12分为中度颅脑损伤，3～8分为重度颅脑损伤。

• 评估瞳孔的大小、是否等大和对光反射。瞳孔不等大提示创伤后颅内出血导致颅内压升高。

• 注意事项

1.不要认为创伤患者的意识状态改变仅仅是由于颅脑损伤，还需要考虑其他原因，如缺氧、休克、酒精/药物中毒和低血糖。

2.相反，不要盲目认为精神状态的改变是由于酒精或药物中毒，需要排除颅脑损伤的可能。

暴露和环境控制

• 适当地为患者脱下衣服，以便充分地暴露，这有助于发现外部损伤和出血。一旦完成快速评估，应按照以下步骤预防低体温。

1.脱掉湿衣服并确保环境温度合适。

2.保暖：用温暖的毯子和热空气。

3.输注的液体需要适当加温。

4.持续地监测温度——直肠探头可能比较合适。

初次评估的其他内容

轴性翻转

轴性翻转是一种在限制脊柱运动的同时将患者向侧面翻转的动作。这需要一个由3～4人组成的团队合作完成。

- 进行轴性翻转的目标

1.检查头部、颈部和躯干的背侧是否有损伤。

2.触诊整个脊柱以评估有无移位畸形和中线位置的压痛。

3.直肠检查

（1）检查肛门括约肌的肌张力和肛周的感觉，评估有无脊髓损伤。

（2）检查有无来自骨盆的骨折碎片。

（3）前列腺位置升高或无法触及提示尿道破裂。

（4）直肠出血，提示骨盆骨折导致穿孔、原发性胃肠道出血或肠损伤。

- 在存在四肢、肋骨和（或）骨盆骨折的情况下，轴性翻转会使骨折部位的疼痛明显加重。因此如果时间允许，应该在进行轴性翻转前给予充分的镇痛。同时在翻转过程中还需要额外的人员来固定骨折的四肢。
- 严重的持续性出血患者，翻转患者（包括轴性翻转的过程）可能会造成出血部位表面的凝块脱落，出血加剧从而导致血流动力学不稳定。因此，该操作通常被推迟到早期复苏阶段完成之后。
- 翻转患者通常需要暂停创伤患者的复苏。因此团队负责人需要根据情况决定在适当的时机进行该步骤。
- 持续监测脉率、血压、脉搏血氧饱和度、心电图和尿量。
- 出现下列情况时，应进行胸部和骨盆的X线检查。

1.病情稳定的患者　体格检查和受损机制提示该区域可能受伤。

2.病情不稳定的患者　为了确定胸部和骨盆的损伤是否是导致血流动力学不稳定的原因。

- 在此阶段进行FAST以确定休克患者可能的出血部位（参见第21章第二节“急诊超声”）。
- CT扫描（对受伤区域进行CT扫描）

1.全身CT扫描：包括颅脑、颈椎、胸部、腹部和骨盆的CT扫描，可考虑用于下列情况。

（1）意识状态改变的多发创伤患者。由于这类患者不能配合体格检查，临床上不能排除严重的内脏损伤。

（2）高能损伤因素致伤的患者，其多发、严重损伤的发生率更高。

2.对于受伤机制为创伤患者，制订灵活的即刻全身CT扫描策略，同时权衡医疗成本和辐射暴露。文献表明，医师可以决定应该对哪些部位立即进行CT扫描和哪些部位不需要，这对于死亡率没有显著影响。

再次评估

- 再次评估是对创伤患者从头到足的全面评估，包括对生命体征的重新评估：血压、脉搏、呼吸、体温和格拉斯哥昏迷评分。
- 在完成初次评估、开始复苏且患者的气道、呼吸和循环功能稳定时，才能开始进行再次评估。
- 整个过程可以概括为“将导管和手指插入每一个腔隙”。

再次评估应该从AMPLE病史采集开始：

A：过敏史。

M：用药史。

P：既往病史。

L：最后一餐进食情况。

E：致伤原因。

头部和面部

- 评估

1.观察有无裂伤、挫伤和热损伤。

2.触诊有无骨折。

3.检查脑神经功能。

4.检查眼睛（有无出血、角膜混浊、穿透性损伤、视力异常、晶状体脱位和隐形眼镜）。

5.观察耳朵和鼻子有无脑脊液渗漏和鼓室积血。

6.对于气管插管的患者，确认气管导管处于正确位置，并与呼吸机正确连接。

7.检查口腔内有无异物和出血。

- 治疗

1.持续确保气道通畅。

2.进行压迫止血。

3.预防继发性脑损伤（参见第15章第三节“头部创伤”）。

4. 取下隐形眼镜。

颈部

• 评估

1. 视诊：有无钝性和穿透性损伤、辅助呼吸肌运动。

2. 触诊：有无压痛、畸形、肿胀、皮下气肿和气管移位。

3. 听诊：有无颈动脉杂音。

4. 评估有无颈椎的损伤（如果尚未进行）。

• 治疗：在临床上无法排除颈椎损伤的情况下，应该限制颈椎运动（颈托和头部固定装置）。

胸部

• 评估

• 请参见本节“初次评估和复苏：呼吸和机械通气”。

• 治疗

1. 如果存在非张力性血气胸，则进行胸腔闭式引流。

2. 确保胸腔引流管内的液面波动良好。

3. 进行胸部X线检查（如果尚未进行）。

腹部/骨盆

• 评估

1. 视诊：有无钝性损伤、穿透性损伤和内脏脱出。

2. 触诊：有无腹部膨隆、压痛和肌紧张。

3. 叩诊：有无反跳痛。

4. 听诊：肠鸣音。

5. 骨盆X线检查。

• 治疗

1. 对于多发性创伤患者，临床检查通常不能完全排除腹腔内的损伤。因此需要进一步的辅助检查，如FAST和腹部CT检查（参见第15章第一节“腹部创伤”）。

2. 必要时将患者转运到手术室（参见第15章第一节“腹部创伤”）。

会阴和直肠检查

这通常在患者进行轴性翻转检查背部时进行。

• 评估

1. 有无尿道口出血。

2. 有无阴囊瘀斑和血肿。

3. 有无会阴瘀斑和血肿。

4. 有无会阴伤口和撕裂。

• 会阴检查

1. 有无挫伤、血肿。

2. 有无撕裂。

• 阴道检查

1. 有无阴道穹窿出血。

2. 有无阴道撕裂伤。

• 直肠检查

• 参见本节“轴性翻转”部分的内容。

背部

• 参见本节“轴性翻转”部分的内容。

四肢

• 评估

1. 视诊 有无畸形和持续扩大的血肿。

2. 触诊 压痛、骨擦音和异常运动。

3. 神经血管评估 脉搏、肌力和感觉。

• 治疗

1. 选择适当方式固定严重的骨折部位。

2. 通过固定和镇痛药来减轻疼痛。

3. 拍摄受伤现场的照片。

4. 敷料覆盖伤口，并在出血区域进行压迫止血。

5. 破伤风免疫。

6. 有开放性伤口和骨折的患者给予抗生素治疗。

神经系统

• 评估（再次评估瞳孔和意识状态）

1. 格拉斯哥昏迷评分。

2. 瞳孔大小、均匀性和对光的反应。

3. 眼球运动和有无眼球震颤。

4. 脑神经功能。

5. 单侧运动功能障碍。

6. 感官功能障碍。

• 治疗

确保受压的区域有适当的衬垫，并保护瘫痪的四肢。

- 如果没有禁忌证，留置尿管和鼻胃管。

注意：尿量是反映患者容量状态的敏感指标。如果出现下列情况，应考虑存在尿道损伤。

1. 尿道口出血。
2. 阴囊血肿。
3. 前列腺位置升高或无法触及。

- 胃管用于减少胃扩张和误吸风险。

胃管内引出血性液体提示下列可能：

1. 口咽部出血咽下。
2. 插入胃管时损伤。
3. 上消化道的急性损伤。

如果有鼻出血或脑脊液鼻漏提示颅底骨折，此时需要将胃管经口插入而不能经鼻插入。

针对性治疗/转运

- 如果确定患者的伤情超过了医疗机构的救治能力，则应该尽快进行转运。

（郑　康　译　葛洪霞　校）

参考文献/扩展阅读

1. *Advanced Trauma Life Support Student Course Manual*. 10th ed. Chicago，IL：American College of Surgeons，2018.
2. Guidelines for Field Triage of Injured Patients：Recommendations of the National Expert Panel on Field Triage，2011.
3. Petrosoniak A，Hicks C. *Resuscitation Resequenced*：*A Rational Approach to Patients with Trauma in Shock. Emerg Med Clin North Am*，2018.
4. Bulger EM，Snyder D，Schoelles K，et al. An Evidence-based Prehospital Guideline for External Hemorrhage Control：American College of Surgeons Committee on Trauma，Prehospital Emergency Care，2014.
5. Laan DV，Vu TD，Thiels CA，et al. Chest wall thickness and decompression failure：A systematic review and meta-analysis comparing anatomic locations in needle thoracostomy. *Injury*，2016 Apr，47（4）：797-804. DOI：10. 1016/j. injury. 2015. 11. 045
6. Mutschler M，Nienaber U，Münzberg M，et al. The Shock Index revisited-a fast guide to transfusion requirement? A retrospective analysis on 21，853 patients derived from the Trauma Register DGU. *Crit Care*，2013，17，R172. https：//doi. org/10. 1186/cc12851
7. Nunez TC，Voskresensky IV，Dossett LA，et al. Early prediction of massive transfusion in trauma：simple as ABC（assessment of blood consumption）. *J Trauma*，2009，66：346-352.
8. CRASH-2 trial collaborators，Shakur H，Roberts I，et al. Effects of tranexamic acid on death，vascular occlusive events，and blood transfusion in trauma patients with significant haemorrhage（CRASH-2）：a randomised，placebo-controlled trial. *Lancet*（London，England），2010 Jul 3，376（9734）：23-32. DOI：10. 1016/S0140-6736（10）60835-5
9. Sierink JC，Treskes K，Edwards MJR，et al. Immediate total-body CT scanning versus conventional imaging and selective CT scanning in patients with severe trauma（REACT-2）：a randomised controlled trial. *Lancet*，2016 Aug 13，388（10045）：673-683. DOI：10. 1016/S0140-6736（16）30932-1

第二十七节　急性尿潴留

Yeoh Chew Kiat · Brandon Koh · Shirley Ooi

急性尿潴留的定义是突然的排尿无力，尽管膀胱充满尿液。

- 本病通常继发于各种原因的膀胱出口梗阻。

给全科医师的特别提示

- 尿路梗阻病史伴发热是泌尿系统急症，必须立即前往就近医院就诊。在这种情况下，要评估患者的生命体征。
- 如果是慢性尿潴留（无痛性），在没有建立静脉通路之前不要放置导尿管，因为尿液迅速排出可能会导致低血容量和休克。

要点

尿潴留的病因见表1-51。

表1-51　尿潴留的病因

梗阻性	药物性
● 良性前列腺增生（最常见） ● 粪便嵌塞 ● 血凝块堵塞 ● 尿道狭窄 ● 包茎和包皮嵌顿 ● 膀胱结石 ● 膀胱肿瘤 ● 前列腺癌 ● 尿道异物	● 具有抗胆碱能作用的药物（最常见）： 1.抗组胺剂 2.解除充血剂中的α肾上腺素能受体激动药（如伪麻黄碱） 3.吩噻嗪类抗精神病药 4.丁溴东莨菪碱（解痉灵®） ● 三环类抗抑郁药 ● 非甾体抗炎药
感染性	**神经性**
● 急性前列腺炎 ● 尿道疱疹 ● 尿道周围脓肿 ● 外阴阴道炎	● 继发于癌症、创伤、硬膜外脓肿或椎间盘突出的脊髓压迫症 ● 糖尿病周围神经病变
	其他
	● 术后并发症 ● 尿道和膀胱损伤 女性需考虑妊娠/盆腔包块

处理

● 相关的病史，特别是：

1.近期药物服用史。

2.近期手术史。

3.便秘。

4.下尿路症状。

● 相关的体格检查

1.腹部：探查包块。

2.直肠指诊

（1）评估前列腺。

（2）排除粪便嵌塞、肛门肌肉紧张和鞍区麻醉。

3.检查生殖器。

4.检查神经系统。

● 通过导尿立即对膀胱进行完全减压。

1.当给可能有前列腺增生的男性患者进行导尿时，开始选择14Fr导尿管。

（1）如果导尿管不能通过膀胱颈部，则选择一个更大的导尿管，如16Fr导尿管，而不是选择更小的导尿管。

（2）较大尺寸的导尿管更硬，可以使尿管更容易通过。

2.复发性尿道狭窄患者应该选择小号导尿管导尿。

3.对前列腺炎患者建议一开始就使用耻骨上导尿管。

4.切勿强行插入导尿管。

如果导尿失败，请泌尿专科医师会诊，或考虑插入耻骨上导尿管（建议由经验丰富的专业人士操作）。

5.一般来说，导尿后建议逐渐地而不是快速地减压以防止并发症，如血尿、循环衰竭和肾功能衰竭。

6.有证据表明，快速和完全排空膀胱是安全的和可被推荐的，与逐渐排空膀胱相比，在并发症上没有区别。

7.记录残余尿量，对去泌尿科复诊有帮助。

8.尿路梗阻伴发热是泌尿系统急症，患者必须入院治疗。

在这种情况下，尿液分析可能是不可靠的，会“漏诊”脓尿。

9.在急诊室开始使用α肾上腺素能受体阻滞剂（如坦索洛辛），并不是常规治疗。尽管有研究表明，α肾上腺素能受体阻滞剂可提高拔除尿管后自主排尿的可能性，但这些药物会增加直立性低血压的风险，特别是老年患者。

10.开始这种治疗前应与患者的家庭医师沟通，通常发生在门诊随访期间。

11.导尿管通常留置3～7天，因为立即拔除常会导致复发性梗阻（约70%）。

处置

● 无并发症的急性尿潴留患者留置导尿管后可出院，并在泌尿外科门诊进行早期随访。

出院前必须先指导患者如何进行导尿管的家庭护理。

● 如果有肉眼血尿或严重感染，则考虑到泌尿外科入院治疗。

（梁　杨　译　郭治国　校）

参考文献/扩展阅读

1. Curtis L，Dolan TS，Cespedes RD. Acute urinary retention and urinary incontinence. *Emerg Clin North Am*，2001，19：591-619.

2. Rosenstein D，McAninch JW. Urologic

emergencies. *Med Clin N Am*，2004，88：495-518.
3. Verhamme KM，Dieleman JP，Van Wijk MA，et al. Nonsteroidal anti-inflammatory drugs and increased risk of acute urinary retention. *Arch Intern Med*，2005，165（13）：1547-1551.
4. Selius BA，Subedi Rajesh. Urinary retention in adults：Diagnosis and initial management. *Am Fam Physician*，2008，77（5）：643-650.
5. Boettcher S，et al. Urinary retention：benefit of gradual bladder decompression-myth or truth? A randomized controlled trial. *Urol Int*，2013，91：140-144. PMID：23859894.
6. Nyman MA，Schwenk NM，Silverstein MD. Management of urinary retention：rapid versus gradual decompression and risk of complications. *Mayo Clin Proc*，1997，72（10）：951-956.
7. Etafy MH，Saleh FH，Ortiz-Vanderdys C，et al. Rapid versus gradual bladder decompression in acute urinary retention. *Urol Ann*，2017 Oct-Dec，9（4）：339-342. DOI：10. 4103/0974-7796. 216320
8. Germann CA，Holmes JA. Selected urologic disorders. In：Walls R，Hockberger RS，Gausche-Hill M，eds. *Rosen's emergency medicine：concepts and clinical practice*. 9th ed. Philadelphia：Mosby-Elsevier，2018：1209-1231.

第二十八节　暴力与精神疾病患者

Peter Manning

有暴力倾向的患者常表现很明显，需要立即关注。

要点

• 急诊医师的主要职责是尽可能地区分精神疾病的器质性和非器质性的原因。除非找到其他原因，躁动应假定是器质性的，即谵妄。

• 必须寻找并解决可能危及生命的病因。

• 绝对不要让一个有暴力倾向的患者独处：如果有必要，请寻求至少5名穿制服的保安人员协助。如果患者为女性，则至少有一名女性工作人员同时在场。

• 谵妄是一种器质性精神综合征，在免疫力低下的患者中很常见，且老年人也是高发人群。

• 临床医师最重要和最困难的任务是使用意识模糊评估法（CAM）算法区分谵妄和痴呆（框1-1）。

框1-1　CAM的算法

CAM的算法
1.急性发作和病情波动
2.注意力不集中，注意力分散
3.思维混乱，不合逻辑或思路不清
4.意识改变
诊断谵妄需要1和2，加上3或4

给全科医师的特别提示

• 如果你正在诊室评估这类患者，不要让患者挡在你和门之间，将你困住，你必须立即走向门口。

• 当出现人身攻击迹象时要根据当地惯例通知安保，你可能比你想象的更早需要他们的帮助。

• 患者可能会配合口服以下药物，你需要在诊室常备。口服药量比静脉途径给药的药量大（如口服地西泮或氟哌啶醇10mg），对患者的危险性比注射给药小。

评估和处理

• 支持治疗

1.根据患者的一般情况，在急诊科的中级护理区或重症监护区进行治疗，这样可以最大限度地持续观察患者。

2.注意心肺复苏ABC（气道、呼吸和循环）：低氧血症、高碳酸血症或大脑低灌注可能是造成破坏性行为的原因。

3.如果情况允许，需采集患者完整的生命体征，若有异常可能表明存在潜在的器质性、感染性或中毒的病因。

4.如果患者允许，监测心电图、每30～60分钟监测一次生命体征和脉搏血氧饱和度。

5.如果患者允许，即刻检测外周血糖水平和血清电解质水平。

6.是否有准备好阿片类药物，抗胆碱能药，拟交感神经药或胆碱能药。

7.针对有吞服药物和有外伤表现的患者，必须采取紧急和标准的措施。

8.尝试与患者建立融洽的关系：患者的隐私（小隔间拉上部分帘子）、患者的舒适度和不评判患者的沟通方式可能使患者更好地配合，使团队获得更准确的信息，评估和采取更有效的干预措施。

9.对患者破坏性行为的管理建议遵循行动阶梯的概念，从对患者威胁最小的开始，即从口头压制开始（又称“说服”）。如果需要，可以发展到口服药物约束，然后是物理约束和静脉药物约束。

10.使用约束的目的是防止自我伤害或其他伤害，这应该是主管医师反复思考的过程。

11.初步评估和干预后，体格检查的重点是检查偏侧性或局灶性神经系统体征，并行头颅CT检查（非增强）。在没有明显的可逆性病因证据的情况下，也应考虑CT检查。

• 药物治疗：如果患者有暴力倾向，考虑使用抗精神病药物或镇静药物，可单独使用，也可联合使用，效果更好。在本章末尾的参考文献部分提供了各种药物疗效比较的最新证据。

• 特别是有基础疾病的患者，以单药治疗而不是多药治疗作为首选，因为潜在的基础疾病和代谢紊乱可能影响药物代谢动力学，导致严重的副作用。

• 对于需要快速镇静的精神疾病患者，首选静脉给药。但是，由于躁动程度不同，静脉给药可能不可行，甚至不安全，因此，肌内注射是一个很好的选择。

• 小部分精神疾病患者的有效给药方式是口服给药，与面对注射器比较，口服给药使他们能感受到的威胁更小，因此攻击性更小。剂量如下（框1-2）：

1.氟哌啶醇（Haldoll®）5mg，口服（浓缩剂型）。

2.地西泮（Valium®）20mg，口服。

• 处置：在给予镇静之前，建议尽早请精神专科会诊，即使由于患者表现不同。如果最终发现器质性的病因，患者还是去医疗机构进行治疗。

框1-2 药物应用

药物/中毒	有攻击性的暴力行为/需要快速镇静
劳拉西泮，肌内注射或静脉注射，1mg开始，逐渐上调	根据需要，肌内注射或静脉注射咪达唑仑2～5mg，或肌内注射或静脉注射氟哌啶醇2～5mg联合劳拉西泮1～2mg按需每次滴定调整
躁动但病因未明	**老年人**
肌内注射或静脉注射氟哌啶醇2～5mg，或肌内注射或静脉注射劳拉西泮1～2mg，或肌内注射或静脉注射咪达唑仑2～5mg，或肌内注射/静脉注射氟哌啶醇2～5mg联合劳拉西泮1～2mg，按需每次滴定调整	肌内注射或静脉注射氟哌啶醇1～2mg，或肌内注射或静脉注射咪达唑仑1～2mg，或肌内注射或静脉注射劳拉西泮0.5mg

注：使用氯胺酮治疗躁动是令人感兴趣的疗法，但没有被广泛接受。亚解离剂量氯胺酮可加重精神症状，特别是对精神分裂症患者。

（梁 杨 译 郭治国 校）

参考文献/扩展阅读

1. ED management of delirium and agitation. *Emerg Med Pract*，2007 Jan.
2. Korczak V，Kirby A，Gunja N. Chemical agents for the sedation of agitated patients in the ED. A systematic review. *Am J Emerg Med*，2016 Dec，34（12）：2426.
3. Klein LR，Driver BE，Miner JR，et al. Intramuscular midazolam，olanzapine，ziprasidone，or haloperidol for treating acute agitation in the emergency department. *Ann Emerg Med*，2018 Oct，72（4）：374.
4. Riddell J，Tran A，Bengiamin R，et al. Ketamine as a first-line treatment for severely agitated emergency department patients. *Am J Emerg Med*，2017 Jul，35（7）：1000-1004.

第二十九节 乏 力

Jonathan Tang

要点

• 乏力是急诊科常见的主诉之一，包含广泛的鉴别诊断，由神经系统和非神经系统疾病组成。因此需要一个系统的方法来明确潜在的病因和病变的部位。

• 在急诊科，对乏力的患者进行评估的主要目标：

1. 识别即将发生呼吸衰竭或循环衰竭的潜在不稳定患者。

2. 识别时间依赖性的急症，如卒中，并给予快速治疗。

有关每种急症的具体处理方法，请参阅后续神经系统急症的相关章节。

给全科医师的特别提示

• 对乏力的患者进行持续的毛细血管血糖检测，以排除低血糖这一可逆性的病因。

• 确定准确的发病时间，如果怀疑是急性卒中，应立即呼叫救护车将患者送往急诊室。

• 对于全身乏力的患者，心电图是用于明确高钾血症或低钾血症的高效床旁检查。

处理

最初优先处理的事情

（参见图1-16，急性乏力的鉴别诊断方法。本章不涉及乏力的创伤性病因）

• 急性乏力的患者最初应在重症监护区域接受治疗，因为如果病变累及呼吸肌，可能危及患者生命。

• 保持气道开放

1. 评估患者意识和发音。

2. 口腔分泌物淤积和吞咽困难是气道阻塞的危险信号，会增加误吸的风险。

• 评估氧合和通气充分性

1. 呼吸衰竭的最早征兆是呼吸急促。

2. 膈肌麻痹的患者可能出现浅快呼吸、使用辅助肌呼吸和腹部矛盾呼吸。

3. 由于呼吸频率的增加，二氧化碳分压可能降低或维持正常。

4. 缺氧和高碳酸血症是呼吸肌无力的晚期表现，如果存在，则需要机械通气支持。

5. 吸气负压（negative inspiratory force，NIF）可作为评估呼吸肌功能的客观测量指标，读数小于$-30cmH_2O$是潜在呼吸衰竭的预测因子。

• 循环支持

1. 神经肌肉疾病可出现自主神经功能障碍。

2. 避免血压急剧下降。

• 立即测定末梢血糖以排除低血糖。

• 监测：心电图，脉搏血氧饱和度，每5～15分钟监测1次生命体征。

• 获得简明的病史并进行重点神经系统查体。

病史必须明确发病的准确时间。如果不能确定，应询问患者的直系亲属最后一次见到患者正常状态是什么时候。

• 明确病变的解剖位置

1. 神经系统检查是明确病变解剖位置的关键（图1-16）。必须检查出肌无力状态（上肢vs下肢，近端vs远端）、反射、感觉受累和脑神经缺损的情况。上、下运动神经元体征对比见表1-52。

2. 上运动神经元（UMN）所涉及的病变位于大脑或脊髓，而下运动神经元（LMN）所涉及的病变始于脊神经根（表1-53）。

3. 近端肌无力影响中轴肌、三角肌和髋关节屈肌。远端肌无力影响手部和足部的肌肉（LMN病变的定位见表1-54）。

• 评估潜在病因

1. 在缩小鉴别诊断范围后，安排适当的实验室检查和神经影像学检查，以调查潜在病因。

2. 实验室：检测全血细胞计数（FBC）、尿素氮、电解质、肌酐、动脉血气分析（如果怀疑高碳酸血症）；PT/PTT和GXM（如果计划溶栓）；钙、镁、磷酸盐和甲状腺功能检查（如果怀疑电解质/内分泌原因）；肌酸激酶（如果考虑横纹肌溶解）。

3. 对于疑似卒中的患者，颅脑CT检查是标准的一线影像学检查。

4.如果患者出现双侧肢体无力、UMN体征和感觉平面缺失，应怀疑脊髓损害，应进行紧急MRI检查，以确定脊髓受压的部位和严重程度。

5. LMN引起的神经肌肉无力可由神经科医师通过神经传导研究和肌电图（EMG）进行密切监测和进一步检查。

急性缺血性卒中引起的乏力（参见第8章第三节“脑卒中”）

- 这是一个时间依赖性的神经系统急症。
- 应急卒中小组应根据患者的发病时间、缺损程度（根据NIHSS分级）和医疗机构溶栓或血管内治疗的方案，决定再灌注治疗的适用性。
- 如果现场没有专家，应立即安排患者转移到三级卒中中心。
- 影像学检查包括大脑的CT血管造影，以评估是否存在大血管闭塞，以便于血管内取栓。
- 必须测量患者的体重，以便精确重组组织型纤溶酶原激活物（t-PA）的给药剂量。

由重症肌无力引起的乏力

- 对于有上睑下垂的患者，可以进行冰袋试验。如果眼睑上升2mm或以上，则该测试被认为是眼肌无力阳性。
- 回顾可能诱发肌无力危象的药物。常见原因包括抗生素（大环内酯类、氟喹诺酮类、氨基糖苷类）和β受体阻滞剂。
- 由于神经肌肉连接处的烟碱乙酰胆碱受体被破坏，重症肌无力患者对去极化神经肌肉阻滞剂（neuromuscular blocking agent，NMBA） 产生耐药性。需要更高剂量的琥珀胆碱。相反，他们对非去极化的NMBA敏感，所以气管插管时应该使用较低剂量的罗库溴铵。

吉兰-巴雷综合征（GBS，多发性神经病变）引起的乏力

- GBS的特点是在呼吸道或胃肠道感染后进行性加重的无力和反射消失。
- 米-费综合征是一种变型，其特征为眼外肌麻痹、共济失调和反射消失。
- 延髓功能障碍、疾病迅速进展或自主神经紊乱的患者需要机械通气的风险更大。

处置

- 所有气管插管，具有气道损害或即将发生通气功能衰竭的患者都应入住ICU。

表1-52 上运动神经元与下运动神经元体征的比较

临床查体	上运动神经元	下运动神经元
反射	反射亢进	反射减退
肌张力	增强、痉挛	减弱、松弛
肌束震颤	无	有
萎缩	可能会随着时间的推移而失用	更加显著
巴宾斯基征	有	无

表1-53 UMN肌无力的定义和定位

肌无力模式	定义	病变部位
四肢瘫痪	四肢全部瘫痪	颈椎
截瘫	下肢瘫痪	胸椎/腰椎
轻偏瘫	影响身体一侧的部分肌无力	对侧大脑半球
偏瘫	影响身体一侧的瘫痪	对侧大脑半球

表1-54 鉴别LMN肌无力的原因

	神经肌肉接头	神经病变	肌肉病变
肌无力模式	弥漫的（视觉、延髓或呼吸肌）	远端＞近端	近端＞远端
反射	正常	减退/缺失	正常
感觉缺失	缺失	存在	缺失
萎缩	缺失	可能存在	可能存在
易疲劳性	存在	缺失	缺失

注：在超急性脑卒中中，UMN体征可能没有，因为痉挛和反射亢进会在随后出现。

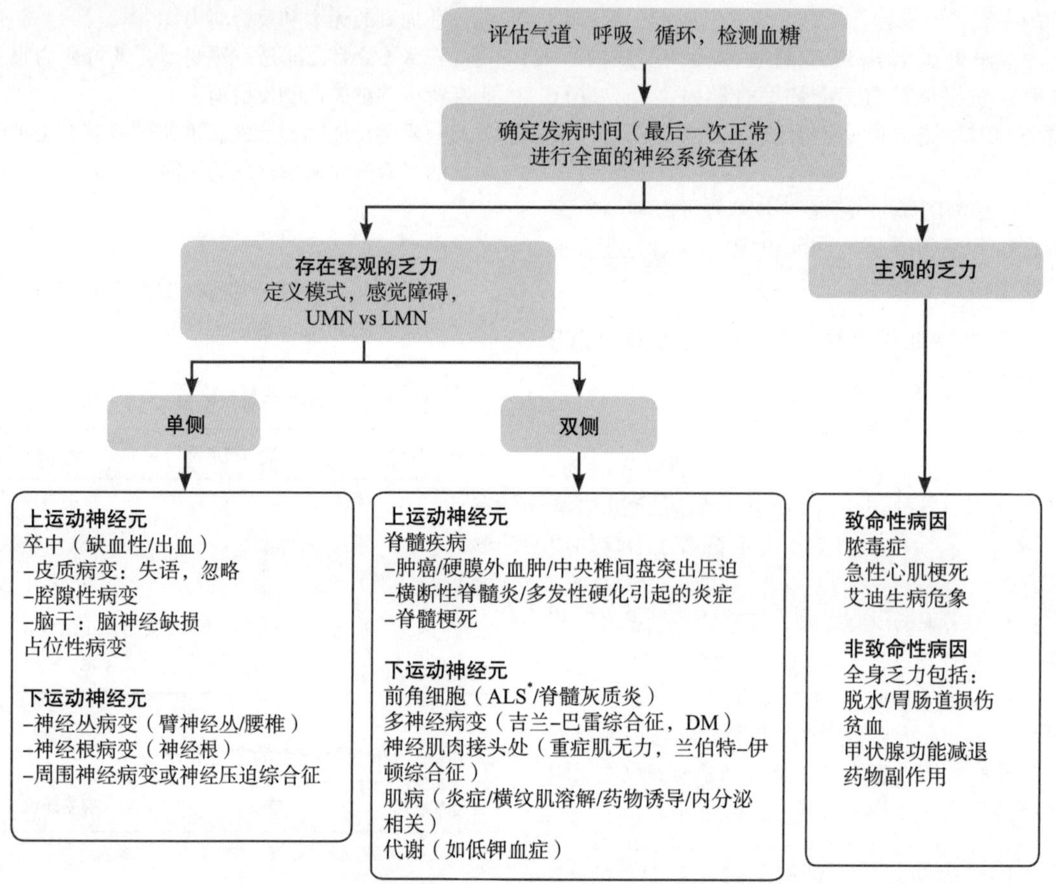

图1-16　急性非外伤性乏力的治疗方法

*肌萎缩侧索硬化（ALS）表现为混合的UMN和LMN表征，反射亢进和肌束震颤。

（李晓丹　译　郭治国　校）

参考文献/扩展阅读

1. Asimos A. Weakness: a systematic approach to acute non-traumatic, neurologic and neuromuscular causes. *Emerg Med Pract*, 2002 Dec.
2. Caulfield AF, Flower O, Pineda JA, Uddin S. Emergency neurological life support: acute non-traumatic weakness. *Neurocrit Care*, 2017 Sep, 27 (Suppl 1): 29-50.
3. Golnik KC, Pena R, Lee AG, Eggenberger ER. An ice test for the diagnosis of myasthenia gravis. *Ophthalmol*, 1999 Jul, 106 (7): 1282-1286.
4. Lawn ND, Fletcher DD, Henderson RD, Wolter TD, Wijdicks EFM. Anticipating mechanical ventilation in Guillain-Barre syndrome. *Arch Neurol*, 2001, 58 (6): 893-898.

第二部分

第2章　气道与复苏

第一节　气道管理/快速诱导气管插管

Gene Chan · Shirley Ooi · Peter Manning

气管插管指征

- 是否需要气管插管要做以下3个方面的评估：

1. 气道维持或保护失败。

注意：通过患者说话来确认气道是否通畅。提示通气不足的可能症状包括不能准确发音、气道分泌物引流不畅及喘鸣音。需要注意的是，咽反射作为气道保护反射丧失的指标，既不敏感也不特异。由于患者无法吞咽而产生的分泌物蓄积是需要气道保护的更敏感的指标。

注意：格拉斯哥昏迷评分（GCS）低并不是需要气管插管的指征。

2. 通气失败（如哮喘持续状态）或氧合失败（如严重肺水肿）。

3. 预期临床病程恶化（如气道烧伤、颌面部损伤）。

不进行气管插管的指征（禁忌证）

- 如果你对拟进行的气管插管操作不熟练，同时患者还能够维持自己的气道。
- 如果患者在尝试气管插管期间病情好转。
- 如果患者有气道或颈部畸形（且病情稳定）。
- 如果患者有不进行心肺复苏的指令。
- 如果呼吸抑制是可以通过药物逆转的（纳洛酮、氟马西尼）。

注意：在院前气管插管可能不可行的情况下，考虑基本的气道操作，如头部后仰、仰头举颏法或托下颌以打开气道。在救护车到达之前使用球囊面罩进行通气。

给全科医师的特别提示

如果初始球囊面罩通气（bag-valve-mask，BVM）或标准BVM失败，请考虑以下4个问题：

1. 患者是否处于最佳嗅闻位？对外伤患者要谨慎处理。

2. 是否使用了所有的上呼吸道辅助装置？

3. 是否已达到面罩的最佳密封？

（1）把KY胶涂在胡子上。

（2）用纱布垫在牙齿和颊黏膜之间以填充凹陷的脸颊。

（3）给患者戴上义齿。

4. 是否寻求他人帮助，以优化BVM技术？

紧急气道处理流程

紧急气道处理流程如图2-1所示，从做出气管插管决定的那一刻开始，直至气管导管最终被固定。

一旦根据上面提到的3个指征，决定进行气管插管，就有一组问题需要回答，即紧急气道处理流程。

问题1：这是崩溃气道吗？如果患者出现呼

吸、心脏停搏或处于濒死状态，需要立即保护气道。快速诱导气管插管（RSI）不是必需的。一旦出现崩溃气道，则退出这个流程，并按崩溃气道进行管理。

问题2：这是困难气道吗？每例需要气管插管但未被定义为崩溃气道的患者都需要评估是否存在困难气道。我们需要评估困难喉镜暴露和插管（LEMON），困难球囊面罩通气和困难声门上装置（EGD）放置（NOMADS），以及困难环甲膜切开术（AIR）进行评估，见表2-1。如果识别为困难气道，则退出此流程，并根据图2-2所示的困难气道流程进行管理。

如果预计是非困难气道，或者有机会通过适当的优化技术成功气管插管，则继续进行RSI。

表2-1　困难气道的预测因素

困难喉镜暴露	LEMON（下面将详细解释）
困难球囊面罩通气和困难声门上装置放置	N-没有牙齿 O-肥胖/梗阻 M-面罩贴合度 A-年龄 D-畸形 S-肺顺应性低
困难环甲膜切开术	A-入路 I-感染 R-辐射

快速诱导气管插管的定义

快速诱导气管插管（RSI）是指在患者预氧合后，给予强效诱导剂，继之给予神经肌肉阻滞

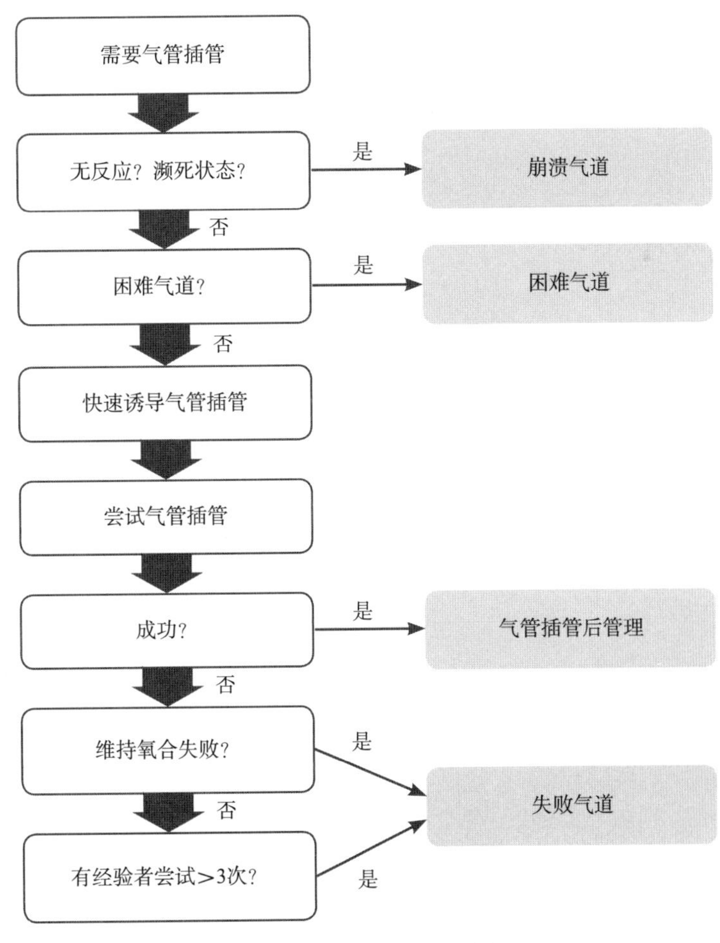

图2-1　紧急气道处理流程

引自：Walls，et al.（2012）.

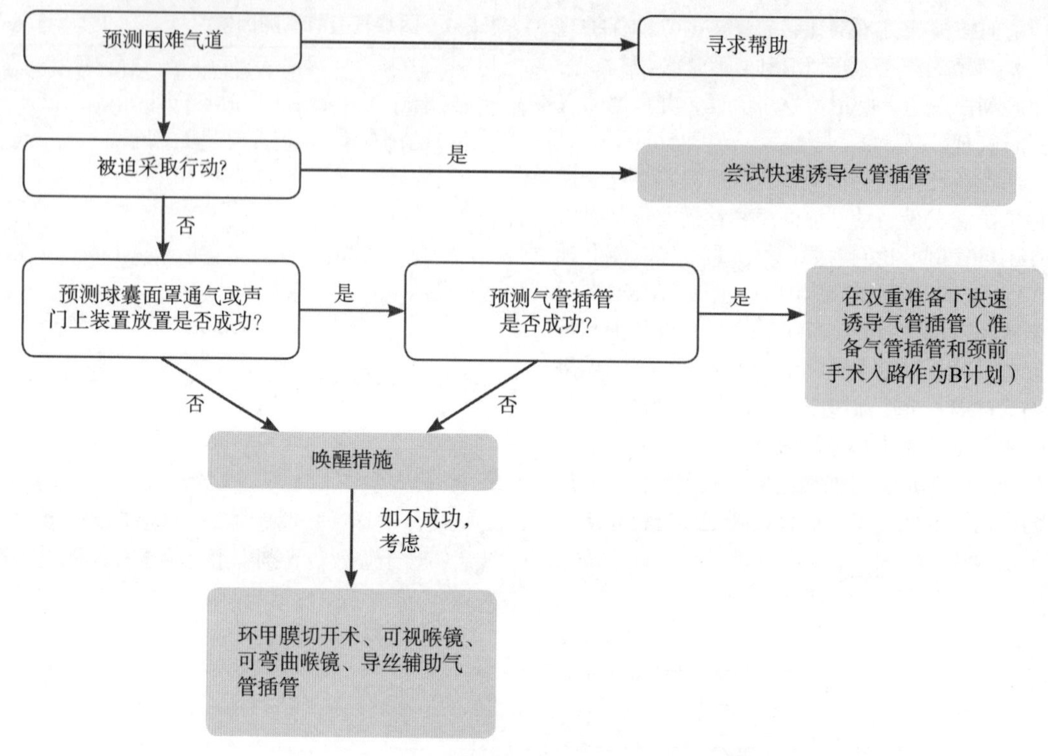

图2-2　困难气道处理流程

引自：Walls，et al.（2012）.

剂（NMBA），以达到镇静和肌松作用，进行气管插管。

注意事项

• 如果患者气管插管前不是空腹，则有误吸风险。

• 尽可能地通过充分预氧合来避免通气（详见下述RSI的第2个P）。

RSI的7个P

准备（preparation）

• 患者必须安置在抢救区。

• 监测：每5分钟监测一次心电图、脉搏血氧饱和度和生命体征。

• 准备好镇静药和肌松药（见下文）。

• 准备气道设备，包括气管导管、不同尺寸的喉镜叶片、口咽通气道或环甲膜切开术套装，以便立即使用。

• 准备好一旦气管插管失败的替代方案，如方案A、B、C、D（分别为RSI和气管插管、BVM、声门上气道和气管切开）。确保团队中的每个人都了解这些计划。

• 有一个熟练的助手。

• 建立至少两个外周静脉通路：林格液或生理盐水。

• 始终要预见到所有受伤的患者可能发生呕吐，如果患者发生呕吐，应对措施有如下3个。

1. 直接采用大口径吸痰装置。

2. 将患者变为侧卧位或“复苏体位”。

3. 如果可能，将患者置于头低足高位。

• 应该做困难气道评估。使用LEMON法或4D方法

L：看外观（look externally）（颌面部外伤，颈部穿通伤，闭合性颈部创伤，以及确定困难通气的情况，如有胡须的患者、病态肥胖、极度恶病质、无牙齿及面部凹陷及面部异常）。

E：评估（evaluate）3-3-2法则。

3（第一个）：张口时可以达到3个手指的宽度，张口度或Patil试验（提示可以充分张口）。

3（第二个）：颏部和舌骨之间的空间（UNDER CHIN）应达到3个手指宽度。

2：甲状软骨上缘到颏下距离，即甲颏距应该达到2个手指（表示口腔底部空间足够容纳舌）。

注意：3-3-2法则是用患者自己的手指。

M：采用Mallampati评分（图2-3）来预测困难气道。Mallampati评分（口咽可见性）与喉镜的分级相关（图2-4）。

Mallampati评分Ⅰ级和Ⅱ级与喉显露（喉分级1级和2级）相关，气管插管失败率低。而Mallampati评分Ⅲ级和Ⅳ级与喉显露不良相关（喉分级3级和4级），气管插管失败率高。

在急诊，由于患者多为仰卧位，无法配合，正式的坐位Mallampati评分评估通常不切实际，因此很少进行。

O：阻塞（obstruction）（如气道存在异物，气道完整性破坏）。

N：颈部活动度（neck mobility）：为了成功通气，患者颈部应该处于"嗅闻位"，即需要屈曲颈椎并将寰枕关节过伸。颈部创伤固定患者及全身性关节炎患者颈部活动受限。

- 另一种气道解剖评估，4D法，可以考虑。

1. Dentition　大或松动的牙齿，义齿。
2. Distortion　存在呕吐物、分泌物、血液或骨碎片遮盖气道。
3. Disproportion　下颌后缩、大舌头、牙齿突出。
4. Dysmotility　颞下颌关节及颈部活动障碍。

- 除了解剖气道评估，还需要考虑使用HOPA进行生理气道评估。

1. 低血压（hypotension）：排除某些可能降低血压和影响脑灌注压的药物。
2. 氧合或缺氧（oxygen or hypoxia）：强调充分的预氧合。
3. pH（代谢性酸中毒）的考虑包括药物的选择，以防止低血压或高钾血症。气管插管后的呼吸频率也必须提高，以匹配气管插管前的代偿性呼吸频率。
4. 躁动（agitation）：可能妨碍充分的预氧合，酌情考虑延迟气管插管（DSI）。

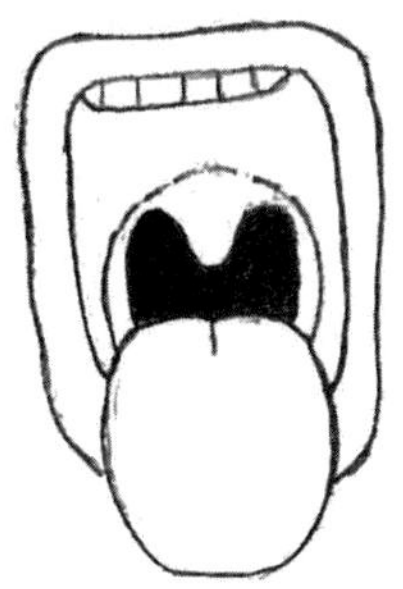

Ⅰ级
可见软腭、腭垂、咽部、腭弓，气管插管无困难

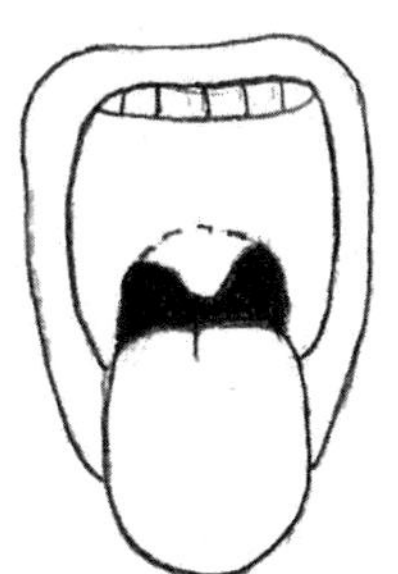

Ⅱ级
可见软腭，部分腭垂、咽部，气管插管无困难

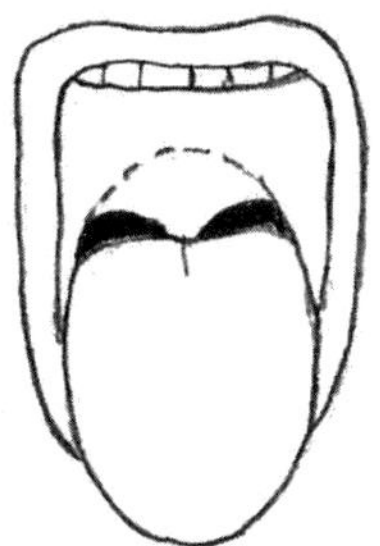

Ⅲ级
可见软腭、腭垂基底部，气管插管中度困难

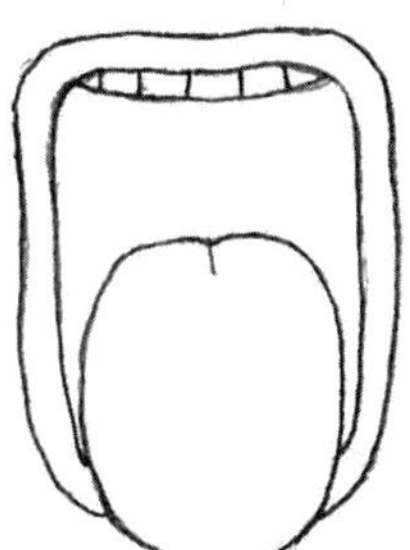

Ⅳ级
只能看见硬腭，气管插管严重困难

图2-3　Mallampati评分

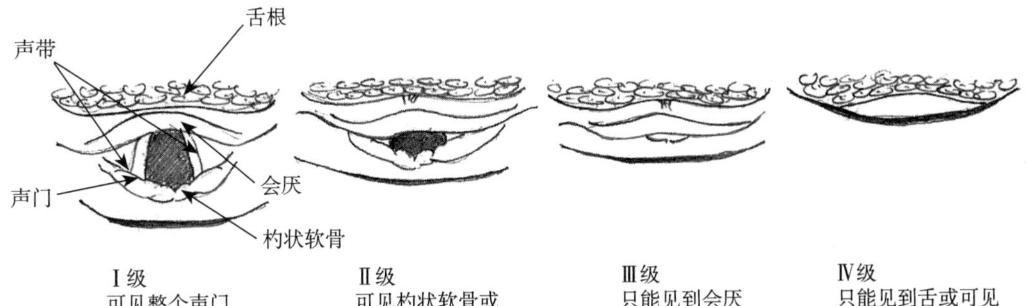

图2-4　喉显露分级：Cormack-Lehane喉镜分级系统

预氧合（preoxygenation）

• 这是为了在肺和身体组织内建立氧储备，以允许数分钟呼吸暂停期间不会引起动脉血氧饱和度下降。这对未禁食的RSI患者是至关重要的。

• 用非重复呼吸面罩给予纯氧通气5min来替代呼吸空气时肺功能残气量（FRC）中的氮气，以允许数分钟的呼吸暂停（对于健康的体重为70kg成人，最高可耐受8min呼吸暂停），避免血氧饱和度低于90%。如果无法使患者血氧饱和度超过95%，则给予无创通气，CPAP模式（设置参数5～15cmH_2O）。

• 如果患者在应用肌松药物前无法给予5min预氧合，则给予患者纯氧3～5次快速最大量通气。

• 如果缺氧和二氧化碳潴留引起的不适和谵妄使患者无法耐受面罩预氧合，可以考虑延迟气管插管（DSI）。DSI可以认为是一种伴随充分预氧合的程序性镇静，包括在注射麻醉药物之前，给予特定的、不抑制自主呼吸或气道反射的镇静剂，然后给予非重复呼吸的储氧面罩（NRM）或建议无创通气（NIV）进行预氧合一段时间，缓慢静脉注射1～1.5 mg/kg氯胺酮是DSI的理想药物，这将使患者在45s内达到镇静状态。

• 患者应该尽量在头部抬高位（约20°）进行预氧合。对于为防止脊柱损伤需要固定的患者，采取反Trendelenburg位。肥胖或者孕妇可以在坐位联合轻度反Trendelenburg位进行预氧合。

• 窒息给氧可以延长在气管插管期间患者对缺氧的耐受时间。在气管插管的全程给予鼻导管吸氧15L/min。有研究表明，在呼吸暂停期间，由于氧浓度梯度，氧气仍可扩散到肺泡中。这维持了没有自主呼吸或没有通气患者的氧合。但需要注意的是，二氧化碳水平在呼吸暂停期间会持续上升。

预处理（pretreatment）

• 预处理是减轻与气管插管相关的不良反应的药物管理（表2-2，图2-5），尽管很少有证据表明它们在这种情况下有效。

• 在气管插管前3min给药。

表2-2 RSI预处理药物

利多卡因1.0～1.5mg/kg	用于气道高反应性疾病（“肺紧张”）或颅内压（ICP）升高患者（“脑紧张”）
芬太尼2μg/kg，给药时间＞30～60s	用于需要降低交感神经兴奋性时（高颅内压、主动脉夹层、主动脉或动脉瘤破裂，缺血性心脏病）

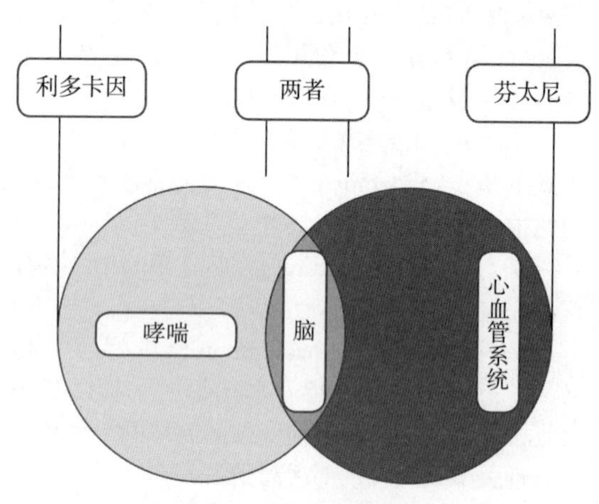

图2-5 RSI预处理药物

诱导麻醉（paralysis with induction）

• 这是整个过程中最重要的一步。

• 诱导剂快速注射，随后立即快速注射肌松剂。

药物治疗

1.诱导剂 对于清醒RSI的患者来说，这是至关重要的，可以显著降低手术的心理影响及消除他们对手术的记忆（表2-3）。

2.不同情况下气管插管的诱导剂

• 低血容量（伴有低血压）：应用依托咪酯或氯胺酮。如果休克严重可不用药物。避免使用硫喷妥钠和咪达唑仑。

• 孤立性闭合性颅脑损伤伴高颅内压、正常或高血压（采取的措施是减少脑耗氧量和脑血流量，从而降低颅内压）：应用依托咪酯、硫喷妥钠或咪达唑仑。传统上，避免应用氯胺酮（虽然目前的证据表明氯胺酮通过维持脑灌注来帮助颅内压增高的患者，但这个观点仍然没有定论。氯胺酮可能是约40年前基于3篇科学“论文”的医学教条的受害品，其中没有一篇涉及遭受创伤性

表2-3 诱导剂总结

诱导剂（剂量）	起效时间	完全恢复时间	优势	缺点	副作用/注意事项	特殊应用
咪达唑仑 0.2～0.3mg/kg	120～180s	0.5～2h	遗忘 镇静	低血压 呼吸抑制	由于诱导所需剂量大不是最佳的诱导剂	
依托咪酯 0.3mg/kg （通过大静脉给药）	15～30s	15～30min	脑保护 血流动力学稳定		恶心、呕吐 注射部位疼痛 肌阵挛 呃逆 肾上腺抑制	虽然被认为是血流动力学稳定的诱导剂，但有时会降低血压 颅脑损伤 低血压 避免用于脓毒症患者
氯胺酮 2mg/kg	15～30s	15～30min	释放儿茶酚胺 镇痛 遗忘	传统上认为会升高颅内压	传统上认为会升高颅内压	支气管痉挛患者 无颅脑损伤的低血压患者 颅脑损伤患者正常或低血压 血流动力学不稳定 脓毒症休克患者

头部损伤的患者）。

• 闭合性颅脑损伤（高颅内压）和低血容量（低血压和患者对液体无反应）：应用依托咪酯或氯胺酮。避免应用咪达唑仑。

• 哮喘：应用氯胺酮、依托咪酯或咪达唑仑。

3.肌松剂 最佳药物应该起效快，持续时间短。

目前的观点是，由于人们希望获得尽可能理想的气管插管条件，适度过量使用肌松剂优于剂量不足。

• 琥珀胆碱是一种常用的肌松剂。剂量：1.0～1.5 mg/kg，静脉注射（儿童剂量为2 mg/kg）。重要的副作用如下所述。

1.心动过缓（特别是儿童和有心动过缓的患者）。

2.颅内压/眼压升高（禁用于穿透性眼球外伤）。

3.胃内压升高（可能导致呕吐）。

4.高钾血症（尤其是慢性肌肉麻痹患者，如脑血管意外、脊髓损伤或慢性神经肌肉疾病，如肌营养不良，急性炎症性脱髓鞘性多发性神经病。急性损伤/脊髓损伤后5天至6个月避免使用）。

5.血清钾水平未知的、有高钾血症史的慢性肾衰竭患者。

高级学习者注意事项：琥珀胆碱给药后血钾水平增加不多（一般＜0.5mmol/L）。最近有证据表明，琥珀胆碱在高钾血症中通常是安全的，即使这种风险会随着钾含量的增加而升高。对于已知明显高钾血症且血清钾浓度＞6mmol/L的患者，建议的方法是避免使用琥珀胆碱；在这种情况下，罗库溴铵是一种很好的替代药物。如果血钾水平不清楚，心电图形态正常，使用琥珀胆碱是合理的，即使是终末期肾衰竭患者。琥珀胆碱除了能持续快速获得良好的气管插管条件和作用时间短外，不需要经肾排泄而消除，这是终末期肾衰竭的一个理想特性。

6.肌束震颤：可能加重骨骼肌创伤。

7.罕见，恶性高热。

• 罗库溴铵是一种非去极化肌松剂，用作琥珀胆碱的替代品，可提供更长时间的肌松效应，这可能有助于检查操作，如CT扫描。

剂量：按理想体重每千克1.0～1.2 mg，静脉注射。有效作用时间为20～45min。

• 阿曲库铵（Tracium®）是一种非去极化肌松剂。

剂量：0.3～0.6mg/kg，静脉注射。这种药物的缺点是大量组胺释放，对已知哮喘患者需要注意。

保护和体位（protection and positioning）

• 以前建议使用Sellick手法或压迫环状软骨来防止胃内容物误吸，但在某些情况下已被证明这会损害声门可视性，而且，支持其使用的证据也是可疑的。

• Sellick手法或环状软骨压迫的应用，现在被认为是可选的。如果实施，应在观察到患者失去意识时立即开始。目前的观点是在球囊面罩通气时必须使用Sellick手法。

• 然后对患者进行喉镜检查。应特别注意以下事项：

1. 嗅闻位（在头下垫环形枕，除非患者需要颈椎固定），使口腔、咽喉和气管的3个轴接近平行，以获得更好的视野（图2-6）。

2. 考虑使用耳屏线的概念（图2-7），确保耳屏应该在通过肩部的水平线的前面，以确定最佳位置。

3. BURP（向后“backward”，向上“upward”，向右“rightward”，压迫，“pressure”）使喉头暴露。

放置和确认

• 使用呼气末二氧化碳监测仪来确认气管导管位置。

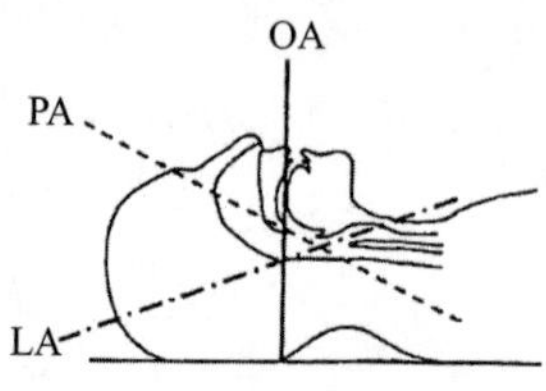

解剖中立位置
口腔轴（OA）、咽轴（PA）、喉轴（LA）
各轴之间夹角大于直角

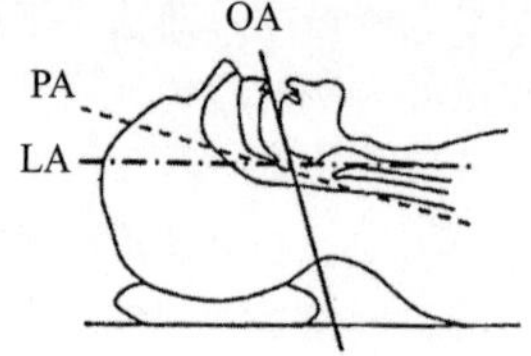

头下垫枕中立位置
下颈椎屈曲使咽轴（PA）和喉轴（LA）接近平行

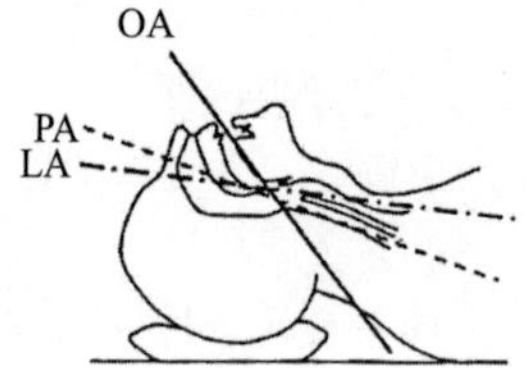

颈部后仰
口腔轴（OA）与咽轴（PA）和喉轴（LA）接近平行，达到最佳“嗅闻位”

图2-6　**气道轴**

婴儿　　小龄儿童　　大龄儿童/成人

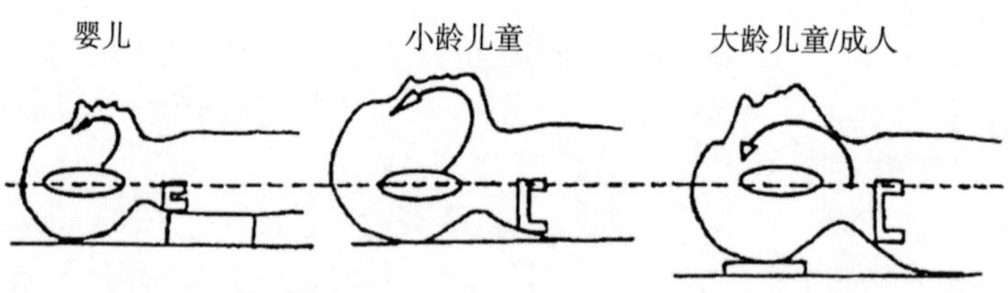

患者的最佳体位——外耳道与肩部前缘呈一直线

将婴儿肩部或大龄儿童/成人的后枕部垫起

将婴儿和小龄儿童的头部伸展

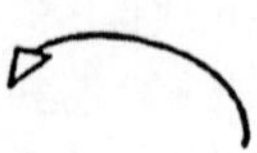

将大龄儿童/成人的头部后仰

图2-7　**耳屏线**

• 确认气管导管位置正确并固定气管导管后，解除环状软骨压力。

气管插管后管理（postintubation management）

• 固定气管插管。

• 启动机械通气。

• 做胸部X线检查确定气管导管未进入主支气管。然而更快速的方法是确保气管导管套囊近端位于声带远端2～3cm或气管插管（ETT）的黑线标志位于声带水平。

• 检查血压，气管插管后低血压见表2-4。

• 目前的理念：持续镇痛，经常镇静，有时肌松。气管插管后的疼痛和觉醒必须避免。芬太尼和（或）丙泊酚输注能够获得良好的气管插管后状态。

注意：芬太尼比丙泊酚对血流动力学影响小。对于处于临界值的患者使用丙泊酚可能导致严重的低血压，这是需要考虑的问题。

倒计时模式流程

时间（分钟）

-5.00：准备

-5.00：预氧合

表2-4 气管插管后低血压

原因	监测	处理
张力性气胸	吸气峰压（PIP）增高，气囊通气困难，呼吸音降低，血氧饱和度降低	立即胸腔闭式引流
静脉回流减少	特别是继发于高胸膜腔内压、高吸气峰压的患者或插管前血流动力学处于临界状态的患者	补液，降低气道阻力（支气管扩张剂），增加吸气流速以增加呼气时间，尝试降低潮气量和呼吸频率，如果血氧饱和度足够，可以同时降低两者，并减少镇静药的剂量
诱导剂	排除其他原因	补液并减少镇静药的剂量
心源性	通常发生在状态差的患者中，监测心电图，排除其他原因	补液（慎用），升压药和减少镇静药的剂量

-3.00：预处理（应用利多卡因和芬太尼）

0.00：肌松剂诱导

＋0.30：保护

＋0.45：气管插管并确定位置

＋1.00：气管插管后管理

＋10.00：胸部X线片确定气管插管深度

患者安置

接受RSI患者需要进入ICU，或者在适当会诊后直接去手术室。

如果气管插管失败

• 如果气管插管不成功，当血氧饱和度保持在90%以上，尝试第2次喉镜检查是合理的。如果血氧饱和度下降至小于90%，则需要进行球囊面罩通气以提高血氧饱和度。

• 如果喉镜检查不成功，可以考虑以下几点。

1.患者的体位是否最佳？三个轴对齐了吗？耳屏线在肩膀前面吗？

2.如果会厌较长、松软或挡住声门，请使用直的喉镜叶片。如果不能立即使用直的喉镜叶片，也可以使用弯叶片直接抬起会厌。

3.执行Sellick手法的人是否将气道推出了中线？

4.考虑BURP（向后，向上，向右，压迫）喉部移位。

如果气管插管失败，可选择其他技术。

根据球囊面罩是否维持血氧饱和度＞90%的能力分为两组技术。

• 如果球囊面罩能够维持血氧饱和度＞90%，考虑以下气道技术。

1.探条。

2.插管型喉罩。

3.可视喉镜。

4.逆行气管插管。

5.环甲膜切开术。

• 如果球囊面罩不能维持血氧饱和度＞90%，环甲膜切开术是挽救生命的选择。

• 气道失败定义：①有经验的操作者3次气管插管尝试失败；②“不能插管，不能供氧”的情况。一旦出现失败气道，应插入声门上装置或进行环甲膜切开术。

预测气道困难时的注意事项

- 不要立即进行RSI。考虑进行清醒经口气管插管（图2-2）。

1. 静脉注射咪达唑仑1～2 mg或氯胺酮。
2. 在咽喉部使用大剂量利多卡因喷雾，或采用2%利多卡因4ml雾化吸入。
3. 尝试使用喉镜观察喉部和声带。
4. 在声带上充分喷药。
5. 如果患者情况有可能恶化，及时气管插管。
6. 如果患者情况没有恶化，准备RSI。
7. 可能需要进一步镇静，成人接着静脉给予1.5mg/kg的琥珀胆碱。

致谢

感谢Chong Chew Lan博士绘制图2-6和图2-7，并感谢Sandra女士绘制图2-3和图2-4。

（刘韶瑜　译　郭治国　校）

参考文献/扩展阅读

1. Brown CA，Sakles JC，Mick NW. *The Walls manual of emergency airway management*. 5th ed. Philadelphia：Wolters Kluwer，2018.
2. Weingart SD，Levitan RM. Preoxygenation and prevention of desaturation during emergency airway management. *Ann Emerg Med*，2012，59（3）：165-175.
3. Schow AJ，Lubarsky DA，Olson RP，et al. Can succinylcholine be used safely in hyperkalemic patients? *Anesth Analg*，2002，95：119-122.
4. Walls RM. Is succinylcholine safe in patients with hyperkalemia? *J Watch Emerg Med*，2002，828：3.
5. Butler J. Lignocaine premedication before RSI in head injuries. *Best BETS*.
6. Adachi YU，Satomoto M，Higuchi H，et al. Fentanyl attenuates the hemodynamic response to endotracheal intubation more than the response to laryngoscopy. *Anesth Analg*，2002，95：233-237.
7. Weingart SD. Preoxygenation，reoxygenation，and intubation in the ED：delayed sequence intubation. *J Emerg Med*，2011，40（6）：661-667.
8. Driver BE，Prekker ME，Klein LR，et al. Effect of use of a bougie vs endotracheal tube and stylet on first-attempt intubation success among patients with difficult airways undergoing emergency intubation：a randomized clinical trial. *JAMA*，2018 May 16. DOI：10.1001/jama，2018，649.

第二节　过敏症状/过敏反应

Gene Chan · Peter Manning · Keith Ho · Irwani Ibrahim

定义

- 荨麻疹：是由血管扩张和真皮层水肿引起的瘙痒性斑块，其中心苍白、边缘凸起。
- 血管性水肿：由皮肤深层（深层有较少的肥大细胞和感觉神经末梢）水肿引起的界线明确、无凹陷、无瘙痒性肿胀。患者可能有灼烧感、麻木感或疼痛。
- 过敏反应：机体先前已经致敏，当再次接触抗原时突然释放化学介质而引起的严重的、可能致命的全身过敏反应，包括以下情况。

1. 皮肤或者黏膜组织在几分钟至数小时之内出现急性反应（如广泛性荨麻疹、瘙痒或潮红、嘴唇-舌-悬雍垂肿胀等），并至少有以下症状之一：①呼吸系统受损（如呼吸困难、喘息、喘鸣、低氧血症）；②血压降低或末端器官功能障碍症状［如肌张力减退（晕倒）、晕厥、尿失禁、便失禁等］。
2. 当患者突然暴露于可疑过敏原后，至少出现以下两种情况：①皮肤/黏膜组织受累；②呼吸系统受损；③血压下降或相关症状；④持续的胃肠道症状（如腹部痉挛性疼痛，呕吐）。
3. 暴露于已知过敏原后血压下降。

- 类过敏反应类似于过敏反应，但并非由免疫介导，不需要事先暴露于过敏原。相反，它们是由肥大细胞和巨噬细胞直接释放组胺引起的。

要点

- 这些代表了一系列超敏反应疾病谱，范围从轻度荨麻疹到严重危及生命的过敏反应；可从温和的表现形式进展到全面的过敏反应。

• 粗略的相对发生病例见表2-5。

表2-5　粗略的相对发生病例

荨麻疹	血管性水肿	过敏反应
200例	20例	1例

• 这些反应由免疫球蛋白E（IgE）或免疫球蛋白G4（IgG4）介导。在药物引起的过敏反应中，青霉素和非甾体抗炎药是最常见的。其他导致过敏反应的常见原因如下所述。

1.食物（如贝类、花生）。

2.膜翅目类昆虫的毒液（如蜜蜂、黄蜂、大黄蜂）。

3.环境反应（如粉尘和花粉）。

过敏反应

休克、喘鸣、支气管痉挛是致命但通常可预防的急症。

临床表现

• 过敏反应的早期征兆

1.鼻痒或鼻塞。

2.咽喉哽咽（喉或悬雍垂水肿）或声音嘶哑。

3.头晕和晕厥。

4.胸痛、气短和呼吸急促。

5.皮肤表现：颜面部（尤其是口腔）、上胸部、手掌或足底的灼热和刺痛是过敏反应最早出现的临床表现。

6.胃肠道反应：恶心、呕吐、腹泻伴里急后重，或腹部绞痛。

• 全面的过敏反应

1.症状包括舌、软腭、咽喉的血管性水肿，可迅速出现喉鸣等急性上呼吸道梗阻。

2.其他症状包括低血压、心动过速（或其他心律失常）、意识状态改变、头晕、喘息、发绀，并很快会导致心搏呼吸骤停。

3.典型的风团和潮红反应可有可无。如果患者皮肤灌注差，或皮肤黑，则很难发现皮肤反应。

给全科医师的特别提示

• 除了轻微、孤立的荨麻疹患者外，将有各种过敏反应的患者转到急诊是比较安全的。

• 喉咙哽咽可能是咽喉水肿的早期表现，需反复询问患者，一旦存在咽喉梗阻感，可以在救护车到达急诊前给予皮下注射肾上腺素（排除缺血性心脏病等禁忌证）。

• 在救护车转院前建立外周静脉通路，静脉给予晶体液和抗组胺药。

治疗

• 对症支持治疗

1.患者必须在复苏区接受治疗，允许患者处于舒适的坐姿。

2.给予高流量吸氧。

3.监护：每5分钟监测一次心电图，脉搏血氧饱和度和生命体征。

4.随时准备气管插管或环甲膜切开术。

注意：在气管插管前需要慎重考虑镇静和麻醉。可以考虑“清醒经口气管插管”；详细介绍参见本章第一节“气道管理/快速诱导气管插管”。镇静和麻醉是禁忌的，因为变形的气道可能导致麻醉后无法气管插管。

5.立即请麻醉科或耳鼻喉科（ENT）会诊，以协助气道管理。

6.循环支持：建立一条大口径静脉通路（14/16G）。静脉注射2 L哈特曼溶液（乳酸林格液）或生理盐水。

7.如果怀疑过敏反应与输血相关，需要立即停止输血。

8.如果与毒虫叮咬相关，则用压舌板将毒刺猛力弹出。不要挤压毒刺，这样会导致毒囊内的毒液进一步释放。

9.如果吞入过敏原，应考虑洗胃或应用活性炭。

10.如果患者脉搏消失，立即进行心肺复苏。

11.实验室：没有立即检查的必要。

• 药物治疗

1.肾上腺素：首选药物，推荐以下剂量。

（1）血压正常的患者：深部肌内注射1∶1000（即1mg/ml）的肾上腺素0.01ml/kg（最大量

0.5ml)，肌内注射建议选择大腿前外侧。如果患者对初始的剂量没有反应，可以重复使用。

（2）低血压患者：1∶10 000肾上腺素0.1mg（即1ml）缓慢静脉注射5min以上。如果外周静脉无法建立，可以选择深部肌内注射的途径和剂量。静脉滴注1～4μg/min，维持收缩压大于90mmHg。

（3）无论哪种情况，都可能有一半剂量渗透到注射周围的组织中。

2.胰高血糖素：当应用肾上腺素有相对禁忌，如存在缺血性心脏病、严重高血压、妊娠、正在应用β受体阻滞剂或对肾上腺素无反应时，可考虑胰高血糖素。具体用量：起初5min，静脉注射1～5mg，之后5～15μg/min静脉滴定直至临床起效。

3.选择表2-6中列举的H_1抗组胺药物之一。

注意：异丙嗪对血管内膜和周围组织具有强刺激，应尽量避免静脉注射。

表2-6 抗组胺药种类及剂量

抗组胺药类型	剂量
苯海拉明	成人：25mg，肌内注射或静脉注射 儿童：1mg/kg，肌内注射或静脉注射
氯苯那敏（Piriton®，H_1受体阻滞药）	10mg，肌内注射或静脉注射
异丙嗪（非那根®）	成人：25mg，肌内注射 儿童年龄＞6岁：12.5mg，肌内注射 儿童年龄＜6岁：6.25～12.5mg，肌内注射

4.对于经上述治疗效果不佳且症状持续的患者，可以选择H_2受体阻滞剂西咪替丁200～400mg或雷尼替丁25～50mg稀释于20ml 5%葡萄糖溶液中，静脉滴注5min以上。

5.支气管扩张剂雾化用于持续的支气管痉挛，如每20～30分钟雾化吸入沙丁胺醇2∶2。

6.糖皮质激素能增强肾上腺素作用，降低毛细血管通透性，但不会立即生效。用量：氢化可的松静脉滴注200mg，可以每6小时重复一次。

• 处置

在经过适当的会诊后，患者应被收住重症监护室或高依赖病房进行观察，并重复应用抗组胺药和糖皮质激素等。如果只是轻度血管性水肿，气道已被清理通畅，考虑短期住院观察。

血管性水肿

药物相关的血管性水肿

血管紧张素转换酶（ACE）抑制剂是一个常见病因，其他病因同引起荨麻疹的病因（见下文）。

• 临床表现：通常影响面部和颈部（好发于嘴唇，软腭和喉部）、包皮和阴囊、手和足等。

• 对症治疗，但必须采取谨慎措施以排除气道阻塞。必须做好建立确定气道的准备，因为随时可能恶化为过敏反应。

• 支持措施

1.患者至少应该在中级护理区进行管理。

2.监测：每15分钟监测一次生命体征、脉搏血氧饱和度和心电图。

3.建立外周静脉置管作为预防措施。

4.吸氧，保持血氧饱和度大于94%。

5.准备气管插管或环甲膜切开术：注意上述关于镇静和麻醉的说明。考虑使用“清醒经口气管插管”，详细介绍参见本章第一节“气道管理/快速诱导气管插管”。

6.考虑用纤维喉镜直接观察气道。

• 药物治疗（如上一节所述）

1.肾上腺素

2.抗组胺药

3.糖皮质激素

• 处置：应留院观察12～24h，因为在最初发病和明显治疗有效后6～12h可能发生反跳现象。如果患者仅存在眼睑肿胀的症状/体征，那么水肿消退后可考虑出院。

遗传性血管性水肿

病因为缺乏C_1酯酶抑制剂，多数情况由创伤或应激引起。

• 临床表现

1.颜面明显水肿，唇、舌、软腭和喉部等肿胀。

2.常见腹痛伴恶心、呕吐和腹泻。

• 治疗

1.补充新鲜冷冻血浆（含C_1酯酶抑制剂）。

2.如上所述的肾上腺素剂量也可能有效。

注意：遗传性血管性水肿通常对糖皮质激素、抗组胺药或标准剂量的肾上腺素没有反应，可能需要建立确定气道。

• 处置：考虑到耐药倾向，将所有类似患者放置于高依赖病房观察12～24h。

荨麻疹

表2-7列举了荨麻疹的常见病因。

表2-7　荨麻疹的常见病因

药物反应	β-内酰胺类抗生素（青霉素、头孢菌素）
	阿司匹林
	磺胺类
	非甾体抗炎药
	传统中药
	局部麻醉药
感染	传染性单核细胞增多症
	乙型肝炎
	柯萨奇病毒
	寄生虫感染
其他	食品：花生、食品染料和调味剂
	暴露在阳光、炎热和寒冷环境下
	恶性肿瘤
	妊娠
	自身免疫性疾病

• 治疗：大多数情况下进行对症治疗，但需要注意可能进展为过敏反应。

• 支持措施：建议患者在急诊室中级护理区诊治，而在低护理区也可行，但需要反复评估病情，以便及时发现病情进展。

• 药物治疗（同上节所述）

1.抗组胺药。

2.泼尼松龙：病变范围广泛、反复发作或既往有血管性水肿发作的成年患者，可口服40～60mg。出院后回家继续口服5天，不需要逐渐减量。

• 处置

1.如果很快起到了治疗效果，且无血管性水肿，则患者可以出院。

2.出院后继续口服至少3天疗程的抗组胺药。

3.如果患者既往有荨麻疹病入院史，应收入院。

类过敏反应

类过敏反应和过敏反应相似，但由于并没有免疫介导，因此不需要提前暴露。类过敏反应是由于肥大细胞和巨噬细胞直接释放组胺引起的。

治疗

• 通常涉及的药物包括放射性造影剂、阿司匹林、非甾体抗炎药和阿片类药物等。

• 治疗同过敏反应。

（陈玉娇　译　郭治国　校）

参考文献/扩展阅读

1. Shaker MS，Wallace DV，Golden DB，et al. Anaphylaxis-a 2020 practice parameter update，systematic review and Grading of Recommendations，Assessment，Development and Evaluation（GRADE）analysis. *J Allergy Clin Immunol*，2020 Apr，145（4）：1082-1123. DOI：10.1016/j.jaci.2020.01.017. Epub 2020 Jan 28.
2. Walls RM. Airway. In：Walls RM，Hockberger R，Gausche-Hill M，eds. *Rosen's Emergency Medicine*：*Concepts and Clinical Practice*. 9th ed. Philadelphia：Mosby-Elsevier，2018：3-24.
3. Sampson HA，Munoz-Furlong A，Campbell RL，et al. Second symposium on the definition and management of anaphylaxis：Summary report—Second National Institute of Allergy and Infectious Disease/Food Allergy and Anaphylaxis Network symposium. *J Allergy Clin Immunol*，2006，117（2）：391-397.
4. Simons FE，Gu X，Simons KJ. Epinephrine absorption in adults：intramuscular versus subcutaneous injection. *J Allergy Clin Immunol*，2001，108（5）：871-873.

第三节　心脏停搏治疗的标准流程

Zulkarnain Abdul Hamid · Benjamin Leong

要点

• 心脏停搏被定义为“由循环体征消失所证实的心脏机械活动停止”。

• 心脏停搏常被分为目击心脏停搏与非目击心脏停搏、院外心脏停搏（OHCA）与院内心脏停搏（IHCA）。

• “生存链”概念是心脏停搏管理的核心，

说明了综合方法的重要性，其组成如下所述。

1.监测和预防（对于院内场景）。

2.早期识别。

3.早期心肺复苏（CPR）。

4.早期除颤。

5.早期高级生命支持和复苏后管理。

• 心室颤动所致心脏停搏的3个时相模式描述如下。

1.电时相　心脏停搏后的前4min内。在这个阶段心室颤动的处理是立即除颤。

2.循环时相　心脏停搏发生后4～10min。在除颤仪送达之前进行一段时间胸外按压以增加心肌灌注，然后立即进行除颤，提高成功率。

3.代谢时相　约心脏停搏后10min。应用代谢治疗如治疗性低温可能是有益的。

• 在居住场所发生的心脏停搏中，虽然主要是可除颤心律，但其比例在过去的几年中有所下降；公共场所发生的心脏停搏中，可除颤心律的比例基本稳定。这为公共场所普及自动体外除颤仪（AED）的倡议提供了凭证。

• 国际复苏指南由国际复苏联络委员会（ILCOR）每5年进行一次审查和修订。

• 在新加坡，新加坡复苏和急救委员会（SRFAC）根据这些修订的指导原则，审查并发布复苏指南。

• 在编写本文时，ILCOR最后一次指南修订版是在2020年，SRFAC指南更新于2021年。

• 2021年SRFAC指南延续了之前对高质量CPR（心肺复苏）的重视。

冠脉灌注压（CPP）定义为主动脉舒张压（p_a）和右心房舒张压（p_{ra}）之差，即CPP＝p_a－p_{ra}。高CPP与更高的自主循环恢复（ROSC）率相关。因此，目标应该是增加p_a，减小p_{ra}。

（1）增加p_a

1）用力且快速地胸外按压会增加主动脉压力。

2）主动脉压力在胸外按压期间需要一段时间依靠流体惯性来建立。但是当胸外按压由于各种干预措施（如开放气道、人工/机械通气、多次电击、检查脉搏和判断节律）而中断时压力迅速下降。因此，在胸外按压过程中延迟开始和频繁中断是不利的。

（2）减小p_{ra}

1）充分的胸廓回弹极为重要，这使得右心房的压力在回弹时降至最低点。否则就缩小了主动脉和右心房之间的压力差，导致CPP降低。

2）正压通气增加p_{ra}。所以在心肺复苏过程中的通气策略是维持正常的潮气量，但是需要降低通气频率（10次/分）。

给全科医师的特别提示

• 全科医师在“生存链”的前三环中可以发挥关键作用，因此应该掌握基础心肺生命支持（BCLS）和使用自动体外除颤仪（AED）。

1.全科医师经常在社区里。

2.全科医师可以提供早期高质量的CPR。

3.全科医师可以使用AED提供早期除颤。

4.如果条件允许，全科医师可以使用特异性药物。

• 全科医师在以下对患者进行教育方面发挥重要作用：

1.及早识别心脏停搏前及心脏停搏状态。

2.在社区推广CPR培训。

3.建议尽早就医。

4.规划临终问题。

• 全科医师可能被纳入院前心脏停搏反应体系。

处理流程

SRFAC 2021指南和ILCOR 2020心肺复苏指南有差异的地方，应优先遵循SRFAC指南。

• 请注意，以下描述ACLS心脏停搏救治流程是由一名医务工作者进行的。

• 在急诊团队参与心脏停搏抢救时，许多步骤同时进行，但应当是由“指挥者”安排处理流程以便进行的。

• 非心脏停搏的心律处理在单独章节中介绍（参见第1章第十九节“心悸”，第3章第八节“心动过速”和第3章第二节“缓慢性心律失常”）。

• 随着新证据的不断出现，这些流程将被更新和修订。

• 成功完成ACLS所需的技能，本节未涉及。

• 对于已经完成ACLS所需技能的人来说，

应当主要关注用斜体字标出的自2016年指南以来的要点和更新部分。

监测和预防意外心脏停搏

• 心脏停搏的预后仍不理想，因此预防是第一步，尤其是在住院期间，可以通过以下方法实现。

1.传入支　*应当通过应用各类评分系统对急症患者进行积极监测，来识别患者的病情何时可能恶化并需要紧急关注。常用的评分包括MEWS和NEWS2评分。*

2.传出支　对急性病情恶化的快速反应，*通常以随时待命的多学科团队的形式来实现（如医疗紧急救护小组、快速反应小组或类似团队），通过已实施的监控系统触发，随时准备被激活和动员。*

通用流程（图2-8）

ACLS的流程由识别开始、然后是以心律分析为中心的重复过程，以ROSC为流程出口。

• 对疑似心脏停搏患者的初步响应从通用流程开始。

• 评估反应

摇动患者并大声呼喊"你好，你还好吗？"以引起反应。

• 如果没有回应

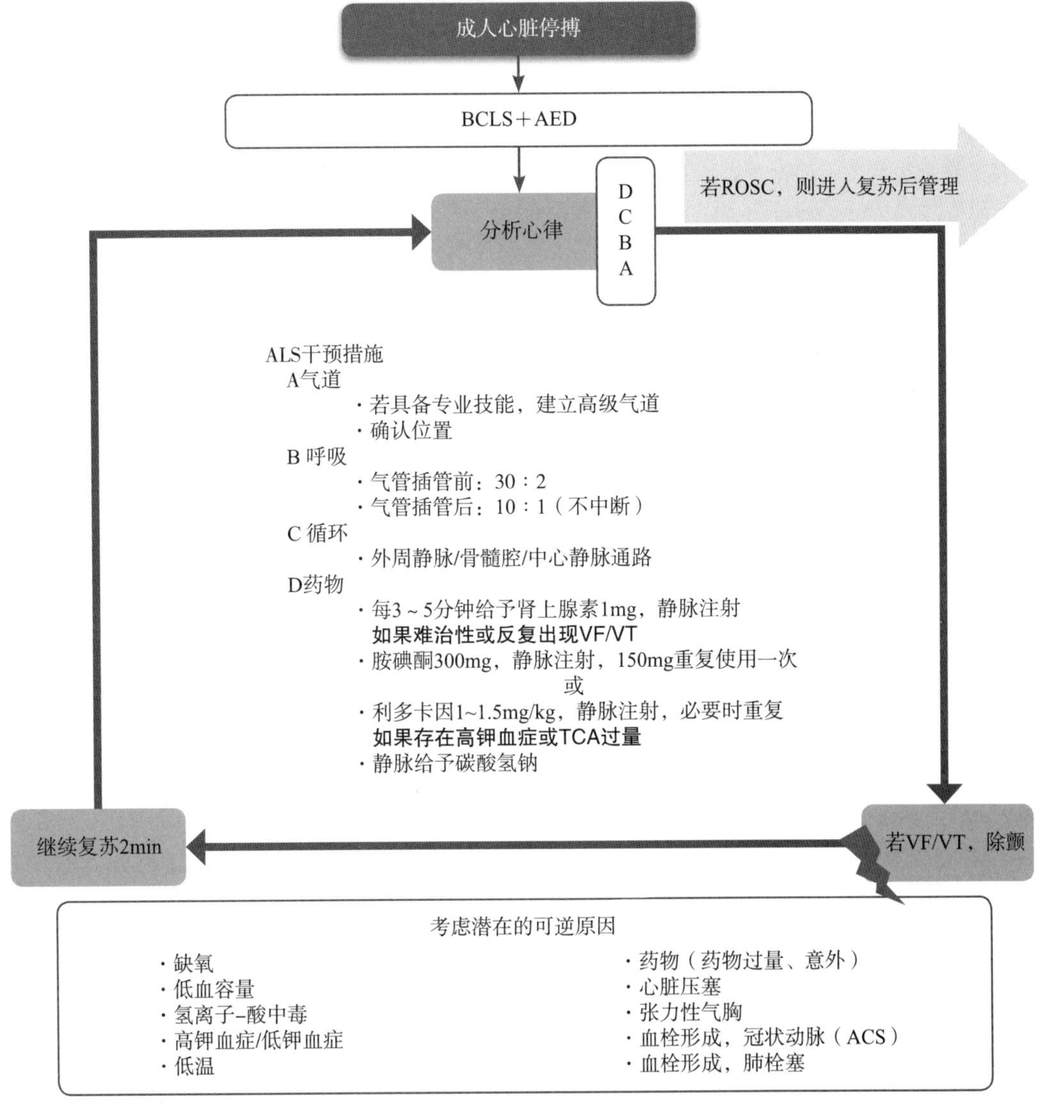

图2-8　ACLS通用流程

1. 寻求帮助（启动急救团队或院内类似团队，或在院外联系当地紧急医疗服务）。

2. 寻找除颤仪或自动体外除颤仪（AED）。

3. 在急诊部，立即送患者进入抢救区。

初级ABCD评估

关注高质量的CPR和早期除颤。

A——气道

- 清理气道

1. 仰头抬颏法。

如果不能排除颈椎外伤，请使用双手托颌法代替。同时进行同轴颈椎固定。

2. 检查呼吸道是否有异物。

3. 使用吸引装置去除口腔分泌物和呕吐物。

4. 较大的异物可以通过手指来清除。

注意：只有在口咽部可见固体物质时才应用手指清除。如果方法不正确，手指清除可能会使非可见的异物更深入，加剧气道阻塞。

5. 阻塞呼吸道的异物可能会因胸部按压或腹部冲击而被排出体外。

6. 气道辅助装置如口咽、鼻咽通气道可用于开放气道。

B——呼吸

- 视、听、感觉呼吸。

1. 向前倾斜靠近患者鼻子。眼睛看着胸廓，用耳朵听着呼吸，面部来感受呼吸。

2. 请注意，叹气样（濒死）呼吸不应该被误认为是正常呼吸。

C——循环

- 触诊颈动脉检查脉搏。非医务人员不需要检查脉搏，但医务人员必须检查。
- 为了尽量减少胸外按压的延迟，呼吸和（颈动脉）脉搏的检查应当同时进行，并省略了视-听-感觉检查后的最初两次抢救呼吸。
- 视-听-感觉及判断脉搏时长最长不要超过10s。
- 如果患者没有呼吸、脉搏，没有反应，也没有出现任何其他的生命体征，则为心脏停搏。如果是这样，立即开始CPR。

CPR标准

- 新指南强调高质量的心肺复苏。

1. 胸部按压

（1）速度为100～120次/分。

（2）深度4～6cm。

（3）在按压之间，确保胸廓完全回弹。

（4）胸外按压的中断时间应小于10s，如在检查脉搏、除颤或进行床旁超声检查时。

2. 通气

（1）在合适的时间间隔进行（见下述标题“3”）。

（2）每次人工通气潮气量400～600ml，或能见到胸廓起伏，或球囊的1/3，避免过度通气增加胸腔内压。

（3）每次呼吸1s。

3. 按压和通气比例为30∶2，直至建立确定的气道（参见下述“二级ABCD评估”）。

当通气的同时进行胸外按压，可能导致胃胀气，而胸外按压和通气的序贯进行可以减少胃胀气，同时观察胸廓回弹。

4. 如果救援人员不能或不愿意在此期间进行人工通气。SRFAC指南允许在调度员指导CPR（DACPR：当非医务人员拨打急救电话时，由急救车调度中心的电话指导）期间进行单纯胸外按压。

（1）DACPR的启动需要两个条件：①无反应；②异常呼吸。

（2）这是基于对不需要CPR的人实施心肺复苏并不造成伤害；而对于需要CPR的人不进行或者延迟CPR是有害的。

D——除颤仪

- 一旦有除颤仪可用，请分析是可除颤心律还是非可除颤心律。

1. 可除颤心律是指室性颤动（VF）、无脉性室性心动过速（VT）。

2. 非可除颤心律是指心脏停搏和无脉性心电活动（PEA）。

注意：伴有脉搏的室性心动过速处理方式不同（参见第3章第八节“心动过速”）。

3. 自动体外除颤仪（AED）能够自动检测可除颤心律，但是可能会提示操作者检查脉搏（排除有脉室性心动过速）。

4. 如果存在可除颤心律（VF/无脉VT），立即执行除颤（见VF/无脉VT部分的框2-1），然后继续到二级ABCD流程。

• 在AED/除颤器充电过程中，应当持续胸外按压，在放电之后不要检查脉搏或者心律，立即继续胸外按压，以减少中断。

如果不是可除颤心律（参见下述“无脉性心电活动和心脏停搏”部分），继续进行二级ABCD评估。

二级ABCD评估

二级评估主要包括高级气道、通气支持和抗心律失常药物。高级支持在每个胸外按压周期的2min内完成。

A——气道

• 放置以下其中一种高级气道装备建立人工气道。

1.气管插管。

2.喉罩气道（LMA）。

注意：只有带套囊的气管导管被认为是“确定性气道”。喉罩为高级声门上气道。

• 在不中断胸外按压的情况下尝试气管插管是最好的。如果不可能不中断，则进行如下操作。

1.应用尽可能多的辅助手段以获得首次气管插管的最大成功率（如正确的体位，使用可视喉镜或者探条，由经验丰富的操作者进行等）。

2.确定有困难的步骤（如使用会厌镜，插入气管导管），仅在此步骤中断胸外按压，避免整个气管插管过程中断胸外按压。

3.最小化这些中断，不要超过20s。

• 不推荐常规使用环状软骨压迫（Sellick手法）（参见本章第一节“气道管理/快速诱导气管插管”）。

• 确认气管导管位置的方法和注意事项。

$ETCO_2$（定量法优于半定量法）

• 持续存在从气管导管呼出的CO_2是判断气管插管成功的最好方法。

• 胃泡可能含有少量CO_2。患者进行6次球囊通气后，如果$ETCO_2$持续显示颜色改变，那就不太可能是由于胃内的CO_2导致的。

1. *5点听诊*　呼吸音对称和无胃内气过水声可能不可靠，尤其是在嘈杂的环境中。如果使用可视喉镜，并且操作者和其他人看见气管导管正确插入，可以采取4点听诊（省略胃区气过水声的听诊）。

2. *双侧胸廓起伏*　有效通气。气胸时可能双侧胸廓起伏是不对称的。

3. *气道起雾和雾气消失*　可能不可靠，除非雾气与通气同步。

4. *胸部X线片*　正在复苏时不适用。胸部X线片用来评估合适的深度（允许向前或向后调整气管导管，以防插管定位不良）。食管是与气管一样的中线结构，即使气管导管在胸部X线片上位于中线，也可能是前后/后前位而不在气管内。一个线索是，如果气管导管的轮廓在气管轮廓之外（在体位正常的胸部X线），则它可能在气管外。

• 用胶带或商用气道固定器固定气道导管。

• 如果重复尝试不成功（经验法则：3次尝试），不要继续中断胸外按压，继续使用球囊面罩通气或喉罩。

B——呼吸

• 一旦确认气管导管位置正确，就不再需要胸外按压与通气同步。

1.胸外按压现在应该是连续的、无间断的，100～120次/分。

2.通气应以每分钟10次的速度持续进行。

3.这被称为不同步的胸外按压和人工通气。

4.避免对患者过度通气——这对医疗工作者来说，在心脏停搏抢救的兴奋状态下很容易在每次呼吸时给患者挤压球囊面罩时过快。

由于大多数球囊的容量为1.5～1.8L，因此只需用一只手按压1/3球囊即可。

• 确认有效的氧合和通气。

C——循环

• 建立静脉通路

1.较大的近端静脉，如肘正中静脉或颈外静脉是静脉通路的首选。

2.如果无法应用外周血管通路，备选途径为骨髓针置入或插入中心静脉导管通路。

• 近期荟萃分析表明使用静脉给药途径的患者预后优于骨髓腔给药途径，故静脉优于骨髓腔，作为首选。

• 一旦监护仪可用，立即连接监护仪。

D——药物（参见相关章节）

• 心脏停搏患者的所有药物必须进行弹丸式推注而不是输注（考虑到心脏停搏和CPR期间

缓慢的血流）。

• 有应用指征时给药，而不是常规给药（如难治性VF时才用胺碘酮，而不是在所有单次发生VF时都给药）。

• 所有心脏停搏病例每3～5分钟给予肾上腺素1mg静脉注射，简化的做法是在每隔两个周期的心肺复苏术（约每4分钟）给予肾上腺素。提供给高级学员的关于肾上腺素的其他要点如下所述。

1. 多项研究表明，尽管与安慰剂相比肾上腺素确能提高ROSC比例，但伴神经功能良好的生存率与安慰剂比较无差异。这部分归因于肾上腺素（累积剂量）对大脑循环的影响。关于血流动力学指导滴定肾上腺素适宜剂量的研究正在进行。目前，肾上腺素仍然可以每3～5分钟使用1 mg；因此，警告建议不要使用高于此剂量的肾上腺素。

2. 注意如果在没有心脏停搏时，给予“心脏停搏”剂量的肾上腺素，可导致不稳定的室性心律。因此，只应在心律和脉搏检查后确认无脉搏时给予，在不确定患者是否已ROSC时，不建议在CPR过程中给予肾上腺素。

• 静脉注射胺碘酮300mg，用于持续性或难治性VF（即已经进行了≥3次电击后）。医师可自行决定是否再重复给予150mg胺碘酮1次。

1. 替代方案是静脉注射利多卡因1.0～1.5mg/kg，可0.5～0.75mg/kg重复使用1次。

注意：只能使用胺碘酮或利多卡因，但不能同时使用，因为使用多种抗心律失常药物可能导致心律失常。

2. 如果怀疑尖端扭转型室性心动过速，可静脉给予硫酸镁1～2g。

3. 由于缺乏有效性的证据，下列药物不应常规给予。

（1）从PEA和心脏停搏流程图中删除了阿托品（但在症状性心动过缓治疗中仍保留）。

（2）从长程心肺复苏流程中删除了碳酸氢钠（仅在高钾血症或TCA过量等情况下应用）。

4. 虽然假定药物在给药后需经30～60s持续CPR才能循环至心脏，但给药后不需要推迟除颤。药物的作用可能在此后的复苏循环中体现。

D——鉴别诊断

• 基于病史和心脏停搏时的周围环境考虑潜在的可逆原因（5H和5T）。

• 床旁快速超声（POCUS）可以作为确定难以识别的潜在可逆病因的工具（参见后述“POCUS”部分）。

• 除非为诊断低钾血症或高钾血症（因为它影响治疗），通常不需要血液检查。为此可使用床旁即时检测。

• 立即处理可逆病因（表2-8）。

表2-8 可逆病因的紧急处理

可逆病因	紧急处理
缺氧	气管插管，氧浓度100%
低血容量/出血	IV，输液/输血
氢离子-酸中毒	IV，碳酸氢钠8.4% 1ml/kg快速推注
低钾血症	IV，补钾（POCT确认后）
高钾血症	IV，葡萄糖酸钙10mmol快速推注 IV，葡萄糖40ml/胰岛素10U（POCT确认后）
低体温	主动复温至正常体温
药物（药物过量）	正确的解毒剂（如果可获得）
心脏压塞	心包穿刺
张力性气胸	胸腔闭式引流
血栓形成，冠状动脉（ACS）	一些机构有心脏停搏PCI流程。否则，此病因并非立即可逆
血栓形成，肺（栓塞）	IV，t-PA（请参照具体机构在CPR过程中的溶栓指南）

注：IV.静脉注射；POCT.即时检测；CPR.心肺复苏；r-tPA.阿替普酶；PCI.经皮冠状动脉介入治疗。

重复循环

• 在2min的心肺复苏后重新评估患者心律。提示：在准备暂停胸外按压评估心律之前，先把手指放在颈动脉搏动处以确定脉搏位置。这能够减少此后寻找颈动脉脉搏所花费的时间。

短暂暂停CPR以评估心律

（1）只要恢复再灌注心律（即不一定是窦性心律），则按照相反的顺序评估ABC。

1）检查脉搏：如果有脉搏，则自主循环（ROSC）恢复（请参见“复苏后管理”部分）。

2）检查呼吸：如果没有自主呼吸，进行通气。

3）重新评估气道：如果气道不安全，请准备气管插管。

（2）如果心律是心室颤动（VF）/无脉性室性心动过速（VT）或无脉性心电活动（PEA）/心脏停搏，则转到相应的流程。

（3）确保CPR不中断或不必要的延迟。

床旁超声（为高级学员）

• 虽然心脏停搏中的POCUS还没证实能够改善预后，但可以用于以下方面。

1.识别可能的可逆病因，特别是下述两项

（1）心脏压塞。

（2）肺栓塞。

2.识别假性PEA　假性PEA等同于严重休克，比真性PEA预后好。

3. POCUS脉搏检查　包括使用超声检查颈动脉或股动脉（暂停胸外按压脉搏检查时）（注意：这不能代替手动脉搏检查——没有触及脉搏但POCUS脉搏存在时，虽然不可取消对胸外按压需要，但有助于识别较高生存率的PEA患者）。

心室颤动（VF）/无脉心动过速（VT）（图2-8）

• 心律分析期间识别出VF或无脉VT。

• 准备除颤（框2-1）。

框2-1　除颤程序

1.将涂有凝胶的手柄或自粘式除颤仪电极片放在患者身上。在胸骨左侧位，或左前后位放电极片。
2.确保同步器（"sync"）关闭。
（1）如果在VF期间"同步"打开，由于心律不规则，除颤仪可能检测不到任何R波。
（2）当扳机被拉动时，除颤仪不会放电。
3.选择能量级并给除颤仪充电。
（1）双相除颤仪
1）150～360J（AHA：120～360J）。
2）推荐的能量水平是设备相关的。
3）一些设备可能会在每一次除颤时自动提升能量级别。
（2）单相除颤仪：360J（不再推荐升级能量）。
（3）在给除颤仪充电时继续CPR。
4.一旦充电完成，确保所有人员都"离开"，注意检查所有方向直至床尾。
5.重新确认心律。
6.进行1次电击（不再推荐连续3次电击）。
（1）如果使用除颤仪手柄，抓紧扳机并维持手柄对胸壁的压力直至完成放电。
（2）如果使用自粘式除颤电极片，按下除颤仪上的相应按钮，除颤仪放电。
7.电击后，不要停下来检查心律或脉搏。
8.再评估患者前，立即恢复CPR 2min（AHA：30：2进行5个循环或2min）。

注意：不要混淆术语电除颤和电复律。

1.除颤是通过给予心脏可控的电击从而终止心室颤动的过程。

除颤与心律的QRS波不同步，因为心室颤动的电活动是完全紊乱的，使同步化不相关或不可能。

2.心脏复律是指有灌注但不稳定的心律转换为窦性心律，并且可以是电转复、药物转复或非药物转复。

电复律必须是同步的，因为心律是有规律的，并且有易损期，此时电击可能会触发心室颤动。因此应在大R波或S波之后立即放电，避开在T波顶端附近复极易损期放电（R-on-T现象）。

• 在整个除颤过程中，尽量减少对胸外按压的中断。

• 除颤后，如尚未完成二级ABCD流程，则应进行二级ABCD流程。

• 合理应用抗心律失常药物。

1.每3～5分钟给予肾上腺素1mg，IV（静脉注射）/IO（骨髓腔注射）。

2.如果持续心室颤动，给予胺碘酮300mg，IV/IO，或利多卡因1.0～1.5mg/kg，IV/IO，并继续CPR 30～60s。

3.准备在1min内电除颤（框2-1）。

4.如果怀疑有尖端扭转型室性心动过速，则可给予1～2g硫酸镁。

• 重复循环，继续CPR，检查心律/脉搏。

1.如果心律是PEA或心脏停搏，则转到相应的部分。

2.如果出现ROSC，请参见"复苏后管理"。

• 除胺碘酮/利多卡因以外的持续性心室颤动策略（为高级学员）：

1.增加除颤能量水平　可以在每次失败时增加除颤能量水平，直至除颤仪允许的最大水平。一些除颤仪每次除颤时自动提升能量水平，如120 J→150J→200J（双相波）。

2.改变矢量　这可以通过改变传统的心尖-胸骨旁电极片/电极板位置来实现。其他已证明可增加除颤成功率的位置：

（1）前-侧位（胸骨右缘和左第5肋间外侧/腋中线）。

（2）前-后位（心尖和背后肩胛骨下角下方）。

3.使用β受体阻滞剂降低兴奋性　多剂肾上腺素可能会通过增加心肌耗氧、加重心肌缺血和降低心室颤动阈值而使心室颤动恶化。这些都可以通过使用β受体阻滞剂来改善，如静脉注射艾司洛尔500μg/kg，随后静脉输注100μg/（kg·min）。

4.双部位序贯除颤（DSD） 这包括将两组电极片放在两个位置，如前-侧位和前-后位。这导致了能量水平及电流矢量的增加。然后，用每个除颤仪以相同的能量水平对患者进行快速序贯除颤（注：虽然该策略尚未被广泛采用，但已有一些小型研究表明其有效性。以这种方式使用除颤仪所造成的理论性损伤不在制造商的保险范围内。在对所有可获得的证据进行审查后，建议在各机构内对这一策略的使用进行讨论）。

无脉搏性心电活动和心脏停搏（图2-9）

• 任何无法产生可触及脉搏的心律或电活动（非心室颤动或无脉性室性心动过速）被认为是无脉性心电活动（PEA）。

1. PEA定义包括从宽到窄，从缓慢到快速性心律失常，因此治疗高度依赖于根本病因。

2. 触摸不到搏动并不等同于心脏不搏动。在一些PEA的情况下，心脏还有搏动（低动力或

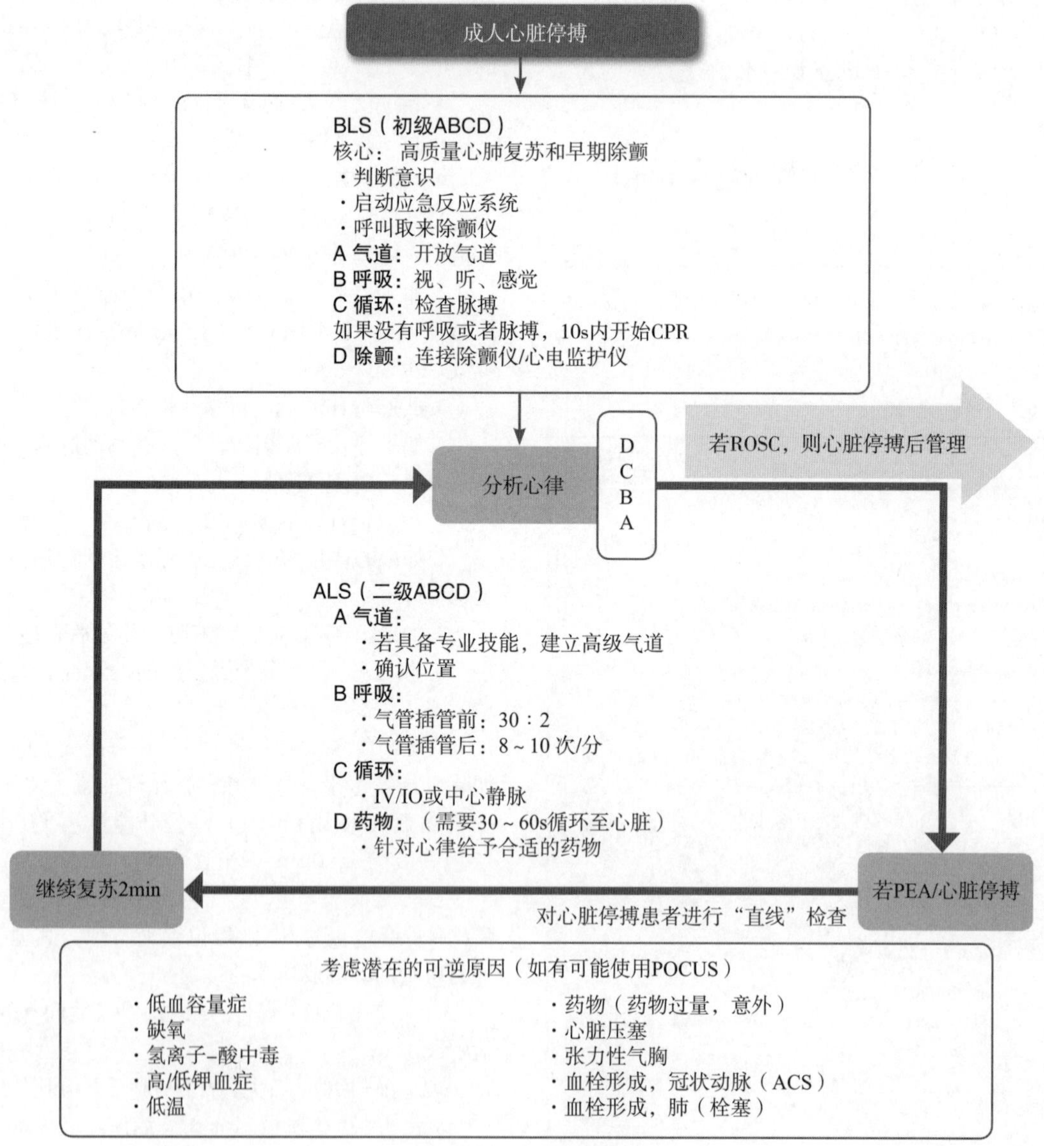

图2-9 PEA/心脏停搏流程

高动力），但并不能产生足够的心排血量以形成可触及的脉搏。

床旁超声能够明确此类情况，称为假性PEA。

• 心脏停搏是指自主心律消失，并表现为“直线”。鉴别包括监护导联断开、在某些导联向量垂直90°、细小心室颤动和真性PEA。

完成“直线”检查以排除引起“直线”的其他原因。

（1）检查ECG电缆和导联的连接（通常不需要，因为目前的除颤仪可以检测到导联断开）。

（2）增加除颤仪监视器上的增益以识别精细VF。

（3）在监护仪上选择不同的导联以识别存在的心律。

• 虽然PEA和心脏停搏通常被归为一组，但由于预后不同，处理方式也不同，与心脏停搏相比，PEA的ROSC发生率更高。

• 这可归因于PEA，包括真性PEA和假性PEA。假性PEA可以通过POCUS识别（见上文POCUS），并且与真性PEA相比明显具有更好的ROSC和生存率。假性PEA可被比作严重或深度的休克，心脏虽然搏动，但不能产生足够的心排血量，故而脉搏不可触及。因此，治疗假性PEA时，延长复苏时间可能是合理的（类似于任何“休克”）。

• 因此，管理“PEA”时的一个额外目标是确定真性PEA或假性PEA（表2-9）。

表2-9 真性PEA或假性PEA的确定

POCUS：左心室高动力	POCUS：左心室低动力或无活动
假性PEA	真性PEA

• 如尚未完成二级ABCD流程，则应进行二级ABCD流程。

• 对于PEA，可替代的方案是通过QRS波的形态评估和处理可逆病因（表2-10）。

• 正确使用药物

1.肾上腺素1mg，每3～5分钟IV/IO。

2.如果出现高钾血症或者怀疑TCA过量，应用碳酸氢钠，IV。

• 重复循环，继续CPR，检查心律/脉搏。

表2-10 PEA时QRS形态与病因

窄QRS波 倾向于机械因素	宽QRS波 倾向于代谢性因素
心脏压塞	高钾血症
张力性气胸	钠通道阻滞剂中毒
肺栓塞	急性心肌梗死（泵衰竭）
过度机械通气	濒死心律
急性心肌梗死（心脏破裂）	

1.如果是VF/无脉VT或心脏停搏，参考相关章节。

2.如果发生ROSC，参考复苏后管理相关内容。

注意：确保在整个过程中不中断胸外按压。

心脏停搏期间进行监测

• 判断是否ROSC是心脏停搏期间进行监测的重要原因之一。

1. ROSC的征兆包括可触及脉搏、自主呼吸（不只是偶尔的叹息）、咳嗽、肢体活动，可测量的血压或动脉波形，呼气末二氧化碳急剧上升至正常范围。

2.自主灌注心律的恢复证据，不仅是偶尔的呼吸，短暂的可触及的脉搏或＞30s的动脉波形。

• 持续的ROSC

当循环迹象持续存在而不需要胸外按压，大于20min，则考虑持续的ROSC。

• 常规情况下，使用连续的心律监测和脉搏触诊，监测心脏停搏管理过程中患者的状态，这体现在上方的流程图中。其他方式如下所述。

1.心电图监护

（1）寻找规律心律的恢复。

（2）这只显示心脏的电活动，并不代表实际的有效血流量。

2.触摸搏动　虽然普遍用于评估心脏停搏的循环状态，但这可能是不可靠的，CPR期间产生的脉搏搏动强度并不等同于实际血流量。

3.血压监测

（1）无创血压监测可能是困难且不可靠的。

（2）动脉内监测可能检测到微小偏差，但不代表实际组织灌注。

4.脉搏血氧仪　这在心脏停搏情况下不可靠。

5.代谢监测　在心脏停搏的情况下，血气分析和乳酸的测量可能不可靠且难以解释，但将有助于复苏后治疗监测。

6. CPR质量　CPR质量监测通常会被忽视。只有实施了高质量的CPR，才能获得良好的预后。如果使用机械按压装置，则不必担心。

（1）视觉监测：这可以由复苏团队领导或专门的CPR教练完成，其职责是观察心肺复苏术的表现并通过语言指导做胸外按压。

（2）CPR质量反馈装置：该装置通常安装在患者身上，来评估各种高质量CPR的指标，包括深度、速率、回弹和中断。然后通过视觉和（或）言语方式提供信息，以便教练或按压机进行相应调整（例如，如果按压深度不足则用力按压）。

7. 呼气末CO_2（$P_{Et}CO_2$）　$P_{Et}CO_2$反映组织产生CO_2和携带CO_2到肺的心输出量，这个指标优于仅满足胸部按压的推荐的指标，因为它表明了对CPR的实时生理变化。结合CPR质量反馈装置（见上文），可使CPR根据对$ETCO_2$的影响进行调整。

（1）$P_{Et}CO_2$的正常值通常约为38mmHg（范围35～40mmHg）。

（2）$P_{Et}CO_2$＜10mmHg与心脏停搏有关。

因为有氧代谢产生的CO_2下降，来自组织循环到肺的CO_2也明显下降。

（3）在有效的、高质量的CPR过程中，可见$P_{Et}CO_2$从较低的水平上升。

高质量的CPR可以产生到达组织的前向血流和回流，以使$ETCO_2$水平上升。但是$P_{ET}CO_2$水平很难达到正常的35～40mmHg的水平。

（4）因此，$P_{Et}CO_2$可以用于以下方面：

1）作为CPR实时反馈来指导CPR的质量。

2）预测ROSC：一项研究发现，如果$P_{Et}CO_2$在CPR 20min后不超过10mmHg，死亡率为100%。

3）识别ROSC：ROSC与$P_{Et}CO_2$显著和持续增加有关，通常达到正常或超常水平。

复苏后管理

复苏后的检查和监测

- 检查

1. 12导联心电图。
2. 胸部X线片。
3. 全血细胞计数。
4. 尿素氮、电解质、肌酐、葡萄糖。
5. 心肌酶、肌钙蛋白。
6. ABG、乳酸。
7. 超声心动图。
8. CT、MRI（ROSC后仍然昏迷的患者）。

- 监测（取决于急诊科和ICU设备，其中一些可能在ICU启动）

1. 连续心电监护仪。
2. 血压。
3. 脉搏血氧仪。
4. CO_2波形图。
5. 温度。
6. 尿量。
7. CVP或Swan-Ganz导管。
8. 脑电图监测。

心脏停搏后护理的管理目标

- 氧合

1. SaO_2/SpO_2 94%～98%。
2. 应当避免过度氧合，因为与立即调整FiO_2至目标SaO_2水平相比，在ROSC后第1个小时使用纯氧浓度与较差的神经功能预后相关（可能是由于产生了过多氧自由基）。

- 通气

1. 制订目标潮气量（6～8ml/kg），避免胸腔内压过高。
2. $PaCO_2$ 40mmHg（正常碳酸血症）。
3. 过度通气可导致脑血管收缩。
4. 通气不足导致缺氧和高碳酸血症。
5. 如果使用治疗性低温（见下文），请注意代谢降低可能导致通气需求减少。

- 早期血流动力学优化

1. MAP 65～100mmHg。
2. CVP 8～12mmHg。
3. 尿量＞1ml/（kg·h）。
4. 这些目标反映了组织灌注最大化和偿还氧债的目标。

- 循环支持

1. 扩容。
2. 血管活性药物。
3. 主动脉内球囊反搏（IABP）。
4. 体外膜肺氧合（ECMO）。

- ACS的管理

1.如果心脏复苏后心电图显示ST段抬高心肌梗死，则立即进行PCI冠状动脉造影。

如果存在混杂情况或者不能排除颅内问题，则应当在PCI之前完善头颅CT（PCI时使用双联抗血小板及抗凝治疗可能增加出血风险）检查。

2.如果PCI不可行，溶栓治疗是可接受的替代选择。

3.如果怀疑非ST段抬高ACS，仍可考虑进行冠状动脉造影。

• 治疗性低温/目标温度管理

1.发热常见于心脏停搏后的最初48h内，应予以预防或治疗。患者可用解热药或主动降温。

2.亚低温是唯一用于心脏停搏后能够提高生存率的治疗方案。最新的证据支持VF和非VF患者都应当在复苏后使用低温治疗。

3.应当在4h内实现目标温度32～34℃，维持至少24h，此后12h进行缓慢复温。

（1）对于有禁忌证的患者（脓毒症、出血），可以采取相对较高的目标温度（如36℃）并避免体温过高。

（2）虽然可允许的目标温度范围很广，但应当将患者的体温维持在一个设定的温度区间（通常±0.5℃），并避免体温波动过大。这可以通过有反馈功能的降温设备来实现。

4.降温的方法包括非侵入性（如降温贴片）和侵入性（如降温导管）。

5. 4℃的盐水2L静脉注射可用于诱导低温（对于心源性心脏停搏的患者必须谨慎，液体快速注射可能导致心力衰竭）。

6.应当在ROSC后尽快启动治疗性低温。ROSC前启动低温并不能改善生存率。

• 镇静和神经肌肉阻滞

1.机械通气和治疗性低温时应该考虑。

2.可能需要持续的脑电监测来监测抽搐发作。

• 抽搐控制和预防

治疗抽搐发作，但没有证据表明应当常规预防性抗痉挛治疗。

• 控制血糖

1.应密切监测葡萄糖以避免低血糖或高血糖，二者对患者来说均有害。

2.建议的目标是4.4～6.1mmol/L或8mmol/L。

• 其他需要注意的问题

1.神经保护药物。

2.肾上腺功能不全。

3.肾衰竭。

4.感染。

5.放置AICD。

• 心脏停搏后的预后

1.复苏后神经预后评估应在72h后进行。

2.心脏停搏前、心脏停搏中和心脏停搏后的因素均可能影响临床结局。

3.评估神经系统预后包括神经生理学检查、神经影像学和生物标志物。

（田　慈　译　郭治国　马青变　校）

参考文献/扩展阅读

1. Ching CK，Leong BSH，Nair P，et al. Singapore advanced cardiac life support guidelines 2021. *Singapore Med J*，2021，62（8）：390-403.
2. Berg KM，Soar J，Andersen LW，et al. Adult advanced life support：2020 international consensus on cardiopulmonary resuscitation and emergency cardiovascular care science with treatment recommendations. *Circulation*，2020 Oct 20，142（16_suppl_1）：S92-S139.
3. Weisfeldt ML，Becker LB. Resuscitation after cardiac arrest：a 3-phase time-sensitive model. *JAMA*，2002，288：3035-3038.
4. Ward KR，Barbee RW，Ivatury RR. Monitoring techniques during resuscitation. In：Ornato JP，Peberdy MA，editors. *Cardiopulmonary resuscitation*. Totowa，New Jersey：Humana Press，2005.
5. Neumar RW，Nolan JP，Adrie C，et al. Post-cardiac arrest syndrome：epidemiology，pathophysiology，treatment，and prognostication. A consensus statement from the International Liaison Committee on Resuscitation（American Heart Association，Australian and New Zealand Council on Resuscitation，European Resuscitation Council，Heart and Stroke Foundation of Canada，InterAmerican Heart Foundation，Resuscitation Council of Asia and the Resuscitation Council of Southern Africa）; the American Heart Association Emergency Cardiovascular Care Committee; the Council on Cardiovascular Surgery and Anesthesia; the Council on Cardiopulmonary，Perioperative，

and Critical Care; the Council on Clinical Cardiology; and the Stroke Council. *Circulation*, 2008, 118: 2452-2483.

6. Flato UA, Paiva EF, Carballo MT, et al. Echocardiography for prognostication during the resuscitation of intensive care unit patients with non-shockable rhythm cardiac arrest. *Resuscitation*, 2015, 92: 1-6.
7. Littmann L, Bustin DJ, Haley MW. A simplified and structured teaching tool for the evaluation and management of pulseless electrical activity. *Med Princ Pract*, 2014, 23(1): 1-6. DOI: 10.1159/000354195. Epub 2013 Aug 13. PMID: 23949188; PMCID: PMC5586830.
8. Drennan IR, Dorian P, McLeod S, et al. DOuble SEquential External Defibrillation for Refractory Ventricular Fibrillation (DOSE VF): study protocol for a randomized controlled trial. *Trials*, 2020, 21: 977. https://doi.org/10.1186/s13063-020-04904-z

第四节 心源性休克

Benjamin Leong · Kuan Win Sen · Shirley Ooi

要点

- 心源性休克是一种低心排血量状态，导致危及生命的器官终末灌注不足和缺氧。
- 虽然心肌收缩力减弱是心源性休克的核心，但容量状态可高可低，全身血管阻力也可高可低。心肌梗死后可发生全身性炎症反应和血管舒张。心排血量受损的恶性循环，导致低血压和冠状动脉灌注不足，从而进一步恶化心肌收缩力和心排血量。
- 主要诊断依据低灌注的临床表现（意识状态改变、冷、皮肤潮湿和少尿），并有血流动力学测量支持[如SBP＜90 mmHg，心脏指数＜2.2 L/(min · m^2)，肺动脉楔压＞15 mmHg]。
- 类似心源性休克的非心脏性疾病的例子包括肺栓塞和主动脉夹层。
- 心源性休克的死亡率很高（表2-11）。

表2-11 发生心源性休克的原因

肌病的	机械的
急性心肌梗死	急性二尖瓣反流
心肌炎	室间隔/游离壁/动脉瘤破裂
扩张型心肌病	左心室流入/流出道阻塞
	右心室衰竭

临床表现

- 呼吸困难。
- 循环受损：心动过速（如果患者服用β受体阻滞药或其他负性肌力药物则可能不存在心动过速）、毛细血管再灌注延迟、低血压、出汗和外周脉搏弱。
- 终末器官功能障碍（如精神状态异常和尿量减少）。
- 颈静脉扩张是右心室衰竭的典型表现。
- 肺水肿伴可闻及的粗湿啰音或左心室功能障碍引起的哮鸣音。
- 响亮的杂音可能提示瓣膜功能障碍。
- 贝克三联征（颈静脉扩张、低血压和心音减弱）可能提示心脏压塞，但并不常见。
- 奔马律（尤其是第三心音奔马律，是充血性心力衰竭的症状）。
- 在低血压的情况下，肺水肿的存在增加了心源性休克的可能性。

给全科医师的特别提示

- 并非所有的心源性休克患者都表现出严重的全身性低血压、全身性低灌注和呼吸窘迫的所有“典型”征象。
- 心源性休克更常见于前壁心肌梗死，因为前壁心肌受累面积更大。
- 心源性休克患者低血压的严重程度各不相同。在没有外周灌注不足迹象的情况下，仅凭低血压不应作为诊断的基础。

管理

- 急诊部的目标

1. 做出诊断。
2. 预防缺血。
3. 治疗潜在的原因（如急性心肌梗死）。

• 气道、呼吸和循环（ABC）

1.对呼吸做功过度的患者进行气管插管和机械通气。

2.补充供氧，氧气滴定以维持SpO_2＞90%。

3.仔细滴定静脉输液以维持足够的前负荷（考虑中心静脉压监测、肺毛细血管楔压监测和下腔静脉充盈的超声评估）。

• 静脉注射血管升压药以增加血压和恢复组织灌注。

1.谨慎使用，持续时间尽可能短，以避免可能增加心肌耗氧量、增加梗死面积和损害心脏泵能力的极端心率。

2.可用于心源性休克的药物包括去甲肾上腺素、多巴酚丁胺或多巴胺，即使强有力的证据是有限的，且有不同的专家意见。

3.去甲肾上腺素是一种常用的一线药物。

（1）强α_1肾上腺素能（血管收缩剂）受体作用，以改善血管收缩。

（2）温和的β_1肾上腺素能（强心药）受体作用，增加心肌收缩力。

（3）最小的变时效应，因此，不会引起过度的心动过速。

（4）在不增加心率和心肌需氧量的情况下，增加MAP和心排血量的净效应。

（5）输液剂量范围为0.05～0.4μg/(kg・min)，滴定以达到目标血压。

（6）首选给药途径是通过中心静脉，而大静脉可小心使用，以避免外渗。

（7）去甲肾上腺素可与多巴酚丁胺一起使用。

4.多巴酚丁胺通常用于改善心排血量。

（1）β_1肾上腺素能受体激动剂，主要具有促肌力和弱变时作用。

（2）相对温和的α_1肾上腺素能（血管收缩剂）受体效应被α_2肾上腺素能（血管扩张剂）效应所抵消。

（3）对心肌需氧量的影响最小。

（4）可能与存在血管舒张性休克时的血压下降有关。

（5）可能会增加心率。

（6）输液剂量为2～40μg/（kg・min）。

（7）多巴酚丁胺可与去甲肾上腺素一起使用。

5.多巴胺

（1）低剂量（“肾剂量”）［2～5μg/（kg・min）］可增加冠状动脉灌注、肾灌注和内脏流量。然而，多巴胺的“肾剂量”并不是基于循证医学证据的；相反，目标是平均动脉压超过60mmHg。

（2）中等剂量［5～10μg/（kg・min）］有直接的β肾上腺素能受体作用，可增加心肌收缩力，但对血压无显著影响。

（3）高剂量通过刺激α肾上腺素能受体来提高全身血管阻力，引起心动过速及肾脏和其他内脏的血管收缩。

（4）心源性休克患者应谨慎使用，因为它可能会对心肌氧输送和消耗的平衡产生不利影响。

• 机械循环支持（MCS）装置

1.最常见的MCS装置是主动脉内球囊泵。其他设备包括经皮MCS设备，如Tandemheart和Impella。

2.如果心源性休克不能通过药物治疗逆转，请尽早咨询心脏病专家考虑MCS。

3.如果血管造影和血管重建不能实现，MCS可作为一种稳定措施，并联合溶栓治疗。

4.反搏可减少左心室后负荷，改善冠状动脉血流量。

• 体外膜肺氧合（ECMO）

1.虽然MCS设备可以增强循环，但ECMO本质上是一种外部心肺机器，可以增强氧合和循环。

2. ECMO可分为两种类型：静脉-静脉ECMO，即患者的静脉血加氧并返回静脉循环；静脉-动脉ECMO，即除了血氧合外，还通过使血液返回动脉循环来提供循环支持。

3. ECMO可考虑用于心源性休克，除了循环衰竭外，也可用于尽管给予呼吸支持仍缺氧的情况。

（李　燕　译　郭治国　马青变　校）

参考文献/扩展阅读

1. Van Diepen S, Katz JN, Albert NM, et al. Contemporary management of cardiogenic shock: a scientific statement from the American Heart Association. *Circulation*, 2017 Oct 17, 136（16）: e232-e268.

2. Chioncel O, Collins SP, Ambrosy AP, et al. Therapeutic advances in the management of cardiogenic shock. *Am J Ther*, 2019 Mar-Apr, 26

(2): e234-e247.

3. Brenner MI, Rosenblum HR, Burkhoff D. Pathophysiology and advanced hemodynamic assessment of cardiogenic shock. *Methodist DeBakey Cardiovasc J*, 2020 Jan-Mar, 16 (1): 7-15.

第五节 神经源性休克

Rakhee Yash Pal

定义

- 神经源性休克是分布性休克的一种类型，另外两种分布性休克的类型分别是脓毒症性休克和过敏性休克。
- 神经源性休克是最少见的休克类型。
- 它是由损伤水平远端区域的交感神经张力突然丧失引起的血管扩张，导致血容量相对不足，又因机体对低血容量的代偿作用，而出现的一系列病理生理反应，如反射性心动过速。

要点

- 在创伤患者中，部分患者可能出现不伴心动过速的持续性低血压，此时应首先考虑是否存在失血性休克，因为此类患者可能因某些因素导致心率受到抑制，如正在接受β受体阻滞剂治疗的患者。
- 虽然部分创伤患者可能合并存在神经源性休克，但此类患者最常见的休克原因仍为创伤出血，因此此类患者应当先按照失血性休克治疗，直至除外活动性出血。
- 失血性休克会减少脊髓血流量，导致进一步的神经损伤。
- 脊髓休克是与神经源性休克不同的疾病，尽管两者可能同时存在，但应注意不要相互混淆。脊髓休克是指损伤平面以下的运动、感觉和反射功能丧失。而神经源性休克是指由于自主神经功能丧失而导致的血流动力学变化。

病因

- 颈椎和上胸椎脊髓损伤，通常在T_6水平以上。
- 髓质水平的严重脑干损伤。
- 区域麻醉和药物因素。

临床表现

- 低血压伴心动过缓或正常心率（“相对心动过缓”）。
- 皮肤发热、发红。
- 可能存在伴随的神经功能障碍。

处理

一线治疗

静脉输液：可能需要大量液体输注来代偿发生的血管扩张，但应注意不要过量，因为过量可能诱发肺水肿。建议留置导尿管动态监测尿量。

二线治疗

- 血管活性药物：如果大量补液后仍不能改善患者低血压情况，应当开始应用血管活性药物，目前暂无特定最佳单一药物推荐。
- 去甲肾上腺素：为最常用的血管活性药物，因该药物同时具有α及β受体激动剂活性，可分别辅助治疗低血压及心动过缓。
- 去氧肾上腺素：是纯粹的α受体阻滞剂，可诱发心动过缓，因此仅建议应用于未出现心动过缓的患者。
- 抗胆碱能类药物：阿托品和格隆溴铵能对抗迷走神经张力并增加心率和心排血量。

综合管理

1. 外伤患者需要严格的脊柱固定以防止进一步的脊柱损伤。
2. 紧急骨科和（或）神经外科会诊。
3. 大脑或脊柱的紧急CT成像。
4. 通常需要进入重症监护病房住院治疗。

（宋爱祥 译 郭治国 校）

参考文献/扩展阅读

1. American College of Surgeons Committee on Trauma. Spine and spinal cord trauma. *Advanced trauma life support*. 10th ed. Chicago, IL: American College of Surgeons, 2018.
2. Kirk RM, Ribbans WJ. *Clinical surgery in general: RCS course manual*. 4th ed. New York: Elsevier

Health Sciences，2004.
3. Dave S，Cho JJ. Neurogenic shock. [Updated 2020 Mar 28]. In：StatPearls [Internet]. Treasure Island（FL）：StatPearls Publishing；2020 Jan. Available from：https：//www.ncbi.nlm.nih.gov/books/NBK459361/
4. Stein DM，Knight WA IV. Emergency neurological life support：traumatic spine injury. *Neurocrit Care*，2017，27（Suppl 1）：170-180.

第六节 脓毒症与脓毒症休克

Kuan Win Sen · Irwani Ibrahim

定义

- 感染：微生物入侵正常无菌宿主组织。
- 菌血症：血液中存在活菌，不考虑宿主反应。
- 脓毒症：宿主对感染反应失调引起危及生命的器官功能障碍（Sepsis 3.0）。器官功能障碍的定义是序贯器官衰竭评分（sequential organ failure assessment，SOFA）≥2分（表2-12）。自2016年以来"严重败血症"一词已不再使用。
- 脓毒症休克：脓毒症伴血管扩张性或分布性休克。存在低血压需要使用血管活性药治疗以维持平均动脉压≥65mmHg，并且在充分的液体复苏后，血乳酸水平＞2mmol/L。与未发生脓毒症休克的脓毒症患者相比，发生脓毒症休克的患者预示着更高的死亡风险（≥40% vs ≥10%）。

全身炎症反应综合征（systemic inflammatory response syndrome，SIRS）：对各种严重临床损伤的全身性炎症反应，这些损伤其本质上可能是感染性的，也可能不是。2016年以前用于定义脓毒症（Sepsis 2.0）。

- SIRS表现为至少以下两种情况：

1.温度＞38℃或＜36℃。

2.心率＞90次/分。

3.呼吸频率＞20次/分或二氧化碳分压（$PaCO_2$）＜32 mmHg。

4.WBC计数＞12 000/mm^3，＜4000/mm^3或未成熟形态＞10%。

- 快速序贯器官衰竭评分（quick sequential organ failure assessment，qSOFA）：以下情况≥2分，与脓毒症不良预后相关。它不是脓毒症的诊断工具。

1.呼吸频率≥22次/分。

2.意识状态改变。

3.收缩压≤100mmHg。

表2-12 SOFA评分

SOFA评分	1分	2分	3分	4分
呼吸 PaO_2/FiO_2（mmHg）	＜400	＜300	＜200 有呼吸支持	＜100 有呼吸支持
凝血 血小板×$10^3/mm^3$	＜150	＜100	＜50	＜20
肝 胆红素［mg/dl（μmol/L）］	1.2～1.9 （20～32）	2.0～5.9 （33～101）	6.0～11.9 （102～204）	12 （＞204）
心血管 低血压	MAP＜70mmHg	多巴胺≤5或多巴酚丁胺（任何剂量）[1]	多巴胺＞5 或肾上腺素≤0.1 或去甲肾上腺素≤0.1	多巴胺＞15 或肾上腺素＞0.1 或去甲肾上腺素＞0.1
中枢神经系统 格拉斯哥昏迷评分	13～14分	10～12分	6～9分	＜6分
肾 血肌酐［mg/dl（μmol/L）］ 或尿量	1.2～1.9 （110～170）	2.0～3.4 （171～299）	3.5～4.9 （300～440） 或＜500ml/d	＞5.0 （＞400） 或＜200ml/d

[1]肾上腺素能药物给药至少1h［给药剂量为μg/（kg·min）］。

资料来源：Vincent JL，Moreno R，Takala J，et al.The SOFA score to describe organ dysfunction/failure.Intensive Care Med，1996，22（7）：707-710.

要点

• 对于老年人、年幼者或者免疫力低下的患者来说，脓毒症的临床表现是不典型的或非特异性的，患者可能没有发热或明确的感染灶（参见第12章“老年急症”）。

• 脓毒症的症状包括发热、寒战及乏力、全身不适、焦虑或意识障碍等体质症状。这些症状不是感染的特异性表现，在各种非感染性炎症患者中也可以见到。在重症感染时这些症状可能表现不出来，尤其对于老年人，他们通常只表现为呼吸急促和意识状态改变（谵妄）。

• 即使患者没有发热，但是呼吸急促、心动过速及血压升高等异常的生命体征也可能提示脓毒症。

注意：在脓毒症早期，心排血量不变或增加，使患者皮肤和四肢温暖。随着脓毒症的进展，患者开始表现出远端灌注不良的表现，如皮肤和四肢湿冷。因此，没有发热的晚期脓毒症休克与其他类型的休克难以鉴别，需要临床医师高度警惕。通常需要排他性诊断。

• 最常见的感染部位是肺部、腹部、泌尿道和皮肤（易感染因素见表2-13）。

表2-13 革兰氏阴性菌血症和革兰氏阳性菌血症的易感因素

革兰氏阴性菌血症	革兰氏阳性菌血症
糖尿病	血管导管
化疗	机械装置留置
肝硬化	静脉药物注射
淋巴细胞增生症	

给全科医师的特别提示

• 如果患者无法及时转运到最近的医院：

1.尽早开始液体复苏。

2.对于怀疑化脓性细菌性脑膜炎的患者，由于患者病情可在几小时内迅速恶化，因此应立即开始静脉输注头孢曲松2g。

治疗

治疗原则

• 早期识别。

• 治疗原发病。

• 早期足量的抗生素治疗。

• 机械通气支持。

• 早期血流动力学复苏和快速恢复灌注的支持。

• 早期管理

1.患者必须在复苏区域进行管理。

2.监测：心电图，每5分钟监测1次生命体征和脉搏血氧饱和度。

• 实验室检查

1.末梢血血糖。

2.血常规。

3.血培养（从两处不同位置抽取）。

4.尿素氮、电解质、肌酐。

5.肝功能。

6.血乳酸。

7.动脉血气分析。

8.尿常规（如果怀疑尿路感染）。

• 完善胸部X线检查以评估患者是否发生肺部实变表现和成人呼吸窘迫综合征（adult respiratory distress syndrome，ARDS）的征象。

• 完善心电图。

• 留置尿管监测尿量。

• 保持气道通畅，给予高流量吸氧。如果气道不安全、肺通气或氧合不足，或者存在严重的代谢性酸中毒，临床医师应考虑行气管插管。氯胺酮是首选的诱导剂。如果存在使用氯胺酮的禁忌证，可谨慎使用依托咪酯，因为它可引起肾上腺抑制。

• 维持血流动力学稳定

1.建立两条大口径静脉通路，积极液体复苏以纠正低血压（即快速补液至少1～2L晶体液或30ml/kg）。考虑留置中心静脉导管，特别是需要应用强效的血管活性药物的患者。

2.如果对液体复苏无反应，可能需要使用血管活性药。脓毒症休克的首选血管活性药物是去甲肾上腺素，起始剂量为0.1μg/（kg·min）。某些情况下也可以考虑使用多巴胺（如心脏收缩功能低下、心动过缓或快速性心律失常风险低），起始剂量为5μg/（kg·min）。

3.液体复苏成功的标志是意识、血压（平均动脉压）、呼吸、脉搏、皮肤灌注平稳和良好的尿量。

目前的证据表明，在预测患者的液体反应

性方面，动态血流动力学参数（如每搏指数的变化、被动抬腿试验和脉压变化）比静态参数（如CVP）更准确。

乳酸清除率［（初始乳酸−2h后的复测乳酸）/初始乳酸×100%］已被证明与死亡率有适度的相关性，但尚无确切证据推荐乳酸指导的复苏策略。然而，当乳酸水平升高时，必须重新评估灌注是否充分。

- 控制感染

1.尽早开始正确的抗感染治疗是至关重要的。

2.三个主要考虑因素是宿主免疫反应（免疫功能正常或免疫功能低下）、生物来源（社区获得性或医院获得性）和疾病严重程度（是否为严重脓毒症）。

3.脓毒症患者分离出的微生物中常见的为大肠埃希菌、肺炎克雷伯菌、肺炎链球菌和金黄色葡萄球菌，可指导抗菌药物的选择。

注意：不同医院的细菌谱及其敏感性不同，表2-14仅供参考。

表2-14　推荐的抗生素

可能的感染	建议使用的抗生素
免疫功能正常且无明确感染灶	第三代头孢菌素（如静脉注射头孢曲松）/严重青霉素过敏者使用喹诺酮类（如静脉注射环丙沙星200mg）
免疫功能低下且无明确感染灶	抗假单胞菌抗生素（如静脉注射头孢他啶1g）/青霉素过敏者使用喹诺酮类＋氨基糖苷类（如庆大霉素80mg）
社区获得性肺炎	静脉注射阿莫西林-克拉维酸钾1.2g＋口服阿奇霉素500mg
重症社区获得性肺炎	静脉注射阿莫西林-克拉维酸钾2.4g＋静脉注射头孢他啶2g＋静脉注射阿奇霉素500mg，用于严重社区获得性肺炎或参见第4章第三节“社区获得性肺炎”
皮肤和软组织感染	静脉注射头孢唑林2g或严重青霉素过敏者静脉注射克林霉素600mg 有静脉吸毒史或留置导管者，可考虑静脉注射万古霉素1g。 对于坏死性筋膜炎，静脉注射克林霉素900mg＋静脉注射青霉素400万U＋静脉注射头孢他啶2g
急性细菌性脑膜炎	第三代头孢菌素（静脉注射头孢曲松钠2g）
泌尿系感染（男性）或肾盂肾炎	静脉注射阿莫西林-克拉维酸钾1.2g或静脉注射阿米卡星10mg/kg
腹腔感染	静脉注射阿莫西林-克拉维酸钾1.2g或第三代头孢菌素（静脉注射头孢曲松2g）＋静脉注射甲硝唑500mg
胆道感染（如急性胆管炎和急性胆囊炎）	静脉注射阿莫西林-克拉维酸钾1.2g或青霉素过敏者静脉注射头孢曲松钠2g＋静脉注射甲硝唑500mg
社区性脓毒症休克	静脉注射氯唑西林2g＋静脉注射头孢他啶2g＋静脉注射克林霉素900mg

4.控制感染原，如脓肿和脓胸引流、组织清创（如坏死性筋膜炎）及与外科医师讨论是否移除感染假体。

- 是否在脓毒症休克患者中应用糖皮质激素仍存在争议。但是，如果怀疑或明确患者有肾上腺功能不全，应用糖皮质激素会起到重要作用。
- 及时请ICU团队会诊以便转入监护室进一步治疗。

（范文洋　译　郭治国　校）

参考文献/扩展阅读

1. Singer M，Deutschman CS，Seymour CW，et al. The Third International Consensus Definitions for Sepsis and Septic Shock（Sepsis-3）. *JAMA*，2016，315（8）：801-810.
2. Shankar-Hari M，Phillips GS，Levy ML，et al. Developing a New Definition and Assessing New Clinical Criteria for Septic Shock：For the Third International Consensus Definitions for Sepsis and Septic Shock（Sepsis-3）. *JAMA*，2016，315（8）：775-787.
3. Rhodes A，Evans LE，Alhazzani W，et al. Surviving Sepsis Campaign：International Guidelines for Management of Sepsis and Septic Shock：2016. *Intensive Care Med*，2017，43（3）：304-377.
4. McGill F，Heyderman RS，Michael BD，et al. The UK Joint Specialist Societies Guideline on the Diagnosis and Management of Acute Meningitis and Meningococcal Sepsis in Immunocompetent Adults. *J Infect*，2016，72（4）：405-438.
5. Metlay JP，Waterer GW，Long AC，et al. Diagnosis and Treatment of Adults with Community-acquired Pneumonia. An Official Clinical Practice Guideline of the American Thoracic Society and Infectious Diseases Society of America. *Am J Respir Crit Care Med*，2019，200（7）：e45-e67.

第3章 心血管系统急症

第一节 主动脉急症

Shirley Ooi · Gene Chan

主动脉夹层

定义

• 主动脉夹层形成的原因是主动脉内膜撕裂，壁内血肿，或者是中膜的分离造成了假腔。从最初的撕裂处剥离延伸，导致不同的临床表现。

• 发病诱因包括高血压、吸烟、动脉粥样硬化、妊娠晚期、胶原蛋白紊乱或血管炎（马方综合征、埃勒斯-当洛综合征或巨细胞动脉炎）。

有两种主要的分类方式：Stanford分类和DeBakey分类。Stanford分类法更简单，有助于治疗的选择（见下文）。

• Stanford分类分为以下两种类型：

1. A型包含升主动脉（伴或不伴有降主动脉）。

2. B型只包含降主动脉。

• DeBakey分类分为以下3种类型：

1. Ⅰ型包含升主动脉、主动脉弓和降主动脉。

2. Ⅱ型包含升主动脉，但并不延伸到左锁骨下动脉。

3. Ⅲ型只涉及降主动脉，起始于左锁骨下动脉或远端。

要点

• 患者出现以下症状需考虑主动脉夹层的诊断。

1. 胸部/上腹部放射到背部突然的、剧烈的、撕裂的疼痛，在开始时疼痛最剧烈。

注意：如果问了3个关键问题（发病时疼痛的程度、疼痛的性质和放射程度），诊断主动脉夹层的准确率为91%，而如果省略了这3个问题中的一个，则诊断准确率为49%。

2. 从胸部、腹部到下肢的迁移疼痛（ILE-AD，即由于主动脉夹层形成的下肢缺血）。一般来说，急性心肌梗死的疼痛并不是迁移的，当两者同时发生时，通常先发生剥离并导致心肌梗死，一般为下壁心肌梗死，因为右冠状动脉受累（1%～7%）。

3. 胸痛伴有相关神经症状、晕厥、短暂性脑缺血发作、脑卒中或截瘫。

4. 主动脉夹层风险增加的胸痛，如高血压、马方综合征、埃勒斯-当洛综合征、妊娠。

5. 脉搏缺失、双上肢收缩压的差异（＞20mmHg）或上肢血压比下肢血压更高。虽然该指标的敏感度仅为31%，但阳性似然比（LR＋ve）为5.7。

6. 胸痛伴新发主动脉瓣反流杂音。

7. 前后位胸部X线片上纵隔增宽＞8cm的胸痛。

注意：没有脉搏缺失和纵隔增宽，不能排除主动脉夹层的诊断。

• 可能与主动脉夹层相混淆的诊断：

1. 心肌梗死或不稳定型心绞痛。

2. 腹部疾病。

3. 卒中。

4. 下肢缺血性血栓形成。

5. 肺部疾病，如肺栓塞、胸膜炎、肺炎、气胸。

6. 心包疾病。

注意：主动脉夹层可与上述任何疾病同时发生。

• 当患者被初次评估为主动脉夹层而未发现确切病变时，请记住以下几点：

1.在某些情况下，需要进行多次检查来诊断疾病（如经食管超声心动图和CT主动脉造影等）。

2.接下来根据患者主诉所考虑到的最可能病因或许是另一种严重的心脏病。

3.如果患者需要接受主动脉夹层的评估，那么无论检查结果如何，通常都会将患者收住院。

4.对主动脉夹层检查结果阴性的患者，急性心肌梗死或不稳定型心绞痛的发生率很高（23%），即使排除夹层，也不应忽视这两种情况。

给全科医师的特别提示

• 主动脉夹层是一种非常严重的疾病，除非特别留意，否则很容易漏诊。对伴有神经功能缺损的胸痛患者，则应认真考虑本病的可能性。记住，这是导致胸痛的6种致命疾病之一。

• 一旦怀疑此疾病，不要用患者自己的交通工具将其送往急诊室，需要呼叫救护车。同时，如果可能的话，建立一条或两条静脉通路，控制患者的血压缓解疼痛。

• 如果怀疑主动脉夹层，记住抗血小板药物和溶栓治疗是禁忌。

• 记住，急性主动脉夹层比破裂的腹主动脉瘤常见，高2～3倍，误诊率高达90%。

• 未经治疗的A型夹层在最初48h内的死亡率为每小时1%。

处理

注意：治疗的目的是防止死亡和不可逆的末端器官损伤。无论解剖类型如何，所有患者最初都接受药物治疗。医学治疗的目的是通过降低平均血压、心率和左心室收缩速度来降低血压升高率（dP/dT）。这将导致主动脉剪切应力降低，并将夹层扩展的趋势降至最低。

• 在重症监护区监测生命体征（包括心律）。

• 如果患者缺氧，给予补充高流量氧气。

• 建立两条大口径静脉通路，抽血做以下化验检查：

1.全血细胞计数。

2.尿素氮、电解质、血肌酐。

3.凝血功能。

4. GXM 4～6U浓缩红细胞；如果血压低，快速配血2U。

5.心肌酶。

6. D-二聚体。

注意：D-二聚体不应该是一个常规检查。针对不确定是否要进一步检查的低风险病例进行此检查。D-二聚体＜500ng/ml可能表明低风险患者，不需要主动脉成像。

• 做12导联心电图排除同时伴随发生的急性心肌梗死。

• 做胸部X线。表3-1显示了主动脉夹层的特征。

注意：在80%～90%的主动脉夹层病例中，直立胸部X线检查是异常的。然而，胸部X线检查正常并不能排除主动脉夹层的诊断。

表3-1 主动脉夹层的胸部X线表现

1.上纵隔增宽（后前位片见上纵隔增宽＞8cm；最常见的，占胸部X线的75%）
2.主动脉腔在钙化壁的基础上扩张超过5mm（“蛋壳”或“钙化”的迹象；这是由于急性夹层分离出了外膜和钙化的内膜；虽然不常见，但这是主动脉夹层最特异的表现）
3.主动脉球管腔闭塞或局限性膨出
4.主动脉扩张
5.主动脉双密度（假腔少显像）
6.主动脉和肺动脉之间的空间缺损
7.脊柱旁线扩大
8.新胸腔积液（游离血胸）
9.肺尖帽（局限性胸膜尖血胸）
10.左主干支气管下斜超过140°
11.右主支气管移位并抬高
12.气管、气管导管、鼻胃管向右侧偏移（远离发展中的血肿）

• 在近端主动脉夹层中，可以进行床边二维超声心动图检查主动脉根部是否加宽＞3.5cm。

• 一旦怀疑主动脉夹层，则安排主动脉CT造影检查。

• 根据临床需要，静脉注射2.5～5.0 mg吗啡缓解疼痛。

• 插入导尿管监测尿量，排除提示双侧肾动脉可能受累出现的少尿或无尿。

• 观察患者的循环和神经功能。

注意：大多数急性主动脉夹层患者都伴有严重的高血压。一小部分患者会出现主动脉破裂至胸腔或心包内填塞造成低血压。

• 如果患者有高血压，进行降压治疗，目的是将收缩压降至100～120mmHg，心率＜60次/分，前提是保证尿量超过30ml/h。镇痛药有助于降低血压和心率。

1.初始静脉应用β受体阻滞剂有助于心率降低至60次/分以下。

（1）静脉应用拉贝洛尔以1∶7的比例产生α肾上腺素能受体和β肾上腺素能受体阻滞作用。

1）以2mg/min开始静脉输注，必要时每15分钟滴定至8mg/min。

2）为了更快地控制血压，最初静脉注射拉贝洛尔20mg超过2min。

3）随后，每10分钟重复或双倍剂量给药一次，直至达到目标心率和血压，或给药达最大剂量（300mg）。

4）然后以0.5～2 mg/min的速度开始连续输注。

注意：始终准备添加第2种降压药，因为单独使用拉贝洛尔通常不够。

（2）在急诊环境中静脉应用艾司洛尔可能是优选的，因为它的半衰期短，并且能够滴定。然而，在某些急诊中，成本和可用性可能是一个问题。

1）负荷剂量250～500 μg/kg。

2）然后以25～50μg/（kg·min）的速度输注。

3）滴定至最大剂量300μg/（kg·min）。

（3）静脉注射普萘洛尔：传统上与硝普钠一起使用。每5分钟应用1mg，直至达到60次/分的目标心率。

2.如果β受体阻滞剂单独应用不能达到100～120mmHg的目标收缩压，则可加入静脉注射硝酸甘油（GTN）、尼卡地平或硝普钠。

（1）开始静脉注射硝酸甘油5～200μg/min。

（2）静脉注射尼卡地平2.5～5mg/h，滴定至最大15～30mg/h。

（3）静脉注射硝普钠0.25～0.5μg/（kg·min），滴定至最大10μg/（kg·min）。

3.如果血压过低，开始静脉输液复苏。对液体复苏无效的心脏压塞的治疗是立即心包穿刺。应避免使用正性肌力药物，因为它们会增加主动脉剪切应力，加重夹层。

• 血压正常或无疼痛的主动脉夹层患者仍应接受药物治疗。他们的血压和心率进一步降低到上述范围，不太可能造成伤害，有助于高血压患者停止夹层的进一步撕裂。

• 一旦怀疑诊断，在进行药物治疗时，立即联系心胸/血管外科医师。

• 主动脉夹层手术修补的适应证：

1.所有的Stanford A型夹层。

2.有并发症的B型夹层（破裂、严重远端缺血、顽固性疼痛、进展和高血压失控）。否则，B型夹层可以药物治疗。

3.不可控制的高血压。

4.夹层进展。

（冯璐 译 郭治国 校）

参考文献/扩展阅读

1. Rosman HS，Patel S，Borzak S，et al. Quality of history taking in patients with aortic dissection. *Chest*，1998，114：793-795.

2. Klompas M. Does this patient have an acute thoracic aortic dissection? *JAMA*，2002，287：2262-2272.

3. Chua M，Ibrahim I，Neo X，et al. Acute aortic dissection in the ED：risk factors and predictors for missed diagnosis. *Am J Emerg Med*，2012 Oct，30（8）：1622-1626.

4. Lo BM. An evidence-based approach to acute aortic syndromes. *Emerg Med Pract*,2013 Dec,15（12）.

5. Ooi SBS. Dissecting the presentation [Spotlight]. AHRQ WebM&M［serial online］. 2015 Apr. Available at：http：//webmm.ahrq.gov/case.aspx?caseID=344

6. UpToDate. Clinical features and diagnosis of acute aortic dissection. Updated 2019 Nov 14.

7. UpToDate. Management of acute aortic dissection. Updated 2019 Nov 5.

腹主动脉瘤

定义

• 动脉直径大于正常动脉直径50%的局部扩张，小于正常动脉直径50%的扩张称为动脉扩张。

要点

可能表现：

1.灾难性腹腔破裂导致循环衰竭、休克和死亡。大多数患者有前哨性腹膜后出血，然后在腹膜内破裂。

2.腹部、胁腹部或背部疼痛（有时类似输尿管绞痛）。

注意：背部疼痛可能是由于腹主动脉瘤（AAA）的扩张和脊椎的侵蚀，也可能是由于动脉瘤破裂，这是外科急症。

3.腹部肿块，常搏动，但偶尔没有搏动。

4.伴直立性低血压的晕厥。

5.栓塞导致下肢急性缺血或低位躯干和下肢花斑。外周栓塞可能导致蓝足趾综合征。

6.主动脉肠瘘表现为黑粪。

7.肠、胃或食管压迫可导致吞咽困难、早期饱胀、恶心和（或）呕吐。

注意：大多数患者（75%）是无症状的。

- 症状性腹主动脉瘤的弥漫性和非特异性特性可能导致错误的诊断。任何低血压、休克和背痛的老年患者都必须排查腹主动脉瘤破裂。大多数错误诊断是未考虑腹主动脉瘤的可能性，又没有完成床旁超声检查。
- 通过将手指放在动脉旁，来识别扩张性和传播性脉动；手指的侧向偏移是由于动脉瘤所致。
- 所有搏动性肿块直径＞3cm的患者都应该做超声检查。
- 紧急手术的死亡率是75%～90%，而在选择性修复术只有3%～5%。

病理生理学

- 大多数主动脉瘤与动脉粥样硬化密切相关，而其他常见病因包括中层囊性坏死、埃勒斯-当洛综合征、夹层。

危险因素

- 高血压：至少见于40%的腹主动脉瘤患者。
- 吸烟：与不吸烟者相比，吸烟者患有腹主动脉瘤的可能性高8倍。
- 高脂血症、高同型半胱氨酸血症。

破裂的危险因素

- 动脉瘤的膨胀速率呈指数级增长，而破裂的风险与动脉瘤的直径成正比。

1.直径4～5.5cm的动脉瘤有5%的破裂风险。

2.直径6～7cm的动脉瘤有33%的破裂风险。

3.直径＞7cm的动脉瘤破裂风险高达95%。

- 一些研究表明，高血压和寒冷是小动脉瘤破裂的强预测因子。

给全科医师的特别提示

- 腹主动脉瘤可能表现为腹痛、背痛、绞痛或缺血性腿部疼痛。
- 如果怀疑腹主动脉瘤破裂，则尽可能建立静脉通路，使收缩压保持在90～100mmHg，并呼叫救护车将患者送往急诊科。

主动脉瘤破裂的处理

一般处理

- 在重症监护区管理患者。
- 气管导管和复苏设备必须立即可用。
- 根据当地流程通知适当的外科团队。
- ABC的初步评估，确保气道通畅并根据需要采取复苏措施。
- 监测生命体征、心电图、脉搏血氧饱和度。
- 至少建立两条大口径静脉通路，输液使用乳酸林溶液（哈特曼溶液），但不要使患者过度复苏。可接受的收缩压为90～100 mmHg。
- 实验室检查：配6U红细胞，全血细胞计数，尿素氮、电解质、血肌酐，凝血功能，动脉血气。如完全交叉配血延迟，必要时进行快速交叉配血。
- 一旦确诊，不允许重复腹部触诊。
- 床边超声在急诊科诊断动脉瘤的存在中是有用的，但依赖于操作者。它可能无法检测到包裹性破裂。主动脉直径＞3cm提示有腹主动脉瘤的可能。
- 腹主动脉瘤破裂是一种外科急症，患者必须尽快做好手术准备。不必常规腹部X线片或CT检查。建议进行床边超声检查。
- 然而，如果患者病情稳定，CT主动脉造影已成为诊断腹主动脉瘤的首选检查方法，但腹主动脉瘤破裂或瘘的最终治疗不能延误。

- 便携式CXR（寻找夹层/纵隔扩大）。
- 约50%的病例腹部平片会显示钙化，但需要在侧位和前后位AP片中看到这一点才能诊断为腹主动脉瘤。如果出现典型的“蛋壳”外观，诊断的可信度很高。X线片阴性并不排除腹主动脉瘤的诊断，也限制了此检查的价值。
- 放置尿导管。

特殊处理

- 建议对破裂的腹主动脉瘤进行紧急修复术。
- 建议对于有症状但未破裂的腹主动脉瘤进行紧急修复术，无论任何尺寸或结构。
- 无症状肾下，＜5.5 cm的腹主动脉瘤建议非手术治疗。

处置

- 根据当地实践流程，收入心胸外科或普通外科病房。

（冯　璐　译　郭治国　校）

参考文献/扩展阅读

1. Noel AA，Cherry KJ. Ruptured abdominal aortic aneurysms. *J Vasc Surg*，2001，34（1）：41-46.
2. Powell JT，Brown LC. The natural history of abdominal aortic aneurysms and their risk of rupture. *Acta Chir Belg*，2001，101（1）：11-16.
3. Hsiang YN，Turnbull RG. Predicting death from ruptured abdominal aortic aneurysms. *Am Surg*，2001，181（1）：30-35.
4. UpToDate. Clinical features and diagnosis of abdominal aortic aneurysm. Updated 2020 Jan 15.

第二节　缓慢性心律失常

Jonathan Tang · Benjamin Leong · Shirley Ooi

要点

- 国际复苏联络委员会（ILCOR）2020年指南中关于缓慢性心律失常管理的处理并未发生重大变化。
- 如果患者有低心率导致心排血量减少和由此导致的组织灌注不足的症状，则建议紧急处理心动过缓。
- 高钾血症可表现为任何类型的心脏传导阻滞。
- 缓慢性心律失常的病因和鉴别诊断见表3-2，诊断流程见图3-1。

表3-2　缓慢性心律失常的病因和鉴别诊断

分类	结构原因
退行性	特发性年龄相关性传导系统纤维化
缺血/梗死	心肌梗死，主要累及右冠状动脉
中毒	心脏抑制药物（药物过量、近期增加剂量或肾损害导致药物在体内蓄积）
代谢/内分泌	低钾血症/高钾血症，甲状腺功能减退
反射介导	血管迷走神经反射，颈动脉窦过敏综合征，颅内压升高

给全科医师的特别提示

- 严重缓慢性心律失常的临床表现包括意识状态改变、头晕、低血压和晕厥（阿-斯综合征）。
- 有类似临床症状的患者应行心电图检查。
- 一般而言，在没有血流动力学不稳定和严重临床症状及体征的情况下，缓慢性心律失常可不干预。
- 但是，如果心电图提示潜在致命性心律失常如二度Ⅱ型或三度房室传导阻滞，这些患者应转移至急诊科并住院治疗，即使这些患者目前尚平稳。
- 所有不稳定的患者应立即通过救护车转运至急诊科。

窦性心动过缓

- 心率低于60次/分。
- 每一个P波后都伴随有QRS波群。
- 可能是生理性的（运动员的低静息心率）或病理性的（窦房结功能障碍）。

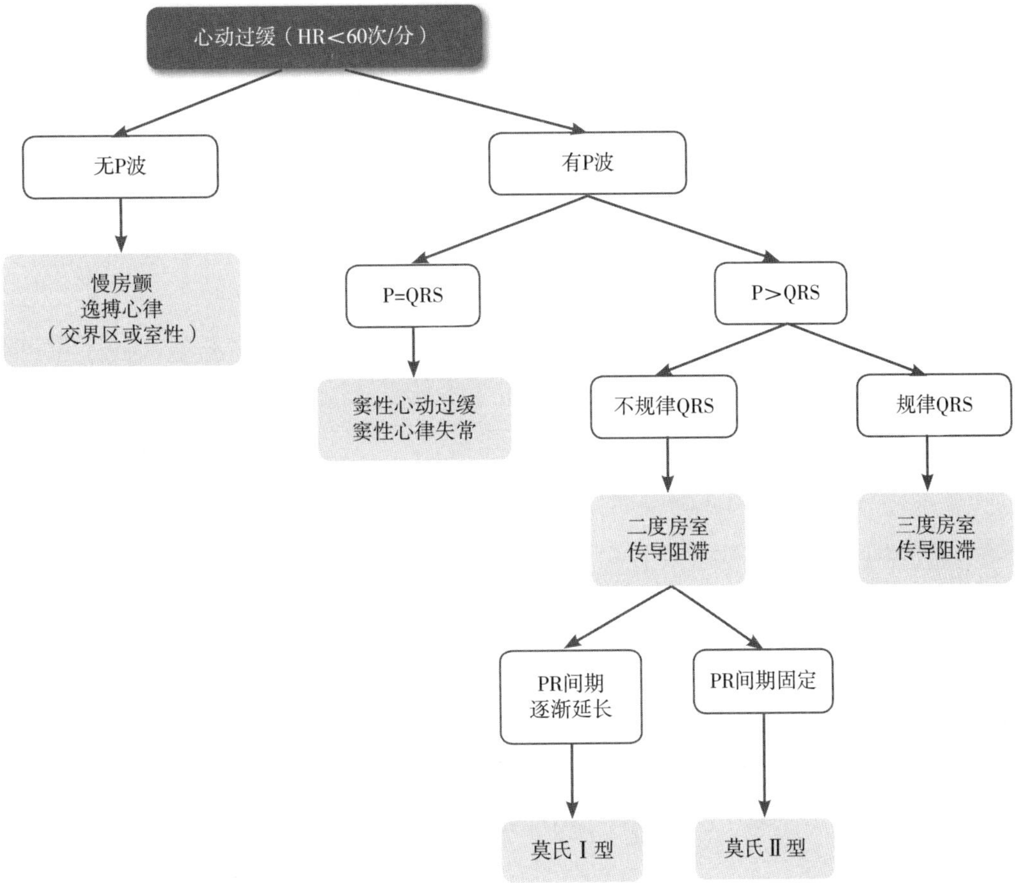

- 心动过缓（HR<60次/分）
  - 无P波
    - 慢房颤；逸搏心律（交界区或室性）
  - 有P波
    - P=QRS
      - 窦性心动过缓；窦性心律失常
    - P>QRS
      - 不规律QRS
        - 二度房室传导阻滞
          - PR间期逐渐延长
            - 莫氏Ⅰ型
          - PR间期固定
            - 莫氏Ⅱ型
      - 规律QRS
        - 三度房室传导阻滞

图3-1　缓慢性心律失常的诊断流程

窦房结功能障碍（SND，也称为病窦综合征）

- 没有P波。
- 窦房结传导失败，导致长时间暂停或窦性停搏（图3-2）。
- 房室结附近的二级起搏点接管起搏，形成交界区逸搏心律（图3-3）。
- 永久起搏器适用于症状直接归因于SND的患者。
- 如果窦性停搏或心动过缓夹杂着室上性心动过速（以房颤最常见）发作，称为快慢综合征（图3-4）。

一度房室传导阻滞（图3-5）

- PR间期> 0.2s，PR间期恒定。
- 每一个P波后都伴随有QRS波群。
- 窦房结产生的P波向心室传导受阻，主要延迟部位在房室结。

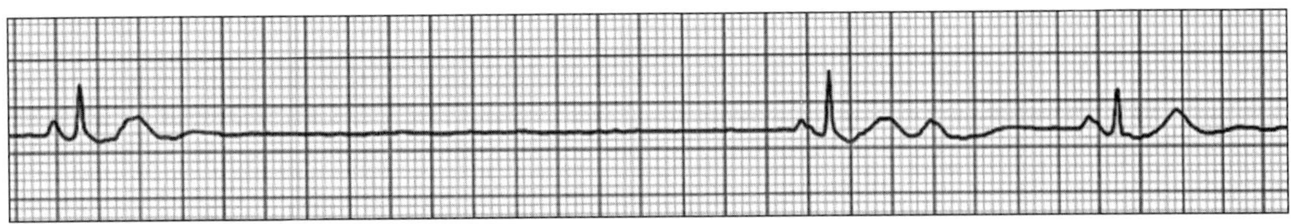

图3-2　窦性停搏

窦性停搏> 3s

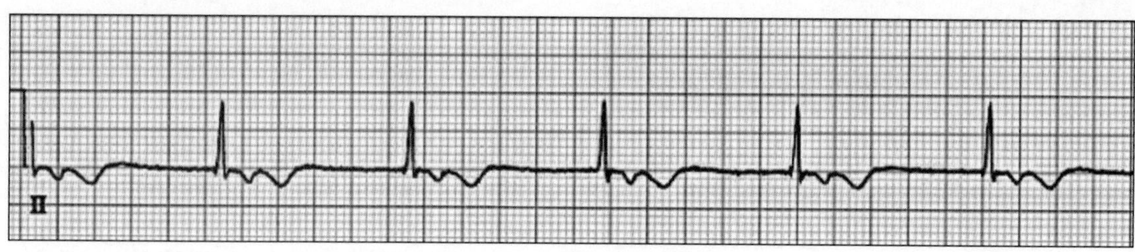

图3-3　交界区心动过缓

QRS波群无前P波，可见逆行P波，若隐藏在QRS内，也可见不到P波

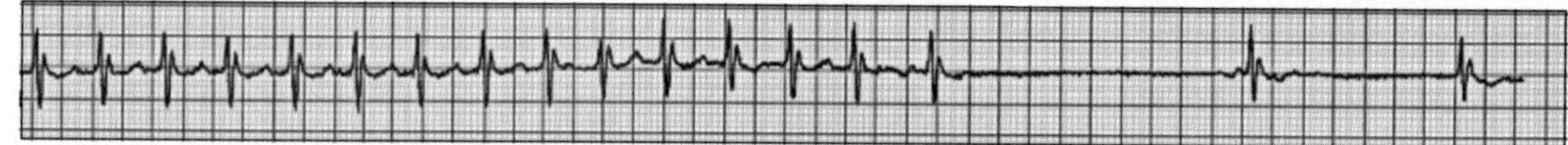

图3-4　快慢综合征

室上性心动过速伴不完全RBBB，随后窦性停搏

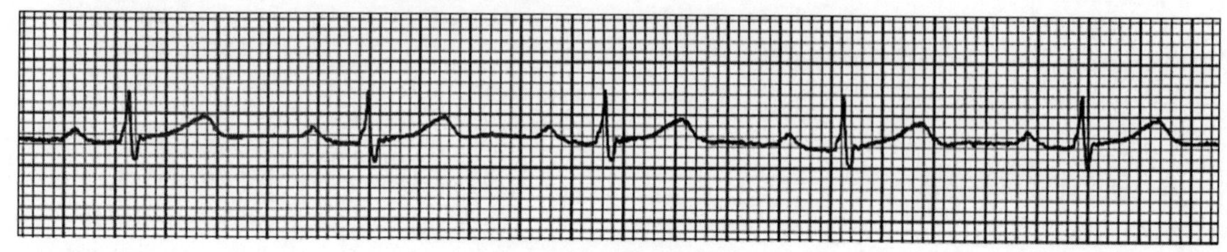

图3-5　一度房室传导阻滞

①PR间期延长，为222ms；②每个P波均能下传

莫氏二度Ⅰ型房室传导阻滞（图3-6）

- 莫氏二度Ⅰ型房室传导阻滞亦称为文氏现象。
- PR间期逐渐延长直至P波不能下传，QRS波群脱落。
- RR间期逐渐缩短直至心律被阻。
- 然后PR间期被重设，循环再开始。
- 这就产生了心律“集群”。
- 通常是由于迷走神经张力增高引起。

通常为窄QRS波群，除非伴有束支传导阻滞。

莫氏二度Ⅱ型房室传导阻滞（图3-7）

- PR间期固定。
- 突然出现P波未下传，QRS波群脱落。
- 由于阻滞部位更可能位于结下，因此多伴有QRS波群增宽，也可以为窄QRS波群。
- 推荐置入永久起搏器，无论是否有症状。
- 如果有连续两个或两个以上的P波未下传，称为高度房室传导阻滞。

2∶1二度房室传导阻滞（图3-8）

- 2∶1二度房室传导阻滞容易被误诊为完全

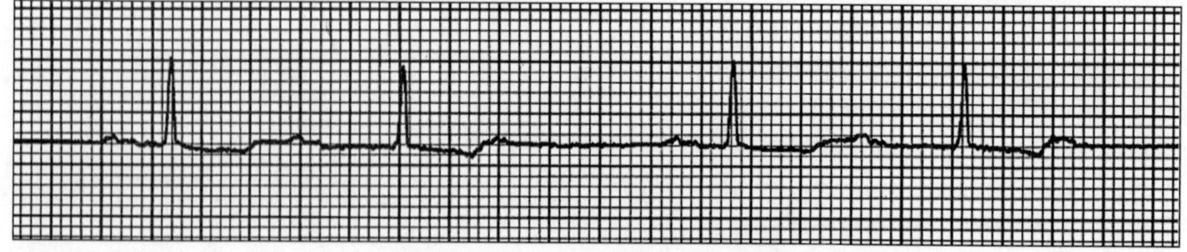

图3-6　莫氏二度Ⅰ型房室传导阻滞

①PR间期逐渐延长直至跟随1个未下传的P波；②心律集群

性房室传导阻滞，因为QRS间期是规律的。

- 两者区别在于2∶1二度房室传导阻滞下传P波的PR间期是恒定的，而完全性房室传导阻滞是不恒定的。
- 阻滞部位可在希氏束以上或以下，通常难以区分。

三度房室传导阻滞（图3-9）

- 三度房室传导阻滞亦称为完全性房室传导阻滞，这是潜在的不稳定心律。
- P波和QRS波群完全分离。
- QRS波群是规律的逸搏心律，不同于二度房室传导阻滞，后者由于QRS波脱落是不规律的。
- 窄QRS波群提示阻滞部位位于房室结，心室率40～60次/分，对阿托品有反应。
- 宽QRS波群提示阻滞部位位于结下，心室率通常低于40次/分。
- 结下阻滞通常对阿托品无反应，推荐置入永久起搏器，无论是否有症状。

处理原则

基于新加坡复苏和急救委员会（SRFAC）2021年指南和ILCOR 2020年复苏指南。如果有差异，这里将优先考虑SRFAC指南。

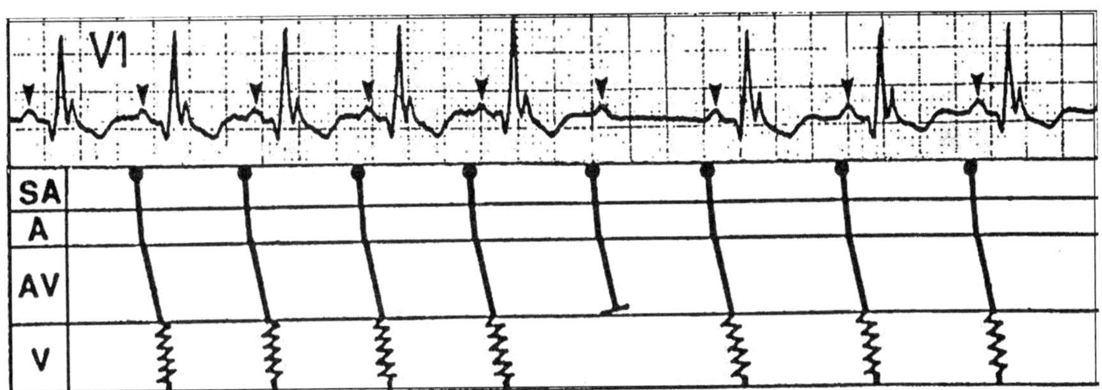

图3-7　莫氏二度Ⅱ型房室传导阻滞

①PR间期恒定，0.16s；②第6节拍未下传；③QRS波群增宽

经允许引自Clinical Electrocardiography，3rd Edition，BL Chia，©1998 World Scientific.

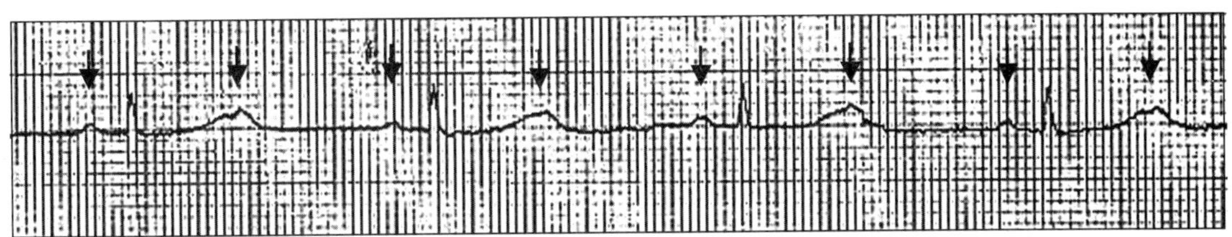

图3-8　2∶1二度房室传导阻滞

①P波（箭头所指）出现在每个间隔的QRS内。②下传P波的PR间期恒定。③未下传的P波叠加在T波上。这不是完全房室传导阻滞

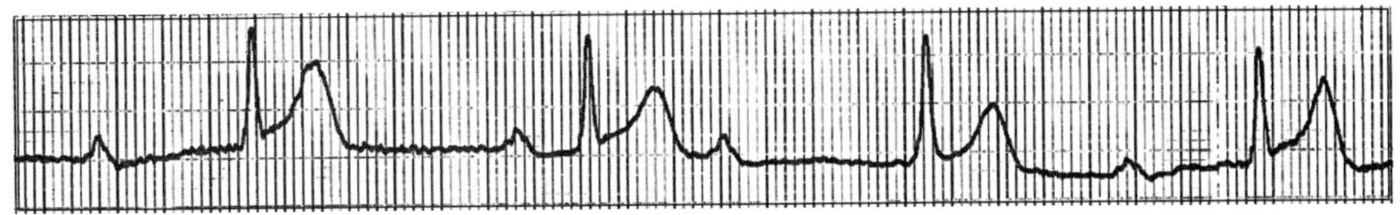

图3-9　三度/完全房室传导阻滞

①房室分离时P波和QRS波群有各自的心律；②没有心律“集群”现象；③RR和PP间期心律是规则的

一般处理流程

• 对心动过缓的初步诊治应从一般处理原则起始（图3-10）。

• 如果患者没有反应，呼叫心脏停搏团队（详见第2章第三节“心脏停搏治疗的标准流程”）。

ABCD观察

• 评估、清理，支持气道、呼吸及循环。

• 给予氧疗。

• 建立静脉通路。

• 连接除颤仪、监护仪，监测心律。

• 任何低于60次/分的心律都称为绝对心动过缓。

• 评估生命体征，进行简短的有针对性的病史询问及体格检查。

• 获得12导联心电图。

• 寻找有无心动过缓相关的严重症状及体征。

1.气短或胸痛。

2.意识状态改变。

3.收缩压＜90mmHg或有休克征象。

4.有心力衰竭的临床表现。

如果存在严重的临床症状或体征，并且确定与心动过缓相关，启动心动过缓干预措施。

• 如果没有严重的临床症状或体征，判断是否存在二度Ⅱ型或三度房室传导阻滞。

1.如果存在，这些患者需要密切监测，做好起搏准备，因为病情随时恶化。

2.如果不存在，予以监测，寻找潜在病因并予以治疗。

缓慢性心律失常的干预措施

• 阿托品0.6mg静脉注射，每3～5分钟一次，直至最大剂量2.4mg。

1.目标心率60～70次/分，症状及体征消失。

2.如果心率已经提升至60～70次/分，但休克状态未好转，那么休克并非由于缓慢性心律失常引起，需另找原因。

3.阿托品阻断迷走神经，对于迷走神经介导的缓慢性心律失常（阻滞部位位于窦房结或房室结）有效。

4.阿托品对结下阻滞无影响，因此对于二度

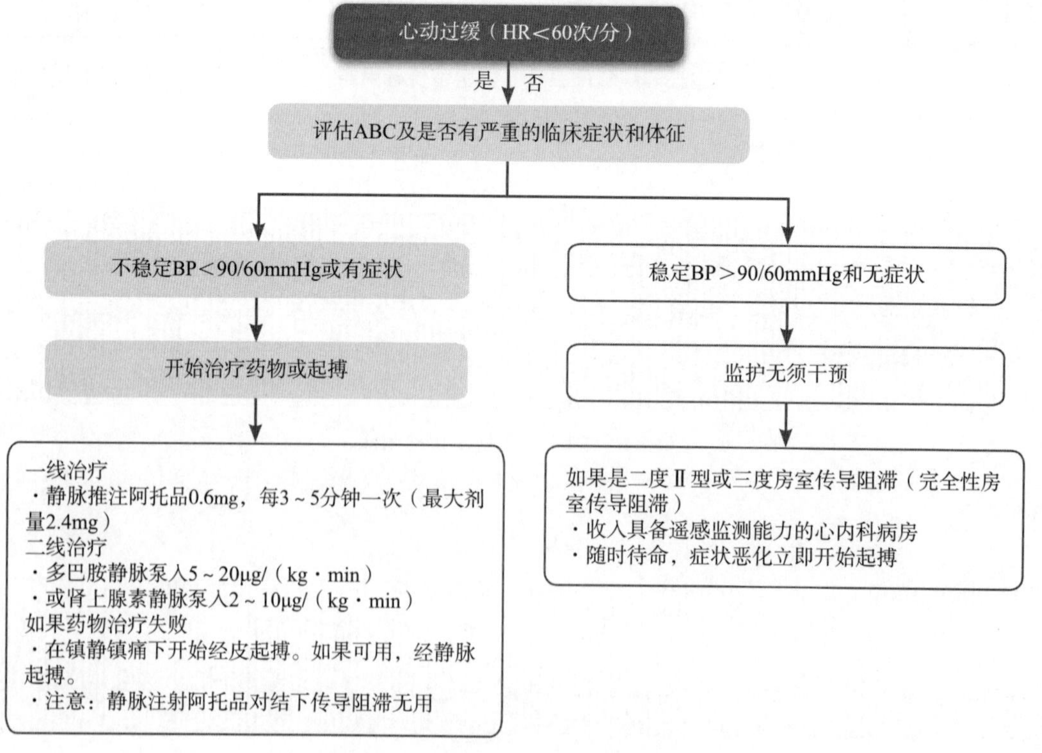

图3-10 心动过缓的初始评估和处理

（引自：*the Bradycardia algorithm, ACLS 2021 Singapore Guidelines*[2]）

Ⅱ型房室传导阻滞或伴有宽QRS波形的三度房室传导阻滞可能无效。

5.阿托品剂量低于0.6mg时可能会导致事与愿违的心动过缓。

6.心脏移植的患者避免应用阿托品，因其可导致事与愿违的心动过缓和心脏停搏，可给予茶碱或氨茶碱。

- 二线药物

1.多巴胺静脉泵入5～20μg/（kg·min）

2.肾上腺素静脉泵入2～10μg/（kg·min）

（1）如果药物治疗失败，患者仍有症状，准备经皮起搏（框3-1）。

（2）其他的药物和治疗方法

1）静脉注射胰高血糖素和葡萄糖酸钙联合大剂量胰岛素可用于β受体阻滞剂或钙通道阻滞剂过量患者。

2）叩击（拳头）起搏可以作为临时措施用于准备行起搏器置入的血流动力学不稳定的患者。

（3）实验室检查应包括全血细胞计数、电解质、尿素氮、肌酐及心肌酶。

注意：严重高钾可导致缓慢性心律失常，可能对高级心血管生命支持（ACLS）干预措施无反应。对于终末肾衰竭、严重酸中毒患者应高度疑诊高钾血症，注意寻找有无高尖T波（参见第7章第一节“肾急症”）。

框3-1 经皮起搏（图3-11～图3-14）

- 向患者解释操作过程。
- 提前静脉应用镇静、镇痛药物，吸氧。
- 将自粘式起搏电极贴于患者前胸。

1.将一个电极粘于右锁骨下，另一个电极置于心尖部。

2.将一个电极置于心前区，另一个电极置于胸腔后肩胛骨中间。

- 设置起搏模式

1.固定起搏模式提供固定数量的起搏，不管患者自身的心率如何。

2.按需起搏（首选）仅在心率低于设定频率时起搏。

- 设置起搏心率至60～70次/分（更高的心率没有必要）。
- 将输出电流设置为最低。

1.注意起搏时，设置的是电流（mA），并非电量（J）。

2.每次起搏时输出的电量低于电除颤的1/1000，所以对于医护人员是安全的。

- 打开起搏开关

1.应在心电监护仪上看到起搏峰信号，提示脉搏已经发放。

2.逐步增加电流，通常为0～200mA。

3.寻找电夺获，在起搏峰信号后伴随有宽大的QRS波群及T波。

如果QRS波群后没有T波，可能是伪像，并非真正的心脏除极。

4.一旦出现电夺获，通过触诊与QRS波群一致的脉搏来确定是否存在机械夺获。

5.发生夺获的最低电流设定为阈值，将输出电流设定为刚刚高出阈值即可（约10%）。

- 如果已经发生夺获，重新评估患者的生命体征、12导联ECG，安排转运。
- 如果没有夺获，考虑更换自粘式电极片，咨询心内科医师，以便经静脉起搏并开始二线治疗药物。

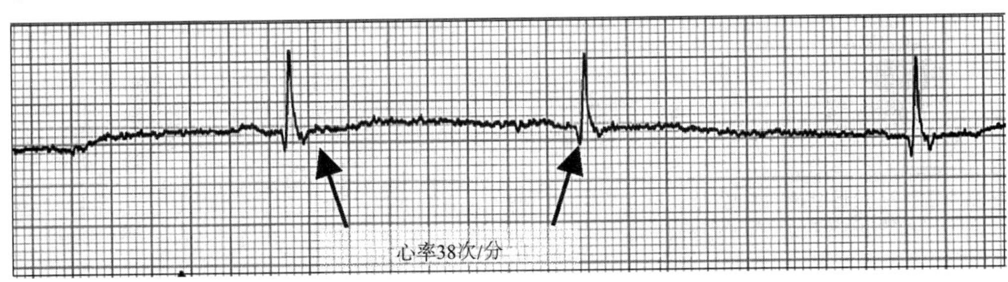

图3-11 不稳定的心动过缓

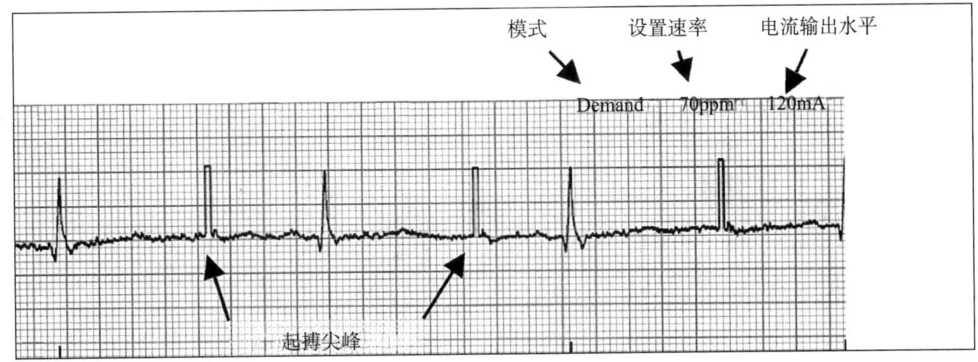

图3-12 起搏，未夺获

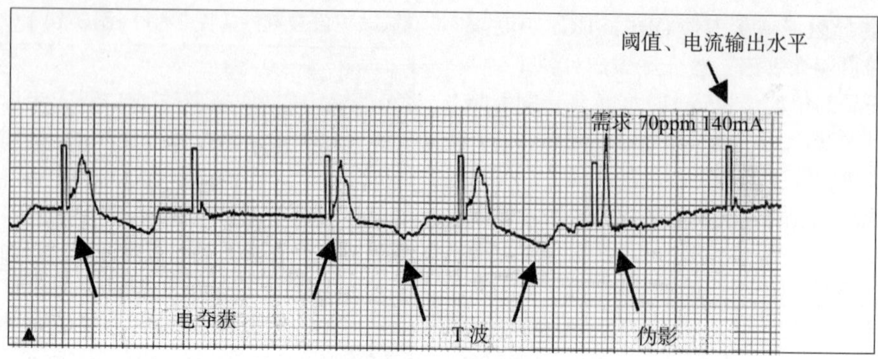

图3-13　夺获阈值

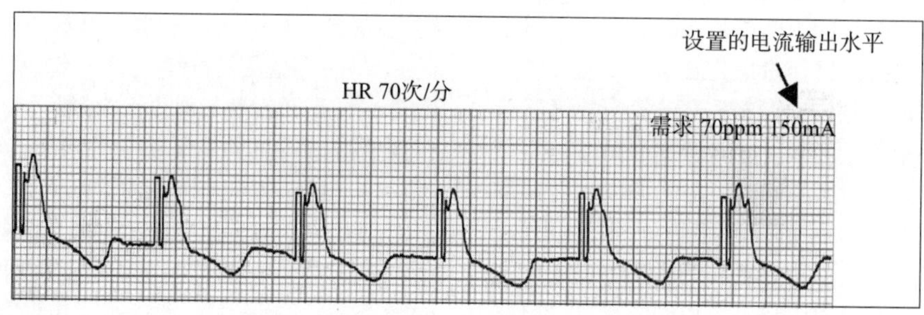

图3-14　电夺获

处置

- 有症状的心动过缓患者收入心脏监护病房。
- 不稳定的患者应收入冠状动脉监护病房或重症过渡病房。
- 目前稳定但有潜在严重心律失常风险的患者应收入具有心电监护能力的病房（参见表3-3遥测入院的适应证）。

表3-3　遥测入院的适应证

有良好证据的心脏监测适应证
• 自动植入型除颤器启动放电
• 房室传导阻滞
• QT间期延长伴有室性心律失常
• 急性冠脉综合征
心脏监测可能获益
• 晕厥患者的评估
• 接收心率控制治疗的房性心律失常患者
• 电解质紊乱患者
无遥测证据
• 胸痛患者的评估
• 慢性阻塞性肺疾病急性加重患者
• 接受抗凝治疗的稳定肺栓塞患者

资料来源：Chen and Hollander（2007）.

（杜兰芳　译　郭治国　校）

参考文献/扩展阅读

1. Chia BL. *Clinical electrocardiography*. 3rd ed. Singapore：World Scientific，1998：115.
2. Ching CK，Leong BSH，Nair P，et al. Singapore Advanced Cardiac Life Support Guidelines 2021. *Singapore Med J*，2021，62（8）：390-403.
3. Panchal AR，Bartos JA，Berg KM，et al. Adult Basic and Advanced Life Support Writing Group. Part 3：adult basic and advanced life support：2020 American Heart Association guidelines for cardiopulmonary resuscitation and emergency cardiovascular care. *Circulation*，2020 Oct 20，142（16_suppl_2）：S366-S468.
4. Kusumoto FM，Schoenfeld MH，Varosy PD，et al. 2018 ACC/AHA/HRS guideline on the evaluation and management of patients with bradycardia and cardiac conduction delay：executive summary a report of the American College of Cardiology/American Heart Association Task Force on clinical practice guidelines，and the Heart Rhythm Society. *J Am Coll Cardiol*，2019 Aug 20，74（7）：932-987.
5. Nathan D. Evaluation and management of bradydysrhythmias in the emergency department.

Emerg Med Pract，2013 Sep.

6. Brady WJ，Glass GF III. Cardiac rhythm disturbances. In：Tintinalli JE，Ma O，Yealy DM，Meckler GD，Stapczynski J，Cline DM，et al. editors. *Tintinalli's emergency medicine：a comprehensive study guide*. 9th ed. New York：McGraw Hill，2020：99-122.
7. Bessman ES. Emergency cardiac pacing. In：Roberts JR，Hedges JR，eds. *Clinical procedures in emergency medicine*. 4th ed. Philadelphia：WB Saunders，2004.
8. Syverud SA，Dalsey WC，Hedges JR. Transcutaneous cardiac pacing. *Ann Emerg Med*，1984，13：982.
9. Chen EH，Hollander JE. When do patients need admission to a telemetry bed? *J Emerg Med*，2007，33：53-60.

第三节　急性冠脉综合征

Shirley Ooi · Kuan Win Sen

定义

• 急性冠脉综合征是一组有共同病理生理过程的急性心肌缺血综合征，包括不稳定型心绞痛（unstable angina，UA）、非ST段抬高心肌梗死（non-ST elevation myocardial infarction，NSTEMI）及ST段抬高心肌梗死（ST-segment elevation myocardial infarction，STEMI），见表3-4。

• UA在休息或轻微体力活动时发生，应与稳定型心绞痛相区分。

• UA和NSTEMI主要通过心肌酶学是否升高来区分，NSTEMI患者的心肌酶会出现随时间推移的变化趋势，UA和NSTEMI的初始管理有些相似。

• STEMI发生在冠状动脉完全闭塞伴透壁（全层）心肌梗死时。心电图显示病变血管供血区域ST段抬高，见表3-5。

要点

• 对于出现不明原因的心脏、呼吸和神经症状的老年患者或糖尿病患者，应考虑和排除心肌梗死。

• 以下是对于疑诊心肌梗死患者的风险管理要点。

1. 年龄和性别（尽管女性患心肌梗死的风险低于男性）不应作为排除缺血或心肌梗死诊断的因素。

2. 心脏病史是一个关键因素。对于已知有心绞痛或心肌梗死病史的患者，如果出现潜在的新的缺血事件，由于心血管疾病的存在是已知的事实，危险因素的诊断意义是有限的。

3. 对任何有潜在心肌缺血相关表现的患者，与既往心电图对比应作为常规，还要关注院前心电图和急诊科动态心电图。

注意：如果传输的院前心电图显示STEMI，甚至在患者到达急诊科之前就应通知心脏介入医师和启动导管室，以缩短进门到球囊扩张时间。即使在急诊科复查心电图不再显示ST段抬高，患者仍应进行紧急心导管检查。

4. 对于已知心脏病患者的静息性胸痛应该被认为是一个不良发现。

• 寻找并去除诱因（如贫血、发热、甲状腺毒症、缺氧、心律失常、主动脉狭窄或拟交感神经药物）有助于区分由冠状动脉阻塞导致的急性冠脉综合征和诱发因素导致的心肌损伤，并指导治疗（抗血栓治疗和再灌注及去除诱因的治疗）。

评估与管理

• 评价和管理的目标

1. 通过病史、心电图和心肌酶进行诊断。
2. 确定是否需要急诊再灌注治疗（如PCI）。
3. 纠正异常的血流动力学状态。
4. 缓解缺血性疼痛。
5. 减少心肌耗氧量。
6. 如有需要，可启动抗血小板、抗凝药物和再灌注治疗。

（1）在危重症监护区监测患者的生命体征。

（2）只有当SpO_2低于94%时，才给予氧疗。

（3）建立静脉通路，完善化验包括全血细胞计数、尿素氮/电解质/肌酐和心肌酶（肌钙蛋白I或肌钙蛋白T）。

• 完善胸部X线检查，排除其他引起胸痛的原因，并寻找急性冠脉综合征的并发症。如果患者明显有STEMI，可以省略胸部X线检查，以便尽快转移至导管室。

• 给予可溶性阿司匹林（口服300mg）和替

表3-4 心肌缺血性综合征的鉴别特征

诊断	病史	心电图	心肌酶	管理和处置
稳定型心绞痛	明确诊断缺血性心脏病，表现为劳力型心绞痛，可通过休息或硝酸酯类药物缓解	胸痛时可正常或ST段压低	正常	急诊科给予药物治疗，也可出院心内科随诊
不稳定型心绞痛	三种类型： 1.新发心绞痛 2.恶化劳力型心绞痛（症状更频繁、更严重、持续时间更长或对硝酸甘油反应更差） 3.静息型心绞痛	ST段压低或T波倒置或正常	正常	在急诊科给予药物治疗，对于伴有心电图改变的持续性胸痛患者应考虑急诊经皮冠状动脉介入治疗（PCI）。收入心内科，对于伴有心电图改变且存在持续胸痛的患者，如果无法接受急诊PCI治疗应考虑收入CCU
NSTEMI	胸痛，通常严重且持续；可在休息或劳力时发作	ST段压低和（或）T波倒置或低平或正常 注意：没有进展到Q波，心电图改变不能用于定位冠状动脉	升高	在急诊科给予药物治疗，对于伴有心电图改变且持续性胸痛、电活动不稳定或心源性休克的患者考虑急诊PCI。将患者收入可以进行监护的病房，如果不稳定，收入CCU
STEMI	胸痛，通常严重且持续；可在休息或劳力时发作	ST段抬高（冠状动脉定位见表3-5）；进展为Q波	升高	目标是急诊PCI或溶栓与最短的进门到球囊扩张/溶栓时间。在急诊科对于稳定患者主要是双重抗血小板治疗

注：PCI.经皮冠状动脉介入治疗。

表3-5 反映心肌梗死区域及受累冠状动脉的心电图变化

心肌梗死区域	心电图ST段抬高导联	心电图镜像ST段压低导联	受累冠状动脉
前间壁	V_1 ~ V_2或V_3	无	LAD
前壁	V_1 ~ V_4	无	LAD
广泛前壁	V_1 ~ V_6	无	LAD
前侧壁	V_1 ~ V_6，Ⅰ，aVL	Ⅱ，Ⅲ，aVF	LAD
侧壁	Ⅰ，aVL，V_5 ~ V_6	Ⅱ，Ⅲ，aVF	LCX
高侧壁	Ⅰ，aVL	Ⅱ，Ⅲ，aVF	LAD D_1
下壁	Ⅱ，Ⅲ，aVF	Ⅰ，aVL	RCA
右心室（通常与下壁+/-后壁STEMI并存）	Ⅱ，Ⅲ，aVF V_1，V_4R ~ V_6R	Ⅰ，aVL	RCA近端
后壁	V_7 ~ V_9	V_1 ~ V_3 R波增高，ST段压低	RCA（如果合并下后壁） LCX（如果孤立存在）

注：LAD.左前降支；LCX.左回旋动脉；RCA.右冠状动脉；D_1.第一对角支。

格瑞洛或氯吡格雷进行双重抗血小板治疗。

注意：阿司匹林可在1h内达到抑制血小板作用。避免肠溶阿司匹林，因为起效时间会延迟3 ~ 4h。阿司匹林可在3个月内将心脏性死亡和非致死性心肌梗死的风险降低约50%。

1.对于伴有动态ST段变化或心肌酶升高的高危非ST段抬高急性冠脉综合征患者，口服替格瑞洛180mg（在阿司匹林基础上），并接受早期心导管治疗。

2.对于无动态ST段变化或心肌酶阴性的低风险非ST段升高的急性冠脉综合征患者，口服氯吡格雷600mg（在阿司匹林基础上）。

- 对缺血性胸痛患者给予舌下三硝酸甘油酯（GTN）。

1.如果疼痛缓解，继续舌下GTN 5mg。

2.如果患者在3剂舌下GTN后持续疼痛，启始下列治疗方案：

（1）静脉滴注GTN初始剂量为5 ~ 10μg/

min。

（2）每隔约10min增加5～20μg/min，直至胸痛缓解或平均动脉压较基线下降10%，高血压患者下降25%～30%。

（3）如果出现低血压，则停用。

注意：静脉滴注GTN起效更快、更容易滴定，对急性冠脉综合征和高血压/心力衰竭患者尤其有用。GTN禁用于右心室梗死、严重主动脉狭窄和在24h内摄入磷酸二酯酶抑制剂（如治疗勃起功能障碍）患者。需要静脉应用GTN的患者需要在CCU中进行监测，不宜在普通病房给药。

- 应尽量避免静脉注射吗啡，仅应用于疼痛无法耐受的患者，因为研究表明吗啡可使急性心肌梗死患者的死亡率增加。
- 静脉给予β受体阻滞剂可能有害，而口服β受体阻滞剂对急性冠脉综合征有帮助，可以在病房开始使用。
- 抗凝剂[如低分子量肝素（LMWH）、普通肝素（UFH）、磺达肝癸钠、比伐卢定]或Ⅱb/Ⅲa糖蛋白抑制剂对于某些特定的急性冠脉综合征患者有用。如何选择需要考虑很多因素[哪种患者使用哪种药物、经皮冠状动脉介入（PCI）治疗时间对药物选择的影响、在急诊科或在病房/心导管室使用需要考虑当地的实际情况]，关于这些更精细的细节讨论是针对高级学习者的，下面有一些要点：

1.抗凝药物对急性心肌梗死和高危不稳定型心绞痛（新的缺血性心电图改变，持续胸痛）有益，LMWH比UFH具有实际优势（不需要APTT的连续监测来调整剂量）。

2.糖蛋白Ⅱb/Ⅲa抑制剂对接受PCI治疗的患者有益，通常在心导管室使用。

STEMI的具体管理

- 考虑再灌注治疗（STEMI的首选方法），即PCI和溶栓治疗。PCI是首选的策略，因为多个随机对照试验显示，与溶栓相比，PCI可以显著提高存活率，颅内出血和心肌梗死复发率更低。

注意：PCI不仅用于STEMI，也用于STEMI的心电图变化患者（由于LAD近端闭塞产生的DeWinter T波，孤立的后壁STEMI表现为镜像导联V_2～V_3ST段压低，左主干闭塞），NSTEMI伴有电活动不稳定（如VT、VF）患者，心源性休克和药物治疗后仍然存在持续性缺血患者。

- 是否可行急诊PCI取决于当地的实际情况（例如，在高度城市化的新加坡可以普遍快速实施，而在更多的农村环境中其可用性受到限制）。因此，以下关于溶栓的讨论（表3-6）与PCI难以获得的医师和高级别学习者更相关。

表3-6　溶栓与PCI的优缺点

	溶栓	PCI
优点	• 实施迅速 • 使用广泛 • 应用方便	• 更好的临床疗效，包括更高的血管再通率达TIMI 3级血流的比例，以及较低的再闭塞率 • 出血率低 • 直观可见冠状动脉解剖病变，可以制订个性化治疗策略和更有效的风险分层
缺点	• 血管再通率较低 梗死相关动脉60%～85%，心外膜冠状动脉45%～60%恢复TIMI3级血流 • 临床疗效欠佳，即超过50%的患者未达到最佳再灌注，5%～15%的患者在第1周时发生梗死血管再闭塞，20%～30%的患者在3个月内发生再闭塞 • 出血风险	• 延迟限制其疗效 • 应用不广泛 • 专业性强

- 如果无法实施PCI，评估患者是否适合溶栓治疗，其标准如下：

1.典型的急性心肌梗死性胸痛。

2.ST段抬高符合上述定义中规定的标准。

3.12h内发病。

4.年龄＜75岁。

- 如果患者满足溶栓的治疗标准，则评估有无禁忌证：

1.绝对禁忌证

（1）有颅内出血的病史。

（2）近3个月有缺血性卒中病史（3h内急性缺血性卒中除外）。

（3）存在脑血管畸形或颅内恶性肿瘤。

（4）疑似主动脉夹层。

（5）出血或活动性出血（月经除外）。

（6）近3个月内，有严重的头部外伤或面部外伤。

2.相对禁忌证

（1）严重高血压（血压＞180/110 mmHg）。

（2）3个多月前有缺血性卒中病史。

（3）老年痴呆。

（4）已知的颅内疾病（非绝对禁忌证）。

（5）创伤或持续时间超过10min的心肺复苏（CPR）。

（6）3周内有大手术史。

（7）活动性消化性溃疡。

（8）最近2～4周出现内出血。

（9）不可压缩的血管穿刺。

（10）妊娠。

（11）接受华法林治疗。

（12）既往应用链激酶（5天前）或有链激酶过敏史。

• 如果上述任何一个问题的答案是“是”，就不要使用溶栓药物，与心脏病专家讨论。

• 如果没有禁忌证，应考虑选择溶栓药物，即链激酶（SK）与重组组织型纤溶酶原激活剂（t-PA）或奈替普酶（表3-7）。

表3-7 SK与t-PA的选择

SK	t-PA
1.在某些情况下最常用和最具成本效益的选择 2.当颅内出血风险较高时（如老年人）可选择，因为使用t-PA会增加颅内出血的可能性	1.可以用于任何性别 2.患者年龄为＜50岁 3.急性前壁心肌梗死症 4.患者胸痛＜12h

获得患者及其亲属的同意（口头或书面），告知他们溶栓治疗的益处、风险和替代方案。

• 在以下情况下，颅内出血的风险增加（1%）：

1.年龄＞65岁。

2.体重＜70 kg。

3.就诊时有高血压。

4.使用t-PA（与SK相比）。

• SK过敏发生于首次治疗的患者，特别是近期有链球菌感染史的患者，约0.2%的患者出现严重的过敏反应。

• 静脉注射SK时发生低血压（发生率15%），发生低血压时要减慢SK输注速度和扩容。

溶栓治疗剂量（表3-8）

表3-8 溶栓治疗剂量

SK	t-PA
150万U溶于100ml生理盐水中，静脉输注超过1h	1.将100 mg t-PA溶解于100 ml无菌水中 2.静脉注射15mg 3.静脉输注0.75mg/kg超过30min（不超过50mg） 4.随后静脉输注0.5 mg/kg超过60min（不超过35 mg）

• 如果患者出现休克，一定要寻找诱因：

1.做直肠指诊来寻找有无胃肠道出血。

2.患者是否有心动过缓，根据ACLS指南进行治疗。

3.患者是否有心动过速，根据ACLS指南进行治疗。

4.患者是否患有右心室梗死。

（1）当急性下壁心肌梗死存在Ⅱ、Ⅲ、aVF、ST段抬高时完善右心导联心电图（图3-15），观察V_4R、V_5R、V_6R有无ST段抬高（至少1 mm）（图3-16）。

（2）如果存在右心室梗死，给予100～200ml生理盐水5～10min，并评估反应。

（3）如果患者没有呼吸困难，并且没有肺水肿的临床体征，可以重复进行。

（4）如果补液500 ml后血压仍较低，或患者开始出现心力衰竭迹象，则开始使用正性肌力药物［静脉注射去甲肾上腺素0.02 μg/（kg · min），根据临床效果滴定剂量］。

5.如果患者要进行PCI治疗，但由于呼吸窘迫而无法平卧，则考虑快速顺序气管插管来管理气道（参见第2章第一节“气道管理/快速诱导气管插管”）。

6.心源性休克患者是否因机械性并发症引起，如乳头肌功能障碍或破裂、室间隔穿孔或游离壁破裂引起的心脏压塞。

（1）咨询心脏病专家和心胸外科医师。

（2）同时开始使用正性肌力药物，如静脉滴注去甲肾上腺素0.02 μg/（kg · min），根据临床效果滴定剂量。

• 留置尿管监测尿量。

• 收入CCU。

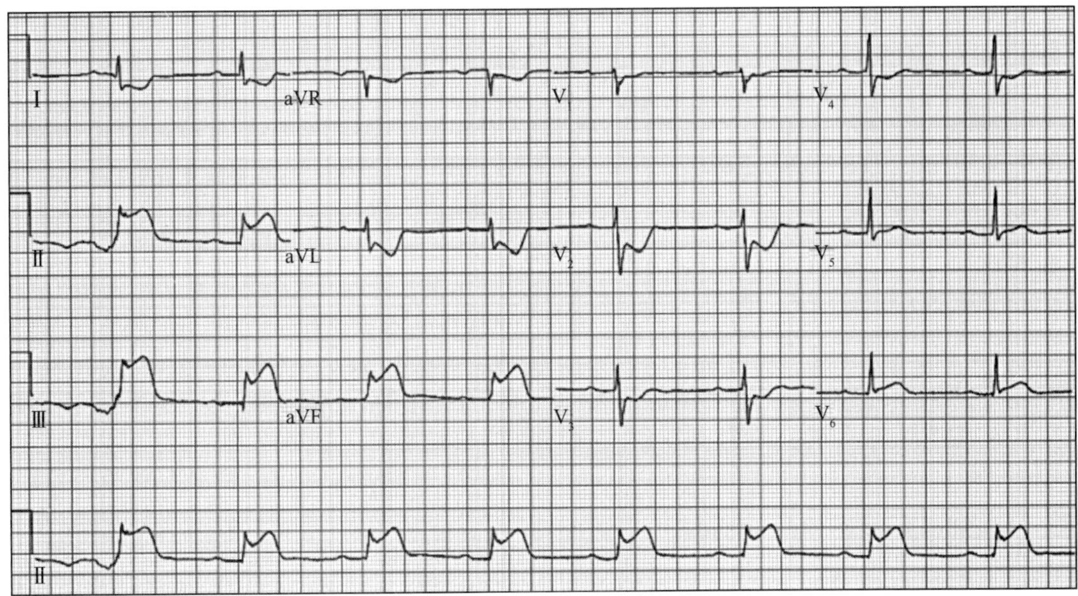

图3-15　下后壁STEMI

心电图提示窦性心动过缓伴一度房室传导阻滞，下壁导联（Ⅱ、Ⅲ和aVF）ST段升高，Ⅰ和aVL的ST段压低，V_2和V_4的ST段压低提示存在后壁梗死

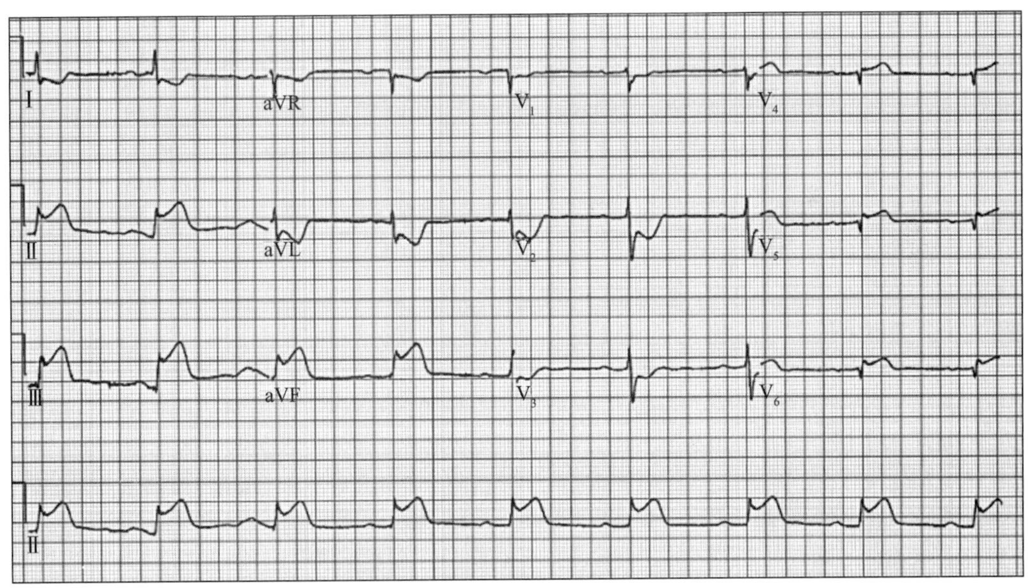

图3-16　下后壁和右心室STEMI

右心室梗死表现为V_4R、V_5R、V_6R右侧导联ST段抬高

（杜兰芳　译　李　硕　校）

参考文献/扩展阅读

1. Amsterdam EA, Wenger NK, Brindis RG, et al. 2014 AHA/ACC guideline for the management of patients with non-ST-elevation acute coronary syndromes: a report of the American College of Cardiology/American Heart Association Task Force on Practice Guidelines. *J Am Coll Cardiol*, 2014, 64: e139-e228.
2. Thygesen K, Alpert JS, Jaffe AS, et al. Fourth universal definition of myocardial infarction. *J Am Coll Cardiol*, 2018, 72(18): 2231-2264.
3. Simons M, Breall JA. Overview of the acute

management of non-ST elevation acute coronary syndromes. UpToDate. Updated 2020 Oct.

4. Diercks DB, Hollander JE. Acute coronary syndromes. In: Tintinalli JE, Ma OJ, Yealy DM, et al. eds. *Tintinalli's emergency medicine: a comprehensive study guide*. 9th ed. New York: McGraw Hill, 2020: 334-352.

5. de Winter RJ. A new ECG sign of proximal LAD occlusion. *N Engl J Med*, 2008, 359 (19): 2071-2073.

第四节　急性心力衰竭

Jonathan Tang · Zulkarnain Ab Hamid · Shirley Ooi

定义

急性心力衰竭（acute heart failure，AHF）是一种由各种结构性或功能性心脏病引起的临床综合征，引起心脏充盈或射血功能受损，进而导致肺淤血和（或）外周灌注不足。AHF可以是新发生的，也可能是慢性心脏病的失代偿结局。无论病因如何，AHF可表现为前负荷增加、后负荷增加、心排血量下降或上述几种情况同时存在。

• 心力衰竭可以根据左心室射血分数（LVEF）来分为以下几类。

1. HFrEF（EF降低型） LVEF＜40%。

2. HFmrEF（EF中间值型） LVEF40%～49%。

3. HFpEF（EF保留型） LVEF≥50%。

• 病史和体格检查，并辅以适当的诊断性检查，是诊断心力衰竭的基石。增加急性失代偿性心力衰竭（ADHF）诊断可能性的临床因素：

1. 病史　ADHF既往心力衰竭阳性似然比（LR＋）为5.8；心肌梗死，LR＋为3.1；冠状动脉疾病，LR＋为1.8。

2. 症状　夜间阵发性呼吸困难，LR＋为2.8；端坐呼吸，LR＋为2.2；水肿，LR＋为2.1。

3. 体征　S3心音，LR＋为11；肝颈静脉回流征，LR＋为6.4；颈静脉扩张，LR＋为5.1；湿啰音/水泡音，LR＋为2.8；周围水肿，LR＋为2.3；喘鸣，LR＋为0.52。

4. 诊断结果　肺淤血（CXR显示），LR＋为12；间质性肺水肿，LR＋为12；肺泡性肺水肿，LR＋为6；心房颤动，LR＋为3.8；CXR显示心影增大，LR＋为3.3；新发T波改变，LR＋为3.0。

• AHF患者可表现为以下6种临床类型中的任何一种。注：本章的重点是以下的第1种和第2种临床类型（病理生理学见图3-17），因为该两种类型占AHF的大部分，处理原则基本相同。

1. 慢性左心衰竭的急性失代偿性心力衰竭（ADHF）　是指原有慢性心力衰竭的患者出现病情急性加重，通常表现为轻中度充血和液体潴留的症状和体征，如端坐呼吸、足部水肿、体重增加、渐进性劳力性呼吸困难。

2. 急性心源性肺水肿　通常是急性左心衰竭引起的间质和肺泡腔内液体重新分布和积聚的结果。它通常不伴有上述其他的充血和液体潴留的征象。

3. 心源性休克　参见第2章第四节心源性休克。

4. 高血压急性心力衰竭　患者出现心力衰竭的症状和体征，伴有血压升高，但保留射血分数。

5. 高输出心力衰竭　其特点是心排血量高，表现为心动过速、周围温暖和肺淤血，病因包括贫血和甲状腺毒症。

6. 孤立性右心衰竭　其特点是低输出综合征，颈静脉扩张，淤血性肝大和低血压，病因包括慢性阻塞性肺疾病、肺动脉高压或严重的三尖瓣反流。

要点

• 积极寻找心力衰竭的诱发原因（表3-9），以便将触发事件的管理纳入治疗策略。缺血是新发AHF最常见的诱发因素。液体管理和药物治疗的依从性差是慢性心力衰竭失代偿最常见的诱因。

表3-9　AHF的诱因

心源性	非心源性
• 心肌缺血或梗死	• 全身感染，尤指肺炎
• 依从性差，包括未能限制液体摄入	• 全身性疾病，如严重高血压、严重贫血、甲状腺毒症、大量饮酒
• 心律失常 • 瓣膜性心脏病	• 药物：第一代钙通道阻滞药，β受体阻滞药，非甾体抗炎药，可卡因，苯丙胺，过度使用支气管扩张剂
• 急性肌病（如产后心肌病、急性心肌炎）	• 妊娠
• 细菌性心内膜炎	• 肺栓塞

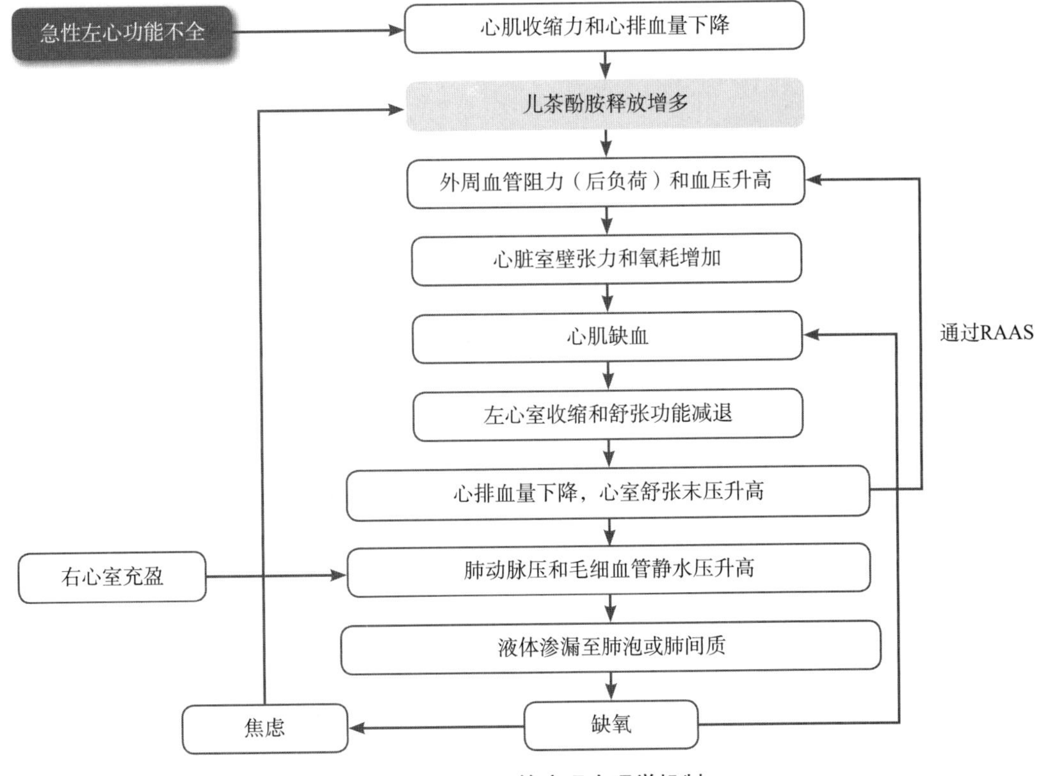

图3-17　ADHF的病理生理学机制

• 在诊断心力衰竭之前，排除肾衰竭作为容量负荷过重的原因。

• AHF合并哮喘或COPD加重是临床难题，会混淆诊断过程。这些情况可能同时出现，给临床医师的管理带来了挑战。在这种情况下，心脏和肺部的即时床旁超声是一个有用的辅助工具，用于评估射血分数和寻找B线（两根肋骨之间≥3根B线提示有间质性水肿）。

• 在AHF诊断不确定的情况下，脑钠肽（BNP）或NT-proBNP可用于区分心源性和非心源性呼吸困难。NT-proBNP水平随着年龄的增长而升高（表3-10），在肥胖者中较低。一般情况下，BNP＜100pg/ml或NT-proBNP＜300pg/ml可以排除心力衰竭为呼吸困难的原因。

表3-10　不同年龄段诊断AHF的NT-proBNP界值

年龄分层	NT-proBNP水平
年龄＜50岁	＞450pg/ml
50～75岁	＞900pg/ml
≥75岁	＞1800pg/ml

改编自：Januzzi JL Jr，et al. N-terminal pro-B-type natriuretic peptide in the emergency department：The ICONRELOADED study. J Am Coll Cardiol，2018 Mar 20，71：1191.

• 非心源性因素导致的NT-proBNP水平升高的疾病：

1. 肺源性心脏病。
2. 肺栓塞。
3. 肝硬化。
4. 肾衰竭。

给全科医师的特别提示

• 要积极寻找患者心力衰竭的诱因，特别是长时间情况稳定和坚持用药的患者。完善12导联心电图以排除急性冠状动脉事件。

• 严重心力衰竭患者可表现为喘息，称为心源性哮喘，需要在急诊科积极治疗，以免进一步恶化为肺水肿。硫酸沙丁胺醇雾化（万托林）不能改善心源性哮喘患者的症状。硝酸酯被证实在院前应用作为一线的经验治疗是安全有效的。

• 老年患者自主调节能力下降，对治疗心力衰竭药物的副作用很敏感，调整治疗时要特别注意。

处理

• 将患者安置在监护区域：监测生命体征、脉搏血氧饱和度和连续心电监测。

• 嘱患者坐位以减轻呼吸做功。

• 保持气道通畅：ADHF的患者通常不需要立即气管插管，除非神志改变或伴有严重呼吸窘迫。他们可能首先接受其他治疗（如下所述），因为经过适当治疗可以很快改善症状。

• 通过非重复呼吸面罩（NRM）给予高流量吸氧。

• 对于呼吸窘迫或15L的NRM吸氧SpO_2仍小于92%的患者，应尽早开始无创通气（NIV）。NIV已被证明可减少死亡率，并降低了对气管插管的需求。它的益处仅在早期可见，当强烈提示应用时将取代对药物的应用。

• 开放静脉通路，检测血常规、电解质、尿素氮、肌酐和心肌酶。

• 完善心电图明确有无心肌缺血、心律失常、陈旧心肌梗死、左心室肥厚。

• 完善胸部X线片。除了解有无心力衰竭的特征外（如上所述），还有助于寻找其他引起呼吸困难或低血压的原因，包括肺炎、气胸、主动脉夹层和心包积液。

注意：通常发病后2h内的影像学并不总是出现典型的心力衰竭表现（图3-18）。当ADHF突然发作时，其影像学典型表现可能会滞后于临床症状12h出现。

• ADHF的药物治疗目标。

1.降低右心室充盈，减轻前负荷（如硝酸甘油、呋塞米）。

2.增加左心室排空。

（1）降低全身血管阻力（后负荷）（如硝酸酯、血管紧张素转化酶抑制剂、肼屈嗪和硝普钠）。

（2）如果有低血压，使用正性肌力药物增强左心室收缩力。

• 一线药物：硝酸酯。

1.可以先舌下含服硝酸甘油快速起效，紧接着轻至中度ADHF可使用硝酸甘油透皮贴，重度ADHF静脉注射硝酸甘油。

2.硝酸酯作为一线药物的原因

（1）快速（5min内起效）、可靠和有效地降低前负荷。

（2）中/大剂量可降低后负荷，同时保持或增加每搏输出量和心排血量。

（3）半衰期短意味着即使院前诊断有误，药效也能很快逆转。

注意：静脉泵入硝酸甘油从20～50μg/min起始快速滴定到100μg/min以上，如患者出现低血压，下调硝酸甘油的剂量，停止用药后5～10min患者的血压即可恢复正常。

3.以下情况慎用

（1）低血压（SBP＜90mmHg）。

（2）右心室心肌梗死。

（3）主动脉狭窄（依赖前负荷维持血压）。

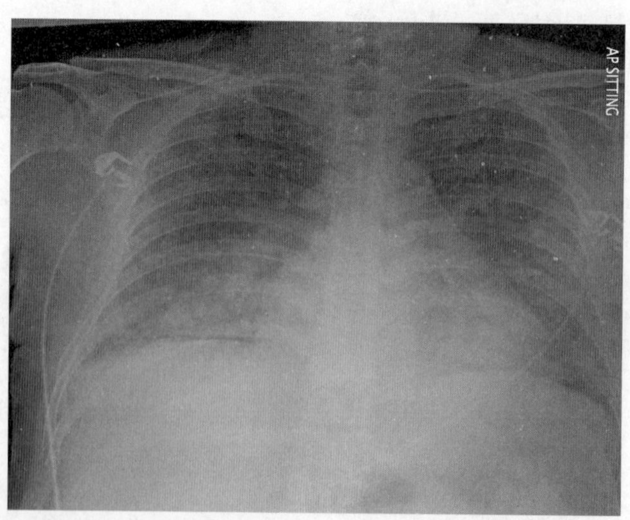

图3-18　胸部X线片显示典型的ADHF表现：心影扩大、上肺纹理增多、肺门充血和肺泡水肿。该胸片的“蝴蝶征”的双肺渗出和Kerley B线并不明显

（4）肺动脉高压（依赖前负荷维持血压）。

（5）患者服用PDE-5抑制剂治疗勃起功能障碍，如服用西地那非（伟哥）等药物。PDE-5抑制剂使用可导致血压急剧下降。

• 二线药物：血管紧张素转化酶抑制剂（ACEI）。

1.对轻至中度ADHF，如果SBP＜110mmHg可舌下含服卡托普利12.5mg，SBP＞110mmHg可舌下含服卡托普利25mg。

注意：可以事先将卡托普利片在水中浸润后再舌下含服。

2.对中至重度ADHF，可以使用卡托普利或依那普利静脉注射。

3.卡托普利和硝酸甘油一样可以降低前、后负荷，6～12min起效。

4.ACEI和硝酸酯有叠加作用。

5.对于硝酸酯使用有禁忌的患者，ACEI可作为替代静脉硝酸甘油的一线药物。

• 三线药物：利尿剂。

初始推荐剂量为20～40mg。对于长期使用利尿剂治疗的患者，初始静脉注射剂量应至少与口服剂量相当。

注意：静脉应用呋塞米不应作为急性肺水肿（APO）的一线药物，它应该是三线药物，可在减轻前负荷药物（GTN或ACEI）和减轻后负荷药物（高剂量GTN或ACEI）后给予，理由如下：

1.心源性肺水肿并不等同于全身容量负荷重。事实上，50%的心源性肺水肿是等容性的。

用药初始给血流动力学带来不利影响，增加后负荷，降低每搏输出量和心排血量。

2.不适当和过度利尿有导致低血压和肾功能恶化的风险。这一影响在老年人中更为显著。

3.与硝酸酯不同，呋塞米并不能立即降低前负荷。

4.由于ADHF患者后负荷升高致肾灌注明显减少，所以通过利尿来降低前负荷起效慢，45～120min才发挥利尿作用。

• 不常规给予吗啡，因为有证据表明吗啡会导致危害增加（更高的死亡率和机械通气率，呼吸和中枢神经系统抑制风险更高）。如果需要抗焦虑药，苯二氮䓬类药物可能是更好的选择。

• 监测尿量和评价治疗反应，包括用力的程度、血压和氧合的改善（监测SpO_2，如使用无创机械通气，监测动脉血气）。

• 使用无创通气和药物治疗后，患者出现呼吸窘迫或意识障碍时应进行气管插管以保护气道，改善呼吸，进行机械通气。气管插管前的快速序贯诱导推荐使用静脉芬太尼以减少儿茶酚胺释放。

• 发病时表现为低血压的患者（上述药物都无法使用）应给予强心药物和血管升压药治疗心源性休克（参见第2章第四节“心源性休克”）。使用不同类型的正性肌力药物在死亡率上无显著性差异。

处理

• ADHF的患者有以下3种安排：

1.收住心血管病房。

2.短期留观。

3.出院。

心血管病房

大部分ADHF患者收入心血管病房。未给予充分治疗即出院的患者再入院率、短期发病率和死亡率均增高。表3-11具体说明了关于住院的具体推荐意见。

表3-11　心血管病房的入院建议

美国心力衰竭协会关于AHF患者收住心血管病房的推荐意见（改良版）	
推荐入院	重度ADHF • 低血压 • 肾功能恶化 • 意识状态改变或晕厥 • 静息状态呼吸困难 • 伴有血流动力学紊乱的心律失常，包括新发心房颤动 • 急性冠脉综合征
需要住院	淤血加重（肺或全身） 新发（新生）心力衰竭

收入留观区域（为高级学习者）

• 越来越多的ADHF患者被安置在急诊留观单元。至目前为止，无相关的随机对照试验研究支持其应用。为减少不适当收治的可能性，应在咨询心脏病学专家后制订ADHF患者急诊留观的纳入和排除标准。

• 纳入标准举例。

1.患者因轻度ADHF就诊于急诊科。

2.预计滞留时间不超过24～48h（具体时间视科室规定）。

3.出院后有严格的随访和社会支持。

• 排除标准举例。

1.新发的心力衰竭，既往无冠心病病史。

2.诊断不明确，如还需要与慢性阻塞性肺疾病/肺栓塞等疾病相鉴别。

3.严重的血流动力学不稳定，需要收住院。

（1）心率＞130次/分或＜50次/分。

（2）低血压（收缩压＜90mmHg或需要正性肌力药物）。

（3）血压＞220/110mmHg。

4.体温＞38℃

5.心肌肌钙蛋白水平升高。

6.心电图上有新的缺血性表现。

7.严重的电解质紊乱。

8.透析患者或有严重肾功能损伤患者。

9.晕厥。

10.多种严重的合并症导致诊治过程更加复杂。

出院

• 患者有以下情况可以出院。

1.患者无胸痛或并发症。

2.在急诊科对于利尿剂有反应（静息状态下无呼吸困难，不吸氧情况下 SpO_2≥95%）。

• 出院时需给予患者以下建议，并告知在心血管科门诊随访。

1.患者院外病情急性加重时，可以首先舌下含服硝酸甘油500μg，当患者需要急诊处理时应该有绿色通道通知急诊科。

2.如果患者无脱水症状，未服用过利尿剂，并且尿素氮、电解质、肌酐正常，可加用袢利尿剂口服，如每日清晨应用呋塞米40mg，同时补钾。

3.如果患者正在服用袢利尿剂则将利尿剂加量。

4.建议患者低盐饮食，限制入量。

（葛洪霞　译　郭治国　校）

参考文献/扩展阅读

1. European Society of Cardiology. 2016 ESC guidelines for the diagnosis and treatment of acute and chronic heart failure. *Eur Heart J*，2016，37：2129-2200.

2. Yancy CW，Jessup M，Bozkurt B，et al. 2017 ACC/AHA/HFSA focused update of the 2013 ACCF/AHA guideline for the management of heart failure. *J Am Coll Cardiol*，2017 Aug 8，70（6）：776-803. DOI：10.1016/j. jacc. 2017. 04. 025. Epub 2017 Apr 28

3. Gardner RS，McDonagh TA，Walker NL. *Oxford specialist handbook in cardiology：heart failure*. Oxford：Oxford University Press，2007：343-368.

4. ACEP subcommittee on acute heart failure syndromes. Clinical policy：critical issues in the evaluation and management of adult patients presenting to the emergency department with acute heart failure syndromes. *Ann Emerg. Med*，2007，49：627-669.

5. Ooi S，Niemann JT. Congestive heart failure and cor pulmonale. In：Wolfson AB，editor. *Harwood-Nuss' clinical practice of emergency medicine*. Philadelphia：Lippincott Williams & Wilkins，2010：469-474.

6. Januzzi JL. N-terminal pro-B-type natriuretic peptide in the emergency department：The ICON-RELOADED study. *J Am Coll Cardiol*，2018，71（11）：1191-1200.

7. Simel DL，Rennie D. *The rational clinical examination：evidence-based clinical diagnosis*. New York：McGraw Hill，2009：183-214.

8. Mattu A，Martinez JP，Kelly BS. Modern management of cardiogenic pulmonary edema. *Emerg Med Clin N Am*，2005，23：1105-1125.

第五节　高血压危象

Kuan Win Sen · Benjamin Leong · Peter Manning

定义

• 高血压：经反复测量，重要的是使用适当的测量方法，成人收缩压（SBP）≥140 mmHg和（或）舒张压（DBP）≥90 mmHg，诊断为高血压（请注意，2017ACC/AHA指南将高血压定义为≥130/80 mmHg）。

• 高血压危象：是指血压突然、严重升高，包括以下几种类型。

1. 高血压急症　严重的高血压［通常SBP≥180mmHg和（或）DBP≥120mmHg］患者，在心、脑、视网膜、肾或大动脉中出现急性终末器官功能障碍或高血压介导的器官损害。然而，无论阈值如何，与有症状的靶器官损伤相关的血压急性升高也可以被认为是高血压急症，尤其是在年轻患者。

2. 高血压亚急症（未控制的高血压）　在临床实践中更常见，是指严重的、没有急性或持续性终末器官损伤证据的高血压［通常SBP≥180mmHg和（或）DBP≥120mmHg］。

要点

• 不能简单控制血压的数值；高血压的治疗应依据患者的整体临床状况，即评估是否存在终末器官损伤，因其存在构成了高血压急症，需要快速降压治疗。无终末器官损伤提示高血压亚急症，这种情况需要逐步降压。

• 高血压亚急症时，可采用口服药物来控制血压，此时长期控制血压是影响预后最重要的因素。

• 对于高血压亚急症患者，随访护理与急救护理一样重要，目的是确保适当的慢性血压控制和预防相应的并发症。

• 术语“急进性高血压”或“恶性高血压”是指严重高血压伴有视网膜病变，如视神经盘水肿、出血和棉絮斑改变等。

基本病理生理学

• 血压受每搏输出量（SV）、心率（HR）和全身血管阻力（SVR）等影响。

• 心输出量（CO）＝HR×SV。

• 血压（BP）＝CO×SVR。

• 平均动脉压（MAP）＝1/3（SBP-DBP）＋DBP。

• 血压的调节取决于以下生理机制的相互作用：肾素-血管紧张素-醛固酮系统、自主神经系统、内皮功能障碍和血管活性物质等。

• 在慢性高血压和高血压危象中，影响SVR、HR和SV的病理条件都会导致血压的改变。

1. 血压的上升速度比血压绝对值本身更重要。在慢性高血压患者中，血管具有一定的保护性适应机制，只有在血压高得多的情况下（如SBP≥180mmHg），才会发生终末器官功能障碍；相比之下，既往血压正常的患者在血压较低时就会出现并发症（例如，子痫前期患者SBP≥140mmHg）。

2. 在慢性高血压患者中存在同样的适应性血管变化，这意味着对于这些患者，过度校正血压可能带来危害，如卒中或急性心肌梗死。

3. 高血压急症的表现和具体处理取决于潜在的病因和受血压影响的终末器官和系统（表3-12）。这些急症的处理将在下面讨论。

表3-12　高血压急症的表现

1. 高血压脑病
2. 急性缺血性卒中
3. 颅内出血/蛛网膜下腔出血
4. 急性左心室衰竭（急性肺水肿）
5. 主动脉夹层
6. 急性心肌梗死/急性冠脉综合征
7. 急性肾衰竭
8. 子痫前期/子痫
9. 交感危象

临床评估

血压测量是否准确

• 如果监测仪监测的血压过高（或过低），需使用手动血压计重复测量。

• 袖带大小是否合适，箭头位置是否准确，如是否位于肱动脉上方。

• 检查另一侧手臂。

• 如果患者没有其他症状，则1h后复测血压。

是否为高血压急症

• 寻找有无急性、持续性的终末器官损害表现。

• 患者是否紧张（如白大衣高血压）或疼痛。

• 体格检查应包括以下内容

1. 眼底检查有无出血、渗出和视神经盘水肿。

2. 神经系统查体：有无意识状态改变及局灶性神经功能缺陷。

3. 心血管查体：有无急性左心衰竭、新出现的主动脉瓣反流杂音和夹层的表现。

• 初诊高血压或怀疑有高血压急症时

1. 床边检查

（1）心电图。

（2）尿试纸检测血尿和蛋白尿。

（3）育龄期女性新出现高血压需进行尿妊娠试验。

2. 实验室检查

（1）血常规全血计数。

（2）肌酐、尿素氮和电解质。

（3）孕妇需进行肝功能检查，确定有无HELLP综合征（溶血、肝酶升高，血小板计数降低）。

（4）心肌肌钙蛋白水平。

3. 影像学检查

（1）胸部X线片：有无左心衰竭和纵隔增宽表现。

（2）意识状态改变：应完善患者头颅CT检查。

• 高血压急症患者如果最近已进行相关评估且取得报告，可以不进行常规实验室和影像学检查。

给全科医师的特别提示

• 不能仅凭单次血压数值治疗患者。当患者处于安静舒适状态时，需要使用尺寸合适的血压袖带重新进行血压测量。

• 在家使用市售的家用血压仪可以有效帮助患者控制血压，尤其是对反应性高血压（“白大衣”）患者。应将家庭血压读数与全科医师诊所的人工血压读数进行比较，以验证准确性。

• 良好的血压管理可以减少高血压急症或亚急症的发生。

• 当全科医师接诊疑似高血压急症的患者时，应让患者在安静舒适的环境中休息，并安排转院。

• 对于没有按时服药的患者，在等待转院期间，可以口服常规药物剂量（如果患者能够吞咽并具有气道保护能力）。

• 过去常用舌下含服硝苯地平的方法降压；由于降压急剧且不精确，且有严重的不良反应，目前已不再采纳。

处理

• 由于随时可能出现病情变化，因此高血压急症的患者必须在严密监测的区域进行管理。

• 每5～10分钟监测一次心电图、脉搏血氧饱和度和生命体征。

• 低氧患者给予吸氧，获得静脉通路；如有可能，首选有创动脉血压监测。

• 一般治疗目标是在控制血压的同时不影响终末器官灌注。

• 血压严重升高但并没有终末器官损害（即高血压亚急症）的患者可以在中级护理区监测（见下文）。

特殊情况

神经系统

急性缺血性卒中

• 急性缺血性卒中（acute ischaemic stroke，AIS）通常与高血压相关，可能是缺血区脑组织为恢复脑灌注压（CPP）的一种代偿性机制。升高的血压通常在4天内恢复到卒中前水平。

• 在卒中急性期做降压决策比较困难。如果血压在较高水平可能会增加脑水肿和出血转化的风险，而降低血压可能影响缺血半暗带的血供。

• 目前的建议是不推荐常规降压。

• 只有当SBP＞220mmHg或DBP＞120mmHg时才开始降压，保证平均动脉压下降不超过20%～25%或DBP不低于100～110mmHg。

• 如果患者后续要接受溶栓治疗，那么目标血压＜185/110mmHg，且在溶栓后需维持血压≤180/105 mmHg 24h以上。

• 治疗药物包括拉贝洛尔、尼卡地平。

• 硝普钠为二线用药，因为可能会增加颅内压，影响血小板功能。应该避免血压急剧下降。

高血压脑病

• 通常认为高血压脑病是与明显血压升高相关的器质性脑综合征。

• 目前认为其与可逆性后部脑病综合征（PRES）或可逆性后部白质脑病综合征（RPLS）有关。PRES/RPLS与血管源性水肿相关，主要发生在脑成像中的后脑，可见于多种临床综合征，包括高血压脑病、子痫/子痫前期、脓毒症、自身免疫疾病等。

• 具体机制尚不明确，存在两种相互矛盾的理论，即自体调节失衡和高灌注伴高血压，以及脑灌注不足和缺血伴血管收缩。

• 临床表现包括头痛、恶心/呕吐、视觉障碍或丧失，乏力/嗜睡，抽搐，意识障碍和视神经盘水肿。有时也可出现局灶性改变，导致在急诊科鉴别意识状态改变是由于卒中还是PRES/RPLS时变得困难。

• 当控制血压后，PRES/RPLS通常是可逆的，但也有一些患者存在不可逆的后遗症。

• 治疗目标是在1h内将平均动脉压降低至现有血压水平的10%～15%，在接下来的24h内降低幅度≤25%。如果治疗期间神经状况恶化，则停止或降低药物剂量。

• 拉贝洛尔、非诺多泮、尼卡地平等通常有效。

• 硝普钠由于潜在的氰化物和硫氰酸盐毒性，不能长期使用，应作为最后的治疗手段。

脑出血（ICH）和蛛网膜下腔出血（SAH）

• 脑灌注压（CPP）是平均动脉压（MAP）和颅内压（ICP）的差值；CPP＝MAP-ICP。

• 脑的自动调节能力可以在MAP大范围（50～150mmHg）波动时，维持脑血流量恒定。

• 但是这种能力在ICH中丧失，全身血压升高会直接导致出血区的血液增加。

• 血肿扩大也会导致ICP升高。

• 急性ICH降压目标：当SBP＝150～220mmHg时，降低SBP至140mmHg；当SBP＞220mmHg时，积极降低SBP至140～160mmHg。减少出血必须与CPP下降相平衡。

• 拉贝洛尔是急性降压的首选药物，替代药物包括尼卡地平、艾司洛尔、依那普利特、非诺多泮和酚妥拉明。

• 尼莫地平可以减少血液刺激引起的脑动脉痉挛，特别适用于SAH。尼莫地平可引起短暂性低血压，需要对降压药物进行相应调整。然而，尼莫地平不应作为SAH的唯一治疗方法。

心脏

急性左心衰竭

• 急性左心衰竭通常被称为急性肺水肿，见于严重高血压导致的左心室后负荷增加，心功能失代偿（参见第3章第四节“急性心力衰竭”）。

• 临床表现为端坐呼吸、呼吸窘迫、四肢湿凉、大汗和肺部明显干、湿啰音等。

• 治疗目标是控制血压直至心力衰竭症状缓解。

• 主要依靠血管扩张剂降低左心室充盈压及后负荷。

• 首选静脉注射硝酸甘油降低心脏前后负荷（主要是前负荷），如果迫切需要减少后负荷，可使用硝普钠类。

• 如果提示容量超负荷，可选择静脉注射利尿剂。

急性心肌梗死/急性冠脉综合征

• 当严重高血压导致心室壁张力和心肌氧需求增加，或由于疼痛、紧张和交感神经张力增加时，可能出现急性心肌梗死/急性冠脉综合征。

• 如果经皮冠状动脉介入治疗不可行或不合适，血压＞180/110mmHg为溶栓禁忌。

• 治疗药物包括硝酸甘油、β受体阻滞剂和ACEI类药物。

• 避免使用纯血管扩张剂如硝普钠，因为其会引起反射性心动过速，增加心肌耗氧量。

肾

急性肾衰竭

• 血压显著升高与急性肾衰竭互为因果。

• 对于严重高血压，合并新出现的肾功能不全，或已有肾功能损害的患者肾功能急剧恶化，需考虑到这种情况。

• 目标是在维持肾血流的同时降低血压。

• 非诺多泮具有增加肾血流量的优点。

• 其他药物包括钙通道阻滞药、α受体阻滞剂、β受体阻滞剂、肼屈嗪和硝普钠。

• 避免应用ACEI类药物。

血管

主动脉夹层

• 当患者出现高血压合并急性胸痛或急性心肌梗死（当夹层撕裂影响冠状动脉，尤其右冠状动脉）或新出现的主动脉瓣反流杂音时，须考虑主动脉夹层。有时并不会出现典型的放射到后背部的撕裂样痛（参见第3章第一节“主动脉急症”）。

• 一经确诊，降压目标是需要在5～10min迅速将SBP降至100～120mmHg，心率降至60次/分。

• 此时，首选药物为拉贝洛尔，它可以有效降低dP/dt（见下文）。另外也可应用β受体阻滞剂联合硝普钠或α受体阻滞剂。

• 避免应用可能引起反射性心动过速的药物［如硝酸甘油、硝普钠、二氢吡啶类钙通道阻滞剂（如硝苯地平）、肼屈嗪或ACEI类药物］，与β受体阻滞剂联用除外。

• 建议紧急心胸外科或血管外科会诊。

子痫前期/子痫（参见第19章第一节“子痫”）

• 高血压孕妇（血压＞140/90mmHg）在停经20周后必须考虑有无子痫前期/子痫。

• 如果没有明确的病史，可能很难与先前存在的高血压相区分。

• 子痫前期与24h尿蛋白增加（＞0.3g）有关，但由于尿蛋白在一天当中存在波动，因此随机尿液试纸检验可能是阴性。水肿是先兆子痫的典型症状，但并不用于先兆子痫的诊断，因为这在妊娠中也很常见。

• HELLP综合征（溶血、肝酶升高和血小板计数降低）是子痫前期的严重表现。

• 子痫是指先兆子痫患者痫性发作。然而，痫性发作的其他原因需要排除，包括癫痫和颅内出血。

• 最新证据表明其与可逆性后部脑病综合征（PRES）有关，见上文“高血压脑病”部分。

• 子痫和子痫前期的确定性治疗是胎儿的娩出，具体时机需由产科医师决定。

• 硫酸镁注射液对于预防子痫至关重要（参见第19章第一节“子痫”）。

• 先兆子痫的血压控制本质上是在预防孕产妇并发症和维持胎盘血流之间取得平衡。

• 治疗目标是维持血压＜160/105mmHg，但避免DBP＜80mmHg，否则会影响胎盘血供。

• 实验模型表明，与其他β受体阻滞剂相比，拉贝洛尔能更好地维持子宫胎盘血流，因此经常用于妊娠性高血压的控制。

• 尽管多年来肼屈嗪一直是主要药物，但与拉贝洛尔相比，其反射性的心动过速和血压反应性较难预测的缺点限制了它的使用。

• 甲基多巴安全性好，常被用于治疗妊娠期高血压，但它降压效果温和、起效缓慢，限制了在高血压危象中的使用。

• 妊娠期禁用ACEI类药物，硝普钠也应尽量避免应用，因为它可能导致严重的反射性心动过缓和低血压，还会在胎盘蓄积。

儿茶酚胺危象

• 儿茶酚胺危象也称为交感危象，通常是由于内源性儿茶酚胺增多（如嗜铬细胞瘤）或外源性（滥用可卡因或苯丙胺等拟交感神经药物）造成，或者是由于停用可乐定而出现反弹现象，也可以发生在自主神经功能障碍（如吉兰-巴雷综合征）患者中。

• 临床表现包括严重高血压、心动过速、出汗和发热。

• 单用β受体阻滞剂因无法拮抗α肾上腺素能活性，而会导致血压进一步升高。

• 通常选用拉贝洛尔，但是它并不能缓解可卡因导致的冠状动脉痉挛。

• 治疗药物包括尼卡地平、非诺多泮、维拉帕米和地西泮或酚妥拉明等。

高血压急症的药物治疗（表3-13）

拉贝洛尔

• 选择性α_1受体和非选择性β受体阻滞剂。

• 有效降低外周血管阻力，而不引起反射性心动过速。

• 通过降低心肌收缩力，从而降低主动脉dP/dt（血压随时间的变化率）和内皮剪切应力，在主动脉夹层中效果显著。

• 哮喘、慢性阻塞性肺疾病、充血性心力衰竭、心动过缓和房室传导阻滞患者禁用盐酸拉贝洛尔。

• 虽然对嗜铬细胞瘤有用，但低剂量可能导致反常性的高血压，因为β受体阻滞作用强于α受体阻滞作用。

• 静脉推注20mg负荷量，随后每10分钟注射20～80mg，或以0.5～2.0mg/min的输注速率开始，最大剂量为每天300mg。

普萘洛尔

• 非选择性β受体阻滞剂。

• 可与硝普钠联合用于主动脉夹层，或与酚妥拉明联合用于儿茶酚胺危象。

• 哮喘、慢性阻塞性肺疾病、充血性心力衰

表3-13　高血压急症用药

药物	作用机制	特殊用途	不良反应	禁忌证	剂量	起效/持续时间
拉贝洛尔	α_1、β受体阻滞剂 扩张血管 降低心率 减弱心脏收缩力	主动脉夹层	心力衰竭 心脏传导阻滞 支气管痉挛 恶心 头晕 感觉异常	心力衰竭 心动过缓 二、三度心脏传导阻滞 哮喘/慢性阻塞性肺疾病	最初静脉推注20 mg，随后每10分钟20～80 mg；或静脉滴注0.5～2.0 mg/min	5min内起效/持续3～6h
艾司洛尔	选择性β受体阻滞剂 降低心率 减弱心肌收缩力	主动脉夹层（与一种α受体阻滞药联用） 术后高血压	心力衰竭 心脏传导阻滞 支气管痉挛 潮红 恶心 注射部位疼痛	心力衰竭 严重的心动过缓 肺动脉高压 哮喘/慢性阻塞性肺疾病	负荷量：静脉注射500～1000μg/kg超过1 min，之后静脉滴注50～200 μg/（kg・min）	几乎立即起效/持续30min
酚妥拉明	非选择性α受体阻滞剂 扩张血管	儿茶酚胺危象	反射性心动过速 潮红 头痛 心动过缓 注射部位疼痛	缺血性心脏病	每5～15分钟静脉推注5～15mg	1～2min起效/持续10～30min
硝酸甘油	扩张静脉	急性左心衰竭	反射性心动过速 潮红 头痛 呕吐 高铁血红蛋白血症 快速抗药反应	同时使用磷酸二酯酶-5抑制剂 颅内压升高	静脉输注5～100μg/min	2～5min起效/维持5～10min
硝普钠	扩张动脉、静脉		反射性心动过速 恶心/呕吐 潮红 头痛 肌肉痉挛 硫氰酸盐和氰化物毒性	妊娠 同时使用磷酸二酯酶-5抑制剂	静脉注射0.25～10μg/（kg・min），最大剂量10μg/（kg・min）（不超过10min）	1min内起效/维持10min
肼屈嗪	扩张动脉	子痫前期/子痫	反射性心动过速	冠状动脉病变	静脉推注10mg，最大20mg	10min起效/维持12h
尼卡地平	钙通道阻滞剂（二氢吡啶类） 扩张血管		反射性心动过速 潮红 头痛 恶心 水肿	重度主动脉狭窄	静脉推注5～15mg/h	5～10min起效/维持4～8h
非诺多泮	多巴胺-1受体激动剂 扩张血管 扩张肾动脉 促进尿钠排泄		反射性心动过速 潮红 头痛 恶心	青光眼	初始静脉滴注0.1～1.6μg/（kg・min）	10min起效/维持1h
依那普利	血管紧张素转化酶抑制剂 扩张血管		高钾血症 肾功能损伤 高肾素状态下低血压 头痛 头晕	妊娠 严重肾动脉狭窄 严重高钾血症	初始静脉注射1.25mg，直至最多每6小时5mg	15min起效/维持12～24h

竭、心动过缓和房室传导阻滞患者禁用。

• 静脉推注1mg负荷量，之后滴定。

艾司洛尔

• 一种超短效的心脏选择性β受体阻滞剂，无血管扩张作用。

• 可与硝普钠联合用于主动脉夹层，与酚妥拉明联合用于儿茶酚胺危象。

• 哮喘、慢性阻塞性肺疾病、充血性心力衰竭、心动过缓和房室传导阻滞时禁用。

• 静脉注射500～1000μg/kg负荷量，之后50～200μg/(kg·min)静脉输注；5min后可以重复静脉推注或者逐渐增加滴定至最高300μg/(kg·min)。

酚妥拉明

• 有效的α_1受体阻滞剂。

• 通常与β受体阻滞剂联用于儿茶酚胺危象。

• 可能引起心动过速和直立性低血压。

• 静脉推注5～15mg。

硝酸甘油

• 直接静脉扩张剂，高剂量时也会引起动脉血管扩张。

• 用于急性心肌梗死/急性冠脉综合征和急性左心衰竭。

• 引起反射性心动过速并增加流体剪切应力，在治疗主动脉夹层时应避免使用，除非与β受体阻滞剂同时使用。

• 其他副作用包括头痛、呕吐等。因此，对于高血压脑病患者使用受限。

• 静脉滴注5～100μg/min，滴定至血压有反应。

• 急性左心衰竭患者可能需要较高的初始剂量（如50～100μg/min）。

硝普钠

• 直接作用于阻力和容量血管的平滑肌，产生强大的扩张动脉和静脉作用。

• 无论病理生理机制如何，它都可以降低所有类型的高血压急症。

• 然而，它可以引起反射性心动过速和反应性肾素分泌，这对高血压病理生理学不利。

• 由于具有高效性，起效快，半衰期短，只能通过持续静脉输注，并监测动脉内血压。

• 硝普钠见光分解，需要装在不透明的容器和输液器中。

• 由于可能造成药物在胎盘蓄积，故孕妇不适用（如子痫孕妇）。

• 硝普钠的代谢产物硫氰酸盐和氰化物具有毒性，当连续应用超过24～48h后代谢产物会蓄积，特别是在肾功能或肝功能障碍的患者中，造成使用受限。

• 尽管许多权威人士仍然建议将其作为高血压危急症的一线药物，但随着各种新的病理生理学机制和新型药物的产生，当尝试其他降压药物后，血压仍然处于危险的高水平时才考虑应用硝普钠。

• 静脉滴注从0.25μg/(kg·min)开始，滴定至有反应。平均有效剂量为3μg/(kg·min)，范围为0.25～10μg/(kg·min)(应用最大剂量不应超过10min)。

肼屈嗪

• 直接扩张小动脉。

• 用于子痫前期和子痫患者的急性血压控制。

• 引起反射性心动过速，在一些患者中可能出现狼疮样综合征。

• 每15分钟静脉推注5～10mg，之后滴定。

尼卡地平

• 第二代二氢吡啶类钙通道阻滞剂。

• 具有强烈地扩张大脑和冠状动脉血管作用，可以减少心脏后负荷，增加心排血量，并可以减少心肌和大脑缺血。

• 心力衰竭患者禁用。

• 可能引起反射性心动过速和头痛。

• 静脉输注5～15mg/h，可以每5分钟增加2.5mg/h，最大速度为15mg/h，直至达到理想血压，之后输液速度应降低3mg/h。

非诺多泮

• 外周多巴胺-受体激动剂，扩张血管，激活肾多巴胺受体、增加肾血流量。

- 可能导致眼内压升高。
- 降低DBP。
- 静脉滴注0.1～0.6μg/（kg·min）。

依那普利

- 可以静脉注射的ACEI类药物。
- 避免应用于肾动脉狭窄患者。
- 可能导致肾衰竭。
- 每6小时静脉注射1.25～5mg。

高血压亚急症

- 最常见的原因是高血压患者不规律服用常规降压药物。
- 可有一些非特异性症状，如头痛和恶心，但需要注意与高血压急症中的高血压脑病相鉴别。
- 这些症状可以通过治疗得到缓解。治疗症状[如使用镇痛和（或）止吐药]也有助于降低血压。
- 过度降压可能弊大于利。
- 治疗目标是在24～48h逐步将DBP降至100～110mmHg。
- 降压方式首选口服而非静脉给药。
- 如果依从性较差，可以服用患者自己的药物。

高血压亚急症的药物治疗

很多药物可以选用，列举如下：

- 非洛地平：口服2.5mg（年龄＞65岁），5mg（年龄＜65岁）。
- 氨氯地平：口服5～10mg。
- 硝苯地平缓释片：口服30mg。
- 卡托普利：口服12.5～25mg。
- 拉贝洛尔：口服100～200mg。
- 哌唑嗪：口服1～2mg。
- 可乐定：口服0.1～0.2mg（以前可乐定负荷的方法已不被推荐）。

处置

- 高血压急症：患者应收入重症监护病房并请内科和各相应亚专科会诊。
- 高血压亚急症：如果在4h内治疗及时，血压下降，则患者可以出院，随访48h。新诊断的病因不明的高血压患者，需要在内科进一步评估、排除继发性高血压。

（陈玉娇 译 郭治国 校）

参考文献/扩展阅读

1. Unger T, Borghi C, Charchar F, et al. 2020 International Society of Hypertension global hypertension practice guidelines. *Hypertension*, 2020, 75: 1334-1357.
2. Muntner P, Shimbo D, Carey RM, et al. Measurement of blood pressure in humans: a scientific statement from the American Heart Association. *Hypertension*, 2019, 73: e35-e66.
3. Beevers G, Lip GY, O' Brien E. ABC of hypertension: the pathophysiology of hypertension. *BMJ*, 2001, 322: 912-916.
4. Whelton PK, Carey RM, Aronow WS, et al. 2017 ACC/AHA/AAPA/ABC/ACPM/AGS/APhA/ASH/ASPC/NMA/ PCNA guideline for the prevention, detection, evaluation, and management of high blood pressure in adults: a report of the American College of Cardiology/American Heart Association Task Force on Clinical Practice Guidelines. *J Am Coll Cardiol*, 2018, 71: e127-e248.
5. Astarita A, Covella M, Vallelonga F, et al. Hypertensive emergencies and urgencies in emergency departments: a systematic review and meta-analysis. *J Hypertens*, 2020, 38: 1203-1210.
6. Wolf SJ, Lo B, Shih RD, et al. American College of Emergency Physicians Clinical Policies Committee. Clinical policy: critical issues in the evaluation and management of adult patients in the emergency department with asymptomatic elevated blood pressure. *Ann Emerg Med*, 2013, 62: 59-68.
7. Powers WJ, Rabinstein AA, Ackerson T, et al. Guidelines for the early management of patients with acute ischemic stroke: 2019 update to the 2018 guidelines for the early management of acute ischemic stroke: a guideline for healthcare professionals from the American Heart Association/American Stroke Association. *Stroke*, 2019, 50: e344-e418.
8. Hemphill JC III, Greenberg SM, Anderson CS, et al. Guidelines for the management of spontaneous intracerebral hemorrhage: a guideline for healthcare

professionals from the American Heart Association/American Stroke Association. *Stroke*, 2015，46：2032-2060.

第六节 急性肢体缺血

Kuan Win Sen

要点

• 急性肢体缺血是指在急性事件发生2周内出现的患者肢体灌注突然减少，对肢体生存能力造成潜在威胁。

• 绝大多数是由动脉闭塞引起的，而广泛的静脉闭塞（股青肿）并不常见。

病因学（表3-14）

表3-14 急性动脉闭塞的原因

血栓形成	栓子	外伤
人工血管	心脏来源（心房颤动、急性心肌梗死、心内膜炎、人工心脏瓣膜）	钝性
动脉瘤血栓形成	动脉来源（动脉瘤）	贯穿伤
血流低流量状态		
高凝状态		

• 80%的栓子来自心脏，其余的栓子则来源于动脉瘤和动脉粥样硬化的斑块。栓子通常滞留在动脉的急性狭窄处，如动脉粥样硬化斑块和血管分叉处。

• 在动脉粥样硬化中，由动脉血栓形成造成的缺血通常没有急性栓塞造成的缺血严重。这是由于随着时间的推移而形成的侧支循环。

• 动脉创伤可能来自医源性病因（血管/心脏诊断和介入治疗）。内膜瓣和夹层常是闭塞的原因。

临床表现

• 急性肢体缺血的表现如下（简称6P）：

1.疼痛（pain） 与栓子位置一致的疼痛突然急剧发展。与慢性缺血相符的症状逐渐加重。

2.苍白（pallor） 动脉阻塞的水平通常在正常组织和缺血组织分界线上方一个关节处。

3.变温症（poikilothermia）“令人痛苦的寒冷”。肢体的温度随着周围环境的变化而变化（即无法调节自身温度）。

4.无脉（pulselessness） 无症状的对侧肢体出现脉搏缺失，表明存在潜在的慢性动脉闭塞性疾病。相反，无症状的对侧肢体出现强脉冲，表明潜在闭塞是急性的。

5.感觉异常（paraesthesia） 主观感觉缺陷提示早期神经功能障碍。小腿前部对缺血最敏感。足背的感觉缺陷通常是血管功能不全的最早神经症状。

6.瘫痪（paralysis） 无法扭动足趾或手指是晚期症状。

• 此外，“蓝趾综合征”也可能发生在小血管阻塞中。

在强烈的足背动脉搏动和温暖的足的情况下，足趾或足前部出现冰冷、疼痛、发绀的症状。

• 重点进行体格检查以寻找

1.心房颤动。

2.慢性外周血管疾病的迹象（提示血栓性病因）。

（1）皮肤光亮的色素沉着。

（2）脱发。

（3）肌萎缩。

（4）皮肤溃疡。

3.感觉和运动控制。

4.所有外周脉搏（如果患者没有可触摸到的脉搏，则使用多普勒超声）。

• 急性肢体缺血的临床类别

1.可存活 无感觉丧失或肌肉无力。

2.轻微威胁（如果及时治疗可挽救） 感觉损失最小（更远端），无肌肉无力，动脉多普勒听不到。

3.立即受到威胁（可通过立即血管重建挽救） 更近端感觉丧失，休息疼痛，轻度至中度肌肉无力，动脉多普勒听不到信号。

4.不可逆 感觉丧失和肌肉无力严重，可能是剧烈的，动脉和静脉多普勒听不到信号，需要截肢。

给全科医师的特别提示

- 时间是肢体和生命。
- 在肢体出现不可逆的神经肌肉损伤之前，有4～6h的时间窗口。
- 截肢率为6%～20%，而死亡率为6%～12%。
- 始终将肢体缺血视为肢体疼痛或神经功能缺损的原因。

处理

- 在监控的护理区域管理患者。
- 应急处理

1.镇痛。

2.普通肝素。

3.体位依赖，让重力帮助增加患肢的灌注压力。

4.避免极端温度。

- 供氧。
- 进行心电图检查以寻找心房颤动。
- 全血细胞计数、肾检查、凝血检查及类型和筛查检查。
- 请及时向血管外科医师咨询。
- 成像：使用数字减影血管造影术作为急性肢体缺血的黄金标准（有益于同时诊断和治疗闭塞）。
- 其他选择

1.如果患者对造影剂过敏或存在造影剂肾病的高风险，请使用双重超声检查。

2.如果检查结果不确定且不需要立即干预，则进行CT/磁共振血管造影。

- 第七届美国胸科医师学会（ACCP）抗血栓治疗共识会议和2007年TASC Ⅱ共识的治疗建议：持续静脉输注肝素。
- 危及肢体的患者应接受急诊外科血管重建术：

1.血管内介入　动脉内溶栓和经皮血栓切除术。

2.手术　开腹取血栓和旁路移植术。

- 四肢无法存活的患者应在没有影像学检查的情况下立即截肢，以降低感染、肌红蛋白尿、急性肾衰竭、高钾血症、多器官功能衰竭和心力衰竭的风险。

（冯　璐　译　郭治国　校）

参考文献/扩展阅读

1. Norgren L，Hiatt WR，Dormandy JA，et al. Inter-society consensus for the management of peripheral arterial disease（TASC II）. *J Vasc Surg*，2007 Jan，45（Suppl S）：S5-S67.

2. Creager MA，Kaufman JA，Conte MS. Clinical practice. Acute limb ischemia. *N Engl J Med*，2012，366：2198-2206.

3. Gerhard-Herman MD，Gornik HL，Barrett C，et al. 2016 AHA/ACC guideline on the management of patients with lower extremity peripheral artery disease：a report of the American College of Cardiology/American Heart Association Task Force on clinical practice guidelines. *Circulation*，2017，135：e726-e779.

第七节　肺　栓　塞

Li Zisheng · Shirley Ooi · Gene Chan

要点

- 血栓性肺栓塞（PE）并不是孤立的胸部疾病，而是静脉血栓形成的一种并发症。静脉血栓栓塞包括深静脉血栓形成（DVT）和肺栓塞（PE）。
- 当肺动脉或其分支形成血栓阻塞时，就会发生肺栓塞。
- 临床症状从无症状到灾难性的猝死。患者可能出现非特异性症状，从而使诊断具有挑战性。
- 最常见的症状是呼吸困难、胸膜炎性胸痛和咳嗽。
- 如果患者呼吸困难或胸痛、听诊结果正常、下肢肿胀（提示DVT），则应考虑PE，通常具有血栓栓塞性疾病的危险因素。
- 70%PE患者发现并存有下肢静脉栓塞。相反，50%的下肢近端深静脉血栓患者［包括腘静脉和（或）更多的近端静脉］有PE，当血栓局限于小腿静脉时，PE发生的可能性较小。

- 当PE发生在DVT前，两种疾病的诱发因素是相同的，大致符合Virchow的三大因素，静脉淤滞、血管壁损伤和血液高凝状态（表3-15）。

表3-15 静脉血栓栓塞病的常见危险因素

血液淤滞	长时间不动（如长途旅行，瘫痪） 重大创伤（如长骨骨折） 静脉功能不全 肿瘤阻塞 肥胖
血管内皮损伤	近期手术（特别是大型腹部手术/盆腔手术/髋关节或膝关节置换手术）
高凝状态	恶性肿瘤（特别是腹部/盆腔恶性肿瘤） 药物（如使用含雌激素的口服避孕药） 妊娠 静脉血栓栓塞史 红细胞增多症 血栓形成倾向 -获得性：如抗磷脂综合征 -遗传：抗凝血酶Ⅲ，蛋白质C或蛋白质S缺乏，莱顿因子V

- 肺栓塞有多种分类：

1. *患者对栓子的生理反应* 美国心脏协会将PE分为大面积、亚大面积和非大面积（低风险）PE。

2. *风险类型* 欧洲心脏病学会（ESC）将PE分为高、中、低风险PE。

3. *解剖位置* 鞍状、大叶状、节段性、亚节段性。

临床特征

- 部分病例无症状。
- 呼吸困难（轻微或短暂的周围性PE）。
- 胸痛（由远端栓塞导致肺梗死引起的胸膜刺激，通常为胸膜炎）。
- 咳嗽。
- 咯血。
- 低热。
- 晕厥。
- 突发心力衰竭。

体格检查

- 血流动力学：低血压伴缺氧可能提示大面积PE。
- 听诊结果正常。
- 单侧肢体肿胀提示DVT。

诊断

- 对于出现不明原因呼吸困难等症状的患者，应考虑PE。了解如何识别PE高危可能的患者很重要。
- 可以使用临床评价和Wells评分（表3-16～表3-18）或修订的日内瓦标准（表3-19）来确定PE的概率（低、中或高），并通过调查来确认PE的诊断。
- 如果认为PE的可能性低，可用PE排除标准（PERC）排除PE，无须进一步调查。

表3-16 Wells评分

1	其他鉴别诊断的可能性低于PE	＋3分
2	既往客观诊断为PE或DVT	＋1.5分
3	制动≥连续3天或4周内做过手术	＋1.5分
4	恶性肿瘤（过去6个月的治疗或姑息治疗）	＋1分
5	咯血	＋1分
6	DVT的临床体征和症状	＋3分
7	心率＞100次/分	＋1.5分

- 计算总分，确定PE的可能概率，指导下一步选择。
- Wells评分的主要缺点是主观判断的因素被纳入分数。

表3-17 三层预测概率（Wells评分）

Wells分数	预测性	作用
＜2分	低	肺栓塞排除标准（PERC）得分 -如果不能使用PERC或至少有一项PERC标准为阳性，则进一步完善D-二聚体检测
2～6分	中	D-二聚体
＞6分	高	确诊影像学：CT肺血管造影（CTPA）

表3-18 双重预测概率（Wells评分）

Wells分数	预测性	作用
≤4分	不可能	考虑D-二聚体
≥4.5分	可能	考虑CTPA

注：尽管由于2层模型有更保守的风险分层使指南倾向于2层模型，但3层和2层模型都是可以接受的。

改良的日内瓦评分

• 与原来的日内瓦评分相比，改良的日内瓦（rGeneva）评分不包括胸部X线片和血气分析。它使用了8个客观特征（表3-19）。

表3-19　改良的日内瓦评分

	改良的日内瓦评分	
1	年龄＞65岁	＋1分
2	既往DVT/PE	＋3分
3	过去1个月内曾做过手术（全身麻醉）或下肢骨折	＋2分
4	活跃的恶性肿瘤	＋2分
5	咯血	＋2分
6	单侧腿痛	＋3分
7	下肢触诊疼痛，单侧腿水肿	＋4分
8	心率75～94次/分	＋3分
	心率≥95次/分	＋5分

日内瓦评分	预测性	作用
＜0～3分	低	PERC得分 -如果不能应用PERC或至少一个PERC标准为阳性，则继续使用D-二聚体
4～10分	中	D-二聚体 -如果阴性：密切观察，停止检查 -如果阳性，考虑CTPA和超声检查
≥11分	高	考虑CTPA和超声检查

肺栓塞排除标准（PERC）（表3-20）

• 与Wells评分和日内瓦评分用于对疑似PE患者进行风险分层不同，PERC评分仅在临床医生将患者划分为低风险类别后才用于排除PE。

• PERC可完全排除PE，且检测概率低的患者；当这8个标准都不存在时，诊断PE的概率＜2%，不需要进一步研究，如D-二聚体。

表3-20　肺栓塞排除标准（PERC）

1	年龄≥50岁	＋1分
2	HR≥100次/分	＋1分
3	SO_2＜95%	＋1分
4	单侧腿肿胀	＋1分
5	咯血	＋1分
6	近期手术或肿瘤	＋1分
7	既往PE或DVT	＋1分
8	应用激素	＋1分

给全科医师的特别提示

• 记住，肺栓塞是胸痛的6种致命原因之一。

• PE的临床特征是非特异性的，但在缺乏以下所有情况下PE不太可能发生呼吸困难、呼吸急促和胸痛。

• 全科医师可在低风险患者（基于Wells评分）中应用PERC排除PE，无须进行进一步调查。

辅助检查

• 心电图（图3-19）

心电图的主要价值是排除其他潜在的诊断，如心肌梗死或心包炎。

（1）最常见的心电图表现：窦性心动过速及前纵隔和下导联的非特异性ST段和T波倒置（70%）。

（2）典型的$S_1Q_3T_3$（仅在12%的大面积PE中存在）。

（3）房性心律失常（如心房颤动）。

（4）ST段抬高或降低。

（5）右心功能受限的特点

1）V_1～V_4 T波倒置。

2）电轴右偏。

3）S波（Ⅰ和aVL）。

4）肺性P波。

5）完全/不完全右束支传导阻滞（RBBB）。

• 心肌酶

这些生化标记有助于风险分层。

（1）肌钙蛋白I（肌钙蛋白升高与不良结局相关）。

（2）proBNP（低proBNP与常见PE密切相关）。

• D-二聚体

1.不同的D-二聚体测定法具有不同的诊断性能。

2.一般来说，D-二聚体敏感但不特异：升高的D-二聚体不能确诊PE，而正常的D-二聚体也不能确诊PE。

3.在低/中概率PE中更有用。

4. D-二聚体不用于高危PE患者，因为正常结果不能排除PE。

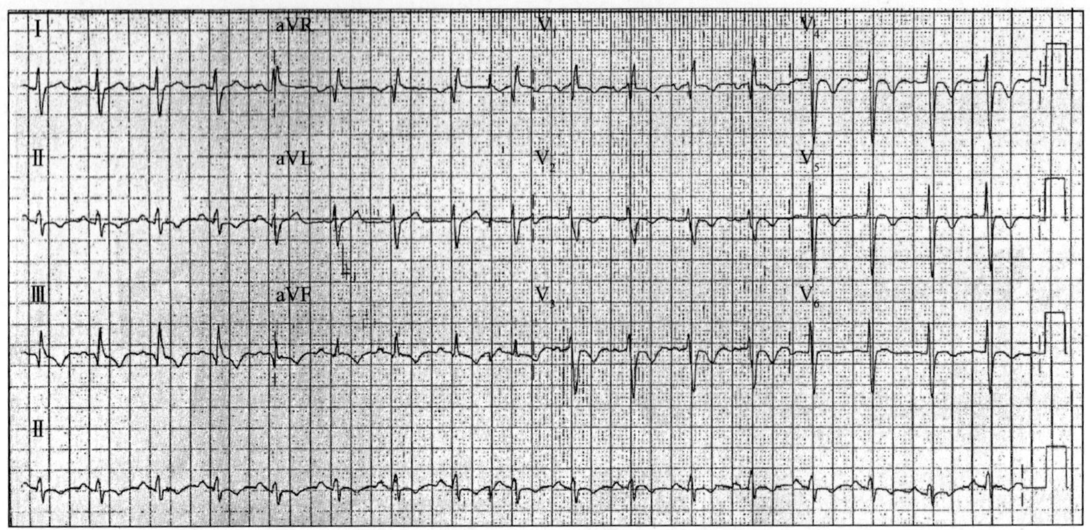

图3-19　一名71岁男性患者的心电图，该男性出现右侧胸部不适、呼吸困难和咳嗽。螺旋CT扫描证实PE。请注意以下心电图改变：窦性心动过速，S_1 Q_3 T_3，右轴偏差，RBBB，$V_{1\sim5}$和P型肺炎的T波倒置

5.年龄调整校正的使用可能改善老年患者D-二聚体的性能。

• 血气分析

1. PaO_2降低（取决于血栓的大小）。

2.有时可能表现为呼吸性碱中毒，或出现休克、代谢性酸中毒。

• 乳酸

乳酸是一种末梢器官灌注不足的生化标记，可表明血流动力学即将受损。

• 心脏超声

床边心脏超声（US）可以帮助评估低血压的其他原因（如主动脉夹层、心脏压塞），以下超声特征提示PE。

（1）右心室扩张伴下腔静脉增宽。

（2）自相矛盾的室间隔向左心室运动，呈d型室间隔。

（3）McConnell征（右心室游离壁运动不全，保留心尖）。

（4）三尖瓣反流。

（5）直接显示肺动脉内血栓（不常见，因为血栓常在经食管超声中可见）。

• 静脉超声

检查下肢有无深静脉血栓。

• 胸部X线

1.胸部X线正常应怀疑为肺水肿。

2.与心电图相似，胸部X线的主要价值是排除其他鉴别诊断，如气胸或肺炎。胸部X线信号提示PE。

（1）Hampton驼峰：楔形周围不透明，顶端指向肺门，基部紧贴胸膜表面。

（2）Fleischner征：由于存在大血块，而导致中央肺动脉扩张。

（3）韦斯特马克征：在受栓子影响的肺出现局灶性肺缺血，表现为此区域透明度增加，但这很难在急性情况下可用片子的类型来诊断。

• CT肺血管造影（CTPA）

1.目前确诊PE的主要放射学检查。

2.临床中高危PE患者应行CTPA。

3.优点：证实PE，排除其他鉴别诊断，如肺炎或肺肿块。

4.缺点：辐射，对造影剂有不良反应。

• 通气灌注（V/Q）扫描/肺显像

1.如果有CTPA的禁忌证（如造影剂过敏，肾功能受损）可使用。

2.显示肺部由于血栓的存在而没有灌注的区域。

3.优点：虽然采用放射性材料，但辐射剂量比CTPA低。

4.缺点：需要较长的时间来完成（因此在不稳定的患者中是不理想的），不容易获得，与CTPA相比较少使用。

PE分类

• 评估PE的严重程度，因为严重程度可指导管理。

1.大面积PE

（1）或高危PE。

（2）这指的是以下疾病患者

1）心脏停搏/无脉搏，需要心肺复苏。

2）持续性低血压：血流动力学不稳定的患者定义为收缩压＜90mmHg或收缩压比基线下降幅度＞40mmHg，大于15min，或需要收缩性药物，但上述症状均不应由低血容量、败血症或心律失常引起。

3）本组死亡率较高，因为患者可能死于梗阻性休克，需要更积极的治疗。

2.次大面积PE

（1）或中等风险PE。

（2）见于无低血压（收缩压＞90mmHg）且有以下症状的患者。

1）心肌坏死

-肌钙蛋白Ⅰ升高幅度＞0.4 ng/ml或肌钙蛋白T升高幅度＞0.1 ng/ml。

2）右心压力

-N端proBNP＞600ng/L。

-右心室（RV）收缩功能障碍或扩张（心脏超声4腔镜或CTPA上RV/LV比值＞0.9）。

-心电图改变如RBBB、前间壁导联ST段抬高或压低前间壁导联T波倒置。

• 两个主要亚型是中度高风险（右心室劳损和肌钙蛋白升高/proBNP）和中度低风险（右心室劳损或BNP升高或肌钙蛋白升高）。

3.低风险的PE　这包括所有不属于上述两类的其他患者（即血流动力学稳定、无右心劳损且心脏生物标志物正常的患者）。

管理

支持管理

• 静脉输液：过度使用静脉输液可能是有害的，因为它们可能加重右心室过度膨胀造成的梗阻性休克。应以少量（如250ml）输液，并经常评估反应。

• 抗利尿药物和肌力性支持：目前没有证据证明一种药物优于另一种药物。去甲肾上腺素是一种合理的抗利尿药物。多巴胺可能导致快速心律失常。

• 氧和通气支持：缺氧患者应开始补充氧（目标：SpO_2＞90%）。在快速顺序气管插管/机械通气过程中必须非常谨慎，因为使用诱导剂会导致低血压，正压通气会阻碍静脉回流，血流动力学会迅速恶化。

明确的管理

• 大面积的PE

1.重组组织型纤溶酶原激活剂（t-PA）的全身溶栓治疗通过将纤溶酶原转化为纤溶酶来溶解血栓。与单独使用肝素相比，溶栓治疗在最初24h内血栓溶解要快得多。

2.例如：阿替普酶、链激酶和尿激酶。

3.初始处理：开始静脉滴注普通肝素80U/kg（最高8000U），随后静脉输注18U/kg（最高1800U/h），以减少血凝块进展。然后，静脉给予阿替普酶（如果体重＞65 kg，则为100mg；如果实际体重＜65 kg，则为1.5 mg/kg，初始给药剂量为总剂量的10%，超过1min，然后在2h内注入剩余总剂量的90%）以达到血栓溶解。肝素在t-PA输注过程中应暂停输注，待t-PA输注结束后再重新输注。

4.对于即将发生心脏停搏的患者，应静脉给予50mg t-PA，作为一个单次给药（对于实际体重＜65kg的患者，总剂量不应超过1.5mg/kg）。

5.静脉输注t-PA有显著的出血风险，并可引起脑出血等并发症，特别是在老年患者中。动脉瘤、肿瘤、脑外伤、脑系统手术干预、高血压失控或出血的患者这种风险会增加，因此，在这些患者中禁忌使用溶栓药物。

6.如果有溶栓禁忌证，可选择的治疗方法包括经皮导管定向溶栓或开放手术栓塞切除术。放置下腔静脉滤器可作为辅助治疗。对难治性低氧血症或低血压的患者可考虑进行体外膜肺氧合治疗。

• 次大面积PE

1.在高风险亚块状PE中应用溶栓治疗存在争议；可考虑使用低剂量t-PA（如半剂量）。

2.对于大多数没有血流动力学损害的PE病例，主要的治疗方法是抗凝而非全身溶栓。

3.初步治疗包括皮下注射低分子量肝素［如依诺肝素（氯烷）1 mg/kg一次］和口服抗凝药

物（如华法林）或口服非维生素K拮抗剂抗凝药物（如利伐沙班或达比加群）。

4.如果使用华法林，患者应桥接依诺肝素≥5天，INR目标值为2～3。

• 低风险PE：与亚块状PE类似，治疗时采用低分子量肝素作为衔接华法林或其他口服抗凝药物的抗凝治疗。

• PE患者的管理目标是提供血流动力学支持，通过溶栓或清除血栓实现再灌注，以防止血栓进一步扩大。

• 如果不及时治疗，PE的死亡率约30%。2/3的致命性PE患者在发病后1h内死亡。

• PE患者的管理涉及多学科合作，它通常包括心脏科医师、血液科医师、重症专科医师、麻醉医师、心胸外科医师和介入放射科医师。

• 大多数PE患者需要住院。严重PE患者应该住进重症监护室。门诊家庭治疗仅适用于并发症风险低的患者。例如，血流动力学稳定、出血风险低和对疾病治疗了解很好的患者。

• 所有患者抗凝治疗至少3个月。抗凝药物的选择和使用时间取决于患者因素（如凝块负担、出血风险、潜在的恶性肿瘤等共病、偏好、费用）和临床医师因素（如临床医师的熟悉程度、监测情况）。

• 即使在治疗中，PE患者也可能出现血栓复发和慢性血栓栓塞性肺动脉高压（CTPH）等并发症。PE患者终身有静脉血栓栓塞的风险，应该继续进行定期随访。

（尚 文 译 李 硕 校）

参考文献/扩展阅读

1. Jaff MR, McMurtry MS, Archer SL, et al. Management of massive and submassive pulmonary embolism, iliofemoral deep vein thrombosis, and chronic thromboembolic pulmonary hypertension: a scientific statement from the American Heart Association. *Circulation*, 2011, 123: 1788-1830. DOI: 10.1161/CIR.0b013e318214914f
2. Konstantinides SV, Torbicki A, Zamorano JL, et al. 2019 ESC guidelines for the diagnosis and management of acute pulmonary embolism developed in collaboration with the European Respiratory Society（ERS）: the task force for the diagnosis and management of acute pulmonary embolism of the European Society of Cardiology（ESC）. *Eur Heart J*, 2020 Jan 21, 41（4）: 543-603. DOI: 10.1093/eurheartj/ehz405
3. Aissaoui N, Konstantinides S, Meyer G. What's new in severe pulmonary embolism? *Intensive Care Med*, 2019, 45: 75-77.
4. Ortel TL, Neumann I, Ageno W, et al. American Society of Hematology 2020 guidelines for management of venous thromboembolism: treatment of deep vein thrombosis and pulmonary embolism. *Blood Adv*, 2020, 4（19）: 4693-4738.

第八节 心动过速

Derek Heng · Benjamin Leong · Shirley Ooi

要点

• 本节将重点介绍如何诊断心律失常的各种原因和处理方法。

• 心动过速的定义是心率＞100次/分。这可能是由于心律失常或对生理压力的反应。

• 在症状上，它通常表现为心悸（诊断方法，请参见第1章第十九节“心悸”）。它也可以表现为其他症状，如头晕和胸部不适。

给全科医师的特别提示

• 时刻评估血流动力学状态，寻找提示休克的体征和症状。

• 病情不稳定或有严重体征和症状的患者应由具有持续心脏监测功能的救护车运送到医院。

• 由于心律失常或心电图变化通常是短暂的，在患者仍有心动过速时，应尽可能进行12导联心电图检查。这对后续的诊断和处理非常有价值。

• 建立外周静脉通路。

• 心律失常如室性心动过速和频发室性期前收缩，尤其是伴有R-on-T现象的室性期前收缩（图3-32），可能易发生心室颤动。准备一个手动或自动体外除颤器（AED），以防患者突然倒下。许多院外心脏停搏（OHCA）病例发生在居民区，全科医师通常是离患者最近的医师。

一般方法（图3-20）

• 治疗心律失常的第一步也是最重要的一步是确定患者是否稳定。

• 在监护区对患者进行持续的心脏监测和生命体征监测。

• 评估反应性：如果患者无反应且无脉搏，立即开始心肺复苏（参见第2章第三节“心脏停搏治疗的标准流程”）。

• 气道、呼吸和循环：评估气道、呼吸和循环，并在需要时给予支持，建立静脉通路。

• 获取生命体征：低血压（收缩压＜90mmHg）通常提示不稳定。在生命体征可能发生变化时对患者进行监测。

• 如果可能的话，明确患者的基础血压。血压正常的患者如果其基础血压高，则可能处于相对休克状态。

• 对于血压正常的患者，评估胸痛、呼吸困难、意识状态改变、多汗、皮肤湿冷等提示心律失常严重程度的临床特征。

• 尽早进行12导联心电图检查，以帮助诊断心律失常，为进一步的具体治疗提供依据。

不稳定的患者

• 如果患者有低血压或有可归因于心动过速的休克的临床特征，准备同步心脏复律（框3-2）。

注意：窦性心动过速不应电复律。

• 在不确定的情况下，寻求专家咨询，因为延误处置有潜在的危害。

稳定的患者

• 如果患者血流动力学稳定，且无休克的临床特征，应进行12导联心电图检查。

• 判断心电图QRS波是宽是窄。

1. 窄QRS波：QRS波时限＜120ms，起源于房室结或以上。

2. 宽QRS波：QRS波时限＞120ms。原因可能是由于冲动来自心室，束支传导阻滞（BBB），慢传导或旁路传导。

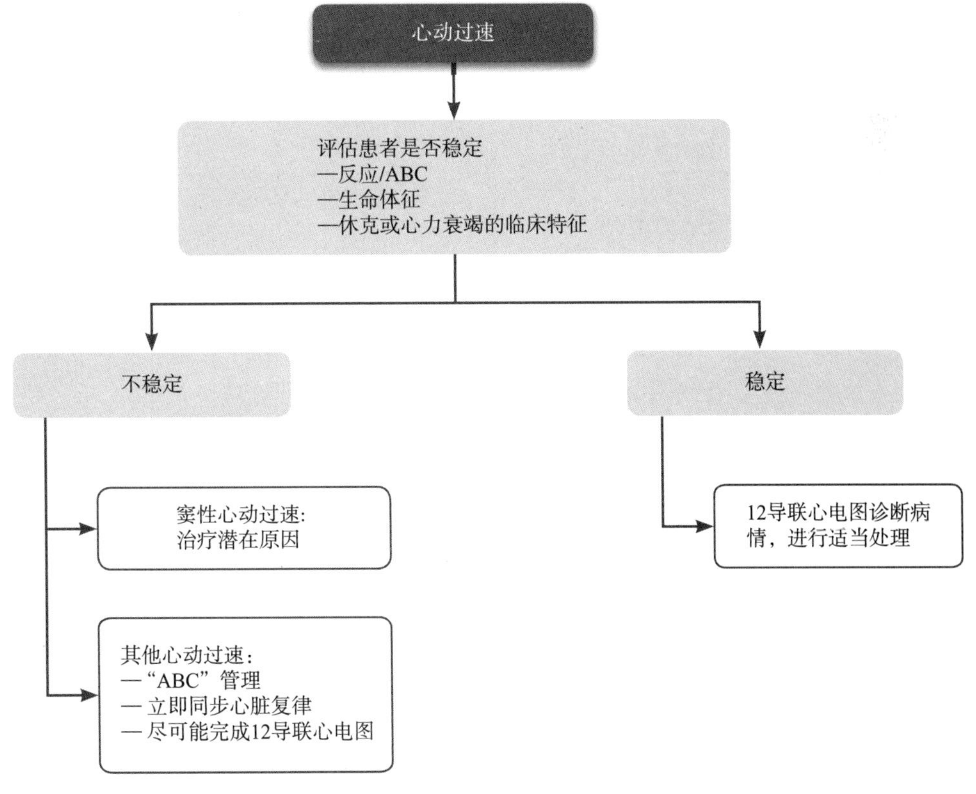

图3-20 治疗心律失常的一般方法

A.气道；B.呼吸；C.循环

- 确定心律是否规则。
- 根据QRS宽窄和心律是否规则进行分类的心动过速（图3-21）。其包括了大多数引起心动过速的原因。

框3-2 **同步心脏复律的程序**

注意：心率＜150次/分的心律失常很少需要电复律。
1. 获得患者对心脏复律和程序性镇静的知情同意。
2. 实施程序性镇静镇痛。
3. 如有需要，给予吸氧。
4. 将凝胶垫或自粘除颤贴贴在患者身上。
5. 确保同步器处于“开”的状态。
（1）这样可以使放电时间位于QRS波的R波上，从而避免在可能触发心室颤动的“易颤期”进行电击。
（2）检查R波上方是否有“同步”标记。如果“同步”是打开的，但没有标记，则心律太不规则，除颤器无法同步电击。
6. 选择合适的能量并为除颤器充电
（1）对于宽QRS波心律失常，起始剂量为100J，如有需要可增加。
（2）对于窄QRS波心律失常，起始剂量为50J，如有需要可增加。
7. 确保所有人员都“远离”患者（即不与患者和患者的床接触）。
8. 再次确认心律。
9. 电击
（1）请注意，在同步放电之前可能会有一段时间。
（2）如果使用手柄除颤仪，握住手柄并保持对电击片的压力，直至电击完成。
（3）如果使用不粘胶除颤垫，并按下除颤器上的按钮进行电击，请注意，某些型号可能要求操作员按压并按住，直至同步电击完成。
10. 重新评估患者和心律
（1）如果心律已转为窦性心律，应重新评估气道、呼吸和循环，并进行12导联心电图监测。
（2）如果未能转复，提高能量水平，重复心脏复律。
（3）如果患者已无脉搏，立即开始心肺复苏（CPR），并根据ACLS流程进行（参见第2章第三节“心脏停搏治疗的标准流程”）。
（4）如果心律变为心室颤动，立即进行电除颤，并根据ACLS流程进行（参见第2章第三节“心脏停搏治疗的标准流程”）。

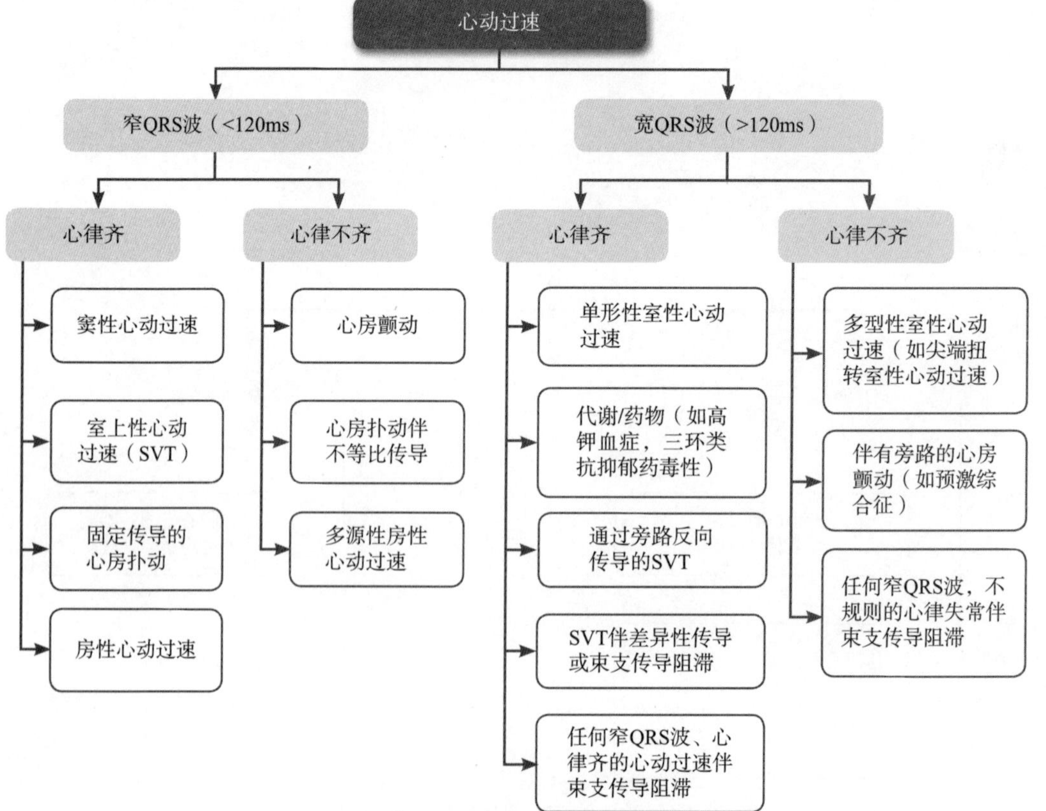

图3-21 **心律失常的ECG分类**

窄QRS波心动过速

• 当QRS波较窄（＜120 ms）时，电冲动通过希氏束的正常途径传导。

• 因此，病理的原因在心房和房室结层面。

• 房室结折返性心动过速（AVNRT）是最常见的折返性室上性心动过速。

• 心房颤动（AF）是不规则窄QRS波心动过速最常见的原因。

窦性心动过速（图3-22）

• 主要特征

1. 规则性窄QRS波心动过速。

2. 每个QRS波前都有一个正常的P波。

• 这不是心律失常，而是对疾病的生理反应。

• 原因有多种，包括疼痛、焦虑、发热、休克、脓毒症、甲状腺功能亢进、肺栓塞、药物和毒素。

• 在休克患者中，窦性心动过速常发生在低血压之前。

• 治疗应针对根本原因。

备注

1. 在发热患者中，不要认为窦性心动过速仅仅是由于发热。一般来说，温度每升高1℃，心率仅增加约10次/分。不成比例的心率增快应寻找其他原因。

2. 在不明原因的窦性心动过速和发热时，考虑心肌炎，应进行肌钙蛋白检测和床边心脏超声检查。

房性心动过速（图3-23）

• 一种规则的窄QRS波心动过速。

• 由窦房结外的心房自律性增加引起。

• 主要特征

1. P波的形态与正常的P波不同。

2. 根据心房异位起搏点的位置不同，PR间期可能比正常PR间期短。

• 在心电图上，房性心动过速与窦性心动过速是很难区分的，特别是在没有既往心电图做比较的情况下。

• 如果至少有3个不同形态的P波，称为多源性房性心动过速（MAT），参见“多源性房性心动过速”部分表述。

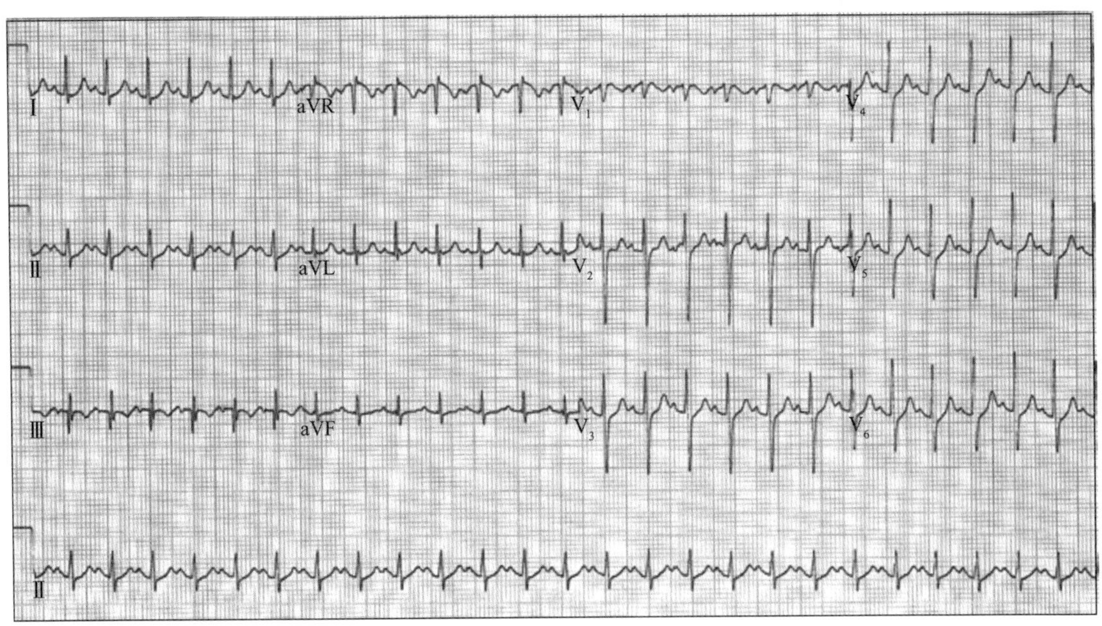

图3-22 窦性心动过速

①规则的窄QRS波心动过速；②所有P波都能下传

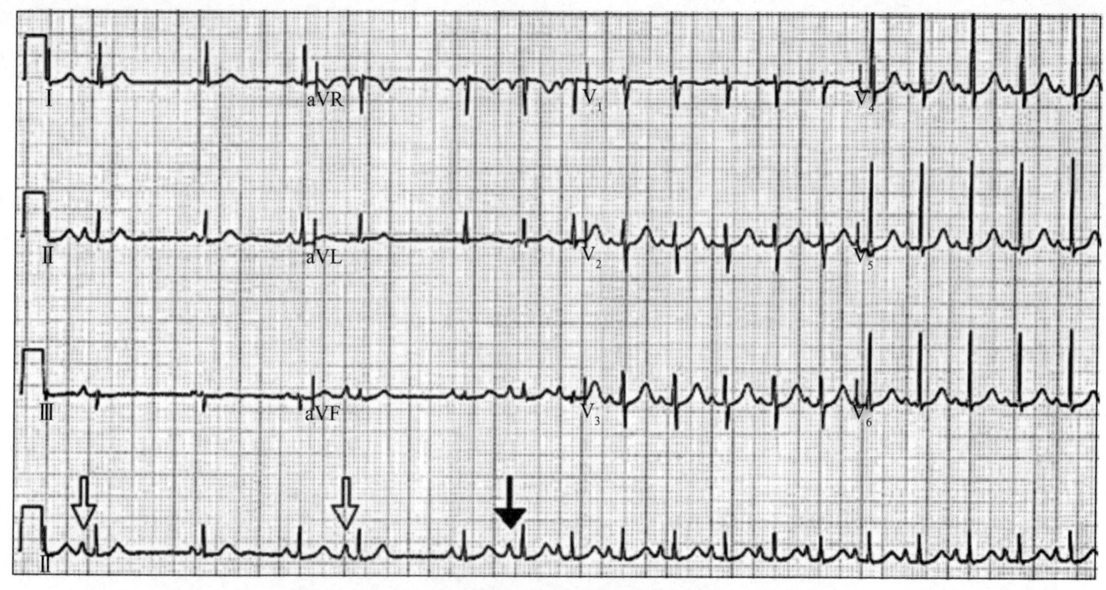

图3-23 房性心动过速

①窦性心律，P波正常；②心房异位搏动，P波与正常窦性P波形态不同，由空心箭头指示；③黑色箭头表示房性心动过速的开始

多源性房性心动过速（图3-24）

- 不规则的窄QRS波心动过速。
- 常见于慢性阻塞性肺疾病患者。
- 主要特征

至少有3个不同形态的P波，PR间期有相应的变化。

- 治疗应针对引起心律失常的原因。

心房扑动（图3-25，图3-26）

- 窄QRS波心律失常。心律是否规则取决于房室结向心室的传导。
- 由心房周期性去极化（速率约为300次/分）引起的折返心律，导致心电图呈锯齿状基线。
- 由于房室结的不应期，心室传导通常以2∶1或3∶1的比例发生，导致心室率为150次/分或100次/分。

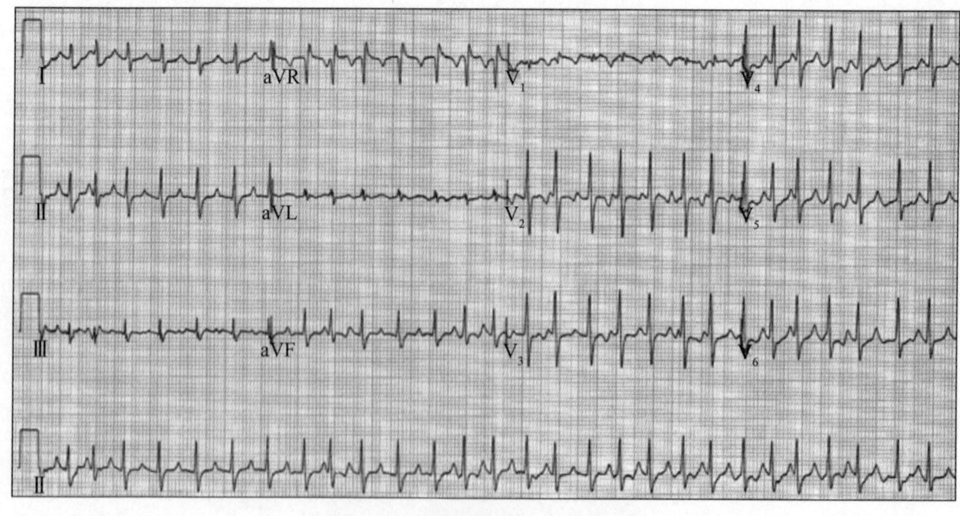

图3-24 多源性房性心动过速

不规则的心动过速，可见具有不同PR间期的≥3个不同形态的P波。QRS波是窄的

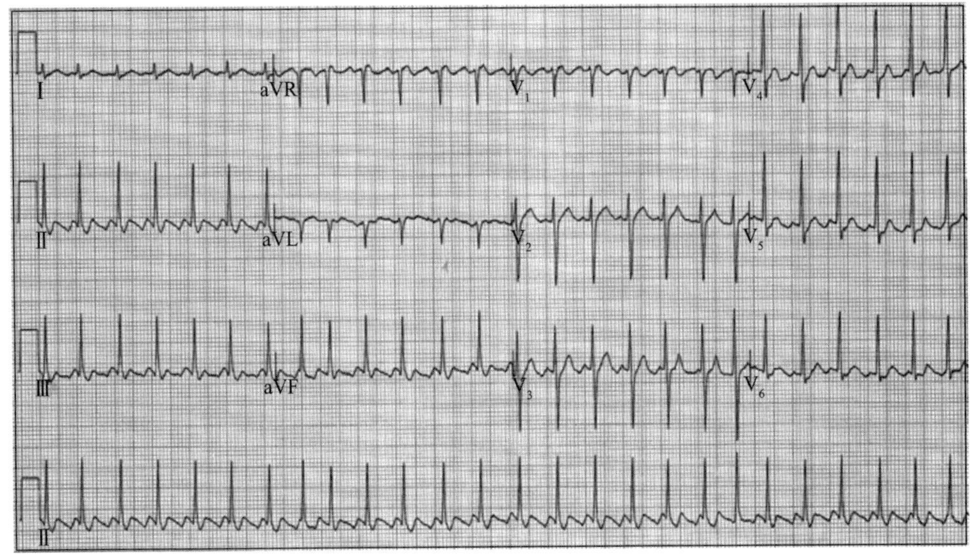

图3-25 房室传导2∶1的心房扑动

①心律规整的窄QRS波心动过速，158次/分；②可见锯齿波，提示心房扑动

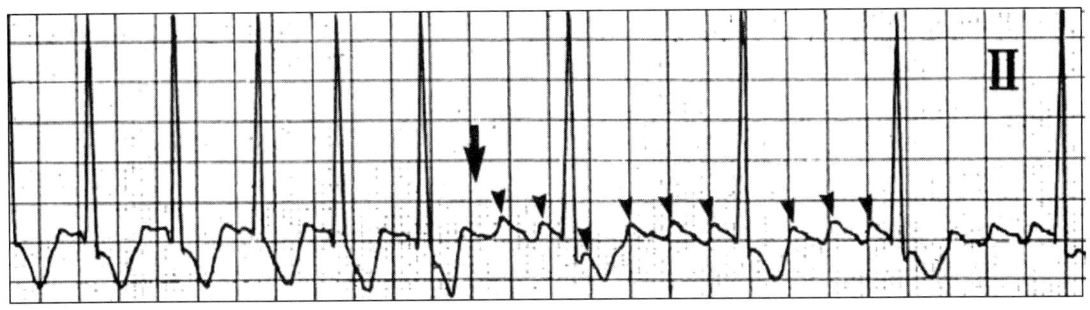

图3-26 注射腺苷后心房扑动

在2∶1传导期间，F波被埋藏在QRS波群和ST/T波段中而不易发现。只有当房室传导比增加至4∶1传导使心室率减慢（箭头）时，这种变化才明显。短箭头表示F波

经允许引自 *Clinical Electrocardiography*. 3rd Edition, BL Chia, ©1998 World Scientific.

- 主要特征

1.某些导联可见锯齿状基线波（F波）。

2.在锯齿波的导联缺少TP段。

3.心室率通常为每分钟100次或150次。

4.在传导比例固定的情况下，如2∶1或3∶1，心律可以是规则的。

5.如果传导比例不固定，则心律是不规则的。

- 这种情况的治疗类似于心房颤动（见下文）。

心房颤动（图3-27）

- 不规则窄QRS波心动过速。
- 心房无秩序地不规则颤动，导致心室率不规则。
- 主要特征

1.不规则的心律。

2.可出现细或粗的纤颤波。粗的纤颤波可能很像P波。

3.每一个QRS波前都没有明确的P波。

4.没有等电位线。

- 由于房室结的限速作用，心室率不能反映心房的颤动。心房颤动（AF）通常与心室率＞100次/分相关，也称为伴有快心室率（RVR）的AF。
- AF伴慢心室率（SVR）用于描述心室率＜60次/分的心房颤动。心房颤动通常没有SVR，除非出现两种情况：药物毒性和房室传导阻滞。

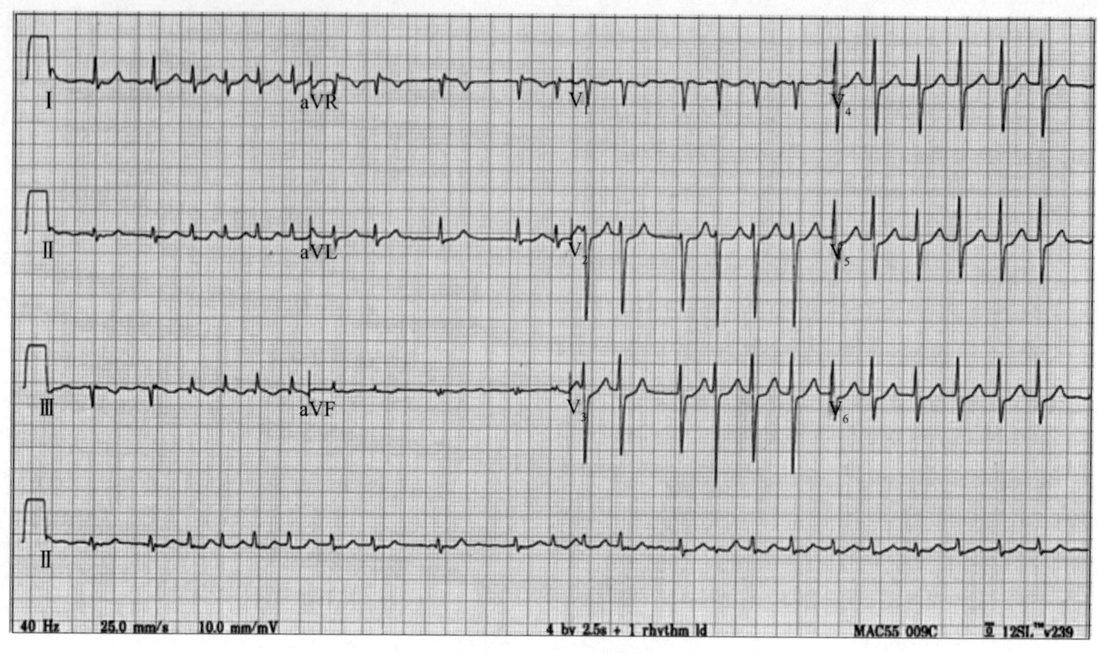

图3-27　**心房颤动**

不规则窄QRS波心动过速，未见P波

控制心室率治疗

• 确定并治疗心房颤动的原因。常见的可逆性病因包括感染、急性心肌梗死、酒精、甲状腺毒症、急性肺栓塞和心肌炎。

• 如果心房颤动是慢性的，但是由于继发性病理的生理反应而心率过快，那么治疗应针对继发性病理原因。

• 如果是单纯的心律失常，考虑到心房颤动持续时间不确定和栓塞风险，建议控制心室率。没有证据表明早期心律控制可以改善死亡率。

• 急诊科的心率控制目标是心室率100～110次/分。

• 药物的选择取决于患者是否有失代偿性心力衰竭和射血分数（图3-28）。

• 用于控制心室率的药物有β受体阻滞剂、钙通道阻滞剂、胺碘酮和地高辛。硫酸镁也可以考虑。

• 非二氢吡啶类钙通道阻滞剂。

1. 地尔硫䓬0.25 mg/kg，静脉注射，时间>2min。如果15min后心室率控制不满意，重复使

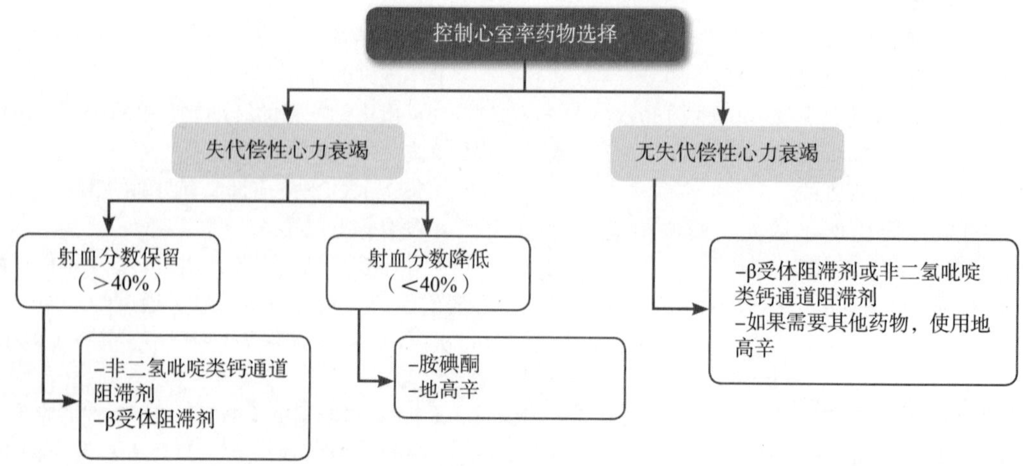

图3-28　**心房颤动药物的选择**

用0.35 mg/kg，慢速静脉注射，之后持续输液。

2.维拉帕米5～10mg，缓慢静脉注射。15～30min后可重复。之后持续输液。

3.地尔硫䓬优于维拉帕米，因为它的负性肌力作用较小。

4.避免用于低血压或伴有心房颤动的预激综合征（见下文"预激综合征伴心房颤动"部分）。

5.心力衰竭或同时使用β受体阻滞剂时需慎用。

- β受体阻滞剂

1. β受体阻滞剂是甲状腺功能亢进引起的心房颤动的首选药物。

2.艾司洛尔500 μg/kg，静脉注射1min以上，随后50～200 μg/（kg·min），静脉输注。

3.美托洛尔每5分钟2.5～5mg，缓慢静脉注射至总量15mg。

4.普萘洛尔1mg，静脉注射，1min。每隔2～3min重复一次，最多3mg。

5.避免用于低血压或伴有心房颤动的预激综合征（见下文"预激综合征伴房颤"部分）。

6.心力衰竭或同时使用钙通道阻滞剂时慎用。

- 地高辛

1.地高辛0.25～0.5 mg，静脉注射。

2.地高辛适用于伴有心力衰竭的心房颤动。

3.避免用于伴有心房颤动的预激综合征（见下文）。

- 胺碘酮

1.胺碘酮150mg，静脉注射30min以上，然后1mg/min，6h。

2.适用于伴有心力衰竭的心房颤动患者。

3.由于其溶剂可能导致低血压。如果发生了低血压，则降低注射速度。

4.避免用于伴有心房颤动的预激综合征（见下文）。虽然一些文献描述了胺碘酮在这种情况下的使用，但胺碘酮的房室结阻断作用可能优先发生。

注意：在伴有心房颤动的预激综合征中，避免使用所有选择性阻断房室结的药物（腺苷、β受体阻滞剂、钙通道阻滞剂和地高辛，又称"ABCD"药物），因为这将促进纤颤波通过旁路传导，而没有房室结的保护性不应期，从而导致心室颤动。

- 普鲁卡因胺

1.普鲁卡因胺负荷剂量为10～17 mg/kg，以20～50 mg/min的速率静脉给药。

2.当出现以下情况之一时停止：心律失常被抑制、低血压、QRS波增宽＞50%或达到最大剂量17 mg/kg。

3.适用于预激综合征伴心房颤动，因为它同时阻断了旁路和房室结。

4.避免在服用延长QT间期药物的患者中使用。

5.低钾血症、低镁血症或急性心肌梗死时易发生心律失常。

- 控制心律治疗

1.心房颤动的心律控制旨在使患者恢复窦性心律。对于病情稳定的患者，急诊室不需要这样做，建议由专科医师进行。

2.需要关注是否由于心房颤动形成了心房血栓。如果心房颤动已经持续时间＞48h，这种可能性显著增加。

3.将心律转复为窦性心律将恢复有心律的心房收缩，从而使心房血栓脱落，引起卒中和其他血管栓塞（肢体、肠道、脊柱）。

4.经食管超声心动图可用于确定心房血栓的存在。

5.如果存在血栓，或有任何疑问，在尝试将心律转复为窦性心律之前，应对患者进行充分抗凝，除非患者不稳定，在这种情况下，应立即尝试电复律，然后立即进行抗凝。

6.药物心脏复律可使用以下药物：胺碘酮、氟卡因、伊布利特、普罗帕酮。

7.当患者病情不稳定时，可采用电复律（框3-2），但如果药物复律禁忌，则可作为选择。

- 抗凝

1.关于是否需要预防血栓事件，使用CHA2DS2VASc评分（表3-21）。卒中危险因素见表3-22。

2.如果得分为0，卒中的风险就很低，不需要抗凝。

3.如果得分≥2分，卒中的风险显著，除非有其他禁忌证或风险，建议抗凝治疗。

4.如果1分，则需要讨论是否开始抗凝。抗血小板在降低卒中风险方面没有作用。

5. HAS-BLED评分可用于估计大出血的风险。在决定抗凝时应考虑到这一点，但不应将其用作与CHA2DS2VASc评分的百分比平衡。

表3-21 CHA2DS2VASc评分

字母	危险因素	得分（分）
C	充血性心力衰竭/左心室功能障碍（EF＜40%）	1
H	高血压	1
A2	年龄≥75岁	2
D	糖尿病	1
S2	卒中/TIA/血栓栓塞	2
V	血管疾病（心肌梗死病史，外周动脉病变，主动脉斑块）	1
A	年龄65～74岁	1
Sc	女性	1
	最高分	9

表3-22 CHA2DS2VASc评分与卒中风险

CHA2DS2VASc评分	卒中/TIA/全身性栓塞的风险（%）
0	0.3
1	0.9
2	2.9
3	4.6
4	6.7
5	10.0
6	13.6
7	15.7
8	15.2
9	17.4

资料来源：Friberg L，Rosenqvist M，Lip GY.Evaluation of risk stratification schemes for ischaemic stroke and bleeding in 182 678 patients with atrial fibrillation：the Swedish Atrial Fibrillation cohort study.*Eur Heart J*，2012 Jun 1，33（12）：1500-1510.

室上性心动过速（图3-29～图3-31）

- 从技术上讲，室上性心动过速（SVT）是指发生在希氏束附近的所有心动过速［房室结折返性心动过速（AVNRT）、房室折返性心动过速（AVRT）、心房扑动、心房颤动等窄QRS波心动过速］。
- 通俗地说，SVT一词通常是AVNRT的同义词，AVNRT是SVT最常见的原因。
- AVNRT的发生是由于房室结的慢纤维和快纤维之间形成了一个可折返的旁路。
- AVRT的发生是由于在正常传导系统和称为肯特束的附属束之间形成了一个可折返旁路（图3-29）。
- 顺行性AVRT是指传导沿希氏束顺行并保留正常窄QRS波。
- 逆行性AVRT引起宽QRS波心动过速，这是由于在向上逆行传导之前，先沿旁路路进行顺行传导。在心电图上无法与室性心动过速区分。
- 主要特征（图3-30）

1.窄QRS波规则性心律失常。

2.每一个QRS波前均无P波。

3.偶尔可见逆行P波。

治疗

1.如果患者病情稳定，首选非药物治疗。

2.最常用的两种方法是改良Valsalva动作（框3-3）和颈动脉窦按摩（框3-4）。

3.如果非药物手段不成功，可以使用腺苷、维拉帕米和地尔硫䓬等药物进行药物复律。根据可获得性和经验，这些药物中的任何一种都可以用作一线药物。

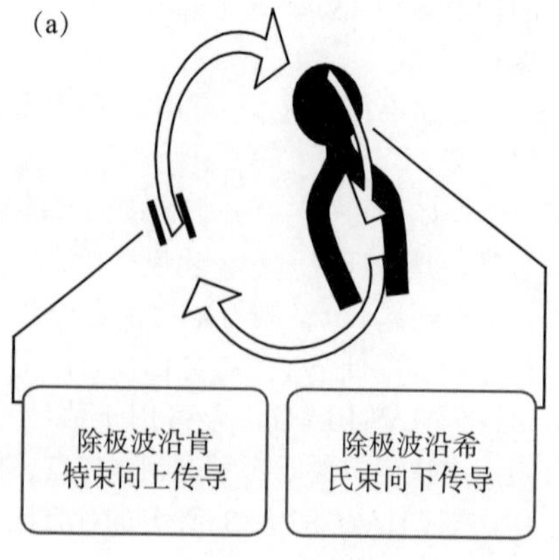

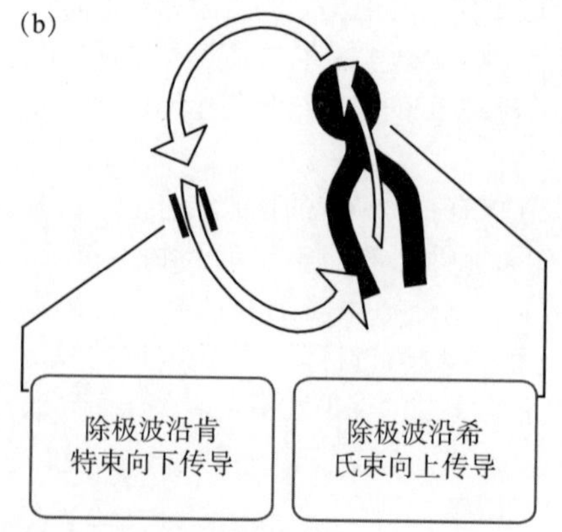

图3-29 顺行性（a）和逆行性（b）房室折返性心动过速

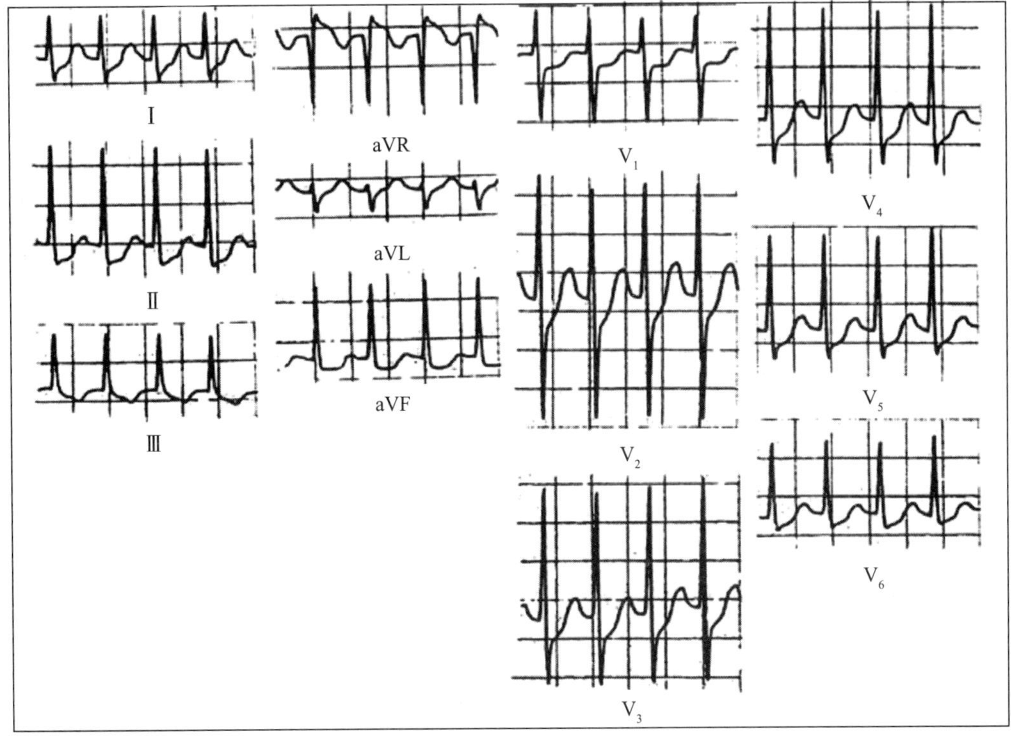

图3-30　室上性心律失常

①规则的窄QRS波心律失常157次/分；②没有P波

经允许引自*Clinical Electrocardiography*. 3rd Edition, BL Chia，©1998 World Scientific.

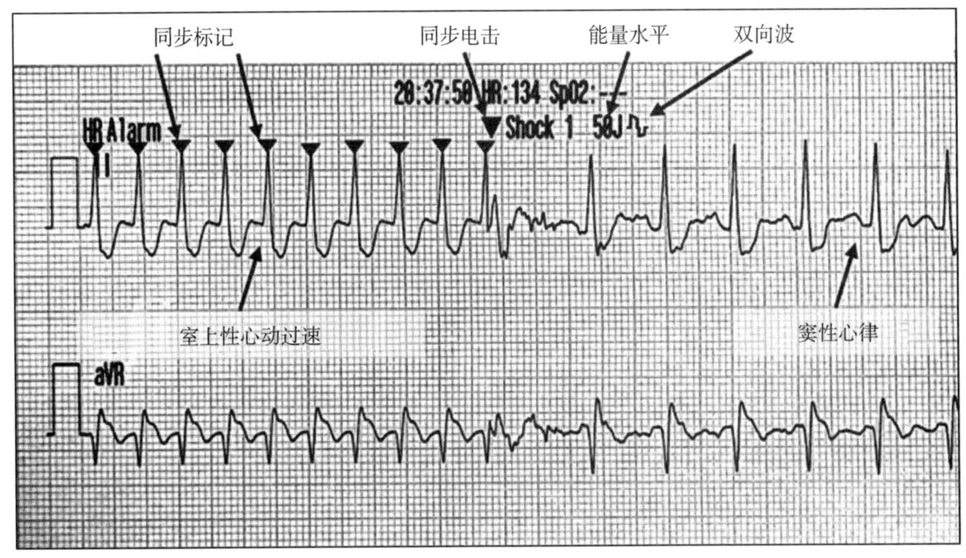

图3-31　同步心脏复律

框3-3　迷走神经刺激-改良Valsalva动作

1. 获得患者的知情同意。
2. 从半卧位开始治疗。
3. 记录心律。
4. 让患者对闭合的声门施加约40mmHg的压力。可用的方法：
（1）让患者对着连接压力计的管子呼气。
（2）让患者对着一个10ml的注射器吹气，把针栓吹出来。
（3）让患者紧闭声门呼气，就像用力排便一样。
5. 让患者保持Valsalva动作15～20s。
6. 让患者停止吹气，同时平躺，双腿抬高至45°。
7. 约15s后将患者恢复半平卧位。
8. 与正常的Valsalva动作相比，改良的Valsalva动作提高了3倍的转复机会。

框3-4　迷走神经刺激-颈动脉窦按摩

1. 由于可能存在潜在的动脉粥样硬化和卒中风险，不宜在老年人中使用。
2. 听诊颈动脉杂音——如果存在，不要继续。
3. 获得患者的知情同意。
4. 记录心律。
5. 将患者置于头低足高位，保持颈动脉窦扩张，头转向一侧。
（1）一些文献描述了坐位颈动脉窦按摩（CSM）。
（2）同时使用CSM和Valsalva动作可以提高成功率。
6. 在胸锁乳突肌和气管之间的沟槽里触诊颈动脉脉搏。
7. 将示指和中指放在可触摸到颈动脉脉搏的最高点，在下颌角的后面。
8. 向后内侧施压，将颈动脉窦压向颈椎，但注意不要压闭。
9. 用指尖在颈动脉窦上进行按摩运动（圆形或纵向），时间不超过5～10s，以刺激颈动脉压力感受器，增加房室结不应期和降低传导性。
10. 如果患者感到头晕或单侧无力，停止按摩。
11. 观察心电图监护仪是否转为窦性心律。
12. 如果不成功，可在1min后重复1次，然后在另一侧重试。
13. 如果双侧都不成功，不要进行多次尝试。

4. 静脉注射腺苷可以采用快速弹丸式注射，然后在近端静脉用20ml生理盐水冲洗，也可以与20ml生理盐水混合注射（框3-5）。

5. 地尔硫䓬0.25mg/kg，静脉注射2min。如果15min后无效，重复使用0.35mg/kg，缓慢静脉注射。

6. 维拉帕米5～10mg，缓慢静脉注射，15～30min后可重复。

7. 如果患者变得不稳定，立即进行同步心电复律（框3-2和图3-31）。

8. 转律完成后，重新检查生命体征并记录12导联心电图。

9. 心电图上的δ波表明是预激综合征。

10. ST段压低也可能发生在所谓的"心动过速后综合征"中。

11. 常规心脏生物标志物在大多数阵发性SVT患者的治疗中没有实用价值。

12. 大多数患者可在2h的监测期后出院。监测血流动力学稳定性和心电图变化。

13. 大多数患者在出院时不需要抗心律失常药物，只到心脏病科检查。然而，尽管已经在服用抗心律失常药物，但发作频繁的患者应该由心脏病专家早期复查，以获得更明确的治疗，如电生理学检查与射频消融。

14. 所有出院患者如果能够理解并能进行迷走神经刺激，应建议他们进行迷走神经刺激。

框3-5　静脉注射腺苷的技术

1. 向患者解释注射过程，告知会有短暂的胸部不适、潮红、恶心和支气管痉挛。
2. 记录心律。
3. 通过近端大静脉（如肘前静脉）进行注射，连接三通。
4. 通过以下方法之一注射腺苷
（1）抬起手臂，快速静脉注射腺苷6mg，然后通过三通注射生理盐水20ml。
（2）将6mg腺苷与20ml生理盐水混合，抬起手臂快速注射。
5. 如果不成功，重复步骤4，剂量12mg，如果仍然不成功，剂量18mg，两次尝试间隔1～2min。
6. 最常见的失败原因是注射速度太慢，因为腺苷的半衰期不足10s。
7. 在原因不明的心动过速的病例中，心室率可短暂减慢，以便诊断。

室上性心动过速（SVT）传导异常或束支传导阻滞（图3-32）

- SVT可表现为广泛的复杂的快速性心律失常，当SVT期间伴有希氏束速率相关传导阻滞（称为差异性传导或差传），或存在固定束支传导阻滞时。
- 这可能很难与室性心动过速（VT）区分开。
- 如果有疑问，则将其视为VT。关于如何区分它们的进一步细节见本节中"室性心律失常"。

宽QRS波心律失常

原因见图3-21。

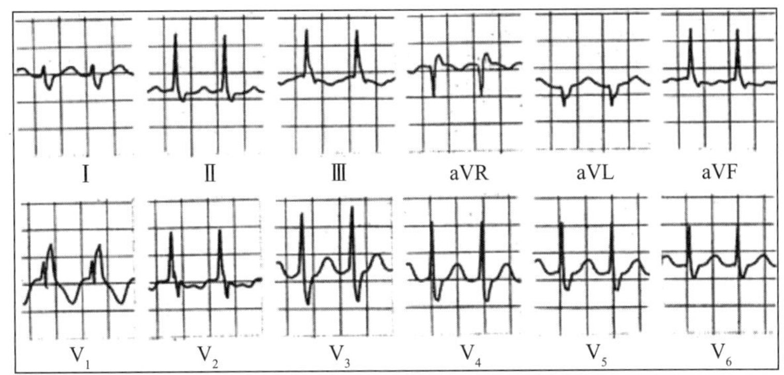

图3-32　室上性心动过速伴心室传导异常

①快速心率150次/分；②规则而宽的QRS波（0.12s），具有典型的右束支传导阻滞图形（V_1中的QRS波呈rSR'形）；③没有清晰可见的P波

经允许引自 *Clinical Electrocardiography*. 3rd Edition，BL Chia，©1998 World Scientific.

室性心动过速（图3-33～图3-36）

• 持续≥30s的心律规整的宽QRS波心律失常。

1. QRS波＞120ms。
2. 频率＞120次/分。

• 虽然心动过速的定义是心室率＞100次/分，但心室率＜120次/分的宽QRS波心动过速不太可能是室性心动过速（VT），需考虑高钾血症、药物过量（钠通道阻滞剂、三环类抗抑郁药）或加速性室性自主心律（AIVR）等。

• 大多数室性心律失常发生于结构性心脏

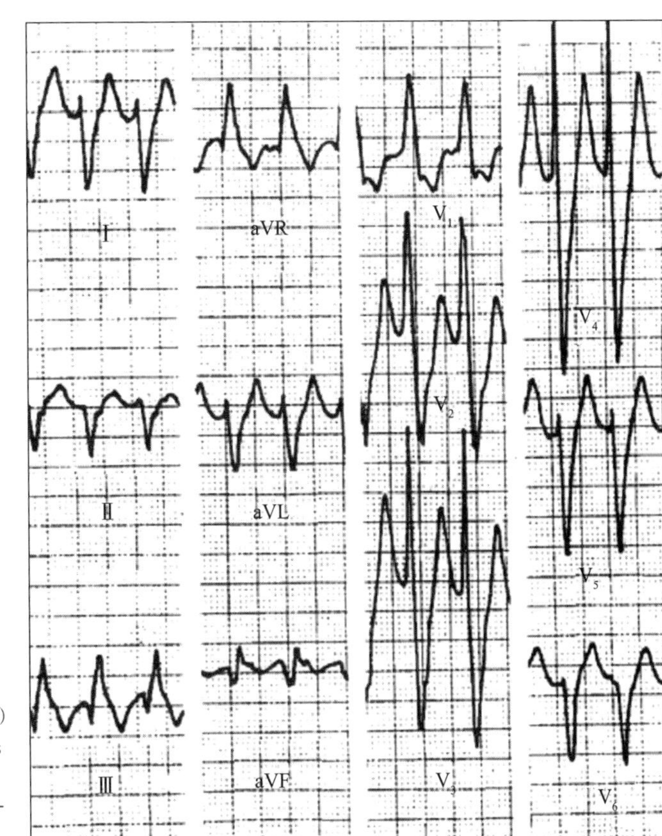

图3-33　室性心律失常

①快心室率158次/分；②规则而宽（0.16 s）的QRS波；③V_1呈单相R波；④V_5和V_6呈rS波；⑤约170°的不确定电轴

经允许引自 *Clinical Electrocardiography*. 3rd Edition, BL Chia，©1998 World Scientific.

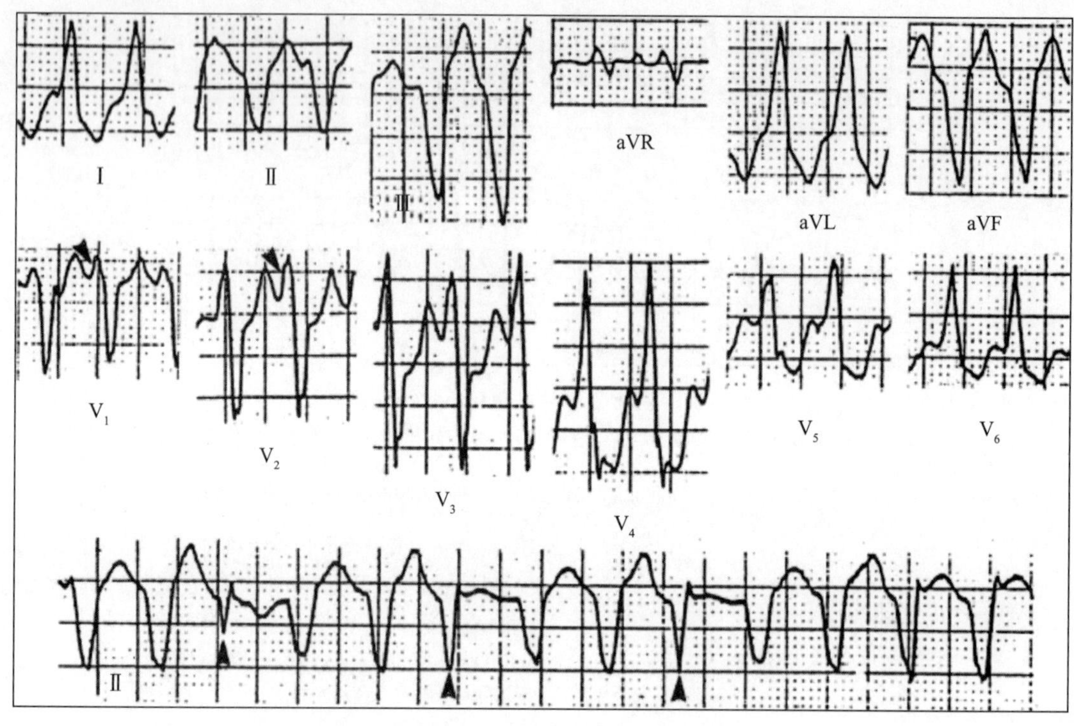

图3-34　急性心肌梗死患者室性心律失常

①规则的宽QRS波心律失常约为166次/分；②除了V_1和V_2中的R波外，QRS波类似于左束分支图形（箭头），QRS波宽，提示心室异位心律；③ECG下部长Ⅱ导显示不同形态的融合波（箭头）。由于连续心室复合波的ST/T波段的一些相应部分形态略有不同并出现变形，也提示房室分离，这很可能是由于P波的叠加速度与QRS复合体不同

经允许引自*Clinical Electrocardiography*. 3rd Edition, BL Chia，©1998 World Scientific.（p. 98，fig 6.11）.

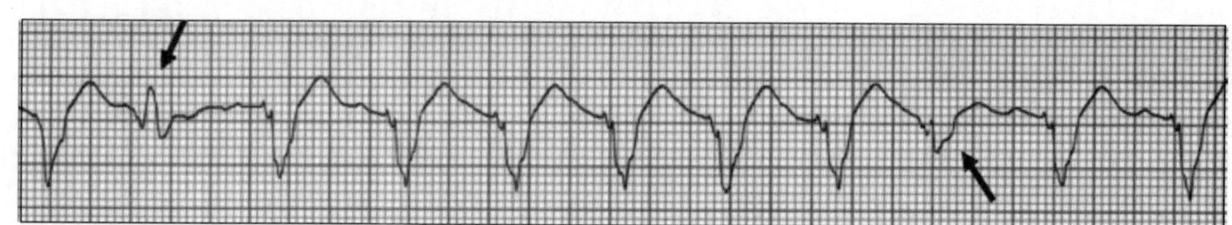

图3-35　VT与夺获和融合波

①第2个QRS波为夺获波；②第9个QRS波为融合波

病，如缺血性心脏病、左心室肥厚和肥厚型心肌病。

• 室性心动过速与室上性心动过速伴差异性传导或伴束支传导阻滞很难区分。表3-23列出了区分两者的临床和心电图特征。

• 对于心电图特征，可以使用助记符“CABAM”。Brugada法也很有用。

• 治疗

1.对于病情稳定的患者，由缺血性心脏病等情况而引起的室性心动过速的治疗时应用胺碘酮或利多卡因，也可以考虑使用普鲁卡因胺。

2.对于因QT间期延长和三环类抗抑郁药中毒而引起的室性心动过速，应针对这种情况进行特定的治疗。

3.静脉注射胺碘酮150mg，15min以上，如有必要重复1次，随后输注1mg/min，持续6h。每日最大剂量为2.2g。

4.利多卡因1～1.5mg/kg，10mg/min，静脉滴注。如有必要，在5～10min后，以一半剂量重复1次，最高可达3mg/kg。

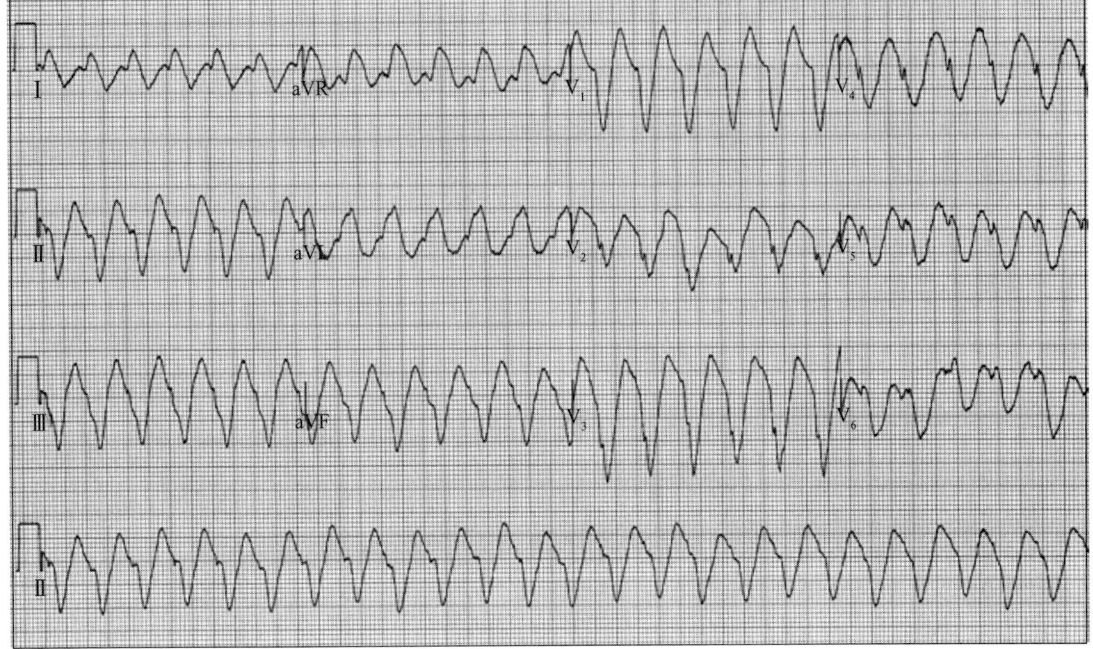

图3-36 伴有一致性的室性心动过速

①规则的宽QRS心律失常，149次/分；②负同向性——胸前导联的所有QRS波极性均为负

5.普鲁卡因胺没有列入新加坡复苏和急救委员会（SRFAC）2021年指南，但却是一种有效的药物（详见“预激综合征伴心房颤动”部分）。

6.如果药物治疗失败，下一步应该选择同步心脏电复律。

7.如果患者病情稳定，他应入院由心脏病专科医师进行心脏复律。

8.如果患者变得不稳定，立即在急诊科进行同步心脏复律（框3-2）。

9.由于室性心动过速可能恶化为心室颤动，患者应在监测区域进行治疗，并应备好除颤器和其他复苏设备。

特发性室性心律失常/左后分支性心律失常（图3-37，图3-38）

- 据估计，10%的VT发生在结构正常的心脏中。这种VT形式被称为“特发性VT”。

1.这些VT包括流出道VT和分支VT。

2.分类很复杂，超出了本书的范围。

- 左后分支VT是特发性VT最常见的形式，也称“Delon Wu”VT。
- 主要特征

1.胸前导联QRS波与RBBB相似。

2.电轴左偏。

3. QRS波相对窄，约120ms，因此很容易被误认为是SVT。

4.有用的线索包括V_6以S波为主和房室分离。

- 多见于心脏结构正常的年轻男性。
- 治疗

1.可能对维拉帕米有反应。一般来说，如果给典型室性心动过速患者使用维拉帕米是危险的，应按室性心动过速治疗。

2.不稳定的患者应采用同步心脏电复律治疗。

多形性VT和尖端扭转型室性心动过速

- 多形性VT和尖端扭转型（TdP）VT可退化为心室颤动。心率＞220次/分更容易转化为心室颤动。
- 分类是基于基础的QT间期（窦性心律期间）是否延长。如果基础QT延长，则为尖端扭转型。如果基础QT没有延长，则是多形性VT。
- 在尖端扭转型VT中，QRS波围绕等电线“扭转”（图3-39），这被视为电轴的交替变化。
- 另一种类型的多形VT是双向VT。

表3-23 鉴别室性心动过速和室上性心动过速伴束支传导阻滞的特征

特征	VT	SVT
病史		
高龄	这些特征增加VT的可能性	没有这些特征不代表一定是SVT
有冠状动脉疾病或缺血性心脏病		
存在结构性心脏病		
缺血症状，如出汗、头晕和胸痛		
体格检查		
脉搏	多变	有规律
第一心音的强度	多变	有规律
颈静脉压力	巨大a波	正常的a-c-v波
失代偿性心力衰竭的迹象	可能存在	不太可能出现
心电图特征“CABAM”		
同向性（Concordance）	不常见，胸前导联的正向或负向同向性	正常R波演变，无同向性
房室分离（AV dissociation）	最常见的特征，可见P波与心律无关	无
夺获：融合波和夺获波（Beats）	不常见，存在支持VT。当心房冲动传送到心室时发生	无
电轴（Axis）	无人区电轴（最左或最右）更容易提示VT。然而，注意其他疾病如高钾血症和严重慢性阻塞性肺疾病也可表现为无人区电轴	电轴通常正常，左偏或右偏
形态（Morphology）	需要详细了解左束支传导阻滞和右束支传导阻滞的形态。与正常束支传导阻滞形态有偏差表明有VT	
在右束支传导阻滞形态的心电图（以V_1 QRS为主）		
V_1～V_2导联	1.平滑单相R波 2.qR波 3.RSr’形（又称“左兔耳征”）	突出的晚R波“右兔耳” 三相的 单相
V_6导联	1.QS形（完全负向波） 2.R/S比值＜1	三相的qRs
在左束支传导阻滞形态的心电图（以V_1 QRS为主）		
V_1～V_2导联	1.初始R波持续时间＞30ms 2.R到最低点的S时间＞60ms 3.S波可见顿挫	
V_6导联	1.QS形（完全负向波） 2.qR形	V_6中没有Q提示SVT

- 治疗

1.患者应在监测区域接受治疗，并应立即备好除颤器和其他复苏设备。

2.治疗应针对病因（表3-24），特别是电解质紊乱。

3.尖端扭转型VT的治疗

（1）纠正导致QT延长的电解质异常（低镁血症和低钾血症）。

（2）在60～90s静脉注射硫酸镁1～2g，然后输注1～2g/h。

（3）可以考虑在心脏专科医师的指导下进行超速起搏。

（4）应避免使用延长QT间期的药物，如Ⅰ类（奎尼丁、丙吡胺和普鲁卡因胺）和Ⅲ类（胺碘酮和索他洛尔）抗心律失常药物、吩噻嗪类、三环类抗抑郁药和大环内酯类药物。

4.多形性VT的治疗

（1）胺碘酮可能对化学复律有效。

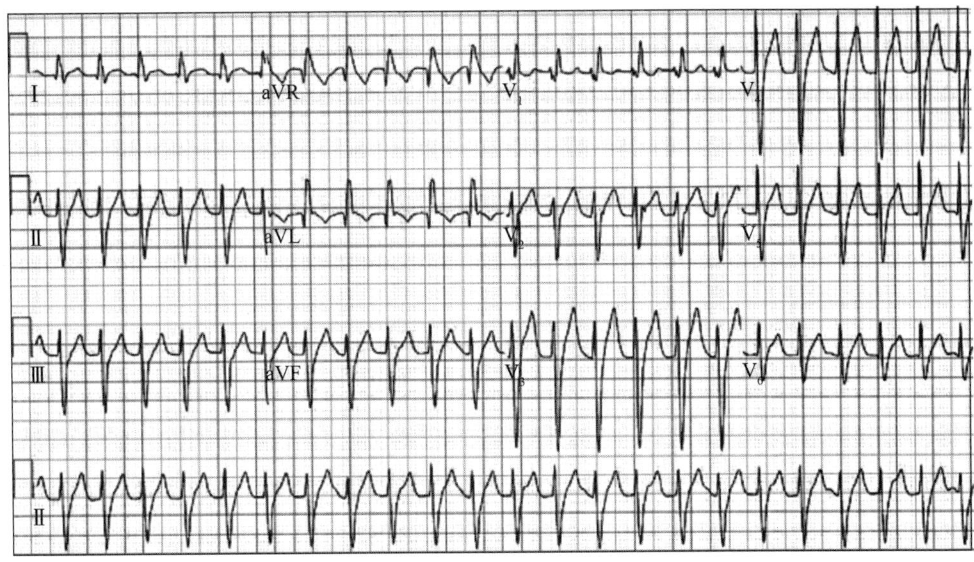

图3-37　分支VT

①相对窄的QRS波；②电轴左轴；③V_1中呈RBBB形态；④然而，在V_6中，R/S比值＜1，提示VT，而不是室上性心动过速

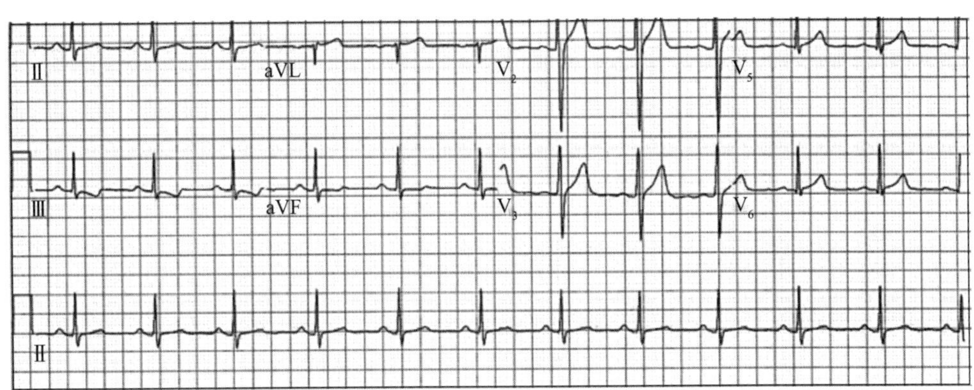

图3-38　静脉维拉帕米转复后的分支VT

现为窦性心律，窄QRS波，无束支传导阻滞图形。注意与之前心电图相比，现在胸前导联QRS形态的差异，支持VT的诊断

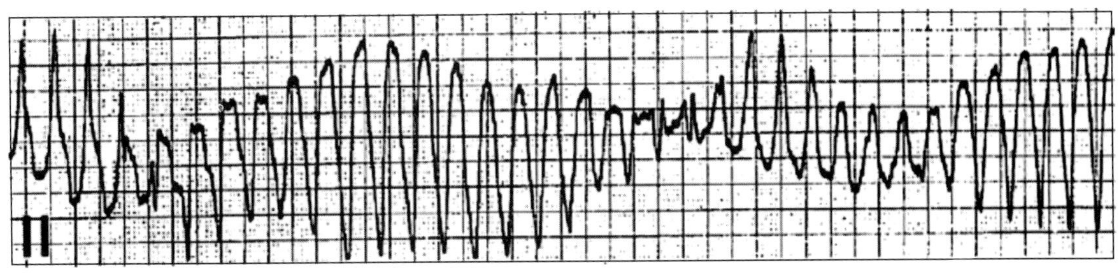

图3-39　尖端扭转型VT

引自*Clinical Electrocardiography*. 3rd Edition，BL Chia，©1998 World Scientific.（p. 104, fig 6.19）.

表3-24　尖端扭转型VT的危险因素

- 电解质紊乱
- 低镁血症
- 低钾血症
- 多重用药

伴有长间歇的缓慢型心律失常

- 营养不良
- 女性
- 高龄
- 心脏病
- 急性神经系统事件
- 遗传
- 长QT综合征
- 家族性心源性猝死史
- 肾/肝功能障碍

（2）如果患者不稳定，使用除颤能量非同步直流电除颤（框3-2）。

（3）如果复律成功，重新检查生命体征并记录12导联心电图。

（4）寻找缺血的证据，因为室性心动过速与缺血有关。

5.进行实验室检查，包括全血细胞计数、尿素氮、电解质、肌酐和心肌酶。

- 心电图显示有很高的可能会发生尖端扭转：

1. QTc＞500ms。

2. “R on T”现象（图3-40）。

预激综合征伴心房颤动（图3-41，图3-42）

- 10%～30%的预激综合征患者可发生心房颤动。
- 这也被称为预激心房颤动。
- 主要特征

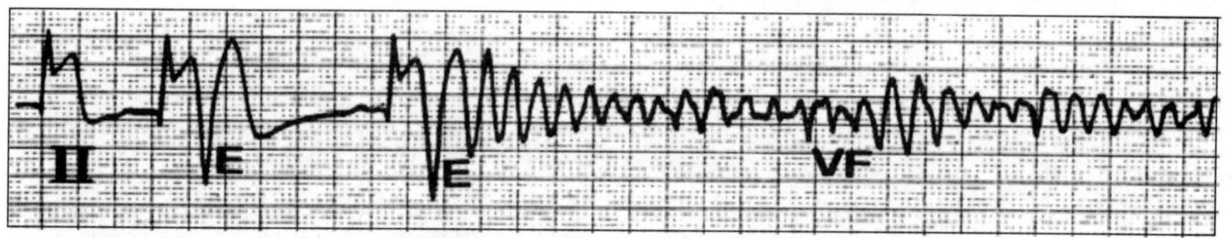

图3-40　急性下壁梗死患者的心室异位搏动和心室颤动（R-on-T）

①Ⅱ导联中ST段抬高反映的是透壁性下壁梗死“超急性”改变；②“R-on-T”心室异位搏动（E）引发心室颤动（VF）；经允许引自*Clinical Electrocardiography*. 3rd Edition，BL Chia，©1998 World Scientific.（p. 94, fig 6.6）.

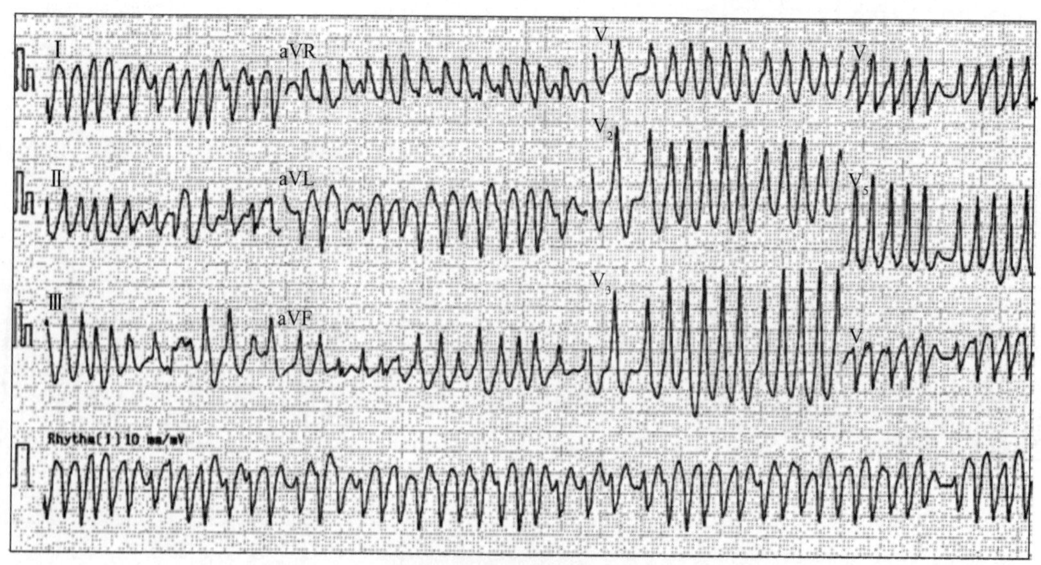

图3-41　伴有潜在预激综合征患者的心房颤动

①心律不规则，心室率非常快。一些QRS波接近300次/分，这在没有旁路的心房颤动中是看不到的。②QRS波变宽

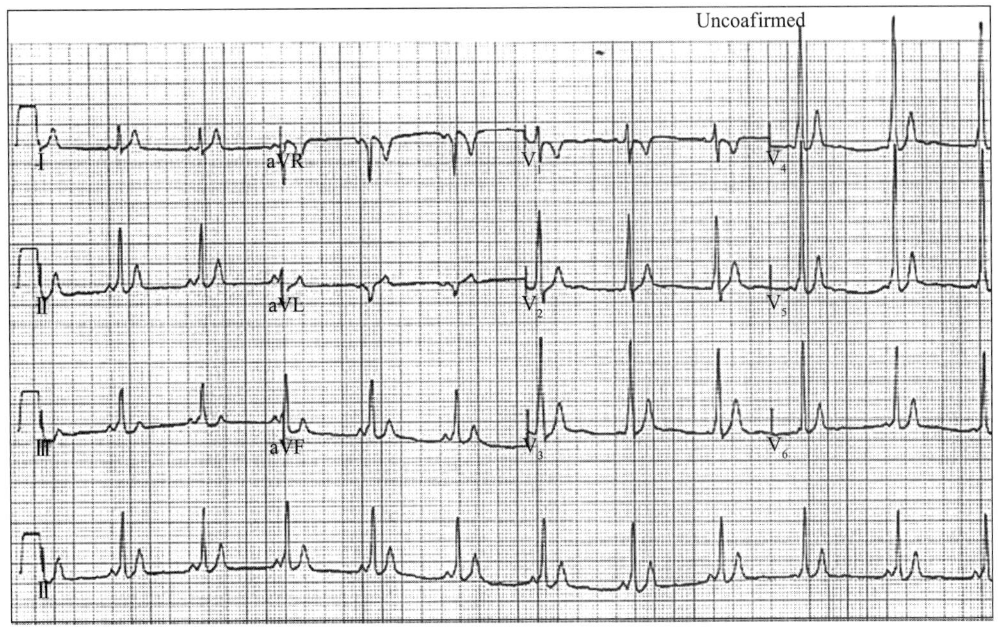

图3-42 普鲁卡因胺静脉转复窦律后的预激综合征并发心房颤动患者

①现在是窦性心律；②可见正常的QRS波与δ波和缩短的PR间期

1.心律不规则。

2.心率非常快，有些可达300次/分。这高度提示存在可以进行这样的速率传导的旁路。

3.由于旁路和房室结的可变传导，QRS波宽而易变。

● 治疗

1.终止心房颤动的药物有普鲁卡因胺、氟卡因、普罗帕酮和多非利特。

2.房室结阻滞剂，如腺苷、β受体阻滞剂、钙通道阻滞剂和地高辛（又称“ABCD”药物）是禁忌。

3.虽然一些学者建议使用胺碘酮治疗伴有心房颤动的预激综合征，但也有报道称在这种情况下使用胺碘酮可恶化心律失常甚至转化为心室颤动。因此应避免使用胺碘酮。

4.详见本节“心房颤动”相关内容。

（刘韶瑜 译 李 硕 校）

参考文献/扩展阅读

1. Chia BL. *Clinical electrocardiography*. 3rd ed. Singapore：World Scientific Publishing Co，1998：77，81，88，94，98-101，104.

2. Wagner GS. *Marriot's practical electrocardiography*. 11th ed. Philadelphia：Lippincott Williams & Wilkins，2008：348-369.

3. Latif S，Dixit S，Callans DJ. Ventricular arrhythmias in normal hearts. *Cardiol Clin*，2008，26：367-380，vi.

4. Nogami A. Idiopathic left ventricular tachydysrhythmia：assessment and treatment. *Card Electrophysiol Rev*，2002，6：448-457.

5. Arya A，Piorkowski C，Sommer P，et al. Idiopathic outflow tract tachydysrhythmias：current perspectives. *Herz*，2007，32：218-225.

6. Simonian SM，Lotfipour S，Wall C，et al. Challenging the superiority of amiodarone for rate control in Wolff-Parkinson-White and atrial fibrillation. *Intern Emerg Med*，2010 Oct，5（5）：421-426. Epub 2010 May 1.

7. Ortiz M，Martín A，Arribas F，et al. Randomized comparison of intravenous procainamide vs. intravenous amiodarone for the acute treatment of tolerated wide QRS tachydysrhythmia：the PROCAMIO study. *Eur Heart J*，2017 May 1，38（17）：1329-1335. DOI：10.1093/eurheartj/ehw230. PMID：27354046；PMCID：PMC5410924.

8. Appelboam A，Reuben A，Mann C，et al. Postural modification to the standard Valsalva manoeuvre

for emergency treatment of supraventricular tachycardias (REVERT): a randomised controlled trial. *The Lancet*, 2015, 386 (10005): 1747-1753.

9. Lim SH, Anantharaman V, Teo WS. Slow-infusion of calcium channel blockers in the emergency management of supraventricular tachycardia. *Resuscitation*, 2002, 52: 167-174.

10. Camm AJ, Kirchhof P, Lip GYH, et al. Guidelines for the management of atrial fibrillation: the Task Force for the Management of Atrial Fibrillation of the European Society of Cardiology (ESC). *Eur Heart J*, 2010, 31 (19): 2369-2429.

11. Odum LE, Cochran KA, Aistrope DS, et al. The CHADS2 versus the new CHA2DS2-VASc scoring systems for guiding antithrombotic treatment of patients with atrial fibrillation: a review of the literature and recommendations for use. *Pharmacotherapy*, 2012 Mar, 32 (3): 285-296.

12. Pluymaekers NAHA, Dudink EAMP, Luermans JGLM, et al. Early or delayed cardioversion in recent-onset atrial fibrillation. *N Engl J Med*, 2019, 380: 1499.

13. Pisters R, Lane DA, Nieuwlaat R, et al. A novel user-friendly score (HAS-BLED) to assess 1-year risk of major bleeding in patients with atrial fibrillation: the Euro Heart Survey. *Chest*, 2010, 138 (5): 1093-1100.

第九节 静脉急症

Li Zisheng · Kuan Win Sen

要点

• 静脉血栓栓塞（VTE）是指源于静脉的血栓，包括深静脉血栓（DVT）和肺栓塞（参见本章第七节“肺栓塞”）。

• Virchow's三联征的概念对于理解VTE的发病机制很重要：

1. 静脉淤血。
2. 血管内皮损伤。
3. 高凝状态（遗传性或获得性）。

DVT

• 临床特点

1. 单侧腿部肿胀、疼痛或发热。
2. 扩张的浅表静脉。
3. 深静脉系统压痛。
4. 霍曼征（足被迫背屈时小腿后方或膝关节疼痛）不敏感或不特异性，不应用于排除或确认深静脉血栓。
5. 静脉闭塞是一种罕见的下肢近端静脉血栓形成的闭塞，可导致动脉阻塞、坏疽和肢体丧失。它的发病率很高，常导致循环衰竭和休克。
6. 应检查腹股沟淋巴结和腹部，以排除提示恶性肿瘤的肿块。

给全科医师的特别提示

• 对于全科医师而言，可能很难将DVT与单侧腿肿胀的其他可能病因区分开来。

• DVT患者的症状部位和血栓形成部位之间可能不一定有相关性，在有DVT危险因素的患者中需高度警惕。

• 在高达60%的患者中，上腔静脉（SVC）阻塞可能是潜在恶性肿瘤的首发表现。

• 解剖学：约80%的深静脉涉及近端静脉（如股浅静脉和腘静脉），20%涉及小腿静脉（如胫骨前静脉、腓静脉和胫骨后静脉）（表3-25）。

• DVT的危险因素类似于肺栓塞（参见本章第七节“肺栓塞”）。

表3-25 除DVT外单侧腿肿胀的常见鉴别诊断

鉴别诊断	特点
1. 肌肉撕裂/血肿/扭伤/断裂	突然疼痛，扭伤史，剧烈运动或创伤史
2. 慢性静脉功能不全	静脉功能不全的体征，如静脉曲张，步态区静脉溃疡
3. 淋巴水肿	通常为慢性，常有恶性肿瘤史或既往放疗或盆腔手术史
4. 蜂窝织炎	发热，炎症标志物升高，红斑
5. 囊肿破裂	突发疼痛，通常比DVT更严重

表3-26 DVT的Wells评分

临床特征	分数（分）
活动性癌症（6个月内治疗或缓解）	＋1
最近卧床3天或12周内做过大手术	＋1
腿比另一条腿肿胀3cm（测量胫骨结节下10cm）	＋1
存在侧支（非静脉曲张）浅静脉	＋1
整条腿肿胀	＋1
沿深静脉系统的局部压痛	＋1
凹陷性水肿，局限于有症状的腿部	＋1
下肢瘫痪、麻痹或近期的石膏固定	＋1
既往DVT	＋1
替代诊断为DVT的可能性或更大	－2

资料来源：Wells PS，et al.（2003）.

• 从-2～9分的Wells评分（表3-26）有助于确定DVT的可能性概率。三层预测概率如表3-27所示。

• 缺点：类似于Wells在PE中的得分，它需要对可能影响得分的替代诊断的可能性进行主观评估。

辅助检查

• D-二聚体

1.根据机构的不同，D-二聚体主要有两种类型。

（1）中等敏感度：约83%（如全血测定）。

（2）敏感度高：约93%（如ELISA、定量乳胶凝集）。

2.在无常见假阳性原因（如感染、恶性肿瘤、近期手术和妊娠）的低危、中危患者中，根据Wells评分推荐D-二聚体作为一线检查。

3.在低危或中危患者中，高敏D-二聚体阴性有助于排除DVT。阴性结果有助于排除DVT，但阳性结果本身并不能确认DVT的诊断。

• 加压超声检查

1.两种主要类型的加压超声（CUS）是近端超声和全腿超声：近端超声是对从股静脉近端到腘静脉进行的，而全腿超声也包括小腿静脉。

2.在急诊科进行非正式的两点CUS，以评估股总静脉和腘静脉的压缩性。急诊科的床边CUS的优点：非侵入性，而且快速、容易执行；然而，它可能依赖于操作者。任何位于股总静脉和腘静脉之间的深静脉血栓都是非可见的。

3.DVT的超声特征：静脉段不可压缩，血栓直接可见。

表3-27 三层测试可能概率（Wells评分）

Wells评分	DVT的前测概率	检查
≤0分	低风险 -DVT的预测概率：5%	· D-二聚体*（中等或高敏感度） -阴性：排除DVT -如果阳性，继续进行近端CUS · 近端CUS -阴性，DVT排除 -如果阳性，判定为DVT
1～2分	中风险 -DVT的预测概率：17%	· D-二聚体*（高敏感度） -阴性，DVT排除 -如阳性，进行全腿CUS治疗 · 全腿CUS -阴性，DVT排除 -如果阳性，确认为DVT
≥3分	高的风险 -DVT的预测概率：17%～53%	· 全腿CUS* -阴性，DVT排除 -如果阳性，确认为DVT D-二聚体对高危组无效，不应进行

*首选调查方式。

处理

抗凝

• 当血栓是急性近端DVT（腘静脉、股静脉、髂静脉），远端有症状或上肢有症状时需要抗凝。

选择

1.低分子量肝素（LMWH），如皮下依诺肝素桥接口服华法林。

2.低分子量肝素之后直接使用凝血酶抑制剂，如达比加群（达比加群需要5天的肠外抗凝后才开始；不要同时使用低分子量肝素和达比加群）。

3. Xa因子抑制剂如利伐沙班（不需要初始的肠外抗凝）。

• 不建议对孤立的远端DVT（小腿静脉）进行抗凝，除非患者有症状，有延伸的危险因素（如无原因DVT）或连续两周影像出现DVT进展。

• 所有患者抗凝治疗至少3个月。抗凝药物的选择和使用时间取决于患者因素（如凝块负担、出血风险、潜在的恶性肿瘤等共病、偏好、费用）和临床医师因素（如临床医师的熟悉程度、监测情况）。一小部分患者可能需要终身抗凝。

• 并非所有DVT患者都需要住院。选择血流动力学稳定、出血风险低、对疾病和治疗有良好了解的无并发症DVT患者，可考虑进行门诊家庭治疗（而不是住院治疗）。

其他治疗方式

溶栓和取栓

• 在大多数近端DVT患者中，单独抗凝优于抗凝和溶栓治疗。

• 溶栓和取栓（手术或导管引导）只适用于累及四肢的DVT患者（股青肿）和有大量髂股DVT的年轻患者，因为年轻患者出血风险较低。

辅助治疗：下腔静脉滤器

• 下腔静脉滤器仅用于有抗凝禁忌证的特定患者。尽管有抗凝治疗，复发性DVT患者仍可考虑使用这些药物。

监测和跟进

• 如果不治疗，最严重的并发症是肺栓塞（50%未治疗的患者可能会在几天或几周内发生），血栓扩张，股青肿和血栓后综合征（PTS），导致慢性静脉功能不全，持续疼痛及无法愈合的溃疡。

• 在随访期间，患者应监测DVT的上述并发症和治疗并发症（如出血）。

上腔静脉综合征

• 由于上腔静脉（SVC）的侵入或外部压迫导致的血流阻塞。

• 原因

1.恶性肿瘤（肺癌和淋巴瘤占95%）是SVC综合征最常见的原因。

2.胸主动脉瘤。

3.医源性因素（留置中心静脉、透析通路和起搏器引线可能导致血栓形成）。

• 临床表现

1.症状

（1）最常见的：呼吸困难。

（2）面部肿胀，尤其是前屈或平卧。

（3）上肢肿胀。

（4）神经系统症状（如头痛、头晕）。

（5）胸痛。

2.体征

（1）面部水肿/多血症。

（2）颈部、胸壁和上肢静脉肿胀，患者抬起上肢时加重。

Pemberton手法（患者双臂垂直举过头顶60s，减少胸腔入口面积，加重梗阻症状）。

3.发绀。

4.霍纳综合征、声带麻痹和膈神经麻痹是罕见的。

• 辅助检查

1.如果阻塞是由外部压迫引起的，胸部X线将提供线索。在一个病例系列研究中发现84%的胸部X线存在异常，最常见的表现是纵隔增宽和胸腔积液。

2.胸部CT、静脉造影或磁共振成像也可以使用。

• 治疗目标

1.在复苏区管理患者。

2.给予高流量氧气，让患者保持直立姿势。

3.如果患者出现气道损害的征兆，则可能需要气管插管和机械通气。

4.考虑静脉注射地塞米松4～8mg。

5.只有在出现脑水肿或气道水肿时才考虑使用利尿剂，因为它们在急诊科的常规使用中并无益处。

6.对于有气道损害风险的患者（喉部水肿导致气道阻塞引起的喘鸣），血管外科医师应进行腔内静脉干预（移除血栓/置入支架）以实现气道再通。

7.大多数患者不再推荐紧急放射治疗。

8.由于大多数上腔静脉综合征继发于恶性肿瘤，主要目的是治疗恶性病变，包括获得组织学诊断，以便根据癌症的组织学启动靶向治疗。

（尚　文　译　李　硕　校）

参考文献/扩展阅读

1. Ortel TL，Neumann I，et al. American Society of Hematology 2020 guidelines for management of venous thromboembolism：treatment of deep vein thrombosis and pulmonary embolism. *Blood Adv*. 2020，4（19）：4693-4738.
2. Goodacre S，Sutton AJ，Sampson FC. Meta-analysis：the value of clinical assessment in the diagnosis of deep venous thrombosis. *Ann Intern Med*，2005，143：129.
3. Subramaniam RM，Snyder B，Heath R，et al. Diagnosis of lower limb deep venous thrombosis in emergency department patients：performance of Hamilton and modified Wells scores. *Ann Emerg*

Med, 2006 Dec, 48（6）: 678-685.
4. Wilson LD, Detterbeck FC, Yahalom J. Clinical practice. Superior vena cava syndrome with malignant causes. *N Engl J Med*, 2007, 356: 1862.
5. Wells PS, Anderson DR, Bormanis J, et al. Value of assessment of pretest probability of deep-vein thrombosis in clinical management. *Lancet*, 1997, 350: 1795.
6. Kearon C, Akl EA, Comerota AJ, et al. Antithrombotic therapy for VTE disease: antithrombotic therapy and prevention of thrombosis. 9th ed. American College of Chest Physicians evidence-based clinical practice guidelines. *Chest*, 2012, 141: e419S.
7. Wells PS, Anderson DR, Rodger M, et al. Evaluation of D-dimer in the diagnosis of suspected deep-vein thrombosis. *N Engl J Med*, 2003 Sep 25, 349（13）: 1227-1235.

第十节 其他心脏疾病（心包炎、心肌炎、感染性心内膜炎和心肌病）

Ong Pei Yuin

给全科医师的特别提示

• 由于心肌炎非特异性和多样的表现，需要提高诊断的警惕性。患者常伴有发热、呕吐或呼吸窘迫的症状而被误诊为胃炎或病毒性疾病。当一名患者，特别是一名年轻男性，出现以其他方式无法解释的新发心脏异常，如心力衰竭，心肌梗死，心律失常（包括不明原因的窦性心动过速）或传导障碍时，应怀疑急性心肌炎。大多数病毒性心肌炎患者都有前驱上呼吸道感染或胃肠炎病史。

• 对于考虑心源性可能的不明原因的晕厥，即使是年轻的患者，均应询问有无类似发作史、心悸、家族猝死史，并为所有晕厥患者行心电图。

• 静脉药物滥用的迹象包括肘前和股静脉针痕和恶病质表现。在这些患者中出现不明原因的高热，应考虑感染性心内膜炎可能。

心包炎

• 心包炎：心包腔的炎症，感染或渗出，伴或不伴心包积液。急性心包炎发作迅速，可导致心脏压塞。慢性缩窄性心包炎是由心包慢性炎症引起的心包增厚导致的。

• 多种病因可导致心包炎

1. 感染性：病毒（如腺病毒，水痘和巨细胞病毒）、细菌（如葡萄球菌、链球菌、嗜血杆菌和结核菌）、真菌和原虫。

2. 肿瘤性浸润（特别是肺癌、乳腺癌、淋巴瘤和恶性血液系统肿瘤）。

3. 自身免疫性疾病引发的炎症，如系统性红斑狼疮、类风湿关节炎和硬皮病。

4. 心肌梗死后（Dressler综合征）。

5. 放射性。

6. 代谢性：尿毒症，黏液性水肿。

7. 其他原因，包括胰腺炎、淀粉样变性。

症状和体征

• 症状

1. 胸痛通常是突发的、尖锐的、胸膜炎样疼痛。坐位前倾可减轻。

2. 发热。

3. 呼吸困难和咳嗽。

4. 恶心和厌食。

• 体征

1. 呼吸急促和心动过速。

2. 心包摩擦音，胸骨左下缘最明显。

3. 心脏压塞体征包括心音低钝、颈静脉怒张、低血压（贝克三联征——不常见），可能存在其中的1个或2个。

4. 缩窄性心包炎全心衰竭的体征包括肺部湿啰音、颈静脉怒张、水肿、肝大和腹水。

检查

• 实验室检查

1. 全血细胞计数显示白细胞数量增加。

2. 红细胞沉降率和C反应蛋白升高。

注意：急性期结果正常不能排除心肌炎，应当检测肌钙蛋白水平。

3. 心肌酶水平升高。

注意：正常的肌钙蛋白水平基本可以排除显著的心肌炎。

• 心包炎的心电图演变分为4期

1. 一期（数小时至数天） 广泛导联ST段抬高，而aVR和V_1导联ST段压低，PR段在aVR导联抬高，在其他肢体导联压低，还可能会见到下斜型TP段（Spodick征）（图3-43）。

注意：心包炎Ⅱ导联的ST段抬高最明显，而下壁心肌梗死通常Ⅲ导联最明显。心包炎患者T波并不高。

2. 二期　ST段和PR段恢复正常。

3. 三期　逐渐出现广泛T波倒置。

4. 四期　ECG的正常化或T波持续倒置。

• 胸部X线可能正常或显示心脏扩大。

• 超声心动图用于检测有无心包积液。如有可能，床旁超声是最简单最快捷的明确有无心包积液的方法。

• 胸部CT可以显示心包积液和心包腔厚度。但是，对于门诊患者，这可能需要花费时间并且可行性欠佳。

处理

• 气道、呼吸和循环（ABC）支持、氧疗（如果有缺氧），心电监测，脉搏血氧饱和度监测和开放静脉通路。

• 检测血常规、尿素氮、肌酐、肌钙蛋白、肌酸激酶、红细胞沉降率、CRP、PT/PTT和GXM（后两者仅针对需要心包穿刺的心包积液患者）。

• 完善超声心动图。一旦怀疑心脏压塞，应该紧急安排超声心动图。

• 如果有血流动力学不稳定，行超声引导下心包穿刺术。

• 药物

1. 非甾体抗炎药（NSAID） 由于副作用罕见和对冠状动脉血流的良好影响，首选口服布洛芬400～800mg，每6小时1次或每8小时1次，或者可给予阿司匹林800mg，每6小时1次或每8小时1次，1周，然后逐渐减量，如果心包炎与急性心肌梗死相关，则阿司匹林为首选。

2. 秋水仙碱　除NSAID外，秋水仙碱0.5～1 mg/d可有效预防病毒性和特发性心包炎复发。

3. 糖皮质激素　如泼尼松龙1 mg/（kg・d），仅适用于对NSAID和秋水仙碱无效的患者，且应仅用于结缔组织病，免疫介导性或尿毒症引起的急性心包炎。

• 具体治疗取决于潜在的病因（如抗结核药物）。

大量心包积液或者药物治疗无效的心包积液可能需要手术治疗（心包切除、心包开窗和心包切开）。

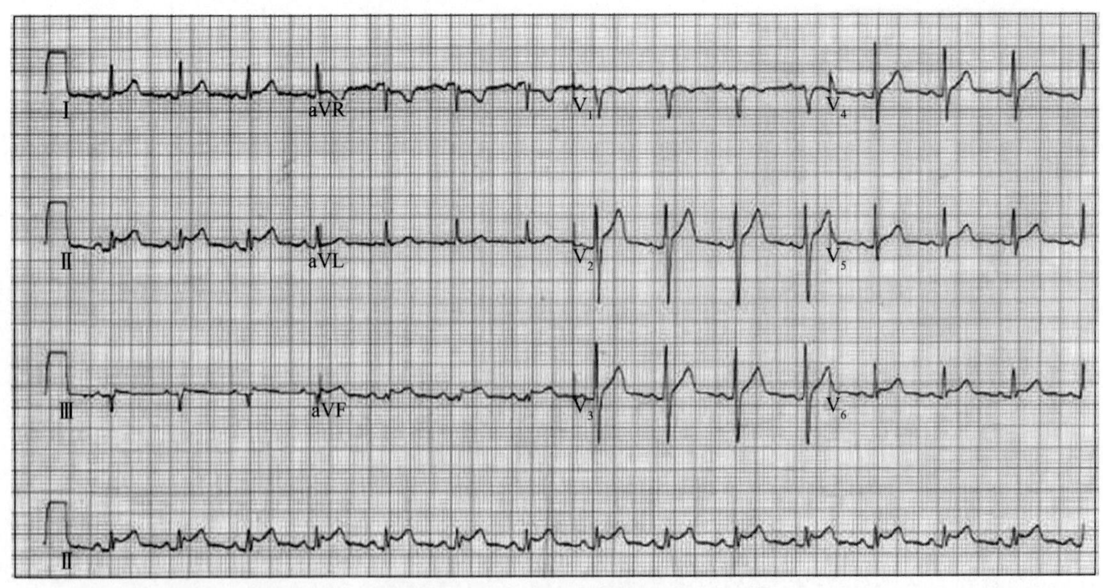

图3-43　心包炎心电图表现

广泛导联ST段抬高，同导联PR段压低。在aVR导联，ST段压低，PR段抬高。相对于Ⅲ导联，Ⅱ导联的ST段抬高最明显。广泛的下斜型TP段（Spodick征）

处置

• 根据患者的严重程度，决定收入普通病房或重症监护病房。

心肌炎

• 心肌炎：以心肌细胞坏死为特征的心脏炎症，通常会导致心功能不全和心力衰竭。50%的患者继发病毒感染。患者的症状从轻微到危及生命，表现各异。

• 病因

1.感染性：病毒（如腺病毒、水痘-带状疱疹病毒、流感、新型冠状病毒和肠道病毒），细菌（如肺结核、白喉和A组链球菌），原生动物（如利什曼病、疟疾和弓形虫病），螺旋体（如梅毒）和真菌。

2.药物（如氨苄西林、对乙酰氨基酚、青霉素、氢氯噻嗪、化疗药物等）。

3.自身免疫性疾病（如系统性红斑狼疮、川崎病、韦格纳病、肉芽肿病、结节病和巨细胞动脉炎）。

4.环境毒素，如蝎子蜇伤和蛇咬伤。

5.心肌炎也可以作为其他心肌病的并发症，如心脏淀粉样变性，肥厚型心肌病，致心律失常性右心室心肌病和围生期心肌病。

症状和体征

• 心肌炎的临床表现是多样的，这取决于病变的广泛程度与部位。心肌炎可能是局灶性的，弥漫性的，可能涉及任何心腔。轻微的心脏症状常因发热和肌痛等更显著的病毒感染症状而被掩盖。

• 症状通常是非特异的，可出现以下表现：

1.流感样症状，包括发热、疲劳、乏力。

2.近1周的喉炎、扁桃体炎或上呼吸道感染。

3.胸痛通常呈胸膜炎样，剧烈，常与心包炎有关。

4.运动时呼吸困难，运动耐力下降。

5.心悸。

6.晕厥，猝死。

• 体征

1.发热和呼吸急促。

2.与发热不成比例，不明原因的心动过速。

3.可能会听到心包摩擦音。

4.急性心力衰竭的征象包括肺部湿啰音、颈静脉怒张、水肿、肝大和腹水。

5.急性心肌炎患者可出现心源性休克或由于泵衰竭或心室颤动导致心源性猝死。

检查

• 实验室检查

1.血常规（25%的患者白细胞计数升高）。

2.红细胞沉降率（在60%的患者中升高）。

3.只有少数患者心肌酶升高，心肌酶正常不能排除心肌炎。

• 心肌炎心电图表现可能是正常或异常。除非合并心包炎，心电图异常通常是非特异的。窦性心动过速最常见。患者可出现非特异性的ST段和T波改变，心律失常和心脏传导阻滞。心电图表现可能类似于急性心肌梗死。

• 胸部X线片可能正常或显示心脏扩大或心力衰竭的特征。

• 超声心动图可能显示左心室功能受损，节段性室壁运动异常，射血分数下降，心包积液和心室血栓（15%的患者）。

• 辅助检查包括心脏磁共振成像，可以检测心肌水肿和心肌细胞损害，以及心肌活检。

处理

• ABC支持、氧疗、心电监测、脉搏血氧饱和度监测和开放静脉通路。

• 实验室检查：测定血常规、尿素氮、肌酐、肌钙蛋白和肌酸激酶、红细胞沉降率、PT/PTT和GXM。

• 紧急超声心动图。

• 治疗潜在的并发症

1.联合ACEI、利尿剂、正性肌力药治疗急性心力衰竭。

2.治疗心律失常和高度房室传导阻滞，可能需要除颤和临时起搏治疗。尽快请心内科会诊。

• 重症心肌炎可能会出现循环衰竭，需要生命支持治疗或者ECMO。

• 药物

1.心力衰竭的急性治疗

（1）利尿剂：口服或静脉注射呋塞米20～80mg，每天2～3次，缓解体液潴留。可供选择的还有静脉注射布美他尼1～2mg，逐渐加量至最大剂量10mg/d。

（2）血管紧张素转化酶抑制剂（ACEI）：卡托普利6.25mg，每日3次（TDS）口服，最大剂量不超过50mg/d。依那普利和其他ACEI类药物或血管紧张素受体抑制剂Ⅱ，如缬沙坦、氯沙坦。

（3）地高辛，每日0.125～0.375mg，口服（指总量）。

2.对于潜在的病毒感染：静脉注射免疫球蛋白（IVIg）2g/kg，可能对原发病因有益。

3.免疫抑制治疗疗效并不稳定。

• 避免应用NSAID，因为它们会增加心肌坏死。

处置

• 根据患者临床表现，将患者收入合适区域治疗。

感染性心内膜炎

• 心脏内膜表面的微生物感染伴赘生物形成。

• 危险因素包括结构性心脏病（特别是二尖瓣和主动脉瓣反流）、静脉注射吸毒者（IVDA）、人工心脏瓣膜、先天性心脏病、长期留置尿管，以及不良的口腔卫生。

• 病原体

1.细菌：草绿色链球菌、金黄色葡萄球菌（特别是IVDA）、β-溶血性链球菌，肠球菌、嗜血杆菌和革兰氏阴性菌。

2.假丝酵母菌和曲霉菌（特别发现于IVDA、人工瓣膜患者、免疫受损患者）。

3.非细菌血栓性心内膜炎：见于恶性肿瘤、尿毒症、烧伤和系统性红斑狼疮。

• 症状和体征

1.发热：90%的患者会出现，通常是中度间歇热。

2.疲劳：发冷、出汗、恶心、盗汗、关节痛、肌痛和体重减轻。

3. 80%的患者可闻及新出现的杂音或原有杂音强度性质变化（特别是二尖瓣和主动脉瓣反流）；不明原因的心力衰竭和心包炎（继发于局部入侵）。

4.脾大（高达50%的患者）。

5.贫血。

6.皮肤症状：瘀点、Osler结节（手掌及足底痛性的硬结）、Roth斑（视网膜卵圆形出血斑）。

7.皮肤血管征：微小出血，Janeway损害（手掌和足底上的无痛性出血红斑），“蓝趾综合征”（指和趾甲下线状出血）和杵状指。

8.神经系统损害是由于栓塞造成的卒中、颅内出血和脓肿。

9.慢性亚急性细菌性心内膜炎可表现为慢性消耗性疾病，类似于人类免疫缺陷病毒（HIV）或恶性肿瘤。

确诊感染心内膜炎，必须符合杜克标准。杜克标准成立于1994年，是一个主要和次要诊断的集合标准。必须满足以下条件才能确定诊断：满足下述2项主要标准，或1项主要标准＋3项次要标准，或5项次要标准。排除其他诊断。

• 主要标准

1.典型的感染性心内膜炎血培养微生物阳性（≥2次）。

2.新出现的杂音，超声心动图赘生物形成、脓肿、人工瓣膜开裂。

• 次要标准

1.易患因素：心脏本身存在易患因素，或静脉药物成瘾者。

2.发热≥38.0℃。

3.血管征象。

4.免疫学征象。

5.超声心动图符合心内膜炎但不符合主要标准。

6.致病微生物感染证据：但不符合主要标准的血培养阳性、血清学、分子学阳性。

感染性心内膜炎的并发症

• 心脏：心力衰竭，瓣膜脓肿，心包炎和瘘管形成。

• 神经系统：脑栓塞、脑脓肿和脑出血。

• 栓塞：脓毒性肺栓塞，特别是静脉药物成瘾患者中的三尖瓣感染易继发，胸部X线示片状浸润物，伴有发热和呼吸困难。四肢和其他器官栓子可引起肢体缺血和器官衰竭。

• 栓塞引起的肾衰竭、肾炎和脓肿形成。

• 细菌性动脉瘤。

• 迁移性脓肿。

预后

感染性心内膜炎总体死亡率为20%～25%。侵袭性生物体如金黄色葡萄球菌比草绿色链球菌更容易致死。感染持续时间增加，栓塞现象造成重大器官损伤和更广泛心脏瓣膜损伤从而增加心力衰竭和心脏手术的可能性，也会增加死亡率。

辅助检查

- 实验室检验

1. 血常规显示溶血性贫血和白细胞增多。
2. 红细胞沉降率和C反应蛋白升高。
3. 尿液分析可能显示镜下血尿。

- 心电图可能显示心动过速、心律失常或心脏传导阻滞。
- 胸部X线可能显示心力衰竭或在右心内膜炎中提示脓毒性肺栓塞（片状浸润影）。
- 超声心动图发现急性瓣膜病变、脓肿和赘生物。

处理

- ABC支持、氧疗、心电监测、脉搏血氧监测和开放静脉通路。
- 检测血常规、尿素氮、电解质、心肌酶学和ESR/CRP。
- 从不同部位至少采集两套血培养。
- 静脉抗生素治疗

1. 自体瓣膜或先天性异常　静脉注射青霉素G 400万U＋静脉注射氯唑西林2 g＋静脉注射庆大霉素1mg/kg（如果对青霉素过敏，静脉注射万古霉素15mg/kg代替青霉素和氯唑西林）。
2. 人工瓣膜或IVDA　静脉注射万古霉素15mg/kg＋静脉注射庆大霉素1 mg/kg＋口服利福平600mg。

- 抗生素方案和疗程需要根据血培养结果调整。
- 紧急超声心动图检查及心内科会诊。

处置

- 所有的患者均需要住院治疗。不稳定患者收入心脏监护病房。10%～15%的患者如果出现充血性心力衰竭，则需要手术进行瓣膜置换或者脓肿清除。

心肌病

- 心肌病是一组异质性心肌疾病，可导致心脏的机械收缩障碍和（或）心电传导异常。
- 心肌病的原因如下所述。

1. 扩张型心肌病：多种病因，包括缺血、瓣膜性心脏病、病毒感染和遗传疾病。
2. 肥厚型心肌病（HCM）：大多数心肌病是常染色体显性遗传，其他的先天性因素包括努南综合征、代谢性疾病、线粒体病、隐性糖脂累积病。
3. 限制型心肌病通常继发于浸润性疾病，如淀粉样变、结节病、贮积症、心包疾病（如继发于放疗、化疗或中毒）。
4. 心律失常性右心室心肌病（DRVC）通常与遗传性细胞突变导致的右心室心肌纤维被脂肪组织替代有关。

症状和体征/诊断注意事项

- 前驱病毒感染，HIV，化疗或潜在的全身性疾病史（如结节病），妊娠和沉积障碍（血色病）。
- 猝死家族史。
- 晕厥或呼吸困难史。
- 症状和体征

1. 扩张型心肌病引起疲劳、呼吸困难、端坐呼吸和胸痛。临床可存在心力衰竭的表现：可闻及第三心音（奔马律）、颈静脉怒张和肝大。
2. HCM引起劳力性晕厥、呼吸困难和心力衰竭。心律失常包括阵发性心房颤动、室上性心动过速、非持续性心室心动过速和可导致猝死的心室纤维性颤动。检查可能正常或显示流出道梗阻的特征：胸骨左缘第3～4肋间可闻及收缩期杂音，向主动脉和二尖瓣区传导，也可能出现二尖瓣反流杂音。
3. 限制型心肌病导致活动耐量下降、疲劳和呼吸困难。检查发现二尖瓣反流杂音和颈静脉压（JVP）升高伴有库斯莫尔（Kussmaul）征（吸气时颈静脉充盈），伴腹水和水肿。
4. DRVC引起晕厥、心悸、心律失常、心力衰竭和猝死。

检查

- 实验室检查：全血细胞计数、肾功能和心肌酶。
- 胸部X线检查

1. *扩张型心肌病* 心脏扩大，肺淤血和胸腔积液。

2. *梗阻性肥厚型心肌病* 心影大小正常或左心室增大。

3. *限制型心肌病* 心影大小正常伴有肺淤血表现。

- ECG

1. *扩张型心肌病* 心房颤动、心脏传导阻滞和传导异常，在前壁和下壁的导联中可见Q波。

2. *梗阻性肥厚型心肌病* 15%的患者心电图正常。异常心电图显示ST段和T波异常，伴有左心室高电压，胸导联QRS波群增高，下壁和侧壁导联Q波较深（图3-44），还可以见到各种心律失常，如新发心房颤动和室性心动过速。

- 超声心动图显示射血分数下降，可排除心脏压塞。UCG可见到收缩期流出道梗阻和舒张功能障碍。

处理

- ABC支持、氧疗、心电监测、脉搏血氧饱和度监测和开放静脉通路。
- 检测血常规、肾功能和心肌酶。如果患者有呼吸困难，需完善动脉血气分析。
- 对于左心室心力衰竭：给予氧气，静脉注射硝酸甘油5～100μg/min，监测血压，静脉注射呋塞米40～120mg。对于严重呼吸窘迫的患者，可能需要气管插管进行正压通气，或无创持续气道正压通气（CPAP）。
- 对于HOCM，治疗取决于临床表现，如心律失常、心力衰竭或心肌缺血。将患者置于仰卧位。应用β受体阻滞剂控制心率（静脉注射普萘洛尔1～3mg，缓慢注射）。亦可使用钙通道阻滞剂（维拉帕米2.5～10mg，给药时间大于2min）改善梗阻。在发生心律失常时，10min内静脉注射胺碘酮150mg，随后每小时60mg，持续6h。在梗阻性肥厚型心肌病患者中避免应用血管扩张药物，因为这可能会影响心脏充盈并导致心力衰竭。如果发生这种情况，需要进行液体复苏。
- 血流动力学不稳定的心律失常可能需要电复律。
- 根据心房颤动治疗原则对扩张型心肌病患者进行抗凝治疗，减轻全身栓塞的风险。

处置

疑似心肌病，存在不明原因的潜在心源性晕厥，或显著的心力衰竭患者，应入院治疗。对于心律失常或晕厥史患者应当进行监测。不稳定的患者或插管的患者应该收入心脏监护病房治疗。

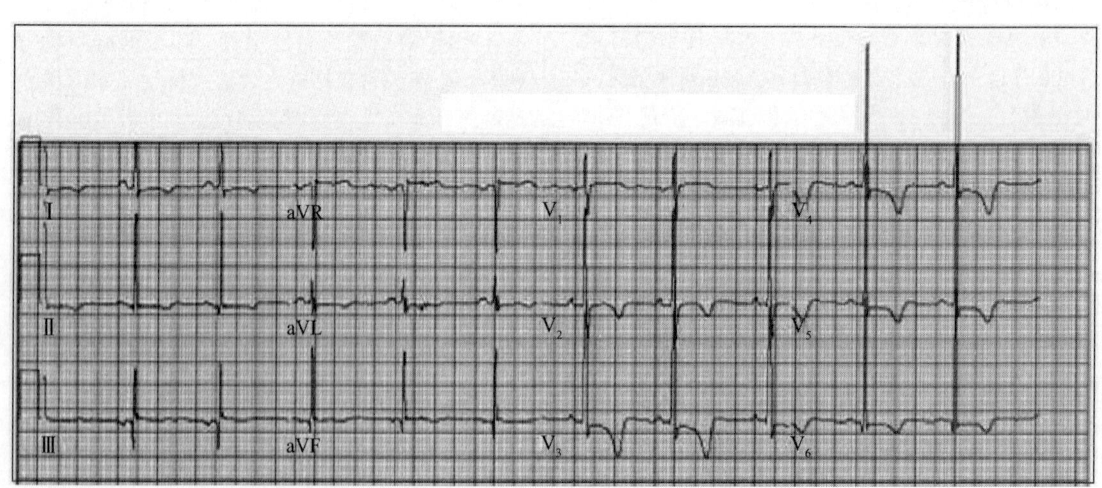

图3-44 梗阻性肥厚型心肌病患者的心电图表现

V_2～V_6导联QRS波群增高。Ⅲ导联、aVF导联Q波窄而深

（田 慈 译 李 硕 校）

参考文献/扩展阅读

1. Crawford MH, Durack DT. Clinical presentation of infective endocarditis. *Cardiol Clin*, 2003, 21: 159-166.
2. Troughton RW, Asher CR, Klein AL. Pericarditis. *Lancet*, 2004, 363: 717.
3. Spodick DH. Acute pericarditis: current concepts and practice. *JAMA*, 2003, 289: 1150.
4. Imazio M, Bobbio M, Cecchi E, et al. Colchicine in addition to conventional therapy for acute pericarditis: results of the COlchicine for acute PEricarditis (COPE) trial. *Circulation*, 2005, 112: 2012.
5. Imazio M, Demichelis B, Parrini I, et al. Day-hospital treatment of acute pericarditis: a management program for outpatient therapy. *J Am Coll Cardiol*, 2004, 43: 1042.
6. Theleman KP, Kuiper JJ, Roberts WC. Acute myocarditis (predominantly lymphocytic) causing sudden death without heart failure. *Am J Cardiol*, 2001, 88: 1078.
7. Adler Y, Charron P, Imazio M, et al. 2015 guidelines for the diagnosis and management of pericardial diseases: The Task Force for the Diagnosis and Management of Pericardial Diseases of the European Society of Cardiology (ESC). *Eur Heart J*, 2015 Nov 7, 36 (41): 2921-2964. DOI: 10.1093/eurheartj/ehv31
8. Spangler S. Acute pericarditis. Medscape emedicine. Updated 2019 Apr 2.

第4章　呼吸系统急症

第一节　哮　　喘

Irwani Ibrahim · Goh Ee Ling · Malcolm Mahadevan

定义

• 哮喘是以反复发作的可逆性气流受限或慢性喘息和（或）咳嗽为特征的一种慢性炎性疾病。

• 哮喘潜在的病理生理学是由于气道炎症引起的气道高反应性，因此治疗的基础为激素治疗。

要点

•“不是所有喘息都是哮喘”。需要与以下疾病进行鉴别：①充血性心力衰竭。②上呼吸道梗阻。③支气管癌症伴阻塞。④支气管扩张。⑤通过淋巴转移的转移癌。⑥胃食管反流。⑦慢性阻塞性肺疾病。

• 体格检查可能无异常，虽然症状通常很短暂，但不能排除哮喘。

• 听诊未闻及哮鸣音可能提示严重的“沉默肺”，是一种危及生命的哮喘类型。

临床评估

• 以下为临床评估的目的

1. 确定急性哮喘发作的严重性，从而给予相应治疗（表4-1）。

2. 识别具有高死亡风险的哮喘患者（表4-2）。

3. 全球哮喘倡议（GINA）哮喘控制评估可用于量化，客观监测控制，指导医患治疗（表4-3）。

• 病史

1. 主要症状：哮喘的3个主要症状是呼吸困难、喘息和咳嗽。

2. 急性发作诱因，如粉尘和上气道炎症。

3. 高危哮喘的特征（表4-2）。

4. 近期服药史及依从性。

表4-1　确认哮喘急性发作期病情严重程度

	轻度	中度	重度	危重
说话	成句	短句	几个字	几乎不能说话
活动	走路时气短，能躺平	说话时气短，爱坐着	休息时气短，端坐呼吸	疲倦 呼吸无力
精神状态	可能焦虑	通常焦虑	通常焦虑	嗜睡或意识模糊
哮鸣音	音调低，通常只有呼气末有哮鸣音	响亮，整个呼气相	通常响亮，整个吸气相和呼气相	没有声响（“沉默肺”）
呼吸频率	增加	增加	＞30次/分	降低
使用辅助呼吸肌	通常不需要	一般使用	通常使用	胸腹矛盾呼吸
脉搏	＜100次/分	100～120次/分	＞120次/分	心动过缓
SpO_2	＞95%	91%～95%	＜91%	发绀
吸入支气管扩张剂后，呼气峰流量预测百分比或个人最佳百分比	＞80%	60%～80%	＜60%或作用时间＜2h	

• 体格检查

1. 一般表现 精神状态（烦躁或嗜睡）、呼吸困难或发绀的表现。

2. 生命体征 尤其是脉搏血氧饱和度水平（SpO_2）。

3. 呼吸 呼气相延长，哮鸣音，爆裂音。

表4-2 哮喘的死亡危险因素

需要气管插管和机械通气的哮喘病史
过去一年因哮喘住院或急诊就诊
目前正在使用或最近停止口服皮质类固醇（事件严重程度的标志）
目前未使用吸入性皮质类固醇
过度使用短效β受体激动剂，尤其是每月使用不止一支的沙丁胺醇（或等效物）
有精神疾病或心理问题
对哮喘药物依从性差和（或）对书面哮喘行动计划的依从性差（或缺乏）
对食物过敏的哮喘患者

表4-3 全球哮喘倡议（GINA）哮喘控制评估

哮喘症状控制			控制	部分控制	未控制
在过去的4周，患者是否有：					
白天有症状，每周大于2次	是□	否□	没有任何一项	满足1～2项	满足3～4项
夜间因为哮喘憋醒	是□	否□			
需要使用短效β受体激动剂缓解症状，每周大于2次	是□	否□			
因哮喘引起活动受限	是□	否□			

• 辅助检查

在大多数情况下，辅助检查结果不会出现如下异常，难以指导临床评估。

1. 胸部X线片 推荐用于初始治疗无效的患者。明确有无气胸、肺炎、充血性心力衰竭。

2. 动脉血气分析 哮喘发作时，$PaCO_2$通常低于正常值（<40mmHg）。正常的$PaCO_2$需要引起关注，而$PaCO_2$升高提示的病情急性加重，危及生命。

3. 其他 全血细胞计数和肾功能检查（尤其是由吸入沙丁胺醇引起的低钾血症）。

给全科医师的特别提示

• 所有哮喘患者都应使用预防性吸入器。每日使用低剂量吸入性皮质类固醇将减少严重恶化的风险，从而非常经济有效地减少高危患者的哮喘死亡风险。

• 在急性哮喘发作期间，早期使用口服皮质类固醇可降低哮喘死亡的风险。因此，几乎所有需要雾化治疗的急性重症哮喘患者都需要口服泼尼松龙约0.5mg/（kg·d），5～7天，后续无须长期口服。

• 经常因急性发作需要雾化吸入的患者死亡率高（6～12个月大于一次）。

处理

• 急诊治疗哮喘的目标

1. 保证氧合良好。

2. 逆转气流受限。

3. 缓解炎症。

• 哮喘控制的流程图（图4-1）。

• 支持治疗

1. 患者应该安置在可控区域便于观察病情，严重急性发作的患者应该在ICU接受治疗。

2. 监测：心电图、脉搏血氧饱和度、生命体征。

3. 气道支持及呼吸和循环支持

（1）对于严重急性发作患者及即将呼吸骤停的患者，应保证气道安全。氯胺酮是首选的诱导剂。

（2）氧疗。

（3）开放静脉通路（轻度患者不需要）。

（4）使用无创呼吸机是有争议的，不是常规的。

• 药物治疗

1. 支气管扩张剂

（1）每个小时连续吸入20min短效β受体激动剂如沙丁胺醇和异丙托溴铵。

（2）已证明添加异丙托溴铵可产生额外的支气管扩张作用，且副作用最小。

（3）如果使用雾化器雾化，可以使用带有间隔器的压力计量吸入器（pMDI）。

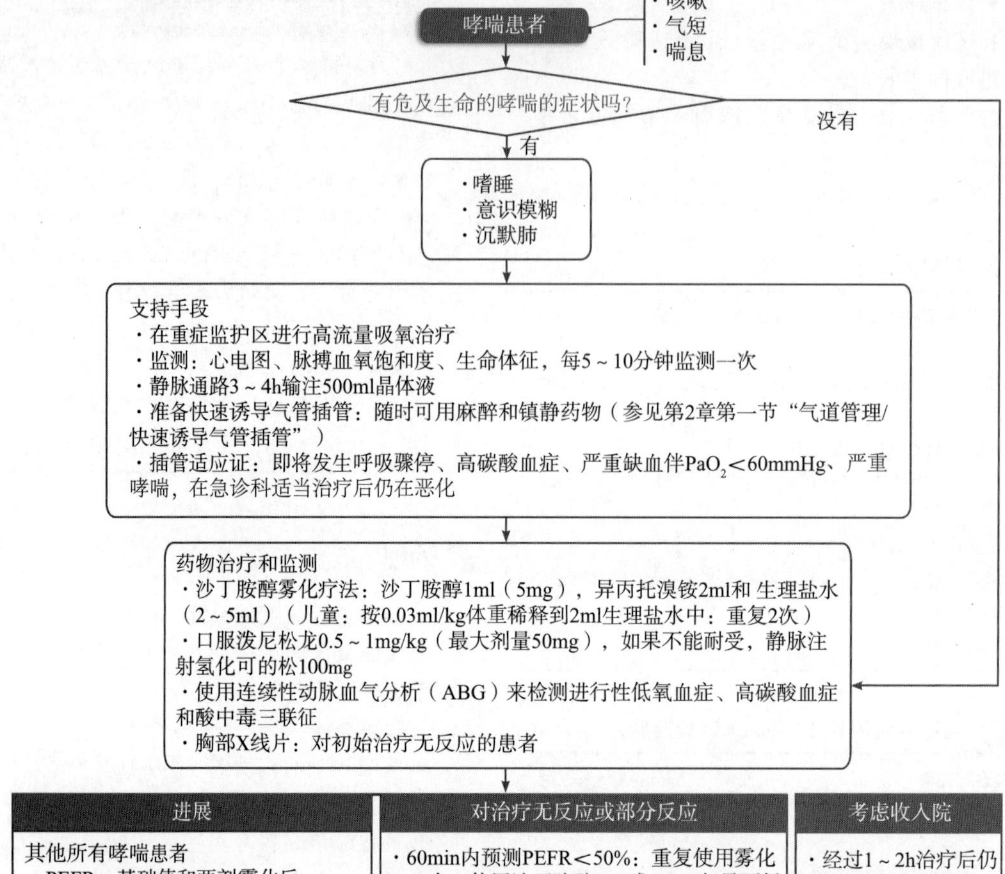

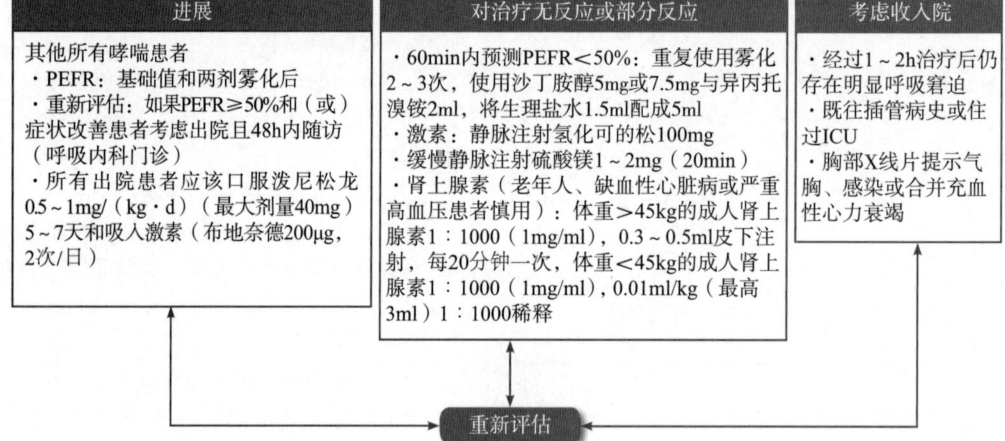

图4-1 哮喘控制的流程图

2.激素

（1）可以减轻炎症，并且具有急性支气管扩张作用。

（2）口服泼尼松龙0.5～1mg/kg或静脉注射氢化可的松200～400mg。

（3）通过口服途径给药的类固醇起效快，且与通过静脉途径给药一样快。

3.硫酸镁

（1）应用于对支气管扩张剂治疗反应不佳的中度至严重哮喘患者。

（2）其作用机制可能抑制平滑肌收缩，减少组胺释放肥大细胞，并抑制乙酰胆碱释放。

（3）30min内输注1～2g，注意观察有无低血压。

• 处置

1.气管插管并需要机械通气的患者要收入ICU。

注意：气管插管患者使用低潮气量，呼吸频率设定为6～8次/分，当合并慢性阻塞性肺疾病时保证平台压＜30mmHg，平台压在35mmHg以上的患者，气压伤发生率升高。

2.符合以下特点的患者收入呼吸科病房或者急诊留观室。

（1）对治疗反应部分有效，60min内PEFR＜50%预测值的患者。

（2）需要硫酸镁二线药物治疗的患者。

（3）对治疗有反应但有哮喘相关死亡危险因素的患者。

3.症状改善的患者可能可以出院，并执行以下操作。

（1）检查吸入装置，以确保剂量充足。

（2）确保有一个明确的书面哮喘行动计划。

（3）建议患者避免诱发因素，如灰尘和烟雾。

（4）强调随访和药物依从性的重要性。

（5）安排在呼吸系统专科门诊的早期随访。

（6）开始吸入糖皮质类固醇（如果以前没有开处方），并开具处方（口服糖皮质类固醇5～7天）。

（徐定华　译　李　硕　校）

参考文献/扩展阅读

1. Emerman CL, Cydulka RK, McFadden ER. Comparison of 2. 5 mg vs 7. 5 mg inhaled albuterol in the treatment of acute asthma. *Chest*, 1999, 115（1）: 92-96.
2. Brenner B, Kohn MS. The acute asthmatic patient in the ED: to admit or discharge. *Am J Emerg Med*, 1998, 16（1）: 69-75.
3. McFadden ER, Casale TB, Edwards TB, et al. Administration of budesonide once daily by means of turbuhaler to subjects with stable asthma. *J. Allergy Clinical Immunol*, 1999, 104（1）: 46-52.
4. Quadrel M, Lavery RF, Jaker M, et al. Prospective randomized trial of epinephrine, metaproterenol and both in the prehospital treatment of asthma in the adult patient. *Ann Emerg Med*, 1995,26（4）: 469-473.
5. Lin RY, Rehman A. Clinical characteristics of adult asthmatics requiring intubation. *J Med*, 1995, 26（5-6）: 261-277.
6. Global Initiative for Asthma. Global Strategy for Asthma Management and Prevention. Revised 2020. Available from: www. ginasthma. org
7. Nathan RA, Sorkness CA, Kosinski M, et al. Development of the asthma control test: a survey for assessing asthma control. *J Allergy Clin Immunol*, 2004, 113（1）: 59-65.
8. Silverman RA, Osborn H, Runge J, et al. IV magnesium sulfate in the treatment of acute severe asthma. *Chest*, 2002, 122: 489-497.
9. MOH Clinical Practice Guidelines 1/2008. Management of Asthma.

第二节　慢性阻塞性肺疾病

Irwani Ibrahim · Goh Ee Ling

定义

• 慢性阻塞性肺疾病（COPD）是进行性发展的、逐渐加重的不完全可逆的气流受限。

• 与肺部暴露在有害颗粒或气体中有关。

• 诊断COPD的主要特征

1.慢性咳嗽。

2.慢性咳痰。

3.呼吸困难：随时间逐渐恶化。在运动和呼吸道感染时进一步加重。

4.危险因素接触史：如烟雾、职业粉尘等。

5.肺功能测定证实：应用支气管扩张剂后FEV_1/FVC＜70%。

• COPD患者的治疗策略是基于气流受限的严重程度，采用全球慢性阻塞性肺疾病（GOLD）倡议分类及ABCD分类。见表4-4和表4-5。

使用改良的医学研究委员会（mMRC）问卷或COPD评估测试（CAT）评估症状。

表4-4　根据GOLD分类对COPD严重程度进行分类

	FEV_1（占预测值的百分比）
1	≥80%
2	50%～79%
3	30%～49%
4	＜30%

表4-5 ABCD评估工具和长期药物治疗建议

过去一年急性加重次数		
≥2次中度加重或≥1次导致住院	C组：LAMA	D组：LAMA或LAMA+LABA或LABA+ICS
0或1次中度加重（不会导致住院）	A组：支气管扩张剂	B组：LABA或LAMA
	mMRC 0～1或CAT<10	mMRC≥2或CAT≥10
	症状	

注：LABA.长效β_2受体激动剂；LAMA.长效胆碱能拮抗剂；ICS.吸入激素。

要点

• 约10%的COPD患者无吸烟史。

• 约10%的COPD患者具有哮喘的临床特征，需要按照哮喘治疗。

• 以下2个特征提示哮喘的诊断，而不是COPD。

1.吸入支气管扩张剂后完全可逆。

2.吸气峰流速昼夜变化率>20%。

临床评估

• COPD急性加重定义为患者慢性症状的急性恶化。

• 病史

1.症状：严重呼吸困难、咳嗽加重、有脓痰和发热。

2.既往病史包括急性加重和入院的频率，既往入院需要无创通气或气管插管。

3.目前的药物依从性。

4. COPD的严重程度，包括知晓患者的临终相关问题及是否拒绝插管的意愿。

• 体格检查

1.一般情况　嗜睡（可能提示高碳酸血症）和呼吸窘迫的征象。

2.生命体征　尤其是血氧饱和度（SpO_2）、呼吸频率、发热（提示感染）。洪脉可能提示高碳酸血症。

3.呼吸系统体征　桶状胸、啰音、呼气延长、肺炎、气胸的征象。

• 辅助检查：以临床评估和治疗反应为指导。

1.胸部X线　所有患者均应考虑，可以显示过度膨胀的肺野和膈肌低平，以及肺炎和气胸。

2.动脉血气分析　在2次以上雾化后施行，以决定是否需要无创通气（参见第4章第五节“急性呼吸衰竭”）。

3.其他　心电图（通常是窦性心动过速，可出现QRS波低电压。出现肺性P波提示肺源性心脏病），全血细胞计数，尿素氮/电解质。

给全科医师的特别提示

• 建议所有COPD患者戒烟，因为这是最重要的干预措施。

• 年龄>65岁的患者，建议接种流感疫苗，以降低住院和死亡风险。

管理

• 管理目标

1.通过逆转气道痉挛、控制炎症和去除诱因治疗急性加重。

2.早期对适合的2型呼吸衰竭患者实行无创机械通气。

3.合适的治疗地点和后续治疗方案。

• 支持措施

1.患者应被安置在监护区，严重呼吸窘迫和呼吸衰竭的患者应住ICU。

2.监测：心电图、脉搏血氧饱和度和生命体征。

3.建立静脉通路（轻度加重患者不需要）。

4.气道、呼吸和循环（ABC）支持

（1）为即将发生呼吸停止或无创通气的2型呼吸衰竭患者保证气道安全。

注意：通气设置应该是低呼吸频率、低潮气量、延长呼气时间。

（2）应用鼻导管或面罩进行低流量氧疗，目的是使患者SpO_2控制在88%～92%。

（3）对于合适的患者应尽早使用无创通气，无创通气与标准治疗相比，能够降低死亡率和气管插管的可能，减少并发症，缩短住院时间（参见第4章第五节“急性呼吸衰竭”）。

（4）液体管理：除非患者处于休克状态，否则补液应谨慎，因为患者通常是老年人，他们可能存在心功能下降，如肺源性心脏病等。

• 药物治疗

1.支气管扩张剂　每20分钟连续雾化吸入短效β受体激动剂沙丁胺醇联合异丙托溴铵，持续1h。此外，异丙托溴铵已被证明有额外的支气管扩张作用，且副作用小。

2.激素　可以降低炎症反应，也具有急性支气管扩张作用。口服泼尼松0.5～1mg/kg，或静脉注射氢化可的松100mg。类固醇激素口服给药与静脉给药一样快速有效。

3.抗生素　应满足Anthonisen三项标准中的至少两项（呼吸困难加重、痰量增加和脓性痰），或者有肺炎的临床征象及胸部X线出现实变征象时就开始使用抗生素。呼吸道常见的病原体包括肺炎链球菌、流感嗜血杆菌、卡他莫拉菌、肺炎克雷伯菌、支原体、假单胞菌属和链球菌属。

抗生素的选择可以是以下任意一种，持续5～7天。

（1）β-内酰胺酶抑制剂合剂：如阿莫西林克拉维酸。

（2）第二代大环内酯类：如阿奇霉素和克拉霉素。

（3）第二代头孢菌素：如头孢呋辛。

（4）喹诺酮类：如左氧氟沙星。

注意：与不支持常规使用抗生素的哮喘相比，COPD使用抗生素更积极。

4.其他

（1）甲基黄嘌呤（氨茶碱）并没有表现出改善FEV_1或影响住院的作用。

（2）没有发现硫酸镁对COPD有作用。

- 患者安置

1.出院患者必须符合以下条件

（1）吸入$β_2$受体激动剂的频率不能过于频繁，间隔时间不少于4h。

（2）以前可以走动的患者能够舒适地行走。

（3）患者临床情况稳定12～24h。

（4）动脉血气分析稳定12～24h。

（5）患者或护理人员完全了解如何管理和调整药物。

（6）随访和家庭护理工作安排完成。

（7）患者、家庭和医师都相信患者能成功地自我管理。

2.检查吸入技术。

3.建议戒烟。

4.由COPD护士进行出院指导，出院后早期呼吸科门诊复查。

5.出院带药：如有必要，带7～10天的激素和抗生素。

6.部分缓解或不符合出院标准的患者应收入内科病房或急诊留观（如有）。

7.对于气管插管或需要无创通气的患者需要收入ICU。

（刘韶瑜　译　李　硕　校）

参考文献/扩展阅读

1. Vogelmeier CF, Criner GJ, Martinez FJ, et al. Global strategy for the diagnosis, management, and prevention of chronic obstructive lung disease 2017 report. GOLD executive summary. *Am J Respir Crit Care Med*, 2017 Mar 1, 195（5）: 557-582.
2. Barnes PJ. Mechanism in COPD: differences from asthma. *Chest*, 2000, 117: 2（suppl）: 10s-14s.
3. Campbell S. For COPD a combination of ipratropium bromide and albuterol sulfate is more effective than albuterol base. *Arch Intern Med*, 1999, 159（2）: 156-160.
4. Gross N, Tashkin D, Miller R, et al. Inhalation by nebulization of albuterol-ipratropium combination（Dey combination）is superior to either agent alone in the treatment of chronic obstructive pulmonary disease. Dey Combination Solution Study Group. *Respiration*, 1998, 65（5）: 354-362.
5. Routine nebulized ipratropium and albuterol together are better than either alone in COPD. The COMBIVENT Inhalation Solution Study Group. *Chest*, 1997, 112（6）: 1514-1521.
6. Walters JA, Tan DJ, White CJ, et al. Systemic corticosteroids for acute exacerbations of chronic obstructive pulmonary disease. *Cochrane Database of Syst Rev*, 2014（9）.
7. Barr RG, Rowe BH, Camargo CA Jr. Methylxanthines for exacerbations of chronic obstructive pulmonary disease. *Cochrane Database Syst Rev*, 2001（1）: CD002168.
8. Bott J, Carroll MP, Conway JH, et al. Randomised controlled trial of nasal ventilation in acute ventilatory failure due to chronic obstructive airway disease. *Lancet*, 1993, 341（8860）: 1555-1557.
9. Mehta S, Hill NS. Noninvasive ventilation. *Am J Respir Crit Care Med*, 2001, 163（2）: 540-577.
10. *MOH Clinical Practice Guidelines* 4/2006. Chronic

Obstructive Pulmonary Disease.

第三节　社区获得性肺炎

Chua Mui Teng · Goh Ee Ling

定义

• 肺炎的定义为急性肺实质炎症。社区获得性肺炎的定义如下所述。

1.胸部X线片可见炎症浸润。

2.呼吸音改变和（或）局部爆裂音。

• 患者必须不是住院患者或不在14天的潜伏期内。

要点

• 肺炎诊断需要依赖X线，因为体格检查具有较低的敏感度和特异度。

• 在新加坡，肺炎是导致死亡的最常见的原因。因此，迅速诊断和治疗很关键。

病原学

• 最常见的病原学

1.肺炎链球菌（65%）。

2.流感嗜血杆菌（10%）。

3.非典型病原体：支原体、军团菌（10%）。

4.金黄色葡萄球菌（2%）。

5.少见的革兰氏阴性菌（1%）。

6.混合感染（5%～10%）。

• 青霉素耐药（40%）和多重耐药肺炎链球菌发病率显著增加。因此，这会影响重症社区获得性肺炎（SCAP）患者经验性抗生素的选择。

• 在新加坡，革兰氏阴性菌CAP的发病率和毒力较高。类鼻疽伯克霍尔德菌和肺炎克雷伯菌占SCAP病原体感染的25%，可导致50%以上的死亡率。

• 在新加坡，肺结核占CAP的15%～20%，对于所有患者（尤其是老年人），临床医师都应该考虑结核的可能。

• HIV患者通常容易感染卡式肺孢子菌肺炎（一般有严重低氧血症和与之不平行的轻度X线异常）或肺结核（广泛性）。

临床评估

• 临床评估的目的

1.确定CAP诊断。

2.适当的危险分层。

3.选择合适的抗生素方案。

4.确定适当的处理。

• 病史

1.临床表现

（1）下呼吸道感染（可能存在≥2种症状）：发热/体温过低，寒战，出汗，新出现的伴有/不伴咳痰的咳嗽、胸痛和呼吸困难。

（2）非特异性：疲劳、肌痛、腹痛、食欲缺乏和头痛。

2.既往病史，特别是死亡风险因素：

（1）高龄。

（2）酗酒。

（3）进展的恶性肿瘤。

（4）神经系统疾病。

（5）心力衰竭。

（6）糖尿病。

（7）既往得过肺炎，由革兰氏阴性菌引起的肺炎或吸入性肺炎。

3.现有疾病的预先治疗，如之前应用过抗生素。

体格检查

• 一般情况：意识状态改变、呼吸窘迫症状、脱水和毒性表现。

• 生命体征：呼吸急促、发热和休克迹象（心动过速和低血压）。

• 呼吸：湿啰音、支气管呼吸音、胸腔积液、和干啰音。

辅助检查

• 胸部X线检查：感染程度、肺炎旁积液和空洞。

• 血液检查

1.全血细胞计数和肾功能。

2.重症肺炎、针对耐甲氧西林金黄色葡萄球菌（MRSA）及铜绿假单胞菌经验性治疗的患者需要血培养检查。

3.动脉血气分析（如有必要）。

4.乳酸测定以评估重症肺炎的预后。

• 床旁肺超声：胸膜下不连续、支气管充气征或碎片征。

• 其他（通过临床评估确定）：心电图，毛细血管血糖和尿培养。

给全科医师的特别提示

• CAP的确诊需要胸部X线片检查。

• CRB-65可用作门诊患者CAP风险分层工具，指导患者的治疗，不包含尿素氮水平。

注意：CRB-65是CURB-65的另一个版本，省略了尿素氮的测量。

处理

• 危险分层：这为临床医师在选择患者治疗场所（住院还是门诊）、诊断评估严重程度及抗生素的初始选择上提供了有效依据。风险分层工具应与临床评估相结合，而不能代替临床医师的判断。

CURB-65

• CURB-65是一种临床预测工具，基于以下5个因素，每个因素1分，用于预测CAP的死亡率：

1.意识障碍。

2.尿素氮＞7mmol/L。

3.呼吸频率≥30次/分。

4.血压（收缩压＜90mmHg或舒张压≤60mmHg）。

5.年龄≥65岁。

• 通常用于决定入院与出院。

• 有关CURB-65的应用，请参见表4-6。

表4-6 CURB-65的应用

评分	30天死亡率（%）*	危险等级	治疗地点
0	0.7	低	门诊
1	2.1	低	
2	9.2	中	住院（急诊留观）或密切门诊监测
3	14.5	中高	住院，可考虑住ICU
4	40	高	ICU

*Thirty-day mortality rates based on derivation cohort reported by WS Lim，et al.（2003）.

• 肺炎严重程度指数（PSI）是一种替代评分系统，以帮助入院与出院决定。PSI可能比CURB-65具有更好的辨别力，但需要更多的数据点（如PaO_2），且评分更复杂，建议应用在线计算器。

美国胸科学会/美国传染病学会标准的重度CAP定义

• 美国胸科学会/美国传染病学会（ATS/IDSA）标准（表4-7）构成临床预测规则，对是否需要住院及选择合适的住院场所进行风险分层。

• 符合ATS/IDSA重症CAP标准的患者应考虑入住ICU。

表4-7 ATS/IDSA的重症CAP定义

经过验证的定义包括1个主要标准或3个或3个以上的次要标准

主要标准

• 脓毒症性休克，需要使用血管升压药

• 呼吸衰竭，需要机械通气

次要标准

• 呼吸频率≥30次/分

• PaO_2/FiO_2≤250mmHg

• 胸部X线显示多肺叶浸润

• 意识障碍/定向力障碍

• 尿毒症（尿素氮水平＞7mmol/L）

• 白细胞减少（白细胞计数＜$4.0×10^9$/L），由于感染，不是化疗诱导

• 血小板减少（血小板计数＜$100×10^9$/L）

• 低体温（核心温度＜36℃）

• 低血压需要积极的液体复苏（20～30ml/kg），或乳酸水平＞4mmol/L

• 支持治疗

1.如果患者是脓毒症休克或呼吸衰竭，应在监测区域或关键区域隔离患者。

2.监测：心电图、生命体征、脉搏血氧饱和度。

3.建立静脉通路。

4.保护气道、呼吸和循环（ABC）。

（1）在有难治性休克或呼吸衰竭的情况下确保气道通畅。

（2）给予氧疗。

（3）对休克患者进行液体复苏（参见第2章第六节“脓毒症与脓毒症休克”）。对液体复苏反应不佳的患者考虑使用正性肌力药物。

• 抗生素

1.抗生素的最初选择应基于风险类别和常见

病原体的相对流行病学分布。

2.喹诺酮类药物应仅用于严重青霉素过敏的患者，因为这可能会增加耐药性，延迟肺结核的诊断和治疗。

3.收入重症监护室的严重社区获得性肺炎（CAP）患者需要应用广谱抗生素，包括耐青霉素肺炎链球菌、类鼻疽伯克霍尔德菌、肺炎克雷伯菌、金黄色葡萄球菌和非典型病原体。

4.抗生素选择见表4-8。

5.不同临床环境中的微生物类型见表4-9。

表4-8 对住院成人肺炎患者的经验性抗生素治疗

（建议对严重CAP患者或正在接受MRSA或铜绿假单胞菌经验性治疗的患者用药前进行血液培养。ATS/IDSA指南2019）

	一线治疗	青霉素过敏	严重青霉素过敏
住院，非ICU	IV阿莫西林-克拉维酸1.2 g，q8h＋PO阿奇霉素500mg，q24h（3天）	IV头孢曲松1g，q12h＋PO阿奇霉素500mg，q24h（3天）	PO左氧氟沙星750mg，q24h（疑似结核除外）
重症肺炎	IV头孢曲松1g，q12h± IV甲硝唑500 mg，q8h	IV头孢吡肟2 g，q8h＋PO阿奇霉素500 mg，q24h(3天)	IV美罗培南1 g，q8h ＋PO阿奇霉素500 mg，q24h（3天）
有感染铜绿假单胞菌的风险	IV哌拉西林-他唑巴坦4.5g，q6h	IV头孢吡肟2 g，q8h	IV万古霉素15 mg/kg，q12h＋静脉注射氨曲南2 g，q8h＋静脉注射阿米卡星15 mg/kg, STAT
怀疑误吸	IV阿莫西林-克拉维尼克1.2 g，q8h	IV头孢曲松1g，q12h ± IV甲硝唑500mg，q8h	IV克林霉素600 mg，q8h

注：IV.静脉注射；PO.口服；q8h.每8小时1次；q6h.每6小时1次；q24h.每24小时1次。

推荐的抗生素治疗时间：5～7天；类鼻疽需要的持续时间较长。如果涉及流感，加入口服奥司他韦75 mg BD，持续5天。如果涉及MRSA，可静脉注射万古霉素15 mg/kg q12h。一旦口服耐受，可以考虑改用口服治疗。

资料来源：The National University Hospital of Singapore's antibiotic guidelines.

表4-9 肺炎患者在不同临床环境中可能存在的微生物类型

青霉素耐药和多重耐药肺炎球菌	• 年龄＞65岁 • 过去3个月内进行β-内酰胺治疗 • 酒精中毒 • 免疫抑制性疾病 • 在日托中心照看的儿童
肠道革兰氏阴性菌	• 居住在养老院 • 基础心肺疾病 • 多种合并症 • 最近的抗生素治疗
铜绿假单胞菌	• 支气管扩张 • 皮质类固醇治疗 • 广谱抗生素治疗 • 营养不良

6. 2019年美国胸科学会/美国传染病学会（ATS/IDSA）指南建议放弃医疗保健相关肺炎的类别。建议强调当地的流行病学和已验证的危险因素，以确定是否需要MRSA或铜绿假单胞菌的覆盖率。如果培养结果是阴性的，则越来越重视降低治疗水平。

• 处置

作为住院治疗的患者应根据机构指南接受呼吸内科治疗，包括隔离或不隔离。出院者应在1周内到呼吸专科门诊进行随访、复查。

（徐定华 译 李 硕 校）

参考文献/扩展阅读

1. Lim WS，van der Eerden MM，Laing R，et al. Defining community acquired pneumonia severity on presentation to hospital：an international derivation and validation study. *Thorax*，2003，58（5）：377-382.
2. Bauer TT，Ewig S，Marre R，et al. CRB-65 predicts death from community acquired pneumonia. *J Intern Med*，2006，260：93.
3. Volpicelli G，Elbarbary M，Blaivas M，et al. International evidence-based recommendations for point-of-care lung ultrasound. *Intensive Care Med*，2012，38（4）：577-591.
4. Kalil AC，Metersky ML，Klompas M，et al. Management of adults with hospital-acquired and ventilator-associated pneumonia：2016 clinical practice guidelines by the Infectious Diseases Society of America and the American Thoracic Society. *Clin Infect Dis*，2016，63（5）：e61-e111.

5. Metlay JP, Waterer GW, Long AC, et al. Diagnosis and treatment of adults with community-acquired pneumonia. an official clinical practice guideline of the American Thoracic Society and Infectious Diseases Society of America. *Am J Respir Crit Care Med*, 2019, 200（7）: e45-e67.

第四节　气　　胸

Chai Chew Yian · Amila Punyadasa · Shirley Ooi

要点

- 气胸的治疗决策与气胸的量、患者的临床状态及是否存在肺部病变有关。
- 张力性气胸是一种临床急症，需要在胸部X线片完善之前进行诊断和治疗。如果患者有严重的呼吸困难、心动过速、周围灌注不足、一侧呼吸音减低和静脉充盈，则应当疑诊张力性气胸。气管移位是张力性气胸的晚期表现。
- 出院建议对减少再入院风险至关重要。

自发性气胸的分型

- 自发性气胸并无外伤性或医源性诱因。
- 自发性气胸分为两种

1.原发性　不存在潜在的可能引起气胸的肺部结构异常或肺部疾病。

2.继发性　存在肺部疾病（如慢性阻塞性肺疾病、哮喘和肺炎）。

给全科医师的特别提示

- 对于所有表现为急性呼吸困难和（或）单侧的胸痛的患者都应当考虑到气胸的可能，尤其是类似“马方综合征”体型的年轻患者或慢性阻塞性肺疾病患者伴随其他对应体征（如双侧呼吸音不对称）。
- 一旦怀疑张力性气胸，应当立刻使用14G静脉穿刺针插入安全三角或锁骨中线第2肋间并拔出针芯进行穿刺减压，再通过急救车将患者转运去医院。如果不这么做，患者可能会死亡。

初始治疗

- 可疑气胸且生命体征不稳定的患者必须在抢救区进行治疗。
- 监测生命体征和脉搏血氧饱和度。
- 给予纯氧

1.假设没有持续的漏气，气胸患者每天的吸收速率占一侧胸腔容积的1.25% ～ 2.2%。

2.高流量吸氧（10L/min）能够使气胸的吸收率增加4倍（每天6%）。

辅助检查

- 主要的检查手段为胸部X线检查（图4-2），但胸部X线常低估气胸量。如果怀疑张力性气胸，应当在完善胸部X线片前就立即治疗。
- 气胸量和临床表现并不完全一致，继发性气胸的症状比原发性气胸重。

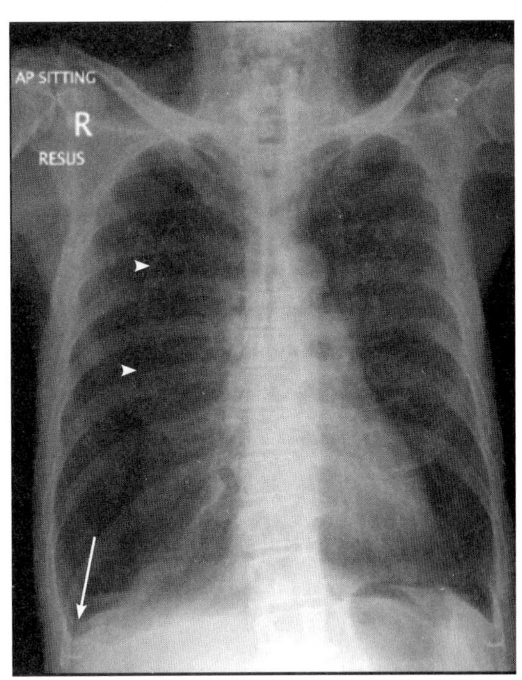

图4-2　无尾箭头显示右侧气胸。右肋膈角变钝（白色箭头）提示伴有少量胸腔积血

- 可以从以下几点来确定气胸量

1.肺尖到同侧胸膜顶的距离（图4-3a）　少量气胸（＜3cm）和大量气胸（≥3cm）。

2.胸膜间距离（图4-3a）　少量气胸（＜2cm）和大量气胸（≥2cm）[英国胸科协会（BTS）

指南]。

3. Collins法（图4-3b）

（1）测量如下距离

1）A：肺尖至胸膜的距离。

2）B：上半部肺组织中点的胸膜间距。

3）C：下半部肺组织中点的胸膜间距。

（2）气胸压缩百分比＝4.2＋4.7×（A＋B＋C）。

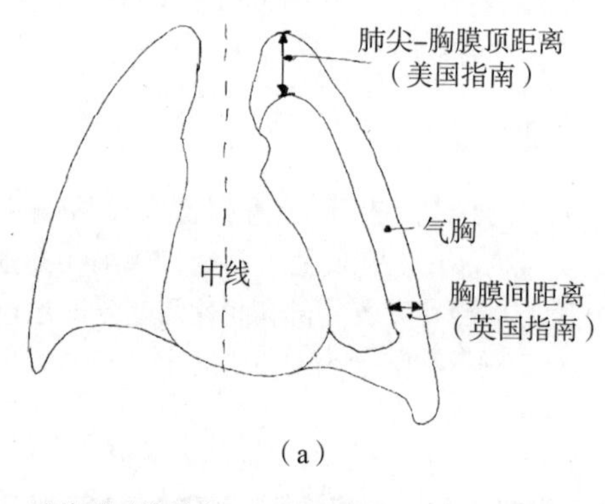

（a）

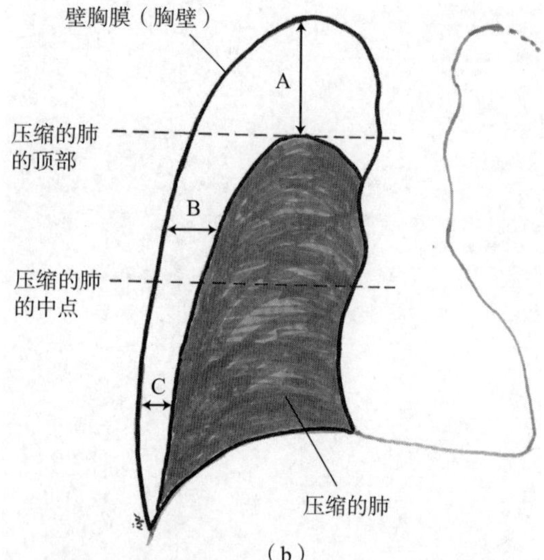

（b）

图4-3 气胸量的计算，使用肺尖-胸膜顶距离或胸膜间距离（a），或Collins法（b）

处理

- 处理取决于以下几个因素

1. 患者是否稳定。
2. 气胸量。
3. 气胸的分型。

不稳定的患者

- 如果患者出现低血压。

1. 应当考虑患者有张力性气胸。
2. 传统上是在锁骨中线第2肋间使用14G穿刺针进行胸腔穿刺放气。现在越来越推崇在安全三角（胸大肌外缘、腋中线和第5肋间为边界）进行粗针减压或手指胸廓造口术。
3. 此后，在安全三角放置24～28F胸引管。

- 如果患者仅有呼吸急促和（或）心动过速的表现，应当使用24～28F的胸腔引流管进行充分引流。
- 将患者收住院。

少量原发性自发性气胸（稳定的患者）

- 在急诊观察患者3～6h。
- 如果患者满足以下条件，可以离院。

1. 临床情况稳定。
2. 复查胸部X线片未见气胸加重。

- 对患者进行建议（如下）。
- 预约呼吸病专家进行随访，包括症状和胸部X线检查（BTS指南并未指明具体时间，但考虑到症状已缓解，所以间隔1周即可）。

大量原发性自发性气胸（稳定的患者）

- 使用负压吸引装置对气胸进行引流（通过针头或细的胸腔引流管引流）。
- 将患者收入观察室或呼吸病房进行观察。
- 如果患者为复发性气胸或合并血胸，应当考虑收入心胸外科病房。
- 越来越多的证据表明，一部分原发性自发性气胸的患者也可以保守治疗。治疗策略与“少量原发性自发性气胸（稳定的患者）”部分相似。

继发性气胸患者

- 所有患者都应当住院观察至少24h，并进行氧疗。
- 因为漏气很难自止，大多数患者需要进行积极干预。
- 胸腔穿刺抽气可能难以奏效，大多数患者需要进行小口径的胸腔引流。

气胸建议

- 无论肺是否已复张，都应当对所有从急诊出院的患者给予建议。
- 绝对禁忌：即使肺已完全复张，也不应当进行以下活动：

1. 登山。
2. 深海潜水。

- 相对禁忌：在肺完全复张以前（经胸部X线片证实），不应当进行以下活动。

1. 乘坐飞机（6周内）。
2. 需要用力的动作（如推或拉重物）（4周内）。

（李　姝　译　李　硕　校）

参考文献/扩展阅读

1. Brown SG，Ball EL，Perrin K，et al. Conservative versus interventional treatment for spontaneous pneumothorax. *N Engl J Med*，2020 Jan 29，382（5）：405-415.
2. *Advanced Trauma Life Support student course manual*. 10th edition. Chicago，IL：American College of Surgeons，Committee on Trauma，2018.
3. Management of spontaneous pneumothorax：an American College of Chest Physicians Delphi consensus statement. *Chest*，2001，199：590-602.
4. Mackenzie SJ，Gray A. Primary spontaneous pneumothorax：why all the confusion over first line treatment? *J R Coll Physicians Edinb*，2007，37：335-338.
5. MacDuff A，Arnold A，Harvey J. Management of spontaneous pneumothorax：British Thoracic Society pleural disease guideline 2010. *Thorax*，2010，65（Suppl 2）：ii18-ii31.
6. Noppen M，Alexander P. Manual aspiration versus chest tube drainage in first episodes of primary spontaneous pneumothorax. *Am J Respir Crit Care Med*，2002，165：1240-1244.
7. Ayed AK，Chandrasekaran C，Sukumar M. Aspiration versus tube drainage in primary spontaneous pneumothorax：a randomized study. *Eur Respir J*，2006，27：477-482.

第五节　急性呼吸衰竭

Chua Mui Teng · Goh Ee Ling · Malcolm Mahadevan

定义

急性呼吸衰竭是指肺摄取氧和（或）排出二氧化碳障碍。

- Ⅰ型呼吸衰竭　动脉血氧分压（PaO_2）＜60mmHg。
- Ⅱ型呼吸衰竭　动脉血二氧化碳分压（$PaCO_2$）＞55mmHg，伴有或不伴有缺氧。
- 表4-10列举了引起呼吸衰竭的原因。

表4-10　呼吸衰竭的原因

缺氧	二氧化碳潴留
V/Q失调	**中枢呼吸驱动下降**
哮喘 支气管扩张 间质性肺病 肺栓塞	药物 颅脑损伤 中枢神经系统病变 代谢性碱中毒 慢性Ⅱ型呼吸衰竭患者氧疗后，失去了缺氧对呼吸的刺激作用
分流增加	**肺和气道疾病/阻塞***
肺炎 肺水肿	哮喘 支气管扩张 慢性阻塞性肺疾病
弥漫性损伤	**胸廓异常**
肺气肿 间质性肺病	肥胖/阻塞性睡眠呼吸暂停 胸外伤 脊柱畸形
氧分压下降	**神经/神经肌肉异常**
高海拔 窒息	重症肌无力 吉兰-巴雷综合征 颈髓/高位胸髓损伤 横贯性脊髓炎
肺泡低通气#	
见“二氧化碳潴留”的原因	
静脉回流受阻或携氧能力下降	
张力性气胸 严重贫血 一氧化碳中毒	

*气道阻塞疾病引起过度通气，由此导致肺弹性回缩力下降、膈肌低平、疲劳和呼吸肌的运动减弱。

#肺泡低通气是由于中枢呼吸驱动力减弱，脊髓疾病/病变，脊髓炎，胸廓异常，参见“二氧化碳潴留”的原因。

要点

- 单纯Ⅱ型呼吸衰竭的患者可能看似“逍遥”，如通常没有呼吸急促的表现。
- 高碳酸血症的患者常表现出困倦，而缺氧的患者通常表现为易激惹，甚至有伤人行为。
- 脉搏血氧饱和度能够代表血红蛋白氧饱和度（SaO_2），但并不反映通气情况（通气情况应当同时参考血氧分压和二氧化碳分压水平）。通气情况必须通过动脉血气评估。框4-1为动脉血气的解读。

- 91%的SaO_2通常对应的PaO_2是60mmHg，但这一数值受pH、体温、2,3-DPG水平（导致氧解离曲线的偏移）的影响。
- 对于接受氧疗的患者，$PaO_2$100mmHg也可能是不正常的，应当计算PaO_2/FiO_2（氧合指数）。
- 对于慢性代偿性Ⅱ型呼吸衰竭患者，如果pH正常，高碳酸血症无须治疗。
- 不要给因二氧化碳潴留而导致pH降低的患者碳酸氢钠，这会加剧呼吸性酸中毒。
- 对于大多数患者，氧疗的目标为SpO_2＝94%～98%，对于慢性Ⅱ型呼吸衰竭的患者，氧疗的目标为SpO_2＝88%～92%。
- 氧疗：见表4-11。

给全科医师的特别提示

- 应当对有呼吸困难的患者实施氧疗，直至救护车到达。

处理

治疗目标

- 确定呼吸衰竭的诊断及明确病因。
- 对呼吸衰竭进行支持治疗。
- 治疗引起呼吸衰竭的原发病。

支持治疗

- 将患者安置在抢救区。
- 监护：心电图、生命体征及脉搏血氧饱和度。
- 注意气道保护和（或）进行机械通气（参见2章第一节“气道管理/快速诱导气管插管”）。对于部分患者，可以在气管插管之前尝试NIV（参见“NIV的适应证”）
- 进行氧疗。吸入氧浓度（FiO_2）由患者情况及SpO_2水平决定（表4-11）。
- 尽早检测动脉血气，确定呼吸衰竭的类型及严重程度（框4-1）。

表4-11　氧疗设备

设备	特点	优点	缺点	指征
鼻导管	• 低流量（1～6L/min） • FiO_2*为0.24～0.40（3%～4%/L） • FiO_2可调节	• 操作简单 • 不影响行动或饮食 • 依从性好	• FiO_2不精确 • FiO_2最大值＜40%	• 轻度低氧患者 • 既往有二氧化碳潴留的患者
普通面罩	• 低流量（5～10L） • FiO_2为0.35～0.50（3%～4%/L）	• 比鼻导管提供更高的FiO_2	• 舒适度下降 • 影响说话和饮食 • 如果流量低，可能导致二氧化碳再吸入 • FiO_2波动大	• 无慢性阻塞性肺疾病的中度低氧患者
文丘里面罩	• 提供高达15L/min的氧流量 • FiO_2为0.24～0.50	• 较精确的FiO_2调节 • FiO_2最大值为50%	• 需要进行两项设置，容易出现使用错误** • 依从性差 • 如果流量低，可能导致二氧化碳再吸入 • 不能说话和吃饭	• 对于慢性阻塞性肺疾病导致的Ⅱ型呼吸衰竭患者，提供可控的氧疗
非再呼吸面罩	• 低流量（6～15L/min） • FiO_2为0.70～0.80	• 与以上设备相比，可提供FiO_2的最大值 • 阀门能够避免呼出气再吸入	• 依从性差 • 遮挡口腔 • 可能会导致幽闭恐惧	• 提供纠正急性缺氧所需的高FiO_2
经鼻高流量吸氧	• 湿化的高流量可达60L/min及FiO_2为1.0 • 低水平PEEP • 减少上气道阻力 • 气管冲洗作用	• 使用简单易于监测 • 患者舒适，依从性好 • 经口进食时不影响氧疗 • 吸入气体温暖潮湿，减少代谢做功	• 吸气时无通气支持 • 需要高PEEP(呼气末正压）时缺乏证据支持 • 只适用于Ⅰ型呼吸衰竭；Ⅱ型呼吸衰竭的证据有限	• Ⅰ型呼吸衰竭 • 撤机

*FiO_2：吸入氧浓度。

**文丘里面罩的正确使用（2个调节阀）。

- 确定需要的FiO_2（绿色调节阀：24%～30%，白色调节阀：35%～50%）。
- 调定目标FiO_2需要的氧流量。
- 将面罩上的文丘里喷射口大小调定到目标氧浓度。

框4-1　动脉血气的解读

- 氧输送及氧合

1.记录患者的吸入氧浓度对解读血气至关重要。

2.可以用下列方式估算FiO_2

（1）鼻导管吸氧（2～4L/min）：21%＋［4×氧流量（L/min）］%。

（2）普通面罩（6～8L/min）：FiO_2 50%～60%。

（3）储氧面罩（非再呼吸面罩）：70%～80%。

3.低流量吸氧装置（如鼻导管）给氧受空气影响，FiO_2不稳定且不精确。

4.理想状态下，应当通过一种固定系统，如文丘里面罩进行给氧，以便设置精确的FiO_2。

5.PaO_2/FiO_2（P/F）氧合指数是快速估计氧合的工具

（1）正常为500～600mmHg。

（2）伴肺泡浸润达3/4肺同时肺毛细血管楔压正常的患者如PaO_2/FiO_2＜300mmHg提示急性呼吸窘迫综合征。

1）轻度：200～300mmHg。

2）中度：100～200mmHg。

3）重度：＜100mmHg。

注意：

- 肺泡-动脉氧分压差（A-a梯度）可以用来评价患者的氧合状态，虽然临床上并不常用。

1.$P(A\text{-}a)O_2 = PAO_2 - PaO_2$（mmHg）。

$= [(760-47) \times FiO_2 - PaCO_2/0.8] - PaO_2$。

FiO_2使用小数表示。

2.正常A-a梯度＝10～20mmHg，大于50mmHg提示严重的肺功能受损。

3.A-a梯度随患者年龄和FiO_2升高。

（1）年龄每增长10岁，增加3.5mmHg。或者可以使用公式：正常值＝年龄/4＋4

（2）FiO_2每增加0.1，增加5～7mmHg。

（3）吸烟者没有矫正系数。

4.A-a梯度升高的原因包括V/Q失调（如肺通气和灌注不匹配），右向左分流和弥散障碍。

5.目前尚不能解释为何肺栓塞时A-a梯度正常。

通气支持

- 分为两种

1.无创通气（见下文）。

2.有创通气（用于气管插管患者）：进行气管插管或者气管切开。本章未对有创通气的模式进行详述。

- 无创通气

1.定义　在没有建立人工气道（如气管插管或气管切开）时对患者实施的正压通气。

2.通气模式　持续气道正压通气（CPAP）或双相气道正压（BiPAP）。

3.适应证　见表4-12。

注意：合并Ⅱ型呼吸衰竭的哮喘或肺炎患者不适合NIV；这些患者应当考虑气管插管。

4.禁忌证

（1）绝对禁忌证

1）心搏呼吸骤停。

2）由于严重的面部畸形、创伤或手术不能使用面罩。

（2）相对禁忌证

1）气道分泌物多。

2）大量上消化道出血。

3）近期上消化道或气道手术。

4）多（两个或以上）器官功能衰竭。

5）血流动力学不稳定或致命性心律失常。

6）误吸风险高。

7）精神状态不稳定或困倦。

8）易激惹及不能配合的患者。

9）致命性的低氧血症。

5.并发症

（1）人机不同步。

（2）气胸。

（3）漏气可能影响通气效果。

（4）由于呼气末正压（PEEP）影响静脉回流导致低血压。

（5）面罩不适。

（6）面部擦伤或皮肤破损。

表4-12　无创机械通气的指征

慢性阻塞性肺疾病急性加重、支气管扩张和肥胖低通气综合征
尽管已经优化了药物治疗，但动脉pH＜7.35且动脉二氧化碳分压（$PaCO_2$）＞45mmHg
神经肌肉病
1.当肺活量小于1L时，呼吸频率＞20次/分，即使二氧化碳分压正常
2.pH＜7.35且（$PaCO_2$）＞45mmHg
急性肺水肿
1.临床表现：呼吸频率＞25次/分或SpO_2＜90%
2.血气分析提示Ⅰ型呼吸衰竭（使用CPAP）或Ⅱ型呼吸衰竭（使用BiPAP）

治疗引起呼吸衰竭的原发病

- 患者安置

根据诊断和临床情况将患者收入院，安置在合适的科室和治疗单元。

（李　姝　译　李　硕　校）

参考文献/扩展阅读

1. Nava S，Hill N. Non-invasive ventilation in acute respiratory failure. *Lancet*，2009，374：250-259.
2. Davidson AC，Banham S，Elliott M，et al. BTS/ICS guideline for the ventilatory management of acute hypercapnic respiratory failure in adults. *Thorax*，2016，71（Suppl 2）：ii1-ii35.
3. Ponikowski P，Voors AA，Anker SD，et al. 2016 ESC guidelines for the diagnosis and treatment of acute and chronic heart failure. *Eur Heart J*，2016，37：2129-2200.
4. MT Chua，WS Kuan. The use of high-flow nasal cannula in acute decompensated heart failure：ready for prime time yet? *J Emerg Crit Care Med*，2017，1：22.
5. Oxygen therapy for acutely ill medical patients：a clinical practice guideline. *BMJ*，2018，363：k4436.
6. Masip J，Peacock FW，Price S，et al. Acute Heart Failure Study Group of the Acute Cardiovascular Care Association and the Committee on Acute Heart Failure of the Heart Failure Association of the European Society of Cardiology. Indications and practical approach to non-invasive ventilation in acute heart failure. *Eur Heart J*，2018，39（1）：17-25.

消化系统急症　第5章

第一节　急性阑尾炎

Li Zisheng・Sim Tiong Beng・Malcolm Mahadevan

要点

- 急性阑尾炎是常见的急诊手术之一，男性的发病率为8.6%，女性的发病率为6.7%。
- 阑尾炎的典型症状是从急性发作（几小时到几天）的脐周疼痛转移到右下腹。疼痛可能与呕吐、厌食或发热相关，通常早于其他症状。
- 所有右下腹疼痛的患者都应疑诊阑尾炎，直到确诊为其他疾病。明确局限在麦氏点（位于髂前上棘与脐连线的外1/3处）的右下腹疼痛，使诊断阑尾炎更加明显。
- 其他体格检查包括结肠充气试验（当左下腹触诊时伴随右下腹疼痛），腰大肌试验（右髋被动外展伴随右下腹疼痛，常与盲肠后位阑尾相关）或闭孔肌试验（将右髋向内旋转，右髋和右膝被动屈曲时伴随右下腹疼痛）。
- 只有50%～60%的患者有典型症状。注意存在更高误诊风险的特殊患者群体，如儿童、老年人、女性、孕妇和免疫功能低下患者。这些患者群体会表现出非典型症状，特别是在发病早期，如描述不清的腹部不适、腹胀、腹泻和嗜睡。
- 女性患者中，特别是处于生育年龄的，考虑妇科病因也同样重要（如卵巢扭转、输卵管卵巢脓肿）。
- 右下腹疼痛的其他少见病因包括肠系膜腺炎、泌尿系统疾病（如输尿管绞痛）或胃肠道疾病（结肠炎、憩室炎、嵌顿性疝）。
- 阑尾尖端位置的解剖变异会表现出不同的临床症状，使阑尾炎的确诊充满挑战。例如，盲肠后位阑尾的位置“隐蔽”，其不接触前腹膜壁层，所以表现出不典型的临床症状。
- 阑尾炎的重要并发症是穿孔。通常在出现症状的24h内不会出现穿孔。阑尾炎或阑尾穿孔可导致阑尾周围脓肿、弥漫性腹膜炎、肠梗阻或脓毒症。
- 虽然很少见，但曾做过阑尾切除手术的患者有可能患残端性阑尾炎。

实验室检查

- 有用的检验包括全血细胞分析，以及C反应蛋白、肾功能、尿液检测及尿妊娠试验。
- 没有单独一项实验室检验对确诊或排除急性阑尾炎有100%的准确率。例如，75%～80%的急性阑尾炎患者会出现白细胞计数升高伴核左移。
- 阑尾炎有时能导致轻微脓尿，是因为阑尾的位置靠近输尿管，导致误诊为泌尿系统感染。

影像学检查

- 疑诊阑尾炎的患者，查腹部X线意义不大。对于阑尾炎，腹部X线唯一特异性发现是粪石，但很少见（2%的发生率）且并不符合本研究的成本和所受辐射。
- 腹/盆部增强CT是确诊阑尾炎的最有用且方便的检查。该检查不仅能够准确区分出其他位置疾病所致的与阑尾炎相似的症状（如憩室炎或疝），还能有助于分辨出症状更重的患者是尖端的非穿孔阑尾炎还是穿孔阑尾炎。阑尾炎的CT特征包括阑尾壁增厚（＞2mm），增大的阑尾直径＞6mm伴腔内阻塞和阑尾周围脂肪层渗液。

• 超声检查对于确诊儿童阑尾炎有用，但是对于成人阑尾炎，敏感性和特异性更低，因此对成人阑尾炎用处更小。

• 腹部MRI有时用于对CT检查禁忌的患者，如怀疑急性阑尾炎的孕妇。

临床决策规范

• Alvarado评分是基于3个症状的10分制评分工具，3个症状和2个实验室结果用来预测阑尾炎的可能性（表5-1和表5-2）。一种受欢迎的帮助记忆Alvarado评分因素的方法是MANTRELS。

M 转移到右下腹
A 厌食
N 恶心、呕吐
T 右下腹疼痛

表5-1 Alvarado评分系统

特点	得分
症状	
转移性右下腹痛	1
恶心、呕吐	1
厌食	1
体征	
右下腹压痛	2
发热＞37.3℃	1
右下腹反跳痛	1
实验室检查	
白细胞计数升高（＞10×10^9/L）	2
核左移＞75%	1
总分	10

资料来源：Alvarado A.A practical score for the early diagnosis of acute appendicitis.Ann Emerg Med，1986 May 1，15（5）：557-564.

表5-2 Alvarado评分评估阑尾炎概率

Alvarado评分	似然比	阑尾炎概率（%）	推荐处理
低风险（＜4分）	0.03	3.7	准予急诊腹痛患者离院并建议门诊随访
中风险（4～6分）	0.42	45	转入观察室并完善连续检查
高风险（7分或更高）	3.4	87	准予住院

R 反跳痛
E 体温升高（发热）
L 白细胞计数升高
S 核左移

• 连续腹部检查是种有用的诊断方式，特别是对疑诊阑尾炎的年轻患者（如1～2天的早期发病症状），如果担心CT检查有射线和造影剂风险，可用其他检查替代。

• 在阑尾炎中，症状随时间的推移而发生变化，疼痛症状越来越重，然而未患阑尾炎的患者，症状经常能缓解或通过连续腹部检查确诊。

疑诊阑尾炎和确诊阑尾炎的处理

• 疼痛的处理：使用静脉镇痛药，如果症状变重，可安全地应用阿片类药物，但不能掩盖假性腹膜炎的症状。

• 抗生素治疗：选择抗生素，静脉应用阿莫西林克拉维酸1.2g或静脉应用头孢曲松1g和静脉应用甲硝唑500mg。

• 嘱患者禁食、禁水。

• 请外科会诊。

• 普通外科行阑尾切除术时可选择腹腔镜或开腹手术。

（雷 畅 译 葛洪霞 校）

参考文献/扩展阅读

1. Baird DL，Simillis C，Kontovounisios C，et al. Acute appendicitis. *BMJ*，2017 Apr 19，357.
2. Jaschinski T，Mosch C，Eikermann M，et al. Laparoscopic versus open appendectomy in patients with suspected appendicitis：a systematic review of meta-analyses of randomised controlled trials. *BMC Gastroenterol*，2015，15：48.
3. Ebell MH，Shinholser J. What are the most clinically useful cutoffs for the Alvarado and Pediatric Appendicitis scores? A systematic review. *Ann Emerg Med*，2014，64（4）：365-372，e2.
4. Cardall T，Glasser J，Guss DA. Clinical value of the total white blood cell count and temperature in the evaluation of patients with suspected appendicitis. *Acad Emerg Med*，2004 Oct，11（10）：1021-1027.
5. Terasawa T，Blackmore CC，Bent S，et al. Systematic review：computed tomography and ultrasonography to

detect acute appendicitis in adults and adolescents. *Ann Intern Med*, 2004 Oct 5, 141（7）: 537-546.

6. Hostetler B, Leikin JB, Timmons JA, et al. Patterns of use of an emergency department-based observation unit. *Am J Ther*, 2002 Nov-Dec, 9（6）: 499-502.
7. Mahadevan M, Graff L. Prospective randomized study of analgesic use for ED patients with right lower quadrant abdominal pain. *Am J Emerg Med*, 2000, 18: 753-756.
8. Temple CL, Huchcroft SA, Temple WJ. The natural history of appendicitis in adults. A prospective study. *Ann Surg*, 1995, 221（3）: 278.
9. Rao PM, Rhea JT, Novelline RA. Sensitivity and specificity of the individual CT signs of appendicitis: experience with 200 helical appendiceal CT examinations. *J Comput Assist Tomogr*, 1997, 21（5）: 686.

第二节 急性肝性脑病

Daniel Huang · Eunice Tan · Mark Muthiah · Lin Ziwei · Malcolm Mahadevan

定义

肝性脑病是一种认知功能障碍，由肝衰竭和（或）门体分流手术导致。该病表现为广泛的神经或精神异常，从亚临床病变到昏迷。

分类

- A型病因是急性肝衰竭。
- B型病因是门体分流术。
- C型病因是肝硬化。

给全科医师的特别提示

- 避免应用经肝脏代谢的麻醉剂、镇静药和非甾体抗炎药。
- 请注意，并非所有肝性脑病患者都由慢性肝硬化导致。急性肝衰竭的病因包括摄入毒药、补品、消遣性毒品及甲型肝炎、乙型肝炎、戊型肝炎等。

与急性肝衰竭（ALF）相关的肝性脑病

- 肝性脑病是一种医疗紧急情况，需要及时识别和治疗，否则患者可能迅速恶化至昏迷或需要行肝移植。
- 通常情况下，患者在发病前身体条件良好，并且无肝脏疾病病史。一些例外包括肝豆状核变性、无肝硬化的乙型肝炎病毒再活化和自身免疫性肝炎，都可以导致急性肝衰竭，并且被归类到急性肝衰竭。
- 症状不明确并且没有特异性，即不适感和疲劳伴恶心，后续出现黄疸和肝性脑病，并可能迅速进展到昏迷。
- 病史：关注病史以排除以下情况。

1. 摄入肝毒性物质如过量的对乙酰氨基酚，饮食/草药补充剂如麻黄，毒性物质如芬氟拉明，药物致特殊肝脏损害如异烟肼，消遣性毒品如可卡因和摇头丸等。
2. 静脉应用药物。
3. 近期旅行史，需排除甲型肝炎和戊型肝炎。
4. 近期性接触史，重点排除可能的乙型肝炎。

- 体格检查不应该有慢性肝脏疾病体征、局灶性神经病或高热。若有以上体征，应试图寻找导致肝性脑病的其他病因。
- 肝性脑病分级

1. Ⅰ级：轻微认知障碍，焦虑，兴奋或短暂的注意力。
2. Ⅱ级：昏睡或冷漠伴时间和地点定向力障碍。患者可表现为轻微的性格改变或不恰当的行为。
3. Ⅲ级：精神恍惚和认知混乱。
4. Ⅳ级：昏迷。

- 处理

1. 患者应被安排到急诊室的重症监护室。
2. 保持气道通畅和吸氧：如果患者处于昏迷状态或气道狭窄，通过快速诱导插管技术实施气管内插管。
3. 监护心电图，每5～15分钟监测一次生命体征和脉搏血氧饱和度。
4. 建立外周静脉通路。
5. 管理静脉输液：生理盐水的输注速度足以维持外周灌注，最好在血流动力学监测下施行。

6.在与肝脏团队讨论后，静脉输注*N*-乙酰半胱氨酸（适用于所有类型的急性肝衰竭，不仅是对乙酰氨基酚所致的肝衰竭）。

7.由于呕吐、误吸和颅内压升高等危险因素，通常避免在气管插管前放置鼻胃管。

8.若发生癫痫，应使用抗癫痫药物和应用脑电图监测。传统的药物选择是苯妥英钠，然而，现在更常用没有肝毒性风险的药物，如左乙拉西坦。

• 检查

1.末梢血糖。

2.全血细胞计数、尿素氮/电解质/肌酐、凝血检查和肝功能检查。

3.对乙酰氨基酚浓度，血清毒理检查（如果涉及毒物）。

4.紧急行头颅CT检查脑水肿。

5.与肝移植团队讨论后，完善肝脏成像检查。

6.若临床适用，完善尿妊娠试验。

• 处置：咨询肝病科，并将患者转入重症监护室。

与肝硬化和门静脉高压相关的肝性脑病

• 患者已患肝脏疾病并且短时间内发展为意识障碍，或者有倾向于慢性肝病的进展现象。

• 肝硬化所致肝性脑病，病因是门体静脉分流和氨基酸代谢改变，因为氨及其他神经递质在其中扮演着重要角色。

• 根据时间段可将此类疾病分为3类：

1.偶发的　每次发生肝性脑病的时间间隔6个月以上。

2.复发的　每次发生肝性脑病的时间间隔少于或等于6个月。

3.持续的　总是存在行为模式改变，并夹杂着明显的肝性脑病复发。

• 病史：知晓患者患有肝硬化或肝脏疾病的病史很重要。

• 诱发事件：使患者由慢性肝脏疾病发展为肝性脑病，具体包括以下方面：

H　胃肠道出血，如静脉曲张或血管侵蚀。

E　电解质失衡（低钾血症，应用利尿剂后碱中毒，以及呕吐和腹泻）和低血糖。

P　蛋白质摄入量（过量）。

A　氮质血症（血液浓缩所致）和应用利尿剂。

T　镇静药和其他镇静催眠类药物。

I　感染，如自发性细菌性腹膜炎、泌尿系统感染或肺炎，以及外科手术伤口感染。

C　便秘。

• 体格检查

1.可能发现慢性肝脏疾病体征，如蜘蛛痣、男性乳房发育、肝掌、白指甲症和肝性扑翼样震颤。

2.神经系统查体可能发现异常，如肌张力增高、生理反射亢进和非昏迷患者巴宾斯基征阳性。锥体外系征很常见（如运动迟缓、运动功能减退、言语单调且缓慢、运动障碍）。

3.腹部查体可能发现肝大或脾大和腹水。

4.如有黑粪（柏油样便），应进行直肠检查。

• 处理：意识状态改变的复苏和支持治疗。

（1）将患者转至急诊室的急救区域。

（2）保持气道通畅和吸氧：如果患者昏迷状态或气道狭窄，通过快速诱导插管技术实施气管内插管。

（3）监护心电图，每5～15分钟监测一次生命体征和脉搏血氧饱和度。

（4）建立外周静脉通路。

（5）管理静脉输液：以维持外周灌注的速度输注生理盐水，最好在血流动力学监测下进行。

• 检查：在支持肝硬化并发肝性脑病的诊断下，寻找意识状态改变的诱因和其他原因。

1.末梢血糖。

2.全血细胞计数、尿素氮/电解质/肌酐、凝血检查和肝功能检查。

3.完善血培养和尿培养。如果有腹水的表现，可考虑行诊断性穿刺，这也是作为脓毒症诊断的一部分。

4.若存在低氧血症或二氧化碳潴留，进行动脉血气分析。

5.胸部X线检查。

6.对于首次患肝性脑病或不能确定导致意识状态改变的颅内情况，行头颅CT检查。

7.查血氨可能对临床诊断有帮助。

• 肝性脑病的逆转

1.治疗诱发因素，如应用抗生素治疗感染，纠正脱水。

2. 口服乳果糖30ml或乳果糖灌肠：引起渗透性腹泻，改变肠道菌群，从而减少氨生成。乳果糖和肠道菌群的存在状态会使结肠内环境酸性增强，从而使NH_3更容易转变为NH_4^+。NH_4^+不能被肠道吸收入血，会随粪便排出。

• 处置：若出现严重的肝性脑病，请消化内科医师会诊，以便将患者转入高级护理病房（或如果需要气管插管，转入重症监护室）。

（雷 畅 译 葛洪霞 校）

参考文献/扩展阅读

1. Sherlock S, Dooley J. *Diseases of the liver and biliary system*. 10th ed. Oxford, UK: Blackwell Science, 1997.
2. Ferenci P, Lockwood A, Mullen K, et al. Hepatic encephalopathy-definition, nomenclature, diagnosis, and quantification: final report of the working party at the 11th World Congress of Gastroenterology, Vienna, 1998. *Hepatology*, 2012, 35: 716-721.
3. Vilstrup H, Amodio P, Bajaj J, et al. Hepatic encephalopathy in chronic liver disease: 2014 practice guideline by the American Association for the Study of Liver Diseases and the European Association for the Study of the Liver. *Hepatology*, 2014, 60（2）: 715-735.
4. Polson J, Lee WM. American Association for the Study of Liver Disease. AASLD position paper: the management of acute liver failure. *Hepatology*, 2005, 41（5）: 1179-97. DOI: 10.1002/hep.20703
5. Stravitz RT, Lee WM. Acute liver failure. *Lancet*, 2019, 394（10201）: 869-881. DOI: 10.1016/S0140-6736（19）31894-X
6. Wendon J, Cordoba J, Dhawan A, et al. EASL clinical practical guidelines on the management of acute（fulminant）liver failure. *J Hepatol*, 2017 May 1, 66（5）: 1047-1081.

第三节 肝胆急症

Lin Ziwei · Calvin Koh · Brandon Koh

给全科医师的特别提示

• 胆绞痛镇痛首选阿片受体激动剂，如静脉给予小剂量曲马多。

• 胆绞痛患者使用解痉药（如东莨菪碱）的这种常见做法是没有循证医学证据的。

• 非甾体抗炎药对胆绞痛有效，但在消化性溃疡被排除之前，通常不用于胆绞痛的治疗。

肝胆系统急症多为胆石症的并发症，下文对其各种表现形式加以阐述：

胆绞痛

• 约20%的胆石症患者有胆绞痛。

• 胆绞痛是指胆石症患者在胆囊收缩且出口梗阻时所表现的一系列症状。

• 胆绞痛出现于胆石卡在胆囊颈部或哈特曼囊内时。

• 胆石症的危险因素包括高龄、女性、肥胖、高热量和饱和脂肪饮食、多胎产、快速减重、全肠外营养和某些药物（雌激素、降脂药）。

• 胆绞痛可以通过影像学检查、临床症状进行诊断。

临床特征

• 胆囊由内脏神经支配，所有典型的胆绞痛位于上腹部，有时也会位于右季肋部。

• 疼痛常伴有恶心，通常在15min内症状明显，并持续1～6h。

• 症状常于暴食或高脂饮食后出现。

- 这种疼痛好发于晚上，并影响睡眠。
- 伴有恶心、乏力、腹胀和呃逆。
- 症状反复出现。
- 通常自发缓解或使用镇痛药后缓解。

处理方法

- 镇痛。
- 避免暴饮暴食。
- 低脂饮食。
- 如果治疗后症状缓解，可在普通外科门诊预约随访后出院。
- 根据当地医疗资源及医疗机构工作流程，在预约门诊手术之前，需考虑安排一次肝胆系统超声扫描。
- 镇痛药物无效的患者需住院治疗。

特别提醒

- 疑似胆绞痛患者一定要明确有无梗阻性黄疸的症状和体征，因为这表明胆管结石的存在，而不是胆绞痛。
- 急性、持续性胆绞痛和发热提示急性胆囊炎。
- 疼痛、发热和梗阻性黄疸提示急性胆总管炎。

急性胆囊炎

- 超过90%的病例中有胆结石。
- 胆囊出口梗阻延长导致急性胆囊炎并继发细菌感染。
- 男女患病比例约为1∶3。

临床特征

- 最初为上腹部内脏痛转变为右中上腹局限性疼痛，可向背部、右肩和胸部放射。
- 疼痛持续12～24h及以上，其持续时间较胆绞痛长。
- 75%的患者有轻度胆绞痛发作史，胆绞痛逐渐恶化形成胆囊炎。
- 伴有发热、寒战、恶心、呕吐和食欲缺乏。
- 体检时，右季肋区可能有压痛。
- 高达25%的患者可触及扩张的胆囊。
- Murphy征阳性，即查体时触诊患者右季肋区，患者在深吸气过程中疼痛加剧并屏住呼吸。

1.这是因为患者吸气过程中感染肿胀的胆囊触及检查者指尖。

2. Murphy征阳性对急性胆囊炎诊断的敏感度高达97%，阳性预测值为93%。

注意：老年人可能没有这些体征。

辅助检查

- 血常规：白细胞计数升高伴核左移。
- 肾功能。
- 肝功能

1.胆红素、碱性磷酸酶（ALP）、谷草转氨酶（AST）和谷丙转氨酶（ALT）可能轻度升高。

2.胆红素明显升高提示胆总管结石可能。

- 淀粉酶

1.可能轻度升高。

2.明显升高提示并发胰腺炎。

- 腹部X线片：意义小。
- 腹部超声检查是首选的放射学检查方法。

1.腹部超声的以下特征提示急性胆囊炎。

（1）胆囊结石（参见图21-40）。

（2）囊内容物显示不清。

（3）胆囊壁增厚（＞4 mm）。

（4）胆囊周围积液（参见图21-42）。

（5）超声Murphy征阳性。

2.床旁超声在急诊医学中的作用越来越大，床旁超声有助于疑诊急性胆囊炎的评估。

处理方法

- 禁食、禁水。
- 静脉输液：根据患者容量负荷和血流动力学情况而定。
- 镇痛。
- 静脉注射抗生素：阿莫西林克拉维酸钾1.2g或头孢曲松1g＋甲硝唑500mg。若青霉素过敏，则静脉滴注环丙沙星400mg。
- 外科手术。

特别提醒

- 在老年人和糖尿病患者中，急性胆囊炎可能表现为严重脓毒血症或脓毒性休克。
- 急性胆囊炎可能的并发症包括胆囊坏疽、胆囊穿孔和胆囊积脓。

这些并发症需要普通外科紧急会诊。

急性胆管炎

- 发生于胆道梗阻基础上合并的细菌感染。
- 梗阻最常见的原因是胆总管结石。
- 胆道介入治疗后的胆道梗阻患者发生胆管炎的风险高。
- 最常见的致病菌是大肠埃希菌、克雷伯菌、肠球菌和肠杆菌属。

临床特征

- 最典型的症状被称为沙尔科三联征，70%的患者表现为三联征。

1. 最常见的症状是发热，95%的患者有发热。
2. 90%的患者有右季肋区疼痛。
3. 80%的患者有黄疸。

- 更严重的胆管炎表现为雷诺五联征。

沙尔科三联征加上以下两条：

1. 意识改变。
2. 低血压。

- 上腹部或右季肋区压痛。
- 患者通常很虚弱或有脓毒血症症状，可能有脓毒性休克。

处理方法

- 监护。
- 每5分钟监测一次生命体征。
- 对低氧血症患者予以吸氧。
- 以静脉输液的方式进行液体复苏。
- 镇痛。
- 进行实验室检查

1. 血常规：白细胞计数升高。
2. 肾功能：纠正电解质紊乱。
3. 肝功能检查

（1）胆红素明显升高。

（2）碱性磷酸酶升高，较谷草转氨酶、谷丙转氨酶升高明显。

4. 淀粉酶升高，但与急性胰腺炎不同。
5. 凝血功能：严重的脓毒症可以导致弥散性血管内凝血（DIC）。
6. 血型。
7. 血气分析：代谢性酸中毒。
8. 乳酸。
9. 血培养。

- 留置尿管，监测尿量。
- 静脉注射抗生素：阿莫西林克拉维酸钾1.2g或头孢曲松1g联合甲硝唑500mg。

对青霉素过敏的患者，可以用环丙沙星代替头孢菌素。

- 在充分液体复苏的情况下若患者仍处于低血压状态，给予血管活性药物治疗。
- 第一时间进行包括超声在内的肝胆成像检查有助于胆石症、胆管扩张和急性胆囊炎的评估；对胆总管结石敏感的检查是磁共振胰胆管成像（MRCP）或超声内镜检查（EUS）。
- 归类为胃肠道疾病。

1. 最终的治疗是内镜逆行胰胆管造影（ERCP）及介入治疗（解除胆道梗阻或放置胆管支架引流）。
2. 胆道引流的时机：器官功能障碍（如休克、低氧血症、肾功能不全、凝血功能障碍）的程度越重，受影响的器官越多，解除胆道梗阻的迫切性越强。《东京指南（2018）》进一步公布了有关严重程度分级的细节，这个指南可能在www.mdcalc.com发布。

- 考虑将患者转至重症监护病房接受治疗，以便于血流动力学监测及下一步治疗。

鉴别诊断

类似临床表现还需考虑以下几种疾病：

- 急性冠脉综合征。
- 消化性溃疡。
- 胰腺炎。
- 输尿管绞痛。
- 肝炎/肝脓肿。
- 双下肺肺炎。

肝脓肿

细菌性肝脓肿

病因

- 腹腔感染，如阑尾炎、憩室炎。
- 胆道梗阻（良性/恶性），支架置入术或器械治疗。
- 血源性扩散，如细菌性心内膜炎、静脉药物滥用。
- 肝外伤。
- 隐源性（无明确病因）。
- 糖尿病患者和免疫功能低下患者尤其容易

感染。

临床表现

• 早期症状不明显或不典型：乏力、食欲缺乏。

• 晚期症状

1.发热、畏寒。

2.腹痛（可能不局限于右上腹）。

• 感染性休克：出现较晚或在胆道梗阻情况下出现。

辅助检查

• 血常规：白细胞计数升高伴核左移。

• 肝功能异常。

• 血培养

1.肺炎克雷伯菌（在亚洲人群中更常见）。

2.大肠埃希菌，其他革兰氏阴性菌。

3.革兰氏阳性菌（链球菌、金黄色葡萄球菌）。

• 胸部X线检查/腹部X线检查：常为非特异性表现，可出现以下征象：

（1）胸腔积液/肺塌陷。

（2）横膈抬高。

• 超声检查：敏感度为75%～95%。

• CT检查

1.敏感度为95%。

2.比超声检查更精确，增强CT检查的准确度更高。

治疗

• 静脉注射抗生素

1.静脉注射阿莫西林克拉维酸钾1.2g。

2.静脉注射头孢曲松（1g）联合甲硝唑（500mg），若患者对青霉素过敏则注射环丙沙星400mg。

• 脓液引流：经皮/开放。

进一步处理

• 普通外科住院治疗。

• 脓毒性休克和严重代谢性酸中毒患者需考虑血液透析/ICU治疗。

（冷　凤　译　葛洪霞　校）

参考文献/扩展阅读

1. Elwood DR. Cholecystitis. *Surg Clin North America*, 2008, 88: 1241-1252.
2. Riviello RJ, Bradley WJ. Presentation and management of acute biliary tract disorders in the emergency department: optimizing assessment and treatment of cholelithiasis and cholecystitis. *Emerg Med Rep*, 2002, 23 (17): 203-210.
3. Williams NS, O'Connell PR, McCaskie A, eds. *Bailey & Love's short practice of surgery*. 27th ed. London: Arnold, 2018.
4. Indar A, Beckingham I. Acute cholecystitis. *BMJ*, 2002, 325: 639-643.
5. Singer AJ, McCracken G, Henry MC, et al. Correlation among clinical, laboratory, and hepatobiliary scanning findings in patients with suspected acute cholecystitis. *Ann Emerg Med*, 1996, 28: 267-272.
6. Summers SM, Scruggs W, Menchine MD, et al. A prospective evaluation of emergency department bedside ultrasonography for the detection of acute cholecystitis. *Ann Emerg Med*, 2010, 56 (2): 114-122.
7. Yusoff IF, Barkun JS, Barkun AN. Diagnosis and management of cholecystitis and cholangitis. *Gastroenterol Clin North Am*, 2003, 32: 1145-1168.
8. Attasaranya S, Fogel EL, Lehman GA. Choledocholithiasis, ascending cholangitis, and gallstone pancreatitis. *Med Clin North Am*, 2008, 92: 925-960.
9. Reid-Lombardo KM, Khan S, Sclabas G. Hepatic cysts and liver abscess. *Surg Clin of North Am*, 2010, 90: 679-697.
10. Miura F, Okamoto K, Takada T, et al. Tokyo guidelines 2018: initial management of acute biliary infection and flowchart for acute cholangitis. *J Hepatobiliary Pancreat Sci*, 2018, 25: 31-40.
11. Wang DQH, Afdhal NH. Gallstone disease. In: Feldman M, Friedman LS, Brandt LJ, eds. *Sleisenger and Fordtrans's gastrointestinal and liver disease*. 11th ed. Philadelphia: Elsevier, 2021: 1016-1046.

第四节　肠　梗　阻

Bettina Lieske・Brandon Koh・Irwani Ibrahim

要点

• 典型的四联征

1.腹痛、腹胀、呕吐、停止排气和排便。

2.低位肠梗阻中呕吐可能出现得晚，而在高位肠梗阻时，腹胀症状可能不明显。

• 时刻注意检查疝气可能并行直肠指检，便于发现直肠肿物及梗阻粪块。

背景

• 肠梗阻可分为机械性肠梗阻（表5-3）和非机械性肠梗阻（表5-4）。

表5-3 机械性肠梗阻的原因

肠腔内	阻塞
	异物
	胃石
	胆结石
肠壁内	狭窄
	恶性肿瘤
肠壁外	手术粘连
	疝
	肠扭转
	肠套叠

表5-4 非机械性肠梗阻的原因

- 麻痹性肠梗阻
  1. 术后
  2. 腹腔感染
  3. 代谢性因素（尿毒症、低钾血症）
- 肠系膜血管闭塞
- 假性肠梗阻

临床特征

• 腹痛

1. 突然起病。
2. 疼痛剧烈。
3. 自发绞痛。

• 呕吐：梗阻部位越低，从发病到恶心、呕吐症状出现间隔的时间越长。

• 腹胀：梗阻部位越低，腹胀越明显。

• 停止排气、排便

1. 完全性肠梗阻：排气、排便同时停止。
2. 不完全性肠梗阻：有排气，无排便。
3. 排气、排便彻底停止是完全性肠梗阻的主要特征。然而，在近端肠梗阻患者中虽然已经出现呕吐，但依然能有排便。

• 脱水

1. 皮肤黏膜干燥。
2. 尿少。

• 肠鸣音

1. 最初是肠鸣音活跃而高亢（呈金属音）。
2. 最后因肠道麻痹而消失。

如果出现发热、休克、腹膜炎需要考虑肠绞窄。

绞窄疝有以下特点：

• 肿块坚实，不可回纳，体积较前增大。

• 患者咳嗽时无膨胀性肿块。

• 肿块部位皮肤可能会有红斑。

辅助检查

• 血常规。

• 肾功能：明确有无电解质紊乱和肾前性氮质血症。

• 如需手术，行PT、PTT和交叉配血试验。

• 腹部X线检查

1. 明确有无扩张的肠袢和液平面。
2. 液平面出现较气体阴影晚。
3. 液平面越明显，梗阻越严重。
4. 卧位影像对梗阻部位的判断更有意义。
5. 疑似大肠梗阻患者需行腹部X线检查，以明确直肠内有无气体。

小肠（图5-1）

• 直径＞3cm。

• 位于腹中部。

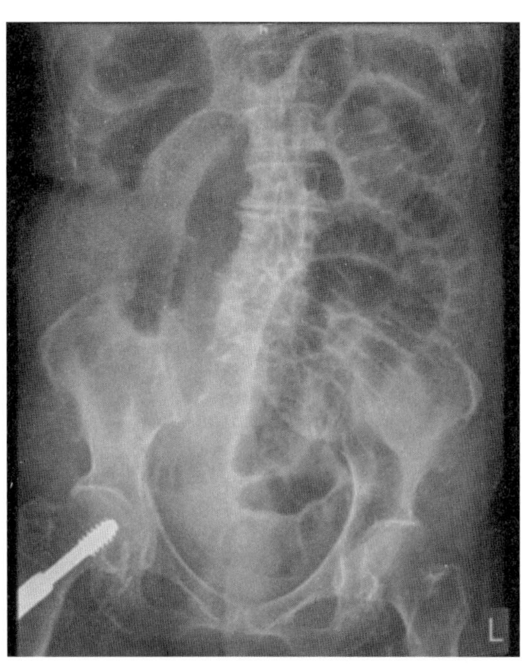

图5-1 小肠梗阻：可见肠管扩张，呈叠硬币状

- 可见环行皱襞：在整个肠道管腔中延伸。

大肠（图5-2）

- 位于腹部周边。
- 可见半环皱襞，部分肠腔可见皱襞延伸。

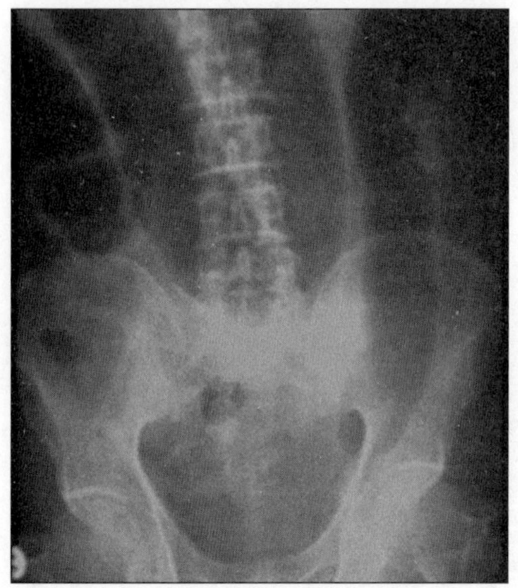

图5-2 可见肠腔扩张伴积气

处理方法

- 保持气道通畅，必要时吸氧。
- 静脉补液。
- 纠正电解质紊乱。
- 禁食、禁水。
- 无须常规留置胃管。如果出现严重呕吐、腹胀、腹痛，则需留置鼻胃管，引流或负压吸引以减轻胃肠压力。

静脉营养和负压吸引（肠道休息）。

- 留置尿管，监测休克患者尿量。
- 出现肠绞窄征象时，予以静脉抗生素治疗：头孢曲松1g联合甲硝唑500mg。
- 外科手术治疗。
- 一旦出现肠绞窄或腹膜炎征象，需考虑手术治疗：协助急诊手术，可入住重症监护病房。

（冷　凤　译　葛洪霞　校）

参考文献/扩展阅读

1. Williams NS，O'Connell PR，McCaskie A，eds. *Bailey & Love's short practice of surgery*. 27th ed. London：Arnold，2018.
2. Paradis M. Towards evidence-based emergency medicine：best BETs from the Manchester Royal Infirmary. BET 1：is routine nasogastric decompression indicated in small bowel occlusion? *Emerg Med J*，2014，31（3）：248-249.

第五节　缺血性肠病/肠系膜缺血

Bettina Lieske・Brandon Koh

要点

- 对突发腹痛且严重程度与临床体征不符的高危患者，应高度怀疑缺血性肠病。
- 早期肠缺血的非特异性表现和缺乏体征往往延误诊断。
- 具体体征出现得较晚，此时肠梗死已不可逆。
- 死亡率很高，估计为50%～70%。

病理生理

- 危险因素

1. 高龄。
2. 心律失常，尤其是心房颤动（易发生栓塞）。
3. 心脏瓣膜病/心内膜炎。
4. 慢性充血性心力衰竭。
5. 周围血管疾病/动脉粥样硬化。
6. 新近发生的心肌梗死伴残留的心室内血栓。
7. 低血压。

- 病因：急性肠系膜缺血有4种不同的病因形式。

1. 动脉栓塞（最常见，45%）。
2. 动脉血栓形成（25%）。
3. 静脉血栓形成（10%，发生于年轻患者，大多数患者有危险因素，如高凝状态）。
4. 非闭塞性肠系膜缺血（20%，大多数发生在危重患者中）。

- 肠系膜上血管最常见。
- 缺血性肠（及其肠系膜）变得肿胀及水肿。
- 血液渗出到肠腔及腹腔。
- 血管闭塞后会出现出血性梗阻。坏疽和肠穿孔会随之发生。

临床特征

- 突发的严重腹痛（具有危险因素的患者）。

1.通常为中枢性疼痛。

2.疼痛与体征不相符是肠系膜缺血的标志。

- 较早发生持续的呕吐和腹泻。

1.人们可能会误以为是胃肠炎!

2.伴随便血。

- 心动过速通常是第一个异常的生命体征。
- 发热（有可能不出现）。
- 呼吸急促（疼痛或代谢性酸中毒所致）和出汗。
- 低血容量性休克（后期发现）。
- 最初只有轻微的腹部压痛。腹膜炎发生较晚。
- 无肠鸣音（晚期体征，发生在完全性梗阻后）。

注意：在没有这些典型危险因素下，年轻患者也可能发生缺血性肠病。

当疼痛与体格检查结果不相符时，且患者病情过重不能用良性病程解释时，应怀疑此疾病。

一位著名的外科医师曾分享对缺乏物理检查结果的急性肠系膜缺血患者的检查经验：检查医师感觉到不安，他的患者看起来不适，但他却不知道原因和诱因。

因此，必须保持高度警惕。

检查

- 没有特定的实验室检查来诊断肠系膜缺血。
- 有用的实验室检查包括：

1.全血细胞计数。

查看血液浓缩和白细胞计数是否升高。

2.肾功能。

3.凝血功能。

4.交叉配血试验（GXM）。

- 在大约50%的肠梗阻患者中发现血清淀粉酶含量升高。

可能误诊为胰腺炎。

- 动脉血气分析

约50%的肠系膜缺血患者有代谢性酸中毒。

- 动脉血乳酸

1.大多数肠系膜缺血患者的乳酸含量升高。

2.与手术中发现的缺血程度相关。

3.急性肠缺血的敏感度接近100%。

4.静脉闭塞患者的乳酸含量正常。

- 心电图

明确有无心房颤动。

影像学

- 腹部X线检查

1.很少能诊断，约25%的患者腹部X线检查正常。

2.早期特征是非特异性的。

伴有气-液平面或肠梗阻的小肠扩张。

3.随着疾病发展，出现“拇指纹”征象和肠袢分离。

这是肠壁水肿和局灶性出血的表现。

4.肠壁囊样积气（图5-3）

当发生坏死时，可能会在肠壁见到线性的空气集合。

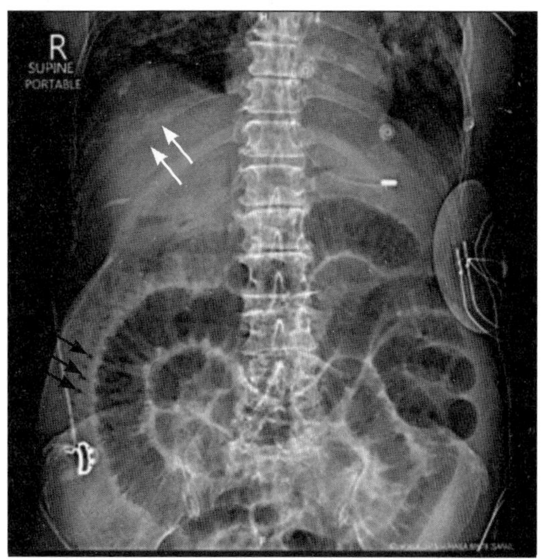

图5-3　扩张的小肠袢。肠胃炎累及右侧肠袢腹部侧面（黑色箭头），还可见门静脉气体（白色箭头）

- CT检查

最敏感和最特异的诊断工具是双相CT扫描。敏感度＞90%，特异度为95%。

（1）动脉和静脉期扫描的采集。

（2）预对比扫描可以识别血管钙化、血管内过度衰减血栓和壁内出血。

（3）对比相位可识别肠系膜动脉和静脉中的

血栓、肠壁的异常增强，以及其他器官的栓塞或梗死。

（4）矢状面重建用于评估肠系膜动脉的起源。

• 血管造影法

1.已被CT检查取代为诊断急性肠系膜缺血的金标准（见上文）。

2.监测动脉闭塞的敏感度始终高于90%。

给全科医师的特别提示

• 不应该将腹痛视为良性过程，尤其是在高危患者中。

管理

• 每5分钟检查一次生命体征。

• 如果缺氧，保持呼吸道通畅并给予氧疗。

• 静脉补液。

• 禁食、禁水。

• 静脉注射抗生素。

头孢曲松钠1g和甲硝唑500mg。

• 可考虑插入鼻胃管行胃肠减压。

• 插入导尿管监测尿量。

• 尽可能避免使用血管收缩药物，如多巴胺和去甲肾上腺素。

• 立即请普通外科专科医师会诊。

• 确定性治疗和处置，及时送往手术室/放射科/重症监护室继续治疗。

（高冰玉 译 葛洪霞 校）

参考文献/扩展阅读

1. Williams NS，O'Connell PR，McCaskie AW. *Bailey & Love's short practice of surgery*. 27th ed. London：Arnold，2018.
2. Brandt LJ，Boley SJ. AGA technical review on intestinal ischemia. *Gastroenterology*，2000，118：954.
3. Martinez JP，Hogan GJ. Mesenteric ischemia. *Emerg Med Clin North Am*，2004，22：909-928.
4. Shanley CJ，Weinberger JB. Acute abdominal vascular emergencies. *Med Clin North Am*，2008，92：627-647.
5. Anane-Sefah JC，Blair E，Reckler S. Primary mesenteric venous occlusive disease. *Surg Gynecol Obstet*，1975，141：740.
6. Lange H，Jackel R. Usefulness of plasma lactate concentration in the diagnosis of acute abdominal disease. *Eur J Surg*，1994，160：381-384.
7. Lange H，Toivola A. Warning signs in acute abdominal disorders：lactate is the best marker of mesenteric ischemia [Swedish]. *Lakartidningen*，1997，94：1893-1896.
8. Klein HM，Lensing R，Klosterhalfen B，et al. Diagnostic imaging of mesenteric infarction. *Radiology*，1995，197：79-82.
9. Kim AY，Ha HK. Evaluation of suspected mesenteric ischemia：efficacy of radiologic studies. *Radiol Clin North Am*，2003，41：327-342.
10. Tilsed JVT，Casamassima A，Kurihara H，et al. ESTES guidelines：acute mesenteric ischaemia. *Eur J Trauma Emerg Surg*，2016，42：253-270.
11. Oldenburg WA，Lau LL，Rodenberg TJ，et al. Acute mesenteric ischaemia：a clinical review. *Arch Intern Med*，2004，164（10）：1054-1062.
12. Ginsberg M，Obara P，Lambert DL，et al. ACR appropriateness criteria imaging of mesenteric ischaemia. Expert panels on vascular imaging and gastrointestinal imaging. *Am Coll Radiol*，2018 Nov，15（11S）：S332-S340.
13. Fitzpatrick LA，Rivers-Bowerman MD，Thipphavong S，et al. Pearls，pitfall，and conditions that mimic mesenteric ischaemia at CT. *Radiographics*，2020 Mar-Apr，40（2）：545-561.

第六节 急性胰腺炎

Calvin Koh · Lin Ziwei · Brandon Koh · Peter Manning

要点

• 急性胰腺炎的定义是患者符合以下3个标准中的2个。

1.症状：急性发作的上腹或左上腹疼痛，常放射到背部。

2. 血清淀粉酶或脂肪酶水平大于正常范围上限的3倍。

3. 与胰腺炎相一致的影像学检查，通常进行CT或MRI检查。

• 慢性胰腺炎急性加重的患者由于胰腺组织功能受损而导致血清淀粉酶的“亚阈值”升高。

• 胰腺炎的鉴别诊断见表5-5。

表5-5 胰腺炎的鉴别诊断

病理部位	举例
腹部	消化性溃疡穿孔
	消化性溃疡疾病引起的疼痛急性加重
	胆绞痛
	急性胆管炎
	缺血性肠病
	腹主动脉瘤破裂/漏
	腹主动脉夹层
膈上	基底部肺炎
	急性冠脉综合征

主要注意事项

当确诊急性胰腺炎时，急诊医师应考虑以下关键问题：

• 胰腺炎的病因是什么？（表5-6）

• 最常见的原因是胆石症（40%）和乙醇摄入（35%）。

• 胰腺炎有多严重？（参见本章的“胰腺炎严重程度的临床预测因素”）

这是由器官衰竭和局部或全身并发症的存在来定义的，是大多数评分系统的基础。

表5-6 胰腺炎的病因

代谢	**血管**
酒精	结节性多动脉炎和其他血管炎性疾病
高三酰甘油血症	缺血
高钙血症	**感染**
药物引起（如戊酸、水杨酸、对乙酰氨基酚、呋塞米）	腮腺炎
	柯萨奇病毒B组感染
蝎毒	巨细胞病毒感染
机械性	隐球菌感染
胆结石	
内镜逆行胰胆管造影后	**其他**
术后	遗传性
腹部创伤	自身免疫性
胰腺肿瘤	特发性

临床表现

• 腹痛

1. 通常局限于上腹部。

腹痛可能在右上象限或左上象限。

2. 急性起病，通常在10～20min达到高峰，但也可能需要数小时才能达到最大疼痛。

3. 剧烈疼痛。

4. 深处的穿透性疼痛，向背部放射。

5. 因暴饮暴食或饮酒（尤其是酒精）而加剧。

6. 患者可能会弯腰或蜷缩起来，以缓解疼痛。

7. 患者往往躁动不安。

与内脏穿孔的患者相反（往往保持一个姿势不动）。

• 恶心和呕吐

十分常见（约90%的患者）。

• 重症胰腺炎可伴有严重的上腹部压痛和肌紧张。

• 可能会出现肠梗阻。

1. 肠鸣音减少。

2. 上腹胀气。

• 低血容量（脱水）

1. 心动过速。

2. 低血压。

3. 少尿。

• Grey-Turner征

1. 腹部瘀斑。

2. 提示出血性胰腺炎的腹膜后出血。

• Cullen征

1. 脐周瘀斑。

2. 提示腹腔内出血。

实验室检查

• 全血细胞计数

常有白细胞计数升高，白细胞计数升高是常见的炎症反应，特别是严重的胰腺炎，不一定感染。

• 肾功能

1. 电解质紊乱和氮质血症。

2. 常见血糖升高。

• 肝功能检测

1. 转氨酶显著升高（>150U/L）提示胆石性

胰腺炎（特异度为96%，敏感度为48%）。

2.胆红素显著升高提示胆总管结石。现有的Meta分析表明，早期ERCP对合并胆管炎的患者可能有一定的作用，但紧急ERCP对没有胆管炎的急性胆石性胰腺炎没有明确的益处。

• 血清钙

1.用于各种评分系统的风险分层，包括急性胰腺炎严重程度的Glasgow-Imrie评分。

2.应使用钙校正治疗低蛋白血症：校正钙（mmol/L）＝测定钙（mmol/L）＋0.02［40-白蛋白（g/L）］。

• 淀粉酶

1.比正常值高3倍：对胰腺炎具有高度特异性。

2.低水平缺乏特异性。

3.在其他情况下可轻度升高（如腮腺炎、肾衰竭、妊娠和大量淀粉酶血症）。

4.延迟的临床表现不敏感。

几天后淀粉酶水平恢复正常。

5.淀粉酶的升高程度不是疾病严重程度的标志。

• 脂肪酶

1.高敏感度和特异度。

2.推荐用于诊断急性胰腺炎，而不是血清淀粉酶，因为它对急性胰腺炎更具特异性，比淀粉酶保持升高的时间更长。

3.在其他情况下也可能升高，如肾脏疾病、阑尾炎和胆囊炎。

4.淀粉酶与脂肪酶联合使用不能提高诊断的准确性。

影像学

• 腹部X线和直立胸部X线检查

1.主要是为了排除患者症状的其他原因，如内脏穿孔所致的气腹。

2.提示胰腺炎的表现

（1）肠袢扩张与肠梗阻所致气-液平面。

（2）前哨肠袢。

（3）由于覆盖发炎胰腺的远段肠痉挛，引起近段肠扩张。

3.胸部X线检查可见胸腔积液（左侧较常见）。

• 腹部CT检查

1.这在急诊科可不常见。

2.仅用于临床表现或实验室检查结果不明确的诊断（淀粉酶、脂肪酶）。

3.主要用于评估并发症，如坏死或出血，以及那些在入院后48～72h临床症状没有改善的患者。

胰腺炎严重程度的临床预测因素

• 由于这些原因，确定胰腺炎的严重程度很重要。

1.早期识别并发症。

2.决定患者处置的决策（入住普通病房、高度依赖室或重症监护病房）。

• 正规的临床评分系统提高了疾病严重程度评估的准确性。

Glasgow-Imrie评分是这些评分系统之一（表5-7）。通常仅在初步诊断后48h内完成，因为它通常使用临床峰值。≥3分表明患严重胰腺炎的可能性增加。

• 重症胰腺炎的全身并发症

1.顽固性低血压。

2.成人呼吸窘迫综合征/低氧血症。

3.弥散性血管内凝血。

4.肾衰竭。

5.酸中毒。

表5-7 Glasgow-Imrie评分

PaO_2＜59.3mmHg
年龄＞55岁
白细胞计数＞15×10^9/L
钙＜2mmol/L
血尿素氮＞16mmol/L
LDH＞600U/L
白蛋白＜32g/L
葡萄糖＞10mmol/L
评分在3分及以上为重度胰腺炎的高危人群

给全科医师的特别提示

• 谨防非典型的表现。

疼痛常发生在中腹部或上腹部，但也不总是如此。

（1）当胰腺炎影响胰腺体部和尾部时，疼痛可能在左侧肋部，而不是在中腹部。

（2）对于上腹部疼痛的患者，必须考虑急性胰腺炎的可能诊断。

管理

- 保持呼吸道通畅，予以氧疗。
- 禁食、禁水（使胰腺休息）。

轻度胰腺炎，如无恶心、呕吐，腹痛症状缓解，可立即早期开始口服喂养（给予低脂固体饮食或清液饮食）。

- 给予静脉输液

1. 患者通常因血管内液体渗入胰腺和腹腔而严重脱水（第三间隙失水）。

2. 24h内进行早期容积复苏是减少终端器官功能障碍的关键。

静脉滴注250～500ml/h林格液，共3～4L/24h。对于伴有肾衰竭或心力衰竭等合并症的老年患者，或超过最初24h的患者要谨慎，因为在该阶段已引起全身炎症反应综合征（SIRS），并且积液可能会影响肺部气体交换。

3. 纠正电解质紊乱。

- 插入导尿管来监测尿量（如果患者有低血压）。
- 镇痛：首选静脉阿片类药物。
- 仅在以下情况留置鼻胃管：

1. 肠梗阻。
2. 持续呕吐。

- 只在伴有感染性坏死或胆管炎、尿路感染、肺炎等胰外感染时才使用抗生素。

即使是严重的急性胰腺炎，也不建议使用预防性抗生素。

- 根据医院具体情况收入消化科或普通外科。
- 对于伴有全身并发症的严重胰腺炎患者，请普通外科专科医师会诊，及时将患者转入外科病房或重症监护病房继续治疗。

（高冰玉 译 葛洪霞 校）

参考文献/扩展阅读

1. Davis S, Parbhoo SP, Gibson MJ. The plain abdominal radiograph in acute pancreatitis. *Clin Radiol*, 1980, 31（1）: 87-93.
2. Blamey SL, Imrie CW, O'Neill J, et al. Prognostic factors in acute pancreatitis. *Gut*, 1984, 25（12）: 1340-1346.
3. Treacy J, Williams A, Bais R, et al. Evaluation of amylase and lipase in the diagnosis of acute pancreatitis. *ANZ J Surg*, 2001, 71（10）: 577-582.
4. Smith RC, Southwell-Keely J, Chesher D. Should serum pancreatic lipase replace serum amylase as a biomarker of acute pancreatitis? *ANZ J Surg*, 2005, 75（6）: 399-404.
5. Raghu MG, Wig JD, Kochhar R, et al. Lung complications in acute pancreatitis. *JoP*, 2007, 8（2）: 177-185.
6. Parent X, Spielmann C, Hanser AM. "Corrected" calcium: calcium status underestimation in non-hypoalbuminemic patients and in hypercalcemic patients. *Ann Biol Clin*（*Paris*）, 2009, 67（4）: 411-418.
7. Banks PA, Bollen TL, Dervenis C, et al. Classification of acute pancreatitis-2012 revision of classification and definitions by international consensus. *Gut*, 2013, 62: 102-111.
8. Tenner S, Baillie J, DeWitt J, et al. American College of Gastroenterology guideline: management of acute pancreatitis. *Am J Gastroenterol*, 2013, 108（9）: 1400-1415.
9. Crockett SD, Wani S, Gardner TB, et al. American Gastroenterological Association Institute guideline on initial management of acute pancreatitis. *Gastroenterology*, 2018, 154: 1096-1101.

第七节 消化性溃疡病/消化不良

Lin Ziwei · Alex Soh · Andrea Rajnakova · Lim Seng Gee

消化不良是指包括上腹疼痛、上腹灼热、餐后饱胀、早期饱胀、上腹胀气、恶心、呕吐和嗳气中一种或一组症状的疾病。

- 常见原因包括消化性溃疡、胃食管反流病（GERD）、胃肠道癌、胃肠炎、肝胆疾病（包括胆绞痛、胆管炎和胆囊炎）、胰腺炎、药物性消化不良和功能性胃肠道疾病，如功能性消化不良和肠易激综合征。
- 排除内脏穿孔、肠梗阻、阑尾炎、缺血性肠炎和结肠炎等外科胃肠道急症是很重要的。
- 应考虑胃肠外病因，如心脏原因（急性心肌梗死）、呼吸原因（下叶肺炎）和血管原因（腹主动脉瘤）。
- 病史记录中的报警特征包括老年人、体重减轻、吐血或疟疾、持续呕吐、贫血、吞咽困难和胃肠道癌家族史。体检中的危险信号包括黄疸、可触及的腹部肿块、锁骨上淋巴结肿大和器官肿大。

症状

消化性溃疡

• 有症状的消化性溃疡患者通常表现为上腹部疼痛或不适。疼痛通常位于上腹部，但可能发生在下胸部或左、右季肋部，通常是弥漫性的。疼痛偶尔会放射到背部。

• 疼痛通常发生在患者饥饿时、饭后1～3h，可能在夜间，进食或应用抑酸剂可缓解。

• 如果溃疡出血，患者还可能因贫血而出现嗜睡和晕厥。可伴或不伴呕血、黑粪，或呕吐咖啡样物质。

• 还可能出现食欲缺乏、恶心和呕吐相关症状。

功能性消化不良

• 功能性消化不良是排除性诊断。

• 有以下一种或多种症状：令人困扰的上腹部疼痛、上腹部灼热、早期饱腹、餐后饱腹，没有结构性疾病的证据，内镜检查能解释这些症状。

• 在过去3个月内满足上述标准，症状至少出现6个月。

• 也可能与腹胀、嗳气、恶心和胃灼热有关。

• 临床上可能难以区分其他器质性原因导致的消化不良。

给全科医师的特别提示

• 幽门螺杆菌和非甾体抗炎药（NSAID）是消化性溃疡最常见的危险因素。此外，中医药物的长期使用也有相关性。

• 年龄＞40岁的慢性消化不良患者应进行内镜检查，以排除胃肠道恶性肿瘤。

• 所有消化不良和有报警症状的患者，如体重减轻、贫血、吞咽困难、有可触及的腹部包块或消化道出血证据（呕血或眩晕）应转诊至胃肠科进行内镜检查。

• 始终关注消化性溃疡病的并发症，如出血（呕血或眩晕）和呕吐（幽门梗阻）。这些情况需要紧急转诊。

• 如果怀疑肝胆或胰腺原因，应考虑适当的影像学检查，如超声或CT检查。

• 手术必要性不大，只有在并发症如穿孔、经内镜不能控制的复发性严重出血或梗阻发生时才需要进行手术。

消化不良的治疗

上腹部不适或疼痛的处理目标如下：

• 做出初步诊断。

• 缓解症状（参见附录B“疼痛管理与神经阻滞”）。

• 决定是否入院。

• 决定是否需要专科会诊。

症状管理

• 排除需要立即干预和入院的危及生命的原因，如急性心肌梗死、主动脉夹层、腹主动脉瘤破裂及其他致命原因，如消化性溃疡穿孔，以及肝胆脓毒症如胆管炎、胆囊炎、肝脓肿和胰腺炎，应缓解患者症状。

• 给予抑酸剂，如三硅酸镁（MMT）/氢氧化铝10～300ml；促动力学药物，如多潘立酮；或口服质子泵抑制剂（PPI）。

• 患者通常可以在门诊等待最终结果时服用上述药物。

• 对于已在急诊治疗的急性腹痛或腹部不适患者，无须进一步治疗。

• 根除幽门螺杆菌治疗对急诊科未确诊的消化性溃疡和非溃疡性消化不良患者没有作用。幽门螺杆菌检测可以通过尿素呼气试验在初级护理区进行。

处理

入院适应证

• 出血：呕血、黑粪和咖啡样呕吐物。根据医院政策，入住消化内科或有治疗能力的普通外科继续治疗。

• 穿孔：行普通外科手术。

• 狭窄和梗阻：在急诊科诊断困难，但如果患者呈现呕吐或肠梗阻迹象，应进入普通外科继续治疗。

• 患者在急诊科的治疗效果不佳（只有当患者有严重症状时）：入住消化内科继续治疗。

• 伴有发热和黄疸的腹痛：入住消化内科或普通外科继续治疗。

转诊至消化内科的指征

• 慢性消化不良或近期出现新症状的40岁以上患者。

• 存在如体重减轻、食欲缺乏、贫血、吞咽困难和可触及的腹部包块等报警症状。

• 尽管进行经验性治疗，如PPI治疗后，仍持续存在症状。

注意：仅一次腹痛/不适（不带任何警报症状）的患者不应转诊至专科门诊，因为这种主诉非常常见，通常是自限性和非特异性的。

使用急诊科留观室

• 可以考虑在急诊科留观室（EDOU）进行观察。

• 对于消化不良复发或尽管在急诊科接受了初步治疗但仍有症状的患者有作用。

• 如有需要，肝胆系统的内镜或超声检查可根据机构方案安排。

• 在某些医院机构，急诊留观已证明是管理和治疗消化不良患者的一种经济有效的措施。

出院建议

需告知患者，如果出现发热、下腹部疼痛、持续性腹泻或呕吐，请务必立即急诊就诊。需记住上腹部疼痛可能是急性阑尾炎的早期症状。

（高冰玉 译 葛洪霞 校）

参考文献/扩展阅读

1. Hawkey CJ，Karrasch JA，Szczepanski L，et al. Omeprazole compared with misoprostol for ulcers associated with non-steroidal anti-inflammatory drugs. Omnium study. *NEJM*，1998，338：727-734.
2. Yeoh KG，Kang JY. Peptic ulcer disease. In：Guan R，Kang JY，Ng HS，et al.，eds. *Management of common gastrointestinal problems*. Singapore：Habbas MediMedia Asia Pte Ltd，2000：31-46.
3. Miwa H，Ghoshal UC，Gonlachanvit S，et al. Asian consensus report on functional dyspepsia. *J Neurogastroenterol Motil*，2012，18（2）：150-168.
4. Stanghellini V，Talley NJ，Chan F，et al. Rome IV. Gastroduodenal disorders. *Gastroenterology*. 2016，pii：S0016-5085（16）00177-3.
5. Talley NJ，Goodsall T，Potter M. Functional dyspepsia. *Aust Prescr*，2017 Dec，40（6）：209-213.
6. Chor WPD，Yong PXL，Lim LL，et al. Management of dyspepsia：the role of the ED observation unit to optimize patient outcomes. *Am J Emerg Med*，2018 Oct，36（10）：1733-1737.

第八节 肛周疾病

Bettina Lieske・Charles Tsang Bih-Shiou

要点

• 肛管出血通常为鲜红色。如果血与粪便混合，表明出血部位更靠上。

• 伴随着肠运动发生的疼痛和便血多为肛裂。痔疮出血通常是无痛的。

• 深层的肛周脓肿可表现为慢性肛门疼痛，无明显体征。此时需要直肠外科医师给予经肛门超声检查。

• 在同一区域内反复发作的肛周脓肿提示潜在的肛瘘。

给全科医师的特别提示

• 不要将中老年患者的直肠出血仅归因于痔疮。请直肠外科医师会诊以排除近段胃肠道病变。

• 不要将伴随肠道运动的直肠出血归于痔疮，而不完善直肠指检和肛门镜检查。如果在非手术治疗时出血仍然存在，那么需要安排相关检查排除更近段病变引起的出血可能，如结肠镜和肠道CT检查。

痔疮

扫描本章第八节的二维码以获取彩图5-1～彩图5-4。

- 临床特征

1. 痔疮引起的直肠出血通常发生在排便后，多为鲜红色。

2. 出血量多变，大多具有自限性。

3. 脱出的肿块需要用手还纳。

4. 如果脱出的肿块呈蓝色伴疼痛感，那么表明血栓形成。肿块通常不会自行缩小。

5. 一度痔疮在排便后未脱出肛门外，主要症状是排便后出血。

6. 二度痔疮排便后脱出肛门外，可自然还纳。

7. 三度痔疮易脱出肛门外，需要用手还纳。

8. 四度痔疮不能被还纳。

- 急性期处理

1. *一度及二度痔疮*

（1）提供保障。

（2）进行直肠指检和肛门镜检查，以排除近端病因。

（3）出院后应用6周的药物如膨胀性或软化粪便类通便药物（如乳果糖）及黄酮类药物（如地奥司明）。

2. *三度及四度痔疮*

（1）嘱患者取俯卧位，臀裂处敷冰块、糖颗粒或用盐水和代糖粉浸润的纱布以减少患处水肿。

（2）给予胃肠外镇痛药物，如非甾体抗炎药（NSAID）或阿片受体激动剂。

（3）用大量的润滑剂后，尝试用手还纳。

（4）如果成功，可让患者携带镇痛药、通便药、黄酮类药物离开。

（5）如果不成功，将患者收入院进行进一步治疗。

（6）四度痔疮需要更长的时间来缓解水肿，患者疼痛严重，通常需要卧床休息及收入院治疗。

肛周血肿

- 临床特征

1. 肛周血肿由外痔静脉丛血管破裂所致。

2. 查体时可见蓝色豌豆状的肿块散在分布，质地柔软。

3. 疼痛通常在前2天内达到顶峰，并在第5天缓解。

- 急性期处理

1. 在病程的前2天，急诊行切开引流。

（1）用聚维酮碘消毒来准备肛周皮肤（事先询问患者是否有过敏反应）。

（2）用22G针在血肿周围浸润注射1%利多卡因5ml。

（3）朝向肛门做一个小的放射状切口，挤压、清除血肿。

（4）直接按压止血。

（5）放入引流条。

（6）术毕患者可回家休息，给予镇痛药和通便药，以防止疼痛及便秘。

（7）患者于第2天坐浴后可将引流条取出。准备坐浴的方法：在浴盆里放入温水（到达臀部的高度）和两大勺盐。

（8）10～14天后将患者转诊至肛肠外科进行随诊。

2. 2天后，再次检查确认，给予患者镇痛药和通便药，让其回家休息，同时给予2周的黄酮类药物，2片/次，每天2次，以减轻水肿。

肛裂

- 临床特征

1. 多于便后直肠出血，呈鲜红色。

2. 肛裂多伴严重的疼痛，此点可与痔疮相鉴别。

3. 常见的诱因为饮水过少和缺乏纤维素饮食导致便秘。

4. 直肠检查显示肛门前壁或后壁急性线性撕裂，肛门边缘模糊。由于严重的肛门疼痛及肌肉痉挛，直肠指检可能无法完成。

- 急性期管理：如果患者疼痛严重，无法进行适当的直肠检查，应将患者收入院，在麻醉下进行检查。大多数急性肛裂患者在接受合适的肠道管理后可自发愈合。然而，如果症状持续超过8周，则有可能不经外科手术治疗无法痊愈。慢性化的表现包括船形溃疡，底部可见白色的肛门括约肌纤维。常伴有皮肤标志：在裂沟的远端边缘可见哨兵痔，在其顶端可见肛乳头肥大。治疗的主要方法是非手术治疗。

1. 服用6周的膨胀类通便药物，如口服纤维素类药物，一天2次，一次1包及一天进食3L的液体。

2. 大便软化剂：乳果糖10ml，每天2次。

3. 局部镇痛：排便前将2%利多卡因凝胶涂在肛门周围以减轻疼痛；便后进行坐浴（如何准备坐浴如上所述）。

4. 甘油三硝基（GTN）膏可以用于“化学性括约肌切开术”。每天2次，局部应用。

5. 安排肛肠外科门诊随访。

肛门直肠疾病所致脓毒症

• 分类：帕克分类将肛门直肠败血症划分为肛门括约肌疾病。大部分脓肿起源于肛门括约肌内及周围的肛门腺，可能位于黏膜下、肛周、坐骨直肠间隙及盆腔直肠间隙。

• 临床特征

1. 典型的脓肿为高于皮面的局部肿胀区域，表面发红、皮温升高且触之柔软，常可刺破引出脓液。

2. 鉴别肛周脓肿和坐骨直肠间隙脓肿时需注意脓肿与肛周皮肤色素沉着的关系。如果脓肿位于皮肤色素沉着区域，表明其为肛周脓肿；如果脓肿位于肛周皮肤色素沉着区域以外，表明其为坐骨直肠间隙脓肿。然而，在早期阶段，坐骨直肠间隙脓肿不能在外面看到，只能通过直肠指检触及，表现为在直肠下部有一波动性肿块。

3. 除患者可有疼痛感及直肠指检时触痛外，位置较深的小脓肿常缺乏外部体征。通常，这类患者已在医师那里接受了数个疗程的抗感染治疗及镇痛治疗。因此，慢性的肛周疼痛患者应转诊给肛肠外科医师以除外深部脓肿。

4. 如果脓肿切开引流超过2个月，仍持续排脓或有局部肿胀，则表明肛瘘形成。直肠检查经常会发现从外口到肛门呈放射线状排列的皮下硬化区域。这条线就是瘘管。

• 急性期治疗

1. 急性脓肿

（1）给予镇静药和局部麻醉药后，在急诊行切开引流术：在脓肿波动最明显的部位行一线性切口，然后转化为十字切口，修整边缘并清除脓液。

（2）在清除所有脓液后，用带状纱布轻轻按压伤口止血（可以在第2天坐浴后移除）。

（3）给予1～2天的镇痛药物，并于1周内转诊至肛肠外科。如果疼痛或发热持续不缓解，可能是脓肿未被完全清除干净所致，建议患者尽快返回急诊就诊。

入院治疗标准：

1）有肛周脓肿的糖尿病患者为了进行手术引流和控制血糖水平。

2）高度怀疑患有坏死性筋膜炎的患者（脓肿周围由硬变软伴捻发音）。

2. 复发性肛周脓肿或疑似肛瘘：由肛肠外科医师收入院行切开引流术。

3. 坐骨直肠间隙脓肿患者需要收入肛肠外科，在全身麻醉下进行引流手术。

直肠脱垂

• 临床特征

1. “真”脱垂见于婴儿和老年女性，但并不常见。整个直肠壁通过肛门脱出。“pinch”检查显示双层或者“一层套在另一层里”。

2. “假”脱垂是脱出的痔疮或直肠黏膜脱垂，较为常见。“挤压”检查没有显示出直肠壁下存在另一层直肠壁。黏膜脱垂常和慢性损伤相关。由此产生的黏液渗漏可引起瘙痒。

• 急性期治疗

1. “真”脱垂　对于成年人，需进行轻柔的人工还纳和肠道管理以避免损伤，并早期转诊至肛肠外科继续治疗；对于儿童应早期转诊至儿科继续治疗。如果未能成功还纳，则认为嵌顿，具有急诊手术指征。

2. 直肠黏膜的“假”脱垂　给予通便药物（如上述）并充分饮水以避免排便时损伤局部结构。转诊至肛肠外科进一步诊治（如橡皮筋结扎或痔疮切除术）。

痔疮切除术后出血

• 临床特征

在手术后7～10天，少数患者（＜5%）可能出现继发性出血。这可能在肠蠕动困难伴损伤后发生。出血量较小且常具有自限性。然而，小部分患者出血量较大并可引起出血性休克。

• 急性期治疗

1. 如果病情严重，通过大孔径静脉通路进行快速液体复苏，必要时可使用GXM。

2. 准备检查肛管，确定出血点并安全止血。

（1）准备合适的光源、直肠镜、吸引装置，以及1∶10 000稀释的肾上腺素溶液20ml，将稀释后的肾上腺素溶液置于配有23G针的注射器里。

（2）让患者保持左侧卧位，在操作前于患者的肛门处涂以大量的利多卡因凝胶；清除血块并缓慢撤退直肠镜以显现肛管，特别是痔疮切除伤口处。

（3）确认出血点并注入肾上腺素溶液。

（4）如果注射后出血停止，使用可吸收的止血凝胶海绵覆盖创面。

（5）用1∶10 000稀释的肾上腺素溶液浸润的纱布填塞肛管，以减少持续性的渗血。

3.如果出血在急诊科无法控制，立即联系肛肠外科医师。在此期间，可将18F的导尿管插入肛门，将30ml水注入导管球囊，并将导管固定在大腿上牵拉导管。该导管可在痔疮切除伤口处产生填塞效应。

4.对于出血已止的患者（较为少见）

（1）给患者服用1个疗程的甲硝唑400mg，每天3次，持续1周，以及1个疗程的类黄酮类药物，如地奥司明。

（2）尽早安排患者肛肠外科随诊。

（张 烁 译 葛洪霞 校）

参考文献/扩展阅读

1. Coates WC. Disorder of the anorectum. In：Walls RM，Hockberger RS，Gausche-Hill M，eds. *Rosen's emergency medicine：concepts and clinical practice*. 9th ed. Philadelphia：Mosby-Elsevier，2018：1167-1177.

2. Holmes K，Balkin M，Hao W，et al. External hemorrhoid management. In：Reichman E，ed. *Reichman's emergency medicine procedures*. 3rd ed. New York：McGraw-Hill，2018，Chapter 86.

3. Misra MC，Parshad R. Randomized clinical trial of micronized flavonoids in the early control of bleeding from acute internal haemorrhoids. *Br J Surg*，2000，87（7）：868-872.

4. Ho YH，Tan M，Seow-Choen F. Micronized purified flavonidic fraction compared favorably with rubber band ligation and fiber alone in the management of bleeding hemorrhoids：randomized controlled trial. *Dis Colon Rectum*，2000，43（1）：66-69.

内分泌/代谢急症　第6章

第一节　酸碱失衡的紧急处理

Matthew Low · Benjamin Leong

要点

• 酸中毒（acidosis）指血清pH改变这一过程，酸血症（acidaemia）指血清pH降低这一结果。酸血症可由一种或多种酸中毒过程引起（代谢性、呼吸性或两者均有）。

• 酸碱失衡的症状和体征具有多样性且没有特异性。过低的pH可以降低心肌收缩力，因此具有致命性。

• 对出现以下症状的患者需要警惕酸碱失衡：神志改变、呼吸窘迫、休克及严重的肾功能不全。对酸碱状态进行评估有助于减少鉴别诊断。

• 对酸碱失衡的全面评估需进行动脉血气分析和血清电解质检查。

• 在大多数情况下，动静脉血pH及碳酸氢盐水平非常接近（如静脉血pH比动脉血pH低0.02左右），但是静脉血PO_2不能用于粗略估算动脉血PO_2，在休克时，酸性代谢物及CO_2在组织内堆积导致静脉血PCO_2对动脉血PCO_2的估算效果欠佳。牢记上述特点减少不必要的动脉血气分析，减轻动脉穿刺给患者带来的痛苦。

• 治疗酸碱失衡通常是纠正潜在病因。

给全科医师的特别提示

• 在呼吸急促的患者中，过度通气是一种排除性诊断。需要警惕代谢性酸中毒（表现为Kussmaul呼吸）、肺栓塞和严重的哮喘。

• 早期识别和治疗酸碱失衡更有利于患者改善症状及恢复正常。

酸碱失衡的诊断

• 先看pH

1. pH＜7.35　酸血症。

2. pH＞7.45　碱血症。

• 识别原发性酸碱失衡。原发性酸碱失衡符合以下模式之一，酸碱物质（PCO_2或碳酸氢盐）的改变方向能解释pH改变。

1. pH＜7.35且［HCO_3^-］＜20mmol/L　代谢性酸中毒。

2. pH＜7.35且PCO_2＞45mmHg　呼吸性酸中毒。

3. pH＞7.45且［HCO_3^-］＞24mmol/L　代谢性碱中毒。

4. pH＞7.45且PCO_2＜35mmHg　呼吸性碱中毒。

• 识别继发性酸碱失衡：通过代偿公式来识别（表6-1）。

表6-1 代偿公式

状态	代偿公式
代谢性酸中毒	预计$PaCO_2$＝1.5×［HCO_3^-］＋8mmHg（±2）
代谢性碱中毒	预计$PaCO_2$＝0.7×［HCO_3^-］＋20mmHg（±5）
急性呼吸性酸中毒	预计［HCO_3^-］＝24＋（$PaCO_2$-40）/10 $PaCO_2$每升高10mmHg，pH下降0.08
慢性呼吸性酸中毒	预计［HCO_3^-］＝24＋4×［（$PaCO_2$-40）/10］ $PaCO_2$每升高10mmHg，pH下降0.03
急性呼吸性碱中毒	预计［HCO_3^-］＝24-2×（40-$PaCO_2$）/10
慢性呼吸性碱中毒	预计［HCO_3^-］＝24-5×（40-$PaCO_2$）/10

资料来源：Boniface M，Porter I.Acid-base disturbances：an emergency department approach.Emerg Med Pract，2020 Jun 1，22（6）：1-24.

1.代谢性酸碱失衡

（1）如果测得的$PaCO_2$比预计值低，同时合并呼吸性碱中毒。

（2）如果测得的$PaCO_2$比预计值高，同时合并呼吸性酸中毒。

2.呼吸性酸碱失衡

（1）如果测得的［HCO_3^-］比预计值低，同时合并代谢性酸中毒。

（2）如果测得的［HCO_3^-］比预计值高，同时合并代谢性碱中毒。

注意：对于呼吸性酸碱失衡，通过记住“1，4，2，5”这四个数字更容易记住代偿公式。这代表了$PaCO_2$每升高10mmHg（从基线40mmHg开始计算），碳酸氢根预计减少的值（从基线24mmol/L开始计算），依次为急性呼吸性酸中毒、慢性呼吸性酸中毒、急性呼吸性碱中毒、慢性呼吸性碱中毒。

- 计算阴离子间隙

1.阴离子间隙（AG）：［Na^+］-［HCO_3^-］-［Cl^-］，正常值为12±4。

（1）高AG及正常AG比低AG更常见。

（2）引起AG降低的原因：最常见的是低蛋白血症（血浆蛋白每降低1g/dl，AG降低2.5mmol/L）、异常蛋白血症（如多发性骨髓瘤）、高钙血症、高镁血症。

2.以下是关于阴离子间隙的计算公式。

（1）阴离子间隙变化（ΔAG）：AG-12。

（2）碳酸氢根间隙（ΔHCO_3^-）：24-［HCO_3^-］。

（3）Δgap＝ΔAG-ΔHCO_3^-。

（4）如果AG较高而Δgap在-6～＋6，则AG升高的水平和碳酸氢根下降的水平相同。该病例为阴离子间隙增高型代谢性酸中毒（HAGMA）。

（5）如果AG较高且Δgap比-6更低，表明AG升高的水平不与碳酸氢根下降的水平相同，该病例存在HAGMA同时合并AG正常的代谢性酸中毒。

（6）如果AG较高且Δgap比＋6更高，表明AG升高的水平超过碳酸氢根下降的水平，该病例存在HAGMA同时合并代谢性碱中毒。

一般规律

- 规律1：pH变化的方向决定原发性酸碱失衡的类型。代偿机制不会过度代偿，甚至不能完全代偿至正常。
- 规律2：毫无例外，pH、［HCO_3^-］、PCO_2 3个变量中任何一个异常都和酸碱失衡相关。如果pH正常，请检查是否存在代偿性酸碱失衡。

1.［HCO_3^-］＜20且PCO_2＜35：代谢性酸中毒合并呼吸性碱中毒。

2.［HCO_3^-］＞24且PCO_2＞45：代谢性碱中毒合并呼吸性酸中毒。

3.［HCO_3^-］及PCO_2正常，AG＞12：HAGMA合并代谢性碱中毒。

4.［HCO_3^-］、PCO_2及AG均正常，患者正常（不太可能为NAGMA合并代谢性碱中毒）。

- 规律3：尽管pH或［HCO_3^-］正常，一个非常高的阴离子间隙（大于20）表明存在HAGMA，在该例中，正常的pH和［HCO_3^-］提示合并存在代谢性碱中毒。

酸碱失衡类型

代谢性酸中毒

- 这是临床上最常见的酸碱失衡类型。
- 定义：pH＜7.35且［HCO_3^-］＜20mmol/L。

A. HAGMA：［HCO_3^-］＜20mmol/L且AG升高。

B. NAGMA：［HCO_3^-］＜20mmol/L且AG正常。

- 原因

1. 引起HAGMA的原因可被归纳为KULT（更能体现发病机制）或CATMUDPILES进行记忆（表6-2）。

2. 引起NAGMA的原因可被归纳为USEDCARP进行记忆（表6-3）。

- 代谢性酸中毒的治疗：主要针对潜在的原因进行治疗。

1. 糖尿病酮症酸中毒（补液及胰岛素治疗）。

2. 休克（补液、强心及治疗败血症）。

表6-2 阴离子间隙增高型代谢性酸中毒的病因（HAGMA）

KULT	CATMUDPILES
K：ketoacidosis（酮症酸中毒），如糖尿病、酒精及饥饿）	C：cyanide（氰化物）、carbon monoxide（一氧化碳）
U：uraemia（尿毒症）	A：alcoholic ketoacidosis（酒精性酮症酸中毒）
L：lactic acidosis（乳酸酸中毒）	T：toluene（甲苯）
A型：任何引起组织缺氧的因素，如休克、脓毒血症、氰化物及一氧化碳中毒	M：methanol（甲醇）、methaemoglobin（高铁血红蛋白）
B型：没有低氧的诱因，如肝肾疾病、先天性代谢性疾病、二甲双胍、异烟肼及铁剂	U：uraemia（尿毒症）
T：toxins（中毒），如水杨酸盐类、二甲双胍、甲醇、甲苯、乙二醇、铁剂及三聚乙醛	D：diabetic ketoacidosis（糖尿病酮症酸中毒）
	P：paraldehyde（三聚乙醛）
	I：isoniazid（异烟肼）/iron（铁剂）（通过乳酸酸中毒途径）
	L：lactic acidosis（乳酸酸中毒），如任何可引起休克及低氧血症的原因，以及二甲双胍、苯乙双胍、氰化物中毒
	E：ethylene glycol（乙二醇）（不是乙醇）
	S：salicylates and solvent（水杨酸盐及其溶剂）

表6-3 AG正常，代谢性酸中毒病因（NAGMA）

USEDCARP
U：ureterosigmoidostomy（输尿管乙状结肠吻合术）
S：small bowel fistula（小肠瘘），如回肠造口术及结肠造口术
E：extra chloride（额外的氯化物），如NaCl输注
D：diarrhoea（腹泻）
C：carbonic anhydrase Inhibitor（碳酸酐酶抑制剂），如乙酰唑胺
A：adrenal insufficiency（肾上腺皮质功能不全）
R：renal tubular acidosis（肾小管性酸中毒）
P：pancreatic fistula（胰瘘）

3. 肾衰竭（透析）。

4. 甲醇/乙二醇摄入（乙醇）。

- 是否给予碳酸氢盐治疗存在争议。

1. 潜在的副作用包括电解质紊乱（如低钾血症和低钙血症）、颅内及细胞内酸碱失衡、治疗后碱中毒、高钠血症、高渗状态及液体超负荷。此外，没有证据表明碳酸氢盐治疗能提高生存率。

2. 可能的好处是提高了心肌收缩力及对儿茶酚胺的反应性，改善了血流动力学状态。

3. 从病理生理学方面讲，与HAGMA患者相比，碳酸氢盐疗法更适用于NAGMA患者。因为导致NAGMA的原因多是碳酸氢盐的丢失，而通过肾脏代偿，碳酸氢盐显著恢复需要几天的时间。而对于HAGMA而言，其病因主要是酸产生过多，治疗潜在病因可快速逆转酸性代谢产物的产生。

4. 给予患者的碳酸氢盐最终转换成CO_2，在给予碳酸氢盐治疗前，应评估患者是否具备排出增加的二氧化碳的能力，否则碳酸氢钠治疗将导致呼吸性酸中毒。

5. 目前不建议常规给予碳酸氢盐治疗，除非pH小于7.1且患者血流动力学不稳定。

（1）建议治疗目标：pH＞7.1且［HCO_3^-］＞5mmol/L。

（2）多次给予50～100ml 8.4%的$NaHCO_3$溶液（用5%葡萄糖溶液稀释）缓慢静脉滴注，输注30min后再次完善血气分析。

呼吸性酸中毒

- 定义：pH＜7.35且PCO_2＞45mmHg。
- 原因：呼吸性酸中毒是二氧化碳排出减少所致。详细原因见表6-4。
- 治疗：呼吸性酸中毒的治疗主要针对潜在的病因。

1. 必要时进行通气支持，包括气管插管或无创正压通气（NIPPV）。

2. 对已知的Ⅱ型呼吸衰竭患者进行氧疗时，应由恒定的系统提供氧气（如文丘里面罩），以精确测量氧流量，防止低氧对呼吸中枢的驱动作用及对肺血管的适度收缩作用丧失。

表6-4 呼吸性酸中毒病因

分类	具体原因
1.导致呼吸驱动力下降	药物（如镇静药和阿片类药物） 头部损伤 中枢神经系统病变 代谢性碱中毒 慢性Ⅱ型呼吸衰竭患者氧疗后，导致低氧对呼吸中枢的驱动作用及对肺血管的适度收缩作用丧失
2.气道阻塞	哮喘 慢性阻塞性肺疾病
3.胸廓畸形	脊柱后侧凸 病态肥胖 胸部创伤
4.神经系统/神经肌肉异常	重症肌无力 吉兰-巴雷综合征 颈椎/胸椎损伤

代谢性碱中毒

- 定义：pH＞7.45且［HCO_3^-］＞25mmol/L。
- 原因：代谢性碱中毒产生的多余的碳酸氢盐通常被肾脏迅速清除。若代谢性碱中毒持续存在，则考虑引起代谢性碱中毒的病因持续存在，或肾脏代偿机制受损，且受损机制持续存在（表6-5）。

表6-5 代谢性酸中毒病因

分类	具体原因
A.急性病因（启动代谢性碱中毒机制）	
1.酸丢失	上消化道丢失液体：如严重的呕吐（剧烈呕吐、妊娠剧吐、暴食症）、胃肠减压、胃幽门梗阻 下消化道丢失液体：如HCO_3^-丢失量小于Cl^-丢失量时的严重腹泻（胃肠炎或泻药使用过量），绒毛状腺瘤，罕见原因如失Cl^-性腹泻 肾脏丢失：如袢利尿剂或远曲小管利尿剂
2.酸转移	低钾血症
3.HCO_3^-摄入增加	过多摄入$NaHCO_3$及抗酸药物 大量输血（为枸橼酸盐降解所致）
B.持续性代谢性碱中毒机制	
1.低血容量	浓缩型碱中毒（由于HCO_3^-可分布容量减少及反常，肾排H^+增加）
2.低氯血症	引起盐酸（HCl）丢失的原因（见上述） 少数原因引起Cl^-减少，如胃酸缺乏症和囊性纤维化
3.低钾血症	盐皮质激素活性增加，如原发性醛固酮增多症、库欣综合征、甘草类药物滥用及Liddle综合征 经肾失钾，如使用或滥用利尿剂、罕见的先天性疾病，如Bartter综合征和Gitelman综合征

- 代谢性碱中毒的治疗

1.停止额外碳酸氢盐的摄入。

2.减少酸丢失

（1）停止胃肠减压。

（2）给予H_2受体拮抗剂或质子泵抑制剂。

（3）停止袢利尿剂或远曲小管利尿剂，更换为保钾利尿剂。

3.改善容量及电解质状态

（1）静脉滴注0.9%氯化钠溶液。

（2）必要时补充钾离子。

4.当患者为对生理盐水无反应的代谢性碱中毒时

（1）给予补钾治疗以限制肾脏优先分泌H^+。

（2）给予盐皮质激素拮抗剂，如螺内酯或氨苯蝶啶。

5.建议的治疗目标包括pH＜7.55及HCO_3^-＜40mmol/L。

呼吸性碱中毒

- 定义：pH＞7.45且PCO_2＜35mmHg。
- 原因：见表6-6。
- 治疗：呼吸性碱中毒的治疗主要针对潜在病因。

1.对于缺氧者给予氧疗。

2.对于疼痛患者给予镇痛治疗。

3.应用抗菌药物治疗肺炎。

4.对于气胸患者行胸腔闭式引流。

5.对于休克患者进行复苏。

呼吸性碱中毒本身并不需要治疗，在处理好潜在病因后会随之缓解。

表6-6 呼吸性碱中毒病因

分类	具体病因
1.呼吸驱动力增加	疼痛或焦虑（过度） 发热 原发性中枢神经系统损伤（如肿瘤、感染、脑血管意外） 药物（如水杨酸盐类） 妊娠
2.低氧血症	肺栓塞 肺炎 气胸 轻度哮喘 严重贫血 高海拔 一氧化碳中毒

酸碱失衡的临床表现

• 酸碱失衡的临床表现：不管是酸中毒还是碱中毒，酸碱失衡的临床表现相似，仅有细微的差别。

1.神志状态改变

（1）昏睡和嗜睡。

（2）易激惹和思维混乱。

（3）反应迟钝和昏迷。

（4）此外，碱中毒引起低碳酸血症，可能导致大脑血管收缩，进而引起头晕目眩和头痛。碱中毒导致的低钙血症还可引起手足痉挛、抽搐、口周麻木、外周麻木，甚至癫痫。

2.心血管系统

（1）抑制心肌收缩和低血压。

（2）对儿茶酚胺的反应性降低。

（3）电解质异常导致的心电图异常和心律失常。

（4）碱中毒引起的低钙血症可能会加重心脏抑制。

（5）心脏停搏。

3.呼吸系统

（1）代谢性酸中毒及呼吸性碱中毒时可存在过度通气。

（2）代谢性碱中毒时肺通气不足。

（3）代谢性酸中毒患者可能会有呼吸急促及气短的感觉。

（4）糖尿病酮症酸中毒患者呼出的气体中可能会有烂苹果味。

（5）酸中毒导致血红蛋白氧解离曲线右移，肺部血红蛋白氧合能力下降，从而引起远端组织缺氧。

（6）碱中毒导致血红蛋白氧解离曲线的左移，降低血红蛋白外周氧卸载能力，从而引起远端组织缺氧。

4.电解质紊乱

（1）酸中毒与高钾血症有关，因为氢离子和钾离子相互竞争排出。

（2）碱中毒与低钾血症有关，因为肾脏优先排泄钾离子。此外，碱中毒会导致钙离子与蛋白质的结合更紧密，从而导致游离钙的比例降低。

5.消化系统

（1）恶心、呕吐。

（2）腹泻。

（3）糖尿病酮症酸中毒患者可出现腹痛。

（张 烁 译 葛洪霞 校）

参考文献/扩展阅读

1. Strayer RJ. Acid-base disorders. In：Walls RM，Hockberger RS，Gausche-Hill M，eds. *Rosen's emergency medicine：concepts and clinical practice*. 9th ed. Philadelphia：Mosby-Elsevier，2018：1509-1515.

2. Boniface M，Porter I. Acid-base disturbances：an emergency department approach. *Emerg Med Pract*，2020 Jun 1，22（6）：1-24.

3. Kraut JA，Madias NE. Serum anion gap：its uses and limitations in clinical medicine. *Clin J Am Soc Nephrol*，2007，2：162-174.

4. Ibrahim I，Ooi SB，Chan YH，et al. Point-of-care bedside gas analyzer：limited use of venous PCO_2 in emergency patients. *J Emerg Med*，2011，41（2）：117-123.

5. Malatesha G，Singh NK，Bharija A，et al. Comparison of arterial and venous pH，bicarbonate，PCO_2 and PO_2 in initial emergency department assessment. *Emerg Med J*，2007，24：458-571.

6. Rang LC，Murray HE，Wells GA，et al. Can peripheral venous blood gases replace arterial blood gases in emergency department patients? *CJEM*，2002，4：7-15.

第二节 急性肾上腺皮质功能不全

Lin Ziwei · Khoo Chin Meng · Doddabele Srinivasa Deepak · Goh Ee Ling · Malcolm Mahadevan

定义

• 急性肾上腺皮质功能不全又称艾迪生病危象，是一种由于皮质醇产生不足，难以达到应激水平而导致的致命性疾病。

• 原发性肾上腺皮质功能不全（艾迪生病）

是由于肾上腺原发性功能缺陷导致的糖皮质激素及盐皮质激素产生不足。

- 继发性肾上腺皮质功能不全是由于促肾上腺皮质激素（ACTH）对肾上腺的促进作用减弱，导致糖皮质激素及盐皮质激素产生不足，如停用外源性糖皮质激素或垂体卒中。

要点

- 对于有类固醇类药物应用史合并血流动力学不稳定的患者，需要高度警惕罹患该病的可能。
- 该病如果未能得到及时诊治，死亡率极高。
- 如果临床高度疑诊急性肾上腺皮质功能不全，无须等待实验室检查结果确诊即可开始治疗。
- 腹部疼痛和压痛在原发性肾上腺功能不全的患者中并不少见，需与外科疾病所致的腹部疼痛相鉴别。
- 肾上腺危象可在多种情况下发生，见表6-7。

表6-7 常见诱发肾上腺危象的病因

- 慢性肾上腺功能不全患者在应激状态下，如手术、创伤或急性疾病
- 长期应用类固醇药物患者突然停药
- 双侧肾上腺切除术后或创伤、出血后，双侧肾上腺受损
- 垂体卒中

临床评估

- 病史

1. 临床表现

（1）非特异性虚弱（99%）、乏力和体重减轻是三大主要症状。

（2）肠胃不适：包括恶心和呕吐、腹痛（34%）、腹泻（20%）、厌食等。

（3）意识状态改变、意识模糊、昏迷及昏睡。

2. 诱发因素　如应激、发热、近期外科手术史、创伤和急性心肌梗死。

3. 既往史　注意询问有无需要长期服用类固醇激素治疗的疾病，如自身免疫性疾病，有无服用类固醇或传统药物等。

- 体格检查

1. 外观　脱水貌、昏睡或意识状态改变，可以合并库欣综合征样面容。

2. 生命体征　检查是否存在持续的低血压和直立性低血压，充分补液治疗不能纠正。

3. 频黏膜、易于暴露或摩擦的区域可见色素沉着　仅见于病程较长的原发性肾上腺功能不全。

4. 其他　寻找有无脓毒症或外伤的证据。

- 检查

1. 即刻测指尖血糖。

2. 实验室检查

（1）全血细胞计数。

（2）生化：低钠血症、高钾血症、低血糖构成典型的三联征。

注意：继发性肾上腺皮质功能不全不一定出现高钾血症，因为盐皮质激素分泌未受影响。生化检查也可出现尿素氮升高及正常阴离子间隙代谢性酸中毒。

（3）动脉血气分析：代谢性酸中毒。

（4）血浆皮质醇浓度（真空采血管）及促肾上腺皮质激素浓度（应用乙二胺四乙酸即EDTA抗凝管采血，转运途中用冰块冷敷保存）。

3. 胸部X线检查：重点关注有无肺部感染，早期感染、肺结核活动期、真菌感染可以是肾上腺皮质功能不全的诱因。

4. 心电图：可以显示QRS波低电压伴非特异性ST-T改变，可伴高钾血症心电图表现（应用糖皮质激素替代治疗后可逆转）或急性心肌梗死心电图表现。

5. 其他（通过临床评估决定）：败血症相关检查，包括血培养及尿常规/尿培养等。

给全科医师的特别提示

- 疑诊患者即可开始初步诊断和治疗；延迟会导致效果不佳。
- 对于低血糖患者应同时应用葡萄糖和类固醇药物进行治疗。

临床管理

- 支持治疗

1. 因该病具有潜在致命性，故应将患者安置

在能够严密监测的区域。

2.监测：心电图、血氧饱和度和生命体征。

3.选择较粗的血管，用较大号套管针开放2条静脉通路。

4.保证气道通畅，建立呼吸和循环支持。

（1）必要时对气道采取保护措施。

（2）给予氧疗。

（3）给予液体输注：快速静脉滴注0.9%氯化钠溶液或5%葡萄糖溶液直到低血压被纠正（通常需要补充2～3L液体）。

• 药物治疗

1.给予静脉注射50%葡萄糖溶液40ml来纠正低血糖。这类患者低血糖较难纠正，需要重复给药；如果患者清醒，可给予口服等量或更多的葡萄糖。

2.给予糖皮质激素替代治疗：静脉滴注氢化可的松100mg，每6小时一次。该药比地塞米松能更快地产生生理作用，并且具有盐皮质激素活性，特别适用于疑诊原发性肾上腺皮质功能不足的患者。

注意：在治疗前抽血检测血浆皮质醇和ACTH浓度。

3.如果需要给予静脉滴注碳酸氢钠溶液：1～2h给予50mmol；通过动脉血气分析结果监测机体酸碱状态。

4.治疗诱因，如应用抗菌药物治疗脓毒症。

• 其他处理

请内分泌科或普通内科医师会诊，并决定是否转入重症监护室进行严密监测。

（张 烁 译 葛洪霞 校）

参考文献/扩展阅读

1. Werbel SS, Ober KP. Acute adrenal insufficiency. *Endocrinol Metab Clin North Am*, 1993, 22: 303.
2. Soon PC. Addisonian crisis. In: Tai DYH, Lew TWK, Loo S, eds. *Bedside ICU handbook*. 2nd ed. Singapore: Armour Publishing, 2007: 151-152.
3. Cutright A, Ducey S, Barthold CL, et al. Recognizing and managing adrenal disorders in the emergency department [digest]. *Emerg Med Pract*, 2017 Sep 22, 19（9 Suppl Points & Pearls）: S1-S2.

第三节 糖尿病酮症酸中毒和高渗性高血糖状态

Chai Chew Yian · Peter Manning · Shirley Ooi · Sim Tiong Beng

糖尿病酮症酸中毒

• 糖尿病酮症酸中毒（DKA）是由于胰岛素（绝对或相对）缺乏及胰岛素反向调节激素分泌增加的联合作用，导致糖异生增加，使糖原分解加速，外周组织的糖利用受损，脂肪分解，肝脏脂肪酸氧化为酮体，最终引起高血糖症和酮血症。

• 高血糖水平导致渗透性利尿引起水钠丢失、低血压、低灌注和休克。患者表现为显著的多尿、多饮、体重下降、脱水、虚弱及感觉障碍。

• DKA诊断标准

1.高血糖症，血糖≥14mmol/L。

2.动脉血气分析：pH＜7.3，HCO_3^-＜15mmol/L。

3.酮血症（β-羟丁酸≥3mmol/L）或中度酮尿症（≥3＋）。

• 病因

1.胰岛素缺乏/非医从性胰岛素治疗。

2.感染：常见感染部位为泌尿系统（尿路感染）、呼吸道、皮肤。

3.梗死：心肌梗死，以及颅内血管、胃肠道血管、外周血管事件。

要点

• 深而快速呼吸（缺氧/Kussmaul呼吸）和呼吸时有丙酮气味是DKA的特征。

• 胃肠道症状常出现，尤其是年轻患者，包括恶心、呕吐和弥漫性腹痛。症状较重时常被误诊为急腹症。血清淀粉酶常升高，而不符合胰腺炎诊断。高血糖危象常导致肝脏转氨酶、肌酸激酶、乳酸脱氢酶、脂肪酶的非特异性升高，须引起重视。

• 如果轻度DKA或DKA经过治疗仍有腹痛，或者存在腹膜刺激征，需要进一步筛查腹部。

• 感染征象常隐匿或者不明显。体温几乎不高，白细胞总数升高仅反映酮血症。然而，任何发热，即使是低热也提示存在脓毒症。如果怀疑感染，安全起见建议应用广谱抗生素。

• 白细胞计数升高很常见并且不一定提示感染。一般认为是由于应激，且与皮质醇和去甲肾上腺素水平升高相关。然而，白细胞总数>25×10^9/L可能提示感染。

• 炎性指标C反应蛋白的升高往往存在于DKA患者中，但是当DKA得到纠正时，C反应蛋白亦会回归正常水平。

• 由于呕吐导致的复合型代谢性碱中毒可以掩盖严重的酮症酸中毒。

• 当高血糖发生时，由于渗透压作用水分经细胞内向细胞间质外移动，通常导致未经纠正的血钠降低。因此，当血钠水平升高到正常水平时提示相当严重的脱水情况。

• 快速液体输注可引起心力衰竭、脑水肿、急性呼吸窘迫综合征，特别是有心脏基础病及老年患者。可能需要监测中心静脉压。

• 约10%的DKA患者血糖正常。血糖正常的DKA患者可见于妊娠、年轻的1型糖尿病患者合并呕吐、刚接受外源性胰岛素注射、糖异生功能障碍、低热量摄入或者饥饿的患者。使用钠-葡萄糖协同转运蛋白2（SGLT2）抑制剂是血糖正常DKA患者的常见原因。

• 即使患者尿酮体阴性，DKA也可潜在存在。这是因为用干化学法只能检测乙酰乙酸和丙酮，测不出β-羟丁酸（酮症酸中毒的主要代谢产物）。

给全科医师的特别提示

• 当看到患者主诉恶心、呕吐，特别是生命体征异常或有浅快的Kussmaul呼吸时，无论有无腹痛，都应高度怀疑DKA。诊断为“病毒性胃炎”的患者有可能是DKA。

• 中毒的发热患者应查床旁快速血糖。

• 怀疑DKA时应查床旁快速血糖及尿酮体。

• 在救护车转送患者至医院前应给予生理盐水和胰岛素静脉注射或皮下注射。

监测和治疗

支持治疗

• 患者应在监护下治疗。

• 高流量吸氧。

• 每15～30分钟监测一次心电图、脉搏血氧饱和度、生命体征。每4小时查一次血糖、酮体、血钾及酸碱平衡。

• 实验室检查：全血细胞计数、尿素氮/电解质/肌酐（包括静脉血糖）、心肌酶、尿液分析（酮体及白细胞）、血酮体（β-羟丁酸）及动脉血气分析。

• 有效血清渗透压＝2［血钠］＋［血糖（mmol/L）］。

• 血培养（每瓶至少8ml血样）。

• 12导联心电图、胸部X线检查、尿检，寻找DKA诱因。

• 留置导尿管，监测尿量。

注意：已经显示静脉血气pH与动脉血气pH有很好的相关性，因此可以用来评价治疗效果，同时避免疼痛和因反复动脉穿刺引起的并发症。美国糖尿病学会（ADA）推荐初始血气分析仍需要采集动脉样本。

特异性治疗

DKA的治疗目标取决于纠正潜在的病理生理异常。液体复苏、酸碱和电解质平衡的纠正、胰岛素治疗和鉴别诱发因素是基础，更重要的是，密切监测患者的病情变化。对于昏迷的患者（无论有无呕吐）应该立即插管，以减少误吸风险。

• 补充静脉容量：直接纠正血管内、外低血容量，改善肾功能，同样可以降低血糖。

1.休克患者：对于脓毒症休克患者，以20～30ml/kg静脉输注哈特曼液30min以上，给予静脉抗生素并收入ICU。如果患者为心源性休克，收入ICU，给予升压药并监测血流动力学。

2.患者无休克：在第1个小时内给予生理盐水1L/h［15～20ml/（kg·h）］。

3.更进一步的补液治疗取决于血流动力学状态、钠盐水平和尿量。

（1）如果校正后的血钠偏低，需根据容量状态以250～500ml/h的速度输注生理盐水。

（2）如果患者血流动力学稳定，校正钠正常/偏高，以4～14ml/（kg・h）（如每小时250～500ml的0.45%氯化钠溶液）的速度均匀输注0.45%氯化钠溶液24h以上。

注意：校正血钠＝测量血钠＋0.3［静脉血糖（mmol/L）-5.5］。

静脉血糖低于14mmol/L时改为输注5%葡萄糖溶液。等张或半张氯化钠溶液可以继续与5%葡萄糖溶液一起输注来纠正液体/电解质紊乱。每小时监测尿量，每2～4小时检查电解质及肌酐，直至病情稳定。

注意：在第一个24小时内的补液应该纠正估计的液体缺失量（4～6L），但血浆渗透压下降不应该超过3mOsm/（kg・h），以防出现脑水肿。

• 电解质平衡的恢复：早期补钾是目前的标准。尿量达到50ml/h时应开始补钾，方案如下：

1.血钾＜3.3mmol/L　初始低血钾反映严重的全身钾离子缺乏，需要即刻补钾，甚至考虑暂停胰岛素，直至血钾＞3.3mmol/L，以防致命的呼吸衰竭和心律失常。以20～40mmol/h的速度输注氯化钾直到血钾＞3.3mmol/L。

2.血钾＝3.3～5.2mmol/L　在每升静脉液体中加入20～30mmol的钾使血钾维持在4～5mmol/L（2/3 KCl和1/3 KH_2PO_4，当血磷＜0.3mmol/L或者患者合并贫血或有呼吸窘迫时可以补充磷酸盐）。

3.血钾＞5.2mmol/L　不要补钾，同时每4小时检查一次血钾水平。

• 胰岛素治疗：不需要给予大剂量胰岛素来逆转DKA。大剂量胰岛素治疗更容易发生低血糖和低钾血症。

1.成人先静脉给予胰岛素负荷量0.1U/kg，随后在成人和儿童中维持小剂量胰岛素0.1U/（kg・h）输注。如未给予负荷量，静脉给予胰岛素0.14U/kg。

2.如果在第1个小时内血糖下降未超过10%，增加胰岛素剂量，调节胰岛素滴定速度，使血糖水平每小时下降3～4mmol/L。胰岛素抵抗发生于脓毒症患者，每小时监测血糖水平。

3.当血糖≤14mmol/L时，胰岛素滴定速度减至0.05U/（kg・h），开始输注5%葡萄糖溶液，使DKA的血糖目标为8～12mmol/L，高渗性高血糖状态为12～16mmol/L。维持胰岛素输注直至酸中毒纠正（pH＞7.3且HCO_3^-＞15mmol/L）。每4小时皮下注射胰岛素可与静脉输注重叠1～2h。不要因为血糖正常就停止静脉输注胰岛素。

• 酸碱平衡恢复：因为补液及胰岛素治疗可以改善代谢性酸中毒，所以只有严重高钾血症伴心电图改变或pH＜6.9时才给予碳酸氢钠。pH＜6.9，给予8.4%碳酸氢钠溶液100ml及氯化钾溶液20mmol/L，输注2h以上。每2小时监测一次动脉血气分析和血钾。重复予以静脉碳酸氢钠和氯化钾溶液直至pH≥7.0。

• 高血糖危象时应注意的潜在并发症

1.低血糖。

2.低钾血症。

3.高氯血症。

4.液体超负荷。

5.急性呼吸窘迫综合征。

6.血栓栓塞。

7.横纹肌溶解。

处置

• 重症DKA（pH＜7.0及HCO_3^-＜10mmol/L）、低血压或在再灌注治疗后仍少尿、思维迟钝/昏迷、总血浆渗透压＞340mOsm/kg的患者，应该考虑透析并入住MICU。

• 病情稳定患者可以入住普通病房。

• 高渗性高血糖状态

• 高渗性高血糖状态（HHS）也被称为高渗性高血糖非酮症状态，是糖尿病的代谢并发症，其特征为严重高血糖、极度脱水、血浆高渗和意识改变。常发生于2型糖尿病患者，伴有生理应激状态。

• HHS的病理生理学归因于：①胰岛素抵抗和（或）缺乏；②炎症状态，促炎细胞因子和反调节应激激素显著升高，导致肝脏糖异生和糖原分解增加；③渗透性利尿后肾葡萄糖排泄受损。

• HHS通常存在严重的高血糖和血浆高渗，而无酮症酸中毒。

• HHS的诊断标准

1.血糖＞33mmol/L。

2.动脉血pH＞7.3，HCO_3^-＞15mmol/L。

3.微量酮症或酮尿。

4.有效血浆渗透压＞320mOsm/kg H_2O。

• HHS通常有更严重的液体不足（高达10L），并往往在几天内发生。DKA和HHS可以在同一患者中发生。

给全科医师的特别提示

• 对于生命体征不稳定或精神状态异常，或有虚弱、厌食或疲劳症状的老年患者，应考虑诊断HHS。

• HHS患者可能合并急性脑血管事件、严重烧伤、心肌梗死、感染、胰腺炎、药物（如利尿剂、β受体阻滞剂、糖皮质激素、神经阻滞剂、苯妥英钠、钙通道阻滞剂）等不良反应。因此，老年患者需要进行床旁快速血糖检测以避免漏诊HHS或DKA。

• 在急救车送患者入院前输注生理盐水。

HHS的治疗

• 与DKA的处理相似，不需要胰岛素负荷，需要根据患者的合并症给予更多的液体输注。

（薛　硕　译　葛洪霞　校）

参考文献/扩展阅读

1. Fayfman M, Pasquel FJ, Umpierrez GE. Management of hyperglycemic crises: diabetic ketoacidosis and hyperglycemic hyperosmolar state. *Med Clin North Am*, 2017 May, 101（3）: 587-606.
2. Kitabchi AE, Umpierrez GE, Murphy MB, et al. Hyperglycemic crises in adult patients with diabetes: a consensus statement from the American Diabetes Association. *Diabetes Care*, 2009 Jul, 32（7）: 1335-1343.
3. Kelly AM. The case for venous rather than arterial blood gases in diabetic ketoacidosis. *Emerg Med Australas*, 2006 Feb, 18（1）: 64-67.
4. Kreshak A, Chen EH. Arterial blood gas analysis: are its values needed for the management of diabetic ketoacidosis? *Ann Emerg Med*, 2005, 45（5）: 550-551.
5. Umpierrez G, Freire AX. Abdominal pain in patients with hyperglycemic crises. *J Crit Care*, 2002 Mar, 17（1）: 63-67.
6. Vantyghem MC, Haye S, Balduyck M, et al. Changes in serum amylase, lipase and leukocyte elastase during diabetic ketoacidosis and poorly controlled diabetes. *Acta Diabetol*, 1999 Jun, 36（1-2）: 39-44.

第四节　水、电解质紊乱

Li Zisheng · Kuan Win Sen

要点

• 体液以2∶1的比例分布于细胞内液（ICF）和细胞外液（ECF）（表6-8）。ECF包括分布于组织间隙和血管内的体液（其中25%的细胞外液为血浆）。

• 有效循环血容量指ECF中能够有效灌注组织的部分。

• 有效循环血容量的评估方法

1. *临床指标*　心率、血压、毛细血管充盈时间、颈静脉充盈度、尿量、神志情况。

2. *非侵入性方法*　超声测量下的腔静脉直径，无创心排血量监测（NICOM），被动抬腿试验。

3. *危重患者可用侵入性方法*　测定中心静脉压或肺毛细血管楔压。

• 估算血浆渗透压（mOsm/kg）＝2［Na^+（mmol/L）］＋血糖（mmol/L）＋尿素（mmol/L）。血浆渗透压正常值为285～295mOsm/kg。

• 渗透压差＝测定血浆渗透压-估算血浆渗透压，一般渗透压差在10mOsm/kg以内。

• 血浆渗透压超过400mOsm/kg，可导致神志改变、癫痫发作，甚至死亡。

• 如果渗透压差超过10mOsm/kg，提示存在未测定的渗透活性物质，如酒精、丙酮、乙二醇、甘露醇等（表6-9）。因此，常见于毒性酒精摄入情况，不会引发糖尿病酮症酸中毒（DKA）/高渗性高血糖状态（HHS）。

• 在DKA/HHS情况下，尿素氮不常规用于计算血浆渗透压，因为尿素氮可以自由通过细胞膜，不会显著影响细胞内容积。

给全科医师的特别提示

• 在老年人中，电解质紊乱的症状常呈非特异性，如疲劳、烦躁、嗜睡和全身无力。如果患者服用多种药物而出现上述症状，更应高度怀疑有无电解质紊乱。

• 当出现血钠紊乱时，常合并神经系统症状，低钠血症（血钠＜130mmol/L）是医院患者中最常见的电解质异常。服用噻嗪类利尿剂的患者应警惕低钠血症。

• 诊断为甲状腺功能减退和肾上腺皮质功能不全（尤其合并高钾血症）同时合并低钠血症时需警惕，因为他们常被误诊为抗利尿激素分泌失常综合征（SIADH）。

表6-8　不同电解质在体内的分布情况

电解质	ECF（mmol/L）*	ICF*
Na^+	135～150	10～14mmol/L
K^+	3.5～5.0	140～150mmol/L
Cl^-	98～107	3～4mmol/L
HCO_3^-	21～27	7～10mmol/L
Ca^{2+}	2.15～2.55	7～10mmol/L
PO_4^{3-}	0.85～1.45	4mmol/kg**
Mg^{2+}	0.70～0.91	40mmol/kg**

*.数值可能因实验室不同而有所差异。
**.数值因不同组织及营养状态而有所差异。

表6-9　血浆渗透压升高/降低的原因

升高（高渗透性）	降低（低渗透性）
肾病	钠丢失（应用利尿剂与低盐饮食）
充血性心力衰竭	低钠血症
脱水	肾上腺皮质功能不全
尿崩症	抗利尿激素分泌异常综合征（SIADH）
高血糖症	水分摄入过多/液体负荷过重
高钙血症	
高钠血症	
酒精摄入	

钠平衡紊乱

低钠血症

• 临床表现

1.当面对低钠血症时，主要目标是建立诊断和明确严重程度，治疗潜在原因（取决于容量状态）并预防并发症。

2.非特异性症状且有脑水肿表现，如厌食、恶心、呕吐、意识混乱、嗜睡、烦躁、头痛、乏力、肌肉痉挛和癫痫发作等。

3.急性（＜48h）低钠血症较慢性低钠血症少见。急性低钠血症患者常有突然的水负荷加重，如精神性多饮、医源性静脉低渗液体输注及马拉松运动员中仅摄入白开水导致的运动相关低钠血症（EAH）。

4.低钠血症分级：轻度，125～134mmol/L；中度，120～124mmol/L；重度，＜120mmol/L。

5.血钠＞125mmol/L的患者通常无症状。症状一般发生于血钠＜125mmol/L的情况，尤其是急性低钠血症。

6.体格检查是神经系统最基本的评估方法，其可能提示除低钠血症以外的其他原因的神经系统症状。

7.当鉴别低钠血症的原因时，首先需要排除假性低钠血症和再分布性低钠血症。

（1）引起假性低钠血症的原因：高三酰甘油血症，由于浆细胞发育不良引起的多发性骨髓瘤。

（2）再分布性低钠血症的原因：高血糖症。快速校正钠盐公式为：

钠（校正值）＝钠（测算值）＋血糖（mmol/L）/4

8.下一步确定患者的容量状态，以鉴别低钠血症的病因（表6-10）。

表6-10　体内水分总量（TBW）、总钠盐（Na^+）与细胞外液容量的关系

液体状态	TBW、Na^+、ECF状态	举例
低血容量低钠血症	TBW↓、Na^+↓↓、ECF↔	大量出汗、烧伤、呕吐、腹泻、利尿剂（噻嗪类）
正常容量低钠血症	TBW↑、Na^+↔、ECF↑ 无水肿	抗利尿激素分泌失常综合征
高容量低钠血症	TBW↑↑、Na^+↑、ECF↑↑伴水肿	充血性心力衰竭、甲状腺功能低下、肝硬化、肾病综合征、精神性多饮
再分布低钠血症	TBW↔、Na^+↔，水从细胞内转向细胞外间隙	高血糖症、甘露醇
假性低钠血症	TBW↔、Na^+↔，水相被过量蛋白质或脂肪稀释	高三酰甘油血症、多发性骨髓瘤

注：↑↑.显著升高；↑.升高；↔.不变；↓.降低；↓↓.显著降低。

处理

• 处理的主要目标是预防未纠正的低钠血症引起的后遗症。脑水肿是主要的并发症，可导致不可逆的神经系统受损，甚至死亡。

• 严重低钠血症患者应住院治疗。

• 对于伴有症状的急性低钠血症患者（如癫痫发作、昏迷），应采取积极的处理。选择输注高张钠溶液（3%氯化钠溶液），按1～2ml/（kg・h）输注，目标是每小时升高血钠1～5mmol/L，直至症状消失或者血钠达到125～130mmol/L。

• 慢性低钠血症患者的治疗推荐是最初24h内血钠水平升高不超过10～12mmol/L，48h内不超过18mmol/L。

• 过度纠正慢性低钠血症可以导致患者出现渗透性脱髓鞘综合征（脑桥中央脱髓鞘）。通常在血清钠纠正后的2～6天会出现构音障碍、吞咽困难、癫痫发作、神志改变、四肢轻瘫等症状。出现这种情况将不可逆转。

• SIADH患者应严格限制液体量。其他治疗包括钠盐胶囊、地美环素和精氨酸血管升压素拮抗剂。

高钠血症

病因

• 水分摄入减少或水分丢失增加

1.经口摄入水分减少或胃肠/肾脏水分丢失增加。

2.大量出汗。

3.中枢性/肾性尿崩症。

4.渗透性利尿（如DKA）。

5.下丘脑损害影响口渴或渗透感受器功能（罕见）。

• 钠盐超载

摄入或输注高张盐溶液。

临床表现

• 非特异性症状。早期症状包括厌食、烦躁、恶心和呕吐。晚期出现意识状态改变、嗜睡、易激惹，进而昏睡甚至昏迷。

• 肌肉骨骼症状包括抽搐、反射亢进、共济失调、震颤及神经系统非定位体征。

• 在一些卧床的老年患者中，由于精神状态异常不能表达口渴，当出现病毒疾病如胃肠炎时，很容易出现高钠血症。

处理

• 急诊处理包括补液，恢复血清张力，以及治疗潜在病因。

• 心动过速及低血压的低血容量患者应给予等张氯化钠溶液复苏（不要给低张溶液，因其会快速渗出血管外，对纠正低血压无益）。

• 如果可行，尽可能给患者口服补液。

• 纠钠速度不要超过0.5mmol/（L・h）。

• 监测出入量。

• 血容量正常患者可以口服或输注低张溶液（如5%葡萄糖溶液，0.45%氯化钠溶液）。

低钾血症和高钾血症

参见第7章第一节“肾脏急症”。

低钙血症

• 约40%的血钙与蛋白结合，50%处于游离状态，10%为复合物。只有离子钙才有生理活性。

• 由于测得血钙不能真实反映游离钙的生理效能，因此当面对钙紊乱的患者时，第一步是计算校正血清钙水平。

• 校正钙（mmol/L）＝测量钙（mmol/L）＋［40−白蛋白（g/L）］×0.02

病因（表6-11）

• 低蛋白血症：最主要原因（如肝硬化、肾病、营养不良、烧伤或脓毒症所致）。

• 甲状旁腺疾病

1. PTH降低　术后患者，如甲状腺/甲状旁腺切除术后。

2. PTH增高　终末期肾病和维生素D缺乏。

• 代谢性：低镁血症（导致甲状旁腺激素终末器官抵抗），高磷酸血症（发生于危重症患者或磷酸盐溶液灌肠患者。磷酸根高度结合钙离子）。

• 其他重要原因导致的低钙血症

1.急性胰腺炎。

2.大量输血（枸橼酸盐毒性）。

3.脓毒症。

4.横纹肌溶解。

5.成骨细胞恶性肿瘤。

6.毒物：氢氟酸烧伤或摄入，乙二醇。

临床表现

• 患者有肌肉痉挛、气管痉挛致呼吸困难、强直性收缩、肢体麻木及刺痛感。

• 神经系统表现包括易激惹、意识混乱、幻觉、痴呆、锥体外系反应及惊厥。

• 经典的周围神经体征

1.低钙击面征（chvostek sign） 轻击耳屏前方2cm处引起面神经分支的抽动。

2.低钙束臂征（trousseau sign） 血压计袖带在高于收缩压的情况下充气，使手腕出现痉挛（尺神经和正中神经缺血）。

• 心电图可出现QT间期延长和心律失常。

处理

• 对于有症状、严重低钙血症、校正血清钙低于1.9mmol/L而无症状的患者，应该静脉补钙。

• 静脉补钙（10%葡萄糖酸钙10～20ml，等同于90～180mg元素钙，置于5%葡萄糖溶液50ml中）输注时间应超过10～20min。尽管氯化钙中离子钙含量更高（10ml含272mg元素钙），但由于其外渗会引起组织坏死而不推荐使用。

• 其他需要静脉补钙的情况包括严重的高钾血症/高镁血症，钙通道阻滞剂过量及大量血制品输注。

• 症状较轻（感觉异常）的患者可使用口服钙替代品。

高钙血症

病因（表6-11）

表6-11 高钙血症病因

甲状旁腺激素介导	甲状旁腺激素依赖
原发性甲状旁腺功能亢进	恶性肿瘤（多发性骨髓瘤、乳腺癌、肺癌）
继发性甲状旁腺功能亢进（慢性肾病、维生素D缺乏）	维生素D中毒
三发性甲状旁腺功能亢进（肾移植术后，长期继发性甲状旁腺功能亢进，导致甲状旁腺激素分泌过多）	慢性肉芽肿性疾病（结节病、结核、麻风、组织胞浆菌病）
家族性（MEN-Ⅰ、MEN-Ⅱa、家族性高钙尿性高钙血症）	药物（噻嗪类、锂、茶碱中毒）
	内分泌因素（甲状腺功能亢进、肢端肥大症、嗜铬细胞瘤、肾上腺皮质功能不全）
	制动
	肠外营养

临床表现

• 最常见原因是恶性肿瘤、甲状旁腺功能亢进和药物使用。

• 常见表现是骨痛、结石、腹部不适和精神症状。

• 肌肉骨骼：骨痛、肌无力、骨质减少或骨质疏松。

• 肾脏：肾结石、肾钙质沉着、多饮和多尿。

• 胃肠道：恶心、呕吐、便秘、胰腺炎、消化性溃疡。

• 神经系统：注意力下降、意识混乱、昏睡、沮丧、头痛。

• 心血管：高血压、心动过缓、QT间期缩短、T波延长、ST段压低、左心室肥厚。

• 因恶性肿瘤导致的高钙血症患者可能缺乏由甲状旁腺功能亢进引起的高钙血症相关症状。

处理

• 无症状或轻度症状的高钙血症患者（血钙＜3.0mmol/L）无须即刻治疗。

• 血清钙水平在3.0～3.5mmol/L的患者可能已长期耐受，可能无须即刻治疗。血钙＞3.5mmol/L的患者无论有无症状，均应接受治疗。

• 急诊治疗目标

1.稳定并降低钙水平。

2.保证充分水化。

3.增加尿钙排泄。

4.停用引起高钙血症的药物。

• 首先最重要的是静脉输注等张盐溶液。通过增加细胞外液容量，抑制髓袢近端对钠的重吸收，从而降低钙的被动重吸收，增加肾脏钙清除率。

• 袢利尿剂（呋塞米）可用于液体过负荷及肾功能受损的患者。袢利尿剂不应常规应用，因为大量盐水输注可导致潜在的水、电解质紊乱并发症，使用呋塞米利尿时，如果没有及时补充水、电解质，可能会出现低钾血症、低镁血症及容量缺乏。

• 双膦酸盐（如帕米磷酸盐、唑来膦酸）可以抑制破骨细胞的骨吸收。

• 降钙素：通过抑制骨吸收，增加钙排泄，达到降钙的作用。

（薛 硕 译 葛洪霞 校）

参考文献/扩展阅读

1. Adrogué HJ，Madias NE. Hyponatremia. *N Engl J Med*，2000 May 25，342（21）：1581-1589.
2. Verbalis JG，Goldsmith SR，Greenberg A，et al. Hyponatremia treatment guidelines 2007：expert panel recommendations. *Am J Med*，2007 Nov，120（11 suppl 1）：S1-S21.
3. Adrogue HJ，Madias NE. Hypernatremia. *N Engl J Med*，2000 May 18，342（20）：1493-1499.
4. Cooper MS，Gittoes NJ. Diagnosis and management of hypocalcaemia. *BMJ*，2008，336：1298.
5. LeGrand SB，Leskuski D，Zama I. Narrative review：furosemide for hypercalcemia：an unproven yet common practice. *Ann Intern Med*，2008 Aug 19，149（4）：259-263.
6. Ziegler R. Hypercalcemic crisis. *J Am Soc Nephrol*，2001，12（suppl 17）：S3-S9.

第五节 低血糖症

Chai Chew Yian · Sim Tiong Beng · Benjamin Leong

定义

• 低血糖症伴或不伴静脉血糖值＜4mmol/L。

• 低血糖症伴静脉血糖值＜3mmol/L，低于此阈值会出现神经血糖症，需要立即治疗。

• 肾上腺素的症状和体征

1. 饥饿。
2. 大汗。
3. 心悸。
4. 心动过速。

• 神经血糖症的症状和体征

1. 头痛、头晕和精神错乱。
2. 嗜睡、癫痫发作和昏迷。

要点

• 尽管低血糖症容易被逆转，但低血糖程度重、持续时间长，可对大脑产生永久性损伤，导致大脑死亡。

• 任何出现意识状态改变、局灶性神经体征（如偏瘫）或癫痫的患者都要测末梢血管血糖。

• 尽管末梢血管血糖监测工具通常能测出正确的血糖值，但极限情况下存在例外：低血压、低体温和水肿的情况。因此，需通过静脉标本再次确认低血糖的诊断。然而，末梢血管血糖在明确早期诊断和及时治疗中是被认可的且是至关重要的。

• 非糖尿病患者出现低血糖需怀疑违禁药物滥用的情况。

• 如怀疑肾上腺皮质功能不全，除纠正低血糖外，还需静脉输注氢化可的松100mg，静脉输注地塞米松。

• 谨记，不同程度的患者基线血糖控制会表现出不同症状。慢性高血糖患者的血糖水平突然下降会产生广泛的自主神经症状，即使此时血糖水平处于正常范围，而严格控制血糖的患者血糖水平小幅度下降可能不会出现症状。

病因

• 多数病因是由于糖尿病患者应用胰岛素或磺脲类药物导致的。

• 貌似健康的患者出现低血糖的病因

1. 药物

（1）胰岛素或口服降糖药（OHGA）（表6-12和表6-13）。

（2）乙醇。

（3）水杨酸盐类。

（4）非选择性β受体阻滞剂（可减弱肾上腺素对血压的反应）。

（5）违禁药物。

2. 剧烈运动或未进食。

3. 胰岛素瘤（非常少见）。

• 病态面容的患者患低血糖症的病因

1. 脓毒症和休克。
2. 肾衰竭（糖异生受损）。
3. 肝衰竭。
4. 内分泌

（1）下丘脑/垂体或肾上腺皮质功能不全。

（2）胰岛素抗体。

5. 饥饿和神经性厌食症。
6. 心力衰竭（弥漫性肝功能障碍）。
7. 疟疾，尤其是应用奎宁或奎尼丁治疗。
8. 非胰岛细胞瘤，如肉瘤和间皮瘤。

表6-12　胰岛素类型

胰岛素类型	起效时间	达峰时间	持续作用时间
速效胰岛素	5～20min	1～3h	3～5h
● 赖脯胰岛素（优泌林）			
● 门冬胰岛素（诺和锐）			
短效胰岛素	30～60min	2～4h	6～8h
● 普通胰岛素			
● 人胰岛素			
中效胰岛素	1～4h	8～12h	12～20h
● 中性鱼精蛋白			
● 精蛋白锌胰岛素			
长效胰岛素			
● 特慢胰岛素/长效胰岛素锌悬液/重组DNA长效人胰岛素	3～5h	10～16h	18～24h
● 甘精胰岛素（来得时）	1～4h	无峰值	24h
● 地特胰岛素（诺和平）	1～4h		18～24h
预混胰岛素			
● 预混普通胰岛素和中效胰岛素	30～60min	2～8h	24h
● 两相胰岛素类似物（预混超短效胰岛素和精蛋白胰岛素）	10～20min	1～3h	24h

表6-13　口服降糖药

口服降糖药	持续作用时间	作用方式	发生低血糖的风险
磺脲类		刺激胰岛素分泌	存在风险，特别是长效口服药
● 第一代			
氯磺丙脲	24～72h		
甲苯磺丁脲	6～10h		
● 第二代			
格列吡嗪	6～10h		
格列齐特	12～18h		
格列本脲	24h		
● 第三代			
格列本脲（亚莫利）	24h		
格列奈类		刺激胰岛素分泌	存在风险，但风险比磺脲类低
● 瑞格列奈	＜4h		
● 那格列奈	4h		
双胍类		减少肝脏葡萄糖生成	极少或无
● 二甲双胍	6～12h		
噻唑烷二酮类		减少外周葡萄糖利用	极少或无
● 罗格列酮	数周		
● 吡格列酮	4周		
α葡萄糖苷酶抑制剂		减少葡萄糖在胃肠道的吸收	无
● 阿卡波糖	3～4h		
● 米格列醇	3～4h		
SGLT-2抑制剂		阻断葡萄糖吸收，促进葡萄糖在肾脏排泄	极少
● 恩格列净	72h		
● 达格列净	72h		
● 卡格列净	24h		
DPP-4抑制剂		刺激胰岛素分泌，胰岛素基因表达和胰岛B细胞生长	极少
● 西格列汀	24h		
● 维格列汀	24h		
● 沙格列汀	24h		

9.先天性肝脏疾病包括糖类、氨基酸和脂肪酸代谢缺陷。

给全科医师的特别提示

• 指导患者及患者家属，应用口服降糖药、胰岛素的正确方法，以及每日正餐和加餐的合理计划。

• 教育患者生病时期的管理计划。

• 对于老年患者，肝损伤、肾损伤和心脏损伤的患者，应避免应用长效类磺脲类降糖药，特别是格列本脲和氯磺丙脲。

• 通常要严格控制血糖水平（目标糖化血红蛋白为6.5%～7%），但必须考虑年龄、肾功能及其他合并症的存在。对于老年患者，血糖的控制可稍微放松些。

• 患者自我监测有助于减少低血糖症的发生。

• 鼓励患者将药物收纳到家中安全处

1.将药物锁起来，或放于儿童接触不到的地方。

2.不鼓励患者将药物从原包装的罩板中取出并放入循环使用的小盒子中，此行为容易造成药物混淆。

3.在药盒上贴好清晰的标签。

评估和治疗

• 将患者转至可监护的区域。

1.监护：心电图（ECG）、脉搏血氧饱和度和生命体征。

2.如有需要，低流量氧气吸入。

• 病史和检查

低血糖的危险因素

（1）由急性感染导致的进食减少和进食相关情况（如泌尿系感染伴食欲下降）。

（2）老年人，年龄＞65岁。

（3）慢性肾衰竭伴血肌酐≥130μmol/L。

（4）糖化血红蛋白（HbA1c）＜7%。

（5）糖尿病病史10年以上。

（6）存在3个或3个以上合并症。

（7）联合用药患者＞10片/天。

（8）应用格列本脲或胰岛素，近期增加口服降糖药的药量或胰岛素用量。

（9）很少自我监测末梢血糖水平或降低对低血糖症的警觉性。

• 检验

1.测末梢血糖，随后测静脉血糖，尿素氮/电解质/血肌酐。

2.全血细胞计数和肝功能检查。

3.非糖尿病患者，特别是高血压伴有电解质紊乱的患者，额外取1～2管全血，冷冻后以检测血清胰岛素、C肽和皮质醇水平。

• 治疗取决于患者的意识状态及配合程度。

1.清醒且配合治疗的患者

（1）推荐口服治疗。

（2）饮用富含碳水化合物的液体（如安素、爱速康和普宁肾）。一罐安素/爱速康含有250cal，一罐普宁肾含有500cal，而5%葡萄糖注射液只含有100cal。

2.昏迷或不配合治疗的患者

（1）如果能建立静脉通路，静脉给予50%葡萄糖注射液40～50ml，并用生理盐水冲静脉管路以降低静脉炎的发生。大多数患者能够迅速恢复。

（2）如果不能建立静脉通路或患者非常不配合，可给予肌内注射（IM）或皮下注射（SC）胰高血糖素1mg。注意：经肌内注射和皮下注射胰高血糖素的起效时间比静脉给予葡萄糖要慢几分钟。胰高血糖素不适用于因服用磺脲类降糖药和肝衰竭引起的低血糖。奥曲肽可用于磺脲类药物过量导致的低血糖。

3.如果怀疑存在慢性酒精中毒，静脉给予维生素B_1 100mg。

• 监测

1.每小时测一次末梢血糖，直到连续2次数值＞10mmol/L。后续如果血糖为8～12mmol/L，则改成每2小时测一次、每4小时测一次，然后每8小时测一次。

2.如果患者血糖经治疗控制不佳，可考虑重复给药或者持续静脉滴注10%葡萄糖注射液。只有患者进食好和连续两次末梢血糖值＞10mmol/L这两种情况下才能停止静脉滴注葡萄糖注射液。

3.如果患者存在持续意识状态改变，尽管末梢血糖值正常，也要完善头部CT，以除外颅内病变。

4.如果给予患者葡萄糖后未见血糖升高，那么需要考虑的鉴别诊断如下：

（1）颅内病变：包括脑水肿、颅内出血和蛛网膜下腔出血。完善头颅CT检查，并依结果给予相应处理。

（2）脓毒症。

（3）肾上腺皮质功能不全：取1支真空采血管的血清测皮质醇水平，然后静脉给予氢化可的松100～200mg。

（4）人工胰岛素/违禁药物滥用/胰岛素瘤：若反复发生低血糖症，测胰岛素原及C肽水平，并持续静脉滴注10%葡萄糖注射液。

（5）药物过量，如三环类抗抑郁药、水杨酸盐类药物、阿片类药物、抗疟药（如奎宁）。

- 处理

1.对患者的处理方式取决于很多因素，具体如下：

（1）低血糖症的病因，包括致病因素。

（2）神经功能障碍的严重程度，以及对治疗的反应。

（3）血糖的反应变化，以及是否需要持续替代治疗。

（4）合并其他疾病，如头部损伤。

（5）社会/精神心理的环境，如是否有负责的护理者或是否为有自杀倾向的患者。

2.如果患者有以下情况，可考虑离开急诊室回家。

（1）应用的胰岛素或口服降糖药（OHGA）是短效制剂。

（2）患者少进食一餐或者发病前曾有高强度的运动，懂得如何管理自身的糖尿病。

（3）对静脉葡萄糖的治疗反应良好，静脉滴注葡萄糖注射液，血糖水平能维持在正常范围。

（4）患者能适应正常进食。

（5）患者及其家属很明确且完全有能力在家中监测末梢血糖变化，并且对血糖有明确的管理及有初级保健医师对患者后续病情变化进行随访。

3.如果不符合以上离开急诊室的情况，应考虑将患者转入留观室，以方便后续的监测和治疗。为患者指派一位糖尿病教育护士及一位膳食专家。有必要建议患者在应用胰岛素/口服降糖药（OHGA）时应减量，并告诉其低血糖症的症状及治疗方法，识别低血糖症的诱发因素，如合并症所致的进食不佳。如果患者已服用格列本脲，那么停用此类药物改为短效口服降糖药。如果患者血肌酐水平＞150mmol/L，那么停用二甲双胍的治疗，以减少乳酸酸中毒的发生风险。

4.如果患者存在多种合并症或医疗问题、较少的社会支持或可疑的违禁药物滥用（再发生低血糖症的风险）的情况，考虑安排患者住院治疗。

5.如果患者存在过量应用口服降糖药、急性肝衰竭或严重脓毒症，考虑将患者转入重症监护室。

（雷 畅 译 葛洪霞 校）

参考文献/扩展阅读

1. American Diabetes Association Diabetes Care，2020 Jan，43（Supplement 1）：S66-S76.
2. Tan C. Hypoglycemic emergencies in diabetic patients. *Critical decisions in emergency medicine*，2008 Jun，22（10）：9-9-19. Available from：https：//www. acep.org/cdem/
3. Diabetes Mellitus. Clinical Practice Guidelines. *MOH Clinical Practice Guidelines 3/2006.*
4. de Galan BE，Schouwenberg BJ，Tack CJ，et al. Pathophysiology and management of recurrent hypoglycemia and hypoglycemia unawareness in diabetes. *Neth J Med*，2006，64（8）：269-279.

第六节 甲状腺危象

Lin Ziwei · Khoo Chin Meng · Doddabele Srinivasa Deepak

要点

- 甲状腺危象是指甲状腺毒症突然恶化加重，使多器官失代偿，并危及生命的疾病。
- 甲状腺危象如不治疗则可致命：死亡率为20%～50%。
- 避免应用阿司匹林解热药，因为其可使蛋白结合位点释放游离T_4和游离T_3。

临床评估

- 甲状腺毒症患者合并多系统失代偿，特别是中枢神经系统出现意识状态改变。

• Burch-Wartofsky量表（表6-14）可以为鉴别甲状腺危象提供帮助。

• 该量表可以帮助初学者了解重要症状、体征及它们相对的权重。

表6-14　甲状腺危象的Burch-Wartofsky量表

临床特点	评分
体温调节异常（℃）	
体温为37.2～37.7	5
体温为37.8～38.2	10
体温为38.3～38.8	15
体温为38.9～39.4	20
体温为39.5～39.9	25
体温≥40	30
心血管系统异常	
心动过速（次/分）	
心率＜99	0
心率为99～109	5
心率为110～119	10
心率为120～129	15
心率为130～139	20
心率≥140	25
充血性心力衰竭	
无	0
轻度（下肢水肿）	5
中度（双侧啰音或爆裂音）	10
重度（肺水肿）	15
心房颤动	
无	0
有	10
中枢神经系统异常	
无	0
轻度（焦躁）	10
中度（谵妄、精神错乱、嗜睡）	20
重度（癫痫发作、昏迷）	30
胃肠/肝脏系统异常	
无	0
中度（腹泻、恶心/呕吐、腹痛）	10
重度（不明原因黄疸）	20
诱因	
无	0
有	10
总计	
高度怀疑甲状腺危象	＞45
可能存在潜在的甲状腺危象	25～44
不符合甲状腺危象	＜25

诱因：包括感染、创伤，其他急症如急性心肌梗死/糖尿病酮症，近期有手术史和碘造影剂的增强CT扫描史。

• 警惕不典型症状，特别是识别高度疑诊的老年患者至关重要。他们可能仅表现为乏力、心力衰竭或心房颤动；甲状腺肿可能并不明显。

给全科医师的特别提示

• 根据临床表现应识别甲状腺风暴并给予治疗，实验室检查难以及时确诊。

处理

支持治疗

• 患者需在严密监护条件下治疗。

• 监测：心电图，每10～15分钟测量一次生命体征和脉搏血氧饱和度。

• 如果患者发生低氧血症，给予氧气支持。

• 建立大口径外周静脉通路。

• 静脉输液：适当添加电解质的平衡盐液（如生理盐水），缓慢输注。如果血糖偏低，溶液中应包含葡萄糖（如5%或10%葡萄糖盐水）。谨慎补充容量，避免诱发或加重心力衰竭。

• 进一步监测

1. 全血细胞计数。

2. 尿素氮/电解质/肌酐、钙和静脉血糖。典型的异常表现包括高钙血症和高血糖症。

3. 肝功能。

4. 甲状腺功能（游离T_4、促甲状腺激素）。

5. 胸部X线检查以明确有无心力衰竭和感染。

6. 心电图检查以明确有无心肌缺血、心肌梗死或心律失常。

7. 若怀疑脓毒症，完善尿涂片、尿培养及药敏试验。

• 纠正诱因，如脓毒症和急性心肌梗死。

• 选用对乙酰氨基酚、温水擦浴或其他降温措施来缓解发热。

药物治疗

• 注重药物序贯的多药物治疗至关重要（表6-15）。

表6-15　甲状腺危象的药物方案

药物	剂量	注意事项/禁忌证
β受体阻滞剂		• 低血压禁用
艾司洛尔	静脉注射50～100μg/（kg·min）	• 警惕甲状腺功能亢进患者诱发低血压和心脏停搏
普萘洛尔	口服40～80mg，每4～6h一次 静脉注射1～2mg＞5min （心电图监测）	• 心力衰竭患者更推荐使用半衰期短的艾司洛尔
减少甲状腺激素合成		• 粒细胞缺乏和肝功能不全禁用
丙硫氧嘧啶（PTU）	立即口服600mg 随后200～250mg，每4～6h一次	• 大剂量PTU可阻止碘化并抑制T_4转变为T_3
卡比马唑	口服20mg，每4h一次	• PTU可经直肠给药（溶于儿童灌肠剂或90ml灭菌水中）
抑制甲状腺释放		
碘化钠	碘化钠1g＋生理盐水500ml，输注4～6h	• 需在抗甲状腺药物（PTU、卡比马唑）服用1h后给药
鲁氏碘液	10滴（相当于65mg碘）	• 与药剂师联系进行药物制备
支持治疗——糖皮质激素		
氢化可的松	静脉注射100mg，每8h一次	• 阻止T_4向T_3转化 • 合并肾上腺皮质功能不全时更为重要
地塞米松	静脉注射2mg，每6h一次	

处置

• 在内科ICU住院治疗。

（薛　硕　译　葛洪霞　校）

参考文献/扩展阅读

1. Satoh T，Isozaki O，Suzuki A，et al. 2016 guidelines for the management of thyroid storm from the Japan Thyroid Association and Japan Endocrine Society. *Endocr J*，2016，63（12）：1025-1064.
2. Ross DS，Burch HB，Cooper DS，et al. 2016 American Thyroid Association guidelines for diagnosis and management of hyperthyroidism and other causes of thyrotoxicosis. *Thyroid*，2016 Oct，26（10）：1343-1421. DOI：10.1089/thy.2016.0229. Erratum in：Thyroid，2017 Nov，27（11）：1462.
3. Carroll R，Matfin G. Endocrine and metabolic emergencies：thyroid storm. *Ther Adv Endocrinol Metab*，2010，1（3）：139-145. DOI：10.1177/2042018810382481

黏液性水肿

定义

• 黏液性水肿是由严重的甲状腺功能减退症引起的，以意识状态降低及低体温为两大特点的并发症。

• 临床表现

1.神经症状　意识混乱、嗜睡、精神错乱及癫痫发作。

2.低体温　体温调节障碍所致。

3.低钠血症　自由水清除减少所致。

4.低通气伴呼吸性酸中毒　中枢呼吸驱动受抑制所致。

5.低血糖　糖异生受抑制或肾上腺功能不全所致。

6.心血管系统　心动过缓、心力衰竭、心包积液和低血压。

提示

• 黏液性水肿是内分泌急症。

• 死亡率为30%～40%。在老年及合并心血管并发症的患者中死亡率更高。

• 一旦临床疑诊，无须等待实验室检查结果，应及时给予治疗。

临床评估

• 病史

1.现存症状，如嗜睡和意识状态改变。

2.甲状腺功能减退的症状，如体重增加和声音改变。

3.诱发因素，如感染和创伤。

4.既往病史，如手术史或放射性碘治疗史。

5.用药史，如胺碘酮和锂剂（可导致甲状腺功能减退）。

• 甲状腺功能减退的原因：由严重并且长期的甲状腺功能减退导致或由急性事件诱发，见表6-16。

表6-16 甲状腺功能减退的原因

长期的甲状腺功能减退	自身免疫性甲状腺炎 既往接受手术或放射性碘治疗的甲状腺功能亢进 药物，如胺碘酮和锂剂
诱发因素	感染 创伤 急性心肌梗死（AMI） 低温暴露 镇静药物，如阿片类和苯二氮䓬类 脑卒中

- 体格检查

1.一般表现　意识状态改变。

2.生命体征　心动过缓、低血压、低体温、低通气。

3.心血管体征　心音低钝（如有心包积液）、颈静脉压力升高/下肢水肿/第三心音（心力衰竭时）。

4.神经系统体征　定位体征缺乏、舌裂伤（癫痫发作时）和踝反射迟缓。

5.皮肤　面部水肿和胡萝卜素血症。

6.其他　甲状腺切除术后瘢痕和脓毒症征象。

- 进一步检查

1.立刻进行末梢血糖检测。

2.抽血检验。

（1）全血细胞计数：贫血、白细胞计数升高。

（2）肾功能：特别是合并低钠血症。

（3）肌酸激酶：通常＞1000U/L，可能与细胞膜通透性改变有关。

（4）动脉血气分析：Ⅱ型呼吸衰竭。

（5）甲状腺功能：游离T_4和促甲状腺激素。

（6）血清皮质醇：寻找相关的肾上腺皮质功能不全。

3.全套脓毒症检查：包括血培养、尿培养，以寻找脓毒症相关的诱发因素。

4.胸部X线检查：心脏增大、胸腔积液、肺水肿和肺炎。

5.心电图：急性心肌梗死、心动过缓、J波（低体温时）和QRS波低电压（如有心包积液）。

给全科医师的特别提示

- 黏液性水肿的治疗应根据临床表现进行，勿因未及时得到检验结果而延误治疗。
- 疑诊黏液性水肿的患者应检测末梢血管血糖，并给予初始治疗。

治疗

- 支持治疗

1.患者应在监护条件下治疗。

2.监测心电图、生命体征、脉搏血氧饱和度。

3.开放静脉通路。

4.开放气道，给予呼吸和循环支持。

（1）如有必要应给予气道保护。

（2）如存在低氧血症，给予氧疗。

（3）低血压时给予液体复苏。液体复苏无效时加用升压药物。低钠血症患者避免输注低渗液体。

5.使用升温毯保暖。

6.给予氢化可的松100mg，每8小时静脉输注一次（皮质醇正常后停用）。

- 甲状腺激素替代治疗

1.初始治疗：静脉输注T_4（左甲状腺素）。

（1）静脉给予负荷剂量200～400μg；维持剂量50～100μg/d。

（2）老年及冠心病或心律失常患者应酌情减量。

2. T_4是基础治疗，T_3（三碘甲状腺素）是附加治疗，且不是急诊初始治疗的必要措施。

- 治疗诱因和并发症

1.低血糖　50%葡萄糖溶液静脉滴注，随后10%葡萄糖溶液静脉滴注。

2.低钠血症　每4～6小时密切监测一次电解质，谨慎液体管理，因为静脉输液可能会加重低钠血症。

3.心力衰竭　给予利尿剂和血管扩张剂。

4.脓毒症　给予抗生素。

- 处置：黏液性水肿患者应收入ICU继续

治疗。

（薛 硕 译 葛洪霞 校）

参考文献/扩展阅读

1. Yamamoto T，Fukuyama J，Fujiyoshi A. Factors associated with mortality of myxedema coma：report of eight cases and literature survey. *Thyroid*，1999，9：1167.
2. Soon PC，Loh KC. Hypothyroid（myxoedema）coma. In：Tai DYH，Lew TWK，Loo S，editors. *Bedside ICU handbook*. 2nd ed. Singapore：Armour Publishing，2007：154-155.
3. Cheah JS. Myxoedema coma. In：Lee KH，Wong J，Tan CC，eds. *Survival guide to acute medicine*. Singapore：Singapore University Press，1998：140-141.
4. Wall CR. Myxedema coma：diagnosis and treatment. *Am Fam Physician*，2000，62（11）：2485-2490.
5. Jonklaas J，Bianco AC，Bauer AJ，et al. Guidelines for the treatment of hypothyroidism：prepared by the American Thyroid Association task force on thyroid hormone replacement. *Thyroid*，2014，24（12）：1670-1751.

第7章　泌尿生殖系统急症

第一节　肾 急 症

Keith Ho · Peter Manning

高钾血症

要点

• 血清钾水平＞5.5mmol/L视为高钾血症。假性高钾血症是最常见的，通常由于血管外溶血。其他原因包括严重的血小板增多症和白细胞计数升高。

• 高钾血症的严重程度可分为以下几类：

1. 轻度　血清钾水平＜6.0mmol/L，心电图可能正常或仅显示峰值T波。

2. 中等　血清钾水平在6.0～7.0mmol/L，心电图可能出现峰值T波。

3. 严重　血清钾水平在7.0～8.0mmol/L，心电图显示P波和T波（正弦波）平坦，房室QRS波增宽，心室节律紊乱和死亡波形。

• 高钾血症的严重程度与血清钾水平有关，但患者间存在差异性。高钾血症的发生速度对临床严重程度有重要影响。

• 临床表现可能多种多样，包括肌无力、瘫痪或心律失常。

• 出现心电图变化时很有用，但难以解释，甚至可能没有发生心电图的改变。代谢性酸中毒和低钙血症可加重高钾血症的严重程度。

• 在适当的情况下（如慢性肾衰竭、糖尿病肾病等），心电图变化与严重高钾血症一致（图7-1）。如果血清钾结果无法立即获得，则宜考虑经验性治疗。

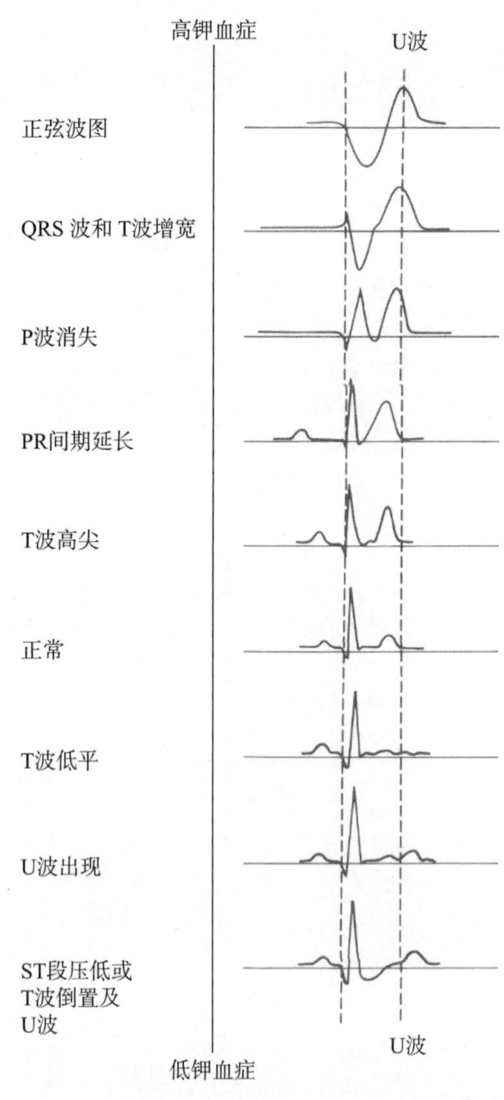

图7-1　低钾血症和高钾血症患者的心电图表现

高钾血症的四步治疗

- 步骤1：稳定膜电位。

在近端静脉内注射10%葡萄糖酸钙：10～20ml，10min，1～2min起效。如果没有改善，重复相同的剂量。作用持续时间为30～60min。

注意：只有当心电图显示严重时，神经性肌无力或血清钾水平＞7.0mmol/L的高钾血症才应使用静脉注射钙剂（心电图仅显示T波峰值时不需要静脉注射钙剂）。服用地高辛的患者应谨慎，因为它会导致严重的洋地黄毒性。确保静脉管路状态，因为氯化钙外渗到皮下组织会导致皮肤坏死。这就是为什么葡萄糖酸钙比氯化钙更安全的原因。

- 步骤2：将细胞外液中的钾转移到细胞内液中。

1.给予葡萄糖/胰岛素静脉注射：50%葡萄糖注射液40～50ml，持续5～10min，静脉注射常规胰岛素10U，单独静脉注射。30min内起效，持续时间为4～6h。建议使用此疗法而非碳酸氢钠疗法。

2.对于中度至重度代谢性酸中毒患者，给予碳酸氢钠1mmol/kg，静脉滴注5min；对于严重的代谢性酸中毒患者在30min内重复使用。起效时间为5min，持续时间为1～2h。

注意：碳酸氢钠治疗对严重酸中毒患者最有用（在非酸中毒患者中可能没有效果）。慢性肾衰竭患者应谨慎使用，因为可能会导致液体过载，引发急性碱中毒引起的低钙血症性抽搐或痉挛。

3.给予沙丁胺醇：将5mg沙丁胺醇加入3～4ml生理盐水中，雾化10min。起效时间为30min，持续时间为2h。已知或疑似缺血性心脏病患者慎用沙丁胺醇。

- 步骤3：去除体内的钾。

1.聚磺苯乙烯钠　口服15g，每4～6小时一次。起效时间为1～2h，持续时间为2h。严重便秘或肠梗阻患者慎用。

2.环硅酸锆　口服10g，每天3次，最多2天。对于透析患者，非透析日每天1次，剂量为5g。避免用于便秘、肠梗阻/动力问题患者。监测水肿迹象。

3.血液透析（先联系肾内科）　数分钟内起效，持续时间为4h。

- 步骤4：防止钾进一步增加。

1.审查所有药物，如含钾药品、ACE抑制剂和β受体阻滞剂。

2.回顾饮食并给出建议。

注意：步骤3（1.聚磺苯乙烯钠）和步骤4通常足以治疗稳定的轻度至中度高钾血症。但是，复查血清钾水平以确保钾含量不会持续增加，并有所改善。

肾衰竭

定义

- 急性肾损伤：肾功能突然下降（48h内）。

1.血清肌酐升高＞26.5μmol/L。

2.血清肌酐升高＞基线水平的50%（过去7天内）。

3.尿量减少［记录的少尿量＜0.5ml/（kg·h），持续时间＞6h］。

上述标准包括肌酐的绝对值变化和百分比变化，以适应与年龄、性别和体重指数相关的变化，并减少对基线肌酐值的需求，但确实需要在48h内测2次或2次以上的肌酐值。上述标准应在临床中使用，并在适当的液体复苏后使用。

- 慢性肾脏病

结构性肾损伤或肾功能降低（肾小球滤过率降低）超过3个月。

- 终末期肾脏病（肾衰竭）

1. GFR＜15ml/（min·1.73m^2），在大多数情况下伴随着尿毒症的症状和体征。

2.需要开始肾脏替代治疗（透析或移植）。

慢性肾衰竭伴液体过载且未透析

- 在重症监护区管理的患者*。
- 将患者直立放置*。
- 补充高流量氧气。如果患者有严重呼吸窘迫*。
- 监测心电图，每5～10分钟监测一次生命体征和脉搏血氧饱和度*。
- 保留1条上肢血管通路，以便将来完善动静脉瘘（不采血或输液）。
- 抽血进行全血细胞计数、尿素氮/电解质/肌酐检测和动脉血气分析；如果怀疑心肌缺血，则检测心肌酶。

• 药物治疗

1. 舌下含服硝酸甘油0.5mg或使用硝皮贴剂5～10mg，或静脉注射10～200μg/min。

2. 如果血压高，口服非洛地平2.5mg。

3. 静脉注射呋塞米120～240mg。

• 如果出现严重的液体过载、高钾血症、代谢性酸中毒、明显的尿毒症，或者患者对上述措施没有反应（请随时联系肾内科医师）。

慢性肾衰竭伴液体超负荷，无外周静脉通路

• 请参阅上文中带星号（*）的步骤。

• 药物治疗

1. 舌下含服硝酸甘油0.5mg或硝酸甘油贴片5～10mg。

2. 如果血压高，口服非洛地平2.5mg。

3. 口服呋塞米120～240mg。

严重的代谢性酸中毒

要点

• 患者经常出现非特异性症状。其临床表现被潜在疾病的症状和体征所掩盖。

• 任何换气过度、意识状态改变的患者都应怀疑代谢性酸中毒和血流动力学不稳定。

处理

• 支持措施

1. 应在重症监护室管理患者。

2. 确定气道通畅并进行相应管理。

3. 监测：每5～10分钟监测一次心电图和生命体征。

4. 建立外周静脉通路。生理盐水可能会使酸中毒恶化，并导致肾衰竭患者液体过载。因此，无须常规开始生理盐水滴注。

5. 实验室检查及辅助检查：全血计数、尿素氮/电解质/肌酐、静态毛细血管血糖、动脉血气分析、尿液分析和心电图。如果是毒理学原因，考虑检测血清渗透压浓度（如乙二醇）。

6. X线检查：在酸碱状态中没有特殊作用。然而，肾脏、输尿管和膀胱（KUB）X线检查可能有助于识别摄入的物质（如铁剂）、胃肠道引起或使酸碱失衡复杂化的问题（如肠梗阻或缺血性肠病）。

决策优先级

• 一旦实验室检查结果可用，并且假设它们是准确的，通过以下3项评估酸中毒状态。有关详细信息，请参见第6章第一节“酸碱失衡的紧急处理”。

1. 确定原发性和继发性酸碱异常。

2. 计算渗透压差，以检测低分子量渗透活性物质的存在（参见第13章第五节“酒精中毒和其他醇类中毒”）。

3. 检查与异常pH相关的钾水平（通常与酸血症相关并伴有高钾血症）。

特异性治疗

• 碳酸氢盐治疗用于严重器质性酸中毒或不易逆转的情况。目标是提高动脉血pH，使其＞7.2。如果pH＜7.2，则无须校正，除非是一些需要解决的危及生命的问题。没有完美的公式，但以下公式有用：$NaHCO_3$的剂量［mmol］＝（期望HCO_3^-浓度－测量HCO_3^-浓度）×50%体重（kg）。最初给药一半，其余取决于重复实验室评估。不要将碳酸氢盐校正到正常水平。

• 剂量：建议仅对严重酸中毒患者或有血流动力学损害、生命危险较小的酸中毒患者静脉注射碳酸氢盐。添加100～150mmol$NaHCO_3$（2～3安瓿8.4%$NaHCO_3$）至1L 5%葡萄糖注射液中，并以复查的动脉血气分析结果作为治疗指南执行1～2h。

• 治疗的潜在并发症包括高钠血症、高渗、容量过载、低钾血症和治疗后碱中毒。

透析指征

• 严重肺水肿。

• 严重液体过载导致无法控制的高血压，对利尿剂无反应。

• 药物治疗无效的难治性高钾血症。

• 药物治疗无效的严重代谢性酸中毒。

• 有些中毒，如甲醇、乙二醇和水杨酸盐中毒（严重）。

• 尿毒症，包括心包炎和脑病。

透析相关问题

血液透析

血管通路相关并发症

• 出血

1.施加压力5～10min，但要避免过度用力造成血管闭塞/血栓。

2.记录手术后是否有震颤。此后观察患者1～2h。

3.持续出血需要咨询肾内科透析医师。

• 分流没有震颤：立即咨询透析医师，不要强行处理血管。

• 感染（2%～5%的动静脉瘘；10%的功能性移植物）。

1.虽然经典症状很常见，但患者可能只出现发热。

2.抽血进行全血细胞计数和首次血培养；施用第一剂抗生素，如静脉注射头孢唑林和庆大霉素。

3.肾内科住院；如果患者有明显感染表现，请通知肾内科值班医师。

非血管通路相关并发症

• 低血压

1.血液透析后低血压可能是由于患者血管内循环减少且容量补偿机制不足。最常见的原因是低估了患者的干重而导致过度超滤。检查患者在血液透析过程中排出了多少液体。

2.腹膜透析患者也可能出现这种情况。再次询问患者在腹膜透析期间实现了多大的负平衡。

3.大多数患者在透析后对观察有反应，但有些患者可能需要静脉输液。

4.应考虑并排除以下内容：

（1）隐性出血：进行直肠检查以检测胃肠道出血。

（2）急性心肌梗死/心律失常或心脏压塞。

（3）危及生命的高钾血症：如果出现严重的高钾血症，可经验性治疗。

（4）感染。

（5）血液透析中的肺栓塞或空气栓塞和急性溶血。

• 呼吸困难

1.最常见的原因是容量过载；考虑突发性心力衰竭、急性冠脉综合征、心脏压塞、胸腔积液、严重酸中毒、严重贫血（来自急性和慢性失血）和败血症。

2.排除急性心肌梗死：其他包括肺栓塞或空气栓塞和血液透析中的急性溶血。

• 胸痛

1.通常起源于缺血性心脏病与透析过程相关的短暂性低血压和低氧血症。还应考虑肺栓塞、急性溶血和血液透析中的空气栓塞。

2.处理：做心电图，监测心肌酶。通常慢性肾衰竭患者的心肌酶较基线轻度升高。因此，一系列的心肌酶通常会随时间的推移而显著升高以提示心脏缺血（参见第1章第十五节“急性胸痛”）。

3.请肾内科和（或）心内科医师会诊。

4.考虑胸痛的非缺血性原因，如反流性食管炎、胃炎或消化性溃疡疾病。

• 神经功能障碍

1.排除电解质异常、感染和重大颅内事件。

2.处理

（1）检查毛细血管血糖、尿素氮/电解质/肌酐和动脉血气分析。

（2）监测：每5～15分钟监测一次心电图、生命体征和脉搏血氧饱和度。

（3）搜索新的局灶性神经异常并进行头部CT扫描。

3.其他：按照惯例处理。请肾内科和（或）神经科会诊。

• 透析失衡

1.通常发生在透析治疗开始时。患者出现脑水肿症状（如头痛、恶心、迷失方向、烦躁和视物模糊）。已提出的病理生理机制是在血液透析期间由于血中尿素氮水平迅速下降，水随渗透压梯度的改变而进入脑细胞内。

2.治疗包括停止透析。在具有严重症状（癫痫发作、脑病、昏迷的患者，可静脉注射甘露醇12.5g，以增加血清渗透压。

3.应考虑并排除以下内容：

（1）尿毒症。

（2）颅内事件：硬膜下血肿、脑梗死和颅内出血。

（3）脑膜炎。

（4）代谢性紊乱（低钠血症和低血糖症）。

（5）药物性脑病。

腹膜透析

透析通路相关并发症包括：

- 腹膜炎

1.轻度至中度患者表现为流出物浑浊、非特异性腹痛、不适、发热和发冷。

2.呕吐、剧烈疼痛、休克，更严重的患者出现典型的腹膜炎症状。

3.处理

（1）检测全血细胞计数、尿素氮/电解质/肌酐和进行1次血培养。

（2）请致电持续非卧床腹膜透析（CAPD）护士，以快速交换液体灌洗。

（3）将该病例告知候诊医师。

（4）给予腹膜内（IP）抗生素，如万古霉素1g和庆大霉素。

- 导管泄漏：入院并在入院时通知肾内科医师。
- 低血压：见上文。
- 急腹症

1.这通常是缘于严重的腹腔内情况，其表现类似于腹膜炎。

2.肾内科和普通外科联合会诊。

注意：腹膜透析患者有发生以下并发症的风险，如腹疝/腹股沟疝、腹腔内压力升高和继发于粘连的肠梗阻。

- 隧道/导管出口部位感染

1.临床上通常难以检测。

2.肾内科会诊。

（高 强 译 李 硕 校）

参考文献/扩展阅读

1. Calvert JH，Cline DM. End stage renal disease. In：Tintinalli JE，Ma O，Yealy DM，et al. eds. *Tintinalli's emergency medicine：a comprehensive study guide*. 9th ed. New York：McGraw Hill，2020，Chapter 90.
2. Saha M，Allon M. Diagnosis，treatment，and prevention of hemodialysis emergencies. *Clin J Am Soc Nephrol*，2017，12：357.
3. Treatment and prevention of hyperkalemia in adults. UpToDate. Updated 2020 Dec 8.
4. Kidney Disease：Improving Global Outcomes（KDIGO）Acute Kidney Injury Work Group. KDIGO clinical practice guideline for acute kidney injury. *Kidney Int Suppl*，2012，2：1-138.
5. Acute complications during hemodialysis. UpToDate. Updated 2020 Jan 31.
6. Piraino B，Bailie GR，Bernardini J，et al. Peritoneal dialysis-related infections recommendations：2005 update. *Perit Dial Int*，2005 Mar-Apr，25（2）：107-131.

第二节 尿路感染

Yeoh Chew Kiat · Chiu Li Qi

要点

- 尿亚硝酸盐对尿路感染具有特异性，但不敏感，因为部分生物体不将硝酸盐转化为亚硝酸盐而导致假阴性。
- 除孕妇和免疫功能低下的患者外，无症状菌尿症不需要治疗。
- 无症状尿路感染的孕妇应接受治疗并转诊随访。
- 在有症状的尿培养阴性患者中需要考虑复杂病原体。这类病原体包括衣原体、支原体、淋球菌、毛滴虫和分枝杆菌。
- 上尿路感染＋梗阻/肾积水＝泌尿外科急诊！进行尿培养，开始静脉注射抗生素，并转诊至泌尿外科。

典型的临床表现

- 尿路感染多见于女性。
- 常见病原体包括大肠埃希菌、变形杆菌、克雷伯杆菌和腐生性葡萄球菌。
- 下尿路感染（尿道炎、膀胱炎）：排尿困难、尿频、血尿、下腹部不适/疼痛、尿急、尿痛、尿液浑浊伴有异味。通常无发热，急性时相关反应物无升高。
- 上尿路感染（肾盂肾炎、肾盂坏死）：发热、腰背痛、呕吐、僵硬、不适，偶尔伴有脓毒症/脓毒症休克。
- 非复杂性尿路感染：是指尿路结构和排尿功能正常的健康女性发生的尿路感染。

• 复杂性尿路感染：是指伴有尿路解剖或功能异常的尿路感染。

发病诱因

• 女性。
• 性生活。
• 隔膜避孕/阴道杀精剂。
• 糖尿病。
• 免疫抑制状态。
• 妊娠。
• 绝经。
• 尿路梗阻。
• 使用仪器。
• 泌尿生殖系统畸形。

提示复杂尿路感染的特征

• 妊娠。
• 肾损害。
• 免疫抑制。
• 潜在的泌尿生殖系统畸形。
• 肾积水。
• 肾移植。
• 近期进行过相关医疗操作。

鉴别诊断

• 阑尾炎。
• 药物性/放射性膀胱炎。
• 性传播疾病。
• 尿道炎。
• 泌尿系统肿瘤。
• 阴道炎。

实验室检查

• 全血细胞计数、尿素氮、肌酐和电解质（高危患者或合并复杂性尿路感染的患者）。

• 对于长期使用导尿管的患者行尿液取样：理想情况下，导尿管应移除并取中段尿液或放置新导管收集尿液。如果这不可行，那么应该在夹闭尿管后从引流端留取，而不应从尿袋中获取。

• 尿液试纸：可表现为亚硝酸盐阳性、尿液中有白细胞和（或）红细胞。

• 尿液分析：中段尿，每毫升尿＞10^5个集落形成单位。

• 血培养（如果有败血症/休克的迹象）。

• 不定期进行影像学检查。在临床怀疑有并发症（如脓肿、气肿性肾盂肾炎和肾积水）发生时。

给全科医师的特别提示

• 任何有上尿路感染及阻塞症状的患者，应转至急诊科。

• 2岁以下儿童的尿路感染症状并不典型。所有发热的学龄前儿童在没有其他明确的感染来源时，都需要做一次尿液检查。

• 尿路感染的预防

1. 鼓励足够的液体摄入。
2. 勤排尿，不憋尿。
3. 女性如厕后从前向后擦拭。
4. 性生活后排尿。

治疗（表7-1）

表7-1 抗生素应用指南

感染	推荐的抗生素	若青霉素过敏可供选择的抗生素
急性非复杂性膀胱炎	口服阿莫西林克拉维酸酯625mg，q8h（3天），或口服复方新诺明160/800mg，q12h（3天），或口服呋喃妥因100mg，bid（5天）	由于大肠埃希菌对喹诺酮类抗生素耐药性增加，不应该将可口服的环丙沙星等喹诺酮类药物作为经验治疗非复杂性尿路感染的一线药物
肾盂肾炎/复杂性尿路感染	静脉输注头孢曲松2g，q24h 给予β-内酰胺，治疗持续时间为10～14天	口服环丙沙星500mg，q12h（7天），或静脉滴注庆大霉素5mg/kg，q24h

注：q8h. 每8h 1次；q12h. 每12h 1次；q24h. 每24h 1次；bid. 每天2次。

注意：抗生素应根据培养结果进行调整。

• 在没有症状（发热、感冒、意识状态改变、腹部疼痛）的情况下，细菌尿是非常严重的，在导管患者中常见。无症状菌尿的筛查和治疗在导管患者中不适用。

• 并非所有的留置导尿管阻塞都与感染有关。解除阻塞或改变留置导尿管后，重新评估患者症状缓解情况。

诊疗策略

- 非复杂性下尿路感染：口服抗生素并离院。
- 非复杂性上尿路感染：对于情况良好的低风险患者，留取尿培养并给予口服抗生素，随访；对于情况差或高危患者给予静脉抗生素。
- 复杂性下尿路感染：对于情况良好的低风险患者，留取尿培养并给予口服抗生素，随访；对于情况差或高危患者给予静脉抗生素。
- 复杂性上尿路感染：尿培养，对所有患者给予静脉抗生素。
- 情况差、脓毒症患者：考虑升级抗生素，早期行影像学检查和转诊至泌尿科急诊。

（高 强 译 李 硕 校）

参考文献/扩展阅读

1. Gupta K，Hooton TM，Naber KG，et al. International clinical practice guidelines for the treatment of acute uncomplicated cystitis and pyelonephritis in women：a 2010 update by the Infectious Diseases Society of America and the European Society for Microbiology and Infectious Diseases. *Clin Infec Dis*，2011，52（5）：e103-e120.
2. Grabe M，Bjerklund-Johansen TE，Botto H，et al. Guidelines on urological infections. EAU guidelines 2010 edition. Arnhem，the Netherlands：European Association of Urology，2011：1-112.
3. Hsueh PR，Hoban DJ，Carmeli Y，et al. Consensus review of the epidemiology and appropriate antimicrobial therapy of complicated urinary tract infections in Asia-Pacific region. *J Infect*，2011，62（2）：114-123.
4. Salvatore S，Salvatore S，Cattoni E，et al. Urinary tract infections in women. *Eur J Obst & Gyne and Reprod Biol*，2011，156（2）：131-136.
5. Germann CA，Holmes JA. Selected urologic disorders. In：Walls R，Hockberger R，Gausche-Hill M，eds. *Rosen's emergency medicine：concepts and clinical practice*. 9th ed. Philadelphia：Mosby-Elsevier，2018：1209-1214.

第三节 尿路结石

Yeoh Chew Kiat・Toh Hong Chuen・Shirley Ooi

要点

- 腹部动脉瘤破裂可类似尿路结石（引起输尿管绞痛和血尿）。对于50岁以上的患者，尤其是有心血管危险因素的男性患者，且无尿路结石或肾结石病史，在诊断输尿管绞痛前要谨慎。
- 梗阻性尿路疾病存在尿路感染是泌尿系统急症！需要泌尿科会诊。
- 肾结石患者评估和治疗的相关病史

1. 职业/脱水。
2. 肾损伤/孤立肾。
3. 甲状旁腺功能亢进/炎性肠病（草酸钙结石）。
4. 反复尿路感染（感染性结石）。
5. 痛风（尿酸结石）。
6. 家族史（胱氨酸尿症）。

- 约90%的结石是不透光的（尿酸结石除外）。
- 约75%的结石位于输尿管的远段1/3处，结石自发通过的速率与结石的大小成反比（＜5mm、5～8mm和＞8mm，分别为90%、15%和5%）。对于年龄小于50岁的大多数急诊患者，如果能够控制疼痛，肾绞痛无须进一步行影像学检查。

临床表现

- 疼痛：通常在晚上或清晨开始。它以一个渐强的强度突然起病，开始于侧腹部，延伸到腹部并放射至腹股沟。位置较高的输尿管结石疼痛可放射至睾丸/卵巢；靠近膀胱的输尿管结石疼痛可放射至阴囊/外阴。疼痛特点为持续钝痛下（肾被膜牵拉）的严重绞痛（肾盏、肾盂和输尿管亢进的蠕动）。因为没有任何一个姿势能够让疼痛缓解，所以肾绞痛时患者坐立难安。
- 没有发热（发热意味着感染！）且腹软。注意搏动性肿块或腹部杂音提示腹主动脉瘤。

• 感染性结石形成过程隐匿且会在几周或几个月的时间里形成鹿角状。与钙结石引起的典型绞痛不同，感染性结石患者多表现为反复的尿路感染、血尿、腹部隐痛或尿脓毒症。

鉴别诊断（表7-2）

表7-2　肾绞痛/输尿管绞痛的鉴别诊断

腹主动脉瘤破裂
卵巢或睾丸扭转
异位妊娠
肠梗阻
嵌顿性腹股沟疝
阑尾炎
输卵管炎
憩室炎
肾盂肾炎
前列腺炎
癌症

给全科医师的特别提示

• 大多数肾结石可以行非手术治疗。

• 腰部至腹股沟疼痛伴血尿是肾结石的表现，但在进行尿石症诊断时要谨慎50岁以上的患者。

• 右髂窝疼痛的青年男性患者除非证实为其他情况，否则需考虑阑尾炎可能。

• 始终考虑女性患者异位妊娠的可能，询问月经史，进行尿人绒毛膜促性腺激素（HCG）试验。

• 尿路梗阻伴发热是泌尿系急症，应紧急住院。

处理

辅助检查

• 尿液试纸：血尿对诊断尿石症的敏感度很高（95.4%），没有血尿并不排除尿石症，但应促使临床医师考虑其他诊断。尿液pH升高（>7.6）可能表明存在分解尿素的微生物；尿酸结石通常与尿pH<5有关。

• 血液检查：如全血细胞计数和肾功能检查在诊疗中并不是常规要求的。如果怀疑有并发症（如感染）或对于高危人群（如合并慢性肾衰竭和孤立肾），应完善这些检查。

• 肾脏和膀胱的超声检查可以检测肾积水，排除其他危及生命的可能诊断（如腹主动脉瘤），并且避免患者暴露于辐射中。尤其可优选用于排除年轻或妊娠患者的肾积水（如与梗阻性肾结石有关的肾盂肾炎）。

• 无须在急诊科常规完善立位腹平片。在没有良好肠道准备的情况下，其阳性率较低。而大多数结石是不透射线的，但静脉结石和血管钙化会被误认为肾结石而造成假阳性，特异性有限。

• 对于怀疑患有肾结石的成年人，采用低辐射剂量的非增强CT检查要优于腹部X线检查。CT还可以提供有关其他鉴别诊断的重要信息，其中一些可能需要紧急处理。

• 美国急诊医师学会（ACEP）在其“明智选择倡议”活动中推荐对于已知有肾结石或输尿管结石病史的患者（年龄<50岁）且其他方面健康的急诊患者，如表现出与无并发症肾绞痛一致的症状，应避免进行CT检查。

• 对于有肾结石病史的患者，进行了治疗，仍有症状，发热或尿液分析显示感染、孤立肾、移植肾，或对肾绞痛的诊断存疑时，进行CT检查是合理的。

治疗

• 急诊科治疗的首要任务是充分控制疼痛。NSAID是一线药物，通过减少输尿管痉挛和肾包膜压力减轻输尿管疼痛，在给予肾功能不全的患者和消化性溃疡疾病的患者服用这些药物时要谨慎。

• 确保充分的口腔补液。没有明确的研究表明大量输液可改善预后或使结石通过。同时治疗恶心和呕吐症状。

• α受体阻滞剂可能对选定的一小部分已证实较大的结石（>5mm）患者有益。应当更快清除结石，对不良反应进行权衡（直立性低血压和跌倒）。

• 有痛风史（尿酸结石）的患者每天服用别嘌醇300mg。

处置

- 在以下情况下，请咨询泌尿外科：

1.有尿路感染迹象的阻塞性结石。

2.尽管接受了肠外镇痛治疗，但仍持续剧烈疼痛。

3.顽固性恶心或呕吐伴脱水。

4.已知孤肾患者。

5.高钙危象。

- 请孕妇提前预约门诊。

（高 强 译 李 硕 校）

参考文献/扩展阅读

1. Germann CA，Holmes JA. Selected urologic disorders. In：Walls R，Hockberger R，Gausche-Hill M，eds. *Rosen's emergency medicine：concepts and clinical practice*. 9th ed. Philadelphia：Mosby-Elsevier，2018：1215-1219.

2. Sheafor DH，Hertzberg BS，Freed KS，et al. Nonenhanced helical CT and US in the emergency evaluation of patients with renal colic：prospective comparison. *Radiology*，2000，217：792-797.

3. Pfister SA，Deckart A，Laschke S，et al. Unenhanced helical computed tomography vs intravenous urography in patients with acute flank pain：accuracy and economic impact in a randomized prospective trial. *Eur Radiol*，2003，13：2513-2520.

4. Hollingsworth JM，Canales BK，Rogers MA，et al. Alpha blockers for treatment of ureteric stones：systematic review and meta-analysis. *BMJ*，2016 Dec 1，355：i6112.

5. Campschroer T，Zhu X，Vernooij RW，et al. Alpha-blockers as medical expulsive therapy for ureteral stones. *Cochrane Database of Syst Rev*，2018（4）.

6. Moore CL，Carpenter CR，Heilbrun ME，et al. Imaging in suspected renal colic：systematic review of the literature and multispecialty consensus. *Ann Emerg Med*，2019，74（3）：391-399.

神经系统急症　第8章

第一节　脑　膜　炎

Chai Chew Yian · Goh Ee Ling · Francis Lee · Shirley Ooi

定义

- 脑膜炎是累及软脑膜的炎症性疾病。
- 病因如表8-1所示。

表8-1　脑膜炎病因

类型	举例
病毒	肠道病毒
	人类免疫缺陷病毒（HIV）感染
	单纯性疱疹脑膜炎
	腮腺炎
细菌	肺炎链球菌
	流感嗜血杆菌
	脑膜炎奈瑟菌
	李斯特菌
	金黄色葡萄球菌
真菌	新型隐球菌
	球孢子菌
结核	结核分枝杆菌
其他	螺旋体，如梅毒、莱姆病
	药物，如非甾体抗炎药（NSAID）、复方新诺明
	蜱传疾病
	肿瘤

要点

- 发热、颈强直和意识障碍的典型三联征仅在44%的脑膜炎病例中出现，特别是在部分非典型的年龄段常表现为烦躁不安、恶心和呕吐。另外，95%的病例至少有以下4个临床表现中的2个，如发热、颈强直、意识障碍和头痛。
- 脑膜炎患者至少应有一项三联征的表现。这具有很高的敏感度（99%～100%）。
- 推迟使用抗生素会导致不良后果。因此，即使腰椎穿刺延迟，也应在完善血培养后立即使用抗生素。通常首先应用抗生素，然后行CT检查和腰椎穿刺。

注意：最初的抗生素治疗不会快速改变脑脊液细胞计数及蛋白质或葡萄糖含量。

临床评估

- 病史

1.现病史

（1）典型特征：发热、颈强直、意识障碍。

（2）神经系统症状：抽搐、畏光、局灶神经系统缺损体征（脑神经麻痹）、听力丧失、头痛等。

（3）非神经系统症状：皮疹（紫癜或瘀斑、斑丘疹）、关节痛、恶心、呕吐。

2.既往史：免疫缺陷状态，如HIV感染。

3.旅行史。

4.接触史（重要的是对密切接触者进行抗生素预防性治疗）。

- 体格检查

1.一般情况　精神状态、有无中毒表现、意识水平。

2.生命体征　有无低血压、心动过速（提示脓毒症休克）。

3.脑膜炎体征

（1）颈强直。

（2）布鲁津斯基征、克尼格征阳性（脑膜炎晚期特征）。

（3）每秒2～3次的水平旋转头部可加重头痛。

4.神经系统表现　局灶神经系统缺损体征、脑神经麻痹、视神经盘水肿。

5.其他　皮疹、免疫缺陷状态，如鹅口疮、恶病质。

给全科医师的特别提示

• 如果怀疑有脑膜炎链球菌血症，但又无法及时派救护车送往医院的话，可给静脉滴注罗氏芬2g或静脉滴注青霉素400万U。

• 办公室工作人员应考虑使用预防药物，如环丙沙星500mg一次。

诊治

• 支持治疗

1.患者应被安置在有负压条件的隔离监测区或重症监护区。

2.照顾患者的医务人员必须采用全面的个人防护装备（PPE）进行预防。

3.监测：心电图、生命体征、脉搏血氧饱和度。

4.建立静脉通路。

5.气道、呼吸及循环（ABC）支持。

（1）对于昏迷及难治性休克患者，需保证气道通畅。

（2）支持性氧疗。

（3）对感染性休克患者实施液体复苏。速率和数量取决于患者的血流动力学水平与反应（参见第2章第六节“脓毒症与脓毒症休克”）。

• 对症治疗：退热、止吐。

• 检查

1.测末梢血糖。

2.血液检查：血常规、肾功能、血培养、乳酸检测（隐匿性脓毒症或脓毒症休克）、DIC筛查（疑似脑膜炎球菌血症）、动脉血气分析。

3.头颅CT：除外占位性病变，并明确患者有无以下情况：

（1）局灶性神经功能缺损。

（2）新的癫痫发作。

（3）意识障碍。

（4）颅内高压的证据，如视神经盘水肿。

（5）免疫缺陷状态，如HIV感染。

（6）头外伤。

4.腰椎穿刺（通常在住院患者中进行）：预先数小时给予抗生素不会影响大多数患者的脑脊液培养。在没有上述指征的情况下，可以在CT检查之前完成。

（1）第1管：测定细胞总数，对细胞进行分类并分别计数。

（2）第2管：测定蛋白质及葡萄糖含量。

（3）第3管：微生物学检测（革兰氏染色、细菌培养及药敏试验，抗酸染色、结核菌培养，墨汁染色及真菌培养）。

（4）第4管：隐球菌抗原，细菌抗原，即肺炎链球菌、脑膜炎奈瑟球菌、流感嗜血杆菌B和B组链球菌。

（5）第5管：怀疑病毒性脑膜炎时完善病毒学检测。脑脊液分析详见表8-2。

表8-2　细菌性及病毒性脑膜炎的脑脊液改变

对比项	正常	细菌性脑膜炎	病毒性脑膜炎
颜色	透明	浑浊	透明
压力	＜18cmH$_2$O	＞20cmH$_2$O	＜18cmH$_2$O
白细胞计数	0	200～10 000/mm^3	25～1000/mm^3
葡萄糖	＞40mg/dl	＜40mg/dl（＜50%血糖值）	＞40mg/dl（＞50%血糖值）
蛋白质	＜40mg/dl	100～500mg/dl	50～100mg/dl

• 隐球菌性脑膜炎除较低的白细胞计数外，与细菌性脑膜炎的脑脊液类似。通过墨汁染色阳性和隐球菌抗原阳性可诊断。

• 结核性脑膜炎也会产生类似于病毒性脑膜炎的脑脊液改变。抗酸染色和结核分枝杆菌培养阳性可确诊。

• 其他检查（基于临床评估）：尿培养及胸部X线和心电图检查。

药物治疗

• 抗生素

一旦进行血培养，应立即开始使用抗生素（剂量应足够透过脑脊液）（表8-3）。

- 糖皮质激素

1.主要用于明确诊断或怀疑肺炎球菌脑膜炎的成人患者，尤其是格拉斯哥昏迷量表评分为8～11分。

2.作为降低死亡率和神经系统并发症（如听力损失或局灶性神经功能障碍）的辅助治疗。

3.剂量：静脉注射地塞米松10mg，每6小时一次，共4天。

4.糖皮质激素的首剂必须在第一剂抗生素使用前15min或同时使用，因为糖皮质激素的理论机制是抑制对裂解细菌蛋白质的免疫应答。

- 药物预防流行性脑膜炎

1.符合以下情况者为密切接触者

表8-3 细菌性脑膜炎的抗生素经验性用药指导

分类	可疑病原体	经验性治疗
免疫功能正常的成年人（＜50岁）	肺炎链球菌 脑膜炎奈瑟菌 流感嗜血杆菌 B族链球菌 不太常见：李斯特菌	静脉注射头孢曲松2g，q12h 对于耐药肺炎链球菌，可考虑联合静脉注射万古霉素15mg/kg，q8h
免疫功能正常的成年人（≥50岁）或免疫缺陷者或妊娠者	肺炎链球菌 李斯特菌 脑膜炎奈瑟菌 流感嗜血杆菌 不太常见：B族链球菌	如上所述， 静脉注射氨苄西林2g，q4h
医源性（神经外科术后）中枢神经系统的创伤	金黄色葡萄球菌 链球菌 革兰氏阴性杆菌 凝固酶阴性葡萄球菌	联合用药： 静脉注射美罗培南2g，q8h 静脉注射万古霉素15mg/kg，q8h
脑膜炎菌血症	脑膜炎奈瑟菌	静脉注射青霉素G 400万U，q4h或静脉注射头孢曲松2g，q12h

注：q4h.每4h一次；q8h.每8h一次；q12h.每12h一次。

（1）在发病前7天内长期与患者紧密接触者。

（2）在幼儿园曾有接触史。

（3）密切接触患者分泌物者，如气管插管。

2.抗生素的选择

（1）利福平

1）成人：600mg/12h，共2天。

2）儿童（1～6岁）：10mg/（kg·12h），共2天。

3）儿童（3～11个月）：5mg/（kg·12h），共2天。

（2）环丙沙星

成人：单剂量500mg。

（3）头孢曲松

1）成人：单剂量肌内注射250mg（妊娠期首选药物）。

2）儿童（＜15岁）：单剂量肌内注射125mg。

- 转归

所有脑膜炎患者均应在神经内科隔离病房（避免空气传播）进一步诊治。脓毒性休克或需要机械通气的患者应该收入重症监护病房。

（赵 鸿 译 李 硕 校）

参考文献/扩展阅读

1. Somand DM, Meurer WJ. Central nervous system infections. In: Walls RM, Hockberger R, Gausche-Hill M, eds. *Rosen's emergency medicine: concepts and clinical practice*. 9th ed. Philadelphia: Mosby-Elsevier, 2018: 1328-1340.
2. Van de Beek D, de Gans J, Spanjaard L, et al. Clinical features and prognostic factors in adults with bacterial meningitis. *N Engl J Med*, 2004, 351: 1849.
3. Tunkel AR, Hasbun R, Bhimraj A, et al. IDSA clinical practice guidelines for healthcare-associated ventriculitis and meningitis. *Clin Infect Dis*, 2017, 64 (6): 34-65.
4. Auburtin M, Wolff M, Charpentier J, et al. Detrimental role of delayed antibiotic administration and penicillin-nonsusceptible strains in adult intensive care unit patients with pneumococcal meningitis: the PNEUMOREA prospective multicenter study. *Crit Care Med*, 2006, 34: 2758.
5. Brouwer MC, McIntyre P, Prasad K, et al. Corticosteroids for acute bacterial meningitis. *Cochrane Database Syst Rev*, 2015, CD004405.
6. *MOH Clinical Practice Guidelines* 1/2006. Use of Antibiotics in Adults.

第二节 偏头痛及丛集性头痛

Chai Chew Yian · Sim Tiong Beng

要点

- 原发性头痛指无器质性病变的头痛，包括紧张性头痛、有或无先兆的偏头痛、丛集性头痛。
- 快速、准确诊断的能力对于成功治疗原发性头痛至关重要。紧张性头痛或偏头痛的临床诊断应遵循国际头痛协会的标准（表8-4～表8-8），表8-4为不同头痛类型的特点对比简表。

表8-4 原发性头痛的特征

对比项	偏头痛	紧张型头痛	丛集性头痛
部位	单侧	双侧	仅单侧
程度	中至重度	轻至中度	重度
持续时间	4～72h	30min至1周	15～90min
性质	搏动样	紧张性	剧烈
伴随症状	有	无	自主神经症状
性别	常见于女性	常见于女性	常见于男性

- 紧张性头痛是最常见的原发性头痛，诊断标准见表8-5。

表8-5 紧张性头痛的诊断标准

- 至少10次头痛发作
  1.不常发作：1次/月
  2.频繁发作：1～14次/月，持续时间＞3个月
  3.慢性：≥15次/月，持续时间＞3个月
- 头痛持续时间为30min至7天
- 头痛有2项或2项以上以下特征
  1.双侧
  2.压迫性或紧张性（非搏动样）
  3.轻度或中度
  4.日常体力活动，如步行或爬楼梯等，不会使头痛加重
- 有2项以下特征
  1.无恶心、呕吐（可能会厌食）
  2.无畏光、畏声
- 不能归因于其他疾病

表8-6 无先兆偏头痛的诊断标准

- 5次或5次以上头痛发作，满足以下条件
- 持续时间4～72h（未治疗或治疗后未缓解）
- 头痛时有2项或2项以上以下特征
  1.单侧
  2.搏动样疼痛
  3.中至重度疼痛
  4.由日常活动诱发或加重（如走路、上楼梯）
- 疼痛时伴有1项或1项以上以下特征
  1.恶心伴或不伴呕吐
  2.畏光、畏声
- 不能归因于其他疾病

表8-7 有先兆偏头痛的诊断标准

- 2次或2次以上头痛发作，满足以下条件
  1. 1项或1项以上完全可逆的先兆症状
  （1）视觉症状
  （2）感觉异常
  （3）言语功能障碍
  （4）运动功能障碍
  （5）脑干症状
  （6）视网膜症状
  2.满足以下3项或3项以上特征
  （1）1个或1个以上先兆症状逐渐发展的过程超过5min
  （2）2个或2个以上症状相继发生
  （3）每个先兆症状持续时间为5～60min
  （4）1个或1个以上先兆症状是单侧的
  （5）1个或1个以上先兆症状有阳性体征
  （6）先兆是伴随头痛发生，或在头痛发作后60min内出现
- 增加以下先兆特征可确定具有典型先兆的偏头痛的诊断
  1.完全可逆的视觉、感觉、言语等功能障碍
  2.无运动、脑干及视网膜症状

表8-8 丛集性头痛的诊断标准

- 5次或5次以上发作严重的单侧眶周、眶上或前额疼痛，持续15～180min不缓解（未治疗），患侧伴有1项或1项以上以下症状
  1.结膜充血和（或）流泪
  2.鼻塞和（或）流涕
  3.额面部出汗
  4.瞳孔缩小和（或）上睑下垂
  5.眼睑水肿
- 发作频率为1～8次/天

资料来源：Headache Classification Subcommittee of the International Headache Society.The International classification of headache disorders，3rd edition.Cephalalgia，2018，38（1）：1-211.

给全科医师的特别提示

• 如果在50岁以后发生首发严重头痛，不要诊断偏头痛。

• 如果需要筛查偏头痛，主治医师应该使用涵盖运动功能障碍、恶心和对光敏感3个方面的三项问卷（ID-偏头痛）。

• 使用标准化的自评问卷，如偏头痛残疾程度评估问卷（MIDAS）和头痛影响测评量表6（HIT-6）来确定偏头痛的程度（参见附）。

• 偏头痛的“阳性”标志：

1.阳性的偏头痛家族史。

2.与月经周期有关的头痛。

3.头痛前有典型的先兆。

4.头痛有周期性且稳定存在一段时间。

5.体格和神经系统查体无阳性体征。

• 建议患者在急性发作期间尽早服用镇痛药镇痛。

• 何时建议转诊：诊断不确定，治疗失败，怀疑继发性头痛综合征，慢性头痛，以及再次协助患者或家属确诊。

治疗

• 紧张性头痛

1.解热镇痛药和非甾体抗炎药有效，在治疗急性紧张性头痛时药物的使用剂量及频率见表8-9。咖啡因可作为急性治疗紧张性头痛的镇痛药。对于急性出现中度紧张性头痛的患者，胃肠外注射氯丙嗪、甲氧氯普胺或酮咯酸是很好的选择。

表8-9 紧张性头痛急性治疗药物剂量及频率推荐

药物	剂量	证据级别
阿司匹林	500～1000mg	证据级别A，水平1＋
对乙酰氨基酚	1000mg	证据级别A，水平1＋
布洛芬	400～800mg，q8h，按需	证据级别A，水平1＋
酮洛芬	25～50mg	证据级别A，水平1＋
萘普生	275～550mg，q8h～q12h，按需（最大剂量1250mg/24h）	证据级别B，水平1＋
双氯芬酸	50mg，q8h，按需或肌内注射75mg	证据级别B，水平1＋

注：q8h.每8h一次；q12h.每12h一次。

引自Singapore MOH Clinical Practice Guidelines 5/2007. Diagnosis and Management of Headache.

2.应该避免药物过度使用，因为它会增加慢性日常头痛的风险。

3.预防性治疗，如头痛频繁时考虑使用阿米替林10～75mg。小剂量起始，滴定达到治疗效果，以减少副作用。必须向患者询问可能的副作用，并持续服用4周以上以观察头痛是否缓解。

• 偏头痛

1.对于恶心或呕吐的患者，优选非口服途径。

2.非处方药，如对乙酰氨基酚和盐酸多巴胺，应尽早作为急性偏头痛的一线治疗。

3.如果对乙酰氨基酚无效，应使用表8-9中列出的非甾体抗炎药（NSAID）治疗急性偏头痛发作（证据级别A，水平1＋）。

4.镇吐药：静脉注射甲氧氯普胺10mg或肌内注射丙氯拉嗪12.5mg，也可与非甾体抗炎药联合使用（证据级别B，水平1＋）。

5.如果非甾体抗炎药无效或禁忌，则应尝试使用偏头痛药物（曲普坦、麦角胺）。

（1）非特异性5-羟色胺受体激动剂，如麦角胺1～2mg，每1h一次（可重复给药3次）和咖啡因（证据级别A，水平1＋＋）。

（2）选择性5-羟色胺受体激动剂，如佐米曲坦2.5mg，每4h一次（每天最多两剂）是一个替代方案，但其费用昂贵，使用受到限制（证据级别A，水平1＋＋）。

6.应该向患者强调过度使用症状性偏头痛药物导致药物过度使用性头痛的风险。

7.预防

（1）以下患者需要预防性治疗

1）每个月发作2次或2次以上。

2）严重偏头痛发作，急性期治疗不耐受或无效、合并症、伴有长时间先兆的偏头痛。

（2）药物

1）小剂量起始，逐渐滴定加量，直到达到满意的临床效果且无药物不良反应，参见表8-10。

2）每种药物治疗至少1个月，以观察临床疗效。理想的药物疗程至少持续6个月。

3）长效药物可提高患者依从性。

（3）患者教育

1）告知某种治疗的基本原理、可能出现的副作用及多久可出现临床效果。

2）记录头痛日记，包括头痛频率、持续时

间、严重程度、药物反应及副作用。

表8-10 偏头痛预防药物的剂量和频率

药物	剂量及频率	推荐等级
• β受体阻滞剂		
阿替洛尔	50～100mg（每早）	证据级别A，水平1＋＋
普萘洛尔	40～240mg/d	证据级别A，水平1＋＋
美托洛尔	50～300mg/d	证据级别A，水平1＋＋
比索洛尔	5mg/d	证据级别B，水平1＋
• 钙通道阻滞剂		
氟桂利嗪	5～10mg（每晚）	证据级别A，水平1＋＋
维拉帕米	240mg（每早）	证据级别A，水平1＋＋
• 抗抑郁药		
阿米替林	10～150mg（每晚）	证据级别A，水平1＋＋
氟西汀	10～40mg（每早）	证据级别B，水平1＋
文拉法辛	75～150mg/d	证据级别B，水平1＋
• 抗癫痫药		
丙戊酸钠	500～1500mg/d	证据级别A，水平1＋＋
托吡酯	50～200mg/d	证据级别A，水平1＋＋
加巴喷丁	1200mg/d	证据级别B，水平1＋
• 血清素受体拮抗剂		
苯噻啶	0.5～2mg，每天3次	证据级别A，水平1＋＋
• 血管紧张素阻滞剂		
坎地沙坦	16mg/d	证据级别B，水平1＋
赖诺普利	10～20mg/d	证据级别B，水平1＋
• 其他		
镁	400～600mg/d	证据级别B，水平1＋
核黄素	200mg，每天2次	证据级别B，水平1＋
辅酶Q_{10}	300mg/d	证据级别B，水平1＋

• 从集性头痛

1.这是一种原发性头痛疾病，特征是伴有同侧自主神经系统症状（流泪、鼻充血、上睑下垂、瞳孔缩小及眼睑水肿、发红）的单侧眶周剧烈疼痛、反复短暂持续发作（15～180min）。在发作期间，患者往往痛苦不安。该病主要通过临床诊断。

2.多发于年轻人，以男性为主。发病率为0.05%～0.1%。

3.从集性头痛有年节律和昼夜节律，在一年的特定月份会集中发作（因此得名）。在此期间，可能会在某个特定的时间发作，特别是在夜间。病程往往不可预测，一些患者只有一个发作期，而另一些患者则从急性发作转变为慢性发作。

4.从集性头痛的发病机制很复杂，至今仍不完全清楚。与偏头痛和紧张性头痛不同，从集性头痛通常与诱因无关。

5.急性治疗首选舒马普坦和高流量吸氧。维拉帕米、锂、美西麦角、泼尼松、枕大神经阻滞剂和托吡酯可用于预防。

附 偏头痛残疾程度评估问卷（MIDAS）

1.在过去的3个月里，有多少天因为头痛而不能工作或上学？

2.在过去的3个月里，有多少天你的工作或学校工作效率因为头痛而减少了一半或更多？（不包括第1题中的日期）

3.在过去的3个月里，有多少天你因为头痛而没有做家务？

4.在过去的3个月里，有多少天你的家务工作效率因为头痛而减少了一半或更多？（不包括你第3题中的日期）

5.在过去的3个月里，有多少天因为头痛而错过家庭、社交或休闲活动？

总分：将以上天数相加

分析：

分级	定义	分数
Ⅰ	最低程度残疾	0～5
Ⅱ	轻度残疾	6～10
Ⅲ	中度残疾	11～20
Ⅳ	重度残疾	≥21

资料来源：Lipton RB.Clinical utility of an instrument assessing migraine disability：The Migraine Disability Assessment（MIDAS）questionnaire. Headache.Oct，2001，41（9）：854-861.

（赵 鸿 译 李 硕 校）

参考文献/扩展阅读

1. Singapore Ministry of Health（MOH）Clinical Practice Guidelines 5/2007. Diagnosis and management of headache.
2. Headache Classification Subcommittee of the International Headache Society. The International classification of headache disorders. 3rd ed. *Cephalalgia*，2018，38（1）：1-211.
3. Lipton RB，Dodick D，Sadovsky R，et al. A self-administered screener for migraine in primary care：the ID Migraine validation study. *Neurology*，2003 Aug 12，61（3）：375-382.
4. Lipton RB，Stewart WF，Sawyer J，et al. Clinical utility of an instrument assessing migraine disability：the Migraine Disability Assessment

（MIDAS）questionnaire. *Headache*, 2001 Oct, 41（9）: 854-861.

5. Nachit-Ouinekh F, Dartigues JF, Henry P, et al. Use of the headache impact test（HIT-6）in general practice: relationship with quality of life and severity. *Eur J Neurol*, 2005 Mar, 12（3）: 189-193.
6. Weinman D, Nicastro O, Akala O, et al. Parenteral treatment of episodic tension-type headache: a systematic review. *Headache*, 2014, 54: 260-268.
7. Matchar D, Young WB, Rosenberg JH, et al. Evidence-based guidelines for migraine headache in the primary care setting: Pharmacological management of acute attacks. *US Headache Consortium*, *American Academy of Neurology*, 2000.

第三节　脑　卒　中

Daniel Chor · Peng Li Lee · Lim Er Luen · Shirley Ooi

诊断

• 急性脑卒中的特征是突然发作的局灶性神经功能障碍，通常与脑血流分布相关。

• 前循环脑卒中可表现出以下症状及体征

1. 偏瘫。
2. 单侧感觉丧失。
3. 视野缺损。
4. 失语症。
5. 左侧空间忽视或偏侧不注意。

• 后循环脑卒中可表现出以下症状及体征

1. 偏瘫。
2. 凝视不协调、复视。
3. 同侧偏盲。
4. 构音障碍伴吞咽困难。
5. 无失写症的失读症（无其他失语症症状的情况下无法阅读）。
6. 眩晕。
7. 呕吐。

• 卒中分类（表8-11）

1. 缺血性卒中（IS；70%～90%，高加索人发病率较高）。常见的病因包括大动脉粥样硬化血栓形成、心源性栓塞和小血管疾病（腔隙性卒中）。由静脉血栓形成引起的情况比较少见。

2. 出血性脑卒中包括脑出血（ICH；10%～20%，非高加索人发病率较高）和蛛网膜下腔出血（SAH；约2%）常与控制不良的高血压、脑淀粉样血管病及抗凝剂的使用有关。

注意：SAH患者通常没有局灶性神经功能障碍（参见本章第四节“蛛网膜下腔出血”）。

表8-11　脑卒中的三种临床表现

临床表现	脑卒中类型		
	出血性	缺血性	
		血栓性	栓塞性
起病	突然	逐渐	突然
意识水平	通常下降	通常正常，除非大面积脑梗死	通常正常
头痛	通常＋	＋/-	通常-
恶心、呕吐	＋＋	通常-	通常-
既往病史	高血压、抗凝治疗	与冠心病危险因素相似	心房颤动
生命体征	血压通常明显升高	血压通常轻至中度升高	血压波动，但通常无高血压

注：＋.出现；-.缺失。

要点

• 虽然脑卒中的诊断往往很简单，但应考虑一些常见的“脑卒中样”表现（表8-12）。注意常规筛查末梢血糖以排除低血糖。

表8-12　脑卒中的鉴别诊断

- 低血糖/高血糖
- Todd麻痹
- 复杂的偏头痛
- 高血压脑病
- 头部创伤（硬膜外/硬膜下血肿）
- 脑肿瘤/脓肿
- 脑膜炎/脑炎
- 主动脉夹层
- 贝尔（Bell）麻痹
- 功能性（精神病）病症

• 脑卒中是时间至关重要的急救病种，特别是在静脉注射t-PA及血管内治疗（机械取栓）越来越常见的情况下。这些干预措施通常根据症状发作的时间、神经功能缺损的严重程度和神经影像学结果进行。因此，疑似脑卒中急性发作患者（如少于1天）应通过救护车送往最近的急诊科，以加快分诊和管理。

• 确定脑卒中症状发作的时间非常重要，对于无法提供这些信息的患者或者醒后有脑卒中症状的患者，发病时间定义为患者最后一次清醒、无症状或已知为“正常”的时刻。

• 缺血性脑卒中急性干预的目标是恢复缺血脑组织（即缺血半暗带）的灌注。最近的研究表明，即使患者出现在先前接受的急性脑卒中治疗时间窗之外，缺血半暗带较大的患者也可能受益于急性干预。

• 急性脑卒中患者的高血压治疗经常存在争议，应谨慎用药（参见下面的提示）。

给全科医师的特别提示

• 常规检测末梢血糖，除外低血糖发作。

• 贝尔麻痹常与卒中混淆。贝尔麻痹（孤立性下运动神经元型面神经麻痹）通常表现为完全患侧面部瘫痪，包括前额部肌肉。

• 对于高危患者［如高血压、糖尿病、高胆固醇血症、心脏病、吸烟和有卒中或短暂性脑缺血发作（TIA）病史］及其家属，全科医师的宣教起着重要作用，使其了解脑卒中症状，从而早期识别脑卒中。

• 当患者出现症状时，不可能区分脑卒中和短暂性脑缺血发作——所有此类患者都应交由急诊科进行快速评估和及时处理。

• 最近出现短暂性脑缺血发作的患者在短暂性脑缺血发作后患有缺血性脑卒中的高风险，尤其是复发性短暂性脑缺血发作或进展性短暂性脑缺血发作的患者，需要紧急将患者转诊至神经科或脑卒中诊室。

评估及治疗

• 总体流程图见图8-1。

• 确定病史

1.症状出现时间/患者最后一次“正常”时间。

2.发病前功能状态。

3.神经功能缺损的症状。

• 评估神经功能障碍的严重程度

1.通常使用美国国立卫生研究院卒中量表（NIHSS）进行评估，该量表评分为0～42分（0分表示无神经功能缺陷，评分超过20分表示严重脑卒中）。

2.这有助于识别可能受益于再灌注治疗的患者，监测神经功能缺损的严重程度，并识别随后的病情变化。

初始检查包括以下方面：

• 末梢血糖。

• 心电图，排查有无心律失常及心肌缺血。

• 其他检查：心肌酶、尿素氮、电解质、肌酐，这些检查需结合患者病情来完善，且不能耽误急诊头颅CT的时机。

• 脑卒中和脑卒中亚型的进一步诊断（IS、ICH或SAH）需要进行头颅CT，所有疑似脑卒中患者应在入院24h内完成该项检查。

• 急诊科行急诊CT检查将在以下方面进行说明。

1.缺血性卒中患者需溶栓或抗凝治疗，如在症状发作后3～4.5h（缺血性脑卒中的头颅CT表现见图8-2和图8-3），或部分患者可延长至发病后9h。

2.缺血性卒中患者需血管内治疗，如发病后6h，或部分患者可延长至发病后24h。

3.怀疑脑出血，如剧烈升高的血压、头痛、呕吐，可能合并困倦、血小板计数减低、凝血功能障碍，使用抗凝剂或使用兴奋剂药物（参见图8-4，为脑出血头颅CT表现）。

4.怀疑蛛网膜下腔出血，如最剧烈的头痛、脑膜刺激征或意识丧失（参见本章第四节“蛛网膜下腔出血”）。

5.患者早期恶化高危因素，如伴有偏瘫的严重皮质脑卒中，凝视麻痹、失语症或偏身忽略症，或疑似颅后窝脑卒中。

• 急性缺血性脑卒中的头颅CT特征（图8-2）

1.灰白质边界消失。

2.脑沟消失。

3.颅内动脉分布区域高密度（如大脑中动脉高密度征）。

• 神经病学专家或神经放射专家可采用Alberta卒中操作早期CT评分（ASPECTS），该评分分值为0～10分，0分提示最广泛的缺血

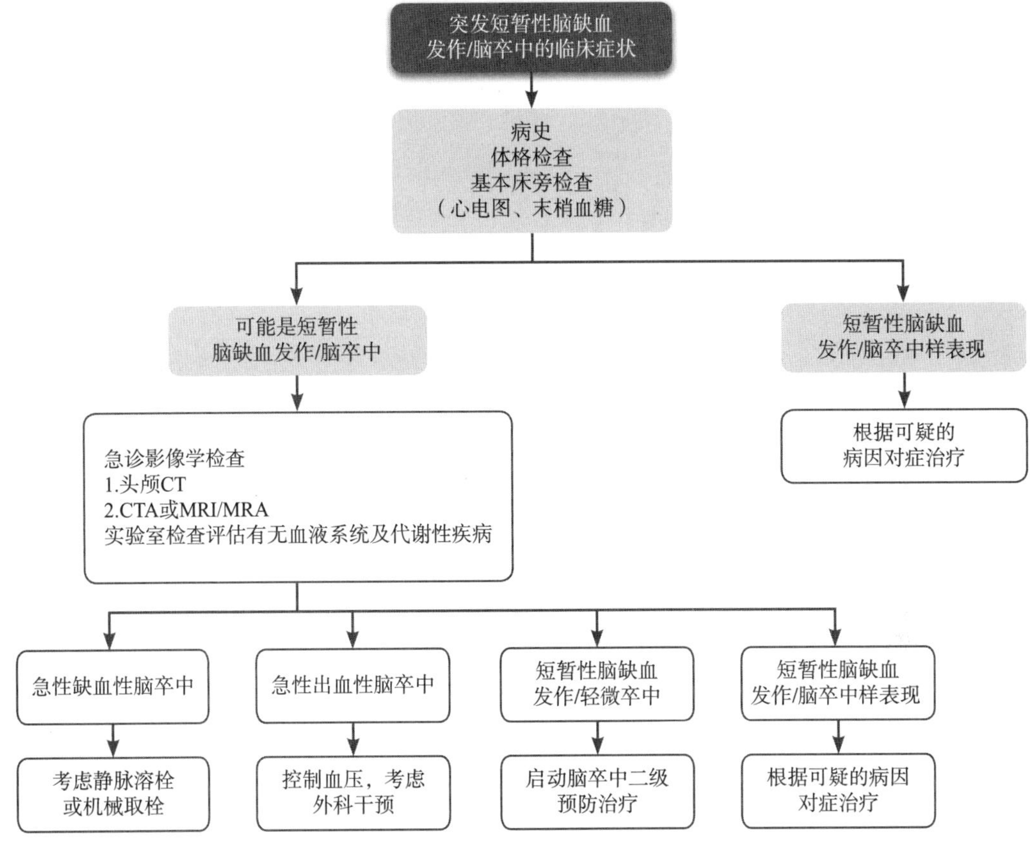

图8-1　急诊处理短暂性脑缺血发作/脑卒中的流程图

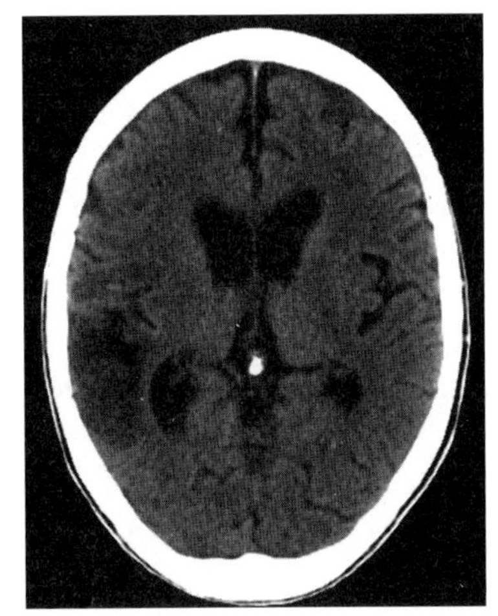

图8-2　右侧顶叶低密度灶为陈旧性梗死灶。皮质萎缩继发侧脑室后角扩张

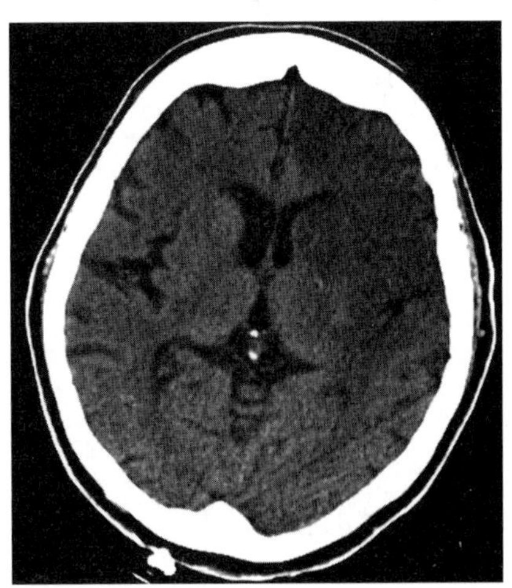

图8-3　左侧大脑前动脉及大脑中动脉供血区域的低密度灶，提示急性脑梗死、灰白质边界消失、脑沟消失、轻微压迫侧脑室前角

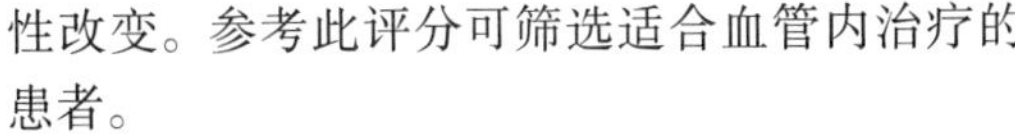

性改变。参考此评分可筛选适合血管内治疗的患者。

- 在选定的患者中，其他成像模式可通过神经科医师需要进行，以识别可能受益于急性卒中干预的选定患者或鉴别其他病因。其他成像模式包括：

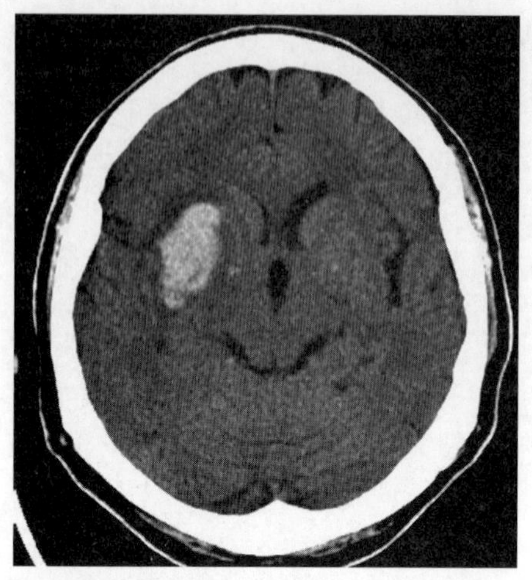

图8-4 右侧基底节高密度灶为急性脑出血、侧脑室右前角受压

1. CTA/MRA。

2. CT/MRI灌注成像。

3. CT静脉造影或MR静脉造影（适用于怀疑颅内静脉栓塞的患者）。

急诊对疑似脑卒中患者的支持治疗

• 保持最佳的生理状态，包括氧合、补液和理想的血糖水平。

1. 保持SpO_2 为94% ～ 98%，需要时对症吸氧。

2. 如有低血压，应密切监测血压，并适当补液。

3. 如有发热，应积极寻找病因，适当应用退热药控制体温。

4. 气道保护（包括气管插管）可能是必要的，尤其当患者意识障碍或持续呕吐时。

• 所有患者最初应该禁食、禁水，并开始维持静脉注射生理盐水。仰卧位可能有助于保证大脑灌注。

急性脑梗死的特殊治疗

组织型纤溶酶原激活剂（t-PA）

• 如果最初的头颅CT结果未显示出血，临床表现与脑卒中一致，且患者符合必要标准（纳入和排除标准见表8-13），则可给予治疗。

• 通常，t-PA以0.9mg/kg的剂量在60min内静脉注射，总剂量的10%作为初始负荷量在1min内给药。

• 在开始应用t-PA之前，血压应低于185/110mmHg，以降低脑出血的风险，可开始对此进行积极治疗（详见第3章第五节“高血压

表8-13 3h内脑卒中患者使用t-PA静脉溶栓的标准

纳入标准	
0 ～ 3h	3 ～ 4.5h
• 年龄≥18岁	• 年龄≤80岁
• 急性缺血性脑卒中导致的神经功能缺损（严重、中度或轻度，但致残）	• 既往无糖尿病、陈旧性脑梗死病史
	• NIHSS评分≤25分
	• 未服用口服抗凝药

绝对禁忌证

中枢神经系统相关
- 近3个月有缺血性脑卒中、重大头颅外伤、脊柱手术
- 颅内出血史或当前颅内出血
- 可疑蛛网膜下腔出血
- 颅内占位、动静脉畸形或动脉瘤

出血相关
- 异常血液检验结果
  - 血小板计数＜100 000/mm³
  - INR＞1.7
  - APTT＞40s
  - PT＞15s
- 24h内应用治疗剂量的低分子量肝素
- 华法林治疗且INR＞1.7
- 口服新型抗凝药，除非实验室结果正常（达比加群测定凝血酶时间；阿哌沙班、利伐沙班和依多沙班测定Xa因子活性），或停药超过48h且肾功能正常

其他
- 近21天有胃肠道出血情况
- 临床怀疑感染性心内膜炎
- 明确或可疑的主动脉夹层

相对禁忌证

中枢神经系统相关
- 发病前已残疾或痴呆；应考虑个体的风险效益，因为急性治疗的溶栓治疗在特定的患者中可能是合理的
- 痫性发作后出现的神经功能损害症状，除非已证实卒中

操作相关
- 近7天内有腰椎穿刺或在不易压迫止血部位的动脉穿刺
- 近14天内有未累及头部的严重创伤
- 近14天内有大型外科手术（与术者讨论出血风险）

其他
- 月经活跃伴月经过多史
- 预期寿命小于6个月的全身性恶性肿瘤

引自Tsetsou S.Current advances in emergency department care of acute ischemic stroke.Emerg Med Pract，2019 Jun 15，21（Suppl 6）：1-22.

危象”)。

• 应监测患者格拉斯哥昏迷量表恶化(提示脑出血)和血管性水肿(与t-PA相关的并发症)。

血管内治疗

• 可考虑用于患者(≥18岁),发病前仅有轻微残疾,症状发作后6h内出现以下症状:

1. NIHSS评分≥6分。

2. ASPECTS评分≥6分。

3. 颈内动脉或MCA1段闭塞(CTA或MRA提示)。

• 其他选定的患者组也可以接受血管内治疗。其中包括:

1. 应用t-PA的患者,如果他们符合血管内治疗的纳入标准;如果神经功能缺损持续存在,可在应用t-PA后进行血管内治疗。

2. 患有其他大血管闭塞的患者,如大脑中动脉其他段、基底动脉等。

3. 患者NIHSS评分≥10分,症状发作后16～24h,伴有大面积缺血半暗带(基于神经灌注影像学检查)。

• 接受血管内治疗的患者,血压应低于180/105mmHg。

抗血小板治疗

• 阿司匹林应在静脉使用t-PA后24h给药。

• 对于未接受急性再灌注治疗的小卒中(NIHSS评分≤3分)患者,在发病后24h内给予阿司匹林联合氯吡格雷的双联抗血小板治疗,持续21天,以减少再发脑卒中的风险。

出血性脑卒中的处理

支持治疗

• 保证充足的脑血流灌注及氧合。

1. 气道　无气道保护能力、意识水平波动、持续呕吐的患者应考虑插管。

2. 呼吸　维持正常血氧饱和度(SpO_2 94%～98%),确保充分通气,气管插管患者$PaCO_2$维持在34～38mmHg。

3. 循环　血压控制,维持正常血容量。

4. 活动障碍　保持患者床头抬高30°,插管患者应充分镇静镇痛,规律性进行格拉斯哥昏迷量表评分及神经功能评估。

5. 其他　维持正常体温及血糖水平。

• 凝血功能障碍的纠正(如有)对于减少持续出血至关重要。

1. 华法林　静脉注射维生素K、凝血酶原复合物浓缩物或新鲜冷冻血浆。

2. 口服抗凝药　凝血酶原复合物浓缩物。

3. 抗血小板　血小板输注没有明确证据。

• 在某些情况下可以考虑进行颅骨切开术,同时进行手术去除血肿或脑室外引流。

1. 颅内压升高导致昏迷的患者。

2. 有大量脑出血且中线明显移位的患者。

3. 脑干/颅后窝出血的患者。

4. 继发性脑积水患者。

颅内静脉血栓的处理

• 是相对少见的卒中类型(约占所有卒中的1%)。

• 颅内静脉窦或皮质静脉血栓形成,这些通常与血栓形成前状况或局部头颈部感染有关。

• 主要症状包括头痛、局灶性神经功能缺损和癫痫发作。

• 急性期处理(床旁ABC原则)

1. 低分子量肝素或普通肝素抗凝。

2. 症状管理和癫痫发作控制。

3. 潜在原因的治疗,如抗生素治疗头部和颈部感染。

卒中急性期的血压管理

参见第3章第五节“高血压危象”。

• 出血性卒中的血压管理:对于大多数收缩压>140mmHg的患者,尽快将收缩压降至140mmHg以下是安全的,减少血肿扩大的风险,改善神经功能预后。持续静脉泵入降压药物更容易达到目标血压。

• 缺血性卒中的血压管理

1. 大多数指南推荐缺血性卒中的患者不必紧急降压,因为对预后无明显影响。如果血压≥220/120mmHg,在卒中发作后的最初24h内,谨慎考虑将收缩压降低约15%。

2. 当卒中患者同时出现以下情况时,需要更紧急地进行血压控制。

（1）充血性心力衰竭。

（2）急性心肌缺血/心肌梗死。

（3）主动脉夹层。

若患者要应用t-PA溶栓治疗，血压应控制在收缩压＜185mmHg，舒张压＜110mmHg。

处理

• 所有卒中患者都应接受进一步的检查、治疗和康复。

• 需要急性干预的脑卒中患者应进入神经科高级护理病房或重症监护病房。

（赵 鸿 译 李 硕 校）

参考文献/扩展阅读

1. Powers WJ. Acute ischemic stroke. *N Engl J. Med*, 2020 Jul 16，383（3）：252-260.
2. Phipps MS，Cronin CA. Management of acute ischemic stroke. *BMJ*，2020 Feb 13，368：l4983.
3. Hurford R，Sekhar A，Hughes TAT，et al. Diagnosis and management of acute ischaemic stroke. *Pract Neurol*，2020 Aug，20（4）：304-316.
4. Powers WJ，Rabinstein AA，Ackerson T，et al. Guidelines for the early management of patients with acute ischemic stroke：2019 update to the 2018 guidelines for the early management of acute ischemic stroke：a guideline for healthcare professionals from the American Heart Association/American Stroke Association. *Stroke*，2019 Dec，50（12）：e344-418.
5. Hemphill JC 3rd，Greenberg SM，Anderson CS，et al. Guidelines for the management of spontaneous intracerebral hemorrhage：a guideline for healthcare professionals from the American Heart Association/American Stroke Association. *Stroke*，2015 Jul，46（7）：2032-2060.
6. Taylor CJ. The management of spontaneous primary intracerebral haemorrhage. *Anaesth Intensive Care Med*，2020，21：8-12.
7. Idiculla PS，Gurala D，Palanisamy M，et al. Cerebral venous thrombosis：a comprehensive review. *Eur Neurol*，2020 Sep 2：1-11.

第四节 蛛网膜下腔出血

Ian Mathews · Gene Chan · Shirley Ooi

定义

• 蛛网膜下腔出血（SAH）是指血液外渗到软脑膜和蛛网膜之间的蛛网膜下腔。

• 创伤性和非创伤性均可以出现。

• 创伤性SAH通常由囊状（浆果状）动脉瘤（85%）或动静脉畸形（AVM）（3%～6%）出血引起。

• 大部分（90%）自发性颅内动脉瘤发生在前循环中，包括前交通动脉、后交通动脉和大脑中动脉。

• SAH的发病率随年龄的增长而增加，直至达到60岁，发病高峰期在40～60岁，女性与男性的比例为3∶2。任何表现为突然发作的“霹雳样”头痛都应考虑SAH的诊断。出现劳累发作、晕厥、颈部疼痛、呕吐和癫痫发作的症状，则SAH的可能性更大。

• 20%～50%的患者在发病前数天至数周会出现严重的头痛。可以看作是警告或前哨性头痛，认为是由于动脉瘤的短暂出血及随后血栓形成所致。

要点

• 头痛发作的速度（突然的、霹雳样）比头痛的严重程度或对镇痛剂的反应更有意义。

• 急诊头痛患者SAH的发生率仅有1%，但在描述“此生最严重的头痛”或疼痛严重程度评分为10分（1～10分）的患者中，这一数字增加至12%。

• 10%～15%的蛛网膜下腔出血患者在来医院之前就已经死亡。

• 在那些来到医院的患者中，50%有意识水平的改变，40%有定向力障碍，25%有言语异常，不能按指令做动作或不能运动。

• 对于患有头痛、意识水平正常而没有局灶性神经体征或症状的患者，诊断难度增加。

• 可能没有局灶性神经系统定位症状和体征，如恶心、呕吐、发热、晕厥、意识模糊、偏头痛样头痛或昏迷。

• 渥太华蛛网膜下腔出血规则显示其敏感度为100%，但只有15%的特异度可能导致许多不必要的检查。

• 对于高级学习者，SAH可出现多种心电图变化，如T波高尖或倒置、U波、QRS波群增宽、QT间期延长和心律失常，常使医师混淆，以致诊断为心脏疾病。

临床表现

• 50%以上SAH患者神经系统检查正常。

• 个别患者有不同程度意识水平的改变、定向力障碍、假性脑膜炎或局灶性运动不能。

• SAH较少出现脑神经异常（12%），但可在未破裂的、扩张的动脉瘤患者中出现。

• 第Ⅲ对脑神经麻痹是SAH最常受累的神经。

• 大脑后动脉交通动脉瘤患者由于第Ⅲ对脑神经麻痹可能表现为同侧瞳孔扩大或偏离凝视。

• 大脑中动脉动脉瘤的患者由于继发于颞叶或外侧裂的出血可能表现为对侧偏瘫。

• 当出血发生在颅后窝（见于10%囊性动脉瘤）时，可能表现为眼球震颤和共济失调。

• 由于颅内压升高，SAH也可表现为第Ⅵ对脑神经麻痹。

• 需要2～3h才能出现颈强直。

• 眼底检查显示20%以上的患者会出现视网膜前或透明膜下出血，并伴有更高的死亡率。但是，许多神经系统受累的意识正常的患者不会出现上述表现。

• 关于体征和存活率，见表8-14。

表8-14　蛛网膜下腔出血的Hunt和Hess分级

分级	体征	存活率（%）
Ⅰ	精神状态正常 轻度头痛 无神经功能缺损 无脑膜刺激征	70
Ⅱ	中度至重度头痛 脑神经麻痹	60
Ⅲ	嗜睡、意识模糊 轻度局灶性神经功能缺损	50
Ⅳ	木僵 偏瘫、早期植物状态	40
Ⅴ	昏迷 去大脑强直	10

给全科医师的特别提示

• SAH的初始误诊率为20%～50%。误诊使再出血风险增加了5倍，不良结局的风险增加了9倍。

• SAH的特征是症状突然发作——霹雳样头痛（伴随有呕吐）和快速进展的神经功能缺损。

• 还要注意SAH患者的不典型表现有颈部疼痛的先兆或头痛伴有低热。

• 不存在头痛的SAH可能性不大。

• 在50岁以上的患者中诊断偏头痛需要谨慎。

• 虽然罕见，但给予SAH患者镇痛治疗可以在一定程度上缓解头痛。

• 初始血压通常较高。

• 疑似SAH患者应通过救护车转运至急诊室。

处理

支持治疗

• 必须把患者置于重症监护区进行治疗。

• 通过频繁评估和格拉斯哥昏迷量表评分来记录病情变化。

• 确保有必要的气管插管和复苏设备。

• 评估气道。必要时给患者插管以保护气道，给予预防措施以确保插管过程中平均动脉压升高最少。

• 如果低氧，通过储氧面罩来给予高流量氧气供应。

• 抬高床头至30°。

• 监测：心电图，生命体征（每10～15分钟一次），测定脉搏血氧饱和度。

• 开放外周静脉，获取血液标本，用于实验室检查（见下文）。

检查

• 诊断

1.非对比剂头部CT检查是可供选择的SAH检查方法。

头部CT发现SAH的敏感度随着症状出现

时间的延长而降低；如果在症状发作的6h内进行CT扫描，则敏感度为98.7%。症状发作后24h为93%，症状发作后5天内为73%，症状发作后2周时为0。

2.如果怀疑创伤性SAH，但症状出现6h后头部CT仍正常，可以选择脑血管造影这种非侵入性检查来诊断动脉瘤。

3.如果初始CT检查结果为阴性，腰椎穿刺对于SAH的诊断是必不可少的。新鲜脑脊液标本中出现黄变是SAH的特异性病理改变。

4.不建议将颅脑MRI作为初始影像学检查手段，因为症状发作后24h内的敏感性较差。然而，对于不典型病例，尤其是24h后才出现症状者或存在腰椎穿刺禁忌证者，可以考虑行MRI检查。

美国急诊医师学会（ACEP）推荐当前诊断策略为进行头颅CT检查，如果症状发作6h后CT检查结果为阴性，则行腰椎穿刺检查。

• 实验室检查：全血细胞计数，尿素氮/电解质/肌酐，PT/APTT，血型鉴定和交叉配血2个单位。

• 其他：心电图、胸部X线检查（注意神经性肺水肿）。

并发症

• 观察急性并发症（初始出血后0～48h）。其中包括：

1.再出血：这是自发性SAH最明显的急性并发症。自发性SAH后第1天再出血风险为4%，此后的13天内每天增加1.5%。再出血的死亡率为80%。

2.脑性耗盐综合征导致低钠血症。

3.急性脑积水（15%）。

4.癫痫发作（6%）。

5.神经源性心脏病（10%），如心源性心律失常和心肌损伤。

6.神经性肺水肿：可能在最初出血后数分钟至数小时内发生。

特殊治疗

• 非阿片类镇痛药，如可给予双氯芬酸肌内注射用于缓解头痛。避免阿片类镇痛药，因其可能引起呕吐。

• 镇吐药：静脉注射甲氧氯普胺或昂丹司琼。

• 降压药：如静脉注射拉贝洛尔负荷量20mg，然后持续输注以维持收缩压低于140mmHg。与神经外科医师讨论后使用。

• 避免应用硝普钠和硝酸甘油，因其扩张脑血管而使颅内压升高。

• 考虑预防癫痫发作，如左乙拉西坦、苯妥英。

• 钙通道阻滞剂，如尼莫地平，能够减少继发性缺血性并发症，从而显著降低SAH不良预后的发生率。据推测，尼莫地平可能具有直接的神经保护作用，或改善侧支循环。它不像以前认为的那样，会直接影响血管造影致血管痉挛。应与神经外科医师讨论后使用。

处置

• 给予SAH患者神经内科治疗还是神经外科手术治疗，要根据医疗机构惯例。

（李　硕　译　李　硕　校）

参考文献/扩展阅读

1. Dubosh NM，Bellolio MF，Rabinstein AA，et al. Sensitivity of early brain computed tomography to exclude aneurysmal subarachnoid hemorrhage：a systematic review and meta-analysis. *Stroke*，2016，47（3）：750-755.

2. Marcolini E，Hine J. Approach to the diagnosis and management of subarachnoid haemorrhage. *West J Emerg Med*，2019，20（2）：203-211.

3. American College of Emergency Physicians. Clinical policy：critical issues in the evaluation and management of adult patients presenting to the emergency department with acute headache. June 2019.

第五节　短暂性脑缺血发作

Daniel Chor · Lim Er Luen · Shirley Ooi

诊断

• 短暂性脑缺血发作（TIA）通常被定义为

由大脑局部缺血引起的神经功能缺失，在24h内能够完全缓解。

• 然而，最近的研究包括MRI显示，在症状持续的1h内可能发生永久性的脑梗死。

• TIA的目前定义是由于大脑、脊髓或视网膜局灶缺血引起的短暂发作的神经功能缺失，且没有梗死的证据。目前的定义是基于脑损伤的存在与否，完全消除了时间的因素，转而强调神经影像。

• TIA应被认为是潜在脑卒中的预兆。脑卒中的发生取决于TIA的特点和持续时间。

• TIA应对应分离的神经血管区域。参见本章第三节“脑卒中”。

• TIA的3个主要发病机制

1.栓塞性TIA（与栓塞有关，通常为颅外来源）。

2.腔隙性或小血管TIA（与颅内穿通血管的狭窄相关）。

3.大血管、低流量TIA（与大的脑血管狭窄相关）。

要点

• TIA通常具有阴性症状，如感觉或力量缺失。TIA很少引起阳性症状，如刺痛感、先兆或肌肉抽搐。

• 由TIA引起的综合征如晕厥、孤立性眩晕、跌落发作或全面遗忘症并不常见。

• 在适当时间窗内表现为持续性神经功能缺失（无论是否改善）的缺血症状发作的患者应视为急性脑卒中，而非TIA。48h内发生1次以上的TIA提示脑卒中发生风险高。这些患者需要神经科医师进行紧急评估。必须寻找TIA的潜在病因，如心房颤动和颈动脉狭窄，旨在降低脑卒中风险。

评估和检查

• 必须进行完整的神经系统和心血管系统评估，包括颈动脉听诊。

• 必要时行毛细血管血糖水平测定来评估高血糖症，行心电图检查来评估心律失常，如心房颤动。

• 血液检查，如血常规和尿素氮/电解质/肌酐有助于排除可能导致神经系统表现的血液病和内分泌疾病。

• 在以下情况下，也要考虑其他血液检查，可能的血液系统疾病除外。

1.年龄≤45岁。

2.凝血功能障碍病史。

3.已知或可疑癌症病史。

4.血栓性疾病家族史。

5.多处静脉或动脉栓塞。

• 应进行头部CT检查（非对比剂）来排除颅内出血。

• 如果没有禁忌证，应完善进一步影像学检查，如CT血管造影（CTA）或MRI/MRA。

• MRI弥散加权成像比普通CT在发现小梗死（即使症状是短暂的）方面的敏感度更高。

• 评估潜在的病理生理，如大血管狭窄时，CTA/MRA更有价值。

• 如果存在禁忌证，要咨询神经科医师进行替代检查，如经颅多普勒超声或颈动脉超声检查。

• 其他检查

1.住院监测或动态心电图评估心房颤动。

2.超声心动图评估心内血栓。

3.高血脂和糖尿病筛查。

参见图8-1。

预后

• TIA患者在前3个月内发生脑卒中的风险较高（高达10%），特别是在最初的24～48h。

• 高风险患者应接受神经专科医师的进一步评估。这些患者包括：

1.患者已经接受抗凝治疗，如华法林或阿司匹林和氯吡格雷的双联抗血小板治疗。

2.患者有可识别的心脏栓子的来源，如心房颤动。

3.复发性TIA患者。

4. MRI弥散加权成像可提示急性梗死的患者或CT提示急性或慢性缺血的患者。

5. $ABCD^2$评分≥4分的患者

（1）$ABCD^2$评分是用来区分TIA发作后前2天内患者脑卒中风险的临床评分（表8-15）。

（2）$ABCD^2$评分为6～7分为高风险；此类患者在48h内进展为脑卒中的风险为8.1%，在7天内进展为脑卒中的风险为11.7%。

（3）$ABCD^2$评分为4～5分为中风险；此类患者在48h内进展为脑卒中的风险为4.1%，在7天内进展为脑卒中的风险为5.9%。

表8-15 ABCD² 评分

项目	分值		
	0	1	2
年龄	＜60岁	≥60岁	不确定
血压	收缩压＜140mmHg和舒张压＜90mmHg	收缩压≥140mmHg和舒张压≥90mmHg	不确定
临床表现	其他症状	孤立言语异常	仅有乏力
症状持续时间	＜10min	10min～1h	≥1h
糖尿病	无	有	不确定

（4）ABCD² 评分为0～3分为低风险；此类患者在48h内进展为脑卒中的风险为1%，在7天内进展为脑卒中的风险为1.2%。

（5）ABCD² 评分的其他相关评分，如ABCD²-Ⅰ评分和ABCD³-Ⅰ评分，结合影像学检查，以提高风险预测的准确性。

处置

• 低风险患者：如ABCD² 评分低、头颅CT检查正常且没有高风险因素的患者，在48h内可以出院，院外接受神经功能的随访。

1.出院前应给予抗血小板药物（首选阿司匹林）和降脂药。

2.如果TIA症状再次出现，建议立即返回。

• 高风险患者：给予阿司匹林300mg和氯吡格雷300mg后，收入院，尤其是症状发作24h内。

1.缓慢静脉输注等渗晶体液来维持血容量。

2.最初的24h内允许有高血压。

3.双联抗血小板药物治疗可持续至21天，以降低TIA或脑卒中的复发风险。

（李 硕 译 李 硕 校）

参考文献/扩展阅读

1. Furie KL. Initial evaluation and management of transient ischemic attack and minor ischemic stroke. Available from：www. uptodate. com（accessed 2020 August 18）.

2. Gomez CR，Schneck MJ，Biller J. Recent advances in the management of transient ischemic attack. *F1000Res*，2017，6：1893.

3. Henry GL，Little N，Jagoda A，et al. Neurologic emergencies. New York：McGraw Hill Medical，2010：138-140.

4. Wang Y，Johnston SC，Bath PM，et al. Acute dual antiplatelet therapy for minor ischaemic stroke or transient ischaemic attack. *BMJ*，2019 Feb 28.

5. Prasad K，Siemieniuk R，Hao Q，et al. Dual antiplatelet therapy with aspirin and clopidogrel for acute high risk transient ischaemic attack and minor ischaemic stroke：a clinical practice guideline. *BMJ*，2018 Dec 18.

第六节 巨细胞性动脉炎

Ian Mathews

定义

巨细胞性动脉炎（GCA）也称为颞动脉炎，是一种特发性全身性动脉血管炎。虽然颞浅动脉是最常见的受累血管，但炎症过程通常涉及中动脉到大动脉，如主动脉等大动脉，并且可能导致受累血管的狭窄或发生动脉瘤。主要的危险因素是年龄，GCA几乎不会在50岁之前发生。发病率随着年龄的增长而增加，在70～80岁达到峰值。通常女性比男性易受影响（表8-16）。

要点

• 疑似GCA的50岁以上的女性患者，通常表现为剧烈的血管搏动、灼热的单侧颞部头痛。头痛可能是亚急性的，持续数月并可能伴有下颌活动障碍、发热、肌痛、体重下降、厌食，甚至短暂性脑缺血发作或脑卒中。没有及时诊断和治疗，突发的、无痛的单眼视力丧失可能在几天到几周内发生（由于睫状内动脉或睫状后动脉眼支血管闭塞伴视神经或视网膜动脉梗死）。这种视力丧失通常是永久性的。

• GCA患者中风湿性多肌痛（PMR）的发病率增加。

给全科医师的特别提示

- 一旦怀疑诊断，在将患者送往综合医院之前，给予泼尼松龙30～60mg（1mg/kg）口服来治疗GCA，因为诊断和治疗延迟可能导致永久性失明。

表8-16　美国风湿病学会巨细胞性动脉炎标准（2016年）

标准	评分
准入	
发病年龄＞50岁	不适用
无排除标准[a]	
部分Ⅰ	
新发局部头痛[b]	1
突然出现视力障碍[b]	1
风湿性多肌痛	2
下颌活动障碍[b]	1
颞动脉异常	
动脉扩张和（或）无脉搏	1
颞动脉压痛	1
部分Ⅱ	
不明原因的发热和（或）贫血	
红细胞沉降率≥50mm/h[c]	
合并病理学改变	
血管和（或）血管周围纤维蛋白样坏死及白细胞浸润	1
肉芽肿	1

注：a.排除标准包括耳鼻喉和眼部炎症，肾脏、皮肤和周围神经受累，肺部浸润，淋巴结病，颈部僵硬和指部坏疽或溃疡。

b.没有其他病因，能更好地解释任何一个标准。

c.合并风湿性多肌痛（PMR）时，不用单独诊断。

患者管理

一般支持治疗措施

- 可在中级护理区管理患者。
- 测量并记录视力。
- 实验室检查：全血细胞计数和红细胞沉降率。

具体治疗措施

- 如果病史和体格检查可疑且红细胞沉降速增快，立即开始治疗。
- 开始口服泼尼松龙30～60mg（1mg/kg）。
- 处方镇痛，如肌内注射双氯芬酸。

建议

- 经适当咨询后，接受风湿病专科治疗。

（张莉萍　译　李　硕　校）

参考文献/扩展阅读

Sait MR，Lepore M，Kwasnicki R，et al. The 2016 revised ACR criteria for diagnosis of giant cell arteritis-our case series：can this avoid unnecessary temporal artery biopsies? *International Journal of Surgery Open*，2017：19-23.

第9章 传染性疾病

第一节 登 革 热

Yau Ying Wei · Gene Chan · Sim Tiong Beng

定义

• 登革热（DF）是一种急性发热性传染病，由感染的雌性埃及伊蚊传播。

• 登革病毒是黄病毒组的成员之一，是一种包膜的单链RNA病毒，具有四种不同的血清型（DEN-1、DEN-2、DEN-3和DEN-4）。由于这四种血清型之间只有短暂和微弱的交叉保护，因此生活在流行地区的人一生中可能会感染所有登革热血清型。

• 该疾病的病理生理机制是毛细血管通透性突然增加，血浆弥漫性毛细血管渗漏，血液浓缩，在某些情况下，伴有非出血性低血容量性休克。

要点

• 急诊科对登革热的诊断是临床诊断，当患者出现未分类的高热时，此病往往是急诊科医师脑海中浮现的第一个诊断。

• 腹部症状如恶心、呕吐、上腹痛和腹泻常使医师将该病误诊为胃肠炎或病毒性胃炎。儿童尤其如此。

• 与其他黄病毒（如黄热病）或冠状病毒（如SARS-CoV-2）抗体的交叉反应可导致IgM结果呈假阳性。

• 有疑似登革热感染的家庭成员的患者发生相同感染的风险更高。有症状的患者有这种可疑的病史，如果最初的检测结果为阴性，则有必要监测血小板计数并重复登革热实验室检测。

• 除非符合其他标准，否则不应将月经持续的患者标记为有警告迹象的登革热或严重登革热的患者。

• 注意严重登革热感染之前登革热的7个警告信号（图9-1）。

临床表现和严重程度

约1/4的登革热感染是有症状的。根据1997年世界卫生组织登革热分类，有症状的登革热感染分为登革热和登革热出血热（DHF）。DHF进一步分为4个严重程度等级（Ⅰ～Ⅳ），Ⅲ级和Ⅳ级代表登革热休克综合征。

然而，1997年世界卫生组织登革热分类很难用于临床。因此，世界卫生组织登革热分类于2009年进行了修订，明确了不同的实体：登革热没有警告迹象、登革热警告标志和严重登革热（图9-1）。

了解登革热感染的临床过程和识别警告信号，可以帮助临床医师及时监测和管理登革热感染。

Ⅰ.发热期（脱水风险）

登革热早期的临床症状与病毒感染相似。

• 特征是突然出现高热，伴有头痛、眼眶后疼痛、潮红及明显的肌肉和关节疼痛（断骨热）。

• 其他相关症状和体征

1.胃肠道症状，如恶心和呕吐（50%），以及腹泻（30%）。

2.经典的登革热皮疹被描述为融合性黄斑皮疹，伴有保留岛（又称为红海中的白色岛）或非特异性皮疹（50%），如瘀斑、弥漫性红斑或麻疹。

3.可能会出现呼吸道症状，如咽痛（不太

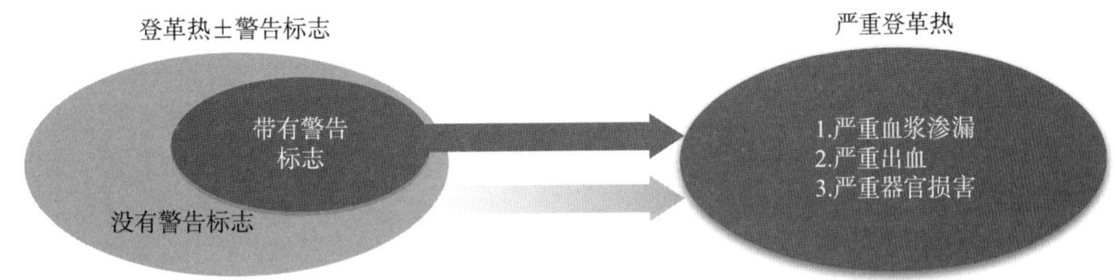

登革热标准±警告标志

严重登革热的标准

可能登革热
居住/前往登革热流行地区。注意发热和以下任意两个条件：
· 恶心、呕吐
· 皮疹
· 疼痛
· 止血带试验阳性
· 白细胞减少症
· 任何警告标志

实验室确认的登革热（在没有血浆渗漏迹象时很重要）

警告信号*
· 腹痛或压痛
· 持续呕吐
· 水肿
· 黏膜出血
· 昏昏欲睡、烦躁不安
· 肝增大>2cm血细胞比容
· 实验室检查：HCT升高，血小板计数迅速下降

*（需要严格观察和医疗干预）

严重的血浆渗漏
· 冲击（DSS）
· 水肿和呼吸窘迫

严重出血
由临床医师评估

严重器官受累
· 肝脏：AST或ALT≥1000U/L
· 中枢神经系统：意识损害
· 心脏和其他器官

图9-1　2009年世界卫生组织登革热严重程度分类

经允许引自https：//www.who.int/tdr/publications/documents/dengue-diagnosis.

常见）。

4.止血带试验阳性定义为血压带充气至收缩压和舒张压中间点，5分钟后，在血压带下方每平方英寸＞20个瘀点。

• 实验室检查：血小板计数减少、白细胞计数减少和谷草转氨酶升高通常比正常范围的上限高2～5倍。

注意：疾病进展到关键阶段或严重登革热发展的7个警告信号（图9-1）。

Ⅱ.关键期（严重血浆渗漏、出血和器官损害的风险）

当温度降至37.5～38℃并保持在此水平及以下时，关键期开始。它通常发生在疾病的第3～7天。临床上显著的血浆渗漏期通常持续24～48h。幸运的是，大多数患者为非严重登革热，将绕过这一阶段。

临床症状是由以下因素引起的：

• 严重的血浆渗漏（临床上可检测到的腹水、胸腔积液伴或不伴呼吸窘迫、心动过速、毛细血管充盈不良、脉压变窄，随后出现明显的休克）。

• 严重出血（呕血、便血或月经过多等，导致严重休克，随后导致多器官衰竭和弥散性血管内凝血）。

• 严重器官损害（重型肝炎、脑炎、心肌炎等）。

实验室检查：血小板计数迅速下降（＜100 000/mm^3），随后血细胞比容（血液浓度）上升＞20%，标志着这一关键阶段的开始。

Ⅲ.恢复期（过度静脉输液治疗再吸收导致液体超负荷的风险）

一旦患者存活到关键阶段，血管外液体的重吸收开始并持续48～72h。随着症状的缓解和血细胞计数的正常化，患者的健康状况得到改善。一些患者可能会出现全身性瘙痒性皮疹。如果在关键或恢复期给予过多的静脉输液，可能会导致肺水肿或充血性心力衰竭。

给全科医师的特别提示

• 对登革热感染有高度怀疑。

• 登革热患者可能不会出现经典皮疹。他们可能经常满脸通红。询问出血史，如鼻出血和牙龈出血。

• 对所有持续超过3天的发热患者进行全血细胞计数（FBC）。在FBC中，不仅要注意血小板减少症（＜100 000/mm^3），还要注意血细胞比容值。血细胞比容升高表明血浆渗漏已经发生，迫切需要补充液体。

• 将所有具有严重登革热警告信号或特征的患者立即转诊至医院进行住院管理。

其他的登革热非典型表现（针对高级学习者）

有关登革热的其他非典型表现，请参见表9-1。

表9-1 登革热的非典型表现

系统	表现
神经系统	脑病 脑炎/无菌性脑膜炎 颅内出血/血栓形成 单神经病/多发性神经病/吉兰-巴雷综合征 脊髓炎
胃肠道/肝脏	肝炎/暴发性肝衰竭 非结石性胆囊炎 急性胰腺炎 发热性腹泻 急性腮腺炎
肾脏	溶血性尿毒症综合征 肾衰竭
心脏	心肌炎 传导异常 心包炎
呼吸	急性呼吸窘迫综合征 肺出血
肌肉骨骼	肌炎 横纹肌溶解症
淋巴网状	自发性脾破裂 淋巴结梗死

经允许引自Atypical manifestations of dengue. Trop Med Int Health，2007，12（9）：1087-1095.

实验室评估

- 虽然登革热可以在临床上进行诊断，但实验室检查可以确保明确的诊断，并有助于监测和随访安排。
- 市售的快速即时检测试剂盒（联合登革热NS-1抗原，IgM和IgG试剂盒）通常用于初级保健。
- 实验室测试的使用和解释取决于疾病的持续时间（图9-2）。

1. NS-1抗原是登革热病毒的非结构性糖蛋白。在感染的急性期，它被病毒感染的细胞分泌到血液中。从疾病的第1～9天都可以检测到。

2. IgM抗体通常在原发性登革热感染的第3～5天或继发性登革热的早期可检测到。然而，与其他黄病毒或冠状病毒（如SARS-CoV-2）的抗体的交叉反应可导致IgM结果呈假阳性。

3. 如果在急性登革热感染期间检测到IgG抗体，则提示继发性登革热感染。继发性登革热感染发展为严重登革热的风险更高。

4. 如果NS-1抗原和IgM结果均呈阴性，则在发病后5天内对登革热病毒RNA进行PCR，可以进一步帮助快速诊断。

注意：如果临床上对急性登革热感染的怀疑度很高，即使实验室检查结果呈阴性，尤其是在疾病早期，仍有必要监测血小板计数并重复行登革热检测。

处理

- 必须在重症监护区对患者进行管理，以便对患者进行监测。
- 目前尚无针对登革热的特定治疗方法。早期支持治疗是管理各种形式登革热患者的关键。
- 没有肌内注射。

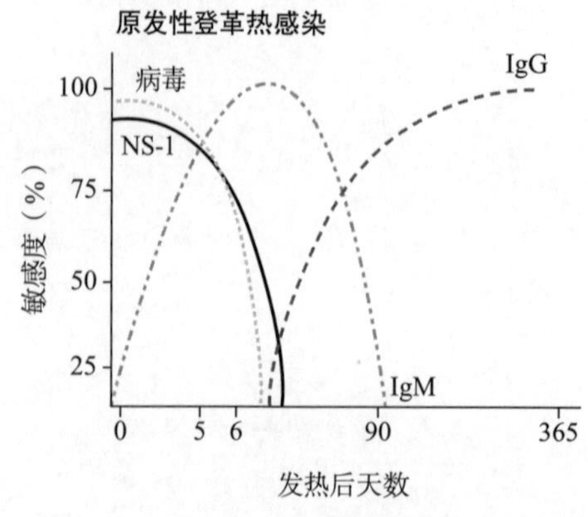

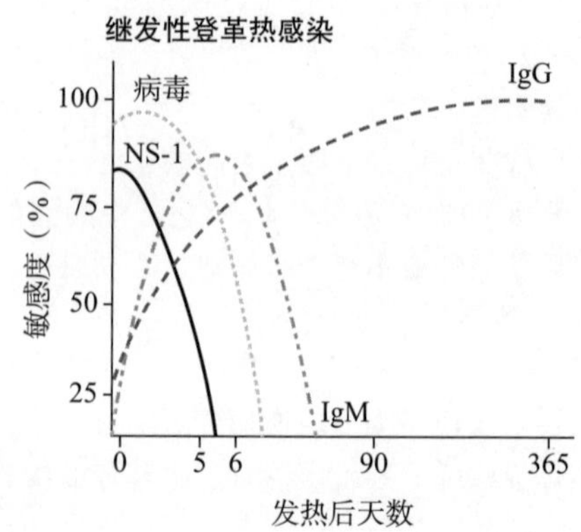

图9-2 原发性和继发性登革热感染期间的登革热病毒血症，NS-1抗原和IgM/IgG抗体水平

• 发热和肌痛可以使用对乙酰氨基酚治疗。因为有出血并发症的风险，应避免使用阿司匹林和非甾体抗炎药，在儿童中因为可能存在瑞氏综合征的风险，也应避免使用。应避免使用肝毒性药物和长效镇静药。

• 在关键阶段使用乳酸林格液或等渗盐水，通过足够的血管内容量补充和纠正电解质失衡，从而管理血浆渗漏。应通过连续测定血细胞比容、血压、脉率和尿量来评估补液的充分性。

• 一旦患者通过关键阶段，渗出液的再吸收就会迅速开始。因此，一旦患者服用口服液并且血细胞比容、生命体征和尿量正常，应停止静脉补液。在此之后，过量的液体给药会导致高血容量和肺水肿。

输血适应证

• 即使血小板计数低于10 000/mm^3，也不需要预防性血小板输注，除非有出血的证据。

• 血液制品（包装的红细胞或血小板制品）仅在发生严重出血时才被给予。

• 服用大量血液制品时要小心，因为快速输血可能会使患者液体超负荷。

处置

• 在以下情况下，住院治疗是必要的。

1.严重脱水（大于正常体重的10%）。

2.不能耐受口服药物或液体。

3.当血小板计数＜20 000/mm^{3}时患者需要卧床休息，以防自发性出血和意外创伤引起的严重出血。

4.血细胞比容迅速升高＞20%，同时血小板减少症恶化。

5.存在任何警告标志（图9-1）。

6.严重登革热的证据（图9-1）。

7.妊娠者、老年人、婴儿及患有糖尿病、肾衰竭等疾病的患者发生并发症的风险较高，因此住院门槛较低。

注意：临床表现良好的患者（血小板计数为50 000 ～ 140 000/mm^3）可以出院，但必须在门诊进行连续全血细胞计数监测，直到计数正常。

登革热疫苗接种

预防登革热的疫苗（总共3剂，间隔6个月服用）已在某些国家获得许可，可供9 ～ 45岁的人使用。世界卫生组织建议，该疫苗仅适用于已确诊登革热病毒感染的人群。以前没有感染登革热病毒的人如果在接种疫苗后感染登革热，可能有患严重登革热的风险。

（宋晔娜　译　李　硕　校）

参考文献/扩展阅读

1. World Health Organization（WHO）. Dengue guidelines for diagnosis，treatment，prevention and control-2009. Assessed 2020 Nov 23. Available from：https：//www.who.int/tdr/publications/documents/dengue-diagnosis.pdf
2. Lye DC，Chan M，Lee VJ，et al. Do young adults with uncomplicated dengue fever need hospitalization? A retrospective analysis of clinical and laboratory features. *SMJ*，2008，49（6）：476.
3. Dengue fever and dengue haemorrhagic fever. A diagnostic challenge. *Aust Fam Physician*，2006 Aug，35（8）.
4. Gulati S，Maheshwari A. Atypical manifestations of dengue. *Tropical Medicine and International Health*，2007 Sep，12（9）：1087-1095.
5. Thomas SJ，Rothman AL，Srikiatkhachorn A，et al. Dengue virus infection：clinical manifestations and diagnosis. UpToDate，2019 Nov.
6. Ng MCW. Revisiting the approach to dengue：the primary care perspective. *Singapore Fam Physician*，2015 Jul 1，41（2）：65-73.
7. Chan YHB，How CH，Ng CWM. Definitive tests for dengue fever：when and which should I use? *Singapore Med J*，2017，58（11）：632-635.

第二节　急诊科应对新发传染病

Yau Ying Wei・Quek Lit Sin

简介

• 在过去的20年中，新加坡遭受了三大流行病的袭击：2003年的严重急性呼吸综合征（SARS），2009年的甲型H1N1流感和2020年的新型冠状病毒感染（COVID-19）。可以肯定的是，未来还会出现更多的大流行。

• 处理新出现的感染是新的规范，一线医疗保健专业人员必须警惕发热病例或任何有感染症状的人群聚集，并且可能是第一批意识到传染病紧急情况的人。

• 尽管存在这些不确定性，但我们可以采取一些基本措施来加强和保护一线人员，即全科医师和急诊科工作人员。

医院传染病应急准备

• 制订传染病暴发计划是所有医院灾难规划中最复杂的。

• 医院应对传染病紧急情况的总体目标是能够为受影响的人提供足够的医疗护理，同时继续为社区提供长期的基本医疗服务。这对医院基础设施的激增能力产生了影响，也给人力资源和部署带来了压力。

• 除了传统灾害管理周期的各个阶段（准备、响应、恢复和缓解）之外，传染病应急管理还包括：

1.监测和检测　认识到传染病紧急情况正在发生。

2.控制和遏制　制定临床、公共卫生措施，减轻社会和经济负担。

医院事件管理团队

• 建立一个协调的医院事件小组，对于有效开发和成功管理应对大流行所需的基于医院的系统和程序至关重要。

• 它通常包括（但不限于）医院管理、临床科室（尤其是急诊、重症监护、内科、儿科、放射学、检验医学等）、护理、感染控制、呼吸治疗、安全、人力资源、药房、工程和维护、内务管理和废物管理等部门。

感染控制

• McDonald等指出，某些人在传播SARS冠状病毒（SARS-CoV）方面非常有效，并且在某些情况下，这些所谓的“超级传播者”在医护人员的流行和传播中起着至关重要的作用。

• 有效的感染控制是阻止任何传染病在医院内传播并挽救生命的关键。所有医护人员必须具备感染控制预防措施方面的知识并接受培训。通过医院感染控制部门进行的能力检查将确保符合标准。

• 一线部门应考虑以下因素：

1.制订一项计划，培训员工识别并隔离或在空间上将有呼吸道感染症状和体征的患者与其他患者分开。

2.在负压隔离室中尽早发现并及时隔离感染病例，确保工作人员了解何时及如何使用。

3.在医院的所有出入点都必须严格进行常规发热监测。

4.在医院范围内，在所有护理患者的区域使用个人防护设备，如使用N95口罩（过滤0.3μm及以上颗粒的有效率为95%）、长袍、手套、护目镜、头套和洗手。

5.培训卫生工作者正确使用个人防护装备，包括N95型口罩和积极开展空气净化呼吸器的配合测试。

6.发热不明确的患者或医护人员聚集发生表明感染控制崩溃；立即的反应必须是停止出院和就诊，以及病房、诊所和医院之间的转移。

7.定期演习和模拟演习，以测试部门能力和响应计划。

• 其他增强的感染控制措施也将有助于减轻院内传播的风险。这些措施包括限制探视特权，响应医院内联系人追踪，密切监测和监视员工、患者和访客的症状发展，从而发现新的集群。

初步调查和管理

• 对疑似患有高度传染性疾病的患者进行初步调查和管理的目的是为患者提供医疗护理，同时确保员工安全。

• 以下内容很重要：

1.尽可能将疑似传染病患者与其他患者隔离。当病例数量超过隔离能力时，可以将确诊的患者与安全预防措施一起安置。

2.通过使用远程医疗进行初始分诊和部分评估（如历史记录），限制员工与患者身体接触的数量和持续时间。

3.低敏的患者可以分诊到另一个地点（如医疗帐篷），高敏的患者可以分诊到指定的内部治疗区域。

4.为工作人员接近和评估患者提供防护设备。

5.如果感染被证实，考虑调动更专业的设施，以便更好地照顾患者。

6.实验室应遵循安全处理潜在传染性标本的

既定指南。

人力能力

基础设施容量

• 激增能力是指扩大医疗保健供应的能力，以应对超过正常能力的患者数量的增加，包括提供专业医疗护理（如儿科护理，需要机械通气的重症监护或血液透析）。

• 进一步扩大这种能力的计划需要使用替代护理设施（如学校和社区大厅）和（或）护理标准进行重大改变，有时被称为“有计划的护理退化”。

人力资源能力

• 与基础设施激增能力并行的是人力资源的可用性，以管理额外的患者负荷。

• 为此类危机部署人力的医院应急计划将确保足够的患者护理覆盖率。

• 与其他灾难不同，传染病暴发危机正在缓慢酝酿，并且通常持续很长一段时间。这使得人力安排更具挑战性，因为我们必须考虑到长期紧急状态所带来的精神和身体疲劳。通常，为了维持护理标准，需要延长轮班时间，让不受危机影响的其他部门的工作人员参与。

• 应考虑人力和团队隔离策略，以尽量减少医务人员之间的感染风险，确保提供基本医疗服务的连续性。

沟通

• 有效的沟通对于危机管理至关重要，而且由于它对公众和医院工作人员的心理影响，更显得尤为重要。

• 术语“沟通”包括向社区、患者和医疗保健专业人员提供准确、及时、完整且易于理解的信息。

• 随着危机的发展，可以获得更多的信息和新的工作计划，这些信息和计划必须准确地传播到实地。

• 需要多种信息传播方式，以便所有员工都能及时了解最新发展，如通过群发电子邮件、短信、信息公告板等。

• 每天早上开始工作或换班前点名以确保将最新信息传递给医疗保健专业人员。

• 最近关于风险沟通及在传染病紧急情况下与媒体和公众沟通的国际指南提供了更详细的信息，强调了以建立或维持信任的方式进行沟通的重要性，以及规划和测试疫情沟通策略的重要性，并为所有公职人员提供媒体传播培训，作为专业发展的一部分。

照顾受影响的员工和其他人

紧急情况

• 职业健康服务应参与医院准备计划。这种参与将有助于确保工作人员在活动之前得到尽可能好的保护（如通过确保所有符合现行国家政策的人接种季节性流感疫苗、肺炎球菌疫苗和乙肝疫苗，以及与实验室工作人员特别相关的疫苗）。

• 流行病学部门还应参与开发医护人员感染监测系统。这些系统既需要在事件发生前作为检测传染病紧急情况发生的手段，也需要在事件发生期间监测潜在暴露工人的结果。该部门还应参与制订针对感染的暴露后管理方案。

• 任何创伤事件、紧急情况或灾难，无论是自然的还是人为的，都会对相关人员产生心理影响，包括幸存者、死者、目击者、救援人员、应急人员和卫生专业人员，以及他们的家人、亲戚、朋友和同事。必须从3个层面管理传染病威胁的心理社会影响。

1. 采取措施防止员工感染该疾病。

2. 减轻持续感染该疾病的威胁所产生的不良心理影响（如目睹同事死于该疾病）。

3. 为疫情的持续不良影响提供心理治疗。

• 无论发生什么紧急情况，应确保人员配备水平都足以将值班时间限制在每天不超过12h，并应为工作人员从高税收职能轮换到低税收职能做好准备。工作人员将需要一个安静、安全和私密的“场外”地方，可以不间断地吃、喝和休息。这些设施还需要使工作人员能够与朋友和家人保持联系。

• 应让工作人员了解其他支持来源（如他们的家庭医师、医院牧师及其他宗教和精神顾问），并应向其提供如何联系保密倾听或咨询服务的详细信息。

结论

• 下一次大流行的威胁总是存在的。不可

能预测下一次哪种紧急感染会威胁全球公共卫生。然而，有可能预测传染病突发事件将继续有规律地发生，并且有可能通过适当的计划，准备以确保尽可能少的社会干扰的方式应对这些突发事件。

（宋晔娜　译　李　硕　校）

参考文献/扩展阅读

1. McDonald LC，Simor AE，Su IJ，et al. SARS in healthcare facilities，Toronto and Taiwan. *Emerg Infect Dis*，2004，10：777-781.
2. Oh VMS，Lim TK. Singapore¡¯s experience of SARS. *Clin Med*. 2003 Sep/Oct，3：448-451.
3. Hsu LY，Lee CC，Green JA，et al. Severe acute respiratory syndrome（SARS）in Singapore：clinical features of index patient and initial contacts. *Emerg Infect Dis*，2003 Jun，9（6）：713-717.
4. Maunder R，Hunter J，Vincent L，et al. The immediate psychological and occupational impact of the 2003 SARS outbreak in a teaching hospital. *CMAJ*，2003，168（10）：1245-1251.
5. Chan GC，Koh D. Reviewing lessons learnt of SARS in Singapore during planning for influenza pandemic. *Int Marit Health*，2006，57（1-4）：163-176. PMID：17312704
6. MOH Pandemic Readiness and Response Plan for Influenza and Other Acute Respiratory Diseases（Revised April 2014）. Available from：https：//www.moh.gov.sg/docs/librariesprovider5/diseases-updates/interim-pandemic-plan-public-ver-_april-2014.pdf
7. ACEP National Strategic Plan for Emergency Management of Outbreaks of COVID-19. Available from：https：//www.acep.org/globalassets/sites/acep/media/by-medical-focus/covid-19-national-strategic-plan_0320.pdf

第三节　疟　　疾

Ian Mathews

要点

- 对有发热症状和流行地区（南亚、东南亚、新几内亚、非洲、热带地区）旅居者的人群要考虑疟疾的可能性。
- 然而在不考虑旅居史的情况下，对于不明原因发热的任何患者都应考虑疟疾可能。
- 重症疟疾的危险因素包括高龄、妊娠和脾切除后患者。
- 恶化可以很迅速，尤其恶性疟原虫感染。
- 间日疟原虫和卵形疟原虫可复发，可在初次感染后数月或数年后发生。
- 由于耐药性日益增加和依从性差，化学预防可能无法提供充分的保护。

介绍

- 疟疾是一种原生动物传染病，在大多数热带国家流行，由疟原虫引起。它主要通过雌性按蚊的叮咬传播。
- 有5种疟原虫在人与人之间传播（通过蚊作为媒介），其中恶性疟是最严重疾病。
- 早期识别和及时治疗对于降低发病率和死亡率至关重要。

病理生理机制

- 感染人类并引起疟疾的5种疟原虫是恶性疟原虫、间日疟原虫、卵形疟原虫、三日疟原虫和诺氏疟原虫。据报道诺氏疟原虫起源于东南亚森林中的猴子，特别是加里曼丹岛。
- 感染周期始于感染疟原虫的按蚊叮咬人，将子孢子传递到血液中。
- 子孢子通过循环迁移到肝脏，在那里它们侵入肝细胞和形成裂殖体。
- 在卵形疟和间日疟感染中，休眠子可以在无症状个体中保持休眠状态，直到重新激活并释放到血液循环中，这可能在初始后数月才发生感染。
- 然后，裂殖子破裂并将裂殖子释放到血液中，侵入红细胞并经历48h的生长周期（疟原虫除外，其周期为72h），然后增殖和红细胞破裂，新的裂殖子释放到血液中，然后继续入侵更多的红细胞。
- 疟原虫的生命周期随着蚊摄入裂殖子而完成，并且传输到另一名宿主。

临床表现

- 疟疾的临床表现可能有所不同，具体取决于受影响者的年龄、免疫状态和疟原虫的种类。

• 初始症状通常是非特异性的，与全身性病毒性疾病相似：发热、不适、疲劳、肌肉和关节疼痛、头痛、出汗、腹泻、腹部不适。

• 随后通常出现周期性发热和寒战（间日疟、卵形疟和恶性疟每48小时一次，三日疟每72小时一次，原因是裂殖体破裂和全身播散感染）、厌食、恶心和呕吐及不适加重。

• 体格检查结果包括心动过速和呼吸急促，并且经常可触及脾脏。然而，在一些多次疟疾暴露的患者中，脾脏可能因梗死而萎缩。因此，没有被触及脾脏的患者不应排除诊断。

• 如果没有接受适当的治疗，疟原虫负荷继续增加，疾病可以进展为重症疟疾，通常伴有恶性疟原虫感染。如果不及时治疗，这通常是致命的。

• 重症疟疾表现为一种或多种急性肾损伤、非心源性急性肺水肿、代谢性酸中毒、严重贫血、低血糖，甚至在脑型疟疾病例中出现癫痫发作和昏迷。

• 疾病进展为严重疟疾通常需要数天，但也可能快至数小时。

给全科医师的特别提示

• 一旦诊断疟疾，由于病情可能突发恶化，在转诊至急救中心前，可给予奎宁或甲氟奎治疗；如果是间日疟原虫感染则给予氯奎。

• 必要时监测血糖水平，诊治低血糖。

• 对于成人，简单预防疟疾的措施如下：

1.避免蚊虫叮咬，可使用驱虫剂，如30%浓度的避蚊胺（DEET），以及蚊帐、适宜的衣物，避免傍晚或黎明外出。

2.如果患者将前往疟疾发生地，出发前1周开始药物预防并且在返回后继续服用4周。

（1）甲氟奎：每周250mg。

（2）多西环素：100mg，晨服。

（3）乙胺嘧啶–氨苯砜复合剂：1片/周。

评估和管理

• 诊断

诊断基于疫区旅行史、症状和寄生虫学检测阳性。

• 实验室检查

1.贫血的全血细胞计数。

2.薄血片和厚血片检查，用于寄生虫检测（厚血片）及物种鉴定和定量（薄血片）检测。

3.尿素氮、电解质和肌酐测定检测肾损伤、酸中毒。

4.肝功能检查检测肝功能损害。

5.血糖检测疟疾或奎宁引起的低血糖。

6.尿试纸检测血红蛋白尿。

• 治疗

1.必要时复苏ABC（呼吸/循环衰竭、癫痫发作、低血糖、休克）。

2.不要使用与患者相同的药物来治疗患者（如果有的话）。

3.重症疟疾：静脉注射青蒿琥酯（成人和较大儿童为2.4mg/kg，每12h一次，20kg以下的儿童为3mg/kg，每12h一次）至少24h，直到他们可以口服耐受。此后，使用以青蒿素为基础的联合疗法治疗3天。

4.无并发症的疟疾

（1）使用以青蒿素为基础的联合疗法（ACT）治疗儿童和成人（妊娠早期的孕妇除外）3天。

1）蒿甲醚+本芴醇。

2）青蒿琥酯+阿莫地喹。

3）青蒿琥酯+甲氟喹。

4）双氢青蒿素+哌喹。

5）青蒿琥酯+磺胺多辛–乙胺嘧啶。

（2）使用7天的奎宁+克林达霉素治疗孕早期的孕妇。

• 处置

1.收治所有疑似或确诊疟疾患者。

2.重症疟疾患者应入住高级护理病房。

（宋晔娜 译 李 硕 校）

参考文献/扩展阅读

1. White NJ. Current concepts: the treatment of malaria. *NEJM*, 1996, 335: 800-806.
2. Warrell DA, Gilles HM. *Essential malariolgy*. London: Arnold, 2002.
3. *Treatment for Malaria* (*Guideline for Clinicians*). Available from: http: //www. cdc. gov/malaria/

diagnosis_treatment/tx_clinicians. htm
4. Narain，JP. Malaria in the South-East Asia region：myth & the reality. *Indian J Med Res*，2008 Jul，128（1）：1-3.
5. Griffith KS，Lewis LS，Mali S，et al. Treatment of malaria in the United States. A systematic review. *JAMA*，2007，297（20）：2264-2277.

第四节　针刺伤/体液暴露

Li Zisheng · Peter Manning · Ong Pei Yuin

定义

通常指的是患者、医护人员或公众成员被潜在感染的体液所污染的事件。

要点

- 在医院，损伤常发生在经皮穿刺暴露（如静脉穿刺时的针刺伤）、黏膜暴露（如液体溅入眼内）或非完整皮肤暴露（如体液溅到破损的皮肤上）过程中。
- 潜在感染性的体液包括血液、羊水、脑脊液、腹水、胸腔积液、滑膜液、精液和阴道分泌物。汗液、唾液、尿液和粪便并不认为具有感染性，除非有可见的血液。
- 令人关注的主要病原体是乙型肝炎病毒、丙型肝炎病毒和HIV。
- 有关病史的要点包括受伤的细节（时间、地点、受伤的方式）、使用的针类型（空心针或全孔针）、体液的量、穿刺深度、防护情况、医护人员的急救处置和疫苗接种情况（如乙肝疫苗、破伤风疫苗）。
- 应建立感染原患者的风险档案。如果感染原患者来自静脉药物滥用者（intravenous drug abuser，IVDA）或男男性行为者（men who have sex with men，MSM）等高风险群体，则开始暴露后预防（post-exposure prophylaxis，PEP）的门槛更低。
- 传播风险取决于多种因素，如暴露类型、感染原患者病毒载量和接种血量。针刺伤（NSI）感染HIV、乙型肝炎病毒和丙型肝炎病毒的大致风险分别为0.3%、6%～30%和1.8%。

给全科医师的特别提示

暴露后预防是目前艾滋病的标准处置策略。如果暴露发生在72h内，患者应转到急诊科行暴露后预防。

治疗

- 急救措施

1. 经皮穿刺暴露　尝试显露接种部位并在流动水下彻底冲洗，然后用氯已定或聚维酮碘进行消毒，必要时应用敷料。
2. 黏膜暴露　立即用大量水冲洗受感染部位。
3. 非完整皮肤暴露　应用肥皂水或抗菌洗手液清洗受感染区域，然后用氯已定或聚维酮碘进行消毒。

- 当针刺伤发生时，需经知情同意后获取以下血样：

1. 感染原患者　HIV检测、乙型肝炎表面抗原和丙型肝炎病毒PCR检测。
2. 暴露的医护人员　HIV检测、乙型肝炎表面抗原、乙型肝炎表面抗体、乙型肝炎核心抗体和丙肝抗体检测。如果进行HIV暴露后预防（PEP），还应检测空腹血糖、肝肾功能基线水平。

- 职业健康诊所应该在12～72h对暴露后医护人员进行随访，方案可能因机构实际而异。

乙型肝炎

- 管理取决于医护人员的免疫状态（乙型肝炎表面抗原、乙型肝炎表面抗体）和感染原患者的乙型肝炎表面抗原状态。
- 乙型肝炎病毒抗原和血清学检测的周转时间可能相当长，所以急诊管理通常依赖于能够查到的已有记录，如医护人员既往的检测结果。
- 如果不能确定感染原患者的乙型肝炎状况，在能证明其阴性之前则应假定患者为阳性。
- 如果感染原患者同时为乙型肝炎表面抗原阳性和乙型肝炎表面抗原阳性，则发生乙型肝炎感染的风险最高。对于进行了免疫接种的医护人员，由针刺伤引起的乙型肝炎感染的风险降低。即使进行了免疫接种，仍有一小部分医护人员可能对免疫接种反应不佳或无反应，他们可能需要乙型肝炎免疫球蛋白（HBIG）来降低乙型肝炎感染的风险。

• 考虑进行暴露后预防的两种主要选择是单独接种乙肝疫苗或接种乙肝疫苗联合HBIG（表9-2）。

表9-2　医护人员在意外乙型肝炎暴露后处置

感染原患者	暴露后医护人员	医护人员处置
+	-	根据医护人员的滴度： 1. 乙型肝炎表面抗体≥10U/L：无须处置 2. 乙型肝炎表面抗体＜10U/L（如医护人员既往未接种疫苗或未全程接种疫苗或无免疫应答） （1）乙型肝炎免疫球蛋白0.06ml/kg（暴露后72h内注射，超过7天不注射） （2）乙型肝炎疫苗接种
-	-	根据医护人员的滴度： 1. 乙型肝炎表面抗体≥10U/L：无须处置 2. 乙型肝炎表面抗体＜10U/L或无免疫应答：给予乙肝疫苗接种
+	+	无须处置
-	+	无须处置

丙型肝炎

• 目前没有药物或有效的预防措施可用于降低暴露后丙型肝炎患病的风险。

艾滋病

• 如果医护人员暴露于HIV阳性患者，应开始暴露后预防。暴露后72h内采取预防措施可减少HIV的传播，而且越早越好（理想情况是在暴露后1～2h进行）。对于暴露后超过72h的患者，暴露后预防效果较差，在与传染病专家讨论后，可向高风险暴露的患者（如感染原患者为HIV阳性、病毒载量高）提供暴露后预防。

• 如果感染原患者的HIV状态不确定，应开始暴露后预防，现在标准方案的毒性相当低。

• HIV抗体检测呈阴性的感染原患者可能携带病毒（在血清转化之前），因此需要在出院后进行再次检测和随访。

• 目前的方案包括使用两种核苷类反转录酶抑制剂（NRTI）与一种整合酶链转移抑制剂（INSTI）联合使用。

• 常用的方案是单日剂量的NRTI如特鲁瓦达（替诺福韦300mg＋恩曲他滨200mg）联合INSTI如度鲁特韦50mg/d，一天1次，或雷特格韦400mg/d，一天2次。

• 特鲁瓦达的副作用主要与胃肠道疾病相关（腹泻/呕吐），长期使用可能导致骨质疏松。肾功能受损的患者不应服用特鲁瓦达。

• 雷特格韦和度鲁特韦的副作用主要与中枢神经系统有关（失眠，做梦生动）和胃肠道相关疾病（腹泻、呕吐、轻度肝炎）。度鲁特韦孕妇禁用。

• 应监测医护人员暴露后预防的潜在副作用。如果肾功能或肝功能异常，可能需要更换药物或调整剂量。

• 由于暴露后预防的费用高，从急诊科出院后，医护人员可获得5天的暴露后预防处方，并应在未来24～72h与传染病专家进行随访。暴露后预防的整个疗程为4周，如果检测显示感染原患者为HIV阴性，则可以停药。

（侯启圣　译　李　硕　校）

参考文献/扩展阅读

1. CDC. Updated U.S. Public Health Service guidelines for the management of occupational exposures to HBV，HCV，and HIV and recommendations for postexposure prophylaxis. *MMWR Recomm Rep*，2001，50（RR-11）：1-42.

2. CDC. Public Health Service guidelines for the management of healthcare worker exposures to HIV and recommendations for postexposure prophylaxis. *MMWR Morb Mortal Wkly Rep*，1998，47（RR-7）：1-33.

3. National University Hospital of Singapore. Hospital administrative policy. Sharp injury/body fluid exposure，2007.

4. U.S. Public Health Service. Updated U.S. Public Health Service guidelines for the management of occupational exposures to HBV，HCV，and HIV and recommendations for postexposure prophylaxis. *MMWR Recomm Rep*，2001，50：1.

第五节 破 伤 风

Keith Ho · Suresh Pillai

要点

• 必须高度警惕以便检出破伤风患者。

• 所有破伤风疑似病例都必须在重症监护病房进行伤口清创和管理。

• 在伤口处理期间采取适当的预防措施可以高度预防破伤风。参见第15章第十节“伤口的护理和管理”。

病理生理机制

• 破伤风是由进入伤口中的破伤风梭菌释放外毒素而引起的，破伤风梭菌是一种革兰氏阳性厌氧杆菌。破伤风梭菌通常以无毒的芽孢形态进入伤口，但是在组织损伤且组织含氧量降低时可以发展成产毒素的菌体形态。

• 破伤风发生于刺伤、裂伤、挤压伤、肠外药物滥用者，厌氧环境促使芽孢的生长。

• 临床症状和体征的产生是由于外毒素侵及中枢神经系统，阻断了抑制性神经递质的传递，导致强直性肌肉痉挛和自主神经紊乱。

临床表现

• 感染后的潜伏期在3～21天。

• 破伤风的全身症状包括下颌和躯干肌肉的痛性强直。

• 破伤风的典型症状包括“苦笑”面容、吞咽困难、角弓反张、手臂挛缩、拳头紧握、腹肌僵硬、下肢伸展，这些症状是由受累肌群的间歇性强直收缩引起的。

• 脊柱和长骨的骨折可能是由骨骼肌的抽搐痉挛引起的，就像癫痫发作时一样。

• 除非发展到喉痉挛或呼吸机痉挛，一般并无意识丧失。

• 自主神经紊乱导致的发热、出汗、心动过速、高血压也很常见。

治疗

• 获得最佳治疗需要在安静隔离的重症监护室环境中。

• 主要的治疗措施包括神经肌肉麻痹、气管插管和机械通气，气管切开常用于需要长期通气的治疗者。

• 伤口清创对于减少疾病的进一步发展至关重要。

• 需要单次肌内注射人破伤风免疫球蛋白3000～5000U。

• 一旦患者从急性期恢复后，就需要肌内注射抗破伤风类毒素（ATT）0.5ml，并在随后的第6周、第6个月再次注射，以完成全部疗程。

• 初始可静脉滴注甲硝唑500mg，每6小时一次；或静脉滴注青霉素G 1000万U/d，分次给药；或静脉滴注多西环素100mg，每12小时一次；或静脉滴注红霉素2g/d或四环素2g/d。

• 每1～3小时按需静脉注射地西泮10mg，使肌肉松弛，对于控制反射性痛性肌肉痉挛至关重要。

• 静脉注射阿曲库铵或泮库溴铵可以获得长时间的神经肌肉阻滞。

• 自主神经紊乱需要使用恰当的药物进行控制，可以咨询重症监护室医师帮助完成治疗。

（侯启圣 译 李 硕 校）

参考文献/扩展阅读

1. You AX，et al. Tetanus. In：Tintinalli JE，Ma OJ，Yealy DM，et al. eds. *Tintinalli's emergency medicine*：*a comprehensive study guide*. 9th ed. New York：McGraw Hill，2020，Chapter 157.

2. CDC. Use of tetanus toxoid，reduced diphtheria toxoid，and acellular pertussis vaccines：updated recommendations of the Advisory Committee on Immunization Practices—United States. *MMWR*，2020，69（3）：77-83.

血液系统/肿瘤急症　第10章

第一节　急诊科血液制品管理

Kanwar Sudhir Lather

要点

- 只有当益处大于风险且没有合适的替代方案时，才应使用输血。
- 输血决定应基于临床评估，并以循证指南为基础。实验室检测结果并不是输血的唯一决定因素，并不是所有贫血患者都需要输血（没有通用输血指征）。
- 必须尽最大努力与患者讨论输血的风险、获益及可替代方案并取得患者的知情同意。
- 不核对患者身份是致命错误。患者（核对至少两种身份识别信息）和血液成分之间的身份核对是避免潜在致命错误输血的最后机会。如有任何差异，请勿输血。
- 输血过程中必须严密监测。

血液和血液制品

全血

- 急诊科输血通常用于急性失血和（或）失血性休克。对于这类患者，选择全血作为初始复苏液，可同时恢复载氧红细胞、凝血因子和血小板止血功能，从而有效止血。
- 全血输血更容易管理，因为所有3种成分（红细胞、血小板和血浆）都在一个袋子里。
- 自20世纪40年代以来，全血输血已被军方用于治疗创伤性出血性休克。全血输血在医院的应用仅限于部分医疗系统，但预计将进一步扩大。
- 高级学者请注意：如果将O型血全血输注给非O型血患者，则预先形成的抗A抗体和抗B抗体等免疫球蛋白M（immunoglobulin M，IgM）会有引起溶血反应的风险。因此，对捐赠的O型全血进行抗A抗体和抗B抗体水平检测，在不匹配的全血输血中使用低滴度的抗A抗体和抗B抗体血制品，以降低溶血性输血反应的风险（表10-1）。
- 低抗体滴度O型全血输血指南已在最近的一些血库指南中公布。
- 全血输血适应证：急性失血和（或）失血性休克。

表10-1　根据患者ABO血型选择红细胞、血小板、新鲜冷冻血浆、冷沉淀类型

患者ABO血型	红细胞	血小板	新鲜冷冻血浆	冷沉淀
O型				
首选	O型	O型	O型	O型
次选		A型	A型或B型	A型或B型
第三选择			AB型	
A型				
首选	A型	A型	A型	O型
次选	O型	O型	AB型	O型或B型
第三选择			B型	
B型				
首选	B型	B型	B型	O型
次选	O型	O型	AB型	O型或A型
第三选择			A型	
AB型				
首选	AB型	A型	AB型	AB型
次选	A型或B型	O型	A型	A型或B型
第三选择	O型		B型	O型

红细胞

• 红细胞输注指征（适用于急诊科）

1. 血红蛋白在7～10g/dl，输血应遵循以下原则：

（1）显著的临床体征和症状（表10-2）。

表10-2 正常血容量患者需要输血的症状和体征

1.晕厥
2.呼吸困难
3.直立性低血压
4.心动过速
5.稳定型或不稳定型心绞痛
6.短暂性脑缺血发作

（2）同时存在内科或外科问题（如年龄>65岁、心血管疾病、呼吸系统疾病、持续失血、凝血功能障碍）。

2. 血红蛋白<7g/dl。输注红细胞可能是有益的，特别是对有症状的患者或预期会持续失血的患者。

3. 活动性出血，如大量输血方案激活（不取决于血红蛋白水平）。

（1）对于活动性出血的患者，由于测定的血红蛋白下降滞后于急性失血的临床影响，因此输血取决于临床估计的出血量，而不是血红蛋白水平。

（2）应考虑使用药物（如氨甲环酸）来促进凝血，减少失血。

（3）即使正在进行浓缩红细胞输血，也应同时进行适当的手术或内镜操作以止血。

• 注意

1. 不是所有的贫血患者都需要输血（没有通用输血指征）。

2. 患有慢性代偿性贫血的患者，症状轻微，如仅有头晕或心悸，即使贫血时血红蛋白含量较低，也可能不需要输血（如缺铁或维生素B_{12}缺乏性贫血），而可通过医疗手段进行有效纠正。

3. 一个单位的红细胞可以使非出血成人的血红蛋白提高约1g/dl，血细胞比容提高约3%。

特殊类型红细胞输注指征

• 少白细胞、红细胞

1. 骨髓移植和非肝脏实体器官移植的候选者：以降低人类白细胞抗原（human leucocyte antigen，HLA）同种异体免疫发生率。

2. 经历两次或两次以上非溶血性发热输血反应的患者：减少白细胞导致的细胞因子负荷。

3. 免疫缺陷患者：减少巨细胞病毒（cytomegalovirus，CMV）的传播和CMV疾病。

• 辐射后红细胞

消除T淋巴细胞增殖的能力，从而防止供体T淋巴细胞对受体细胞产生反应，降低移植物抗宿主病的风险。

1. 子宫内输血。

2. 子宫内输血后新生儿换血。

3. 自体或异体干细胞移植患者。

4. 直接由一级和二级亲属捐献者。

血小板

• 血小板输注指征（适用于急诊科）

1. 作为大量输血方案的一部分。

2. 存在血小板减少或明显血小板功能障碍的活动性出血（不论血小板计数多少）。

3. 血小板计数$<20\times10^9$/L。

4. 血小板计数$<50\times10^9$/L（伴有活动性出血或在未来24h内拟行侵入性操作或手术，或在过去48h内做过大手术）。

5. 血小板计数$<100\times10^9$/L（中枢神经系统或眼内出血，或在未来24h内拟行中枢神经系统或脊柱或眼后手术）。

• 血小板输注的相对禁忌证

1. 血栓性血小板减少性紫癜。

2. 肝素诱导性血小板减少症。

3. 溶血性尿毒症综合征。

在这些情况下，输血可能会加重血栓形成。持续出血或需要进行手术，最好请血液科医师会诊，以评估血小板输注的必要性。

• 注意

1. 应尽可能确保ABO特异性血小板，但不是完全必要的，通常根据当地供应情况提供。除了ABO分组外，完全的血小板交叉匹配是没有必要的（表10-1）。

2. 除非有危及生命的出血，在考虑输注血小板之前，必须确定血小板减少的原因。

3. 血小板对抗血小板药物相关的自发性脑出血患者无益处。

4. 在无其他危险因素的情况下，稳定、无出血的成年登革热患者输注血小板不能减少大出血，且有副作用。

新鲜冷冻血浆

• 新鲜冷冻血浆输注指征（适用于急诊科）

1.作为大量输血方案的一部分。

2.活动性出血，凝血酶原时间（PT）＞1.5倍正常值和（或）活化部分凝血活酶时间（APTT）＞1.5倍正常值和（或）国际化标准比值（INR）＞1.5（神经外科＞1.3）倍正常值，黏弹性凝血时间CT_{EXTEM}＞85s。

3.已知因子缺乏（如DIC、肝病、遗传性缺乏）的活动性出血，但凝血因子Ⅷ、Ⅸ和血管性血友病因子缺乏除外。

4.当有出血或即将进行紧急手术时，可逆转华法林作用。

（1）在大多数情况下，应该在输注新鲜冷冻血浆前考虑给予因子Ⅳ凝血酶原复合物浓缩物更合适。

（2）对于持续逆转，应同时给予维生素K。

5.血栓性血小板减少性紫癜（作为血浆交换的一部分）。

• 注意

1.输注的新鲜冷冻血浆应与ABO血型兼容，但是Rh血型兼容是不必要的（表10-1）。

2.非常值得注意的是，虽然O型血是红细胞的通用供体，但它不是血浆的通用供体。O型血浆含有针对A型和B型血型抗原的抗体。AB型是新鲜冷冻血浆的通用供体。

冷沉淀

• 冷沉淀富含因子Ⅷ、纤维蛋白原和血管性血友病因子。

• 冷沉淀输注指征（适用于急诊科）

1.伴有低纤维蛋白原血症或异常纤维蛋白原血症的出血（纤维蛋白原水平＜1.0g/L或1.5g/L，$A10_{EXTEM}$＜45mm和$A10_{FIBTEM}$＜10mm），可能发生在以下情况：

（1）大量出血。

（2）弥散性血管内凝血。

（3）先天性低纤维蛋白原血症或异常纤维蛋白原血症。

（4）晚期肝病引起的低纤维蛋白原血症或异常纤维蛋白原血症。

（5）溶栓疗法。

2.当病毒灭活因子Ⅷ浓缩液无法获得时，冷沉淀被用作血管性血友病综合征或血友病A的替代疗法。

凝血因子Ⅷ和因子Ⅸ

• 病毒灭活因子Ⅷ或因子Ⅸ浓缩液分别用于血友病A和血友病B的治疗，见表10-3。

1.血友病A：所需因子Ⅷ（U）＝体重（kg）×期望水平×0.5。

注意：一瓶因子Ⅷ含250U。

2.血友病B：所需因子Ⅸ（U）＝体重（kg）×期望水平。

注意：一瓶因子Ⅸ含250U。

表10-3 凝血因子浓缩水平参考

轻微出血（预期水平30%）	中度出血（预期水平50%）	严重出血（预期水平75%～100%）
1.小关节或单关节出血 2.肌肉出血 3.鼻出血 4.牙龈出血 5.尿血	1.大关节或多关节出血 2.颈部、舌部、咽部出血（无气道损伤） 3.腹腔出血 4.无神经损伤的头外伤	1.颅内出血 2.大手术 3.严重创伤 4.筋膜室综合征 5.颈部、舌部、咽部出血（伴有气道损伤）

紧急输血

• O型Rh阴性（万能供体）浓缩红细胞（PRBC）可在危急情况下使用，因为这些被输血的红细胞不含主要血型抗原（A或B）。如果没有O型Rh阴性血，可使用O型Rh阳性血，但应避免在有生育潜力的女孩和妇女中使用。

• O型Rh阳性血是中国患者和马来西亚患者的急救用血。

• 应急O型血不应任意使用。如果时间和患者的情况允许，在紧急情况下首先使用晶体液或胶体液，然后再使用匹配的血液是更安全和同样有效的措施。

• 如果没有O型Rh阴性血，可以使用O型Rh阳性血。约20%的Rh阴性患者在输注1URh阳性PRBC后会产生抗Rh（D）抗体，从而在随后的妊娠中产生新生儿溶血性疾病的风险。当然，这对男性或绝经后的女性在临床上通常是无关紧要的。

• 如果将Rh（D）阳性全血、红细胞或浓缩血小板输注给有生育潜力的Rh（D）阴性女性患者，应给予适当剂量的抗D免疫球蛋白。

• 只要血制品不含红细胞，D阴性患者无须给予D阴性血浆制品。

输血安全

• 输血是患者护理的一个重要而关键的组成部分。高达20%的输血可能导致某种类型的不良反应。输血错误虽然不常见，但可能是致命的。

• 在收到血库发放的血液制品后，血液成分应由两人独立检查。有效期、单位标签上的血液单位编号和血型必须与附在成分包装上的血库生成标签一致。

• 检查患者（核对至少2种身份识别信息）和血液成分之间的身份核对是避免潜在致命错误输血的最后机会。必须对血库生成的标签与患者的身份信息进行核对。最后的检查必须在患者床边进行，不能在远隔区域。只有在患者身份信息（如果可能的话，由患者确认）与附在血制品包装袋上的血库生成标签及输血处方完全匹配的情况下，输血才能进行。有任何不符时必须立即报告给发放的血库。

• 为减少细菌传播的风险，血液成分的输血应在脱离受控温度环境后4h内完成。

• 需要在输血前、输血开始后15min（早期可能出现许多严重输血反应，如ABO血型不合或细菌传播）、输血结束后60min检查脉搏、血压和体温。

• 住院患者应在接下来的24h内观察晚期输血反应。如果患者在输血后计划从急诊科出院，应告知患者注意延迟症状，并给予适当的复诊建议。

输血反应

初学者可以主要关注表10-4中列出的前四种类型，而高级学者可以探索剩下的类型。

表10-4　急性和迟发性输血不良反应的分类与处理

类型	病因	症状和体征	诊断试验	处理
急性输血后24h：				
轻微过敏反应	过敏原与已形成抗体的相互作用	1.伴或不伴瘙痒的麻疹样皮疹 2.荨麻疹 3.皮肤发红 4.血管性水肿	无	1.停止输血 2.苯海拉明 3.如果症状和体征消退，可以重新开始输血，前提是在发放血后4h内能完成剩余血输注 4.密切监测其他症状和体征
过敏反应	供血者的血浆蛋白抗体（IgA、结合珠蛋白、C4）	1.皮肤黏膜症状 2.低血压 3.呼吸系统症状和体征（参见第2章第二节“过敏反应”）	排除溶血	1.停止输血 2.根据需要提供心肺支持 3.启动输血反应检查 4.未经与血库咨询，请勿再次输血 5.预先使用苯海拉明和（或）类固醇类药物 6.考虑使用洗涤红细胞（和血小板）
溶血反应	血型不合的输血导致抗原/抗体反应，并激活补体，发生血管内溶血	1.寒战 2.发热 3.腰背痛 4.低血压 5.血红蛋白尿 6.少尿或无尿 7.弥散性血管内凝血 8.静脉注射部位疼痛或渗出	1.信息核查 2.溶血相关检查 （1）直接Coombs试验 （2）外观检查 （3）复测患者不良反应前、后样本ABO血型 （4）LDH、胆红素等	1.停止输血 2.根据需要提供心肺支持 3.补水以维持尿量 4.使用利尿剂加强肾脏灌注 5.如有需要，使用升压药进行心血管支持 6.治疗弥散性血管内凝血 7.启动输血反应检查，通知血库

续表

类型	病因	症状和体征	诊断试验	处理
非溶血性发热反应	1.细胞因子 2.供血者的白细胞抗体	1.发热（≥38℃或较输血前体温升高≥1℃） 2.寒战 3.头痛 4.呕吐	1.排除溶血 2.排除细菌污染	1.启动输血反应检查，通知血库 2.滤除白细胞成分 3.预防用解热药
输血相关急性肺损伤	供血者存在人类白细胞抗原（HLA）和人类中性粒细胞抗原（HNA）抗体（偶尔在受血者中存在相关抗体）	1.输血6h内出现急性呼吸窘迫 2.胸部X线显示双侧肺浸润 3.低氧血症（室内空气条件下血氧饱和度≤90%或PaO_2≤300mmHg） 4.无循环超负荷表现 5.低血压（个别患者高血压） 6.发热 7.短暂性白细胞减少	1.排除溶血 2.排除心源性肺水肿 3.HLA抗体筛查 4.胸部X线	1.按需进行心肺支持 2.支持性护理 3.启动输血反应检查，通知血库
输血相关循环超负荷	容量超负荷	1.急性呼吸窘迫（呼吸困难、端坐呼吸、咳嗽） 2.心动过速 3.高血压 4.左心衰竭表现	1.排除输血相关急性肺损伤 2.胸部X线	1.按需进行心肺支持 2.利尿剂 3.启动输血反应检查，通知血库
输血相关的脓毒症（细菌污染）	来自被污染的血液成分，细菌通常来自献血者或静脉穿刺（如葡萄球菌、链球菌）或未知菌血症（如耶尔森菌），但也可能由献血单位加工所致	1.发热，体温较基线升高≥2℃ 2.寒战 3.低血压 4.休克 5.肾衰竭 6.皮肤黏膜或输液部位的不明原因出血	1.排除溶血 2.革兰氏染色 3.血液成分培养 4.对患者进行血液培养	1.维持气道通畅、供氧及通气支持 2.补水以维持尿量 3.应用利尿剂加强肾脏灌注 4.广谱抗生素 5.如有需要，使用升压药进行心血管支持 6.治疗弥散性血管内凝血 7.启动输血反应检查，通知血库
延迟输血后24h：				
迟发性溶血反应	对红细胞抗原的免疫应答	1.血红蛋白降低 2.发热 3.黄疸（轻度） 4.患者可能无症状	1.抗体筛选与鉴定 2.直接Coombs试验 3.溶血洗脱试验	1.启动延迟输血反应检查，通知血库 2.抗原阴性，如果需要则输注抗人免疫球蛋白（AHG）交叉匹配兼容血液
移植物抗宿主病	供血者的淋巴细胞在受体内定植并攻击宿主组织	1.发热 2.胃肠道症状 3.皮疹 4.肝炎 5.全血细胞减少	1.皮肤活组织检查 2.HLA分型 3.嵌合体的分子分析	1.免疫抑制剂 2.高危患者血液成分辐射

资料来源：HSA-MOH Clinical Practice Guidelines 2011 on clinical blood transfusion.

（侯启圣　译　李　硕　校）

参考文献/扩展阅读

1. HSA-MOH clinical practice guidelines 2011 on clinical blood transfusion.
2. Norfolk D，ed. *Handbook of transfusion medicine*. 5th ed. The Stationery Office，Norwich，UK. United Kingdom Blood Services，2013.
3. American Association of Blood Banks. *Standards for blood banks and transfusion*. 31st ed. Bethesda，

MD：American Association of Blood Banks，2018.

4. Coil CJ，Santen SA. Transfusion therapy. In：Tintinalli JE，Ma OJ，Stapczynski JS，et al. editors. *Tintinalli's emergency medicine*：*a comprehensive study guide*. 9th ed. New York：McGraw Hill，2020.

5. Baharoglu MI，Cordonnier C，Al-Shahi Salman R，et al. Platelet transfusion versus standard care after acute stroke due to spontaneous cerebral haemorrhage associated with antiplatelet therapy（PATCH）：a randomised，open-label，phase 3 trial. *Lancet*，2016 Jun 25，387（10038）：2605-2613. DOI：10.1016/S0140-6736（16）30392-0. Epub 2016 May 10.

6. Lye DC，Archuleta S，Syed-Omar SF，et al. Prophylactic platelet transfusion plus supportive care versus supportive care alone in adults with dengue and thrombocytopenia：a multicentre，open-label，randomised，superiority trial. *Lancet*，2017 Apr 22，389（10079）：1611-1618. DOI：10.1016/S0140-6736（17）30269-6. Epub 2017 Mar 8.

第二节　紧急抗凝逆转

Lin Ziwei・Yap Eng Soo

要点

• 抗凝剂在临床实践中被用于治疗各种疾病，如静脉血栓栓塞和心血管疾病。

• 然而，使用这些药物可能会导致出血性并发症，可能需要进一步处理，甚至逆转。

• 一般来说，干预的必要性和逆转的紧迫性取决于以下情况。

1. 患者应用抗凝剂的原因。

2. 是否存在易导致出血倾向的局部病变或全身性疾病。

3. 如有出血，出血的部位和严重程度。

4. 理想的治疗性国际标准化比值（INR）范围（特别是维生素K拮抗剂，如华法林）。

出血的严重程度

• 出血的严重程度是处理抗凝并发症的一个重要因素。

• 大出血包括以下任何一种情况。

1. 颅内出血。

2. 腹膜后出血。背部或腹部疼痛时应考虑这一诊断。尽管可能有轻微或没有腹部压痛。由于压迫腰丛或股神经，感觉异常和疼痛可能沿这些神经分布。查看脐周区域（卡伦征）、腹侧（格雷・特纳征）、大腿上部、腹股沟韧带下方（福克斯征）和阴囊（布莱恩特蓝色阴囊标志）的瘀斑。

3. 脊髓硬膜外血肿。在腰背中线疼痛的患者中考虑这一点；做重点的神经系统检查，包括直肠检查，以检查是否有马尾综合征。

4. 肌肉血肿伴有间隔室综合征。

5. 眼内出血，结膜出血除外。

6. 非外伤性的关节内血肿。

7. 心脏压塞。

8. 需要进行侵入性手术以阻止失血的出血。

9. 任何部位的活动性出血，伴有收缩压低于90mmHg、少尿或血红蛋白水平下降≥2g/dl。

• 轻微的出血是指不影响抗凝决定的出血。

• 出血也可以表现为不明显的方式，如胃肠道出血。

华法林

• 对于长期口服华法林的患者，要根据临床情况，以国际标准化比值（INR）为目标，在预定的理想治疗范围内进行监测。INR提供了对凝血级联外在途径的测量。

• INR的参考范围是0.8～1.2，而凝血酶原时间（PT）的参考范围是7～10s。

• 一般来说，深静脉血栓、肺栓塞、心房颤动、二尖瓣狭窄、心肌病和缺血性脑血管疾病的目标INR是2.5（2.0～3.0），而机械心脏瓣膜的目标INR是3.0（2.5～3.5）。

• 导致INR假性升高的常见原因

1. 血液样本中存在肝素，可以直接从外周静脉而不是可能被肝素污染的留置中心静脉导管获取血液来避免。

2. 采集管填充不充分，导致患者血浆中枸橼酸抗凝剂比值高于正常水平。

超治疗性INR的危险因素

• 药物相互作用，如抗生素（磺胺、阿莫西林、甲硝唑、大环内酯类如阿奇霉素、氟喹诺酮类包括左氧氟沙星和环霉素）、非甾体抗炎药

（对乙酰氨基酚）、抗癫痫药（苯妥英钠）、胺碘酮、贝特类和质子泵抑制剂。

- 食物相互作用：如酒精、草药补品（人参、银杏、甜三叶草、月见草油、维生素A和维生素E、大蒜或生姜）。
- 合并疾病，如肝病、发热、腹泻、吸收不良和心力衰竭加重。
- 维生素K缺乏，无论是饮食摄入不足还是吸收不良。

给全科医师的特别提示

- 当INR值超过4.0时，出血的风险显著增加。
- 所有应用华法林的颅脑损伤患者均须转到急诊室进行颅内成像。这甚至适用于那些遭受轻微头部外伤且在发病时无症状的患者。

处理方法

- 干预的程度和逆转的紧迫性取决于出血的存在及其严重程度（表10-5）。
- 必要时，可通过口服或静脉途径给予维生素K。两者都有效。
- 口服维生素K会导致INR值在24h内降低；静脉注射维生素K将在6～8h降低INR值。然而，尽管采取了缓慢输液和稀释等预防措施，静脉注射维生素K仍可能导致严重的类过敏反应和呼吸心脏停搏。
- 静脉注射维生素K时可以缓慢推注（不超过1mg/min）或输注（在至少50ml生理盐水或5%葡萄糖注射液中稀释并输注至少20min）。
- 由于这些潜在的反应，除严重或危及生命的出血情况外，首选口服途径替代。除胃肠道出血外，口服制剂吸收良好。
- 对于人工机械心脏瓣膜的患者，瓣膜血栓形成和血栓栓塞的风险很高。如果需要逆转，建议向心脏科和血液科咨询。
- 大剂量的维生素K（如10mg）会使患者对华法林治疗产生耐药性。如果随后需要抗凝，应给予肝素或低分子量肝素，直到维生素K的作用被逆转，患者对华法林再次有反应。接受口服维生素K 1mg的患者既没有华法林耐药的风险，也没有增加血栓发作的风险。
- 不再推荐将新鲜冷冻血浆（FFP）用于华法林逆转，但如果有凝血酶原复合物（PCC）的禁忌证（如肝素引起的血小板减少症），可以使用FFP。如果使用FFP，必须进行类型和筛选以确保兼容性。FFP的解冻时间为30～45min。FFP的剂量是15ml/kg，这可能是一个相当大的液体负荷。

表10-5　治疗后INR或出血的处理

INR	出血的存在	出血的危险因素*	推荐的措施			
			华法林	维生素K	4因子PCC/FFP	下一次复查INR
治疗后但INR＜5	无	无明显相关	暂停下一次华法林；重新开始时考虑减小剂量	-	-	第二天复查INR
5～10	无	无		-	-	第二天复查INR
5～10	无	有		口服2mg	-	第二天复查INR
＞10	无	无明显相关		口服2mg	-	第二天复查INR
任意值	轻微出血	无明显相关	停用华法林	静脉注射2mg	-	第二天再次检查INR或如出现临床恶化随时复查
任意值	大出血（见上文）	无明显相关	停用华法林	静脉注射10mg	予以4因子PCC（参考表10-6）如果存在4因子PCC禁忌证（如已知对肝素过敏、肝素诱导的血小板减少症），予以FFP至少15ml/kg	

*出血的危险因素包括年龄＞65岁、卒中病史、严重出血（任何大出血）、肾功能障碍、肝功能障碍、贫血、出血障碍（如凝血功能缺陷、血小板减少症）。

表10-6 建议通过体重和INR来评估因子Ⅳ凝血酶原复合物（PCC）剂量（INR目标值约为1.5）

当INR未知时，如果有严重的或危及生命的出血，可考虑给予1500～2000U的PCC

体重（kg）	INR＞6，PCC剂量（40U/kg）	INR＝3～6，PCC剂量（30U/kg）	INR＝2～2.9，PCC剂量（20U/kg）	INR＝1.5～1.9，PCC剂量（10U/kg）
35～37.9	1500U	1000U	500U	500U
38～41.9	1500U	1000U	1000U	500U
42～43.9	1500U	1500U	1000U	500U
44～56.9	2000U	1500U	1000U	500U
57～58.9	2500U	1500U	1000U	500U
59～62.9	2500U	2000U	1000U	1000U
63～68.9	2500U	2000U	1500U	1000U
69～75.9	3000U	2000U	1500U	1000U
76～87.9	3000U	2500U	1500U	1000U
88～91.9	3000U	2500U	2000U	1000U
92～112.9	3000U	3000U	2000U	1000U
113～136.9	3000U	3000U	2500U	1500U
≥137	3000U	3000U	3000U	1500U

注意：

1.单次剂量不应超过3000U。

2.表10-6供参考，而非用于记忆。

处理方法

• 如果无出血，将患者送入启动华法林治疗并一直监测INR水平的科室。

• 如果存在出血，可向合适的专科咨询并转诊，如颅内出血转至神经外科，胃肠道出血转至胃肠科或普通外科，具体取决于当地的做法。

直接口服抗凝剂

须知

• 直接口服抗凝剂（DOAC）包括直接Xa因子抑制剂（如阿哌沙班、利伐沙班）和直接凝血酶抑制剂（达比加群）。

• DOAC被批准用于预防非瓣膜性心房颤动的脑卒中，以及预防和治疗静脉血栓栓塞。

• 与华法林相比，DOAC的优点包括监测次数更少、药物起效更快和药物-食物相互作用更少。

达比加群

• 达比加群有一种特殊的解毒剂：伊达鲁珠单抗。

处理措施

• 使用达比加群时的出血处理取决于出血的严重程度（表10-7）。

• 逆转通常保留给严重或危及生命的出血（见“出血的严重程度”中的大出血标准）。

• 使用达比加群的患者如果需要进行紧急手术或侵入性操作，这些手术不能推迟8h以上，并且需要正常止血，也应给予逆转。

表10-7 应用达比加群的出血患者的处理措施

出血的严重程度	处理措施
轻度	推迟下一次或停止应用达比加群
中度	根据出血的严重程度，考虑以下任何一项： • 对症治疗 • 机械压迫 • 手术干预 • 液体置换或血流动力学支持 • 输注血液制品 • 口服活性炭（如果前次剂量在2h内摄入）；剂量为50g，口服1次（200mg/ml的山梨醇液态炭250ml）
严重的或危及生命的出血或需要紧急手术/程序	考虑用伊达鲁珠单抗，静脉注射5g（以栓剂形式给药），进行逆转，与血液科转诊一起进行 在用药前检测达比加群水平、PT/INR/APTT、凝血酶时间（TT）

• 止血正常化的估计时间基于肌酐清除率（CrCl）。

1.肾功能正常：12～24h。

2. CrCl＝50～80ml/min：24～36h。

3. CrCl＝30～50ml/min：36～48h。

4. CrCl＜30ml/min：＞48h。

伊达鲁珠单抗的细节（高级学习者）

• 伊达鲁珠单抗是一种人源化单克隆抗体片段，以高亲和力与达比加群结合，并形成可被肾脏清除的复合物。

• 使用伊达鲁珠单抗的注意事项

1. *超敏反应* 如果出现过敏反应或严重过敏反应，应立即停用伊达鲁珠单抗。应对过敏反应进行适当的治疗。

2. *遗传性果糖不耐受* 伊达鲁珠单抗含有山梨醇作为赋形剂。在遗传性果糖不耐受患者中，静脉注射山梨醇与低血糖、低磷血症、代谢性酸中毒、尿酸升高、急性肝衰竭和死亡有关。如果要在这组患者中使用，应权衡这些风险和潜在益处。如果给这些患者应用伊达鲁珠单抗，应在给药后24h内进行密切监测。

3. *血栓栓塞事件* 如果达比加群逆转，患者将面临其潜在疾病的血栓风险。

Xa因子抑制剂

- Xa因子抑制剂如阿哌沙班和利伐沙班是高度蛋白结合的，不可透析。
- andexanet alfa（Andexxa®）是Xa因子抑制剂的特效解毒剂。

处理方法

- 处理方法取决于出血的严重程度（表10-8）。
- 在严重或危及生命的出血中，可考虑使用因子Ⅳ PCC。
- PCC的禁忌证包括已知的肝素过敏和肝素诱导的血小板减少病史。

表10-8 使用Xa因子抑制剂治疗出血患者

出血严重程度	处理办法
轻度	延迟下一剂量或停止使用Xa因子抑制剂
中度	根据出血严重程度考虑以下任一项： ● 对症治疗 ● 机械压迫 ● 手术干预 ● 液体置换和血流动力学支持 ● 输注血液制品 ● 口服活性炭（如果前次剂量在2h内摄入）；剂量为50g，口服1次（200mg/ml的山梨醇液态炭250ml）
严重或危及生命的出血或需要紧急手术/程序（定义见上文）	根据出血严重程度考虑上述任何策略。如果没有禁忌证，则考虑因子Ⅳ PCC。施用因子Ⅳ PCC 50U/kg静脉注射1次（最大单次剂量3000U）。因子Ⅳ PCC的每一剂量可四舍五入至最接近的小瓶剂量 为了调查出血事件的潜在原因，获取血清肌酐、PT/APTT、阿哌沙班/利伐沙班水平和FBC

- andexanet alfa（Andexxa®）是专门针对Xa因子抑制剂的拮抗剂。自2018年以来，已获得美国FDA的批准，然而，可能在当地无法买到，目前在新加坡也无法买到。
- 止血正常化的估计时间基于患者的肌酐清除率（CrCl）。

1. 肾功能正常：12～24h。
2. CrCl＝50～80ml/min：24～36h。
3. CrCl＝30～50ml/min：36～48h。
4. CrCl＜30ml/min：≥48h。

处理办法

- 对于出血并发症，应转诊到相应的学科，如颅内出血转诊到神经外科，消化道出血转诊到消化内科或普通外科，具体取决于当地的做法。
- 根据出血的严重程度及是否需要如上所述进行逆转，可考虑进行血液科会诊。

低分子量肝素

- 低分子量肝素（LMWH）如依诺肝素，可激活抗凝血酶Ⅲ复合物，间接抑制因子Xa活性。

处理办法

- 低分子量肝素使用中的出血处理取决于出血的严重程度（表10-9）。

表10-9 使用低分子量肝素的出血患者的管理

出血严重程度	处理办法
轻度	停止使用低分子量肝素
中度	根据出血严重程度考虑以下任一项： ● 对症治疗 ● 机械压迫 ● 手术干预 ● 液体置换和血流动力学支持 ● 输注血液制品
严重或危及生命的出血或需要紧急手术/程序（定义见上文）	● 硫酸鱼精蛋白 ● 可考虑使用重组因子Ⅶa ● 在“中度”出血严重程度下概述的其他措施

硫酸鱼精蛋白

- 硫酸鱼精蛋白可以用作LMWH的部分拮

抗剂，因为它可以中和约60%的抗Xa因子活性。

• 鱼精蛋白的剂量取决于最后一次服用LMWH的时间（表10-10）。鱼精蛋白的最大单次剂量为50mg。

• 不建议剂量高于50mg，因为它可能通过抑制因子V导致抗凝。

• 鱼精蛋白应以每分钟5mg的最大输注速度静脉注射，以防止低血压和心动过缓。

• 如果2～4h后，出血仍在持续或抗Xa因子活性水平升高，可在考虑血液科会诊的同时，每1mg（或每100个抗Xa单位）LMWH重复服用0.5mg鱼精蛋白。

• 鱼类过敏或之前接触过鱼精蛋白的患者存在过敏风险，包括过敏性休克。这包括含有鱼精蛋白的胰岛素制剂，如中效鱼精蛋白（NPH）胰岛素。

• 有鱼精蛋白过敏风险的患者可使用皮质类固醇和抗组胺药进行预处理。

• 在使用鱼精蛋白之前，可以在15min内静脉注射氢化可的松50～100mg一次，静脉注射苯海拉明50mg。

表10-10 硫酸鱼精蛋白的剂量计算

最后一次服用LMWH	硫酸鱼精蛋白的剂量*
在之前的8h内	每1mg（或每100个抗Xa单位）的LMWH使用1mg鱼精蛋白
在之前的8～12h	每1mg（或每100个抗Xa单位）的LMWH使用0.5mg鱼精蛋白
超过12h	不建议在应用LMWH 12h后使用鱼精蛋白。如果患者需要药物治疗来处理出血并发症，则考虑行血液科会诊

*鱼精蛋白的单次最大剂量为50mg。

处理办法

• 对于出血并发症，应转诊到相应的学科，如颅内出血转到神经外科，消化道出血转到消化内科或普通外科，具体取决于当地的做法。

• 根据出血的严重程度及是否需要如上所述进行逆转，可考虑行血液科会诊。

（滕林洋 译 李 硕 校）

参考文献/扩展阅读

1. Chen A，Stecker E，Warden AB. Direct oral anticoagulant use：a practical guide to common clinical challenges. *J Am Heart Assoc*，2020 Jul 7，9（13）：e017559.
2. Curtis R，Schweitzer A，van Vlymen J. Reversal of warfarin anticoagulation for urgent surgical procedures. *Can J Anaesth*，2015 Jun，62（6）：634-649.
3. Makris M，Van Veen JJ，Tait CR，et al. British Committee for Standards in Haematology. Guideline on the management of bleeding in patients on antithrombotic agents. *Br J Haematol*，2013 Jan，160（1）：35-46.
4. Frontera JA，Lewin JJ 3rd，Rabinstein AA，et al. Guideline for reversal of antithrombotics in intracranial hemorrhage：a statement for healthcare professionals from the Neurocritical Care Society and Society of Critical Care Medicine. *Neurocrit Care*，2016 Feb，24（1）：6-46.
5. Garcia DA，Baglin TP，Weitz JI，et al. Parenteral anticoagulants：antithrombotic therapy and prevention of thrombosis. 9th ed. American College of Chest Physicians evidence-based clinical practice guidelines. *Chest*，2012 Feb，141（2 Suppl）：e24S-e43S. Erratum in：Chest. 2012 May；141（5）：1369. Dosage error in article text. Erratum in：Chest，2013 Aug，144（2）：721. Dosage error in article text.
6. Pollack CV Jr，Reilly PA，Eikelboom J，et al. Idarucizumab for dabigatran reversal. *N Engl J Med*，2015 Aug 6，373（6）：511-520.
7. Kaatz S，Ahmad D，Spyropoulos AC，et al. Subcommittee on Control of Anticoagulation. Definition of clinically relevant non-major bleeding in studies of anticoagulants in atrial fibrillation and venous thromboembolic disease in non-surgical patients：communication from the SSC of the ISTH. *J Thromb Haemost*，2015 Nov，13（11）：2119-2126.
8. Eerenberg ES，Kamphuisen PW，Sijpkens MK，et al. Reversal of rivaroxaban and dabigatran by prothrombin complex concentrate：a randomized，placebo-controlled，crossover study in healthy subjects. *Circulation*，2011 Oct 4，124（14）：

1573-1579.

9. Praxbind（R），idarucizumab [package insert]. Ridgefield，CT：Boehringer Ingelheim Pharmaceuticals，Inc，2018.

10. Heidbuchel H，Verhamme P，Alings M，et al. Updated European Heart Rhythm Association practical guide on the use of non-vitamin K antagonist anticoagulants in patients with non-valvular atrial fibrillation. *Europace*，2015 Oct，17（10）：1467-1507.

11. Yee J，Kaide CG. Emergency reversal of anticoagulation. *West J Emerg Med*，2019，20（5）：770-783.

12. National University Hospital Anticoagulation Steering Committee（2018，July）. National University Hospital emergency anticoagulation reversal. National University Hospital，Singapore.

第三节 肿瘤急症

Lin Ziwei · Tan Hon Lyn · Joanne Lee · Toh Hong Chuen · Shirley Ooi

要点

• 恶性肿瘤患者容易发生肿瘤或与其治疗相关的急症。

• 在急诊科处理这些急症时，应遵循的重要原则如下：

1. 咨询主诊的肿瘤科医师，特别是计划出院的患者，以便随访。

2. 由于这些患者已多次接受系统性随访，建议资深临床医师尽早参与症状管理（如疼痛管理）。

3. 了解肿瘤的恶性程度、患者对治疗的反应、疾病的预后及治疗目标，有助于决定采取姑息治疗还是积极治疗。在患者处于危重状态且必须迅速决定是否应进行积极复苏时，这一点尤为重要。

• 四种最常见的危及生命的肿瘤急症

1. 中性粒细胞减少性脓毒症。

2. 血小板减少症。

3. 高钙血症。

4. 脊髓压迫。

• 降低中性粒细胞减少性脓毒症的死亡率取决于静脉应用抗生素的速度。

给全科医师的特别提示

• 不要试图在门诊给予发热的肿瘤患者抗生素或解热药物治疗。应立即将其转往急诊科就医，尤其是体温＞38℃的情况下。

• 无发热的患者如果有发热病史，应被当作发热患者治疗。

• 所有身体感觉不适的肿瘤患者，应怀疑高钙血症。

• 所有表现为背痛的肿瘤患者，应考虑存在骨转移导致脊髓压迫的可能性。不要将其视为由“关节炎”引起而忽略这种可能。

中性粒细胞减少性发热

• 这是一种紧急情况，是化疗最常见的致命性副作用。

定义

• 中性粒细胞减少症：一种血液中中性粒细胞水平异常低下的情况；中性粒细胞计数＜500个/mm^{3}或＜1000个/mm^3，但预计会降低至＜500个/mm^{3}以下。中性粒细胞减少症的发生取决于化疗药物的类型，持续时间为1～4周。中性粒细胞计数的最低点通常在化疗后10～14天出现，但某些药物的最低点可能延迟至治疗后4～6周（如丝裂霉素、利妥昔单抗）。伴有中性粒细胞减少的肿瘤患者感染的发生率和严重程度与中性粒细胞减少的程度和持续时间成正比。

• 发热：体温≥38.3℃或两次体温≥38.0℃，持续1h及以上。体温应通过口腔或鼓室而不通过直肠进行测定。虽然不常见，但免疫功能低下的患者可能发生严重的局部或全身感染而无发热，表现为不明原因的呼吸急促或心动过速、意识状态改变、代谢性酸中毒或电解质异常，如低血糖或低钠血症。

处理

• 所有接受化疗/放疗并伴有发热的患者至

少应在中级护理区进行管理。早期的临床评估和仔细寻找感染部位是很重要的。由于免疫反应受损，患者可能不会表现出典型的症状或体征，并且只有20%的中性粒细胞减少症患者在就诊时有明确的感染灶。

- 检查

1.全血细胞计数。

2.尿素氮/电解质/肌酐。

3.肝功能检查。

4.胸部X线检查①。

5.尿液试纸检测和培养②。

6.血培养（需氧+厌氧）2组，如果患者留置了中心静脉导管，则至少应通过这条通路留取一组血液培养。

7.对脓性引流物进行培养。

- 抗生素

1.早期使用广谱抗生素对中性粒细胞减少性发热至关重要。抗生素的选择取决于患者的血流动力学状况。

2.如果最近有培养结果，也应被考虑在内。例如，对于先前具有超广谱β-内酰胺酶（ESBL）微生物培养阳性的患者，即使没有感染性休克，开始静脉注射碳青霉烯类药物也是谨慎的做法。

3.抗生素的选择

收缩压＜100mmHg	
是	否
静脉注射美罗培南 或 静脉注射氨曲南＋万古霉素（如果怀疑/未经证实的严重青霉素过敏）	静脉注射哌拉西林/他唑巴坦 或 静脉注射氨曲南＋万古霉素（如果怀疑/未经证实的严重青霉素过敏）

- 评分系统：如癌症支持疗法多国学会（MASCC）风险指数或稳定发热性中性粒细胞减少症临床指数（CISNE）评分可对患者进行风险分层。对于低风险患者，可以根据当地机构的实际情况，通过咨询专家进行门诊口服抗生素治疗。

- 处置：入住正压血液肿瘤隔离室。如果患者对初始复苏措施没有反应或处于感染性休克状态，可考虑到ICU救治。

注意：

1.如果患者中性粒细胞减少，应避免直肠检查。

2.对于接受化疗/放疗出现发热但无中性粒细胞减少的患者，按常规的脓毒症方案治疗。建议在治疗这些患者过程中尽早咨询主诊医师，尤其是在处置方面。

血小板减少症

- 如果血小板计数为＜20 000/μl，则很有可能发生中枢神经系统出血。

处理

- 分组交叉配血输注混合浓缩血小板4U或单采血小板1U。
- 预防措施

1.避免肌内注射。

2.避免服用非甾体抗炎药（NSAID）。

3.绝对卧床休息。

- 以下情况可能需要输注血小板：活动性出血患者，血小板计数＜10 000/μl的无发热患者，血小板计数＜20 000/μl的发热患者。对于血液病患者，请咨询其主诊血液病医师关于所需血小板的类型（如辐照血小板）。
- 进一步处理：转入血液肿瘤普通病房。

恶性高钙血症

- 恶性肿瘤中高钙血症的患病率为15%～60%。在实体肿瘤如乳腺癌、肾癌、肺癌及血液肿瘤（如骨髓瘤、淋巴瘤）中尤为常见。
- 对于所有感觉不适的肿瘤患者应怀疑高钙血症。如果未被诊断和治疗，可能会危及生命。
- 高钙血症的发病机制：甲状旁腺激素（PTH）相关蛋白产生③，骨吸收性细胞因子（如TGF-α）产生，骨转移的溶骨性作用，肿瘤介导的骨化三醇产生。

---

① 胸部X线检查的假阴性率高，因为在胸部X线检查正常的发热性中性粒细胞减少患者中，有50%以上的患者通过高分辨率CT（HRCT）检测为肺炎。

② 尿路感染患者的症状可能不明显，因为白细胞不会沉积在尿路中并产生排尿困难和尿频的典型症状。因此，每位中性粒细胞减少患者都应该进行尿培养。

③ 产生甲状旁腺激素对甲状旁腺激素受体的影响，但通常不受反馈机制的影响。

• 有关临床表现和管理的更多细节，请参见第6章第四节“水、电解质紊乱”。

脊髓压迫

• 多达5%的癌症患者在其疾病进程的某个时间点会发生脊柱和脊髓转移。

• 这种并发症通常表明恶性肿瘤已达晚期，患者生存期有限。

• 行走和保持独立的能力决定了肿瘤患者的生活质量。因此，脊髓压迫是一种真正的紧急情况，早期诊断和治疗与其功能恢复及预后有关。

• 大多数脊柱转移瘤通过血行播散传播到椎体，随后扩张到硬膜外间隙，导致硬膜外脊髓受压。颈椎、胸椎和腰椎区域受累的发生率分别为10%、70%和20%。约30%的患者出现多个脊髓节段受影响。转移至脊髓实质相对少见，可表现为单侧肢体无力。

症状和体征

• 95%以上的患者存在背痛（局限性或放射性）。出现疼痛早于脊髓压迫的其他症状2～4个月。背痛因咳嗽或仰卧而加重，或在夜间加重应视为可疑。

• 触诊局部压痛。

• 截瘫和大小便失禁通常是晚期表现（如果累及脊髓圆锥则可能是早期表现）。在马尾综合征中，尿失禁常是由尿潴留引起的溢出性尿失禁，并且发生在大便失禁之前。进行残余尿测定或膀胱扫描来评估膀胱扩张通常是有帮助的。晚期症状包括感觉障碍和反射亢进。

处理

• 进行脊椎X线检查（85%敏感度）以寻找：

1.椎体塌陷（87%敏感度）。

2.椎弓根破坏（31%）。

3.溶骨性破坏（7%）。

• 检查方案

1.背部疼痛，无神经功能缺陷

（1）进行X线检查。如果正常，择期行骨扫描检查。

（2）如果有异常发现，对脊椎进行早期MRI检查。

2.背部疼痛，有神经功能障碍。对于具有肿瘤病史的患者（病理确诊），在以下情况应首先使用类固醇治疗（静脉注射地塞米松8mg）。

（1）一旦被确诊存在脊髓压迫或提示存在脊髓压迫。

（2）存在椎体塌陷。

（3）X线片显示椎弓根缺失。

立即与肿瘤科医师联系，密切留意脊柱MRI检查结果。

注意：在无法诊断癌症的情况下，不要开始使用类固醇，但要联系肿瘤专家寻求进一步的建议，因为类固醇可能会影响组织学诊断。

抗利尿激素分泌失调综合征

• 抗利尿激素分泌失调综合征（SIADH）通常是由异位部位如肺癌释放抗利尿激素引起的。由此产生的低钠血症导致严重的中枢神经系统表现，如昏迷和癫痫发作时，可能危及生命。

• 急性症状性低钠血症（癫痫或昏迷）：应积极地给予3%高渗盐水，以1～2ml/（kg·h）的速度输注来提高血清钠水平（2.5mmol/h），达到理论上癫痫发作阈值120mmol/L以上。一旦达到阈值，高渗盐水输注就应停止。密切监测血钠水平以确保不超过期望的矫正速度和矫正目标水平，避免渗透性脱髓鞘综合征的发生。

• 慢性低钠血症：在24h内，以不超过0.5mmol/h的速度缓慢纠正。继发于SIADH的轻度低钠血症的治疗包括限制每天500～1000ml的游离水摄入。

高黏滞综合征和白细胞淤滞综合征

• 正常血清相对黏度为（1.4～1.8）×10^{-3}Pa·S。除非血清黏度超过4.0×10^{-3}Pa·S，高黏滞综合征的临床症状是罕见的。这些综合征与微循环阻塞直接相关，包括精神状态的改变、不明原因的呼吸困难或头痛。

• 对于血液系统恶性肿瘤患者，尤其是Waldenstrom巨球蛋白血症、多发性骨髓瘤、急性白血病原始细胞危象和红细胞增多症的患者，出现上述症状时都应该考虑这个诊断。

• 在急诊科的治疗目标是对气道、呼吸和循环（ABC）进行评估后，开始复苏治疗。首先积极静脉补液。其他的降低血清黏度的方法包括放血和血浆置换。具体方法咨询血液科医师。

• 白细胞淤滞综合征是一种由于白细胞计

数升高而继发组织灌注不足引起的综合征，这一状况在白细胞计数接近100 000/μl时最为常见。在某些类型的单核细胞白血病中也可以看到，这些患者一般白细胞计数升高的不多，为25 000 ～ 50 000/μl。

• 与高黏滞综合征一样，白细胞淤滞综合征的初始治疗为积极静脉补液水化。其他关键原则包括快速降低外周血白细胞计数（白细胞分离或化疗，包括每天使用羟基脲50 ～ 100mg/kg）并预防肿瘤溶解综合征（高钾血症、高尿酸血症、高磷血症和肾衰竭）的发生。后者可以在等待化疗期间通过积极的静脉补液，使用别嘌醇来实现（300mg，急诊科）。也可结合血液科会诊意见使用拉布立酶。

大量胸腔积液引起的呼吸困难

• 患者出现呼吸困难，叩诊出现典型的“石样浊音”，语音共振减弱，听诊时呼吸音减低，胸部X线提示患侧胸腔呈“完全白色”表现，可能出现气管和纵隔移位。

• 比较当前胸部X线片与先前胸部X线片的差异。

处理

• 予以吸氧治疗以维持血氧饱和度（SpO_2）达95%以上。

• 对患者进行监护。

• 在患侧置入10 ～ 14F胸腔引流管。

心包积液引起的急性呼吸困难

• 心包积液在肺癌中尤为常见，但可见于其他恶性肿瘤如淋巴瘤心包转移时。

• 对心包积液的识别可能比较困难，出现以下临床表现时应怀疑心包积液：

1. 窦性心动过速。
2. 心电图低电压。
3. 清晰的呼吸音。
4. 吸气时颈静脉压增高（库斯莫尔征）。
5. 明显的奇脉（吸气时收缩压下降大于10 mmHg）。

• 诊断可通过经胸超声心动图确诊（图10-1）。

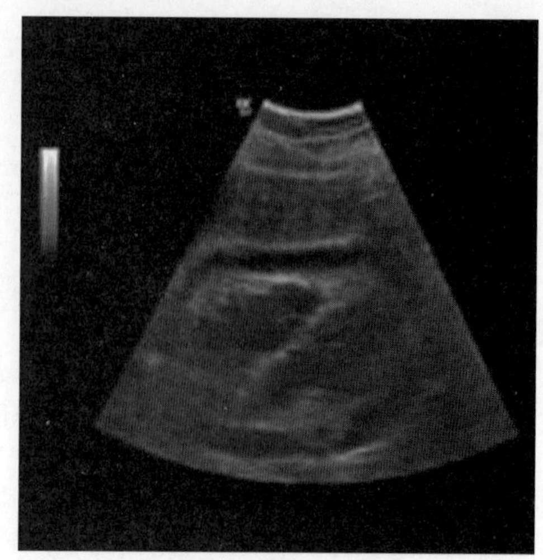

图10-1　超声下的心包积液

处理

• 在出现低血压时，有必要进行紧急引流。心包穿刺术为暂时性的（最终应该进行心包切开术）。

疑似大面积肺栓塞

• 参见第3章第七节“肺栓塞”。

上腔静脉综合征

• 参见第3章第九节“静脉急症”。

致谢

感谢新加坡国立大学癌症研究所与我们分享其在治疗肿瘤急症患者方面的治疗方案。

（彭　川　译　郭治国　校）

参考文献/扩展阅读

1. McCurdy MT，Wacker DA. Selected oncologic emergencies. In：Walls RM，Hockberger RS，Gausche-Hill M，eds. *Rosen's emergency medicine：concepts and clinical practice*. 9th ed. Philadelphia：Mosby-Elsevier，2018：1497-508.
2. Moore DC. Drug-induced neutropenia：a focus on rituximab-induced late-onset neutropenia. *Pharm Ther*，2016，41（12）：765-768.
3. Klastersky J，Paesmans M，Rubenstein EB，et al. The Multinational Association for Supportive

Care in Cancer risk index: a multinational scoring system for identifying low-risk febrile neutropenic cancer patients. *J Clin Oncol*, 2000 Aug, 18 (16): 3038-3051.

4. Carmona-Bayonas A, Gómez J, González-Billalabeitia E, et al. Prognostic evaluation of febrile neutropenia in apparently stable adult cancer patients. *Br J Cancer*, 2011 Aug 23, 105 (5): 612-617.
5. National University Cancer Institute, Singapore, 2018. *Guidance document-management of febrile neutropenia in adult cancer patients*. Singapore.
6. Taplitz RA, Kennedy EB, Bow EJ, et al. Outpatient management of fever and neutropenia in adults treated for malignancy: American Society of Clinical Oncology and Infectious Diseases Society of America clinical practice guidueline update. *J Clin Oncol*, 2018 May 10, 36 (14): 1443-1453.
7. Klastersky J, de Naurois J, Rolston K, et al. ESMO Guidelines Committee. Management of febrile neutropaenia: ESMO clinical practice guidelines. *Ann Oncol*, 2016 Sep, 27 (suppl 5): v111-v118.
8. Flowers CR, Seidenfeld J, Bow EJ, et al. Antimicrobial prophylaxis and outpatient management of fever and neutropenia in adults treated for malignancy: American Society of Clinical Oncology clinical practice guideline. *J Clin Oncol*, 2013 Feb 20, 31 (6): 794-810.
9. Roberts ME, Neville E, Berrisford RG, et al. Management of a malignant pleural effusion: British Thoracic Society pleural disease guideline 2010. *Thorax*, 2010, 65: ii32-ii40.

第四节 姑息治疗和临终关怀紧急治疗

Rakhee Yash Pal · Lin Jingping

引言

• 姑息治疗是指一种整体治疗方法，从诊断出危及生命的疾病到死亡，侧重于减轻痛苦和提高生活质量。姑息治疗的后期阶段包括：

1. 临终治疗（EOL） 在生命的最后一年提供的治疗。

2. 临终关怀 对有数小时至数天生命的临终患者的照护。

• 姑息治疗通常需要在急诊科（ED）内进行，其管理方法需要适用于急性情况。在急诊科中，通常遇到两种情况：

1. 姑息性紧急情况 患者可能因急性疼痛危象、出血或高钙血症就诊于急诊。对这些急症的处理需要兼顾急性疾病的治疗及减轻症状。在决定干预程度时，需要综合考虑患者当前的疾病终末期状态、急症的可逆性、每种治疗措施的风险与收益，以及患者的治疗目标。

2. 即将死亡 在急诊科，临终关怀的重点是早期识别和管理即将死亡的患者，他们的预期生存期仅为数小时到数天。这种情况需要减轻痛苦、允许自然死亡，而不是采取积极生命维持措施的标准急救方法，如心肺复苏、插管和ICU治疗。

死亡轨迹

严重的危及生命的疾病随着时间的推移，身体功能逐渐下降，按疾病进程可分为以下几类情况（表10-11），帮助急诊医生分析预后，讨论治疗目标，并提供适当的干预措施。

在急诊科的预后

• 当危重患者有姑息治疗需求时，预后尤其相关。突发急性疾病或慢性疾病的急性加重往往没有时间进行下一步的治疗计划和死亡准备。

• 急诊医师必须及时进行评估，判断和沟通预后。这需要考虑：

1. 患者和家属接受或拒绝治疗，回顾治疗目标，并为临终关怀做更好的准备。

2. 急诊医师应就干预措施、处置和资源合理利用迅速做出决定。

• 决定预后的临床因素

1. 急性病的严重程度和可逆性。

2. 病前的功能状态。

3. 并发症。

4. 潜在疾病的发展轨迹和阶段。

• 在讨论预后时，往往很难准确预测患者能活多久。

相反，可以用几小时到几天、几天到几周、几周到几个月或患者是否能在住院期间存活来描述时间框架。

表10-11　死亡轨迹

轨迹	特点	举例
慢性衰弱 高 功能 低 死亡 时间	基线功能状态差和缓慢下降，通常与高龄、反复入院和脓毒症相关的死亡有关	慢性、进行性、不可治愈的神经退行性疾病，如晚期痴呆症
晚期癌症 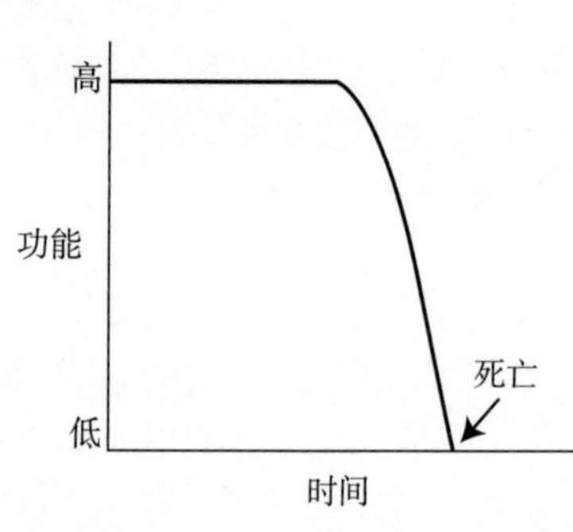	在最后几个月前，功能保持相当良好，病情迅速恶化导致死亡	癌症扩散患者在生命的最后2～4个月逐渐卧床不起
器官衰竭 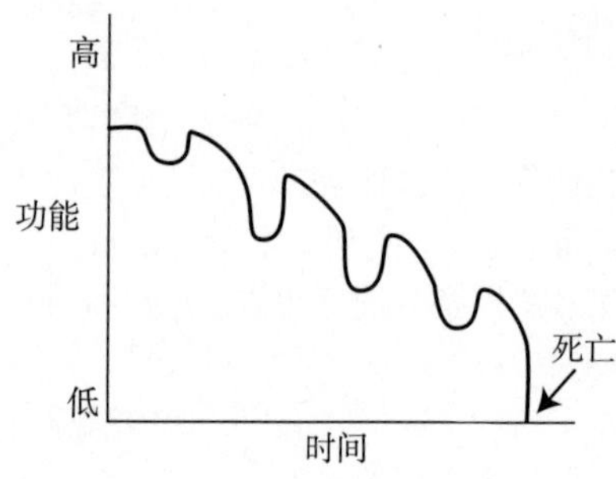	频繁的病情加重和接近缓解，但功能不能恢复到基线。预后随着每次发作而恶化	慢性阻塞性肺疾病第4阶段 终末期心脏病 终末期肾衰竭 终末期肝病
猝死 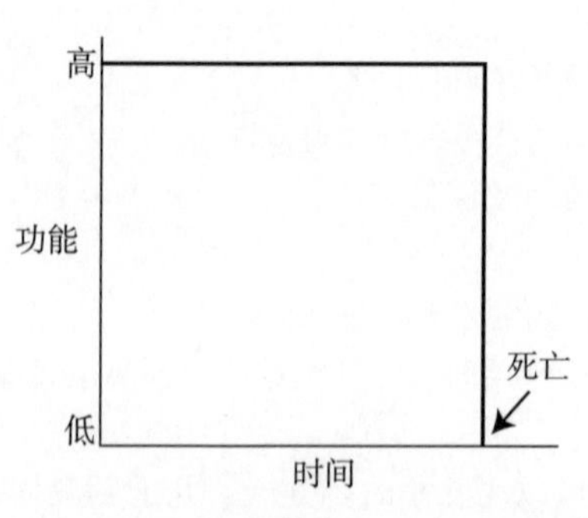	灾难性疾病导致的死亡，大多数是意料之外的，之前没有功能下降。急诊科临终关怀的利基领域	大面积的急性心肌梗死、创伤后广泛性脑出血、腹主动脉瘤破裂

姑息应急处理

急性疼痛危象

- 这种剧烈的疼痛给患者造成严重的痛苦。
- 在数字分级评分法（NRS）中，疼痛的评分通常大于7/10。
- 疼痛可能是急性发作或逐渐恶化到无法忍受的水平，需要立即干预。
- 对于应急治疗，姑息或肿瘤患者出现急性疼痛或慢性疼痛加重将作为急性疼痛危象管理。
- 请按照以下步骤进行操作：

1.评估

（1）评估疼痛的程度。

（2）评估疼痛的性质。

（3）是否引起新的疼痛（如急性病理性骨折）/原有疼痛加重。

（4）排除可逆因素（如急性尿潴留）。

2.启动快速阿片类药物滴定试验（表10-12）

表10-12　快速阿片类药物滴定方案

步骤1：选择强效阿片类药物（吗啡/芬太尼）

- 根据患者之前对阿片类药物的反应来选择该药物
- 如果有肝肾损害，则首选芬太尼
- 采用静脉途径快速镇痛

步骤2：选择您所选的阿片类药物的剂量

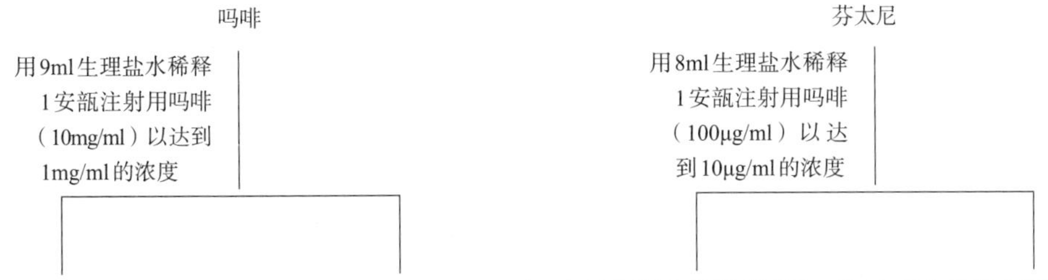
吗啡
用9ml生理盐水稀释1安瓿注射用吗啡（10mg/ml）以达到1mg/ml的浓度
芬太尼
用8ml生理盐水稀释1安瓿注射用吗啡（100μg/ml）以达到10μg/ml的浓度

吗啡		芬太尼	
如果未使用过阿片类药物，每3～5min给予1mg，弹丸式注射	如果口服吗啡≥60mg/d，每3～5min给予2mg，弹丸式注射*	如果未使用过阿片类药物，每3～5min给予10μg，弹丸式注射	如果使用芬太尼贴≥25μg/h，每3～5min给予2μg，弹丸式注射*

注意：与通常在急诊室使用的剂量相比，这些剂量可能显得非常小，但请记住，姑息治疗的患者往往是体弱多病的老年人，如果他们过量服用强效阿片类药物，则不适合进行积极的气道管理或纳洛酮逆转治疗。此外，很难预测对该药物的反应，特别是在阿片类药物初治患者中。参考图10-2进行计算

步骤3：频率和监控

- 重复静脉注射剂量3～5min
- 图表：时间、剂量、疼痛评分、镇静作用、呼吸频率
- 目标：达到"可接受的主观镇痛"或将疼痛的严重程度降低50%
- 停止：当疼痛得到充分缓解或患者开始嗜睡时

注意：镇静作用在呼吸抑制和低血压之前就开始了

步骤4：随访

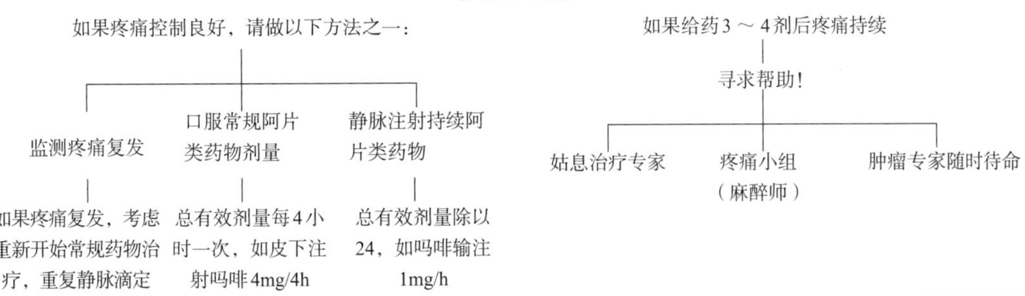

如果疼痛控制良好，请做以下方法之一：
监测疼痛复发

静脉注射持续阿片类药物
如果疼痛复发，考虑重新开始常规药物治疗，重复静脉滴定
总有效剂量每4小时一次，如皮下注射吗啡4mg/4h
总有效剂量除以24，如吗啡输注1mg/h
如果给药3～4剂后疼痛持续

疼痛小组（麻醉师）
肿瘤专家随时待命

注：在急诊科，剂量的计算和输液的管理很复杂。最简单的方法是密切监测患者，如果在等待病房床位时疼痛再次加剧，则重复静脉滴定。

改编自：NUH EMD方案。

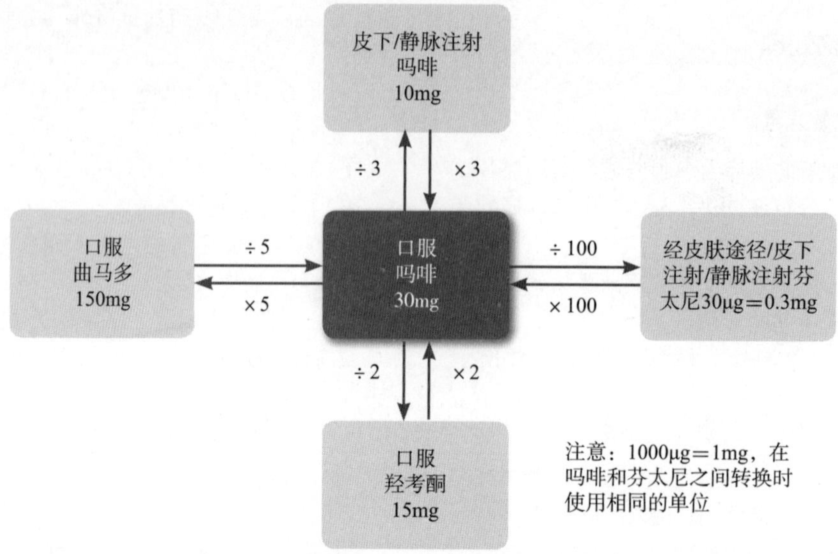

图10-2 阿片类药物转换

急诊姑息治疗中常用的阿片类药物

- 阿片类药物在癌症/非癌症患者的疼痛和呼吸困难的治疗作用上已经确立。一般的原则是初始使用阿片类药物的患者从低剂量开始并缓慢给药。
- 阿片类药物分为弱效（如可待因、曲马多，用于中度疼痛）和强效（如吗啡、芬太尼、羟考酮，用于严重疼痛）。
- 静脉注射吗啡达到峰值效果的时间约是静脉注射芬太尼的2倍，但其效果持续的时间更长，通常是4h，而后者的持续时间为1～2h。芬太尼透皮贴的起效时间长，不建议用于治疗急性疼痛（表10-13）。
- 需要根据患者的肝肾功能来调整剂量（表10-14）。

表10-13 常见阿片类药物的起效时间、达峰时间和持续时间

阿片类药物（给药途径）	起效时间	达峰时间	持续时间
吗啡喷雾（口服）	30min	1h	4h
吗啡（皮下注射）	15min	30min	4h
吗啡（静脉注射）	5min	15min	4h
芬太尼（静脉注射）	1～3min	5～10min	1～2h
芬太尼（皮下注射）	10min	20min	2～3h
芬太尼（经皮肤途径）	8～12h	-	72h

表10-14 肾脏和肝脏损伤时阿片类药物剂量的调整

阿片类	肾功能不全		肝功能不全	
	中度	重度	中度	重度
吗啡	减量	禁用	减量	禁用
芬太尼	正常剂量	正常剂量	正常剂量	减量

阿片类药物毒性

毒性反应可能由剂量快速增加、药物蓄积、肝肾功能损伤、脱水或感染引起。

症状和体征

- 嗜睡。
- 肌阵挛。
- 幻觉。
- 谵妄。
- 过度镇静。
- 呼吸抑制（呼吸频率＜8次/分）。
- 针尖样瞳孔。

处理

- 适当补液（1～2L）。
- 治疗潜在的感染并停用其他镇静药物。
- 如果呼吸频率为8次/分，患者可以被唤醒，没有发绀，密切观察，并减少或停用下一个

常规剂量的阿片类药物。

• 在姑息治疗中很少使用纳洛酮，可能因为逆转阿片类药物的镇痛作用而引起急性疼痛危象。

• 如果呼吸频率＜8次/分，患者无法唤醒或发绀，考虑使用纳洛酮。用生理盐水将0.4mg的纳洛酮稀释到10ml，从1ml（0.04mg）开始，每2～5分钟增加1次剂量，直至镇静作用逆转。参考姑息治疗专家的意见。

• 其他常见姑息性急症的处理见表10-15。

表10-15　其他常见的姑息性紧急情况

状况	临床表现	治疗
喘鸣	异常的、高音调的呼吸声通常是吸气性的。它是湍急的气流通过狭窄的喉部产生的 可能是逐渐或突然产生：最终出现完全阻塞的导致窒息的风险①解剖原因：管腔内（如肿瘤、黏液塞），壁内（如喉癌）或壁外（如纵隔淋巴结病）；②功能性原因，如喉返神经麻痹的强烈程度	评估潜在原因、可逆性、总体预后、治疗目标、治疗措施的利弊 如果需要，确保气道安全（考虑气管切开或插管），行耳鼻喉科检查 考虑使用地塞米松进行治疗，以减少瘤周/喉水肿，阿片类药物治疗呼吸困难，丁溴东莨菪碱抑制分泌物生成 如果非常焦虑不安，可以考虑姑息镇静（咨询姑息治疗专家） 尽量减少液体摄入（因为这可能会使气道分泌物增多）
肿瘤出血	原因包括血管肿瘤（如头颈部癌和乳腺癌），肿瘤侵入血管结构（如颈动脉爆裂）或系统性疾病，如弥散性血管内凝血或血小板计数减低 “终末期出血”事件可能对患者、家属和相关照护人员造成创伤	评估出血的潜在原因、可逆性、总体预后、治疗目标、治疗措施的利弊 如果适当，考虑复苏支持、输血、干预措施（如栓塞、放疗），以阻止出血 准备深色的毛巾，以减少在场亲属的焦虑 如果没有禁忌证（如血尿），静脉注射/口服氨甲环酸500～1000mg 其他止血措施：肾上腺素浸渍纱布、加压敷料、局部应用氨甲环酸 如果出血是灾难性的，可以考虑姑息性镇静（咨询姑息治疗专家）
上腔静脉阻塞	参见第10章第三节“肿瘤急症”	
高钙血症	参见第6章第四节“水、电解质紊乱”	

临终治疗－生命的最后几小时

临终状态的识别

仔细倾听照护人员提供的线索，识别临终状态的症状和体征是必要的，以便认识到患者可能只有几小时到几天的生命。认识到患者处于终末期疾病的最后阶段，获得更合适的临终舒缓治疗，而不是标准的积极复苏治疗。

临终状态的症状和体征

• 呼吸模式的变化（如潮式呼吸、呼吸急促）、终末谵妄、临终喉鸣、花斑、少尿、厌食、失禁和嗜睡。

• 某些患者临终是平静的，因为他们会嗜睡、昏迷，最终死亡。有些患者临终可能症状严重，非常痛苦。这些患者很难在家护理，因此会就诊于急诊科。

临终状态的管理

• 对临终患者的舒缓治疗侧重于缓解症状。

• 家属/照顾者通常会因患者的症状而感到痛苦；向他们解释临终过程，安抚家属能继续照顾患者。

• 尽量减少非必要的药物和干预措施（如抽血、监测生命体征）。

• 如果可能的话，提供一个安静的空间，以保证患者的隐私和家属陪住。

终末症状的管理

• 制定急诊适当的非药物干预措施（表10-16）。

• 通常同时需要药物干预。

• 重新评估治疗反应并滴定相应剂量。

• 复杂的、治疗无效的或持续的临终症状可能需要紧急转诊给姑息治疗专家。

治疗终末期症状的药物（表10-17）

• 如果已经存在静脉通路，则使用此静脉通路。静脉注射剂量与皮下注射剂量相似，静脉注射大剂量的阿片类药物需谨慎，可产生较大的峰值效应，引起镇静和呼吸抑制。

• 如果无静脉通路则使用皮下注射。皮下注

表 10-16 对终末症状的非药物治疗措施

终末症状	非药物学方法
呼吸困难	重新放置直立，风扇通风，按舒适度补充氧气，减少房间内人员数量
临终喉鸣	改为侧卧，抬高头部，轻柔地进行口腔吸痰，减少静脉输液
终末期谵妄	熟悉床边家人的面孔/声音，治疗可逆性疾病（如尿潴留），避免身体约束，经常调整方向
花斑	调整室温，使用减压床面、轻质毯子
厌食	避免静脉输液，润唇，使用冰片，如果患者愿意，可以小口进食
少尿	避免积极的静脉输液，因为不太可能改变结果，而且可能加重尿潴留和周围水肿

表 10-17 治疗终末期症状的药物

症状	药物
疼痛/呼吸困难——未使用阿片类药物的患者	经口吗啡喷雾2.5mg，每4～6h一次＋经口吗啡喷雾2.5mg，必要时长达4h用于突发疼痛 静脉注射/皮下注射吗啡1～2mg，随后静脉注射/皮下注射吗啡1～2mg，每4～6小时一次，必要时 静脉注射/皮下注射吗啡0.2～0.5mg/h
疼痛/呼吸困难——对于正在口服吗啡或其他阿片类药物的患者	通常继续使用的阿片类药物。必要时增加剂量以控制症状。如果患者不能口服，转为静脉注射/皮下注射
疼痛/呼吸困难——肝肾损害或老年/虚弱患者	静脉注射/皮下注射芬太尼10～20μg 1.必要时静脉注射/皮下注射芬太尼10～20μg，每2～3小时一次 2.必要时静脉注射/皮下注射芬太尼10～20μg/h
恶心、呕吐	静脉注射/皮下注射甲氧氯普胺10mg，每6小时一次，必要时（仅在无肠梗阻的情况下）静脉注射/皮下注射昂丹司琼4～8mg，每8小时一次，必要时静脉注射/皮下注射氟哌啶醇1mg，每6小时一次（用于中枢介导的原因，如尿毒症）
终末期焦虑	静脉注射/皮下注射氟哌啶醇1～2.5mg 1.必要时静脉注射/皮下注射氟哌啶醇1～2.5mg，每6小时一次 2.必要时静脉输注/皮下注射氟哌啶醇5～10mg/24h
临终喉鸣	必要时静脉注射/皮下注射丁溴东莨菪碱20mg，每6小时一次 必要时静脉注射/皮下注射甘罗溴铵0.2mg，每6小时一次

射是首选的注射途径。

• 如果患者出现疼痛危象/呼吸困难，请参见表10-12。

社会心理和精神支持

• 重要的是要认识到患者在急诊科就诊时，不仅有生物学问题，同时存在复杂的悲伤情绪，精神上的痛苦或社会心理危机。

• 评估照顾者的压力和无助。急诊科医师无法深入研究这些问题，但应该对这些线索保持开放态度，并尽早得到专家、社会工作者、心理学家或能处理这些问题的姑息治疗专家的帮助。

沟通

• 沟通技巧对于急诊医学实践是至关重要的，特别是在临终关怀的情况下。这些互动往往能产生直接和持久的影响。

• 临终关怀沟通的关键内容包括：

1. 告知重病的坏消息。
2. 治疗目标的讨论。
3. 干预程度讨论。
4. 让家属做好临终准备。
5. 宣告死亡。
6. 解决冲突。

• 急诊科的有效沟通往往对临床医师来说是一个挑战。使用结构化框架来发布坏消息（如SPIKE协议）和宣告死亡（如GRIEV_ING助记符）可以让临床医师的任务不那么艰巨。

• 获得护士、社会工作者和姑息治疗专家的支持。

• 诸如建立融洽关系和取得信任的技能需要通过实践与思考来培养。

（彭 川 译 葛洪霞 校）

参考文献/扩展阅读

1. Hum A，Koh M. *The bedside palliative medicine handbook*（by Tan Tock Seng Hospital Palliative Care Service）. Singapore：Armour Publishing，2013.
2. DeSandre P，Quest T. *Palliative aspects of emergency care*. New York：Oxford University Press，2013.
3. Lunney JR，Lynn J，Foley DJ，et al. Patterns of

functional decline at the end of life. *JAMA*, 2003, 289 (18): 2387-2392

4. Yataco JC, Mehta AC. Upper airway obstruction. In: Suhail R, ed. *ACP manual of critical care medicine*. New York: McGraw-Hill, 2008: 388-397.
5. The palliative care handbook: a good practice guide [Internet]. Ruh. nhs. uk. 2019. Available from: https: //www.ruh.nhs.uk/For_Clinicians/departments_ruh/Palliative_Care/documents/palliative_care_handbook.pdf
6. Management of opioid overdose in palliative care [Internet]. Palliativedrugs. com. 2020 [cited 2020 Dec 29]. Available from: https: //www.palliativedrugs.com/download/NELManagementofOpioidOverdoseinPalliativeCarecore.pdf
7. Regnard C, Dean M. *A guide to symptom relief in palliative care*. 6th ed. Adington: Radcliffe Publishing Ltd, 2010.
8. Watson M, Ward S, Vallath N, et al. *Oxford handbook of palliative care*. 3rd ed. Oxford, UK: Oxford University Press, 2019.
9. Ouchi K, George N. Rapid code status conversation guide [Internet]. Academic Life in Emergency Medicine. 2021 [cited 2021 Jan 2]. Available from: https: //www. aliem. com/rapid-code-status-conversation-guide/
10. Australian and New Zealand Intensive Care Society. *ANZICS statement on care and decision-making at the end of life for the critically ill*. Melbourne: ANZICS, 2014.
11. Sanders S, Gebhardt K. The GRIEV_ING mnemonic: a simple approach to death notification in the ED—NUEM Blog [Internet]. NUEM Blog. 2016 [cited 2021 Jan 2]. Available from: https: //www.nuemblog.com/blog/death-notification/
12. Weingart S. Critical care palliation with Ashley Shreves [Internet]. EMCrit Project. 2013 [cited 2021 Jan 2]. Available from: https: //emcrit. org/emcrit/critical-care-palliation/

第11章　急诊皮肤病

Ellie Choi・Emily Gan Yiping・Nisha Suyien Chandran

要点

- 未分化的皮疹可能令人无所适从，综合考虑以下情况更容易做出诊断，包括症状、诱因、皮损。
- 了解如何描述皮疹（表11-1），每个描述都有对应的诊断。
- 感染、药物和炎症是皮疹的最常见原因，鉴别诊断时应按照这些类别进行分类（图11-1）。

表11-1　皮肤科术语

术语	描述
斑疹	不隆起于皮肤的颜色异常改变（可为苍白色、棕色、黑色或红色），直径＜1cm
斑片	直径＞1cm的斑疹
丘疹	直径＜1cm的隆起性损害
结节	直径＞1cm的隆起性损害
斑块	顶部平坦的隆起性损害
水疱	直径＜0.5cm的内含液体的皮损
大疱	直径＞0.5cm的内含液体的皮损或直径＞0.5cm的水疱
脓疱	充满白细胞的水疱（不局限于感染性损害，如脓疱性银屑病的无菌性脓疱）
环状皮损	呈环形外观的损害
盘状皮损	扁平或盘子样损害（又称钱币样皮损）
糜烂	表皮缺失的损害，通常不会形成瘢痕修复
溃疡	皮肤损失达到真皮层
皲裂	纵贯皮肤全层的裂隙

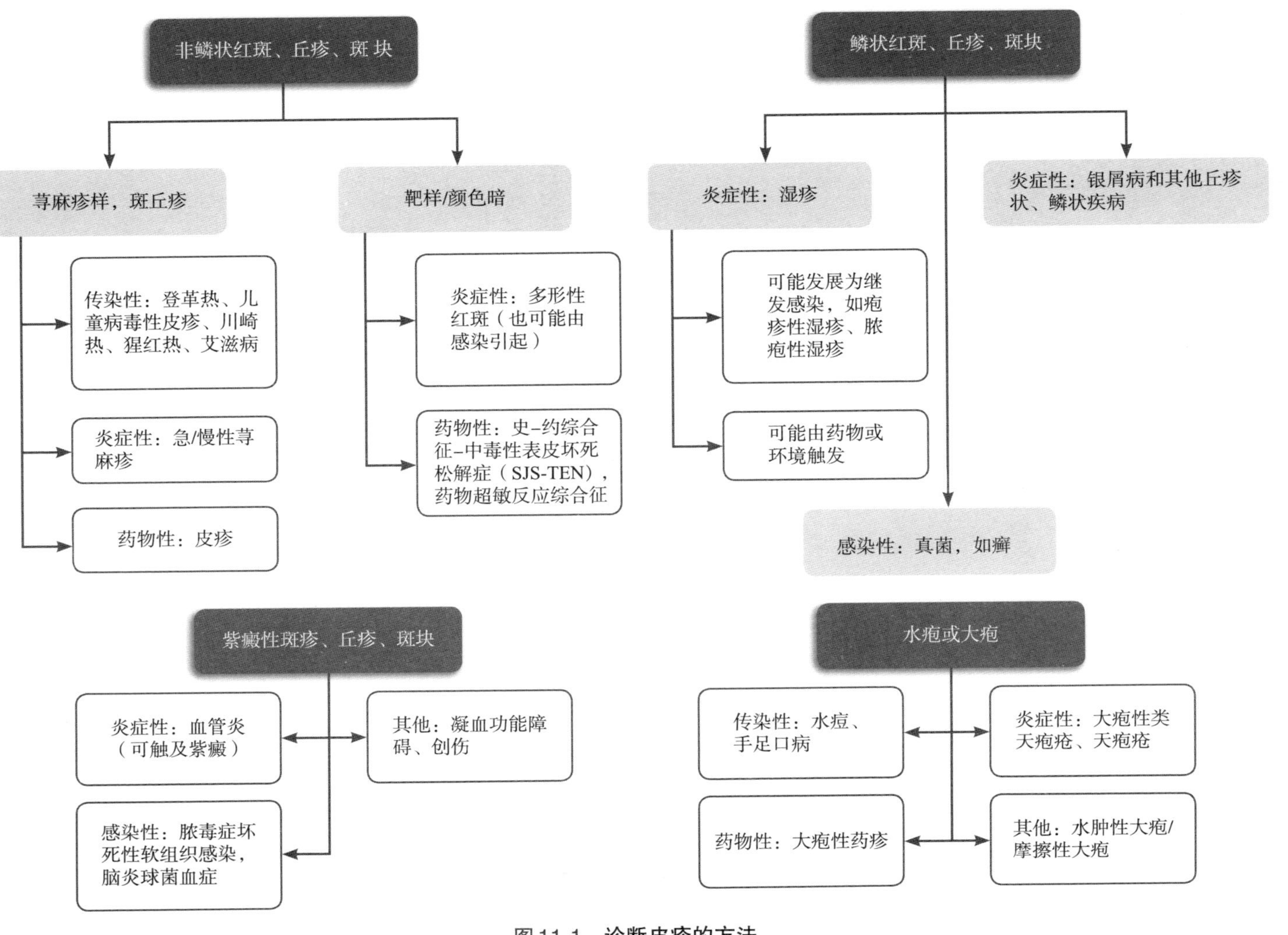

图 11-1　诊断皮疹的方法

第一节　炎性皮肤病

Ellie Choi · Emily Gan · Nisha Suyien Chandran

要点

- 新发的中度至重度皮炎提示需要寻找一个潜在的药物诱因（可能是局部或全身）。
- 在符合的患者人群和临床背景下需要考虑潜在的恶性肿瘤导致的副肿瘤性皮炎。

给全科医师的特别提示

- 检查变应原的接触史，如肥皂、药油和化妆品。接触性皮炎是在人群中引起湿疹的常见原因或诱因。
- 当患者接受皮肤科医生检查时，电子健康记录中的照片记录或患者拍摄的皮疹照片是重要的信息来源。
- 润肤剂和局部类固醇不能改善的湿疹，应转诊到皮肤科，如蕈样肉芽肿（皮肤T细胞淋巴瘤）和皮肤药物不良反应。关于皮肤状况的体格检查和描述见表11-2。
- 银屑病治疗避免应用全身类固醇，可能引发脓疱性银屑病的发作。常用类固醇药物的效力排序见表11-3。

表11-2　体格检查及对皮肤病的描述

分布	颜色	原发性病变	继发性病变
泛发性、局部、屈侧的，肢端的 体表面积（BSA），1个手掌≈1% BSA 黏膜受累 头发和指甲	色素减退/色素过多，红斑、暗沉、紫癜	斑疹、斑块、丘疹、结节、水疱、大疱、脓疱、风团、囊肿	鳞屑、苔藓化、抓痕、裂隙、糜烂、溃疡、瘢痕、萎缩、痂

表11-3　常用类固醇药物的效力排序

分级	成分	商品名
Ⅰ（最强效）	0.05%丙酸倍他米松（最佳基质），0.05%丙酸盐氯倍他索	diprocel dermovate，cloderm，univate clobex lotion/spray
Ⅱ	0.05%丙酸倍他米松软膏 0.1%糠酸莫米松乳膏	diprosone elomet
Ⅲ	0.1%戊酸倍他米松软膏 0.05%丙酸倍他米松	betnovate diprosone
Ⅳ	0.25%氟轻松 0.1%糠酸莫米松霜	synalar elomet
Ⅴ	0.1%戊酸倍他米松霜 0.025%氟轻松霜	betnovate，dermasone uniflex synalar
Ⅵ	0.01%氟轻松霜 0.05%地奈德	synalar desowen cream/lotion/ointment
ⅤⅡ（最弱效）	1%醋酸氢化可的松	dhacort，egocort

湿疹

（扫描本章的二维码查看彩图11-1～彩图11-11）

一般表现

- 湿疹在不同阶段的表现

1.急性　皮肤水肿，红斑、丘疹、斑块、丘疱疹、水疱、糜烂、渗出和结痂。

2.亚急性期　带有鳞屑的红斑斑块。

3.慢性　苔藓样变（皮肤增厚、皮纹加深），鳞屑和裂纹（特别是在屈侧、手掌、手指和足底）（见彩图11-1）。

- 区分内源性和外源性（接触性）湿疹，它们可能同时存在于同一患者中。
- 内源性湿疹的亚型包括特应性皮炎、脂溢性皮炎、手/足湿疹、盘状湿疹、静脉性湿疹/淤积性皮炎、过敏性湿疹和慢性单纯性苔藓。具体的亚型如下所述。

特应性皮炎（AD）

- 慢性复发和缓解状态表现为瘙痒性红斑鳞屑、丘疹和斑块。
- 常出现苔藓样变、裂隙和抓痕等继发性损害。
- AD爆发通常伴有细菌脓疱或病毒感染，由这些感染因素诱发（如疱疹性湿疹）。
- 金黄色葡萄球菌是AD皮肤中常见的定植菌，常规的抑菌可能有助于减少复发。

• 疼痛或发痒的形态一致的水疱和糜烂的存在提示疱疹性湿疹或柯萨奇湿疹（见彩图11-7）。需要及时使用抗病毒药物进行治疗。

盘状湿疹/钱币状湿疹（见彩图11-8和彩图11-9）

• 圆形或硬币形的湿疹斑块常见于患者四肢。通常是渗出性和湿润的。

• 发病常见于青春期和成年期患者。

静脉/淤积性湿疹皮炎（见彩图11-10）

• 其特征包括发痒的红斑斑块、棕色斑块（由于含铁血黄素沉积）、“倒香槟瓶样”腿（由于皮肤脂质硬化）、突出的静脉曲张和下肢水肿。

• 并发症包括脓疱疮、蜂窝织炎和静脉溃疡。

皮脂缺乏性湿疹

• 具有广泛性干燥、红斑鳞屑性斑块和皲裂性湿疹（表面水平和垂直的裂隙、斑块）。

• 高危因素包括老年人、肾功能不全、气候干燥、过度使用肥皂、多种药物治疗（利尿剂、钙通道阻滞剂、β受体阻滞剂）和遗传性疾病，如寻常性鱼鳞病和特应性皮炎。

接触性皮炎

• 分为刺激性接触性皮炎和变应性接触性皮炎。

• 变应性接触性皮炎的诱因包括金属（镍、铬酸盐）、香料、防腐剂、染发剂和局部抗生素（新霉素、杆菌肽）。

• 刺激性接触性皮炎的诱因包括水、肥皂、洗涤剂和油。

播散性继发性湿疹（自敏性湿疹，自身反应）（见彩图11-11）

• 最初的原发性局部皮肤炎症部位在几天至几周后出现急性继发性泛发性湿疹。

• 可能原因是局部皮肤炎症或感染部位的皮肤刺激阈值普遍降低。

• 常见的原发性事件包括接触性皮炎、淤积性皮炎和足癣。

湿疹的处理

• 避免接触诱因，包括刺激物和过敏接触物。

• 大量使用润肤剂、肥皂替代品和适当的外用局部药物，如局部类固醇或局部钙调神经磷酸酶抑制剂。外用局部类固醇的效力排名见表11-3。

• 短期应用润肤剂加（或不加）局部类固醇药物进行湿包裹治疗，适用于急性非感染性湿疹。

• 短疗程口服泼尼松龙可用于急性发作。

• 检查和治疗继发性细菌与病毒感染。

1.局部抗菌剂包括Octenisept®凝胶、Octenisan®洗涤剂、三氯生洗涤剂和漂白剂（泡浴）。

2.用生理盐水或高锰酸钾进行湿敷可以治疗渗出的皮损。

3.局部抗生素包括四环素、夫西地酸、克利喹诺和莫匹罗星。这些药物可能与局部类固醇联合成为复方制剂，如戊酸倍他米松-3%氯喹诺和戊酸倍他米松-夫西地酸。由于担心抗生素耐药，应限制复方制剂的使用。

4.系统抗生素选择包括头孢氨苄、氯唑西林、阿莫西林克拉维酸、红霉素。

5.疱疹性湿疹的治疗包括系统性应用阿昔洛韦或伐昔洛韦。

• 中度至重度患者需皮肤专科随访，可能需要光疗、全身免疫抑制剂或生物制剂进一步治疗。

银屑病

（扫描本章的二维码查看彩图11-12～彩图11-16）

临床特点

• 银屑病通常通过临床表现诊断。其包括几种不同类型（下面将进行描述）。

• 约30%的患者合并银屑病关节炎。

• 避免全身性类固醇，因为逐渐减量的过程可能会引发脓疱性银屑病的发作。

慢性斑块性银屑病（寻常性银屑病）（见彩图11-12～彩图11-14）

• 边界清楚，对称的红色至暗色红斑、斑块，伴有松散附着的银白色鳞屑。

• 常见的部位包括肘部、膝部、脐部、骶臀区、头皮、发际线和掌跖部。

滴状银屑病

• 广泛的，小的泪滴状鳞状红斑斑块，多见于儿童和青少年患者。

• 通常有前驱的上呼吸道感染（通常是链球菌感染）。

红皮病性银屑病（参见“广泛性剥脱性皮炎/红皮病”部分）

（见彩图11-15）

• 罕见亚型，有广泛的皮肤受累和皮肤外表现，包括发热、寒战和心动过速。

• 可能与脓疱性疾病（全身性脓疱性银屑病）有关。

脓疱性银屑病

• 4种模式

1. *全身性脓疱性银屑病（von Zumbusch脓疱性银屑病）* 从全身性红皮病开始，随后出现针尖大小的浅表脓疱，经脱屑后消退（彩图11-16）。患者经常感到不适，并可能出现血流动力学不稳定。

2. *发疹型* 小脓疱的急性暴发，在几天内消失。通常没有全身性症状。

3. *环型* 环状银屑病斑块，边缘有脓疱。病灶离心扩大，中央颜色较浅。

4. *局限性皮疹* 在慢性斑块性银屑病的不稳定期或继发于刺激性局部药物的现有银屑病斑块边缘出现脓疱。

• 诱因包括妊娠、低钙血症、感染、突然停用银屑病药物，以及使用β受体阻滞剂、抗疟药、锂剂和TNF-α抑制剂等。

处理

• 在大多数情况下，给予外用药是主要的治疗方法。这些药物包括煤焦油、水杨酸、局部类固醇和局部钙化三醇。

• 皮损范围为体表面积（BSA）大于5%～10%的患者应转至皮肤科，考虑光疗，或给予全身免疫抑制剂或生物制剂治疗。

• 红皮病性银屑病或脓疱性银屑病患者应密切监测，因为可能有血流动力学损害和危及生命的并发症。

• 红皮病性银屑病或脓疱性银屑病的初始的系统性治疗应当在皮肤科专科医师指导下进行。治疗包括口服环孢素，TNF-α抑制剂、维A酸（如阿维A酸）和甲氨蝶呤。环孢素和TNF-α抑制剂由于起效快，作为一线治疗。

玫瑰糠疹

（扫描本章的二维码查看彩图11-17和彩图11-18）

临床特征

• 发疹期之前会出现单个母斑，经过1～2周的时间发展至发疹期。

• 母斑：为一个椭圆形、稍突起的三文鱼色斑块（2～5cm），周围有细碎鳞屑，可以有多个。

• 皮疹：为暗粉色的丘疹和斑块，其上覆有细碎鳞屑，分布在躯干和四肢近端，图案如“圣诞树”样。皮疹很少出现在脸颊部。

处理

• 对症治疗：口服缓解瘙痒的抗组胺药和安抚最为重要。

全身性剥脱性皮炎/红皮病

（扫描本章的二维码查看彩图11-19和彩图11-20）

临床特征

• 广泛性剥脱性皮炎（GED）或红皮病被定义为一种炎性皮肤疾病，伴有红斑和鳞片，涉及超过90%的体表面积。

• 病因可分为五类。

1. 已有的皮肤病（最常见，占53%），如特应性皮炎、脂溢性皮炎、接触性皮炎、银屑病、毛发红糠疹、慢性光化性皮炎和鱼鳞病（主要影响婴幼儿）。

2. 特发性（26%）。

3. 恶性肿瘤（16%）：皮肤T细胞淋巴瘤，如Sezary综合征（最常见），以及霍奇金病（其次常见），非霍奇金淋巴瘤，白血病和骨髓增生异常。

4. 药疹（5%）：抗癫痫药物、抗高血压药物（卡托普利和氟磺胺）、抗生素（青霉素和磺胺类药物）和别嘌醇。

5. 其他疾病（罕见）：免疫大疱性疾病、疥疮、念珠菌病、艾滋病和移植物抗宿主病（GVHD）。

• 询问先前存在的皮肤病、接触性过敏原、新药、感染性密切接触者等加重因素。还包括对恶性肿瘤的系统检查（如体重减轻、盗汗和肠道变化）。

• 多达71%的患者会发生淋巴结病。病因包括由周围炎症引起的皮肤病/反应性淋巴结病（80%）或继发于恶性肿瘤的淋巴结病（20%）。

• 筛查并发症，如脱水、低温、心力衰竭、贫血、低白蛋白血症、继发性皮肤细菌感染和眼部并发症，如睑内翻和结膜炎。

处理

• 应在咨询皮肤科医生后进行处理。

• 基本的筛查包括全血细胞计数、肝功能检查（包括乳酸脱氢酶）、肾功能检查、外周血涂片、尿液检测试纸和胸部X线检查。

• 应进行皮肤活检，以寻找潜在的病因。

• 对潜在恶性肿瘤的筛查取决于临床情况和个体风险。

• 皮肤指导治疗包括抗组胺药、局部类固醇药物和润肤剂，以及视情况给予冷湿敷疗法。

• 根据潜在的病因进行全身性类固醇药物和其他免疫抑制剂、生物制剂的治疗和光疗。

急性荨麻疹

（扫描本章的二维码查看彩图11-21～彩图11-23）

临床特征

• 在急诊科相当常见，表现为突然发作的全身皮疹和剧烈瘙痒。

常见原因

• 病毒性感染（40%）：近期有发热、肌痛和上呼吸道感染（URTI）症状的病史。

• 药物（9%）（参见本章“急诊皮肤病”）：抗生素（特别是内酰胺和头孢菌素）、非甾体抗炎药、单克隆抗体和放射造影剂。

• 食物过敏（1%）。

• 未知原因（50%）：通常没有明显的原因或诱因。

处理

• 找出并切断可能的诱因。

• 抗组胺药

1.注射途径　异丙嗪（肌内注射）和苯海拉明（肌内注射或静脉注射），仅用于严重的荨麻疹发作或相关的血管性水肿和全身损害。

2.口服途径

（1）镇静性抗组胺药：马来酸氯苯那敏和羟嗪。

（2）非镇静性抗组胺药：非索非那定、西替利嗪、左西替利嗪、氯雷他定、地氯雷他定和比拉斯汀。

• 全身性类固醇药物

1.如果病变广泛或伴有血管性水肿和全身损害，应考虑使用。

2.泼尼松龙0.5～1mg/kg，每天早晨服用1次，疗程为5天。

慢性荨麻疹

（扫描本章的二维码查看彩图11-24和彩图11-25）

临床特征

• 每周至少发作2次，持续时间超过6周。

• 可能与血管性水肿有关。

• 有以下不典型表现，包括伴有烧灼感或疼痛的风团，风团持续超过24h，有紫癜色素沉着，或有系统性特征如发热和关节痛等，需要考虑荨麻疹血管炎（见彩图11-24和彩图11-25）或自身免疫性疾病等（如成人Still病、早期大疱性类天疱疮）。

• 大多数慢性荨麻疹病例为特发性（慢性自发性荨麻疹）。

• 一部分荨麻疹可由外源性刺激（慢性诱导性荨麻疹）诱导，包括压力、热、冷、运动和出汗等。

• 它与自身免疫性甲状腺疾病、糖尿病、白癜风、类风湿关节炎和恶性贫血有关。

处理

• 自发缓解率为每年30%～50%。

• 每天坚持使用抗组胺药，一段时间后可能有助于阻断荨麻疹反复发作。

• 频繁、广泛或难以控制的慢性荨麻疹病例应转到皮肤科进行进一步检查，考虑二线和三线治疗，包括超说明书剂量的H_1抗组胺药、H_2抗组胺药、秋水仙碱、孟鲁司特、奥马珠单抗和环孢素。

多形性红斑（EM）：轻症/重症

（扫描本章的二维码查看彩图11-26）

临床特征

• EM是一种自限性疾病，但有潜在复发的情况。它与史-约综合征和中毒性表皮坏死松解症不同，后者被认为是严重的皮肤不良药物疹（参见本章第二节“皮肤药物不良反应”）。

• EM的分类如下：

1. 轻症EM　较轻，黏膜受累，无全身症状。

2. 重症EM　更严重的水疱和黏膜糜烂，一般有系统性表现，可能危及生命。

• EM通常从手和脚开始，包括手掌和足掌，随后泛发。

• EM的典型靶点或“牛眼型”包括一个红色或暗红的中心，一个中间苍白的水肿环，然后是一个鲜红斑，最后是紫罗兰色的边缘（见彩图11-26）。

• 在早期EM病变或史-约综合征-中毒性表皮坏死松解症（SJS-TEN）中可看到只有2个环的靶样损害。

• 黏膜糜烂，如重症EM患者中唇、口、咽、鼻、结膜、外阴和肛门区可有此表现。

• 发病前可能会出现系统症状，如发热、虚弱、不适和上呼吸道感染的症状。

可能原因

• 感染（约90%的病例）：单纯疱疹病毒、EB病毒和肺炎支原体是常见的病原体。

• 药物：磺胺类药物、青霉素、四环素、抗惊厥药、非甾体抗炎药（NSAID）、别嘌醇和氢氯噻嗪。

• 其他：自身免疫的原因。

处理

• 治疗潜在的原因（如对于单纯疱疹病毒感染者予以抗病毒药物，停止致敏药物治疗）。

• 对症治疗：对于口腔黏膜糜烂者予以局部抗菌剂和含有麻醉剂的漱口水。如果皮肤瘙痒，可口服抗组胺药和（或）局部类固醇药物。

• 全身性类固醇药物治疗存在争议。

• 将眼部受累的患者转介到眼科治疗，以便及时进行眼部护理。

• 在某些复发性EM患者中可考虑持续口服阿昔洛韦，抑制单纯疱疹病毒。

结节性红斑（EN）

（扫描本章的二维码查看彩图11-27和彩图11-28）

这是一种涉及皮下脂肪炎症（脂膜炎）的超敏反应。

临床特征

• 急性发作时出现红斑性压痛性皮下结节。触诊时最好注意这些。

• 主要分布在小腿，尤其是胫骨上。

• 可能伴有发热、不适和关节痛。

原因

• 感染（30%）：链球菌、衣原体和耶尔森菌感染，以及结核病、传染性单核细胞增多症。

• 药物：口服避孕药、磺胺类药物、青霉素和四环素类药物。

• 其他：结节病、炎性肠病、血液系统恶性肿瘤、妊娠。

• 特发性疾病（30%～60%，最常见的类型）。

• EN的鉴别诊断包括狼疮性脂膜炎和中等大小血管的血管炎。

处理

• 皮肤科转诊以进行进一步检查，包括皮肤活检。

• 具体的治疗方案包括非甾体抗炎药、秋水仙碱和全身性类固醇药物。

皮肤血管炎

（扫描本章的二维码查看彩图11-29和彩图11-30）

临床特征

• 影响不同大小血管的炎症表现出不同的表现。这对缩小鉴别诊断范围很有用。

1. 小血管炎表现为可触及的紫癜、不可触及的紫癜、红斑或风团样的斑块、出血性水疱和大疱。

2. 中度血管炎表现为结节、溃疡、网状青斑、肢端梗死和丘疹糜烂性病变。

3. 大血管炎一般不影响皮肤。

• 病变多出现于下肢，可能会出现灼痛或

瘙痒。

• 全身症状如发热、肌痛和不适可能伴随发作。

• 血管炎可能局限于皮肤，有继发性系统性受累，或是全身性血管炎的皮肤表现。

• 应获得全面的病史，包括药物史、既往史或持续感染史，提示风湿病的症状，存在胃肠道症状（腹痛、便血），神经系统（麻木）或泌尿生殖系统（血尿）症状。

原因（各组之间存在重叠）

• 小血管炎

1.抗生素、利尿剂和口服抗凝药物。

2.如链球菌、细菌性心内膜炎，乙型、丙型肝炎和HIV感染等。

3.过敏性紫癜（IgA血管炎）。

4.自身免疫性疾病，如抗中性粒细胞胞质抗体（ANCA）相关血管炎、干燥综合征、系统性红斑狼疮。

5.副肿瘤综合征。

6.特发性疾病（占所有病例的50%）。

• 中血管炎

1.结节性多动脉炎。

2. ANCA相关血管炎。

3.结缔组织疾病相关性血管炎。

4.结节性血管炎。

5.川崎病。

处理

• 评估全身受累情况：全血细胞计数、肾功能检查、肝功能检查（LFT）、红细胞沉降率（ESR）、尿液检测试纸和胸部X线检查。

• 其他检测可能包括抗核抗体（ANA）、可提取性核抗原（ENA）、抗链球菌溶血素O试验（ASOT）、抗中性粒细胞胞质抗体（ANCA）、乙型和丙型肝炎的血清生化学检测、血清补体和蛋白质电泳。

• 应进行皮肤活检以进行组织学检查和直接免疫荧光检测。

• 对于轻度的症状仅限于皮肤的患者，给予支持性治疗，如腿部抬高、局部应用类固醇和抗组胺药治疗可能就足够了。

• 更严重的皮肤疾病或全身受累通常需要全身治疗，包括秋水仙碱、氨苯砜和全身类固醇治疗。作为类固醇备选的免疫抑制剂如甲氨蝶呤和硫唑嘌呤可用于类固醇减量后复发的患者。这应该在咨询皮肤科医生和风湿科医师后才能完成。

自身免疫性水疱性疾病

（扫描本章的二维码查看彩图11-31～彩图11-39）

两种主要的自身免疫性水疱性疾病是类天疱疮和天疱疮。这两种情况的鉴别见表11-4。

表11-4　类天疱疮和天疱疮的鉴别

对比项	类天疱疮（原型：大疱性类天疱疮）	天疱疮（原型：寻常型天疱疮）
年龄	老年人	中青年
病变	紧张性水疱 瘙痒 一般不累及黏膜	松弛性水疱，容易破裂，糜烂 疼痛 一般累及黏膜，可以是表现特征
预后	一般多为良性	潜在的广泛受累，预后不良

大疱性类天疱疮（见彩图11-31和彩图11-32）

临床特征

• 大疱性类天疱疮（BP）是最常见的自身免疫性水疱性疾病。

• 典型的患者是患有潜在神经系统共病的老年人（如老年痴呆症、帕金森病和脑卒中）。

• 表现为发痒的风团样或湿疹样斑块，发展成完整的紧张性大水疱，随后出现糜烂。

• 某些药物，如利尿剂和二肽基肽酶-4（DPP-4）抑制剂已被报道导致BP。

• 检查包括对完整的水疱边缘进行皮肤活检，以进行病理组织学和直接免疫荧光、间接免疫荧光和血清学检测抗BP 180和BP 230（基底膜抗原）的抗体。

处理

• 伤口护理：刺破完整的水疱，保持疱顶完整。用非附着性敷料覆盖糜烂面。

• 对症治疗：给予抗组胺药及镇痛治疗。

• 有少数孤立水疱的轻症病例可以在门诊治疗，使用有效的局部类固醇，如氯倍他索乳膏治疗湿疹/风团样斑块和完整的水疱，用局部抗菌剂治疗糜烂皮肤。病情较重者给予二线药物，如多西环素和烟酰胺。

• 患有大量风团样斑块或糜烂（约占BSA的10%）或活跃的水疱（如每天增长10个及以

上水疱）应入院接受重症伤口护理和全身治疗。全身性药物包括口服或静脉注射类固醇、硫唑嘌呤、甲氨蝶呤、吗替麦考酚酯和生物制剂。

天疱疮

临床特征

• 天疱疮的裂隙和水疱位置比BP更表浅一些，这导致水疱为松弛性的。通常只可以看到糜烂和鳞状斑块。

• 天疱疮的亚型包括寻常型天疱疮（彩图11-33～彩图11-35）、落叶型天疱疮（彩图11-36和彩图11-37）、药物诱发天疱疮、IgA天疱疮和副肿瘤性天疱疮。

• 黏膜受累在寻常型天疱疮（彩图11-38和彩图11-39）中的表现明显，而在副肿瘤性天疱疮中的表现顽固。

• 检查包括对完整的水疱边缘进行皮肤活检，以进行组织学和直接免疫荧光、间接免疫荧光和血清学检测抗桥蛋白1和桥蛋白3（表皮内抗原）的抗体。

处理

• 伤口护理和对症治疗与BP相似。

• 应用有效的局部类固醇药物，如氯倍他醇乳膏，以治疗斑块和水疱。

• 通常需要系统治疗。治疗包括全身性类固醇药物［通常高剂量为1mg/（kg·d）］、硫唑嘌呤、吗替麦考酚酯、环孢素和利妥昔单抗。

（门月华　译　葛洪霞　校）

参考文献/扩展阅读

1. Wolff K，Johnson RA，Saavedra AP，et al. *Fitzpatrick's color atlas and synopsis of clinical dermatology*. 8th ed. New York：McGraw-Hill，2017.
2. Tan HH，Sen P，Chan R，et al. Sexually transmitted infections-management guidelines 2013. Singapore：DSC Clinic，National Skin Centre，2013.
3. Giam YC，Goh CL. *A guide to common dermatological disorders*. Singapore：National Skin Centre，2002.
4. National Skin Centre（Singapore）Therapeutic Guidelines（as of May 2020）.
5. Gilbert DN，Moellering RC，Eliopoulos GM，et al. *The Sanford guide to antimicrobial therapy 2009*. 39th ed. Sperryville，VA：Antimicrobial Therapy，Inc，2009.
6. Chua SH，Tan SH，Goh CL，et al. *The Asian skin：a reference colour atlas of dermatology*. 2nd ed. Singapore：McGraw-Hill Education（Asia），2020.
7. Bolognia JL，Schaffer JV，Cerroni L. *Dermatology*. 4th ed. Philadelphia：Elsevier，2018.
8. Augustin M，Wilsmann-Theis D，Körber A，et al. Diagnosis and treatment of xerosis cutis-a position paper. *JDDG：Journal Der Deutschen Dermatologischen Gesellschaft*，2019，17（S7）：3-33. DOI：10.1111/ddg. 13906.

第二节　皮肤药物不良反应

Ellie Choi · Emily Gan Yiping · Nisha Suyien Chandran

要点

• 斑丘疹的主要病因是病毒感染或药物诱导。

• 在疑似药物反应的情况下，出现皮肤压痛、脓疱、暗沉的皮肤坏死、水疱、糜烂或面部水肿应关注严重皮肤不良反应（SCAR）。

• 所有疑似SCAR，如史-约综合征-中毒性表皮坏死松解症（SJS-TEN）的患者都应询问以获得完整的用药史。

临床特点

• 皮肤是药物不良反应最常见的部位之一。

• 皮肤药物不良反应（CADR）几乎可以模仿任何皮肤形态模式，可表现为发疹、荨麻疹/血管性水肿、类过敏反应、水肿性皮疹、水疱和糜烂创面、血管炎、多形红斑、痤疮、剥脱性皮炎、光敏等。

• 它们可以由超敏反应（Ⅰ型、Ⅱ型、Ⅲ型或Ⅳ型）或非免疫机制引起。

• 详细的药物史包括处方和非处方药物，从开始用药到发疹之间的时间及接触可疑药物和药物使用剂量都是必须询问的。

一般处理原则

• 对嗜酸性粒细胞增多症进行全血细胞计数，进行肾功能检查，确认是否肌酐升高，进行肝功能检查确认是否转氨酶的升高或有无高胆红素血症。

• 在所有药物反应中，建议立即/尽早停用致敏药物，除非药物被认为是必要的，皮肤症状是轻微的，可以密切监测患者的皮疹是否恶化或演变为SCAR。

• 对症治疗包括局部应用类固醇药物和口服抗组胺药。

• 在相关健康记录中报告不良反应，并建议患者避免使用相关用药。

• 严重的皮肤药物不良反应包括SJS-TEN、药物超敏反应综合征（DHS）、急性泛发性发疹型脓疱病（AGEP）和固定性药疹（FDE），应将此类患者转到皮肤科进行皮肤活检和进一步治疗。

• 对特定CADR的调查和治疗在其各自的章节中进行讨论。

荨麻疹和血管性水肿

（扫描本章的二维码查看彩图11-40）

临床特征

• 由于免疫机制（如IgE介导的Ⅰ型过敏反应）或非免疫机制（如缓激肽介导的血管性水肿）。

• 其特征是反复发作的瘙痒性风团，个别病变在24h内消失。

• 可能同时有涉及眼睛、唇、气道和肠道的血管性水肿。

• 通常是在致敏药物开始应用后的几分钟到几小时内发病。

• 然而，ACEI继发的血管性水肿可能发生在应用药物后1天至数年。

• 常见的致敏药物包括抗生素（特别是β-内酰胺和头孢菌素）、非甾体抗炎药（NSAID）、单克隆抗体和放射性造影剂。

特殊治疗

• 抗组胺药物联合或不联合短期口服类固醇药物。

• 应对过敏反应或类过敏反应进行紧急治疗（参见第2章第二节“过敏反应”）。

斑丘疹/丘疹型药疹

临床特征

• 红斑性发痒斑疹和丘疹，随着发展消退为色素沉着。

• 初始反应通常发生在药物摄入后7～14天，再次服用该药物后发作时间缩短。

• 伴随感染的病因是一种常见的鉴别诊断。出现嗜酸性粒细胞增多更倾向于药疹可能。

• 严重皮肤不良反应（SCAR）可能首先表现为斑丘疹。皮肤压痛、面部水肿、脓疱、水疱、糜烂、黏膜受累、暗色靶性病变和发热等全身症状提示SCAR。

• 可由多种药物引起，包括草药和传统药物。常见的致敏药物是抗生素（特别是β-内酰胺、头孢菌素、磺胺甲噁唑）、抗癫痫药、别嘌醇、抗反转录病毒和抗结核药物。

特殊处理

• 局部应用类固醇药物伴/不伴短期口服类固醇药物。

• 密切监测患者是否演变为SCAR。

史-约综合征（SJS）和大疱性表皮坏死松解症（TEN）

（扫描本章的二维码查看彩图11-41～彩图11-48）

临床特征

• 以压痛、红斑和皮肤、黏膜糜烂为特征，包括结膜及口腔、肛门、生殖器黏膜。

• 早期红斑斑片发展为暗沉靶样斑，随后由于表皮坏死而起水疱和糜烂。

• 典型的前驱症状包括发热、咽痛、咳嗽和头痛。

• SJS：受表皮坏死松解/死亡影响的体表面积（BSA）的10%。

• SJS-TEN重叠：BSA的10%～30%受到影响。

• TEN：＞30%的BSA受到影响。

SCORTEN（中毒性表皮坏死松解症评分）是SJS-TEN中的一种疾病严重程度评分，预测死亡率范围从0～3.2%（0～1分）至超过70%（≥5分）。

• 发病时间通常是在致敏药物开始使用后的4～28天。

• 常见的药物包括别嘌醇、抗惊厥药、抗生素、非甾体抗炎药、抗反转录病毒药物和抗结核药物。

• 增加SJS-TEN风险的特定人类白细胞抗原（HLA）等位基因

1.别嘌醇：汉族人群中的HLA B*5801。

2.卡马西平、苯妥英钠和拉莫三嗪：HLA B*1502。

处理原则

• 支持性治疗是治疗的基石，包括控制体温、液体和电解质，以及细致地换药。

• 眼科和耳鼻喉科（ENT）筛查和管理眼部及气道的并发症。

• 对于有TEN或SJS-TEN重叠且可能进展为TEN的患者，应考虑转移到重症监护室。

• SJS-TEN的辅助治疗仍存在争议。这些药物包括系统性类固醇、环孢素、丙种球蛋白和TNF-α抑制剂。

药物超敏反应综合征（DHS）/伴嗜酸性粒细胞增多和系统症状的药物反应（DRESS）

（扫描本章的二维码查看彩图11-49～彩图11-51）

临床特征

• 最初为红斑，可发展加重为疱性皮疹，包括靶样损害，偶见水疱和脓疱。

• 面部肿胀和水肿是特征性的，约30%的病例有此表现（见彩图11-51）。

• 可能有黏膜受累，但受累程度轻微（与SJS-TEN相比）。

• 系统累及包括发热、淋巴结病、嗜酸性粒细胞增多症、异型淋巴细胞、急性肾损伤、肝炎、心肌炎、肺炎、胃肠炎和甲状腺炎等。

• 发病初期经常被误诊为感染。

• 死亡率为5%～10%。

• 这种疾病可能会长期复发，持续数周至数月。

• 常见的诊断标准是RegiSCAR评分。

• 使用致敏药物后的潜伏期较长，可达2～8周。

• 常见的致病药物包括抗惊厥药、磺胺类药、别嘌醇、阿巴卡韦和氨苯砜。

• 增加DHS风险的特异性HLA等位基因。

1.别嘌醇 HLAB*5801（易导致SJS-TEN的相同等位基因）。

2.阿巴卡韦 HLAB*5701。

3.氨苯砜 HLAB*1301。

特殊处理

• 类固醇药物是主要的治疗方法。有效的局部类固醇药物可用于轻度病例，而大部分情况下需系统性应用类固醇药物，特别是那些有明显的内脏器官受累患者。一旦开始使用，系统性类固醇药物通常会在几周到几个月内逐渐递减用量。

急性泛发性发疹性脓疱病（AGEP）

（扫描本章的二维码查看彩图11-52～彩图11-54）

临床特征

• 浅表红斑斑块，随后在面部或全皮褶部位开始出现脓疱，然后广泛分布。

• 患者可能有发热伴中性粒细胞增多，但通常一般情况良好。

• 发病时间通常是在用药后的1～7天。

• 常见的致病药物是抗生素（特别是β-内酰胺抗生素）、特比萘芬、非甾体抗炎药和钙通道阻滞剂。

具体处理

• 一般停用药物、润肤剂和局部类固醇药物即可控制。

固定性药疹（FDE）

（扫描本章的二维码查看彩图11-55～彩图11-57）

临床特征

• 在躯干、肢端或黏膜部位（口唇、生殖器）上有清晰的圆形红斑或色素沉着的斑块。

• 在斑片上可能会发生水疱和糜烂。

• 病变在相同的首发位置再次出现，并且在重复接触致敏药物时往往更广泛地发作。

• 病变广泛并伴有大疱和糜烂时会出现广泛性大疱性FDE，这类似于SJS-TEN。

• 在首次药物暴露后的1～2周开始发作，二次暴露后于24～48h开始发作。

• 常见的致病药物是对乙酰氨基酚、抗生素

（特别是四环素和磺胺类药物）和非甾体抗炎药。

具体处理

- 对症治疗，包括局部类固醇药物和口服抗组胺药。
- 全身性大疱性FDE有应用全身性类固醇药物的指征。

（门月华　译　葛洪霞　校）

参考文献/扩展阅读

1. Chua SH，Tan SH，Goh CL，et al. *The Asian skin：a reference color atlas of dermatology*. 2nd ed. Singapore：McGraw-Hill Education（Asia），2013：728.
2. Bolognia J，Schaffer JV，Cerroni L. *Dermatology*. 4th ed. Philadelphia：Elsevier，2018：2880.
3. Lee HY，Walsh S，Creamer D. Initial presentation of DRESS：often misdiagnosed as infections. *Arch Derm*，2012，148（9）：1085. DOI：10.1001/archdermatol. 2012.1079.
4. Cho YT，Yang CW，Chu CY. Drug reaction with eosinophilia and systemic symptoms（DRESS）：an interplay among drugs，viruses，and immune system. *Int J Mol Sci*，2017，18（6）：1243. DOI：10.3390/ijms18061243.
5. Descamps V，Said BB，Sassolas B，et al. Management of drug reaction with eosinophilia and systemic symptoms（DRESS）. *Ann Dermatol Venereol*，2010，137：703-708.
6. Guégan S，Bastuji-Garin S，Poszepczynska-Guigné E，et al. Performance of the SCORTEN during the first five days of hospitalization to predict the prognosis of epidermal necrolysis. *J Invest Dermatol*，2006，126（2）：272-6. DOI：10.1038/sj. jid. 5700068.

第三节　感染与皮肤

Ellie Choi · Darius Beh · Emily Gan Yiping · Nisha Suyien Chandran

要点

- 对于泛发性紫癜性皮疹的患者，需要考虑感染性原因，如脑膜炎球菌血症、真菌血症、播散性带状疱疹、脓毒性血管炎、弥散性血管内凝血和感染性脓毒栓；非感染性原因，如严重的皮肤药物不良反应、自身免疫性疾病和血液系统恶性肿瘤等。

给全科医师的特别提示

- 一些含有抗真菌和抗菌成分的组合乳霜含有中等或高效的类固醇激素，用于真菌性皮肤病时可能导致伪装癣，使用不当时可能产生副作用，如皮肤变薄。
- 对于疑似脑膜炎球菌血症的患者，可在等待转到急诊科时给予单剂量肌内注射头孢曲松50mg/kg（最大2g）。
- 对于密切接触者或接触分泌物的人（可能包括办公室工作人员），应考虑预防性治疗脑膜炎球菌血症：环丙沙星500mg单剂。

脓皮病/细菌性皮肤感染

其包括脓疱病、甲状腺肿、毛囊炎、疖/痈、丹毒、蜂窝织炎和坏死性筋膜炎。

脓疱病

（扫描本章的二维码查看彩图11-58和彩图11-59）

临床特征

- 病变可以是大疱性（薄壁易破水疱，容易破裂留下浅表糜烂；由金黄色葡萄球菌引起；见彩图11-58）或非大疱性（病变有潮湿的红色基底，结痂呈蜜黄色或白棕色；由金黄色葡萄球菌或链球菌感染引起）。
- 可以是原发性感染或继发现象，如脓疱性湿疹。它具有高度传染性，有密切身体接触的儿童高发。
- 脓疱病（见彩图11-59）是一种溃疡性的脓疱疮，位于皮肤深处，到达真皮层。通常被黏附的坏死皮覆盖，愈合后遗留瘢痕。

处理

- 局部治疗是治疗轻症和局部性病例的一线

治疗。

1.局部抗菌剂：氯己定或三氯生洗剂。

2.可以使用局部抗生素，如莫匹罗星（首选）和四环素，但要考虑抗生素耐药性。

• 渗液区域可每天2次湿敷或浸泡高锰酸钾。

• 多处病变时应考虑系统性使用抗生素7天（以减少传播风险）。

1.可使用头孢氨苄、邻氯唑西林或阿莫西林克拉维酸。

2.对青霉素过敏或怀疑耐甲氧西林金黄色葡萄球菌（MRSA）感染时，克林霉素、复方磺胺甲嘧唑或多西霉素是一种替代方法。

毛囊炎、疖、痈和脓肿

（扫描本章的二维码查看彩图11-60和彩图11-61）

临床特征

• 毛囊炎的诱发因素包括局部使用皮质类固醇，反复摩擦或创伤，如脱毛、接触性运动或穿紧身衣服，以及免疫功能低下的状态，如糖尿病。

• 疖是多个毛囊的深层感染，痈由疖簇集而成。

• 脓肿是局部聚集的脓液。

处理

• 局部药物治疗，如沐舒坦凝胶、氯己定、奥克特尼桑或三氯生洗剂治疗。

• 对于广泛或不缓解的皮损可以给予口服头孢氨苄、邻氯拉西林和阿莫西林克拉维酸治疗。

• 如果怀疑青霉素过敏或抗药性金黄色葡萄球菌感染，可考虑使用克林霉素、复方磺胺甲嘧唑、多西霉素或万古霉素。

• 切口与引流适用于较重的炎症及波动的结节和脓肿，脓性物质进行革兰氏染色和培养。

• 减少金黄色葡萄球菌的定植及携带对于复发性皮肤感染有改善效果（如于前鼻孔应用鼻内莫匹罗星软膏，每天2次，应用氯己定洗浴5天）。

丹毒和蜂窝织炎

（扫描本章的二维码查看彩图11-62～彩图11-64）

临床特征

• 丹毒是一种急性的真皮上层和浅表皮肤淋巴管感染。边缘与正常皮肤的界线比蜂窝织炎更清晰。也可能出现大疱（见彩图11-62和彩图11-63）。

• 蜂窝织炎是一种真皮下层和皮下组织的感染（见彩图11-64）。

• 诱发因素包括免疫功能低下（如糖尿病控制不良）及局部因素（如创伤、静脉或淋巴功能不全、足癣和足部湿疹）。

处理

• 一线经验性抗生素对链球菌和葡萄球菌有效，如阿莫西林克拉维酸、头孢氨苄或邻氯拉西林。对于青霉素过敏患者或疑似抗药性金黄色葡萄球菌感染的患者，可使用克林霉素、复方磺胺甲嘧唑或利奈唑胺等药物。

坏死性软组织感染

（扫描本章的二维码查看彩图11-65）

• 一组以组织坏死为特征的软组织细菌感染。

• 所使用的具体术语取决于所涉及的组织和病原生物。

1.坏死性筋膜炎。

2.坏死性肌炎。

3.富尼埃坏疽（外生殖器）。

• 病原体

1. A型链球菌。

2.金黄色葡萄球菌。

3.多种微生物（包括厌氧菌如梭状芽孢杆菌和革兰氏阴性菌如大肠埃希菌）。

临床特征

• 中毒性、发热，常伴有血流动力学不稳定。

• 最初的皮肤表现不明显，但在数小时到数天内发展为皮肤苍白色和蓝灰色，有恶臭的分泌物、皮下气体、出血性大疱和坏死。

• 相关特征包括严重的疼痛，与临床上皮肤受累的程度不成比例，以及由于浅表神经的破坏而引起的皮肤麻木。捻发感和皮下组织的麻木感是支持诊断的证据。

• 由于筋膜和肌肉的感染程度较深，与患者的系统中毒表现相比，皮肤的表现可能不那么明显。

处理

• 患者应在重症监护区进行密切监测。

• 支持性治疗：补液和早期广谱抗生素治疗，如静脉应用青霉素＋克林霉素（抗毒素作用，覆盖A型链球菌、厌氧菌与一些葡萄球菌）＋头孢他啶（革兰氏阴性杆菌，如创伤弧菌、产气单胞菌和类鼻疽伯克霍尔德菌）。

• 如果怀疑弧菌感染，可联用其他抗生素如多西环素。对于有抗药性金黄色葡萄球菌感染风险的患者可考虑静脉注射万古霉素。

• 影像学检查如X线、CT或MRI可显示坏死性感染的特征，如软组织中的气体。

• 坏死性筋膜炎是一种临床诊断，要及时手术探查和清除坏死组织，不宜因影像学结果而延误。

脑膜炎球菌血症

（扫描本章的二维码查看彩图11-66）

病原菌是脑膜炎奈瑟菌（在最初的脑脊液革兰氏染色涂片上的革兰氏阴性双球菌）。

临床特征

• 突发发热、头痛和恶心，并迅速发展为脑膜炎、昏迷和休克。

• 相关的皮肤表现包括散在的红斑或紫癜，发展为暴发性紫癜，伴有境界不规则的坏死性紫癜斑块。

处理

• 抗生素治疗应及时，也可以在进行腰椎穿刺前提前应用。

• 抗生素的选择：给予第三代头孢菌素，如静脉注射头孢曲松2g，每天2次。

• 处置：收入高级护理区或重症监护病房的隔离单间。

水痘

（扫描本章的二维码查看彩图11-67和彩图11-68）

病原体：水痘-带状疱疹病毒（VZV）。

临床特征

• 潜伏期通常为14～17天。

• 发病前可能会有前驱症状，包括低热、不适和肌痛。

• 早期病变可能是斑疹或丘疹，然后水疱（像玫瑰花瓣上的水滴），然后结痂。不同发展阶段的病变有特征性表现。

并发症

• 无菌性脑膜炎、脑炎、肺炎、肝炎、心肌炎、胰腺炎、睾丸炎和瑞氏综合征等并发症常见于青少年、成人和免疫功能低下的患者。

• 孕妇在妊娠前20周内发生的水痘可能导致先天性水痘综合征；新生儿水痘可能是致命的，并可在分娩时传播。

• 免疫力可以通过免疫球蛋白G（IgG）的存在来快速确定。

处理

• 抗病毒药物被推荐用于青少年、成人和免疫功能低下的儿童。

• 健康的儿童在发病后24～72h可考虑使用抗病毒药物。

• 剂量

1.儿童（2岁及以上）：口服阿昔洛韦20mg/kg（最大剂量800mg），每天4次或伐昔洛韦，每次20mg/kg（最大剂量1000mg），每天3次，连续5天。

2.成人和儿童体重40kg以上者：口服阿昔洛韦800mg，每天5次或口服伐昔洛韦1g，每天3次，连续5～7天。

3.免疫功能低下患者：每8小时静脉注射阿昔洛韦10mg/kg，可改为口服治疗，持续7～10天，如果皮损延迟结痂，治疗时间更长。

• 不要服用阿司匹林作为解热药，因为它可能会导致瑞氏综合征。

• 如果有继发性细菌感染的迹象，可考虑口服抗生素。

• 建议隔离，直到没有新的水疱出现及所有的皮损都结痂为止。

• 对于暴露后预防，健康的非妊娠或非免疫抑制患者可接种水痘疫苗。对于无免疫力的孕妇和有接种水痘-带状疱疹疫苗禁忌证的免疫功能低下的人群，建议使用水痘-带状疱疹免疫球蛋白进行被动免疫接种。

带状疱疹

（扫描本章的二维码查看彩图11-69）

潜伏的水痘-带状疱疹病毒被重新激活。

临床特征

• 沿皮肤节段分布的疼痛性丘疹、斑块和水疱。

• 在皮肤损伤发病前48～72h出现瘙痒、刺痛或疼痛的前驱症状。

• 疾病的总持续时间一般为7～10天；然而可能需要2～4周，丘疹和水疱才出现干涸和结痂。

• 鼻梁上的水疱（哈钦森征）和V_1皮节（三叉神经带状疱疹）可能提示累及眼神经（眼带状疱疹）。

并发症包括角膜溃疡、葡萄膜炎、视神经炎和永久性失明。

• 播散性带状疱疹的定义是在原发性和邻近皮节外有20多个水疱，并增加内脏器官受累的风险（如肺炎、肝炎、脑膜炎）。

• 带状疱疹最令人困扰的并发症是与急性神经炎和疱疹后神经痛相关的疼痛。

• 现有带状疱疹疫苗（减活疫苗和灭活疫苗）。

注意：带状疱疹不传染。然而，如果吸入带状疱疹水疱中的液体可导致原发性水痘。

处理

• 考虑筛查潜在的免疫抑制。

1.在皮疹发作的最初48～72h使用抗病毒药物可以缩短带状疱疹的病程。

2.用量

（1）口服阿昔洛韦800mg，每天5次。

（2）伐昔洛韦1g，每天3次，连续7～10天。

（3）对于严重疾病、播散性带状疱疹或内脏受累者，可静脉注射阿昔洛韦10mg/kg，每天3次。当改善时，可改用口服抗病毒药物治疗，共10～14天。

• 低剂量的三环类抗抑郁药（如阿米替林）或加巴喷丁可被考虑用于治疗神经性疼痛和疱疹后神经痛。

• 如怀疑眼受累，请转诊至眼科进行检查。

手足口病（HFMD）

（扫描本章的二维码查看彩图11-70）

临床特征

• 由肠道病毒引起，通常是柯萨奇病毒A16和肠道病毒71。

• 具有高度传染性，通过口-口和粪-口途径传播。

• 潜伏期为3～6天。患者伴有前驱症状，并伴有12～24h的低热、不适、腹痛或呼吸道症状。

• 皮肤病变始于2～8mm的红斑或丘疹，并演变成灰色的水疱。通常发生在手、足、手臂、腿和臀部。

• 黏膜病变包括红斑疹，演变为水疱和直径5～10mm的浅表溃疡；通常出现在舌、颊黏膜和硬腭上。

处理

• 大多数情况下都是自限性的。

• 严重的后遗症包括严重的脱水、心肌炎、脑膜脑炎和自然流产。

• 对症治疗包括局部利多卡因凝胶、局部抗菌剂和非附着性敷料。

• 告知患者或年轻患者的父母，了解充分的补液、手卫生知识，在家隔离直到水疱干燥和结痂。

传染性皮疹

临床特征

• 这些是与原发性全身感染如病毒、细菌、立克次体和寄生虫感染相关的皮肤损害。

• 相关症状可能包括发热、不适、鼻炎、咽喉痛、腹泻、恶心、呕吐、腹痛和头痛。

• 常见的皮肤损害表现包括红斑、丘疹和风团样斑块。麻疹样的皮疹从上向下扩散，逐渐消退为棕色。

• 黏膜特征包括麻疹中的麻疹黏膜斑，EB病毒（EBV）或巨细胞病毒（CMV）感染中的腭瘀点，以及疱疹性咽峡炎中的小溃疡。

• 相关的一般表现可能包括全身性淋巴结病、肝大和（或）脾大。

处理

• 如果存在有关传播的公共卫生问题，则进行隔离，如麻疹。

• 对症治疗。

• 如果有继发性细菌感染的证据，则进行抗菌治疗。

浅表真菌感染

（扫描本章的二维码查看彩图11-71～彩图11-75）

临床特征

• 头癣：头皮发痒，毛发断裂，有脓疱、肿胀和渗液。

• 体癣：躯干和四肢上有瘙痒性环状病变，伴有丘疹和鳞屑。

• 股癣：腹股沟区域有丘疹和鳞屑。

• 足癣：瘙痒性环状病变，伴有丘疹、水疱和鳞屑。通常会涉及足部。检查是否伴随甲真菌病（鉴别诊断包括足部湿疹）。

• 花斑糠疹：呈红色、棕色、白色，有细小鳞屑的瘙痒性斑块，累及皮肤脂溢区；因热和出汗而加重。可能累及面部、躯干和四肢。

• 皮肤念珠菌病：红斑丘疹和脓疱伴卫星状损害。常见于三叉神经区域。

处理

• 应用口服药物治疗前应先使用局部抗真菌药物。

1. 一线外用药物　2%咪康唑乳膏、1%克霉唑乳膏、酮康唑洗发水或硫化硒洗剂。

2. 二线外用药物　酮康唑乳膏、特比萘芬乳膏。

• 口服抗真菌药物的选择和持续时间取决于所涉及的真菌类型（如皮肤真菌、念珠菌、马拉色菌）和感染部位。由于口服药物有肝毒性和药物相互作用的风险，若开始治疗前，皮肤划痕试验阳性，转诊到皮肤科。

1. 对于皮肤真菌感染（体癣、足癣、头癣）　口服特比萘芬、伊曲康唑、氟康唑、灰黄霉素。

2. 对于念珠菌感染　口服伊曲康唑或氟康唑。

• 不推荐口服酮康唑，因为有严重的肝毒性风险。

疥疮

（扫描本章的二维码查看彩图11-76～彩图11-79）

临床特征

• 在密切接触者中可能有夜间瘙痒加重和类似的瘙痒。

• 经典：红斑性瘙痒性丘疹和伴有抓痕的穴道，通常发生在指间区域、生殖器、腋窝和腹股沟褶皱处。

• 结痂性疥疮：通常不痒，但有密集分布的螨虫。

处理

抗疥虫处理

• 0.5%硫黄软膏

1. 睡前从颈部向下涂抹于全身，24h后洗掉。1周后重复。

2. 不适用于6个月以下的婴儿。

• 5%氯菊酯

1. 睡前从颈部向下涂抹于全身，8～14h后洗掉。1周后重复。

2. 不适用于2个月以下的婴儿。

• 单剂量口服伊维菌素200μg/kg体重。1周后重复。

1. 可考虑用于外用治疗失败的患者。

2. 被认为是结痂性疥疮和公共暴发的一线治疗（外用局部治疗可能不切实际）。

• 同时治疗所有的家庭成员和密切接触者。床上用品、衣服和毛巾应用热水洗涤，在热烘干机中干燥或密封在塑料袋中，消毒72h（如软玩具）。

• 皮肤的瘙痒和湿疹在清除螨虫后可持续4周。可以使用润肤剂、外用类固醇激素和抗组胺药。

昆虫叮咬反应（虫咬皮炎）

（扫描本章的二维码查看彩图11-80）

临床特征

• 为节肢动物咬伤的炎症和（或）过敏性皮肤反应，其特征是持续数小时至数周。

• 其表现多种多样，包括红斑性斑点、丘疹性荨麻疹、结节、丘疹、水疱和（或）大疱。

处理

• 预防是重要的。在皮肤和衣服上使用驱虫剂，在家里使用蚊帐和屏风，在森林地区穿长袖衣服。

• 抗组胺药和局部应用皮质类固醇可用于缓解瘙痒。

• 短疗程口服泼尼松龙适用于广泛和持续的昆虫叮咬反应。

（门月华　译　葛洪霞　校）

参考文献/扩展阅读

1. Chua SH，Tan SH，Goh CL，et al. *The Asian skin：a reference color atlas of dermatology*. 2nd ed. Singapore：McGraw-Hill Education（Asia），2013：728.
2. Bolognia J，Schaffer JV，Cerroni L. *Dermatology*. 4th ed. Philadelphia：Elsevier，2018：2880.
3. Stevens DL，Bisno AL，Chambers HF，et al. Practice guidelines for the diagnosis and management of skin and soft tissue infections：2014 update by the Infectious Diseases Society of America. *Clin Infect Dis*，2014，59（2）：e10-e52. DOI：10.1093/cid/ciu444.
4. Vasanwala FF，Ong CY，Aw CWD，et al. Management of scabies. *Singapore Med J*，2019，60（6）：281-285. DOI：10.11622/smedj. 2019058.

第四节　性传播疾病的感染及暴露于HIV后的预防

Darius Beh · Ellie Choi · Emily Gan Yiping · Nisha Suyien Chandran · Dariusz Olszyna

给全科医师的特别提示

• 应为出现一种性传播感染的患者进行全面筛查，排除合并其他性传播感染（STI）。

• 人类免疫缺陷病毒（HIV）暴露后预防应在暴露后72h内开始。

尿道炎和宫颈炎

临床特征

• 症状包括流液、排尿困难和皮肤刺激/瘙痒。

• 尿道炎和宫颈炎的常见致病菌包括淋病奈瑟菌、沙眼衣原体、阴道毛滴虫和生殖支原体。

• 男性的并发症包括附睾-睾丸炎和尿道周围脓肿，而女性的并发症包括盆腔炎和不孕症。

处理

• 在允许的情况下，用尿道或宫颈内膜拭子取标本，镜检发现革兰氏阴性双球菌和多形核白细胞数升高，可以立即诊断，并给予治疗。

• 革兰氏菌和衣原体的聚合酶链反应（PCR）试验或核酸扩增试验（NAAT）比革兰氏染色和培养更敏感与特异。

• 对于男性，送检晨起第一份尿样（无症状）或尿道拭子（有症状）。

• 对于女性，送检晨起第一份尿样（如无症状或有尿道炎）或宫颈拭子（如宫颈炎）。

• 根据性行为，考虑测试其他部位，如直肠或咽部。

• 对于那些有复发症状且淋菌性尿道炎/非淋菌性尿道炎经验性治疗失败的患者，考虑送检拭子进行生殖支原体PCR检测。

• 对于有高危临床病史和典型症状的患者，如果无法进行即时诊断检测（革兰氏染色显微镜）或进行适当随访的NAAT，可以同时治疗淋病和衣原体感染。例如，单次剂量给予头孢曲松500mg，肌内注射，口服多西环素100mg，每天2次，持续7天。

1. 如果尿液/尿道/子宫颈涂片经革兰氏染色显示革兰氏阴性双球菌，用头孢曲松500mg单次剂量肌内注射治疗淋菌性尿道炎。

2. 如果可以排除革兰氏阴性双球菌，对于非淋菌性尿道炎，可单次剂量口服阿奇霉素1g或口服多西环素100mg，每天2次，共7天。

• 建议所有患者在专科性传播感染诊室进行管理和随访，特别是对于那些出现持续性或复发性尿道炎的患者。这是为了促进检测和治疗、通知伴侣、教育患者和固化试验的随访。

生殖器溃疡

临床特征

• 生殖器溃疡最常见的原因是生殖器疱疹和原发性梅毒。

• 较不常见的原因包括软下疳、性病淋巴肉芽肿、腹股沟肉芽肿和非感染性原因，如创伤、白塞病和皮肤癌。

生殖器单纯疱疹病毒感染

临床特征

• 生殖器疱疹通常是由单纯疱疹病毒（HSV）2型引起的，但HSV1型感染也会发生。

• 生殖器疱疹的第一次发作通常是严重的，表现为多发水疱，容易破裂，形成疼痛性糜烂。在男性中，病变主要发生在阴茎的包皮和包皮下区域；在女性中，这些病变发生在外阴、阴道和子宫颈。

• 一般皮损的愈合需要2～4周。

• 生殖器和唇疱疹的复发发作通常比第一次发作症状轻微，随着时间的推移，发生次数递减。

处理

• 诊断通常基于临床表现，但可以通过HSV PCR从水疱或新鲜糜烂面得到证实。

• 口唇疱疹和生殖器疱疹的治疗方法相似。轻度病例可能不需要治疗，但早期开始口服抗病毒药物可以减少症状持续时间和病毒传播。

• 首次发作：口服阿昔洛韦400mg，每天3次，7～10天或伐昔洛韦1g，每天2次，7～10天。应在病变发病的2天内开始治疗。

• 复发发作：口服阿昔洛韦400mg，每天3次，5天或伐昔洛韦500mg，每天2次，3天，或每天1g，5天。在前驱症状或第1天发病时最有效。

• 严重/频繁复发的抑制性治疗：阿昔洛韦400mg，每天2次或伐昔洛韦500mg/d或1g/d。

• 需要随访以重新评估持续抑制情况；建议专家会诊。

• 外用药：抗菌凝胶和洗剂。

• 建议注意HSV感染的复发性。有生殖器疱疹患者需进行性传播疾病筛查，并教育患者在急性期皮损新发时避免性交。

梅毒

（扫描本章的二维码查看彩图11-81～彩图11-83）

临床特征

• 梅毒是一种由梅毒螺旋体引起的全身性疾病，根据临床表现可分为不同的阶段，有助于指导治疗和随访。

1. 一期梅毒：感染部位的溃疡或硬下疳。

2. 二期梅毒：表现可能包括掌跖斑疹或斑丘疹、黏膜皮肤病变、脱发、关节炎/关节痛、转氨酶升高和发热（见彩图11-81～彩图11-83）。

3. 三期梅毒：心脏、牙龈损害，运动性共济失调，全身麻痹（感染后10～30年）。

4. 潜伏梅毒：缺乏临床表现但可经血清学检测诊断；如果在感染1年内，考虑为早期潜伏，否则可能是晚期潜伏梅毒。

5. 神经梅毒：可发生在梅毒的任何阶段，并可表现为脑膜脑炎、脑神经功能障碍、脑卒中或听觉/眼部异常。

一期梅毒

- 典型表现为病变部位单一无痛性溃疡/硬下疳及局部淋巴结病。
- 寻找伴随的神经梅毒的症状和体征。
- 血清学检测有两种类型。

1.密螺旋体[①] 检测针对特异性密螺旋体抗原的抗体（更特异性）；定性试验，也就是被报道为“反应性”或“非反应性”，一旦呈阳性则终身阳性。

2.非密螺旋体[②] 基于血清对心磷脂-胆固醇-卵磷脂抗原的反应性（非特异性，因此不确定），但半定量报道为抗体滴度（如1∶32），一般反映了疾病的活动性，并用于监测治疗反应。

- 大多数实验室目前已经采用“反向筛查”，用密螺旋体检测进行初步筛查，如果结果为阳性，然后自动进行非密螺旋体检测，尽管有些实验室要求这两种检测分别进行。
- 直接方法包括暗视野显微镜和直接免疫荧光（DFA），可以通过刮除病变（在适用的情况下）提供梅毒的明确诊断。
- 神经梅毒的检测需要通过腰椎穿刺进行脑脊液检测。

处理

- 梅毒的诊断需要结合临床特征和血清学检查结果。
- 青霉素G是治疗梅毒所有阶段的首选药物，根据感染阶段，在途径、配方和剂量等方面存在一些重要差异。

1.早期梅毒（一期、二期和早期潜伏） 单剂苄星青霉素240万U，肌内注射（通常用利多卡因稀释，在2个臀肌处中等量注射）；替代品是口服多西环素100mg，每天2次，持续14天（用于青霉素过敏患者）。

2.晚期梅毒（晚期潜伏，三期） 苄星青霉素240万，U肌内注射，每周1次，持续3周。

3.神经梅毒 静脉注射结晶青霉素1800万～2400万U/d，持续10～14天。

- 关于在治疗前12h内可能出现的Jarisch-Herxheimer反应（发热、肌痛、僵直），需进行相关咨询。

人类免疫缺陷病毒（HIV）

首次血清转化

- 从暴露至出现症状，通常时间为2～5周。
- 急性反转录病毒综合征的特征是单核细胞增多症样症状，包括发热、喉咙痛、淋巴结病、肌痛、头痛、腹泻、黏膜皮肤溃疡和斑丘疹。
- 大多数症状是自限性的，然而，据报道，严重并发症包括胰腺炎、肝炎、无菌性脑膜炎、肺炎、吉兰-巴雷综合征或贝尔麻痹。
- 机会性感染可能很少在这一阶段发生，包括黏膜皮肤念珠菌病、巨细胞病毒（CMV）感染和肺孢子菌肺炎（PCP），原因为高病毒载量和CD4计数的短暂下降。
- 一种敏感的免疫分析法，如HIV病毒载量检测及第四代HIV1和2抗原/抗体联合免疫分析共同测试诊断；如果初始检测为阴性，但临床怀疑可能性较高，考虑在2～4周重复检测。
- 接触病毒后的窗口期：HIV复制的5～10天；在第四代检测中，18天内50%呈阳性，34天内95%呈阳性。
- 对于长期不明原因发热患者可考虑入院及完善检查。

非职业性HIV暴露后预防（PEP）

要点

- PEP可在卫生保健工作者出现职业暴露时进行，或近期可能接触HIV感染者行非职业接触时进行。
- 高效，但并非100%有效；应与患者讨论治疗风险和评估传播风险（表11-5）。
- PEP通常不适用于没有射精过程的口部暴露，或当HIV阳性来源符合U＝U（无法检测等于不可传播）时的性交。

---

① 常见的密螺旋体试验包括梅毒螺旋体抗体明胶颗粒凝集试验（TPPA）、荧光密螺旋体抗体吸附（FTA-ABS）试验和梅毒螺旋体酶免疫分析法（TP-EIA）。

② 常见的非密螺旋体检测包括梅毒快速血浆试剂（RPR）和性病研究实验室检查（VDRL）。

表11-5　根据暴露类型评估各项行为从感染原获得HIV感染的风险

暴露类型	每10 000次暴露HIV的传染率
注射吸毒时共用针头	63
针刺伤	23
接受性肛交	138
接受性阴道性交	8
插入性肛交	11
插入性阴道性交	4
接受性或插入性口交	低

PEP的处方

- PEP应尽快开始并在暴露72h内治疗。
- 基线调查应包括血常规、肝功能、梅毒和第四代HIV快速检测、肝炎标志物（HBsAg、抗HBs抗体和抗HCV抗体）和尿妊娠检测（女性）。
- 如果是非职业接触，请考虑筛查其他性传播感染。所选择的PEP方案应考虑成本（根据国家和可用补贴可能有很大差异）、可获得性、药物负担和潜在的不良影响；因此，尽可能参考当地医院指南。
- 一些可能的3种药物治疗方案包括（对于肾功能正常的患者）：

1.替诺福韦（TDF）300mg，每日1次＋拉米夫定（3TC）300mg，每日1次＋多鲁替格拉韦（DTG）50mg，每日1次。

替代方案：替诺福韦（TDF）300mg，每日1次＋恩曲他滨（FTC）200mg，每日1次（联合配方为特鲁瓦达）＋多鲁特格拉韦（DTG）50mg，每日1次。

2.对于肾功能损害，但CrCl＞30ml/min的患者：替诺福韦阿拉芬胺（TAF）＋拉米夫定（3TC）300mg，每日1次＋多鲁替格拉韦（DTG）50mg，每日1次。

- 副作用通常是轻微的，包括肌痛、恶心、呕吐和头痛。罕见但严重的副作用包括肝炎、肾功能损害、皮疹和中性粒细胞减少症。
- 每天进行PEP，疗程为28天；应强调药物依从性，以优化效果。
- 应建议患者禁欲或至少避免无安全套插入性行为，直到完成PEP和随访测试证明是HIV阴性。
- 如果开始进行PEP，请在2周内转到传染病门诊或性传播感染专科进行随访，以监测药物的不良反应，并按计划进行重复检测。

（门月华　译　葛洪霞　校）

参考文献/扩展阅读

1. HIV Post Exposure Prophylaxis Management Guidelines 2020. DSC Clinic of the National Skin Centre，Singapore.
2. Genital Discharges Management Guidelines 2019. DSC Clinic of the National Skin Centre，Singapore.
3. Bell SK，Little SJ，Rosenberg ES. Clinical management of acute HIV infection：best practice remains unknown. *J Infect Dis*，2010，202（Suppl 2）：S278-S288. DOI：10.1086/655655
4. Workowski KA，Bolan GA，Centers for Disease Control and Prevention. Sexually Transmitted Diseases Treatment Guidelines 2015 [published correction appears in MMWR Recomm Rep，2015 Aug 28，64（33）：924]. *MMWR Recomm Rep*，2015，64（RR-03）：1-137.
5. St Cyr S，Barbee L，Workowski KA，et al. Update to CDC's Treatment Guidelines for Gonococcal Infection，2020. 2020 Dec 18. *MMWR Morb Mortal Wkly Rep*，2020，69（50）：1911-1916.
6. Updated Guidelines for Antiretroviral Postexposure Prophylaxis After Sexual，Injection Drug Use，or Other Nonoccupational Exposure to HIV-United States，2016，Centers for Disease Control and Prevention，US Department of Health and Human Services.

第12章　老年急症

Lee Sock Koon · Colin Ong · Chong Chew Lan · Shirley Ooi

要点

• 对身体不适或功能下降的主诉可能表明一种严重的疾病。

影响老年患者诊断和治疗的因素

（1）患者对症状和体征的漏报，由于高龄患者、看护者及医生对不典型症状的忽略。

（2）老年人的不典型表现使诊断困难。即使有最初的非特异性发现，也要准备进行进一步的诊断性检查。

（3）多种慢性疾病的存在或累加可能掩盖新疾病的临床症状。

（4）使用多种药物降低了患者依从性，由于药物相互作用可能会引起不良反应。对每一位老年患者进行所有用药评估，以排除药物因素导致的临床症状。

（5）缺乏积极的复苏。“正常”的生命体征导致以下无法识别休克的情况：

1）预先存在的高血压。

2）缺乏心动过速反应。

• 碱缺失或乳酸水平可以帮助识别早期或隐匿性休克。

给全科医师的特别提示

• 不要因为患者“年龄大”而忽视其功能性衰退的主诉。

• 含糊不清的主诉可能提示患有严重疾病或抑郁症。

• 谨防老年人急性心肌梗死（AMI）的非典型表现。优先进行心电图检查和入院治疗。

• 老年人在患脓毒症时可能没有发热表现。然而，当出现发热时，90%的患者具有传染性，最常见的是细菌感染，病毒感染不足5%。

• 对于老年人，体温≥37.2℃或较基础体温升高1.3℃应认定为发热。

• 老年人感染的最具预测性的因素为谵妄和呼吸急促。

• 由于足部及足趾间的裂隙和浸渍，经常要检查患者的足部是否为感染原。如果找不到，请检查腹部脏器。

• 请注意，尿亚硝酸盐检测对尿路感染具有特异性，但不敏感。

具体情况及其处理

• 意识状态改变（AMS）表现为意识水平下降、意识内容改变或两者相结合。

• 谵妄有以下4个特征。

1. 急性发作或时好时坏。
2. 注意力不集中。
3. 思维混乱。
4. 意识水平改变。

诊断谵妄需要同时满足特征1和2，以及特征3或4之一。在做出诊断后，集中精力寻找潜在的原因。

• 当老年患者的精神状态出现急剧变化时，应考虑存在器质性病变的可能。

• 肌阵挛、扑翼样震颤是谵妄的特征性

表现。

• 意识状态改变可能是心肌梗死、肺炎、胃肠道出血、脓毒症或肺栓塞的唯一表现。

• 老年患者中，药物是最常见的可逆的引起意识状态改变的因素。

• 老年谵妄患者应入院接受进一步的检查和治疗。

• 一些有亚急性或慢性认知功能障碍（痴呆）的患者，如果随访及时并有可靠的看护者保证家庭环境安全，则可以出院。

功能衰退

• 功能衰退可定义为近期或渐进性的日常生活困难。

• 对于功能衰退，急诊科医生可能犯以下2个错误。

1.对其忽视。

2.将其视为"正常衰老"的一部分。

• 功能衰退可以认为是一种新医学疾病或已有慢性疾病失代偿的症状。

• 评估功能衰退的最佳方法是了解患者的病史和看护者所证实的疾病发展过程，并能够客观评价新出现的或恶化的功能障碍。

创伤和跌倒

• 当面对受伤的老年患者时，注意力不要局限于损伤本身，要考虑受伤的原因。

• 跌倒是意外受伤最常见的原因。跌倒的常见原因包括脑血管意外（CVA）或短暂性脑缺血发作、眩晕、直立性低血压和晕厥。

• 如果怀疑有导致跌倒的医学原因，应让患者接受医学专科治疗。

• 早期评估和频繁监测生命体征对老年患者很重要。

• 另外还要考虑创伤对患者的功能状态及其自理能力的影响。重点是防止进一步损伤。

• 急诊科医师应对受伤老年患者可能受到虐待的行为保持高度警惕。

急性心肌梗死

• 尽管老年患者可以表现为典型的急性心肌梗死症状，但症状不典型者同样常见（表12-1）。事实上，那些年龄超过85岁的患者不太可能出现典型胸痛。85岁以上的急性心肌梗死患者约60%无胸痛表现。非典型性急性心肌梗死患者的死亡率更高。

表12-1 老年急性心肌梗死患者的非典型表现

1.呼吸急促
2.急性精神错乱状态
3.脑卒中
4.头昏、眩晕、虚弱和晕厥发作
5.心悸
6.呕吐
7.烦躁不安、出汗
8.腹痛
9. 20%的患者存在烧灼感或消化不良

• 呼吸困难是老年急性心肌梗死患者最常见的主诉。

• 急性脑血管意外和急性心肌梗死在老年患者中容易同时出现。因此，应对每一位脑血管意外的老年患者进行心电图检查。

• 由于急性心肌梗死可能有多种表现方式，因此对出现看似不相关症状的老年患者进行心电图检查是一种很好的做法。

• 治疗应基于患者生理年龄、功能状态、已知的风险和益处，以及患者的意愿（如果知道的话）。

• 老年急性心肌梗死患者对溶栓治疗和抗凝治疗的耐受性良好，可显著降低死亡率和残疾率。虽然出血和其他并发症的概率小但风险大，应与患者进行交代。

急性腹痛

• 对于急诊科医生，治疗急性腹痛的老年患者是巨大的挑战。

• 急性腹痛的老年患者入院率和后续手术概率非常高。

• 老年患者的疼痛感觉和体格检查可能会不匹配，造成诊断困难。由于老年患者腹肌相对薄弱，严重的腹腔内病变伴腹膜刺激可能会缺乏腹壁肌紧张的体征。

• 对于老年阑尾炎患者，食欲缺乏、白细胞计数升高或典型的转移性疼痛可能不明显。但通常存在腹部右下象限的压痛。

• 值得注意的是，虽然阑尾炎患者中老年人占比不足10%，但老年患者死亡率高达50%。任何出现腹痛的患者都应怀疑阑尾炎。如果腹痛原因不明，应告知患者后续12～24h进行复查。

• 有50%的老年消化性溃疡穿孔患者没有突然发作的疼痛。疼痛可以是全腹痛或下腹痛，但很大一部分患者无上腹部肌紧张和腹部X线片上游离气体的存在。

• 主诉为腹泻的患者仍可能存在肠梗阻。对于出现肠梗阻但无腹部压痛或直肠膨大而空虚的患者，应该怀疑结肠假性梗阻。

• 对腹痛症状与体征不匹配的老年患者必须考虑急性肠系膜缺血，尤其是有潜在的心血管疾病、低血压、周围血管疾病、心房颤动或慢性肠缺血的相关症状，如体重减轻、餐后腹痛、腹泻和吸收不良的患者，必须在患者出现肠系膜梗死的确凿证据之前进行血管造影检查（参见第1章第十四节“腹痛”）。

• 任何老年急性腹痛或背痛患者都必须考虑腹主动脉瘤破裂。查体时往往不能触及搏动性肿块。晕厥可能是患者的首要主诉。

• 任何表现为腹痛或脓毒症的老年患者应怀疑胆囊炎。

感染

• 衰老的免疫系统伴随着慢性疾病，如糖尿病（菌血症的发病率是正常人的2倍）、痴呆症、营养不良、心血管疾病、脑卒中、慢性肺病、癌症、酗酒，近期侵入性操作或留置器械和导管，使老年人更容易发生严重感染和继发并发症。

• 感染的主诉可能是意识状态改变、意识模糊、功能下降、食欲缺乏、疲劳、乏力、不明原因的体重减轻、新发尿失禁或跌倒。

• 以下情况已被证明无法预测老年人的菌血症。

1. 发热。
2. 呼吸道症状。
3. 泌尿系统症状。
4. 生命体征异常。
5. 白细胞绝对计数。
6. 血红蛋白。
7. 血尿素氮。
8. 肌酐。
9. 红细胞沉降率（ESR）增加。

注意：菌血症的独立预测因素为意识状态改变［比值比（OR）为2.88；95%置信区间（CI）为1.52～5.50］，呕吐（OR为2.63，95% CI为1.16～6.15），杆状核白细胞比例＞6%（OR为3.50，95% CI为1.58～5.27）。

• 急诊科就诊的老年患者，体温达37.2℃及以上或较基础体温升高1.3℃即应诊断为发热。该定义将临床上明确的细菌感染诊断的敏感度提高至83%，同时保持足够特异度（89%）。老年患者可能无白细胞计数升高，但中性粒细胞计数通常会升高。

• 独立社区居民的感染与住在养老院的和近期住院的患者不同。社区老年人中最常见的是呼吸道感染，包括流行性感冒、支气管炎和肺炎。其次是尿路感染、腹腔感染，包括胆囊炎、憩室炎和阑尾炎。相比之下，70%～80%养老院居民常为肺炎、尿路感染和软组织感染，首字母缩写为“PUS”。

• 遵循所有的通用指南，和年轻患者一样，老年脓毒症患者的治疗亦需要遵从早期目标指导性治疗。

• 对于老年感染患者，是门诊治疗还是住院治疗是一个艰难的决定。需综合考虑患者的临床症状、合并症、功能状况、社会支持以提供及时、适当的支持治疗。

• 一般来说，应降低疑诊为感染的老年患者的入院标准，因为他们发生疾病失代偿的可能性非常高。在许多情况下，他们也存在感染耐药菌的风险，选择合适的抗生素应以培养结果为指导。

• 在大多数研究中，老年人菌血症的病死率高达20%～37%。

• 即使没有发现感染原，发热的老年患者也应考虑入院治疗，因为在急诊科就诊的老年菌血症患者中，1/3的患者无法确定感染来源。

• 对于经过充分复查，具有完整功能状态（如日常生活活动的能力）和适当家庭支持的康复患者，可考虑出院。

老年人的多重复杂性及老年医学评估和出院后护理计划的必要性

• 老年人有更复杂的需求，更容易出现不良后果，如跌倒、谵妄、功能丧失、反复紧急入院及急性疾病期间死亡。如果由经过老年医学培训的不同领域（如医学、认知、功能、心理社会）人员组成多学科团队，对老年人进行支持和管理，则可以避免某些不良后果。

- 这一过程主要包括：①筛查高危、体弱的老年人，如临床虚弱评分或指数、危险老年人识别（ISAR）或分诊风险筛查工具（TRST）评分；②由训练有素的护士对不同护理领域（包括药物）进行老年医学评估；③在急诊科及出院后实施适当的干预措施。
- 急诊干预措施包括老年专科护士、护理员、物理治疗师和（或）社会工作者的投入。所有“有危险”的老年人也应考虑进行急诊出院后干预，以减轻不良后果的风险。这些包括专门短期住院评估和护理协调，通过家访、电话和（或）多学科团队案例讨论和随访，过渡到适当的社区服务。

（彭　川　译　葛洪霞　校）

参考文献/扩展阅读

1. Sanders AB. *Emergency care of the elder person*. St. Louis，MO：Beverly Cracom Publications，1996.
2. Kingsley A. Relevance of aging issues in the emergency department. In：Yoshikawa TT，Norman DC，editors. *Acute emergencies and critical care of the geriatric patient*. New York：M. Dekker，2000：1-9.
3. Fernandez-Frackelton M. Abdominal pain in elderly patients. *Foresight*，2001 Oct，52：1-7.
4. Caterino JM. Evaluation and management of geriatric infections in the emergency department. *Emerg Med Clin N Am*，2008，26：319-343.
5. Perry A，Tejada JM，Melady D. An approach to the older patient in the emergency department. *Clin Geriatr Med*，2018，34：299-311.
6. Adams JG，Gerson LW. A new model for emergency care of geriatric patients. *Acad Emerg Med*，2003，10：1-4.
7. Lowthian JA，McGinnes RA，Brand RA，et al. Discharging older patients from the emergency department effectively：a systemic review and meta-analysis. *Age and Ageing*，2015，44：761-770.
8. Foo CL，Siu VWY，Tan TL，et al. Geriatric assessment and intervention in an emergency department observation unit reduced re-attendance and hospitalisation rates. *Australas J Ageing*，2012 Mar，31（1）：40-46.
9. Foo CL，Siu VWY，Ang H，et al. Risk stratification and rapid geriatric screening in an emergency department-a quasi-randomised controlled trial. *BMC Geriatr*，2014：98.
10. Ong CEC，Asinas-Tan M，Quek LS，et al. Effectiveness of a post-emergency department discharge multidisciplinary bundle in reducing acute hospital admissions for the elderly. *Eur J Emerg Med*，2019 Apr，26（2）：94-99.

第13章 中　毒

第一节　苯二氮䓬类药物中毒

Crystal Soh · Suresh Pillai · Lim Er Luen

要点

• 苯二氮䓬类药物过量通常很少导致死亡，除非与其他镇静药、乙醇或环类抗抑郁药联合使用。

• 一般需要支持性治疗措施，特别是气道、呼吸和通气的支持治疗。

• 过量使用苯二氮䓬类拮抗剂如氟马西尼是有争议的。对于苯二氮䓬类药物依赖的患者、同时服用三环类抗抑郁药或未知是否存在混合药物过量的患者不要给予静脉注射氟马西尼治疗。对于有癫痫发作风险（如头部外伤和已知有癫痫病史）的患者，用药需谨慎。

• 保持开放的思维，注意寻找其他导致意识状态改变的原因，如一氧化碳中毒、中枢神经系统感染、头部创伤和脑血管事件。

病理生理学

• 苯二氮䓬类药物会产生镇静、交感神经阻滞中毒综合征。

• 苯二氮䓬类药物会引起脊髓反射的普遍抑制，并抑制网状激活系统，可导致患者嗜睡、言语不清、共济失调、反射减退、昏睡、昏迷，甚至呼吸抑制/停止。

• 苯二氮䓬类药物过量患者的瞳孔改变不具特异性，通常没有像单纯阿片类药物过量的典型表现。

• 快速静脉注射地西泮后，有可能会出现低血压和呼吸、心脏停搏。

• 苯二氮䓬类药物的半衰期差异很大，咪达唑仑为2～5h，氯氮䓬为5～30h，氟西泮为50～100h。

给全科医师的特别提示

• 所有怀疑镇静催眠药过量的患者，即使最初仅表现为轻微嗜睡，都应立即转至急诊科。

管理

支持治疗

• 伴有精神状态的改变（如昏迷）、咽反射受损、呼吸抑制或血流动力学不稳定的患者，都应在重症监护室治疗。

• 应保持患者气道通畅，必要时可给予气管插管、呼吸机辅助通气。如患者存在低氧血症，应给予吸氧支持以维持患者SpO_2为94%～98%。

• 应每15分钟评估一次患者的生命体征、心率、脉搏血氧饱和度。

• 开放静脉通路，完善全血细胞计数、尿素氮/电解质/肌酐和动脉血气分析等检查。进行床旁血糖测定。

• 急性药物过量治疗不需要测定血清苯二氮䓬类药物浓度。诊断存疑时，可进行尿液或血液的定性筛查。

• 对于可疑缺氧或误吸的患者，应进行胸部X线检查。

• 尽管患者的精神异常可能主要是由苯二氮

䓬类药物所致，但如怀疑患者有颅内出血（如有相关头部外伤）或中枢神经系统感染时，应考虑完善头颅CT检查。

• 因存在中枢神经系统抑制和误吸的风险，对苯二氮䓬类药物过量的患者不推荐用于催吐。

• 摄入时间在1～2h，可考虑给予活性炭治疗。洗胃仅适用于1h内大量服用苯二氮䓬类药物或同时进食多种药物的患者。在洗胃或使用活性炭时，必须注意气道保护（必要时气管插管）。

解毒治疗

• 静脉注射氟马西尼单次剂量0.2mg，持续给药30s；根据反应可每分钟重复给药1次（最大剂量1mg）。

• 氟马西尼起效时间为1～3min，持续时间为20～50min，具体取决于给药的剂量和苯二氮䓬类药物的剂量。一般来说，与大多数苯二氮䓬类药物相比，氟马西尼的作用时间更短，因此可能需要重复剂量（1h最大3mg）。

• 氟马西尼禁忌证

1.合并三环类抗抑郁药物过量，苯二氮䓬类药物作用逆转后可能会导致三环类抗抑郁药物诱发的癫痫持续状态。

2.对苯二氮䓬类药物依赖者使用氟马西尼治疗可诱发急性戒断反应，表现为癫痫发作和自主神经紊乱。

3.有癫痫发作倾向的患者，如有头部外伤史或有癫痫病史的患者。

• 如病史不可靠的患者出现意识状态改变，应考虑予以静脉注射维生素B_1、50%葡萄糖注射液和纳洛酮治疗。然而，除非有迹象表明存在阿片类药物过量，否则不应常规使用静脉注射纳洛酮（参见第1章第二十节“中毒总则”）。

处置

• 苯二氮䓬类药物过量的患者应在普通医疗病房收治。对于需要通气支持的患者应转入高级护理区或重症监护病房治疗。

（陈小岚 译 郭治国 校）

参考文献/扩展阅读

1. Gussow L, Carlson A. Sedative hypnotics. In: Marx JA, Hockberger RS, Walls RM, eds. *Rosen's emergency medicine: concepts and clinical practice*. 7th ed. Philadelphia: Mosby-Elsevier, 2010: 2071-2082.
2. Farrell SE. Benzodiazepines. In: Ford: *Clinical toxicology*. Philadelphia: WB Saunders, 2001.
3. Kang M, Galkuska MA, Ghassemzadeh S. Benzodiazepine toxicity [updated 2020 Jul 1]. In: StatPearls [Internet]. Treasure Island (FL): StatPearls Publishing, 2020 Jan.
4. Penninga EI, Graudal N, Ladekarl MB, et al. Adverse events associated with flumazenil treatment for the management of suspected benzodiazepine intoxication-a systematic review with meta-analyses of randomised trials. *Basic Clin Pharmacol Toxicol*, 2016 Jan, 118(1): 37-44.

第二节 环类抗抑郁药中毒

Crystal Soh · Amila Punyadasa · Peter Manning · Suresh Pillai

要点

• 常用的环类抗抑郁药包括丙咪嗪、曲米帕明、地昔帕明、阿米替林、多塞平、马普替林和阿莫沙平。

• 中枢神经递质缺乏被认为是抑郁症的发病机制，如5-羟色胺、多巴胺和去甲肾上腺素缺乏。有假说认为环类抗抑郁药的作用机制为抑制这些递质的再摄取，从而提高他们在突触中的作用。

• 大多数环类抗抑郁药的治疗指数较低。仅10倍正常治疗剂量就可能引起严重中毒。

• 三环类抗抑郁药（TCA）是高度蛋白结合药物（在生理pH条件下可高达92%），因此强迫利尿、透析和血液灌流对此类药物过量无治疗作用。

• 碳酸氢钠可改变环类抗抑郁药与心肌钠通道的结合，还可增加药物的蛋白结合率，从而降低其药理活性，是环类抗抑郁药中毒的主要治疗方法。

• 避免应用的药物

1. ⅠA类（如奎尼丁和普鲁卡因胺）和ⅠC类（如氟卡尼）抗心律失常药可加重环类抗抑郁

药对于心肌的“奎尼丁样”毒性。

2. β受体阻滞剂和钙通道阻滞剂可加重低血压。

3. 苯妥英钠可增加室性心律失常的发病率，是否可用于治疗TCA导致的抽搐尚有争议。

4. 氟马西尼有引发痉挛的风险。

5. 毒扁豆碱（一种可逆性胆碱酯酶抑制剂，可迅速解除单纯抗胆碱类药物中毒引起的幻觉和谵妄）不能用于治疗环类抗抑郁药中毒导致的抗胆碱作用。由于其可引发抽搐和心脏停搏。

临床表现和相关的病理生理机制

抗胆碱能中毒综合征

环类抗抑郁药可通过阻滞中枢及外周的毒蕈碱（M_1）和组胺（H_1）受体产生下列症状与体征。但这些症状和体征也可能不出现，因此未见下列症状和体征不能除外环类抗抑郁药中毒。

- 谵妄、躁动、昏迷。
- 皮肤发红。
- 口干、皮肤干燥。
- 瞳孔散大。
- 调节麻痹引起的视物模糊。
- 发热。
- 肠鸣音消失。
- 尿潴留。

对心血管系统的影响

- 抗胆碱能作用（M_1毒蕈碱受体阻滞剂）可导致心动过速。
- “奎尼丁样”作用（钠、钾通道阻滞）可导致心室内传导阻滞和房室传导阻滞。
- 钾通道阻滞可导致QTc延长。
- 快速钠通道阻滞导致负性肌力和心律异常，PR和QRS间期延长。
- 束支和分支阻滞常造成QRS波增宽（图13-1）。如同时合并窦性心动过速，心电图表现可与室性心动过速相似。
- 外周α肾上腺素受体阻滞可导致低血压，伴反射性心动过速。
- 急性肺水肿。

钠通道阻滞的心电图表现（图13-1及图13-2）

- 心室内传导延迟导致Ⅱ导联QRS波时限>100ms。
- aVR导联终末R波>3mm。
- aVR导联R/S>0.7。
- Ⅰ导联或aVL导联出现终末S波。

对中枢神经系统的影响

- 对中枢神经系统γ-氨基丁酸（GABA）受体的拮抗和钠通道的阻滞可引起癫痫。
- 患者普遍会出现癫痫，且通常表现为单次发作；癫痫持续状态常见于阿莫沙平或马普替林

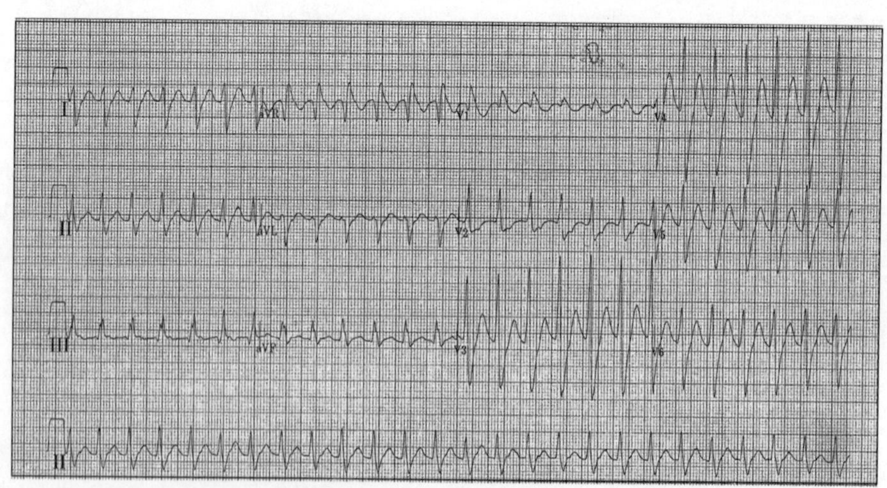

图13-1 阿米替林过量的62岁老年男性患者。其心电图示QRS波群增宽，aVR导联可见大于3mm的高R波

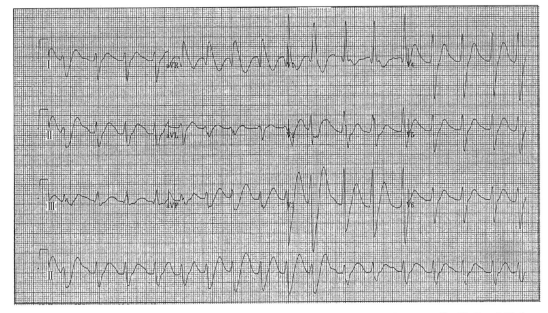

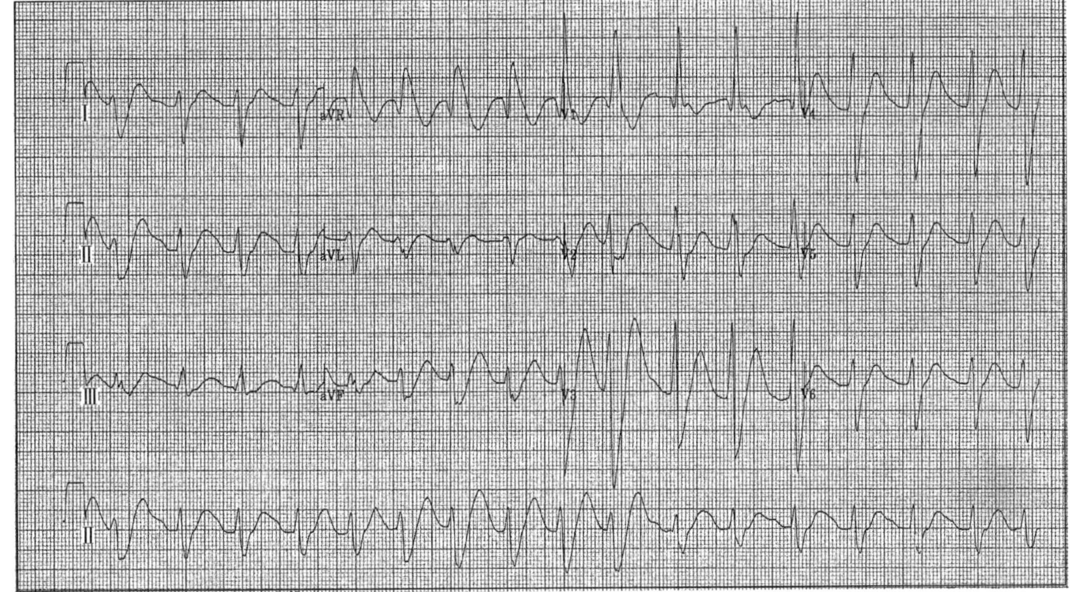

图13-2　上述患者发作抽搐不久后心电图示更明显的QRS波增宽，同时aVR导联R波进一步增高

中毒。

- 患者在陷入昏迷之前可能出现精神错乱、躁动和幻觉。
- 可能出现的体征

1. 阵挛。
2. 舞蹈手足徐动症。
3. 肌跃型抽搐。
4. 肌张力增高。
5. 反射亢进。
6. 足底伸肌反应。

其他作用

- 皮肤水疱。
- 横纹肌溶解和肾衰竭。
- 肺炎。
- 急性呼吸窘迫综合征。
- 代谢性酸中毒。

提示严重过量的征象

- 心脏停搏。
- 低血压。
- 肺水肿。
- 抽搐。
- 室性心律失常。
- 心动过缓和房室传导阻滞。
- QRS波群时限大于100ms的心室内传导阻滞是提示严重急性用药过量最有效的征象，QRS间期是提示严重急性用药过量最敏感的指标。
- QRS波时限大于100ms的患者，其中约30%的患者发生了抽搐。
- QRS波时限大于160ms的患者，其中约50%的患者出现了心律失常。
- QRS波时限小于100ms的患者，发生抽搐和心律失常的可能性极小。
- 尽管20%的正常人群的基线心电图QRS波时限为100～120ms，但在急性环类抗抑郁药过量的情况下，任何QRS波时限大于100ms都应被认为是异常的。

给全科医师的特别提示

- 禁止对出现嗜睡的患者催吐或给予活性炭治疗，因为患者会迅速失去意识，需要气道保护。
- 对于合并苯二氮䓬类药物过量的患者，禁用氟马西尼，因为这可能诱发环类抗抑郁药引起的痉挛。
- 心电图示QRS波时限大于100ms提示严重中毒。
- 静脉输注碳酸氢钠是治疗环类抗抑郁药中毒的主要方法，其对三环类抗抑郁药导致的低血压和心律失常有效。

治疗

支持治疗

• 如条件允许，应在具备复苏设备（包括可立即使用的除颤仪）的监护区域对患者进行治疗。

• 维持呼吸道通畅；对意识状态恶化或咽反射消失的患者行气管插管。

• 如果患者有低氧血症，给予吸氧。

• 每5～15分钟监测一次：心电图、生命体征、脉搏血氧饱和度。

• 建立外周静脉通路。

• 实验室检查：全血细胞计数，尿素氮/电解质/肌酐。如果怀疑混合用药过量，需行药物筛查。

注意：不需要行血浆抗抑郁药浓度检测，这对治疗无额外的参考意义。

• 治疗期间行动脉血气分析，监测血pH。

• 行胸部X线检查明确有无肺水肿、吸入性肺炎和急性呼吸窘迫综合征。

• 留置导尿管监测尿量及容量状态。

药物治疗

• 活性炭和洗胃对于摄入剂量＞10mg/kg的患者可能有用。治疗剂量为1g/kg体重。建立气道后经口胃管给药。因环类抗抑郁药会延迟胃排空，因此在服用后2h内均可使用上述治疗。

• 碱化血液，使血液pH达到7.50。过度通气联合碳酸氢钠治疗是达到此目标最有效的方法。

1.对于大部分气管插管的成年患者，以20次/分的频率行机械通气是足够的。

2.碳酸氢钠的剂量为1～2mmol/kg，缓慢静脉注射20～30min，可以重复使用至QRS波变窄和灌注恢复。

3.碳酸氢盐治疗的指征为QRS波时限大于100ms（图13-3）。

特殊临床情况

注意：碳酸氢钠是改善低血压和终止心律失常最有效的治疗方法。

碳酸氢钠治疗无效的心律失常

• 利多卡因可终止室性心律失常。剂量为1.0～1.5mg/kg，静脉注射，血pH达到7.50后以1～4mg/min输注。利多卡因是环类抗抑郁药的竞争性抑制剂，因此优于同为钠通道阻滞剂的胺碘酮。当环类抗抑郁药中毒时，胺碘酮可加重传

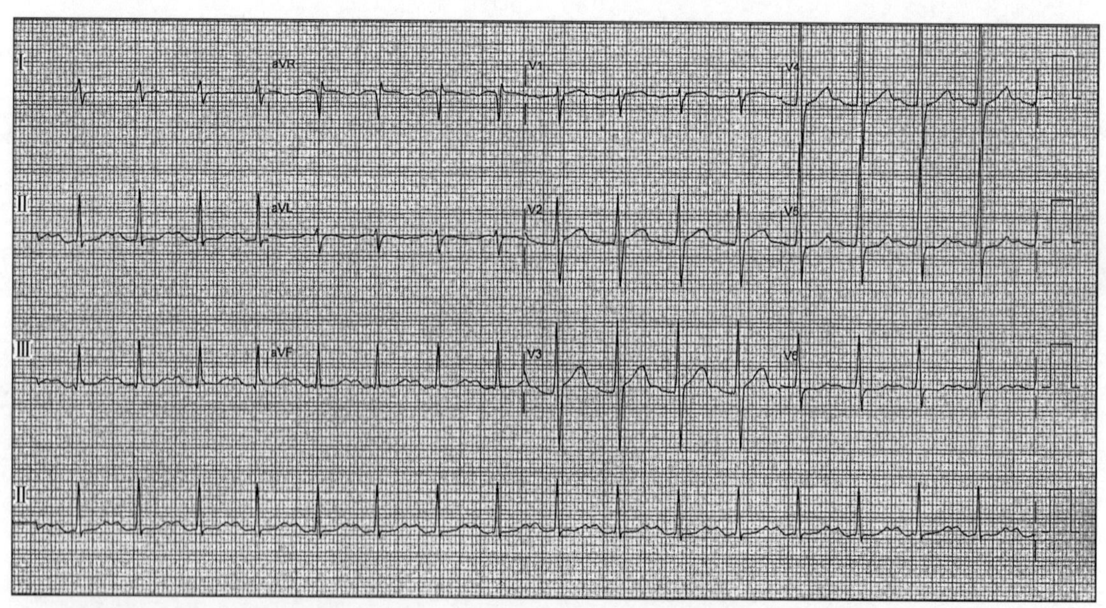

图13-3　上述患者经气管插管和静脉应用碳酸氢钠治疗后心电图示QRS波变窄，同时aVR导联增高的R波亦恢复正常

图13-1～图13-3的心电图由Dr Mong Rupeng提供

导异常和低血压。

• 硫酸镁可用于治疗尖端扭转型室性心动过速。剂量为1～2g，静脉注射大于60s，之后以1～2g/h输注。

• 同步电复律可用于治疗室上性心动过速，但可能出现复律不成功。

• 紧急起搏（在急诊科行经皮起搏，必要时在重症监护病房行经静脉起搏），可用于严重的心动过缓和房室传导阻滞。

低血压

• 首选治疗为静脉输液和碱化治疗。

• 效果不佳可尝试药物治疗。

• 去甲肾上腺素或大剂量多巴胺：这两种药物在中毒早期效果更好。

1. 去甲肾上腺素　0.5～1.0μg/min输注，滴定至起效。

2. 多巴胺　10～20μg/（kg·min）输注，滴定至起效。

• 如果上述措施不能使患者病情稳定，则需要考虑使用脂肪乳剂治疗、主动脉内球囊反搏或静脉-动脉体外膜肺氧合（VA-ECMO）。

碳酸氢钠治疗无效的抽搐

抽搐可引起乳酸酸中毒，从而降低环类抗抑郁药的蛋白结合力，使更多活性药物进入易感组织，加重心脏毒性。因此，控制抽搐具有重要的意义。

• 地西泮：剂量为2～5mg，静脉注射，每5分钟重复1次，直至总量达到20mg。

• 劳拉西泮：剂量为0.1mg/kg，静脉注射，直至总量达到8mg。

• 苯巴比妥：剂量为100mg/min，静脉注射，直至总量10mg/kg或抽搐得到控制；如果无效，静脉注射50mg/min，直至总量30mg/kg（包括之前的剂量）或抽搐得到控制。

• 如果以上治疗失败，行气管插管并给予患者全身麻醉，持续镇静及肌松。

潜在的离院指征

• 在潜在/可疑的急性用药过量发生后，谨慎地遵守“6h”观察规则，因为大多数毒性作用在此之前就会显现出来。

• 如患者在这6h的观察期中无任何症状，QRS波时限小于100ms，心电监护未见心律失常发生，且精神科医师排除了相关风险，可以考虑让患者从急诊科出院。

安置

• 请普通内科会诊；注意将患者转入高级护理病房或重症监护病房进行监护。已知对于此类病例，病情严重恶化可能在摄入药物后数小时或数天发生。

（皮海辰　译　郭治国　校）

参考文献/扩展阅读

1. Levine MD，Ruha AM. Antidepressant toxicity. In：Walls RM，Hockberger RS，Gausche-Hill M，eds. *Rosen's emergency medicine：concepts and clinical practice*. 9th ed. Philadelphia：Mosby-Elsevier，2018：1869-1871.

2. Body R，Bartram T，Azam F，et al. Guidelines in Emergency Medicine Network（GEMNet）：guideline for the management of tricyclic antidepressant overdose. *Emerg Med J*，2011 Apr，28（4）：347-368.

3. Jancin，B. Tricyclic antidepressant overdoses are on the rise. *ACEP News*，*Clinical and Practice Management*. December，2007.

4. Bailey B，Buckley NA，Amre DK. A meta-analysis of prognostic indicators to predict seizures，arrhythmias or death after tricyclic antidepressant overdose. *J Toxicol Clin Toxicol*，2004，42（6）：877-888.

5. Blackman K，Brown SG，Wilkes GJ. Plasma alkalinization for tricyclic antidepressant toxicity：a systematic review. *Emerg Med*（Fremantle），2001，13（2）：204-210.

第三节　有机磷中毒

Crystal Soh · Amila Punyadasa · Peter Manning · Suresh Pillai

要点

• 有机磷可能存在于杀虫剂/昆虫诱饵、化肥、宠物制剂中，也可能以神经毒剂的形式作为生物恐怖主义武器。有机磷和氨基甲酸盐是最常用类型的杀虫剂（这两种杀虫剂之间的差异见表13-1）。

• 大多数农药和杀虫剂中的活性剂是有机磷化合物对硫磷，它与乙酰胆碱酯酶不可逆地结合。

• 阿托品是一种生理上的抗蕈碱解毒剂，它通过竞争性地阻断乙酰胆碱的毒蕈碱作用而起效。

• 阿托品对骨骼肌的神经肌肉接头的烟碱受体没有影响，也就是说它不会逆转瘫痪。

• 解磷定是一个生化解毒剂，它可以重新激活被有机磷磷酸化的胆碱酯酶。但是，解磷定必须在有机磷暴露后24～36h应用，因为一旦乙酰胆碱酯酶与有机磷不可逆地结合，就不再能被解磷定再次活化，这被称为酶的老化。新的胆碱酯酶将需要数周才能再生。

• 典型表现：患者出现呕吐、腹泻、大汗，呼气有强烈的杀虫剂味道，同时伴有瞳孔缩小。警惕胃肠道的症状会导致误诊为胃肠炎。

表13-1 有机磷和氨基甲酸酯的区别

对比项	有机磷	氨基甲酸酯
与突触后位点结合	不可逆	可逆，因此效力较弱
对AChE活性位点的作用方式	磷酸化	甲氨酰化
半衰期	10天	1天
中枢神经系统效应	有	无
治疗	解磷定	解磷定

病理生理学

• 有机磷抑制乙酰胆碱酯酶活性，导致过量乙酰胆碱在神经肌肉接头及突触中积蓄。

• 过量的乙酰胆碱先是兴奋，然后麻痹运动终板的神经传导过程，并刺激烟碱和毒蕈碱受体。

1.毒蕈碱能效应　这些症状和体征是在摄入后12～24h首先出现的，使用助记词"DUMBELS"，有助于记忆。

D：腹泻。

U：排尿。

M：瞳孔缩小（10%的人缺乏此表现）。

B：支气管分泌物增多/支气管痉挛/心动过缓。

E：呕吐。

L：流泪。

S：流涎。

2.烟碱能效应　通过回忆1周内的每1天的英文缩写来记忆，即周一、周二、周三、周四、周五、周六。

M：肌肉痉挛。

T：心动过速。

W：肌肉无力。

H：高血压。

F：肌束颤动。

S：糖（高血糖症）。

3.中枢神经系统效应

（1）焦虑和失眠。

（2）呼吸抑制。

（3）抽搐和昏迷。

给全科医师的特别提示

• 涉及所有怀疑有机磷中毒的患者，即使没有症状都应该送至医院检查治疗。

• 警惕呕吐、腹泻和低血压可能出现并被误诊为严重胃肠炎。仔细寻找"DUMBELS"的症状和体征。

• 确保将含有杀虫剂的容器和患者一起送到医院。

治疗

保障措施

• 所有工作人员必须穿戴防护设备，包括护目镜、合适的N95口罩、防水防护服，因为在护理过程中经皮吸收和吸入也可能发生中毒。通过去除患者的衣服、彻底清洗皮肤来进行物理去污。

• 患者必须在重症监护病房管理以保证可随时复苏。

• 保持呼吸道通畅。如果患者反应迟钝、呼吸暂停或咽反射消失，都应给予经口气管插管。支气管痉挛、支气管分泌物增加及有误吸和呼吸麻痹风险的抽搐都需要适当的呼吸道管理。

注意：使用非除极的神经肌肉制剂。避免使用琥珀胆碱，由于它也被乙酰胆碱酯酶降解，因此其可能延长麻痹时间。在患者已经出现麻痹症状时，神经肌肉麻痹剂不是必须应用的，因为患者的运动终板已经被中毒阻滞了。由于支气管分泌物增加可能需要频繁吸痰。当通过抽吸或插管管理患者气道分泌物时，应穿防护服和戴电动空气净化呼吸器（PAPR），因为这些操作是有气溶胶的。

• 使用无重复呼吸储备面罩来提供高流量吸氧。

• 每5～15分钟监测一次心电图、生命体征、脉搏血氧饱和度。

• 开放外周静脉通路。

• 静脉输液管理：输注晶体液，补充呕吐和腹泻丢失的液体。

• 实验室检查：血常规、尿素氮/电解质/肌酐、胆碱酯酶活性。两种类型的胆碱酯酶，即红细胞胆碱酯酶和血浆胆碱酯酶，可在临床实践中被检测。红细胞胆碱酯酶水平与中枢神经系统AChE的相关性优于血浆胆碱酯酶，因此红细胞的胆碱酯酶测定对于有机磷中毒来说更具特异性。

• 在急诊科检测时作用有限，因为胆碱酯酶浓度水平的恢复不够迅速，但在病房治疗时，可了解患者的基线水平，确定下降速度，为可能发生的中毒事件提供有用的额外信息。

药物治疗

• 阿托品：治疗有症状中毒患者的首选药物。

1.其主要作用是减少支气管分泌物和缓解支气管痉挛。

2.可能需要大剂量阿托品并通过滴定来控制呼吸道分泌物。

用量：成人，根据需要每10～15分钟静脉注射2mg；剂量可每10分钟增加1倍，直至分泌物被控制或有明显的阿托品化（面色潮红、皮肤干燥、心动过速、瞳孔扩大、口干）。

儿童，0.05mg/kg，根据需要每15分钟一次；剂量可每10分钟增加1倍，直至分泌物被控制。

• 解磷定（2-PAM®或Protopam®）

1.在酶老化前，对于每位有症状的患者应该尽快给予解磷定和阿托品。

2.给药后30min内起效，包括抽搐和肌束颤动的消失、肌力的改善和意识的恢复。

3.用量：成人，缓慢静脉注射1～2g，注射时间超过15～30min；如有需要，可以1～2h后重复。迅速给药可缓解神经肌肉阻滞和喉痉挛。

儿童，50mg/kg（最大2g），缓慢静脉注射，注射时间超过15～30min；可以1～2h后重复。

4.解磷定的输液速度：成人为500mg/h，儿童为10～20mg/（kg·h），维持24h。

注意：对于伴心动过缓/低血压和呼吸停止的严重患者，解磷定可用上述一半的剂量静脉给药超过1min。

• 地西泮：用于减少焦虑和不安，并控制抽搐。

剂量：5～10mg，静脉给药，用于焦虑/不安。10～20mg，静脉给药，可用来控制抽搐发作。

• 活性炭在有机磷中毒治疗中的作用有限。

有机磷中毒中可能出现迟发的效应（适用于高级学习者）

• 中间综合征（IMS）：这是一组发生在中毒后24～96h的临床综合征。它的特点是由脑神经支配的（面部、眼外、腭）肌、颈部屈肌、四肢近端肌和呼吸肌麻痹，尤其是横膈无力。确切的机制尚不清楚，但它的发生似乎与之前急性胆碱能危象的严重程度和高水平有机磷暴露有关。IMS对阿托品和2-PAM无反应。管理包括支持治疗，可能包括气管插管和机械通气。一般预后良好，大部分病例在14～28天恢复。

• 有机磷诱导的迟发型神经病变（OPIDN）：在暴露后1～3周开始出现。症状包括腿部抽筋、对称性下肢无力和袜套样感觉异常，随后上肢出现相似症状。肌电图分析显示了一种去神经支配的模式。OPIDN的后果包括腓骨肌萎缩、足下垂及手部小肌肉萎缩。同样，管理以支持治疗为主。预后是多样性的，从不可逆转到缓慢可逆，超过6～15个月。

处置

• 在高级护理病房或重症监护病房住院的患者需要请内科会诊。

• 如有需求，请精神科会诊。

• 亚临床中毒患者的治疗并不是必需的，但这种患者应该入院观察至少24h，以确保无迟发性中毒表现的发生。

（王亭亭 译 郭治国 校）

参考文献/扩展阅读

1. Welker K，Thompson TM. Pesticides. In：Walls RM，Hockberger RS，Gausche-Hill M，eds. *Rosen's emergencymedicine：concepts and clinical practice*. 9th ed. Philadelphia：Mosby-Elsevier，2018：1947-1950.
2. Liu JH，Chou CY，Liu YL，et al. Acid-base interpretation can be the predictor of outcome among patients with acute organophosphate poisoning before hospitalization. *Am J Emerg Med*，2008 Jan，26（1）：24-30.
3. Pawar KS，Bhoite RR，Pillay CP，et al. Continuous pralidoxime infusion versus repeated bolus injection to treat organophosphorus pesticide poisoning：a randomised controlled trial. *Lancet*，2006 Dec 16，368（9553）：2136-2141.
4. Yurumez Y，Durukan P，Yavuz Y，et al. Acute organophosphate poisoning in university hospital emergencyroom patients. *Intern Med*，2007，46（13）：965-969.

第四节 对乙酰氨基酚中毒

Jonathan Tang · Crystal Soh · Gregory Cham · Peter Manning · Amila Punyadasa

要点

• 由于对乙酰氨基酚可以在柜台上买到，它是最常见的过量服用药物。

• 过量以故意自服、超治疗范围的反复摄入或儿童意外误服的形式发生。

• 在中等体型的成人中，单次摄入剂量>150mg/kg，或7.5g（15片），被证明会产生毒性。儿童的中毒剂量为200mg/kg以上。

• 对乙酰氨基酚过量产生的肝毒性危险因素包括存在肝酶诱导或谷胱甘肽消耗（表13-2）。

表13-2 对乙酰氨基酚过量产生肝毒性的危险因素

诱导细胞色素（CYP）P450酶的药物	谷胱甘肽耗竭的临床状态
苯巴比妥	慢性酒精中毒
卡马西平	饥饿或营养不良
苯妥英钠	厌食症或贪食症
利福平	获得性免疫缺陷综合征
金丝桃	（艾滋病）

• 对于所有因故意过量服用对乙酰氨基酚而就诊于急诊科的患者，建议查血清对乙酰氨基酚浓度。由于对乙酰氨基酚的广泛使用，毒性的早期阶段无临床症状（表13-3）及未及时启动解毒治疗可致急性肝衰竭的潜在严重并发症，建议进行对乙酰氨基酚过量筛查。

• 改良的Rumack-Matthew列线图（图13-4）有助于确定单次、急性摄入对乙酰氨基酚是否需要*N*-乙酰半胱氨酸治疗。最初的列线图治疗线是基于4h对乙酰氨基酚浓度为200μg/ml。为了提高安全界限，将其修正降低至150μg/ml。

• 如果明确过量服药的时间，则使用Rumack-Matthew列线图。

• 慢性（超过24h），交错过量或摄入时间不明确时更为复杂，列线图不能用于确定毒性。当服用缓释制剂（如Panadol Extend）时，其效用有限。在这种情况下，应在初次检测4h后重复检测对乙酰氨基酚浓度以发现迟发性浓度升高。

• 如果在急性摄入后8h内给予*N*-乙酰半胱氨酸，其预防肝毒性的效果接近100%。如果病史提示明显过量，但却不能及时测得血清对乙酰氨基酚浓度以制定治疗决策时可使用*N*-乙酰半胱氨酸进行治疗。

• 处理对乙酰氨基酚中毒的指导思想是“如果有疑问，用*N*-乙酰半胱氨酸治疗”。

注意：在严重过量时（通常大于30g），对乙酰氨基酚可表现为严重的代谢性酸中毒和乳酸酸中毒，并在肝毒性发生前出现格拉斯哥昏迷评分（GCS）降低。

表13-3 对乙酰氨基酚中毒的4个阶段

阶段	时间	特征
第1阶段：初期	长达24h	厌食、不适、恶心或呕吐；服用过量者可无症状
第2阶段：潜伏期	24～72h	右上腹痛，转氨酶升高，胆红素升高，凝血酶原时间（PT）延长
第3阶段：肝毒性期	72～96h	以黄疸、脑病、凝血功能障碍、急性肾衰竭和死亡为特征的肝坏死
第4阶段：恢复期	4～14天	肝功能障碍缓解和肝损害痊愈

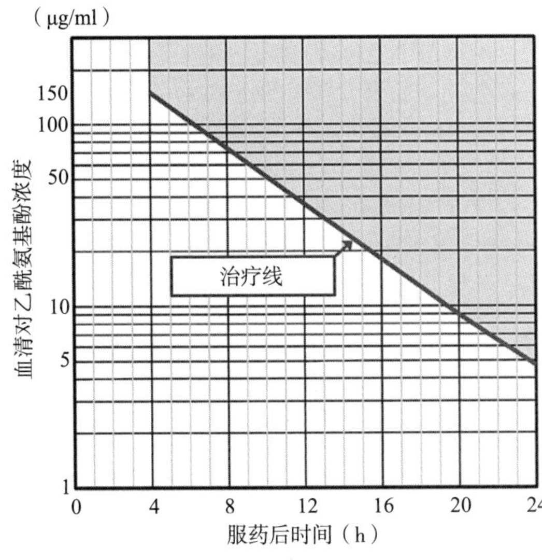

图13-4 改良的Rumack-Matthew列线图

经允许引自Ciejka M，Dubey E. Drug toxicities of common analgesic medications in the emergency department. Clin Lab Med，2016 Dec，36（4）：761-776

对乙酰氨基酚的毒性效应

• 在正常代谢条件下：

1.在随尿液排出体外前，90%的药物以葡萄糖醛酸和硫酸盐的形式结合在肝脏中。

2. 2%被肾脏排出。

• 8%由肝脏中的细胞色素P450（CYP）酶系统氧化代谢，这就产生了一种中间代谢物，即*N*-乙酰-对苯醌胺（NAPQI），它会迅速与谷胱甘肽结合并被解毒。如果体内谷胱肽水平下降到正常的30%以下，NAPQI就会游离出来与肝细胞的大分子结构（如线粒体蛋白质）结合，并导致细胞死亡，最终导致小叶中央坏死。

给全科医师的特别提示

• 对乙酰氨基酚服用过量的患者经常在初期表现很好或只有恶心、呕吐等症状。

• 如果对病史的准确性或摄入量有任何怀疑，应把患者转诊至急诊科行进一步评估。

• 在将患者送去急诊科之前不要催吐。

治疗

支持措施

• 应在能够进行中级护理的区域处理患者，但是如果患者出现明显的生命体征紊乱或精神状态抑制，则须转至重症监护病房。

注意：精神状态抑制时应寻找是否同时摄入其他药物或酒精，因为单纯对乙酰氨基酚中毒表现出迟钝的患者并不常见。

• 保护气道。如果患者反应明显迟钝，应经口气管插管。

• 如果患者呈低氧血症，给予氧气吸入。

• 每15分钟监测一次心电图、生命体征、脉搏血氧饱和度。

• 建立外周静脉通路。

• 目前的证据不支持在有效解毒剂的情况下洗胃。

• 实验室检查

1.血清对乙酰氨基酚浓度（强制的）。

2.检测全血细胞计数、尿素氮/电解质/肌酐、肝功能、凝血功能。

注意：对乙酰氨基酚引起的肝毒性定义为血浆丙氨酸转氨酶>1000U/L。

药物治疗

• 活性炭：剂量为1g/kg体重（最高50g）。

1.适用于在2h以内服用对乙酰氨基酚剂量超过7.5g或超过150mg/kg的患者。

2.对于严重过量超过30g的患者，可在摄入后4h内给药。

注意：如果在摄入1h内给予活性炭是最有

效的。如果胃排空延迟或服用缓释制剂，1h后给予活性炭仍可能有用。

- *N*-乙酰半胱氨酸适用于以下情形：

1. 4h血清对乙酰氨基酚浓度处于改良的Rumack-Matthew列线图的治疗线或以上的毒性范围内（图13-4）。

注意：在4h之前获得的对乙酰氨基酚浓度可能不能代表血清峰值浓度，不能在列线图上行毒性评估。应该把检测的血清浓度作为肝毒性的预测指标，而不是报告的服药剂量病史，因为研究发现它与实际的血清浓度没有很好的相关性。

2. 摄入超过8h后，如果报告的剂量高于毒性范围，则开始经验性*N*-乙酰半胱氨酸治疗而不要等待血清对乙酰氨基酚浓度结果，尽管仍需从急诊科取样行血清对乙酰氨基酚浓度检测，以确定是否应继续行*N*-乙酰半胱氨酸治疗。

3. 肝功能检查显示有肝毒性。肝衰竭患者应给予*N*-乙酰半胱氨酸治疗直至康复或死亡。

N-乙酰半胱氨酸（Parvolex®）静脉输注

传统三袋方案

- 初始剂量：150mg/kg，静脉给药，60min以上，随后：

1. 50mg/kg溶于5%葡萄糖溶液500ml中，连续输注4h以上。

2. 100mg/kg溶于5%葡萄糖溶液1000ml中，持续输注16h以上。

3. 总剂量：在21h内达300mg/kg。

简化的两袋*N*-乙酰半胱氨酸方案

- 2017年在新加坡国立大学医院进行的一项研究报道称，类过敏性反应发生率为24.4%。
- Wong和Graudins报道，通过将传统*N*-乙酰半胱氨酸方案的前2剂药物合用并简化的为两袋方案，类过敏性反应的风险显著降低，患者具有良好的耐受性且疗效相似。
- 初始剂量：200mg/kg溶于5%葡萄糖溶液500ml中，持续输注4h以上；随后100mg/kg，溶于5%葡萄糖溶液1000ml中，持续输注16h以上。

N-乙酰半胱氨酸的作用机制

- *N*-乙酰半胱氨酸被假设通过以下几种方式起作用：

1. 作为半胱氨酸前体，然后作为谷胱甘肽前体，补充谷胱甘肽的储备，以供与NAPQI结合。

2. *N*-乙酰半胱氨酸可增强对乙酰氨基酚的固有硫酸化，进而减少NAPQI的产生量。

3. *N*-乙酰半胱氨酸显示可改善暴发性肝衰竭患者的存活率，可能机制如下：①作为自由基清除剂起作用；②增强包括脑在内的周围组织的氧摄取和利用；③改善微循环。

N-乙酰半胱氨酸的不良效应

- 恶心、潮红、荨麻疹和瘙痒是应用*N*-乙酰半胱氨酸治疗1h内最常见的表现，上述症状代表类过敏反应（真正的过敏反应罕见），这些类过敏反应与输注速度及剂量均相关。
- 治疗方法：停止输注15min，然后以最慢的速度（100mg/kg溶于1L 5%葡萄糖溶液中，16h输完）重新输注。还可用抗组胺药物（H_1受体拮抗剂）辅助治疗。

急性摄入速释型对乙酰氨基酚的时间依赖治疗流程图

- 图13-5可用于指导急性摄入速释型对乙酰氨基酚的患者在到达急诊科前的治疗决定。
- 如果在摄入后8h内对乙酰氨基酚浓度尚未测得，应开始经验性静脉给予*N*-乙酰半胱氨酸治疗。

服用过量预后不佳的标志

- 伦敦国王学院医院风险分层系统用来评估对乙酰氨基酚致肝毒性后是否需要肝移植：

1. 血清pH＜7.3，复苏后可纠正，死亡率为52%；复苏后无法纠正，死亡率为90%。

2. 正常血清pH，但凝血酶原时间＞100s，肌酐＞300μmol/L，伴有Ⅲ级或Ⅳ级脑病，死亡率为81%。

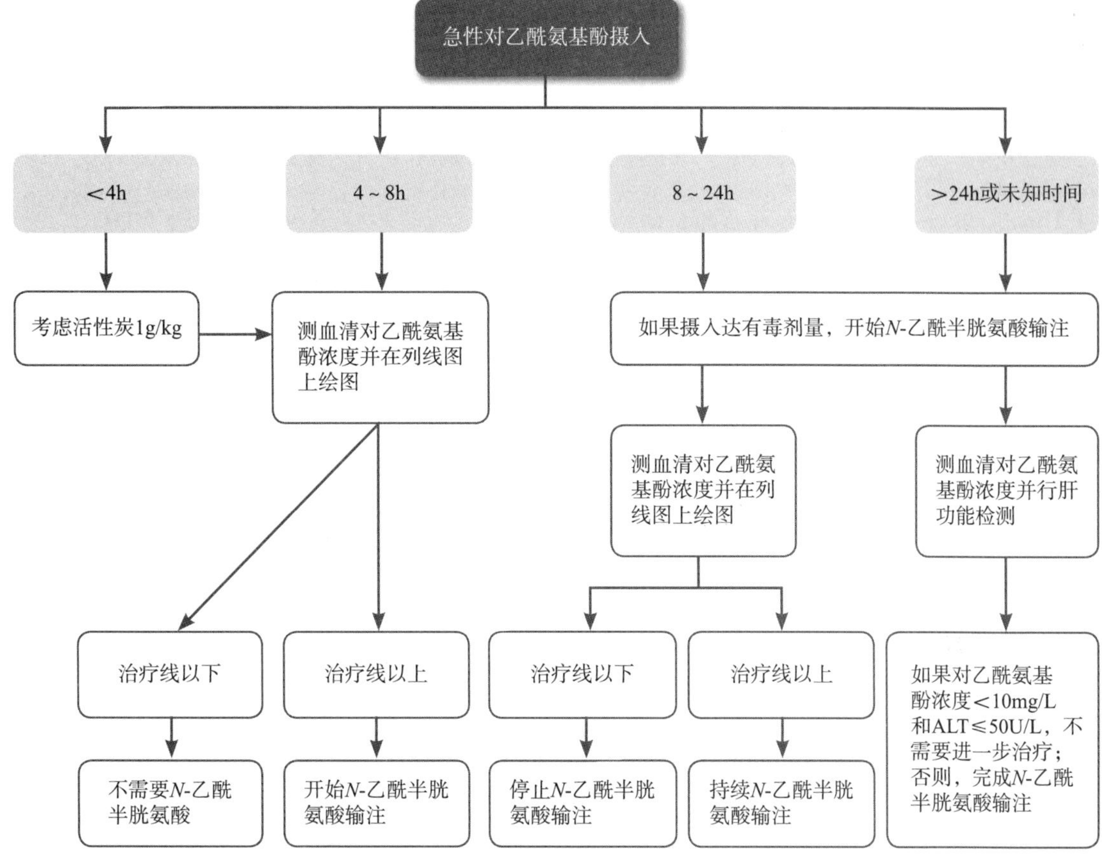

图13-5 急性对乙酰氨基酚摄入的治疗流程图

（辛彩焕 译 郭治国 熊 辉 校）

参考文献/扩展阅读

1. Hendrickson RG，McKeown NJ. Acetaminophen. In：Nelson LS，Howland MA，Lewin NA，et al. eds. *Goldfrank's toxicologic emergencies*. 11th ed. New York：McGraw Hill，2019，Chapter 3.
2. Wightman RS，Nelson LS. Acetaminophen. In：Tintinalli JE，Ma O，Yealy DM，et al. eds. *Tintinalli's emergency medicine：a comprehensive study guide*. 9th ed. New York：McGraw-Hill，2020，Chapter 190.
3. Bunchorntavakul C，Reddy K. Acetaminophen（APAP or N-Acetyl-p-Aminophenol）and acute liver failure. *Clin Liver Dis*，2018 May，22（2）：325-346.
4. Yarema M，Chopra P，Sivilotti M，et al. Anaphylactoid reactions to intravenous N-Acetylcysteine during treatment for acetaminophen poisoning. *J Med Toxicol*，2018，14（2）：120-127.
5. Hendrickson R. What is the most appropriate dose of N-acetylcysteine after acetaminophen poisoning? *Int Med Case Rep J*，2015，8：65-69.
6. Hodgman M，Garrard A. A review of acetaminophen poisoning. *Crit Care Clin*，2012，28（4）：499-516.
7. Spiller HA，Winter ML，Klein-Schwartz W，et al. Efficacy of activated charcoal administered more than 4 hours after acetaminophen overdose. *J Emerg Med*，2006 Jan，30（1）：1-5.
8. Rumack BH，Peterson RC，Koch GG，et al. Acetaminophen overdose. 662 cases with evaluation of oral acetylcysteine treatment. *Arch Intern Med*，1981 Feb 23，141（3 Spec No）：380-385.
9. Smilkstein MJ，Knapp GL，Kulig KW，et al. Efficacy of oral N-acetylcysteine in the treatment of acetaminophen overdose. Analysis of the national

multicenter study（1976 to 1985）. *N Engl J Med*, 1988 Dec 15，319（24）：1557-1562.

10. Chiew AL，Reith D，Pomerleau A，et al. Updated guidelines for the management of paracetamol poisoning in Australia and New Zealand. *Med J Aust*, 2020 Mar，212（4）：175-183.

11. Tan CJ，Sklar GE. Characterisation and outcomes of adult patients with paracetamol overdose presenting to a tertiary hospital in Singapore. *Singapore Med J*，2017 Dec，58（12）：695-702.

12. Wong A，Graudins A. Simplification of the standard three-bag intravenous acetylcysteine regimen for paracetamol poisoning results in a lower incidence of adverse drug reactions. *Clin Toxicol*（Phila），2016，54（2）：115-119.

13. Chiew AL，Gluud C，Brok J，Buckley NA. Interventions for paracetamol（acetaminophen）overdose. *Cochrane Database of Syst Rev*，2018，2（2）：CD003328. DOI：10.1002/14651858. CD003328. pub3

第五节 酒精中毒和其他醇类中毒

Peter Manning

要点

• 乙醇的摄入与因运动控制及判断能力受损所致重伤的风险增加显著相关。

• 意识水平的下降掩盖了许多对疼痛和潜在疾病的常见反应。

• 乙醇的摄入通常与呼吸抑制及咽反射抑制相关。

• 酒精中毒患者的鉴别诊断（表13-4）。

• 血液中乙醇含量以20～30mg/（dl・h）的速率下降。

• 只有患者血液乙醇水平达到200mg/dl以上时，格拉斯哥昏迷评分（GCS）才有统计学意义。因此，除非患者血液中乙醇水平最低为200mg/dl，否则不要将患者意识状态的改变归因于乙醇。

表13-4 酒精中毒患者意识状态改变的鉴别诊断

中枢神经系统疾病	抽搐或发作后状态、脑卒中、硬膜下血肿、肿瘤
环境因素诱发的疾病	低体温
感染性疾病	脑膜炎/脑炎、肺炎、脓毒症
代谢性疾病	糖尿病酮症酸中毒、肝性脑病、高钙血症、低血糖、低钠血症、尿毒症
呼吸系统疾病	低氧血症
中毒	苯二氮䓬类、一氧化碳、乙醇、乙二醇、异丙醇、甲醇、毒品、镇静催眠药
创伤性疾病	脑震荡、脑挫裂伤、硬膜外血肿、低血压、蛛网膜下腔出血

管理

处理原则

目标如下：

• 防止患者伤害自己和他人。

• 处理潜在危及生命的疾病，即可逆性疾病，如低氧血症、脱水、低血糖、低体温。

• 检查可能被忽视的损伤。

• 积极寻找是否存在韦尼克脑病：仅10%的患者存在典型的三联征。检查是否出现抑郁、淡漠、意识混乱等神志改变（80%的患者），以及水平眼球震颤或眼外直肌麻痹等眼部改变（30%的患者）和共济失调（20%的患者）。

• 确保予以适当的处置与随访。

实现目标的若干管理原则

• 反复测量生命体征及神经系统的评估。

• 积极评估不能改善或进行性恶化的精神状态。

• 继续观察，直到患者可以独立活动和生活自理。

• 静脉补液及营养支持。

• 必要时可使用化学或物理手段进行约束（以保护患者和他人）。

支持治疗

• 在监护条件下评估醉酒患者。

• 保持呼吸道通畅及评估颈椎情况。

• 根据咽反射是否存在，选择性使用口咽或鼻咽通气道。

• 确保负压吸引设备随时可用。

• 如果怀疑有外伤史，无论是否手法固定，都应使用硬质颈托。

• 即使没有明确外伤史，也必须排除有无躯干和头部创伤，如脱掉患者的衣服以寻找外伤迹象，进行神经系统检查和床边超声检查，以排除游离液体和气胸。

• 建立外周静脉通路。

• 进行即刻毛细血管血糖测定。偶尔饮酒者可因糖异生障碍而出现低血糖，而长期酗酒者可因糖原分解障碍而导致低血糖。

• 以适当的速度静脉补充晶体液进行容量替代。5%葡萄糖溶液500ml静脉滴注3～4h及以上，适用于容量正常的患者。

• 使用物理性约束：通过这种方式，患者可以在不添加药物的情况下得到控制，然而，对于意识水平已下降的患者，评估变得复杂。

• 测量体温。

• 实验室检查：对于轻度反应迟钝或神志不清的患者，最基本的检查是即刻进行毛细血管血糖测定。病史和体格检查往往有限，因此神志改变的中毒患者通常需要进行实验室和影像学检查。

1.基本的实验室检查

（1）全血细胞计数。

（2）尿素氮/电解质/肌酐。

（3）计算阴离子间隙：[Na^+]－[HCO_3^-]－[Cl^-]。

2.可选择的实验室检查

（1）血乙醇水平：这项检查的重要性在于当血液中乙醇的水平与预期不相符时（如血乙醇水平很低甚至为零），则进一步检查以解释精神状态的改变是必要的。

注意：如果要抽血采样，必须使用不含乙醇的皮肤消毒剂。在醉酒驾驶的情况下，患者采血的书面知情同意签字是必不可少的。

（2）尿液分析：隐血、尿糖、酮体。

（3）血清淀粉酶。

（4）肝功能检查：包括凝血酶原时间、部分凝血活酶时间。

（5）毒物检测：一般筛选检测的价值有限，但应根据病史和体检有针对性地进行。

（6）血清渗透压：有助于提示其他醇类的存在，如甲醇和乙二醇（请参见本节以下内容）。正常范围为（286±4）mOsm/kg H_2O。计算渗透压差（不应超过10mOsm/kg）。

（7）渗透压差＝测量渗透压－计算渗透压。

（8）动脉血气分析：如果血氧饱和度正常则不需要。

• X线检查

1.胸部　若患者有胸部外伤史、发热或听诊阳性发现时，则有用。

2.颈椎侧位、骨盆前后位、四肢　需要基于病史和体格检查。

3.头颅CT检查

（1）有明确头部外伤史伴持续性意识丧失或局灶性神经系统症状。

（2）患者的意识状态与血液中乙醇水平不一致（参见本节“要点”）。

（3）随着时间的推移，神经功能状态没有改善或恶化。

• 心电图：用于检测伴随的心脏疾病，如缺血性心脏病或酒精性心肌病。

药物治疗

• 维生素 B_1 100mg静脉注射：酒精中毒的患者往往体内维生素 B_1 缺乏。

• 50%葡萄糖溶液40ml静脉注射，纠正低血糖。

注意：理论上，对营养不良的患者使用葡萄糖治疗前应先补充维生素 B_1，这一点至关重要。因为首先补充葡萄糖可能会诱发韦尼克脑病（三联征：共济失调、精神异常和眼球运动障碍，主要是水平眼球震颤或双侧展神经麻痹）。然而，这并没有证据支持。有学者认为，韦尼克脑病的临床进展需要数小时，甚至数天。维生素 B_1 也可在葡萄糖应用后立即给药。

• 静脉注射氟哌啶醇5mg：可在5～10min重复给药。该药用于严重躁动的醉酒患者，同时予以保护性约束。氟哌啶醇有最小的镇静作用和良好的行为控制作用。

• 如果病史和体格检查提示同时服用了麻醉药物，可静脉注射纳洛酮2mg，这有利于识别和逆转中枢神经系统和呼吸抑制。

处置

• 经适当会诊后，有下列情况的患者应收入高级护理病房或重症监护病房。

1. 多发伤。
2. 甲醇和乙二醇中毒。
3. 严重的戒断症状。
4. 脓毒症。
5. 消化道出血。
6. 急性心肌梗死。

• 并发肺炎、肝炎或胰腺炎时收入内科病房。根据机构的实际情况，并发稳定颅脑损伤时应收入外科或神经外科病房。

出院标准

• 患者必须能够进食或饮水，行走时步态稳定，并能适应周围环境。
• 有朋友或家人陪同。

特殊情形

儿童

• 儿童通常是通过饮用酒精饮料或漱口水接触乙醇。即使是摄入小剂量乙醇，呼吸抑制也很常见。

• 低血糖很常见：予以静脉注射25%葡萄糖溶液2～4ml/kg治疗（由于50%葡萄糖溶液渗透压很高，因此用灭菌水1:1稀释）。

注意：可能会导致高渗状态，一般不重复给药。

甲醇、乙二醇和异丙醇

相似之处

• 对有腹痛或视力障碍，或是很高的渗透压差的醉酒患者都应警惕。

• 它们可以存在于各种家庭用品中：

1. 甲醇　挡风玻璃清洗液、模型飞机燃料、影印液、香水、油漆、非法酿造的乙醇或私酿酒。
2. 乙二醇　汽车防冻液、制动液和液压油、除冰剂、灭火器、油漆和涂料。
3. 异丙醇　外用乙醇、油漆及作为许多家用、化妆品、外用药品的溶剂。

• 所有这些都可以是酒精成瘾者作为酒精的廉价替代品。

• 除非患者同时饮酒，否则这些患者会出现醉酒的行为，但不会散发出酒精的气味。

• 易被胃肠道吸收。

• 乙醇脱氢酶是乙醇在生物体内代谢的主要酶。

• 甲醇和乙二醇虽然毒性作用不同，但两者的处理基本相同。

• 这些药物本身没有危害，只会产生类似的酒精中毒。乙醇脱氢酶代谢后形成的代谢物在摄入6～12h会产生毒性。同时合并酒精中毒时，症状可能会延迟出现。

• 在有毒醇类的早期，摄入的母体化合物会导致测得的血清渗透压升高，从而产生的渗透压差可作为有毒醇类中毒的一个早期标志。任意一种醇类的血清水平都不容易检测，因此间接测量阴离子间隙和渗透压差非常有用。

渗透压差＝测量渗透压－计算渗透压。渗透压差显著增加（＞25mOsm）是有毒醇类中毒的病理特征。

注意：代谢前渗透压差先增加，之后出现阴离子间隙增加。

甲醇和乙二醇的毒理作用

• 二者都通过乙醇脱氢酶氧化分别转化为甲酸和草酸（经过羟基乙酸）。

• 在甲醇中毒时，甲酸抑制细胞色素c氧化酶活性，导致组织缺氧、乳酸形成和代谢性酸中毒。

1. 随着酸中毒的加重，甲酸通过细胞膜扩散，导致中枢神经系统抑制、低血压，并通过乳酸生成进一步加重酸中毒。
2. 未解离的甲酸首先以视神经盘和视神经作为靶点，优先引起局部细胞缺氧。因此，失明是甲醇中毒的典型表现。

• 甲醇中毒的典型三联征

1. 严重的代谢性酸中毒。
2. 视力障碍。
3. 中枢神经系统抑制。

• 甲醇对胰腺有直接的毒性，可导致胰腺炎。

• 在乙二醇中毒时，最主要的氧化代谢产物是羟基乙酸，它能导致严重的代谢性酸中毒；相反，它又迅速被氧化为草酸，草酸与钙螯合在近端肾小管中沉淀为草酸钙晶体，导致急性肾小管坏死。同样的螯合过程能够导致足够严重的低钙血症，进而引起QTc间期延长和危及生命的心律失常发作。

• 通常，乙二醇中毒有3个阶段。

1. 在12h内，出现醉酒和兴奋的中枢神经系统症状（“有醉酒的行为但闻不到酒气”），之后脑水肿导致渐进性嗜睡和昏迷。

2. 严重的代谢性酸中毒、误吸引起的缺氧、充血性心力衰竭或急性呼吸窘迫综合征引起“氧饥饿”的心血管系统症状和体征，以及低钙血症引起的室性心律失常。

3. 24 ～ 72h出现急性肾衰竭，其严重程度可能需要血液透析治疗。

异丙醇

- 摄入后代谢为丙酮，迅速出现酮血症和酮尿症。

注意：非酸性代谢产物——无酸中毒的酮症有助于将其与甲醇或乙二醇中毒区分开来。

- 典型的异丙醇中毒会导致中枢神经系统抑制（与乙醇相比，起病更快且持续时间更长），并且由于直接刺激黏膜导致出血性胃炎而引起胃部不适。

有毒醇类中毒的处理

一般要点

- 重点是评估和处理危及生命的急性并发症

1. 关注气道、呼吸和循环。

2. 通过静脉补液治疗保持足够的尿量，但对肾功能不全的患者需避免液体过负荷。

3. 低氧血症时吸氧支持。

4. 监测心电图、生命体征及测定血氧饱和度。

5. 即刻测定末梢血血糖，以评估低血糖可能。

6. 实验室检查：全血细胞计数、血清电解质、血尿素氮和肌酐、脂肪酶或淀粉酶、肝功能、血钙、酮体和乳酸、血清渗透压、动脉血气分析和尿常规（使用显微镜检查草酸钙晶体的存在）。

7. 渗透压差和阴离子间隙测定。

8. 有证据表明，特别是在摄入大量有毒醇类的情况下，在4h内洗胃可能是有效的。

甲醇和乙二醇中毒处理的具体要点

- 预后与保持血清pH为7.2 ～ 7.3直接相关，因此代谢性酸中毒时应积极静脉输注碳酸氢钠以纠正酸中毒。
- 抑制醇脱氢酶（ADH）是目前治疗二者中毒的主要手段。
- 甲吡唑（4-MP）是一种强效的ADH抑制剂，它与传统的首选解毒剂乙醇相比有许多优势。其优点如下：

1. 与ADH的亲和力是乙醇的8000倍。

2. 作用持续时间更长。

3. 更可靠的药代动力学使给药更容易。

4. 更宽的治疗指数。

5. 避免了使用乙醇治疗引起的副作用，如头痛、恶心和头晕。

6. 减少血液透析的需求。

- 甲吡唑最主要的缺点是费用高。
- 静脉注射乙醇虽然过时，但对于甲吡唑治疗无效或者不需要血液透析的患者仍可应用，但由于存在中枢神经系统抑制、低血压、低血糖和电解质紊乱等副作用，需要在重症监护病房进行密切监测。

1. ADH对乙醇的亲和力是其对甲醇亲和力的15倍，是对乙二醇亲和力的60 ～ 70倍，因此静脉应用乙醇治疗是有效的。

2. 将10%的静脉溶液通过中心静脉导管给药，以维持100mg/dl的血清浓度。

3. 当没有可用的静脉制剂时可以口服乙醇治疗，目标是给予任何一种常见的酒精饮料达到0.7g/kg的负荷剂量和0.12g/（kg・h）的维持剂量，换算方法如下：

乙醇含量（g）＝饮料量（ml）×0.9×标准酒精度%/100

但是，如果患者存在反应迟钝或咽反射消失，就不应口服乙醇治疗。

- 血液透析的适应证（去除母体化合物及其有毒的副产物）

1. 静脉注射碳酸氢钠治疗不能纠正的严重的代谢性酸中毒。

2. 即将发生肾衰竭。

3. 终末器官毒性，如视力改变、痉挛和昏迷。

4. 血流动力学不稳定。

5. 持续恶化的电解质紊乱。

异丙醇中毒的处理要点

- 血清异丙醇水平对治疗的影响不大。
- 治疗与酒精中毒的治疗方法相同。

酒精性酮症酸中毒

• 常见于慢性酒精中毒患者，他们早期表现为暴饮暴食，而后出现恶心、呕吐、腹痛和饥饿，热量摄入不足。

• 酮症酸中毒是由于乙酰乙酸酯和β-羟基丁酸酯累积导致。

• 实验室结果显示血清pH约为7.1，血清碳酸氢盐含量为10mmol/L，低钾和低磷血症，血糖正常或降低。

• 治疗：予以5%葡萄糖氯化钠溶液补液，必要时对症止吐，出现戒断症状时可给予苯二氮䓬类药物（表13-5）、钾及磷酸盐替代。

注意：禁用胰岛素治疗，很少需要碳酸氢盐治疗。

表13-5 酒精戒断综合征

阶段	发作时间	持续时间	症状	体征
Ⅰ（震颤）	6～8h	2～3天	• 焦虑 • 躁动 • 恐惧 • 食欲缺乏 • 失眠 • 震颤	• 心动过速 • 高血压 • 反射亢进
Ⅱ（颤栗）	0～24h	2～3天	以上症状 • 幻觉	以上体征 • 发热 • 出汗
Ⅲ（戒断性癫痫发作）	7～48h	6～12h		以上体征 • 癫痫大发作
Ⅳ（震颤性谵妄）	3～5天	2～5天	上述症状 • 混乱 • 噩梦	上述体征 • 发热 • 瞳孔散大

酒精戒断综合征

• 如患者合并有感染或医疗问题、既往曾出现过戒断发作或震颤性谵妄、大量饮酒，则其出现严重戒断症状的可能性增加。

• 戒断性癫痫发作（朗姆酒发作）

1.通常是全身性发作并有自限性。

2.通常在最后1次酒精摄入后的48h内发作。

3.很难通过病史和体格检查将戒断性癫痫发作与其他病因区分开。

4.建议

（1）局灶性癫痫发作：头部CT检查。

（2）高热惊厥：头颅CT检查后行腰椎穿刺，即刻开始使用抗生素。

（3）癫痫发作：头颅CT检查与代谢筛查。

• 管理

1.缓解焦虑和幻觉。

2.阻止酒精戒断综合征的进展。

3.支持治疗

（1）保护气道、呼吸和循环。

（2）容量替代治疗：行5%葡萄糖氯化钠溶液与5%葡萄糖溶液交替静脉补液治疗。

（3）补充葡萄糖、维生素B_1、钾和镁，纠正电解质及代谢紊乱。

（4）可静脉补充维生素B_1 100mg及硫酸镁1～2g。

4.药物治疗

注意：酒精戒断引起的癫痫通常对抗癫痫药物没有反应（与癫痫持续状态不同）。

（1）苯二氮䓬类药物：①地西泮5～10mg，缓慢静脉注射，每5～10分钟可重复给药一次（最大剂量20mg）。②轻症患者可口服地西泮10～20mg（1h后可重复给药）。

（2）氟哌啶醇：对于躁动的患者可予以氟哌啶醇5～10mg，肌内注射。

（3）β受体阻滞剂：①大剂量使用地西泮和（或）出现严重的快速心律失常。②每5～10分钟予以静脉注射普萘洛尔0.5mg。

5.处置

（1）除轻症患者外均应接受内科治疗，轻症患者可口服苯二氮䓬类药物并行精神科随访。

（2）震颤性谵妄的患者应收入重症监护病房进行密切监测。

（陈小岚 译 郭治国 熊 辉 校）

参考文献/扩展阅读

1. Wiener SW. Toxic alcohols. In：Hoffman RS，Howland MA，Lewin NA，et al. eds. *Goldfrank's toxicologic emergencies*. 10th ed. New York：McGraw Hill，2015：22.

2. Schier JG. Special considerations. In：Hoffman RS，Howland M，Lewin NA，et al. eds. *Goldfrank's toxicologic emergencies*. 10th ed. New York：McGraw Hill，2015.

3. Tennant I，Crawford-Sykes A，Ward L，et al. Ethylene glycol poisoning following ingestion of brake fluid. *West Indian Med J*, 2006 Sep，55（4）：286-287.

4. Kraut JA，Mullins ME. Toxic alcohols. *New Engl J Med*，2018 Jan 18，378（3）：270-280.

第六节 一氧化碳中毒

Crystal Soh · Amila Punyadasa

要点

• 一氧化碳（CO）是一种无色、无味的气体。它是一个无声的杀手。

• 一氧化碳对血红蛋白的亲和力是氧气的250倍；会使氧合血红蛋白解离曲线左移，阻碍氧气向组织释放。

• 一氧化碳与失活肌红蛋白结合（心肌肌红蛋白比骨骼肌肌红蛋白多3倍）。在低氧血症时，心肌肌红蛋白与一氧化碳结合更快，导致心肌坏死和心功能下降。

• 一氧化碳与氧气竞争细胞色素a_3上的结合位点。

• 上述因素的协同作用使血液的携氧能力降低，影响氧气的输送和利用，并在易感组织中产生氧化应激损伤。

• 一氧化碳导致大脑弥漫性脱髓鞘和脂质过氧化。在显著康复后，仍有高达40%的患者会出现迟发性神经精神后遗症。

• 一氧化碳中毒没有典型的症状和体征，因此诊断困难。轻微的症状没有特异性，如头痛、恶心、呕吐和头晕。同一个家庭的几个成员可能同时出现症状，类似于流感。

• 接触史很重要：通常是用汽车尾气企图自杀，在木炭燃烧器和房屋火灾中不完全燃烧的意外接触，以及接触二氯甲烷（脱漆剂）。

代谢

• 一氧化碳的吸收是通过吸入而无须进一步代谢；随后经血液广泛分布，再通过呼气经肺排出。

• 来源

1. 内源性 一氧化碳是血红蛋白和其他含血红素的正常降解产物。

（1）碳氧血红蛋白（COHb）水平在非吸烟者中＜5%，在吸烟者中＜10%。

（2）溶血性贫血患者的COHb水平可高达6%。

2. 外源性

（1）吸烟：吸烟者的COHb水平通常为4%～10%。

（2）火灾：大火产生的烟雾含有高达10%的一氧化碳（是产生致命COHb所需浓度的100倍）。

（3）汽车尾气：废气中一氧化碳含量高达8%。后排乘客由于离排气系统更近，受到的影响更大。

（4）脱漆剂、气雾剂和熏蒸剂中的二氯甲烷：它很容易被皮肤吸收，并缓慢代谢为一氧化碳。接触二氯甲烷产生COHb的半衰期是吸入一氧化碳的2倍。

急性暴露

通常像大脑和心脏这种代谢需求相对较高的器官，对一氧化碳暴露产生的影响最为敏感。

• 中枢神经系统：头痛、意识状态改变、癫痫发作、共济失调、脑水肿。

• 呼吸系统：呼吸困难和过度通气，非心源性肺水肿。

• 心血管系统：心绞痛、ST段改变、心肌梗死、心动过速、室性心律失常、心脏传导阻滞、低血压、充血性心力衰竭、心脏停搏。

• 泌尿系统：急性肾衰竭（AKI）所致的少尿，肌红蛋白尿可能导致AKI。

• 肌肉骨骼系统：肌溶解、肌坏死、骨筋膜室综合征。

• 血液系统：碳氧血红蛋白血症、组织缺氧、红细胞增多症、溶血性贫血、弥散性血管内凝血、白细胞增多症。

• 皮肤：发绀比经常提到的樱桃红色更常见；皮肤坏死形成大疱。

• 眼科：火焰状视网膜出血、视力下降、皮质性失明、视神经盘水肿和暗视。

潜在并发症

• 迟发性神经精神后遗症或一氧化碳诱导的迟发性神经精神综合征（CODNS）可能发生在

暴露后几天到几周，10%～30%的患者在明显恢复后发生。其特点包括以下方面：

1.头痛、头晕。

2.记忆障碍。

3.性格改变。

4.帕金森病。

5.认知功能减退。

6.去大脑僵直。

• 积极的紧急治疗，必要时可行高压氧治疗，可预防迟发性神经精神综合征的发生或改善其预后。预后相对较好，大多数患者可在1年内康复。

死亡率和发病率的高危人群

• 有基础心脏疾病的人群。

• 有慢性肺病的人群。

• 妊娠患者，胎儿对一氧化碳的毒性更敏感。胎儿血红蛋白对一氧化碳具有更强的亲和力，导致对缺氧敏感的胎儿组织的携氧能力发生长时间、严重的损伤。

给全科医师的特别提示

• 在密闭空间被发现、几小时前遭遇火灾、爆炸时精神状态异常的患者，应警惕一氧化碳中毒。

• 牢记，大多数书中描述的典型樱桃红色外表是尸检的发现。发绀在幸存者中更为常见。

管理

支持治疗

管理主要包括支持治疗和补充氧疗。

• 气道、呼吸和循环

1.评估和保护气道。必要时可保护颈椎。

2.如果通气/氧合受损或患者昏迷，应经口气管插管。

3.通过密闭的面罩以15L/min的速度早期补充氧气，持续至少4h，直到COHb水平降至正常。

注意：成人体内COHb的血清消除半衰期在呼吸室内空气时为320min（5～6h），而吸入100%氧气时为80min，高压氧治疗时为23min。在患者症状完全缓解且COHb水平低于10%之前，不应停止氧疗。

• 监测：心电图示窦性心动过速和ST段改变，每15分钟测量一次生命体征和监测脉搏血氧饱和度。

检查

• 常规检查：全血细胞计数，即刻毛细血管血糖水平、尿素氮/电解质/肌酐、COHb水平的动脉血气分析、12导联心电图。可能导致乳酸含量升高（但通常不会像氰化物中毒那样明显）。

• 动脉血气分析时通常氧分压（PaO_2）正常，因为PaO_2是动脉血中溶解氧的测量值，而不是与血红蛋白结合的氧量。许多血气分析仪根据PaO_2计算血氧饱和度百分比。这种通过计算出的血氧饱和度与通过一氧化碳测氧仪直接测量的SaO_2水平相比会错误性偏高，这种“饱和间隙”是一氧化碳中毒的特征。

• 心肌酶、肌酸激酶水平。

• 可选：胸部X线检查（用于严重的吸入性损伤、误吸或肺水肿）和头部CT检查（用于意识状态改变病因的检查）。

• 育龄女性尿液妊娠试验。

• 如果怀疑同时发生氰化物中毒或严重的乳酸酸中毒，应测定氰化物含量。

注意（针对高级学员）：某些燃烧材料（如硝化纤维或聚氨酯泡沫塑料）的烟雾中氰化物暴露可能会使一氧化碳中毒复杂化，并导致早期使用高流量氧气治疗失败。如果怀疑同时存在一氧化碳和氰化物毒性，氢化钴胺素是氰化物中毒的首选治疗。慎用硫代硫酸钠是合理的，但应避免使用亚硝酸盐，因为亚硝酸盐导致的高铁血红蛋白血症可能进一步损害组织供氧。

高压氧（HBO）

• 患者在转移到高压氧设施之前必须病情得到稳定。虽然HBO是一氧化碳中毒患者的一种治疗选择，但它并不是常规的治疗方法，它的使用和潜在的益处仍存在争论。

• 这里提供了推荐的适应证，但在转移之前，应与当地的高压氧中心讨论HBO治疗的决策。

1.晕厥、神经和心血管系统疾病伴有COHb水平升高。

2. COHb水平＞25%的所有患者。

3. COHb水平＞10%的妊娠患者。

4.心肌缺血的患者。

5.尽管接受氧疗，但症状仍持续恶化的患者。

6.经100%氧气治疗4h后症状仍持续存在的患者（包括心理测试异常和心动过速）。

7.新生儿。

处置

• 重症中毒的患者需要在重症监护病房进行护理或转移到高压氧中心（见上述指征）。

• COHb水平＜20%的患者需要在普通病房住院治疗。

• COHb水平＜10%的无症状患者一般不会出现并发症，可从急诊出院，但建议如果出现以下任何症状应立即就医。

1.呼吸困难或呼吸急促。

2.胸痛或胸闷。

3.肢体协调困难。

4.记忆困难。

5.持续头痛或头晕。

• 出院的患者应进行精神科检查，通过神经精神测试方法以发现细微的恶化。

• 应告知患者72h内不要吸烟。

（陈小岚 译 郭治国 熊 辉 校）

参考文献/扩展阅读

1. Wolf SJ, Maloney GE, Shih RD, et al. Clinical policy: critical issues in the evaluation and management of adult patients presenting to the emergency department with acute carbon monoxide poisoning. *Ann Emerg Med*, 2017 Jan 1, 69（1）: 98-107.
2. Huang CC, Ho CH, Chen YC, et al. Hyperbaric oxygen therapy is associated with lower short- and long-term mortality in patients with carbon monoxide poisoning. *Chest*, 2017 Nov 1, 152（5）: 943-953.
3. Buckley NA, Juurlink DN, Isbister G, et al. Hyperbaric oxygen for carbon monoxide poisoning. *Cochrane Database of Syst Rev*, 2011（4）.
4. Suner S, Partridge R, Sucov A, et al. Non-invasive pulse CO-oximetry screening in the emergency department identifies occult carbon monoxide toxicity. *J Emerg Med*, 2008 May, 34（4）: 441-450.
5. Weaver LK, Hopkins RO, Chan KJ, et al. Hyperbaric oxygen for acute carbon monoxide poisoning. *N Engl J Med*, 2002, 347（14）: 1057-1066.
6. Gorman D, Drewry A, Huang YL. The clinical toxicology of carbon monoxide. *Toxicology*, 2003 May 1, 187（1）: 25-38.
7. Raub JA, Benignus VA. Carbon monoxide and the nervous system. *Neurosci Biobehav Rev*, 2002 Dec, 26（8）: 925-940.

第七节 地高辛中毒

Crystal Soh · Amila Punyadasa · Shirley Ooi

要点

• 洋地黄和地高辛都是强心苷类，是一种含有1个类固醇环，1个不饱和内酯环和1～4个糖（或糖苷）组成的化学物质。这些化合物存在于像洋地黄、夹竹桃这样的植物和“Pong Pong”果实中。一些传统中药也可能含有强心苷。

• 地高辛是一种Na^+-K^+-ATP酶抑制剂，它能增加细胞内的Na^+和Ca^{2+}，增加细胞外K^+。在收缩过程中，地高辛通过释放胞质Ca^{2+}促进肌球蛋白和肌动蛋白，增加心肌收缩力。它也会引起血管舒张，从而降低心脏后负荷。

• 在治疗剂量上，心电图可能表现为长PR间期，短QT间期，ST段呈勺状并压低（特别是侧壁-经典“反勾”征，见图13-6），T波波幅降低。

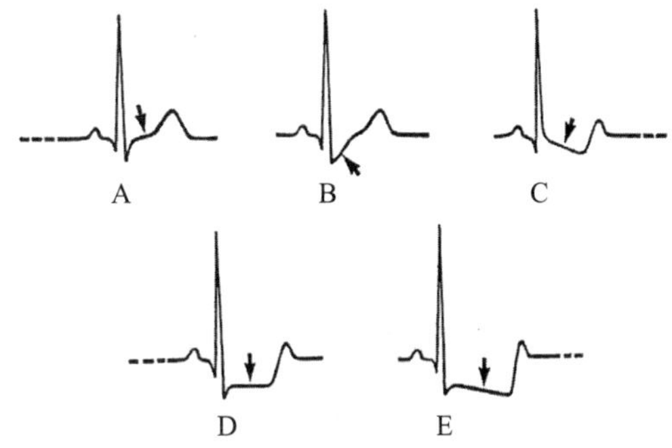

图13-6 用箭头表示的不同类型ST段压低图像

A.等电位ST段；B.接合或J型；C.对勾镜像（即“反勾”征）——洋地黄效应；D.水平压低；E.向下倾斜（下垂）

引自Clinical Electrocardiography.3rd Edition，BL Chia，© 1998 World Scientific.（p.22，fig 2.15）

• 大剂量的地高辛抑制窦房结（SAN）功能，阻断房室结（AVN）的传导（导致心动过缓和传导阻滞），增加自律性（产生心房或心室起源的快速性心律失常）。

• 地高辛经常用于治疗慢性心房颤动。地高辛过量导致心房颤动伴完全心房传导阻滞，出现交接区心律，也就是所谓的“心房颤动规则化”。

给全科医师的特别提示

• 地高辛的水平在心脏和其他组织中积累需要一段时间，因此症状通常不会在用药的前6h出现。

• 急性地高辛过量后24h内会出现严重的心律失常。

• 在急性地高辛过量时，心力衰竭和危及生命的高钾血症是重要的问题。

• 一些中药，如川乌、丹参、六神丸，含有蟾蜍毒液。饮用植物（如洋地黄）、夹竹桃种子制成的茶可能会导致中毒。

• 如果患心脏病的老年患者出现一些模糊不清的症状（可能包括视觉、听觉、胃肠道和神经系统症状），在鉴别诊断中需考虑有无慢性地高辛毒性。

提示地高辛中毒的心电图改变

• 单源多形性室性期前收缩（图13-7）。

• 房速伴随房室传导阻滞（图13-8）。

• 莫氏Ⅰ型（文氏现象）二度和三度房室传导阻滞伴窄QRS波。

• 加速性交接区心律。

• 窦房阻滞。

• 双向室性心动过速（图13-9）。

地高辛毒性的临床特点

• 胃肠反应：厌食、恶心和呕吐（常见的副作用）。恶心最初发生在2～4h。

• 视力变化：黄色光晕（黄色视症）、视力下降和颜色感知改变。

• 中枢神经系统：头晕、疲劳、意识混乱和意识状态改变。

• 高钾血症和低钙血症。

• 危及生命的心律失常及房室结阻滞。

慢性地高辛过量

• 慢性中毒的表现形式和严重程度可能不同，通常发生在肾功能受损、下面列出的其他危险因素的老年患者中。

• 表现非特异性，诊断困难，对本病的高度怀疑。

• 地高辛的治疗窗很窄。在慢性中毒时血清的药物水平可能仅有轻度升高。

慢性地高辛中毒的危险因素

• 老年人。

• 低氧血症。

• 酸中毒。

• 既往心肌病史。

• 低钾血症、低镁血症、高钙血症，常由利尿剂引起。

• 同时应用钙通道阻滞剂或β受体阻滞剂。

• 肾功能损害。

• 肺疾病。

• 与胺碘酮、奎尼丁、环孢素和维拉帕米等药物的药代动力学相互作用。

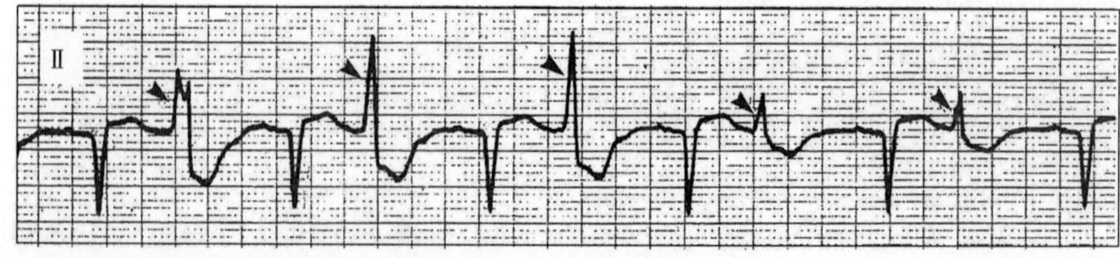

图13-7　洋地黄中毒患者的心电图表现为单源多形性室性异位起搏，注意无尾箭头示为间期恒定但不同形态的室性异位搏动

经允许引自Clinical Electrocardiography. 3rd Edition，BL Chia，© 1998 World Scientific.

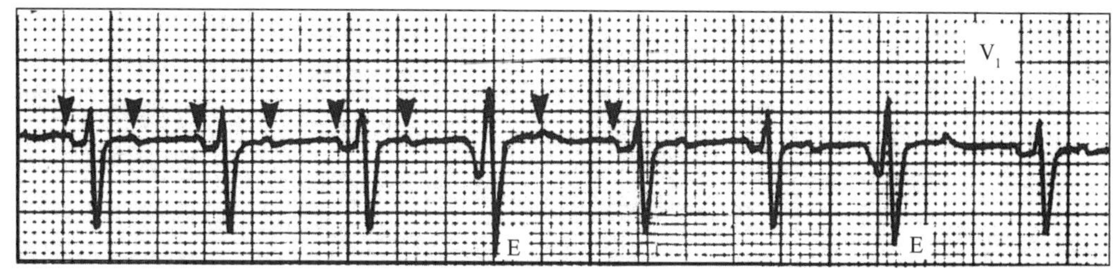

图13-8　洋地黄中毒。这是一例既往有前叶脑梗死的老年患者出现心力衰竭的心电图，表现为房性心动过速伴2∶1房室传导阻滞和室性异位搏动（E）。无尾箭头示房性P波

经允许引自Clinical Electrocardiography. 3rd Edition，BL Chia，© 1998 World Scientific.

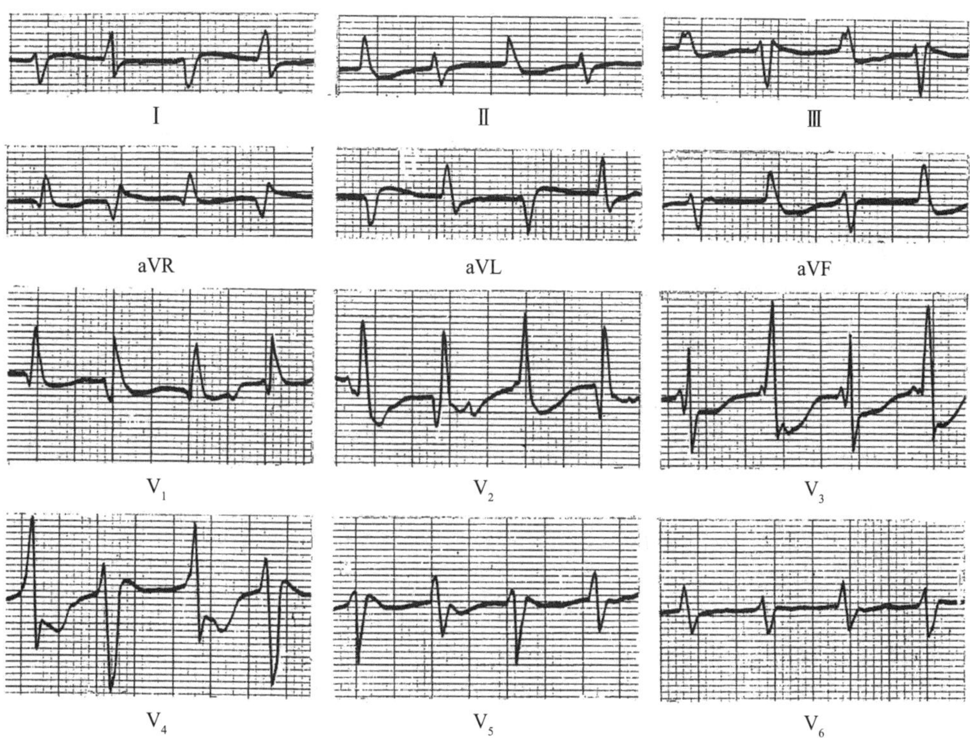

图13-9　洋地黄中毒的58岁女性患者出现双向心动过速。注意除V_1、V_2外的其余导联QRS主波方向呈正负向交替改变

经允许引自Clinical Electrocardiography. 3rd Edition，BL Chia，© 1998 World Scientific.

治疗

保障措施

- 患者必须在有复苏设施和可以立即实施除颤的监护区域进行管理。
- 保持呼吸道通畅；如果患者出现意识水平下降，予以气管插管。
- 如果出现低氧血症，给予补充氧气。
- 每5～15分钟监测一次心电图、生命体征、脉搏血氧饱和度。
- 开放外周静脉通路。
- 完善实验室检查：血常规、尿素氮/电解质/肌酐、药物浓度测定（如果怀疑有混合的药物过量，将药物筛查管送至患者病房）。
- 及时检测钾离子水平。必须频繁监测血钾浓度以发现有无高钾血症。
- 应测量1次血浆地高辛血药浓度（治疗范围0.5～2.0ng/ml），并在摄入后6h重复测量，以达到稳态。

• 检测心肌酶谱，急性心肌梗死除外，因为它会增加心脏对地高辛的敏感性。

• 完善血气分析（ABG）。

• 行胸部X线检查确认有无心力衰竭改变。

• 留置尿管检测尿量、液体状态。

去污和清除

• 活性炭（AC）：剂量为1g/kg。如有需要，一旦气道得到保护，通过鼻胃管给药。活性炭未被推荐在慢性中毒中应用。

• 由于地高辛被缓慢吸收，活性炭非常有用，事实上，多剂量活性炭实际缩短了药物的半衰期（肠肝循环）。

• 加强利尿、血液透析和血液灌流并不能促进地高辛的清除，因为地高辛组织结合广泛且分布体积大。透析治疗可用于肾衰竭和高钾血症，但不能清除地高辛。

高钾血症的治疗

• 钙剂用于地高辛中毒导致高钾血症是禁忌的或有争议的。理论上，静脉注射钙可能导致心律失常，出现一种不可逆的非收缩状态的"石心"现象。但是证据有限，主要来自临床案例。

• 高钾血症的治疗包括$NaHCO_3$、胰岛素和葡萄糖。但是最好的治疗是抗原结合片段（Fab）抗体的应用。

• 用常规剂量的阿托品来治疗心动过缓。

• 所有严重心律失常或者莫氏Ⅰ型以上的心脏传导阻滞都需要Fab抗体来治疗。

解毒药

• 地高辛Fab抗体的应用是治疗的主要手段。像复律和起搏这样的常规治疗手段对地高辛导致的心脏毒性是难以治愈的。

• 地高辛特异性Fab抗体是在绵羊身上提取而来的。它们与地高辛毒素产生交叉反应，也可用于植物和蟾蜍毒性的解毒。

• Fab抗体对游离地高辛有高亲和力，从而产生浓度梯度，其将与组织结合的药物转移到血清，使地高辛在血清中被灭活。

• 应用Fab片段后，地高辛水平测定变得不准确，因为血清地高辛含量包括测量游离的和与Fab结合的地高辛浓度。因此，血清地高辛总浓度上升，游离的地高辛几乎检测不到。一些实验室可以测量游离地高辛水平。

• 解毒作用数分钟到1小时起效，最大效果可能需数小时才出现。

地高辛免疫Fab片段的适应证

• 严重室性心律失常。

• 阿托品治疗无效的心动过缓。

• 血钾升高（特别是血钾＞5mmol/L）。

• 地高辛稳态血清浓度成人＞10ng/ml，儿童＞0.5ng/ml。

• 单次的摄入量成人＞10mg或儿童＞4mg。

• 同时摄入钙通道阻滞剂和β受体阻滞剂。

• 心脏停搏。

• 临床状态差或临床状态迅速恶化。

地高辛免疫Fab片段的剂量

• 剂量可按两种方式计算。

1.如果已知摄取的地高辛剂量

剂量（瓶数）＝人体摄入的地高辛总量（mg）×0.8（生物利用度）/0.5mg（每瓶对应的地高辛结合剂量）

2.如果已知达到稳态的地高辛血药浓度

剂量（瓶数）＝血清地高辛浓度（ng/ml）×体重（kg）/100

• 一般用量参考

1.急性药物过量　5～15瓶。对于心脏停搏的患者可以给予20瓶。

2.慢性药物过量　2瓶。如果没有响应，可在30min后重复。它可能需要数小时才能观察到全部临床效果。

地高辛免疫Fab片段的后续问题

• 急性药物过量时，给予地高辛免疫Fab片段后恢复钠-钾泵作用，并且有大量的K^+回流到细胞内，这可能导致低钾血症。因此需要监测血钾变化。

• 给予地高辛免疫Fab片段24h后会出现游离地高辛浓度反弹。因此，对患者的检测应超过24h。

• 那些依赖地高辛的心力衰竭和心房颤动的患者［如纽约心脏病协会（NYHA）的Ⅳ级心力衰竭患者］可能会出现突然失衡。这也需要相应的预测和管理。

• 可能出现特殊的过敏反应，但很少见（少于1%的病例）。如果发生这种情况，肾上腺素治疗必须随时可用。

特殊临床情况的指导

室上性心动过速

• 当存在快速心律失常且血流动力学平稳时考虑应用地尔硫䓬。
• Fab抗体。

房室传导阻滞

• 阿托品。
• 临时起搏。
• Fab抗体。

室性心律失常

• 利多卡因或苯妥英钠。
• 硫酸镁。
• Fab抗体。
• 心脏转复只作为最后的手段来治疗危及生命的心律失常，即使使用，也应为低能量（如10～25J）。心脏转复对地高辛引起的心律失常可能无效，甚至可能引起进一步的心律失常。

处置

• 如果有必要，考虑请精神科会诊。
• 请内科医生或者毒理学家会诊（如果有的话）；记住将患者收入高级护理或重症监护病房，更密切地进行心脏/遥测监测。已知这类病例的显著恶化发生在最初药物摄入后的数小时内。

（王亭亭 译 郭治国 熊 辉 校）

参考文献/扩展阅读

1. Linden CH. Digitalis glycosides. In: Ford M, Delaney KA, Ling L, et al. eds. *Clinical toxicology*. Philadelphia: WB Saunders, 2000: 379-390.
2. Benowitz N. Cardiac glycosides. In: Olson KR, Anderson IB, Benowitz NL, eds. *Poisoning and drug overdose*. 4th ed. New York: McGraw-Hill, 2004: 155-157.
3. Eddleston M, Rajapakse S, Rajakanthan S, et al. Anti-digoxin Fab fragments in cardiotoxicity induced byingestion of yellow oleander: a randomised controlled trial. *Lancet*, 2000 Mar 18, 355（9208）: 967-972.
4. Cole JB. Cardiovascular drugs. In: Walls RM, Hockberger RS, Gausche-Hill M, eds. *Rosen's emergency medicine: concepts and clinical practice*. 9th ed. Philadelphia: Mosby-Elsevier, 2018: 1876-1881.
5. Van Deusen SK, Birkhahn RH, Gaeta TJ. Treatment of hyperkalemia in a patient with unrecognized digitalistoxicity. *J Toxicol Clin Toxicol*, 2003, 41（4）: 373-376.
6. Chia BL. *Clinical electrocardiography*. 3rd ed. Singapore: World Scientific, 1998.
7. Ip D, Syed H, Cohen M. Digoxin specific antibody fragments（digibind）in digoxin toxicity. *BMJ*, 2009. DOI: 10.1136/bmj. b2884. PMID 19729422.
8. Bauman JL, Didomenico RJ, Galanter WL. Mechanisms, manifestations, and management of digoxin toxicity in the modern era. *Am J Cardiovasc Dugs*, 2006, 6（2）: 77-86. PMID 1655586.
9. Howland M. Antidotes in depth: digoxin specific antibody fragments. In: Nelson LS, Howland MA, Lewin NA, et al. eds. *Goldfrank's toxicologic emergencies*. 11th ed. New York: McGraw Hill, 2019.

第八节 水杨酸盐中毒

Crystal Soh · Suresh Pillai · Amila Punyadasa

要点

• 水杨酸有多种来源，包括阿司匹林、碱式水杨酸铋（水杨酸盐含量为8.8mg/ml）、运动润滑剂、水杨酸甲酯（水杨酸盐含量为530mg/ml）及中药。

临床特征

• 轻度毒性（急性摄入150～200mg/kg）表现

1. 呼吸过度伴呼吸性碱中毒（因延髓呼吸中

枢刺激导致）。

2.耳毒性是突出症状（特别是耳鸣）。

• 中度毒性（急性摄入200～300mg/kg）表现

1.胃肠道：通常在摄入后3～6h开始呕吐，可能引起代谢性碱中毒。

2.严重的呼吸急促、高热、脱水、腹痛及出汗。

• 重度毒性（急性摄入300～400mg/kg）表现

1.中枢神经系统改变最初为兴奋的征象，随后很快出现抑制，导致抽搐和昏迷。

2.非心源性肺水肿、心律失常、出血及急性肾衰竭。

3.氧化磷酸化解耦联引起的代谢性酸中毒。

4.由于心血管崩溃、呼吸衰竭或中枢神经系统毒性导致死亡。

• 急性服用过量后1～2h开始出现症状，可能要在12～24h后症状才达高峰。然而，如果6h内没有临床症状，则患者发生重度毒性的可能性不大，除非摄入的是缓释制剂。

• 不再推荐使用Done列线图。相反，指导临床治疗的是随时间推移患者动态的临床情况和病程，而非列线图。

给全科医师的特别提示

• 重度水杨酸盐中毒的患者最初可能表现良好。对于可疑病例，必须转诊至急诊科行进一步评估。

• 注意水杨酸盐中毒的早期体征，如耳鸣、眩晕或听力损失。

• 临床医生必须知道，摄入少量浓缩的水杨酸盐（如水杨酸甲酯搽剂或水杨酸甲酯）是致死性的，尤其是儿童。

治疗

支持措施

• 出现意识状态改变或生命体征不平稳的患者，应在重症监护区域进行处理。

• 保护气道。如果患者无法保护气道或出现非心源性急性肺水肿所致的低氧血症，则需行气管插管。

• 气管插管可能加重酸中毒。机械通气应与插管前呼吸频率一致，以保持高每分通气量，防止酸中毒加重。

• 监测：每5～15分钟监测一次生命体征、心电图、脉搏血氧饱和度。急性中毒时患者可出现QRS波增宽、房室传导阻滞和室性心律失常等心血管系统不稳定表现。

• 建立外周静脉通路，进行静脉输液，以维持充分的组织灌注，补充皮肤或胃肠道不显性失水。

• 治疗昏迷、癫痫发作、肺水肿和高热。

实验室检查

• 毛细血管血糖：可表现为高血糖或低血糖（儿童多见，为晚期征象）。尽管毛细血管血糖正常，但患者可能有相对的中枢神经系统低血糖。

• 动脉血气：呼吸性碱中毒、阴离子间隙升高的代谢性酸中毒。

• 全血细胞计数、尿素氮/电解质/肌酐、凝血酶原时间/活化凝血酶原时间。

• 胸部X线检查：急性肺水肿。

• 血清水杨酸盐测定。

1.第1次浓度测定应在摄入后约2h，并在6h重复测定。随后，应连续监测（每3～4小时一次），直到发现水杨酸盐浓度较之前的实验室数值下降约10%。

2.急性过量在进行6h检测之前也会迅速产生明显的毒性。

3.摄入后6h水杨酸含量＜30mg/dl（无毒范围）并不能排除即将发生毒性。慢性水杨酸中毒可发生在较低水平，甚至在治疗范围的上限内可导致严重的中枢神经系统功能障碍、发热和原因不明的代谢性酸中毒。

去污治疗

• 应考虑给予洗胃和活性炭治疗，尽管摄入超过1h也应给予上述治疗，因为胃石形成延迟胃排空。

• 活性炭可通过灌洗管或口服给予。剂量：1g/kg（成人平均50g）。

解毒治疗

目前还没有针对水杨酸中毒的特殊解毒剂。

加强排泄

• 碱化尿液适用于水杨酸盐浓度升高达毒性水平（> 30mg/dl）的患者。

用量：负荷量1～2mmol/kg，8.4% $NaHCO_3$。

输注：150mmol $NaHCO_3$（150ml 8.4% $NaHCO_3$）加入850ml 5%葡萄糖溶液中。

以1.5～2倍维持液速度开始输注；滴定输注速度以达到尿液pH为8.0，血清pH为7.45～7.55的目标。

1.水杨酸是一种酸性物质，它会因电离作用在肾脏排泄增加。

2.肾脏只重新吸收未电离的水杨酸盐。由于水杨酸是一种酸，它在碱性尿液中发生电离。

3.保持尿液pH > 8可使尿水杨酸盐排泄量增加10～20倍。

4.在碱化过程中，钾的含量可能会下降。低钾血症促进尿酸化，并阻止碱化和水杨酸盐的排泄。应监测和补充钾，以保持其水平在4mmol/L以上。

5.水杨酸诱导的非心源性肺水肿是碳酸氢盐治疗的禁忌证，碳酸氢盐可通过增加血容量和钠负荷加重肺水肿。

• 血液透析是降低血清水杨酸盐浓度最有效的方法。其适应证如下：

1.水杨酸盐绝对过量：> 300mg/kg。

2.急性摄入后，血清水杨酸水平> 100mg/dl。

3.难以纠正的酸中毒。

4.严重心脏毒性。

5.肾衰竭。

6.药物治疗无效的非心源性肺水肿。

7.提示脑水肿的神经症状或体征，如精神病、精神错乱、抽搐或昏迷。

8.虽然已行尿碱化和多剂量活性炭治疗，但血清水杨酸盐水平仍呈升高趋势。

处置

• 对于重度中毒或血清水杨酸盐水平呈升高趋势的患者，请重症监护病房医师会诊，因为有可能会转至高级护理或重症监护病房。

• 轻度中毒病例可收入普通病房进行处理。

（辛彩焕 译 郭治国 校）

参考文献/扩展阅读

1. Nelson LS，Howland MA，Lewin NA，et al. eds. *Goldfrank's toxicologic emergencies*. 11th ed. New York：McGraw Hill，2019.
2. Pearlman B，Gambhir R. Salicylate intoxication：a clinical review. *Postgrad Med*，2009，121（4）：162-168.
3. O'Malley GF. Emergency department management of the salicylate-poisoned patient. *Emerg Med Clin North Am*，2007 May，25（2）：333-346.
4. Teece S，Crawford I. Best evidence topic report. Gastric lavage in aspirin and non-steroidal anti-inflammatory drug overdose. *Emerg Med J*，2004 Sep，21（5）：591-592.
5. Dargan PI，Wallace CI，Jones AL. An evidence based flowchart to guide the management of acute salicylate（aspirin）overdose. *Emerg Med J*，2002 May，19（3）：206-209.

第九节 中毒，新型精神活性物质

Crystal Soh · Gina Chew · Yao Yi Ju · Chan Wui Ling

要点

• 联合国毒品和犯罪问题办公室将新精神活性物质（NPS）定义为不受1961年《麻醉品单一公约》或1971年《精神药物公约》管制，但可能对公共健康构成威胁的被滥用的纯化物质或制剂。

• NPS常虚假宣称其由合法出售、拥有和使用的化合物组成。它们经常通过贴上“非供人食用”的标签，以规避药物滥用法规。

• NPS旨在模仿现有的消遣性毒品，并通过改变先前众所周知的精神活性剂的分子结构来生产。它们可分为四大类：兴奋剂、大麻素、致幻剂和镇静药（表13-6）。

• 这些药物经过改良以逃避检测。常规药物筛选无法检测合成或特制药物、新出现的新型精神活性物质或植物衍生药物。它们需要在实验室中使用液相色谱法进行专门测试。

• 这些药物的成分通常是不确定的，与书面描述不同，其效果无法预测。因此，诊断和治疗具有挑战性。

• 它们有多种形式：药片、吸墨纸、结晶粉末、鼻喷雾剂和电子烟。它们可能被鼻吸/吸入、吞食或注射。

• NPS是一种新兴的危害全球的药物，威胁公共卫生。它们在互联网上的广泛可用性、易于合成、成本低、在常规药物筛查中难以被发现，以及与NPS使用相关的社会耻辱感降低，使它们对年轻人具有吸引力。NPS的街头名称包括“合法兴奋剂”“非人类食用的研究化学品”“药草兴奋剂”“派对药丸”“植物食品”“香料”“浴盐”“特殊K”和“药草熏香”。

• NPS在新加坡是非法的，在那里，NPS被列为第三种最常见的滥用药物，从2011年到2018年，NPS引起的病例数增加了10倍，仅次于甲基苯丙胺和海洛因。

• 注意先前依赖药物患者的急性NPS戒断症状及慢性长期影响，如精神错乱、认知障碍及情绪和记忆问题。

• 兴奋性谵妄患者可发展为心脏停搏。出现冲动行为可导致外伤。

• 患者可能表现为意识状态改变、发热和肢体僵硬的急性疾病。临床医师需要及时识别有急性血清素毒性危险或表现出急性血清素毒性迹象的患者，并提供积极的支持性管理，以减少并发症和死亡的发生。

处置

病史

• 确定使用的药物类型/NPS类别、给药途径/方法（如口服、鼻吸或吸入、吸烟、静脉注射或直肠插入）、用量和频率。

• 同时服用药物/饮酒。

• 急性/慢性症状。

• 依赖、心理状态。

体格检查

• 生命体征，包括体温。

• 心理状态评估和意识/定向水平。

表13-6 新型精神活性物质的种类：摄入途径、作用方式、临床症状和体征

NPS类别	合成大麻素	兴奋剂类： 合成卡西酮和苯乙胺	合成致幻剂	抑制剂类
摄入途径	吸入（电子烟、蒸发器、吸烟） 吞食	吞食、鼻吸、注射或插入（直肠）	吞食、鼻吸或注射	吸入/吸烟、吞食、注射、鼻吸
作用方式	大麻素受体激动剂，通常比大麻的活性成分（四氢大麻酚）更有效	增加血清素、多巴胺和去甲肾上腺素的突触水平 这些化学物质的作用类似于苯丙胺、可卡因和MDMA（摇头丸）的作用	游离的；主要作为NMDA受体的非竞争性拮抗剂。可能具有兴奋剂的特性	结构与上述母体药物相似，但作用时间可能更长 阿片类：Mu型
临床症状和体征	中枢神经系统表现：焦虑、幻觉、抽搐、急性精神错乱/妄想、幻听、张力亢进和肌阵挛、癫痫 胃肠道表现：恶心、呕吐 心血管表现：心律失常、QTc间期延长、高血压、心肌梗死 其他：皮肤湿冷、瞳孔放大、低钾、肾衰竭	中枢神经系统表现：焦虑、躁动、幻觉/妄想、癫痫、偏执 胃肠道表现：呕吐、腹痛 心血管表现：心悸、室性心律失常、胸痛、冠状动脉缺血、肺水肿引起的呼吸困难、心动过速、高血压 其他：血清素综合征、高热震颤、出汗、瞳孔放大、横纹肌溶解症多器官衰竭、弥散性血管内凝血和死亡	中枢神经系统表现：精神分裂状态、知觉改变、急性小脑中毒和功能障碍、攻击性 心血管表现：心肌毒性、高血压急症、急性呼吸衰竭 其他：可能有刺激性副作用和血清素综合征、高热、横纹肌溶解症和癫痫 死亡可能是由于分裂状态/冲动行为继发的创伤	中枢神经系统表现：抑郁症和急性混乱状态、昏迷 心血管表现：低血压、心动过缓 其他：呼吸抑制、呼吸暂停。可能有或没有瞳孔缩小 依赖性问题：潜在的戒断效应，戒断后的癫痫发作

• 神经系统体征：反射亢进、眼和踝阵挛、瞳孔大小变化。

• 皮肤检查：潮红、出汗、静脉注射痕迹、外伤迹象。

• 直肠指检：检查直肠填塞。

NPS毒性的常规处理

• 一般来说，主要是为了控制躁动，避免暴力行为造成的伤害，并提供支持性管理。

• 解决对气道、呼吸和循环的威胁。支持性护理，进行持续的心脏监测和每5分钟测量一次生命体征。

气道管理

• 麻痹和插管适用于镇静药未能控制的严重躁动或镇静药引起的昏迷状态，或用于严重高热，促进肌肉麻痹和冷却。

• 避免长时间的呼吸暂停，这会加重酸中毒状态。

• 在怀疑血清素中毒时避免使用丁二酰胆碱。

• 避免使用芬太尼等血清素能药物。

支持性治疗的具体内容

• 昏迷：支持性治疗。嗜睡时插管。可以考虑纳洛酮治疗疑似阿片类昏迷，但其使用可能会导致戒断/癫痫发作。也可能需要更大剂量。

• 躁动/癫痫/精神错乱：给予苯二氮䓬类药物镇静是一线治疗方法——肌内注射治疗；肌内注射劳拉西泮4～8mg。如果镇静无效，考虑麻痹和插管。

• 高血压：给予苯二氮䓬类药物镇静是一线治疗方法。给予硝酸盐治疗顽固性高血压。避免使用β受体阻滞剂，因为它们会导致无对抗性的α刺激。

• 高热：主动表面冷却，静脉注射冷却的液体。可能需要插管以减少肌肉收缩和产热，尤其是张力亢进的患者。

• 横纹肌溶解综合征：静脉输液、碱化尿液。可能需要给予肾脏替代治疗。

• 电解质异常：摇头丸可造成低钠血症。

净化

• 只有在气道完整或安全的情况下才考虑使用活性炭，并且使用时间应在摄入后1h内。

解毒剂

• 疑似阿片类药物过量可静脉注射纳洛酮0.8～2.0mg。

• 在具有复苏能力的临床环境中，可谨慎静脉注射氟马西尼0.5mg。然而，对于疑似混合或未知物质过量、苯二氮䓬类药物依赖或已知癫痫发作，不建议使用。

• 赛庚啶可用于血清素综合征患者。

检查

• 心电图、血糖、动脉血气分析和乳酸。

• 全血细胞计数、尿素氮/电解质/肌酐、肝功能、肌酸激酶、心肌酶、凝血功能。

• 胸部X线检查。

• 尿液和血液药物筛查。大多数标准药物筛选对NPS的敏感性和特异性有限。可能需要HSA的非法药物实验室（HSA，新加坡卫生部下属的法定委员会）对样本进行分析，但结果不会很快返回临床。

HSA新精神活性物质的毒理学分析（针对高级学习者）

• 在全球900多个NPS中，只有200多个出现在新加坡的毒品领域。执法机构查获的NPS由HSA的非法药物实验室鉴定。

• 合成大麻素是近年来最常被检测到的NPS。它们被身体广泛代谢，尿液中没有可检测到的母体药物。

• 在毒理分析实验室，来自体外代谢研究和回顾性分析的数据用于确定合适的尿液代谢物作为合成大麻素的生物标志物。母体药物和代谢物由外部供应商合成，以提供高纯度参考标准。

• 这些NPS参考标准品通过各种类型的质谱仪（离子阱、轨道阱、飞行时间）注入液相色谱仪系统。每个NPS的裂解规律都是独一无二的，就像指纹一样。裂解规律被添加到一个库中，该库提供了一个用于匹配未知项的数据库。

• 与血液相比，尿液是首选，因为药物通常具有更长的检测窗口，并且在尿液中的浓度更高。尿样在注入质谱仪之前要经过一个净化过程。然后将检测到的未知峰值与数据库进行匹配。

• 如果NPS和（或）其代谢物的数量足够，则可以作为实验室全面筛选方法（包括其他药物和传统非法药物）的一部分进行检测。如果特别要求检测某种NPS，则使用单独的、更敏感的测试方法进行筛选。

（李 辉 译 郭治国 校）

参考文献/扩展阅读

1. Tracy DK, Wood DM, Baumeister D. Novel psychoactive substances: types, mechanisms of action and effects. *BMJ*, 2017 Jan 25, 356: i6848.
2. Tracy DK, Wood DM, Baumeister D. Novel psychoactive substances: identifying and managing acute and chronic harmful use. *BMJ*, 2017 Jan 25, 356: i6814. DOI: 10.1136/bmj. i6814.
3. Dignam G. Novel psychoactive substances: a practical approach to dealing with toxicity from legal highs. *BJA Education*, 2017 May. DOI: https: //doi. org/10.1093bjaed/mkw068.
4. Chew G. Toxicology analysis of new psychoactive substances (NPS) the whats and the hows. Singapore: Health Sciences Authority.

第十节 5-羟色胺综合征

Crystal Soh

要点

- 5-羟色胺综合征可由5-羟色胺能药物（相加效应）或抑制5-羟色胺能药物代谢的药物（CYP抑制剂）之间的相互作用引起。
- 发病和消退均在24h内，区别于抗精神病药恶性综合征。
- 预后良好，多数患者经支持治疗和停药后康复。
- 最常见的死亡原因是严重的高热。

含有5-羟色胺能的药物

- 抗抑郁药：选择性5-羟色胺再摄取抑制剂（SSRI）、5-羟色胺和去甲肾上腺素再摄取抑制剂（SNRI）、5-羟色胺拮抗剂和再摄取抑制剂（SARI），如氟西汀、曲唑酮。
- 单胺氧化酶抑制剂：司来吉兰。
- 锂。
- 丙戊酸、卡马西平。
- 违禁药物：可卡因、MDMA（摇头丸）、苯丙胺、麦角酸二乙胺（LSD）。
- 阿片类药物：曲马多、芬太尼、美沙酮、右美沙芬。
- 新精神活性物质。

药理作用

- 5-羟色胺综合征是指周围神经系统和中枢神经系统的5-羟色胺能活性增加，导致单胺类神经递质5-羟色胺水平增加。
- 外周神经系统中的5-羟色胺产生血管收缩并增加胃肠道运动。
- 中枢神经系统中脑干的5-羟色胺能调节觉醒、情感行为、体温调节和运动紧张度。

临床表现

- 5-羟色胺综合征是一种临床诊断。经典三联征包括意识状态改变、神经肌肉兴奋和交感神经系统兴奋。

1.精神状态变化范围从焦虑和不安到兴奋性谵妄、癫痫发作和昏迷。

2.交感神经过度兴奋

（1）体温过高。

（2）高血压（可能不稳定）。

（3）心动过速。

（4）发汗。

（5）瞳孔放大。

（6）胃肠道症状：腹泻、呕吐。

3.神经肌肉兴奋

（1）阵挛（最常见的表现；自发性阵挛可能类似癫痫发作，提示严重的5-羟色胺综合征）。

（2）反射亢进。

（3）震颤。

（4）强直（不常见；表示严重程度增加）。

（5）静坐不能。

表明严重服药过量的迹象

- 体温＞40℃。
- 眼阵挛/自发性阵挛。
- 癫痫发作/昏迷。
- 兴奋性精神错乱。
- 肌肉强直。

临床模拟和鉴别

- 拟交感神经中毒。
- 抗胆碱能综合征。
- 酒精戒断。
- 神经阻滞剂恶性综合征（NMS）。
- 脓毒症、脑炎/脑膜炎。
- 热射病。
- 甲状腺危象。
- 伴有自主神经不稳定和高热的脑干卒中。
- 震颤和反射亢进在5-羟色胺综合征中更常见，而在神经阻滞剂恶性综合征中，典型的铅管样强直更常见。5-羟色胺综合征比神经阻滞剂恶性综合征起病更急，可在数天内发展。
- 5-羟色胺毒性的Hunter标准用于诊断5-羟色胺综合征（图13-10）的敏感度为84%，特异度为97%，症状轻微易被漏诊。

给全科医师的特别提示

- 如果患者出现嗜睡，不要诱导呕吐或给予活性炭，因为他们会迅速失去意识，需要保护气道。
- 考虑到在服用抗抑郁药的患者中药物相互作用可能促发5-羟色胺综合征。
- 单胺氧化酶抑制剂和SSRI不可联合使用。避免多药联合治疗方案，在开始另一种治疗方案前至少2周的洗脱期停用任何5-羟色胺药物。

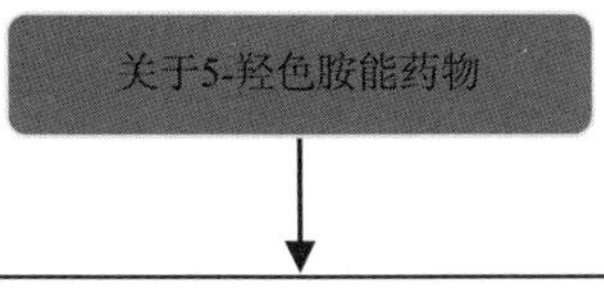

具有下列症状之一的：

- 自发性阵挛
- 诱发性阵挛和躁动/发汗
- 眼阵挛和躁动/发汗
- 震颤和反射亢进
- 肌张力增高、体温>38℃和眼阵挛/诱发性阵挛

图13-10 5-羟色胺毒性的Hunter标准

评估与管理

支持措施

- 患者必须在监测区域内接受治疗，并立即配备复苏设备，包括除颤器。
- 停用所有5-羟色胺能药物，避免应用可加重5-羟色胺综合征的药物。
- 维持气道：如果注意到患者意识水平低下或患者无法保护气道，则为患者插管。
- 监测：心电图，每5～15分钟监测生命体征一次和测定脉搏血氧饱和度。
- 建立外周静脉管路并开始静脉输液，使用降温毯和（或）风扇启动降温措施。积极治疗高热。
- 解热药不起作用，在这种情况下体温升高是由于过度的肌肉活动，而不是中枢体温调节。

检查

- 即时检测：心电图、毛细血管血糖。
- 实验室检查

1. 全血细胞计数：白细胞计数增多。
2. 尿素氮/电解质/肌酐：急性肾损伤、尿素氮升高、低钠血症、高钾血症。
3. 肌酸激酶：横纹肌溶解时升高。
4. 血气分析与乳酸测定：酸中毒、乳酸升高。
5. 血液/尿液药物筛查，对乙酰氨基酚/水杨酸药物水平筛查（如果怀疑混合过量）。

注意：不要求检测血浆5-羟色胺水平；这对管理没有任何帮助。5-羟色胺综合征是一种临床诊断。

- 影像学检查

1. 胸部X线检查：急性肺水肿。
2. 如果患者持续意识状态改变，则进行脑部CT检查，以排除颅内事件。

药物治疗

- 苯二氮䓬类药物是一线治疗药物，可抑制高肾上腺素能症状、高血压、心动过速和躁动，并通过镇静和减少肌肉活动实现降温。严重患者可能需要大剂量给药（如静脉注射地西泮，每次10mg）。
- 对于苯二氮䓬类药物未能缓解的重度高血

压和心动过速患者，考虑给予短效β受体阻滞剂（如艾司洛尔），因为患者血压可能不稳定。

• 如果患者在接受苯二氮䓬类药物治疗后仍情绪激动，则可使用赛庚啶（5-HT2A拮抗剂）口服。初始剂量为12mg，如果症状持续，则改为每2小时2mg。患者病情稳定后，应每6小时给予4～8mg的维持剂量（最大剂量32mg）。

• 在严重病例中，患者有持续性高热伴强直、无法控制的躁动和癫痫发作。

1.应对患者进行插管、镇静并使用非去极化剂（如罗库溴铵）使其麻痹，从而通过减少肌肉过度活动来促进有效降温。

2.由于存在高钾血症和横纹肌溶解的风险，不应使用琥珀胆碱。

3.在极端情况下，胸壁强直可能会干扰通气。

可能的出院标准

生命体征正常、观察6h无症状、精神评估风险不高的患者可停药出院，并给予出院建议。

处置

将中度至重度5-羟色胺综合征患者收入院。如果患者持续体温过高，考虑将需要辅助通气/插管的患者送入高级护理或重症监护病房进行监测。

（张美莹　译　郭治国　校）

参考文献/扩展阅读

1. Nelson LS，Howland MA，Lewin NA，et al.，eds. *Goldfrank's toxicologic emergencies*. 11th ed. New York：McGraw Hill，2019.
2. Boyer EW，Shannon M. The serotonin syndrome. *N Engl J Med*，2005 Mar 17，352（11）：1112-1120.
3. Dunkley EJ，Isbister GK，Sibbritt D，et al. The Hunter Serotonin Toxicity Criteria：simple and accurate diagnostic decision rules for serotonin toxicity. *QJM*，2003 Sep 1，96（9）：635-642.
4. Heitmiller DR. Serotonin syndrome：a concise review of a toxic state. *RI Med J*，2014，97（6）33-35 PubMed
5. Carbone JR. The neuroleptic malignant and serotonin syndromes. *Emerg Med Clin North Am*，2000，18（2）317-325 PubMed.
6. Mason PJ，Morris VA，Balcezak TJ. Serotonin syndrome. Presentation of 2 cases and review of literature. *Medicine*，2000，79：201-209.

中毒（包括咬伤） 第14章

第一节 哺乳动物和人咬伤

Ian Mathews · Shirley Ooi · Gene Chan

咬伤病例在世界各地急诊科十分常见。高达90%的哺乳动物咬伤来自家养宠物。早期充分的评估和管理对于降低发病率至关重要。

要点

- 与犬或猫咬伤相比，人咬伤的感染风险更高。
- 思考一下打架咬伤拳头时在第4或第5掌指关节发生的刺伤和感染。
- 刺伤创口可能看起来没有什么大碍，但是创口感染的风险高于较大的创口。
- 犬类的牙齿较大，因此犬类咬伤通常会导致组织撕裂。相反，猫的牙齿细小锋利，咬合力较弱，易造成刺伤。因此，猫咬伤的创口感染率较高（50%），相比之下，犬类咬伤的创口感染率仅为2%～5%。

微生物学：犬咬伤和猫咬伤

- 大多数咬伤创口有多种微生物感染。
- 常见的微生物包括耶尔森菌、链球菌、葡萄球菌。

多杀耶尔森菌

- 小型需氧菌、兼性厌氧菌、革兰氏阳性球菌。
- 从猫（50%～80%）和犬（25%）咬伤创口分离出的主要病原体。
- 特征：在初始损伤24h内迅速发生强烈的炎症反应，伴有明显的疼痛和肿胀。
- 优先选择的抗生素包括青霉素、阿莫西林克拉维酸（奥格门汀）、头孢菌素类、四环素及环丙沙星。

二氧化碳嗜纤维菌

- 曾用名：发育不良发酵菌-2（DF-2），为一种苛养的、细小的革兰氏阴性杆菌。
- 常出现在犬科动物口腔菌群中。
- 主要表现为弥散性血管内凝血、急性肾衰竭、心内膜炎、脑膜炎、外周坏疽及心肺功能衰竭。免疫功能低下患者的临床病情可能更为严重，病死率为25%。
- 青霉素是首选药物，高风险患者应预防性使用。备选药物为头孢菌素类、四环素、红霉素及克林霉素。

微生物学：人咬伤

- 需氧菌：α和β溶血性链球菌、金黄色葡萄球菌、表皮葡萄球菌、棒状杆菌属和啮蚀艾肯菌。
- 厌氧菌：脆弱拟杆菌、消化链球菌、梭形杆菌和梭菌属。

啮蚀艾肯菌

- 苛养的、生长缓慢的革兰氏阴性兼性厌氧杆菌。
- 见于约25%的握拳性损伤。经常导致严重的慢性感染。
- 对青霉素、阿莫西林克拉维酸（奥格门汀）、复方磺胺甲噁唑、头孢曲松、四环素及环丙沙星敏感。

人咬伤传播的罕见生物

- 1型和2型疱疹病毒。
- 乙型和丙型肝炎（病毒）。
- 结核分枝杆菌。
- 梅毒螺旋体。
- 人类免疫缺陷病毒（HIV）。

给全科医师的特别提示

- 人咬伤往往不易发现。因此，当治疗头皮、手背和生殖器的切割伤、抓伤和撕裂伤时，应考虑人咬伤的可能性。
- 记得更新破伤风状况。此外，人咬伤会传播人类免疫缺陷病毒、乙型肝炎病毒，甚或梅毒等（关于预防的更多细节，参见第9章第四节“针刺伤/体液暴露”）。
- 新加坡当地的犬和猫是没有狂犬病的。
- 在新加坡，如果被“外来犬”咬伤，参考当地传染性疾病中心的抗狂犬病预防措施。

处理

- 发生严重的动物攻击事件时，必须首先排除威胁生命的损伤。然而，大多数咬伤的创口都是轻度的。

创口护理的原则

诊断

- 病史

1.损伤的背景：动物种类、行为、刺激。

2.动物归属：地点，是否可能有狂犬病。

3.损伤开始的时间。

4.患者的疾病背景：免疫抑制、外周血管疾病、糖尿病。

5.药物过敏。

6.破伤风免疫状况。

- 检查

1.创口

（1）部位。

（2）数量。

（3）类型：刺伤/挤压伤。

（4）穿透的深度。

（5）明显的感染症状。

注：由于咬伤创口通常为刺伤，因此它们的实际范围可能比看起来要大。

2.较深结构的损伤

（1）肌腱。

（2）关节间隙。

（3）血管。

（4）神经。

（5）骨骼。

注：使用局部或区域麻醉，创口近端用止血带有助于进行创口探查。通过图解或拍照进行记录。

- 如果出现以下情况，行X线检查。

1.怀疑有骨性刺伤。

2.伤口内疑有异物。

3.创口周围有大量水肿和严重压痛。

- 观察X线有无以下表现。

1.骨折。

2.异物。

3.牙齿碎片/牙科金属碎片。

4.皮下气肿（处理创口时导致的坏死性感染或气体）。

5.早期骨髓炎。

- 通过以下方法进行精细的创口护理。

1.彻底清洁创口。

2.小心清除失活组织。

3.用生理盐水充分冲洗。这可明显降低污染创口的细菌浓度。冲洗刺伤创口时，用20ml注射器的18G针头或导管尖端朝着刺伤的方向插入创口。应注意不要造成额外创伤或将液体注入组织。如果有焦痂，应予以清除，这样就能发现和治疗在焦痂下方发生的任何脓肿或渗出。

注意：受伤时获取的咬伤创口培养物价值不大，因为它们不能被用于预测是否会发生感染，就算能预测是否发生感染，也无法得知致病病原体。因此，需氧和厌氧细菌培养只能从感染的咬伤创口获取。

争议：是否需要一期缝合？

- 在过去，此类伤口不进行一期缝合（除了面部和头皮的创口）。然而，最近的文献支持在充分创口准备后进行一期缝合，以下情况除外：

1.刺伤创口（这是因为无法充分清洗此类创口）。

2.伴有广泛性挤压伤的咬伤创口。

3.需要大量清创的创口。

4.手部创口（由于担心发生严重并发症）。

5. 12h以前发生的手臂及腿部咬伤。

6. 24h以前发生的面部咬伤。

注意：对于最后3种情况，应考虑延迟一期缝合。由于污染创口中的任何异物都会增加感染风险，应谨慎使用皮下缝合线。

药物治疗

• 抗生素是否能预防咬伤创口发生感染仍有争议。

• 目前，并非常规给予抗生素，而只对一些感染概率为5%～10%的患者给予预防性抗生素。

1.穿透深部全层的犬咬伤或猫咬伤。

2.需要外科清创的创口。

3.手部、面部或生殖器创口。

4.下肢创口。

5.累及关节、肌腱、韧带的创口或骨折。

6.毗邻人工关节的创口。

7.基础静脉和（或）淋巴损伤区域的伤口（包括血管移植）。

8.高风险宿主的创口：免疫功能低下的患者，如糖尿病患者、无脾患者及使用免疫抑制药的患者。

9.咬伤后超过8h就诊。

给予预防性抗生素3～5天，参见表14-1。

表14-1 影响犬咬伤和猫咬伤创口感染风险的因素

风险增加	风险增加
1.年龄＜2岁，＞50岁	面部和头皮创口
2.糖尿病	
3.慢性酒精中毒	
4.血管疾病	
5.受累肢体既往已有的水肿	
6.免疫抑制：类固醇药物、无脾	
7.部位：肢体/关节	
8.暴露＞12h	
9.刺伤或挤压伤创口（占全部感染的40%）	

• 抗生素的选择

1.随机对照试验显示，奥格门汀在“非感染创口”中优于安慰剂。此外，该药很便宜，易被接受。

2.根据咬伤的严重程度，口服625mg，每天2次或静脉给予1.2g奥格门汀单药。此外，也可给予静脉氨苄西林-舒巴坦（舒他西林3g）。对于青霉素过敏的患者，给予红霉素（500mg，每天4次）或克林霉素（静脉注射600mg，然后每8小时口服300mg）加环丙沙星500mg，每天2次或左氧氟沙星750mg，每天早晨顿服。对于儿童患者，可用复方磺胺甲噁唑代替氟喹诺酮类。

• 处置

1.对于仅局部蜂窝织炎且不累及深部结构的患者，在门诊治疗即可。在24～48h尽早安排复查。

2.如有以下情况，允许静脉治疗和外科会诊。

（1）重度蜂窝织炎。

（2）有全身体征，如发热、寒战、低血压、持续心动过速。

（3）手部的严重咬伤，并发肌腱损伤。

（4）感染迅速蔓延。

（5）创口对口服药物或门诊治疗效果不佳。

（6）认为或已知创口或感染累及骨、关节、肌腱或神经。

（7）无依靠或没有行动能力的患者。

（8）免疫功能低下的患者，如糖尿病患者、接受皮质类固醇治疗的患者及酗酒者。

（9）有周围血管病。

（10）需要行重建手术的损伤。

• 破伤风免疫预防：犬咬伤和猫咬伤是容易发生破伤风的创口。

• 狂犬病免疫预防

1.新加坡当地的犬和猫是没有狂犬病的。

2.在新加坡，如果被“外来犬”咬伤，参考当地卫生部门的狂犬病预防措施。

手部咬伤创口需额外注意的事项

• 治疗：如果怀疑有手部咬伤创口，必须尽早请手外科会诊。

1.彻底清洁和冲洗。

2.清创。

3.用带一块大的固定敷料的夹板进行固定：夹板置于功能位。

4.抬高手部数天，直至水肿基本消退（必须向患者强调这点）。

5.预防性使用抗生素，尤其是在人咬伤时。

（孙晶雪 译 郭治国 校）

参考文献/扩展阅读

1. Baddour LM, Harper M. Animal bites (dogs, cats, and other animals): evaluation and management. UpToDate. Accessed 2021 Mar 25.
2. Quinn J. Puncture wounds and bites. In: Tintinalli JE, Ma OJ, Yealy DM, et al. eds. In: *Tintinalli's Emergency medicine: a comprehensive study guide*. 9th ed. New York: McGraw-Hill, 2020: 317-324.
3. Ooi BSS. Dog, cat and human bites. *Singapore Family Physicians*, 1999, 25 (4): 9-14.
4. Talan DA, Citron DM, Abrahamian FM, et al. Bacteriologic analysis of infected dog and cat bite wounds. *N Eng J Med*, 1999, 340 (2): 85-92.
5. Fleisher GR. The management of bite wounds (editorial). *N Eng J Med*, 1999, 340 (2): 138-140.

第二节　蛇相关损伤

Ahmad Khaldun Ismail · Gregory Cham

要点

• 所有脊椎动物的口腔产物中都有多种生物活性蛋白质。根据它们利用这些蛋白质做什么（或不做什么）决定了它们是否为毒液（有毒）。

• 并不是所有种类的蛇都具有毒液。术语“毒液”和“有毒”主要是指口腔产物的生物学用途（功能），而不是其对人类的影响。在蛇类中，其用途可以是使猎物镇静或快速瘫倒或为了防御。术语“轻度有毒”或“高度有毒”在生物学上没有意义：只有有毒或无毒。

• 这种口腔产物是通过高压（“真正的”毒腺）或低压（Duvernoy腺）系统生产和释放的。两者均不是典型的唾液腺系统。毒液可通过尖的毒牙（位于前方或后方的一组扩大的特殊牙齿）以注射、灌输或喷洒的方式释放。

• 通过位于前方的特殊尖毒牙释放毒液的蛇被归类为毒蛇。然而，一些没有前方尖毒牙的游蛇科蛇类也被归类为毒蛇。

• 大多数毒蛇在医学上具有重要意义，有可能对人类造成危害/威胁，甚至死亡。然而有一些有毒的物种对人类没有太大的威胁。

• 一些无毒的蛇也会对人类造成直接伤害。因此，它们被归类为潜在威胁/致命的蛇类，如蟒蛇、网纹蟒。

• 毒蛇和非毒蛇的分布可能局限于一定的地理位置或海拔。它们可能生活在陆地（陆生）、树木之间（树栖）和水中（水生）。有些则通过挖掘或挖洞（掘地生）移动。

• 确定一条蛇是否有毒，最好的证明是确定咬人蛇的身份。执着于探索“毒蛇咬伤伤口的线索”作用有限，可能有帮助也可能没有帮助。寻找皮肤上“尖牙标记”或痕迹并评估两个穿刺标记之间的距离作为物种鉴定方案的一部分，都可能具有误导性。

临床表现

• 识别毒蛇没有简单的规则。一些无毒的蛇已经进化成与毒蛇几乎完全相同的样子。识别毒蛇的一般准则基于头部和瞳孔的形状、是否存在热感凹陷、鳞屑纹理质地、成排尾下鳞、颜色配色、是否存在响声等，但经常会产生误导和错误。这些特征当然不是普遍适用的。即使在同一种类中也有例外，因为从幼蛇成长为成蛇的过程中上述特征也会随之改变。

• 不是所有毒蛇的咬伤都会导致中毒。中毒效应很常见，但其频率和严重程度尚未牢固确立。

• 大多数已被研究的海蛇会产生剧毒毒液。然而，并非所有的海蛇（海蛇亚科）都是有毒的。大多数咬伤仅会导致轻微疼痛，这是由相对小的固定前尖牙造成的，而且缺乏细胞毒性毒液毒素。大多数海蛇咬伤人发生在对捕获的海蛇随意处理过程中。此类咬伤最常见的受害者是渔民。

• 尽管恶心和呕吐在眼镜蛇属（眼镜蛇）咬伤的全身中毒表现中常见，但是恶心和呕吐可与任何蛇咬伤有关，为非特异性自主神经症状。

• 了解每种具有潜在危险蛇的毒液毒性症状/体征有助于临床管理。因此，为每个国家制定一个系统的毒液效应（对人类）流程图非常重要。这是一个有价值的参考，特别是如果咬伤来自身份不明的本地有毒物种。这一系统参考可推断出适合该中毒综合征的抗蛇毒血清类型。这被称为毒蛇咬伤中毒综合征处理方法。

• 从患者和目击者处获得事件的详细病史（表14-2）。诊断是动态过程，可能会根据患者的进展和更多细节的显现而变化，例如，从实际现

表 14-2 蛇咬伤中毒：获得详细的病史至关重要

病史		信息
时间	发生事件/到达不同机构的日期和时间	准确的事件发生时间可能为确定罪魁祸首蛇的身份提供线索。不同种类的蛇在白天或夜晚的不同时间活动。这些信息还用于监测中毒综合征及其并发症的出现和进展
地点	事件的地理位置	对该国本土蛇种地理位置的了解，可能会为罪魁祸首蛇的身份和在有指征时予以最合适的抗蛇毒血清提供线索
过程	事件的详细机制	患者究竟是如何被咬伤的？ 1.事件发生之前和此期间患者的活动 2.蛇的位置/地点，如在地面、地上（如在树上）或水中 3. 蛇的行为。是否压平颈部（罩住头部），是否“吐信子”、响尾或发出刺耳的噪声。它的移动是快是慢 4. 蛇松开牙之前的咬伤/攻击次数和咬伤持续时间 5. 蛇的结局（它发生了什么？）：它逃走了吗？是被活捉还是被杀？ 6. 蛇的描述（获取蛇的照片/图片，如有）
部位	身体受累部位	从一定角度咬伤优势手可能提示患者试图抓住蛇。毒液可能在某些身体区域传播更快
前期处理	被咬伤的肢体/区域做了什么	给予操作或治疗，如有无使用止血带，有无切开伤口和抽吸或应用传统药物
治疗	到达医疗机构之前给予/采取的治疗和时间	示例：在其他医院/诊所；由家庭医生或传统治疗师给予治疗
潜在风险	过敏风险	确定是否存在毒蛇咬伤或抗蛇毒血清给药及过敏史，以及蛇副产品（如蛇加工者、捕蛇者）暴露史及过敏史

场取回和识别的蛇（无论死活）或出现新的临床体征。在发生身份不明蛇相关损伤的情况下，详细完整的病史可以为罪魁祸首蛇种的明智推测提供很好的线索。

• 在充分了解不同蛇种咬伤中毒的临床特征的基础上进行病史采集、体格检查和检验（表14-3）。

• 伤口检查。识别并记录穿刺孔洞痕迹、撕裂伤、肿胀、炎症、皮肤变色（皮肤坏死）、瘀斑、水疱等。考虑记录首次观察的时间和日期。从相同角度/光线/曝光程度连续拍摄受累部位/肢体的照片有助于显示随时间的推移而发生的变化和进展。

将眼镜蛇中毒笼统地概括为“神经毒性为主”，将蝰蛇中毒概括为引起“组织坏死和血液系统紊乱”是具有潜在误导性的。

虽然许多眼镜蛇会导致以神经毒性为特征的中毒，但有些则主要导致坏死效应或凝血病。至于蝰蛇，许多会引起血液学和组织病理学效应；还有一些会导致神经毒性和（或）肾脏效应。例如，一种马来西亚的真正眼镜蛇类经常导致典型的局部组织坏死（皮肤坏死），较少导致全身突触后神经肌肉接头抑制作用。

• 正确记录的诊断很重要，可能会影响管理计划，包括连续密切观察的参数、完成检查的类型、有指征时的治疗选择和结局（表14-4）。

注意：应根据病史、临床特征和获得的调查结果记录每例蛇相关损伤的诊断。

表 14-3 马来西亚和新加坡常见毒蛇的重要中毒体征

体征	眼镜蛇、眼镜王蛇	金环蛇	银环蛇	蝮蛇	海蛇	颈槽蛇
咬伤部位严重疼痛	+	-	-	+	-	-
进行性肿胀	+	-	-	+	-	-
组织坏死	+	-	-	-/+	-	-
起疱	+	-	-	+	-	-
神经毒性作用						
上睑下垂（嘱患者向下看、向上看；观察上睑是否完全回缩）	+	+	+	-	+	-
眼外肌麻痹（眼肌麻痹）	+	+	+	-	+	-
瞳孔散大	+	+	+	-	+	-
断颈征（颈屈肌麻痹）	+	+	+	-	+	-
吞咽困难（延髓麻痹）	+	+	+	-	+	-
说话困难	+	+	+	-	+	-
反常呼吸	+	+	+	-	+	-
呼吸无力	+	+	+	-	+	-
血液毒性作用						
伤口、牙龈、鼻子、皮肤出血、咯血、呕血、血尿等自发性出血	-	-	-	+	-	+
横纹肌溶解						
全身肌肉疼痛和压痛	-	-	+	-	+	-
牙关紧闭症	-	-	-	-	+	-
肌红蛋白尿	-	-	-	-	+	-
急性肾损伤	-	-	-	-	+	-

表14-4 可能的诊断列表

诊断	标准
不明原因的损伤	无法确定损伤的确切原因
不明动物咬伤/刺伤	患者能够确定是被动物咬伤/刺伤，但是没有见到造成伤害的动物
不明蛇相关损伤	患者看到了蛇，确定是被蛇咬伤。然而，由于无法获得实际标本（无论死活）或造成伤害的实际蛇类的高质量照片，无法确认蛇种属 患者只能对蛇进行口头描述或从当地蛇种图库中指认外观相似的蛇。诊断应记录为“不明蛇相关损伤/咬伤（可能来自……）”
已确认的蛇相关损伤	通过对蛇（无论死活）的直接可视化或造成损伤的实际蛇的高质量照片对准确种属进行目视确认，并由领域内专家进行验证。在诊断中应记录学名，如苏门答腊喷毒眼镜蛇（俗称：黑吐眼镜蛇）咬伤中毒
毒液性眼炎	遭遇眼镜蛇类（如苏门答腊喷毒眼镜蛇）将毒液喷入眼内

给全科医师的特别提示

- 安抚并使受害者保持平静。
- 脱下受害者的紧身衣和首饰。
- 使受害者尽可能不动，如对受伤肢体使用简单的夹板。
- 如有指征，安排转诊至最近的医院急诊科。
- 记录事件发生时间、病史、主诉及自到达后和转运过程中出现的所有体征（表14-4）。
- 确认蛇的种类很重要：蛇的照片会有所帮助。处理蛇时应谨慎。未经训练的人处理蛇有被咬伤的危险。请注意，死蛇仍然可以咬人和排毒。
- 如果发生毒液性眼炎，用大量水（或其他冲洗产品）冲洗眼睛。
- 由于一些坏死性眼镜蛇类和响尾蛇类咬伤会增加潜在缺血与坏死面积，因此在应用压力固定绷带时，必须由经过培训的人员使用弹性绷带（不能用绉纱绷带）。
- Sawyer泵不能清除大量毒液，可能会增加局部病变。禁止在咬伤部位应用电击、止血带、冰袋和各种草药治疗。

管理

一般措施

- 借助彩色图集或任何其他可用的证据来识别（罪魁祸首）蛇。咨询毒理学家以获得帮助。
- 中毒患者应在急诊科进行分类。根据临床稳定性在危重/半危重区域管理患者。将患者置于舒适的仰卧位。将患肢以下垂姿势固定在心脏水平，不能过度抬高。
- 评估气道和呼吸。如果患者出现呼吸窘迫或发生麻痹，给予吸氧并建立气管插管/通气。给予充分的疼痛缓解和镇静。
- 评估生命体征并建立密切的连续监测，记录心电图、血压、脉率、呼吸率、脉搏血氧饱和度、体温、卒中后疼痛（PSP）、水肿近端进展速率和患侧是否存在肿大压痛淋巴结。
- 评估中毒的局部和全身症状与体征。对已知的毒液作用进行密切观察是有帮助的。
- 检验项目的选择及是否连续进行检验取决于已确定的诊断和这些检验在监测毒液效应或并发症方面的有效性。一些常用的连续检查包括全血细胞计数、凝血功能、尿液分析、尿素氮/电解质/肌酐和心肌酶，尤其是肌酸激酶（CK）。
- 在某些情况下可能有用的其他实验室检查包括尿肌红蛋白、肝酶和弥散性血管内凝血（DIC）筛查检测，尤其是D-二聚体和纤维蛋白原水平。动脉血气分析可用于监测和评估呼吸功能，检测肾衰竭时存在的代谢性酸中毒。然而，动脉穿刺禁用于怀疑有凝血病的蝮蛇中毒患者。

抗蛇毒血清治疗

- 抗蛇毒血清是针对特定蛇毒的多克隆抗体，由马或羊等宿主动物的血清制成。将纯化的抗蛇毒血清制备成冻干粉或液体形式。冻干粉的有效期更长，且在室温下更稳定。
- 抗蛇毒血清并非针对所有毒蛇而生产。抗蛇毒血清是针对潜在中毒严重程度和人群咬伤频率方面造成严重公共卫生问题和负担的蛇种而制造的。
- 并非所有有毒蛇的国家都生产抗蛇毒血清。然而，有蛇咬伤中毒病例的国家均将其列为必须采购的基本药物。因此，在采购和使用之前，需要根据抗蛇毒血清对本地蛇种毒液的交叉中和能力和有效性，对适当的抗蛇毒血清进行临床前试验。

• 抗蛇毒血清是唯一被证明有效的蛇咬伤中毒综合征治疗方法。如果有证据表明中毒进展，局部水肿或坏死、出血，国际标准化比值（INR）＞1.2，引流淋巴结肿大、压痛或麻痹，则给予抗蛇毒血清是合理的。因此，密切监测和审查临床参数及相关血液检查的变化趋势是至关重要的。

• 重要的是要指出，实验室检查不是仅进行一次，而是连续进行，并根据临床进展确定检查的周期。作为参考，基线后每4～6小时进行一次实验室检查，但可根据需要频繁地进行。

• 选择适量的抗蛇毒血清。不同的国家将有不同的抗蛇毒血清和使用方法。泰国的多价抗神经毒血清（NPAV）可中和以下毒液：汉纳噬蛇菌（眼镜王蛇）、苏门答腊喷毒眼镜蛇（黑吐眼镜蛇）和金环蛇的毒液。一些医院还储备了印度Haffkine抗蛇毒血清，该血清可中和眼镜蛇毒液。

• 泰国的多价抗神经毒血清（HPAV）可潜在中和红树竹叶青（Crytelytrops，海岸蝮蛇）毒液，也可以用泰国红十字会的抗蛇毒血清来中和青蝮蛇毒液。两者都不能有效中和黑绿烙铁头（瓦氏蝮蛇）毒液。后者对动物具有神经毒性，但对人类无神经毒性，一旦确认其身份，通常不需要抗蛇毒血清治疗。

• 如果需要抗蛇毒血清治疗，但被非本国的外来蛇种咬伤将在是否能够提供适当的抗蛇毒血清方面提出挑战。咨询毒理学家；可能需要通过不同机构/服务获得适当的抗蛇毒血清。

• 当严重程度显著改善时，如疼痛减轻、水肿进展速度减慢、肌力恢复和实验室结果改善时，意味着抗蛇毒血清产生了正面效果。

• 即使给予抗蛇毒血清后仍应继续密切连续记录临床参数和进行血液检查，以评估治疗反应、给予额外抗蛇毒血清的可能性和中毒综合征复发的可能性。

• 给予镇痛。优选不影响蝮蛇咬伤患者凝血的非镇静作用的镇痛药。疼痛评分很重要。镇痛的选择可以根据疼痛评分和治疗反应进行调整。

• 毒液性眼炎病例冲洗后，建议局部镇痛，以及进行毒理学检测和眼科会诊。

• 应根据其他动物咬伤/刺伤的指征给予抗破伤风类毒素。凝血病患者肌内注射给药时应谨慎。

• 在蛇咬伤伴局部组织坏死、广泛的组织损伤/损害（如被蟒蛇咬伤）时应考虑使用抗生素。蟒蛇咬伤后可发生断牙或异物滞留导致的并发症。初始抗生素的选择应涵盖需氧和厌氧菌。随后，应根据培养和药敏试验制订抗生素使用方案。

• 局部中毒综合征通常类似骨筋膜室综合征，筋膜切开术在过去常见但并不必要。蛇咬伤患者骨筋膜室综合征的诊断需要由有资质的专家进行明确，包括通过直接测量或多普勒超声进行连续的筋膜间室内压力记录和谨慎的临床相关性评估。抗蛇毒血清是一种有效的治疗药物，在很大程度上避免了对蛇咬伤患者进行筋膜切开术。

抗蛇毒血清治疗的并发症

• 在给予抗蛇毒血清前，应询问既往过敏史及可能暴露于蛇、毒液、马的过敏史，既往是否使用过抗蛇毒血清等。

• 抗蛇毒血清的皮内试验没有任何价值；它绝对是过时的，并且可能是致敏的原因。因此，不应进行该操作。对于有个人或家族过敏史或特应性过敏史的患者，在给药前可以考虑皮下注射肾上腺素、静脉注射抗组胺药和静脉注射类固醇药物。

• 一旦超敏反应得到治疗和消退，应暂时停用抗蛇毒血清，以较慢的速度重新开始抗蛇毒血清治疗（表14-5）。

处置

• 在许多国家，蛇相关损伤（蛇咬伤和眼炎）主要通过药物治疗。观察和入院的适应证包括：

1. 蛇咬伤伴明显的局部软组织损伤。
2. 毒蛇咬伤。
3. 不明蛇咬伤。
4. 不明动物咬伤/刺伤。

• 一些患者可能需要转诊手术和干预，包括取出异物（嵌入的断牙）、伤口清创、断裂肌腱的修复、截肢、植皮和挛缩的松解。在极少数情

表14-5 抗蛇毒血清反应和治疗的类型

反应类型	开始	表现	治疗
早期过敏反应	见于起始抗蛇毒血清10～180min	• 瘙痒（通常在头皮上）伴荨麻疹、干咳、发热、恶心、呕吐、腹部绞痛、腹泻和心动过速 • 其中少数患者可能发生重度危及生命的过敏反应：低血压、支气管痉挛和血管性水肿	• 肾上腺素应在首次出现过敏反应体征时给药。成人：0.5mg，肌内注射，儿童：0.01mg/kg，肌内注射（1/1000，1 mg/ml） • 可每5～10分钟重复给药一次，或如果病情恶化，以1μg/（kg·min）开始静脉注射 • 如果患者患有凝血病，应避免肌内注射；直接进行静脉注射 其他治疗 • 抗组胺药（抗H_1和抗H_2受体阻滞剂） 1.抗H_1受体阻滞剂：苯海拉明 成人：25mg，静脉注射 儿童：5mg/（kg·24h），静脉注射，分4次给药 2.抗H_2受体阻滞剂：雷尼替丁 成人：50mg，静脉注射 儿童：1mg/kg，静脉注射，几分钟内完成 • 静脉注射氢化可的松 成人：2～4g/kg 儿童：2～4mg/kg，最高200mg 在发热反应中，患者也必须通过物理方式和使用解热镇痛药（如对乙酰氨基酚，口服或栓剂）降温 给予静脉输液纠正低血容量
发热反应	可能在治疗后1～2h发生	• 颤抖、寒战、发热、血管舒张和血压下降 • 小儿可出现发热性惊厥	
晚期（血清病型）反应	在治疗1～12天（平均7天）发生	发热、恶心、呕吐、腹泻、瘙痒、复发性荨麻疹、关节痛、肌痛、淋巴结病、关节周围肿胀、多发性单神经炎、蛋白尿伴免疫复合物肾炎，以及罕见脑病	• 5天疗程的口服抗组胺药可能对晚期反应有效 氯苯那敏 成人：2mg，每6小时一次 儿童：0.25mg/（kg·d），分次给药 • 24～48h无效者应给予泼尼松龙，疗程5天 成人：30～60mg/d，分次服用，5～7天 儿童：0.7～1mg/（kg·d），分次服用，疗程5～7天

况下，筋膜室内压测量值显著增加后可能需要进行筋膜切开术。

（孙晶雪 译 郭治国 校）

参考文献/扩展阅读

1. Barlow A，Pook CE，Harrison RA，et al. Co-evolution of diet and prey-specific venom activity supports the role of selection in snake venom evolution. *Proc R Soc B：Bio Sci*，2009，2443-2449.
2. Das I. *A naturalist's guide to the snakes of South-east Asia*. 2nd ed. Oxford，United Kingdom：John Beufoay，2018：176.
3. Das I，Ahmed N，Lim BL. Venomous terrestrial snakes of Malaysia：their identity and biology. In：Gopalakrishnakone P，Faiz A，Fernando R，et al. eds. *Clinical toxinology in Asia Pacific and Africa*. Dordrecht：Springer Science Business Media，2015：53-69.
4. Ismail AK. Snakebite and envenomation management in Malaysia. In：Gopalakrishnakone P，Faiz A，Fernando R，et al. eds. *Clinical toxinology in Asia Pacific and Africa*. Dordrecht：Springer Science Business Media，2015：71-102.
5. Ismail AK. Snake bite. In：Hussain IM，Ismail HMI，Ng HP，et al. eds. *Paediatric protocols for Malaysian hospitals*. 4th ed. Putrajaya，Malaysia：Ministry of Health，2018：606-615. Available from：https：//mpaeds. my/paediatric-protocols-for-malaysian-hospitals-4th-edition-2019/
6. Kasturiratne A，Wickremasinghe AR，de Silva N，et al. The global burden of snakebite：a literature analysis and modelling based on regional estimates of envenoming and deaths. *PLoS Med*，2008，5（11）：e218.

7. Mackessy SP. The field of reptile toxinology. Snakes, lizards, and their venoms. In: Mackessy SP, ed. *Handbook of venoms and toxins of reptiles*. Boca Raton, FL: Taylor & Francis Group, CRC Press, 2009: 3-23.

8. Ministry of Health Malaysia. Guideline: management of snakebite. Putrajaya, Malaysia: Ministry of Health. 2017. Available from: https: // www. mybis. gov. my/pb/1548

9. Tan CH, Tan NH. Toxinology of snake venoms: the Malaysian context. In: Gopalakrishnakone P, Inagaki H, Mukherjee AK, et al., eds. *Snake venoms*. Dordrecht: Springer Science Business Media, 2015: 1-37.

10. Charlton T. *A guide to snakes of Peninsular Malaysia and Singapore*. Kota Kinabalu, Malaysia: Natural History Publications (Borneo), 2020: 350.

11. Warrell DA. Snake bite. *Lancet*, 2010, 375 (9708): 77-88.

12. Weinstein SA, Warrell DA, White J, et al. *"Venomous" bites from non-venomous snakes: a critical analysis of risk and management of "colubrid" snake bites*. Burlington, USA: Elsevier Science, 2011: 364.

13. Weinstein SA. Snake venoms: a brief treatise on etymology, origins of terminology, and definitions. *Toxicon*, 2015 Sep, 103: 188-195.

14. WHO. *WHO guidelines for the production, control and regulation of snake antivenom immunoglobulins*. Geneva: World Health Organization Press, 2016: 163.

15. WHO. *Guidelines for the management of snakebites*. 2nd ed. New Delhi: World Health Organization Regional Office for South-East Asia, 2016: 206.

16. Williams D, Gutierrez JM, Calvete JJ. Ending the drought: new strategies for improving the flow of affordable, effective antivenoms in Asia and Africa. *J Proteomics*, 2011, 74: 1735-1767.

17. Leong PK, Sim SM, Fung SY, et al. Cross neutralization of Afro-Asian cobra and Asian krait venoms by a Thai polyvalent snake antivenom (neuro polyvalent snake antivenom). *PLoS Negl Trop Dis*, 2012, 6 (6): e1672. DOI: 10.1371/journal. pntd. 0001672.

18. Leong PK, Tan CH, Sim SM, et al. Cross neutralization of common Southeast Asian viperid venoms by a Thai polyvalent snake antivenom (hemato polyvalent snake antivenom). *Acta Tropica*, 2014, 132: 7-14.

第15章 外科和骨科创伤/感染急症

第一节 腹部创伤

Kanwar Lather Sudhir · Peng Li Lee · Shirley Ooi

要点

• 腹部外观正常不能排除严重的腹内脏器损伤。特别是在可造成严重损伤的机制时，单纯依靠查体极易误诊或延误治疗。

• 轻微的腹腔内出血和内脏损伤患者最初生命体征平稳，腹部检查少有阳性发现。当存在高能量损伤机制时，要高度警惕隐匿性腹腔内脏损伤的可能，并安排连续的腹部检查、生命体征监测和恰当的影像学检查。

• 行人被车辆撞击或骑摩托车和骑自行车的人发生车祸被撞击，一般对腹部都没有任何保护，腹腔内脏损伤的风险很高。

• 影响腹腔内脏损伤诊断的因素

1. 神志异常：醉酒、吸毒或头部受伤。

2. 感觉改变：脊髓损伤。

3. 分散注意力的邻近组织损伤：低位肋骨、骨盆和腰椎损伤。

4. 远离受损器官的牵涉痛。

• 除非经过证实，否则所有乳头连线以下的穿透伤都应怀疑穿透腹腔。

• 要检查伤员背部和腹部两侧。

给全科医师的特别提示

• 反应敏感者，腹部损伤最可靠的征象是腹部压痛、肌紧张或反跳痛。然而，没有这些征象并不能排除严重腹腔内脏损伤。

• 对损伤机制显著但初诊没有明显腹部阳性发现的伤者，转入急诊科以进一步评估。

• 有早期休克表现的伤者，转诊到能施行手术的医疗机构。对于预期转运途中因活动性出血导致外周静脉塌陷的情况，由经过培训的医务人员尝试建立大口径静脉输液通路。不要因为尝试开放静脉延误转院。

急诊科评估

• 疑似腹腔内脏损伤的伤员最好在急诊科的抢救区救治。

• 查体和复苏同步进行。

诊断和评估

• 结合以下因素诊断钝性腹部创伤患者的腹腔内脏损伤更加可靠。

1. 了解受伤的机制和环境。

2. 仔细的腹部分区检查（即刻的和连续进行的）。

3. 鉴别腹部以外的损伤。

4. 适当的诊断检查、检验。

• 参见第1章第二十六节。

• 钝性腹部损伤的伤员查体有如下表现时高度怀疑腹腔内脏损伤。

1.低血压（收缩压＜90mmHg）。

2.安全带挤压征。

3.反跳痛。

4.腹部膨隆。

5.腹部肌紧张。

6.合并股骨骨折（股骨骨折是重要的分散注意力的损伤，提示被汽车撞击的行人可能有腹腔内脏损伤）。

诊断性检查

X线检查

• X线检查对循环稳定的钝性腹部损伤患者诊断价值有限。

• CT可以诊断X线检查涵盖的各种损伤，并能提供更加精准和详细的信息。

• 循环不稳定的患者，胸部和骨盆X线检查有助于初始复苏的发现，如低位肋骨骨折（警惕伴随的肝脏或脾脏损伤）、横膈破裂（如胸部X线检查胸腔发现鼻胃管）、气腹、骨盆和胸腰椎骨折。

超声：创伤超声重点评估（FAST）

• FAST是腹部创伤患者早期复苏和诊断评估的必要检查。

• 多数现代急诊科（ED），FAST已经取代诊断性腹腔灌洗（DPL）成为首选检查，用于评估循环不稳定的创伤患者。

• FAST应用的基础是明显的腹腔内脏损伤与腹腔游离积液相关。出血量越大，FAST越敏感。腹腔内出血导致失血性休克的创伤患者，FAST敏感度几乎达100%。

• 初始FAST检查患者取仰卧位，包括4个声窗。声窗包括心包、肝周、脾周和盆腔（称为4P）。扩展的FAST（e-FAST）还包括两侧胸腔扫描（4P的补充），以评估是否存在血胸和气胸。

• 指征

1.钝性和（或）穿透性损伤，腹部和（或）胸部损伤。

2.原因不明的休克和（或）低血压［作为休克和低血压快速超声（RUSH）检查的一部分］。

• FAST的优势

1.可由急诊科医师操作，使用便携式床旁仪器，使其成为一种快速、无创、可重复的影像学检查。

2.不同于CT检查，FAST检查不涉及肾毒性造影剂或电离辐射。

• FAST的不足

从技术上说，不配合或躁动的患者会影响检查结果。腹腔游离积液的探查受多种因素影响，如体质、受伤部位、肠道大量积气、皮下气肿、凝结的血液、患者的体位和游离积液的液体量。

• 超声和CT相比的主要劣势

1.无法判断腹腔游离积液的确切来源。

2.无法评估腹膜后间隙。

• 循环稳定的钝性腹部创伤患者，FAST结果阳性需要进一步行CT检查。

• 循环不稳定但FAST结果阴性的患者诊断有挑战性。诊断方法包括诊断性腹腔灌洗，积极复苏后行CT检查和剖腹探查。

CT检查

• 腹盆腔增强CT是评估腹部损伤的无创金标准检查。

• 随着CT的应用，诊断性腹腔灌洗（DPL）由于具有创伤性，已很少用于伤情稳定的患者。

• 指征

1.循环稳定的钝性损伤，临床检查提示有损伤或伴有相关的损伤机制。

2.循环稳定的锐性损伤，CT有助于外科医生决定采取手术治疗或非手术治疗。

• 优势

1.无创性。

2.术前能准确定位腹腔内损伤。

3.能够评估腹膜后器官（十二指肠、胰腺、血管和肾脏系统）和胸腰椎。

4.能够识别适合非手术治疗的实质脏器损伤。

5.能够鉴别腹水的性质（血液、胰液、腹水、尿液）。

6.多时相CT（动脉期、门静脉期和延迟期）可以准确识别危及生命的肠系膜出血和肠壁穿透伤。

• 局限性

1.昂贵。

2.放射暴露，罹患癌症的风险增加。

3.需要静脉造影剂，可能导致不良反应。

4.鉴别空腔脏器（肠管）、胰腺、横膈和肠系膜损伤的准确性较低，特别是在伤后早期检查中。

5.完成检查需要一定时间。

6.患者需要转运到CT检查室，这里不一定能进行创伤复苏。理想情况下，将严重创伤的患者运送到CT检查室的决定应由创伤小组组长做出，同时考虑几个因素，包括患者的血流动力学状态、持续复苏的需求、到CT检查室的距离、人力情况等。CT检查时必须密切监测，警惕出现失代偿。

急诊室处置（图15-1）

• 应遵循高级创伤生命支持原则（ATLS）快速、系统地进行初步评估，参见第1章第二十六节中描述的“ABCDE”方法。

• 疑似腹部损伤的患者，循环不稳定的程度决定腹部评估的优先顺序。对于循环不稳定且FAST检查阳性的患者，应将腹部损伤置于初步评估的核心，作为出血控制的重点。循环稳定的患者可以将详细的腹部评估作为二次检查的一部分（参见第1章第二十六节）。

• 循环不稳定的腹部创伤患者应考虑以下事宜：

1.预防性固定骨盆，要确保固定于股骨大转子水平，而非髂嵴。

2.通过定向查体、FAST伴或不伴胸部和骨盆X线检查，迅速判断是否需要剖腹探查。

3.开放两条大口径（16G或更粗）静脉通路，如肘前静脉或其他近心端静脉。

4.检测血常规、尿素氮/电解质/肌酐、凝血功能、血型鉴定和交叉配血、血气分析（可以用静脉血而非动脉血）。

5.额外检测胰酶、肝功能、血尿成分分析。育龄妇女检查妊娠。

• 疑似或证实腹腔内出血的患者推荐用氨甲环酸。

• 需要液体复苏时，遵循损伤控制性复苏的原则（参见第1章第二十六节）。

贯穿性腹部伤

紧急剖腹探查指征

• 循环不稳定：贯穿性伤是剖腹探查最明确的指征。
• 内脏脱出。
• 腹膜炎。
• 穿透腹部的枪伤。

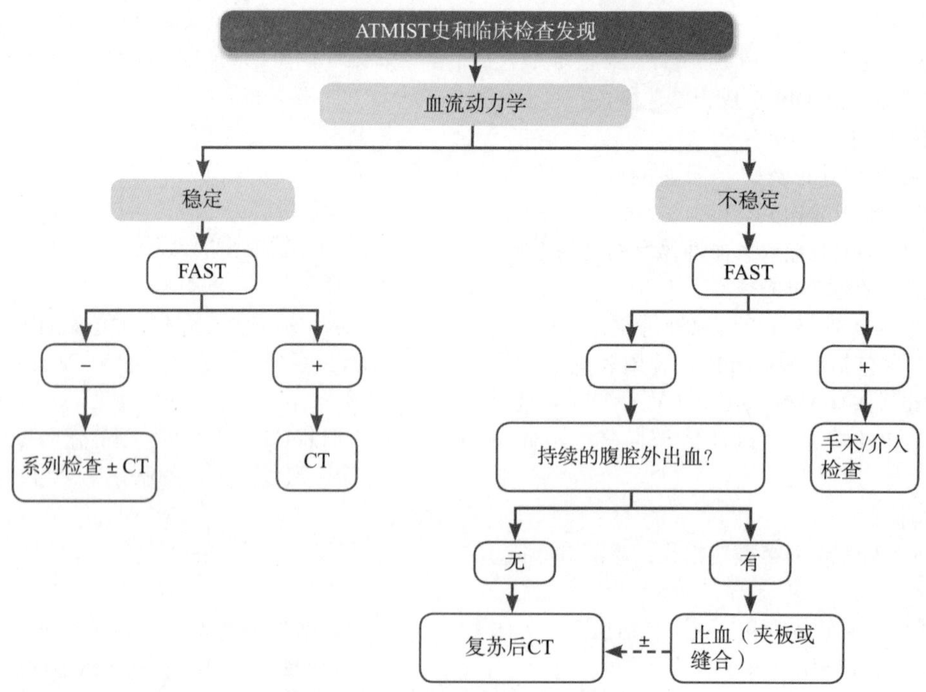

图15-1 腹部创伤患者急诊治疗原则

①ATMIST：A.患者年龄，T.受伤时间，M.受伤机制，I.可疑/持久的创伤，S.症状和体征，T.处理；②FAST.创伤超声重点评估

• 左侧膈肌损伤：床旁胸部X线提示胃或肠管进入左侧胸腔。

• 没有紧急剖腹探查指征的情况下，下列检查可用于诊断腹膜受损，伴或不伴腹腔内脏损伤。

1. *在急诊室对伤口局部探查* 如果没有腹膜破损，可以考虑在急诊科对伤口初次缝合，随后根据机构政策收入院观察或者回家观察。如果有腹膜破损，应该在手术室进行手术探查。

2. *超声检查* FAST显示游离积液提示穿透伤，不论弹道表面路径上的表现如何。

3. *CT检查* 对诊断腹腔内脏损伤具有较高的敏感度和特异度。

4. *腹腔镜检查* 已知或怀疑腹膜损伤但查体和扩展FAST（e-FAST）提示腹腔内损伤的可能性很小或不存在时，用以评估腹腔内损伤。

钝性腹部伤

紧急剖腹探查指征

• 顽固性低血压患者，FAST提示腹腔出血，无不稳定骨盆骨折。

• 明显的腹膜炎伴FAST阳性。

• FAST提示腹腔内损伤，伴随危及生命的合并伤如无法控制的胸腔出血，需要转至手术室。

钝性腹部伤的非手术治疗

• CT的发展提高了创伤患者的非手术治疗。CT可以对实质脏器损伤的严重程度进行分级，确定哪些患者适合非手术治疗。

• 循环稳定的钝性肝、脾损伤患者首选非手术治疗，无论损伤等级、患者年龄及是否存在合并伤。

• 钝性损伤和骨盆骨折的不稳定患者，越来越多地采用经皮介入栓塞止血。

处置

• 没有刺伤或钝性伤导致腹腔内脏损伤表现的情况稳定患者，可以从急诊科出院。

• 从急诊科出院的患者，应给予随访和返院的详细告知。患者出现发热、呕吐、疼痛加重或失血表现（如头晕、乏力、虚弱）应立即返院再评估。

• 腹腔穿透伤患者应入院接受连续检查或立即送入手术室。

• 循环不稳定的腹部钝性伤患者应转至手术室或血管介入栓塞室。伤势明确的稳定患者可根据需要收入院行连续检查或转至手术室。

（张志鹏 译 郭治国 校）

参考文献/扩展阅读

1. American College of Surgeons. *Advanced trauma life support（ATLS）. Student course manual*. 10th ed. Chicago，IL：American College of Surgeons，2018：391.
2. Nichols JR，Puskarich MA. Abdominal trauma. In：Walls R，Hockberger RS，Gausche-Hill M，eds. *Rosen's emergency medicine：concepts and practice*. 9th ed. Philadelphia：Mosby-Elsevier，2018：404-418.
3. Ferroggiaro AA，Ma OJ. Abdominal trauma. In：Tintinalli JE，Ma OJ，Stapczynski JS，et al. eds. *Tintinalli's emergency medicine：a comprehensive study guide*. 9th ed. New York：McGraw Hill，2020：1751-1754.
4. Legome EL. *Blunt abdominal trauma* [Internet]. 2019 Jan 02 [cited 2021 April 25]. Available from：Emedicine. medscape. com.
5. Nishijima DK，Simel DL，Wisner DH，et al. Does this adult patient have a blunt intra-abdominal injury? *JAMA*，2012 Apr 11，307（14）：1517-1527. DOI：10.1001/jama. 2012. 422.
6. Diercks DB，Clarke SO. Initial evaluation and management of blunt abdominal trauma in adults. In：Moreira ME，editor. UpToDate，2020. Available from：http：//www.uptodate.com/pt/home.

第二节 胸部创伤

Victor Ong · Shirley Ooi

要点

• 胸部创伤的诊治遵照高级创伤生命支持（ATLS）原则。

• 创伤或心胸外科团队早期介入是有益的。

• 在初始评估期间，要警惕潜在危及生命但可以救治的情况。

1. 气道阻塞（如由于喉部损伤或胸锁关节后

方移位性骨折/脱位）。

2. 张力性气胸。

3. 开放性气胸（吸吮性胸部损伤）。

4. 大量血胸。

5. 连枷胸。

6. 心脏压塞。

注意：初级学者应掌握上述情况，以及本章关于肋骨骨折和肺挫伤的部分。感兴趣或高级学者可以学习本章其余更罕见的损伤部分。

所有胸部严重创伤的初始处理

- 将患者转移至急诊科的重症监护或抢救区域。
- 按照医疗机构的流程启动内部创伤团队。
- 按照高级创伤生命支持原则评估和管理患者。

如果气道受损或通气/氧合无效，可考虑快速诱导插管（RSI）。

注意：如果可以，插管前应行胸腔引流，特别是存在皮下气肿和肋骨骨折时，因为正压通气可将小的气胸变为张力性气胸。

- 在双侧肘前静脉开放两条大口径的（14G/16G）静脉通路。
- 如果出现循环不稳定，最可能的原因是失血性休克。
- 如果可以，使用急救用血进行复苏。
- 抽血检验

1. 血型鉴定和交叉配血。

2. 血常规，尿素氮/电解质/肌酐和凝血功能。

3. 动脉血气分析（低氧、高碳酸血症和代谢性酸中毒/碱剩余）。

伤后胸腔闭式引流指征

- 气胸（张力性和单纯性）、血胸或胸壁开放性创伤。
- （多发）肋骨骨折需要正压通气。
- 因治疗其他损伤（如颅脑或四肢）而接受全身麻醉的患者，怀疑有严重的肺损伤。
- 纵隔积气扩张。
- 通过空中或地面转诊的疑似严重肺损伤的患者。

注意：大多数创伤导致的胸部病变（高达85%）可以通过胸腔闭式引流等简单的方法处理。

特殊胸部损伤的处理

胸膜腔内的大量空气（气胸）或血液（血胸）会迅速降低肺活量，增加胸膜腔内压，减少每分通气量和静脉回心血量，如不及时诊断和治疗，可引起心排血量减少和心脏停搏。

张力性气胸

- 基于张力性休克生理学的临床诊断：伤侧呼吸音减低、半侧胸腔扩张不动，叩诊过清音、呼吸困难进行性加重、大汗、外周湿冷、心动过速、低血压、颈静脉扩张、气管向健侧移位，最终心脏停搏。
- 治疗决策建立在高度怀疑的基础上。为了获得便携式胸部X线片而延误治疗，可导致严重的并发症。床旁超声可快速确诊，其对气胸的诊断比X线片更敏感。
- 确定性治疗：手指胸廓造口术，随后在“安全三角”放置胸腔引流管（胸大肌外侧缘、腋中线和第5肋间隙）。胸腔引流管要足够粗（28～32F）以引流伴随的血液。
- 训练有素的医务人员可以在数秒内完成手指胸廓造口术，并在1min内插入引流管。与针刺减压术相比，该手术的成功率显著提高。
- 在缺少训练有素的医务人员或无菌装备的情况下，可行针刺减压。选择合适的静脉导管（14G或更大，长3in）插入腋前线第5肋间或锁骨中线第2肋间。因为第5肋间的胸壁较薄，其失败率低于第2肋间（13%、31%）。插入胸腔引流管之前针刺减压是权宜之计。

开放性气胸

- 开放性气胸是胸壁的大片开放性损伤，胸膜腔内压和大气压平衡，导致有效通气所需的胸膜腔负压消失，产生进行性缺氧和高碳酸血症。
- 用无菌/清洁无孔敷料包裹伤口的3个边，留下1个边作为活瓣。不要盖住所有边以免形成张力性气胸。
- 距离开放性伤口1～2个肋间隙行胸腔造口。不要通过伤口插入引流管，以免跟随弹道或刀道进入肺或横膈。
- 胸部开放性伤口可能需要心胸外科小组来探查和缝合。

大量血胸

• 定义为胸腔内血液迅速积聚超过1500ml或达患者血容量的1/3或更多。

• 部分症状和体征与张力性气胸相似（如上）。不同之处在于颈静脉塌陷、气管居中、胸壁运动减弱（但存在）和伤侧叩诊浊音。

• 床旁超声可以快速确诊，具有较高的敏感性和特异性。胸部X线片显示受累胸腔透光度减低。

• 出血来源

1.肺。

2.肺/支气管的血管。

3.肋间血管。

4.心脏。

• 治疗

1.输血和纠正凝血障碍（止血药复苏）。

2.伤侧积血＞500ml行胸腔引流（28～32F）（每次引流血液不要超过1L，以免造成循环不稳定）。

3.注意血液突然停止外流，检查引流管是否堵塞。

• 紧急开胸手术指征（心胸外科急会诊）

1.失血超过1500ml或胸腔引流超过血容量的1/3。

2.失血超过200ml/h[3ml/（kg・h）]持续2～4h。

3.需要持续输血才能维持循环稳定。

4.可疑食管、心脏、大血管或主支气管损伤。

心脏压塞

• 心包腔积液压迫心脏（通常是右心室）。心包腔内仅75ml血液便可严重影响心脏充盈，导致心排血量减少和梗阻性休克。

• 对于一些提示可能心脏压塞的临床特征，要高度怀疑该诊断。

1.梗阻性休克的体征：心动过速、低血压和外周湿冷。

2.贝克三联征（低血压、心音遥远和颈静脉怒张）。

注意：贝克三联征的发生率不足50%。心脏压塞时颈静脉可能不扩张，直到低血容量得到部分纠正；贝克三联征中的心音遥远是最不可靠的体征。

3.库斯莫尔征：吸气时颈静脉怒张加重。

4.奇脉（吸气时收缩压下降超过10mmHg）

• 临床上很难区分心脏压塞与张力性气胸。作为FAST检查的一部分，床旁超声提示心包积液通常可以诊断心脏压塞（参见第21章第二节“急诊超声”）。

1.心电图显示窦性心动过速伴低电压（肢体导联最大QRS波幅＜0.5mV），电交替（特异但是不敏感）。

2.胸部X线检查显示清晰的肺野伴扩大的心影（既不敏感，也不特异）。

• 治疗

1.吸氧。

2.开放两条大口径的静脉通路，静脉输注500ml液体，维持平均动脉压达90mmHg以上。

3.心包切开术是最有效的治疗。

4.尝试床旁超声引导心包穿刺术。抽出仅20～50ml血液可以有效改善循环状况。

5.心脏停搏的患者可能需要紧急开胸手术。

6.联系病房心胸/血管团队进行紧急会诊。

注意：积极的液体复苏有利于维持心排血量，为患者救治争取时间。不要盲目地用针探查以免造成医源性心脏损伤。

皮下气肿

• 病因

1.气道损伤。

2.肺和胸膜损伤。

3.食管或咽喉损伤。

4.爆震伤。

5.正压通气。

6.腹腔镜术后。

• 体征

1.触诊有捻发音。

2.面部、颈部或胸部/腹部肿胀。

3.可能伴有循环或呼吸障碍。

• 治疗：皮下气肿本身无须特殊治疗，需要针对病因处理。皮下气肿的患者如合并气胸，在胸部X线片上是看不出来的。

肋骨骨折

• 影响治疗的因素是肋骨受伤的程度、数量及是否伴随内脏损伤。

• 如活动时疼痛则需要用夹板固定胸廓，但会影响通气和氧合。

• 有效咳嗽减少会导致肺不张和肺炎的发病率增加，进而增加死亡率。

注意：许多肋骨骨折在后-前（PA）位胸部X线检查上显示不清。胸部斜位像可以更好地显示肋骨骨折。后-前位的胸部X线检查可以显示伴随的血胸、气胸、肺挫伤和其他器官损伤。

• 上肋骨（第1～3肋）骨折，锁骨和肩胛骨骨折

1.与遭受暴力有关。

2.头部、颈部、脊髓、肺和大血管损伤的风险增加。

3.死亡率高达35%。

• 中肋骨（第4～9肋）骨折

1.最常见的骨折部位。肋骨骨折越多，并发症越高。

2.肋骨骨折断端向内增加胸内损伤的风险，包括血胸、气胸、肺挫伤和呼吸衰竭。

3.无并发症的单纯肋骨骨折可以在门诊治疗。

4.患者如有以下表现则收入院观察。

（1）出现呼吸困难。

（2）疼痛不缓解。

（3）2处或以上骨折有移位或同一部位多根肋骨骨折。

（4）高龄。

（5）既往潜在的慢性肺部疾病导致肺功能差。

• 下肋骨（第10～12肋）骨折：伴随肝脏或脾脏损伤。

注意：常被忽略的伴随损伤包括心脏挫伤、横膈破裂和食管损伤。

胸骨骨折

• 主要与减速伤有关，如机动车事故和钝性前胸壁损伤。也可能发生在心肺复苏过程中。

• 发生在胸骨体或胸骨柄。

• 骨折及其移位最常见于矢状位，如侧位胸部X线片可见。

• 自身的死亡率很低，但与主动脉破裂、心脏挫伤和肺挫伤相关。

• 多数患者数周内完全康复，不需要手术固定。

• 治疗上选择充分镇痛和鼓励深呼吸（考虑刺激性肺活量测定）。不要用夹板或胶带固定胸骨骨折。

胸锁关节脱位（参见第15章第九节“上肢创伤”）

肺挫伤（图15-2）

• 指损伤导致肺组织结构破坏、肺泡膜破裂出血和肺泡间隙水肿。

• 伴有胸腔外钝器伤和肋骨骨折。

• 肺挫伤的特征通常随着时间的推移而进展。

• 病因

1.钝器伤和锐器伤。

2.爆震伤。

3.挤压伤。

• 可能的临床症状

1.呼吸困难。

2.呼吸音减弱。

3.受累肺野有咯吱声。

4.低氧血症。

• 治疗

1.吸氧。

2.必要时辅助通气。

3.镇痛。

4.合理补液。

连枷胸（图15-2）

• 连枷胸是指相邻的两根或两根以上肋骨超过两处骨折，导致部分胸壁独立于其他部分运动。

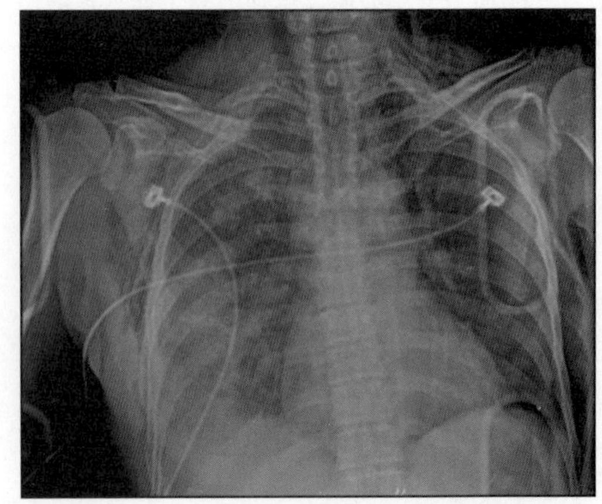

图15-2　**胸部X线片提示右肺挫伤伴多发肋骨骨折和连枷胸，可疑右侧血胸、右侧锁骨骨折和皮下气肿**

- 诊断依靠临床。具体特征如下：

1.呼吸痛。

2.胸壁反常运动。

3.呼吸困难。

4.胸部创伤的外在表现。

- 病因

1.交通事故。

2.老年人摔伤前胸。

3.胸部的直接外伤。

注意：连枷胸时低氧血症主要由于无效的通气、潜在的肺挫伤和由此产生的通气灌注（通气/灌注比例失调）。肋骨骨折引起的疼痛导致胸壁活动受限，进一步加重通气/血流比例失调。

- 治疗

1.吸氧。

2.适当补液，过多的液体会造成肺水肿。

3.关键要充分镇痛，使患者呼吸时不会有明显不适。可以考虑椎旁或竖脊肌阻滞，或胸椎硬膜外麻醉。

4.如果胸痛得到充分缓解，单纯连枷胸患者通常无须辅助通气。事实上，通过早期充分镇痛和非侵入性方式，如经鼻高流量吸氧（HFNC）和持续气道正压通气（CPAP），可能有助于减少插管和随之而来的医院获得性肺炎。

- 正压通气（PPV）指征包括HFNC、CPAP和侵入性机械通气。

1.连枷胸伴随Ⅰ型或Ⅱ型呼吸衰竭。

2.既往有严重肺部疾病。

3.严重的肺挫伤。

- 应考虑早期有创机械通气，包括即将或已经发生呼吸衰竭的患者。

1.需要插管以保护气道。

2.颌面部外伤无法实施无创正压通气。

3.接受急诊手术。

- 没有相关损伤、肋骨骨折数量或年龄作为正压通气适应证的真实数据。

- 识别即将发生或潜在的呼吸衰竭患者能促使临床医生尽早给予通气支持。

- 夹板有争议。在患者转运过程中可以用来减轻疼痛。

喉部损伤

- 虽然是罕见的损伤，却可以造成急性呼吸道梗阻。

- 临床特征

1.声音嘶哑。

2.发音困难。

3.言语障碍。

4.吞咽疼痛。

5.皮下气肿。

6.明显的骨折。

- 治疗

1.轻度损伤，如水肿、血肿或黏膜撕裂不明显，没有其他损伤证据时推荐非手术治疗（卧床休息，经口进食，雾化，使用H_2受体拮抗剂或质子泵抑制剂减少胃反流）。

2.如果患者气道完全梗阻或严重呼吸窘迫，尝试插管。

3.如果插管失败，需要紧急气管切开。

4.环甲膜切开术，虽然不作为首选，却有可能在气管切开失败时挽救生命。

5.尽早联系耳鼻喉科专家和麻醉医师。

气管支气管损伤

- 气管支气管损伤发生在环状软骨与左右主支气管分叉之间。

- 在创伤患者身上很难发现。诊断需要高度警惕。

- 可能的病因

1.颈部或躯干前上方的穿透伤。

2.胸部钝性伤。

3.加速减速造成颈段气管过度牵拉损伤。

4.爆震伤。

- 临床表现

1.喘鸣和呼吸困难。

2.咯血。

3.颈部和胸部皮下气肿。

4.治疗后气胸持续存在。

5.从穿透的伤口中冒出气泡。

6.纵隔气肿。

- 治疗

1.尽量保持自主呼吸。

2.吸氧。

3.必要时，使用支气管软镜或紧急气管切开建立气道。

4.根据需要行胸腔引流，可能需要多根胸导管。

5.尽早请心胸外科会诊并完成胸部CT检查。

食管损伤

- 多数病例源于穿透伤。
- 多数是食管仪器检查导致的医源性损伤。
- 非医源性因素包括自发性（剧烈呕吐）破裂、吞食异物、外伤或恶性病变。
- 常伴随其他损伤，包括气管损伤。
- 食管损伤的可疑征象

1.下胸部或上腹部受到严重打击，患者疼痛或休克的状态与损伤不成比例。

2.吞咽困难伴有吞咽疼痛。

3.颈部肿胀疼痛。

4.胸骨后饱胀感。

5.呕血。

6.皮下气肿。

7.没有气胸的情况下纵隔气肿。

8.颈部侧位X线显示咽喉部积气。

9.没有肋骨骨折的情况下出现左侧气胸或血胸。

10.胸导管引流的血性液变淡后出现沉淀物。

11.左侧胸腔引流液淀粉酶检测阳性。

- 请普通外科会诊，协助治疗。

胸部挤压伤（创伤性窒息）

- 胸内压力突然增加传递到头颈部的静脉和毛细血管系统，导致淤血和破裂，进而出现以下情况：

1.结膜下出血。

2.上身淤血。

3.面部、颈部、胸腔上部和上肢有瘀点、瘀斑。

4.头颈部发绀。

5.脑水肿导致意识模糊和躁动。

- 预后取决于挤压的持续时间。

1.短于5min　瞬间力量，预后好。

2.长于5min　预后差。

- 治疗

1.充分吸氧。

2.气管插管机械通气。

3.床头抬高30°。

4.静脉输液水化。

5.处理合并伤（胸腹部的钝性伤）。

6.收入院观察。

创伤性膈肌破裂（图15-3）

- 通常与胸部和腹部器官损伤有关，特别是肝脏和脾脏损伤、肋骨骨折和血气胸。
- 直接的锐器伤（胸4和腰12之间）或腹腔压力突然增加导致的间接钝性伤（35%的膈肌破裂）。
- 诊断依赖高度的警惕性。
- 延误诊断增加腹腔脏器发生疝出和绞窄的风险，进而危及生命。
- 提示可能膈肌破裂的征象

1.持续或进行性加重的呼吸窘迫。

2.胸腔听诊有肠鸣音。

3.胸部X线特点

（1）膈肌影模糊不清。

（2）腹腔脏器疝入胸腔。

（3）鼻胃管插入胸腔；左侧更容易受累。

- FAST检查用于循环不稳定的患者，发现膈肌不连贯及通过缺损疝出的肠管或肝脏。
- 对于循环稳定的患者，通过胸腹部CT检查显示膈肌中断，具有独有的内脏征和疝环征。
- 请普通外科行剖腹探查。

创伤性主动脉破裂

- 通常是由于骤然减速的交通事故导致的。
- 最常受累的部位是左锁骨下动脉远端的主动脉峡部。

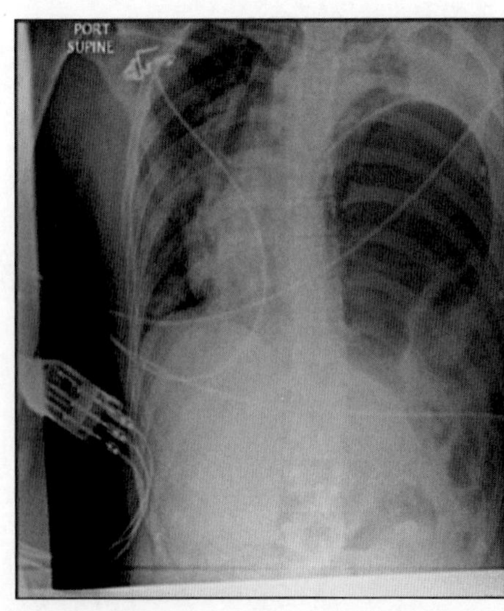

图15-3　胸部X线检查显示胃疝入左侧胸腔。注意胃内鼻胃管尖端

• 大多数创伤性主动脉破裂患者当场死亡。

• 存活到医院的患者可能有包裹性血肿（首先发生血管内膜和中膜的破裂，发展到外膜破裂的时间难以预测），病情迅速恶化。

• 警示的征象

1.胸痛、肩胛间疼痛、呼吸困难、吞咽困难或意识淡漠。

2.没有外出血情况的低血压。

3.胸前皮肤有方向盘或安全带的印痕。

4.肢端动脉搏动减弱或消失，特别是左上肢和双下肢。

5.上肢高血压（假性缩窄）。

6.左锁骨下血肿。

7.呼吸音减低，叩诊浊音提示血胸。

8.胸部X线主要特征

（1）纵隔增宽（平卧，纵隔前后径＞8cm，直立，纵隔前后径＞6cm）。

（2）左侧胸腔积液提示血胸。

（3）主动脉弓轮廓模糊。

（4）左主支气管凹陷。

（5）左肺尖部胸膜外增宽（左肺尖顶端有胸膜出血）。

• 治疗

1.按照高级创伤生命支持（ATLS）原则评估和管理患者。

2.如果患者血流动力学稳定，可以进行胸部CT血管造影检查。CT血管造影的特点如下：

（1）内膜摆动。

（2）腔内充盈缺损。

（3）假性动脉瘤。

（4）静脉注射的造影剂从主动脉外溢。

（5）破裂包裹。

3.血流动力学不稳定的患者进行经食管超声心动图（TEE）检查。

4.交叉配血6个单位以上的红细胞。

5.急请心胸外科和普通外科会诊。

心脏钝性损伤/心肌挫伤

• 可能的病因

1.交通事故紧急减速撞击。

2.前胸部直接撞击，如运动相关的心脏震荡。

• 损伤类型

1.心脏破裂伴/不伴心脏压塞。

2.急性瓣膜功能不全，特别是主动脉瓣。

3.冠状动脉剥离、撕裂、血栓形成导致心肌梗死。

4.心脏挫伤/功能障碍。

5.心律失常包括新发心动过速、新发束支阻滞。

• 在临床上，钝性心脏损伤（BCI）很少有典型的症状和体征。

• 治疗

1.将患者安置在重症监护室。

2.确保气道、呼吸和循环，必要时吸氧。

3.完善心电图检查。

4.参考心肌酶检查。如果循环不稳定，心电图异常（ST-T改变）或严重胸部损伤迹象，心肌肌钙蛋白I和肌酸激酶同工酶（CK-MB）分析可能有助于预测钝性心脏损伤相关并发症。

• 治疗决策

1.如果心电图正常，患者存在需要治疗的钝性心脏损伤并发症的风险并不高，可以出院（假定没有其他原因需要住院）。

2.如果心电图异常（心律失常、ST段改变、缺血性改变、房室传导阻滞或不明原因心动过速），患者存在钝性心脏损伤，应收入院持续监测心脏功能。

3.如果患者循环不稳定，应做超声心动图以排除心包积液、气胸、室壁运动异常和瓣膜功能障碍。

胸壁穿透伤

• 组织损伤程度与穿透物和身体之间的能量交换量成正比。

• 低速损伤（刀具）只会破坏其路径上的组织。

• 中高速损伤导致的组织损伤远离伤道，造成永久性和暂时性空洞。

• 谨记要点

1.对于前面乳头连线以下和后面肩胛骨下角以下的穿透性损伤，始终要警惕腹腔内损伤。

2.对于纵隔区域（前面乳头线内侧和后面肩胛骨内侧）的穿透性损伤，要考虑大血管、肺门结构和心脏损伤的可能。

3.只有射入伤口，没有相应的射出伤口，很可能有子弹残留。

4.初始治疗参考高级创伤生命支持（ATLS）原则。

5.不要在伤口上取出异物。

6.一定要用绷带或毛巾做成“甜甜圈形”的样子来固定。

7.胸部CT、食管镜、支气管镜、超声心动图等检查均可评估损伤程度。

开胸复苏的目的

- 解除心脏压塞。
- 便于开胸心脏按压。
- 控制出血。
- 显露降主动脉以便阻断。
- 修复心脏和肺的损伤。

创伤性复苏开胸术的指征

- 在急诊科目睹创伤性心脏停搏、呼吸衰竭。
- 在野外或急诊科有生命体征或生命迹象（存在瞳孔对光反应、自主呼吸，对疼痛刺激有反应或无濒死性心律）的贯通伤。
- 失血患者在急诊科进行晶体液快速扩容后，症状无改善。

不建议行复苏开胸术的情况

- 现场已没有生命迹象的胸部贯通伤。
- 在急诊科已没有生命体征或生命迹象的钝性外伤。
- 多处钝性伤。
- 严重颅脑损伤。

致谢

感谢新加坡国立大学医院创伤外科医生Raj Kumar Menon博士，感谢他在连枷胸管理方面的贡献。

（张志鹏 译 郭治国 校）

参考文献/扩展阅读

1. Mowery NT，Gunter OL，Collier BR，et al. Practice management guidelines for management of hemothorax and occult pneumothorax. *J Trauma*，2011，70（2）：510-518.
2. American College of Surgeons. Thoracic trauma. In：Committee on Trauma of the American College of Surgeons. *Advanced trauma life support*（*ATLS*）. *Student course manual*. 10th ed. Chicago，IL：American College of Surgeons，2018：62-81.
3. Cardiac injury from blunt trauma. UpToDate，2019 Oct 23 [cited 2020 Aug 5]. Available from：https：//www. uptodate. com/contents/cardiac-injury-from-blunt-trauma.
4. Cardiac tamponade. UpToDate，2019 Jul 24 [cited 2020 Aug 9]. Available from：https：//www. uptodate.com/contents/cardiac-tamponade.
5. Clinical features and diagnosis of blunt thoracic aortic injury. UpToDate，2020 Nov 30 [cited 2021 Aug 9]. Available from：https：//www.uptodate. com/contents/cardiac-tamponade.
6. Fox N，Schwartz D，Salazar JH，et al. Evaluation and management of blunt traumatic aortic injury：a practice management guideline from the Eastern Association for the Surgery of Trauma. *J Trauma Acute Surgery*，2015，78（1）：136-146.
7. Kukuruza K，Aboeed A. Subcutaneous emphysema. StatPearls [Internet]，2021 Jul 26 [cited 2021 August 15]. Available from：https：//www.ncbi. nlm.nih. gov/books/NBK542192/
8. Saillant NN，Sein V. Management of severe chest wall trauma. *J Emerg Crit Care Med*，2018，2：41. DOI：10. 21037/ jeccm. 2018. 04. 03.
9. Simon B，Ebert J，Bokhari F，et al. Management of pulmonary contusion and flail chest：an Eastern Association for the Surgery of Trauma practice management guideline. *J Trauma Acute Care Surg*，2012，73（5 Suppl 4）：S351-S361.

第三节 头部创伤

Kanwar Sudhir Lather · Peng Li Lee · Shirley Ooi

要点

- 头部外伤（HI）和创伤性脑损伤（TBI）这两个术语应该正确使用。它们通常是相关的，但不一定总是相关。

1. HI指明显的头部外伤，如头皮挫伤、肿胀、撕裂或颅骨畸形。

2. TBI指脑本身的损伤，临床上并不总是明显的。一旦漏诊则可能导致不良后果。

• HI和TBI经常伴有复合伤，在排除此类损伤前，必须根据高级创伤生命支持（ATLS）原则对患者进行救治，重点是固定颈椎。

• 急诊医生的职责是避免或减少原发性脑损伤（发生在创伤当时）后的继发性脑损伤。因此，所有TBI患者必须密切监测，避免发生缺氧、通气不足、通气过度和低血压。

• 单纯的头部损伤很少引起低血压。为防止继发性脑损伤，应积极寻找颅脑损伤患者的其他出血灶。

• 不要认为颅脑损伤患者的意识状态改变是酒精中毒引起的。酒精中毒是TBI的预测因素之一，大多数颅脑损伤发生于醉酒患者。因此，必须把TBI作为导致酒精中毒患者意识状态改变的主要原因，尤其是合并外伤史、头部外伤的外在迹象、局灶神经功能缺陷或持续意识状态改变者。

• 格拉斯哥昏迷评分（GCS）是标准化的临床评分标准，便于对颅脑损伤患者进行可靠的神经功能评估。必须记录患者在适当的复苏后（纠正低血糖、低血压、缺氧等）的最佳值。

给全科医师的特别提示

• 头部外伤患者出院前家里必须有一个可靠的监护人。出院指导非常重要，同时应该告知监护人，因为患者可能由于头部外伤无法记住相关细节。

轻微创伤性脑损伤和脑震荡的急诊处理

• 70%～90%接受临床观察的脑损伤患者为轻度创伤性脑损伤（mTBI）。由于许多患者可能未被记录，mTBI的实际发病率可能更高。

• 在急诊科识别mTBI患者非常重要。这可能是患者与医生交流并且得到正确诊断和治疗的唯一机会，因为这些患者大多数没有收入院。

初期管理

• 颈椎制动

以美国国家急诊X线检查应用研究（NEXUS）标准或加拿大颈椎准则为指导。

诊断和评估

• 充分明确的病史

1. 用药：抗血小板药、抗凝药。
2. 吸毒和（或）酒精中毒。
3. 意识丧失。
4. 创伤后失忆。
5. 创伤后癫痫。

• mTBI和脑震荡的诊断是基于以下临床诊断。

1. 受伤机制［钝器暴力机制和（或）挥鞭式加速减速事件］。

2. 主诉病史（脑震荡的标志性症状：意识错乱和失忆，有时出现但通常没有意识丧失）。

症状

• 躯体症状：麻木、刺痛、视物模糊、头痛、头晕、恶心、疲劳、畏光、畏声、嗜睡、失眠。

• 认知：失忆、注意力不集中、定向障碍、命名困难。

• 情绪：情绪不稳定或不适当的情感、焦虑、抑郁、易激惹。

最好使用症状列表对症状进行评估。最常用的是《运动性脑震荡评估工具（第5版）》（SCAT5）。报告的症状数量、持续时间和严重程度均与恢复时间有关。

检查

• mTBI检查重点包括：

1. 精神状态评估：GCS、意识和警觉性。
2. 简要认知评估。
3. 颈椎评估。
4. 眼球运动的检查。
5. 步态和平衡评估。

体征

• 意识丧失、严重运动不协调、失神凝视、呕吐、言语不清、活动困难、认知反应延迟。

• 与轻度、无并发症的TBI不一致的临床表现包括局灶性神经系统症状，如肢体无力或偏瘫、视野缺损、瞳孔异常或霍纳综合征。

• mTBI患者通常不需要检验检查。有出血障碍和使用抗凝药物的患者应进行凝血功能评估。

头颅CT检查

• 如果头部外伤后需要影像学检查，推荐头颅CT，其成像快并且对急性出血检查可靠。

• 对于中度和重度颅脑损伤（GCS分别为9～12分和3～8分）和接受抗凝治疗的患者，明确需要进行头部CT检查。变异性和挑战性在于轻度颅脑损伤。

• 已经制定了一些规则以减少不必要的头颅CT检查，特别是对轻微TBI患者。

轻型头部外伤（合并意识丧失史）的临床决策原则

• 对于mTBI成年患者的头颅CT，最常用的两种循证临床决策原则是新奥尔良标准（NOC）和加拿大头部CT规则（CCHR）（表15-1）。

表15-1 新奥尔良标准与加拿大头部CT规则对比

新奥尔良标准——GCS为15分*	加拿大头部CT规则——GCS为13～15分*
• 年龄＞60岁	• 年龄≥65岁
• 癫痫发作	• ＞1次呕吐发作
• 呕吐	
• 头痛	
• 持续性逆行性遗忘	• 逆行性遗忘超过30min
• 存在锁骨以上创伤证据	• 疑似开放性或凹陷性颅骨骨折 • 颅底骨折征象
• 中毒	• 伤后2h GCS为15分以下
	危险机制：
	• 坠落高度＞3ft（1ft=0.3048m）
	• 坠落高度＞5级台阶的高度
	• 步行时被机动车撞伤

*任何一种表现都需要进行CT扫描。

• 这两条规则在预测神经外科干预方面均具有100%的敏感度。

• NOC和CCHR的特异性有限（分别为5%和37%）。CCHR比NOC的特异性强；CCHR的CT检查率较低。

• 用于验证NOC和CCHR的研究排除了以下情况的患者：

1.出血性疾病或正在接受口服抗凝剂治疗（CCHR）。

2. GCS为13分及以上（NOC、CCHR）。

3.就诊前颅脑损伤超过24h（NOC、CCHR）。

4.无意识丧失史（NOC、CCHR）。

5.遗忘创伤性事件（NOC）。

• 因此，NOC和CCHR不适用于上述排除标准的患者。

• 多数轻度脑损伤不会导致意识丧失，意识丧失不是颅内病变的最佳预测因素。

轻度头部外伤（无意识丧失史）

• 目前还没有明确的临床决策工具适用于没有意识丧失史的mTBI患者。

• 美国急诊医师学会发布的神经影像临床决策指出，对于没有意识丧失或创伤后遗忘的头部外伤患者，如果有以下情况，应考虑行头颅CT检查。

1.局灶性神经功能缺失。

2.呕吐。

3.严重头痛。

4.年龄≥65岁。

5.颅底骨折体征。

6. GCS为15分以下。

7.凝血障碍。

8.危险的受伤机制（从机动车上甩出、行人被撞及从超过3ft或5级台阶的高处坠落）。

• 在NOC和CCHR规则不适用的情况下，医生可以参考临床决策做出必要的临床判断及证明影像决策的合理性。

治疗

脑震荡的治疗主要是休息，包括身体和认知。患者至少24h内避免剧烈的身体或认知活动，在急性脑震荡症状缓解之前不应恢复活动。

处置

入院指征

• GCS＜15分。

• 头颅CT异常（如颅内出血、缺血、占位效应、中线移位）。

• 癫痫发作。

• 潜在出血体质或口服抗凝剂导致的异常出血倾向。

• 新的局灶性神经功能缺损（运动、感觉或皮质功能）。

• 反复呕吐。

• 没有可靠的监护者将患者带回家并对其进行监护。

出院

• 当患者可以安全出院时，最重要的“干预措施”之一是提供详细的轻微头部外伤出院指导（口头和书面）。

• 出院前，如果出现以下情况建议患者和监护者及时寻求医疗救助。

1.头痛加重。

2.反复呕吐。

3.行为异常或意识模糊。

4.躁动、不安或癫痫。

5.鼻或耳流出液体。

6.嗜睡及无法在预计时间苏醒。

• mTBI患者可能无法理解或记住详细的出院指导。因此，患者必须在负责任的监护者照顾下出院，出院指导要同时告知患者和监护者。

• 大多数患者脑震荡后症状和功能障碍在最初7～10天最为严重。1个月后症状得到改善，多数患者症状消失。有症状的患者应转诊到神经科或mTBI门诊，以评估认知行为治疗的必要性。

• 体育活动中遭受脑震荡的运动员，如果还未从第一次脑震荡中恢复，又持续遭受重复脑震荡，就有可能出现“二次冲击综合征”和长期神经后遗症。恢复运动之前必须为这些患者安排随访以评估症状是否完全消失。

中重度颅脑外伤的急诊处理

• 原发性TBI发生在撞击时。这些包括挫伤（脑实质挫裂伤）、血肿（硬膜下、硬膜外、脑实质内、脑室内和蛛网膜下腔）和弥漫性轴索损伤（轴突的应激或损伤），直接导致细胞损伤（神经元、轴突和其他支持细胞）、血脑屏障的丧失和神经化学稳态的破坏。

• 预防继发性脑损伤是TBI管理的重点，从最初的创伤，经过院前处理，再到急诊科和重症监护室（ICU）入院。

• 在急诊科就诊的脑损伤患者中，约15%为中度损伤。10%～20%的患者病情恶化，GCS进一步下降。为了便于识别恶化，一系列神经系统检查至关重要。

• 所有中度TBI患者都需要在能够进行密切护理观察和动态评估神经系统的病房观察12～24h。如果初次CT检查异常或患者神经系统状况恶化，建议在24h内再次行CT检查。

影像学检查

• 所有怀疑有中度至重度头部损伤的患者必须进行头颅CT检查。

• 颈椎CT检查适用于中度至重度TBI，因为高达10%的钝性TBI患者会发生颈椎损伤。

• 对于高级学习者，当出现表15-2中的任何一种情况，应考虑通过CT血管造影/静脉造影进行颅内和颅外血管成像。

表15-2 CT血管造影/静脉造影原则

标准分类	临床表现
钝性脑血管损伤（BCVI）的临床症状和体征	• 动脉出血 • 颈部杂音 • 颈部血肿扩大 • 局灶神经功能缺失 • 颅内情况无法解释神经系统表现 • CT检查发现缺血性卒中
需要进行BCVI放射筛查的临床危险因素	• 高能量致伤因素 • 霍纳综合征 • 颈部软组织损伤 • 颈部绞伤 • 直接击打颈部
需要关注可能与BCVI相关的损伤	• LeFort Ⅱ型或Ⅲ型骨折 • 颈椎骨折 • 伴/不伴颈动脉管受累的颅底骨折 • 弥漫性轴索损伤

初步评估和管理

• 对于创伤处理，即使是在严重TBI的情况下，初始复苏也应优先控制出血和维持循环稳定。

• 充分明确的病史

1.用药：抗血小板药、抗凝药。

2.吸毒和（或）酒精中毒。

颈椎制动时的气道开放

• 在复苏急性期和气道管理期间，所有中、重度TBI患者都必须进行颈椎制动。

• 保持气道通畅

1.托起下颌。

2. 清除口腔分泌物、呕吐物及可见的异物。

3. 口咽通气道可用于无咽反射的患者。

4. 由于可能存在颅底骨折，TBI患者避免鼻咽通气。

• 如果需要更多的通气支持，可以使用声门上气道装置如喉罩，直到建立确切的气道。

• 气管插管适用于以下所有患者。

1. 无法保护气道。

2. 辅助供氧的情况下无法维持SpO_2＞90%。

3. 脑疝的临床体征。

4. GCS为9分以下（复苏后）。

• 气管插管的其他指征

1. 中度TBI（GCS为9～12分）伴剧烈躁动。

2. 严重颅外损伤。

3. 存在精神状态迅速下降的高风险，无论是否存在预期的医院间或院内转诊。

• 给患者镇静药或肌松药物之前，记录GCS、肢体运动和瞳孔检查情况很重要。了解患者的基线神经状态对神经外科和危重症护理团队确定后续治疗及评估病情非常重要。

呼吸：通气和氧合

• 低氧血症定义为SpO_2＜90%或PaO_2＜60 mmHg，即使时间很短，也与TBI后死亡率增加相关。

• 自主呼吸的患者，如果需要，应通过面罩供氧，以达到SpO_2＞90%的目标。

• 避免预防性过度换气，排除有脑疝的迹象（在后面关于脑疝管理的章节中进一步讨论）。

循环

• 维持适当的收缩压是TBI复苏的核心。

• 中重度TBI患者禁止允许性低血压/低血压复苏。

• 推荐的目标收缩压

1. 15～49岁或70岁以上患者，收缩压≥110mmHg。

2. 50～69岁患者，收缩压≥100mmHg。

• 对伴有低血压的单纯性头部外伤患者，输注无葡萄糖的等渗液体。

• 可疑出血性休克的多发伤患者，实施止血复苏。

凝血障碍

• 约1/3的重度TBI患者表现出凝血障碍，这与出血增加、神经系统预后不良和死亡有关。

• 神经创伤患者应常规检测凝血酶原时间（PT）/国际标准比值（INR）和部分凝血活酶时间（PTT），以及血小板计数和纤维蛋白原水平。

• 一旦确诊，应根据机构协议使用新鲜冷冻血浆（FFP）、浓缩凝血酶原复合物（PCC）和（或）维生素K纠正凝血障碍。建议的目标INR＜1.4。

• 外伤后3h内出现中度TBI的患者（GCS为9～12分），采用氨甲环酸抗纤溶治疗。氨甲环酸1g，持续静脉滴注10min以上，然后继续静脉滴注1g氨甲环酸8h以上。

功能障碍

• 记录GCS（睁眼、运动和语言反应的总和及每项得分）。

• 瞳孔检查。

• 局灶性神经功能障碍（最低-能够/无法移动肢体）。

• 纠正低血糖。

• 如果有必要则行纳洛酮试验。

癫痫预防

• 创伤后癫痫是中重度TBI的常见并发症，分为即刻（损伤后24h内）、早期（损伤后24h至7天）和晚期（损伤后7天以上）。

• 如果GCS为10分及以下为头颅CT异常，或患者在伤后有急性癫痫发作，应预防性使用抗癫痫药物。

• 建议重度TBI患者7天内使用预防性抗癫痫药物，以减少早期创伤后癫痫发作的发生率。

• 药物

1. 苯妥英钠　18mg/kg、25mg/min，静脉注射。已证实对降低创伤后早期癫痫发生率有效。

2. 左乙拉西坦　由于方便使用和副作用较轻，有时本药比苯妥英钠更受青睐，但尚不清楚其可以减小创伤后癫痫中的作用。

脑疝的处理

• 脑疝是由颅内压升高引起的，继发于占位效应（血肿增大和脑水肿）。

• 四种主要的脑疝综合征

1.钩回性天幕裂孔疝（内侧颞叶或外侧颅中窝肿块）。

2.中央性天幕裂孔疝（中线病变——额叶或枕叶、顶叶）。

3.小脑扁桃体疝（膜下肿块，压迫小脑扁桃体进入枕骨大孔）。

4.颅后窝上疝（膜下肿块压迫脑干）。

• 钩回性天幕裂孔疝最常见。当内侧颞叶或外侧颅中窝占位导致颞叶钩回穿过小脑幕内侧缘向下移动，压迫动眼神经副交感纤维导致同侧瞳孔固定和散大（"放大"瞳孔）。脑疝进一步压迫锥体束会导致对侧肢体瘫痪。

• 颅内压升高或脑疝的体征

1.瞳孔散大且无反应。

2.双侧瞳孔不等大。

3.伸肌紧张姿势。

4.不是由非TBI因素引起的神经系统状态进行性下降（GCS下降超过2分）。

5.库欣反射（高血压、心动过缓、不规则呼吸）。

• 颅内压升高（颅内压持续22mmHg以上）的临床处理（框15-1）

1.将床头抬高至30°（反Trendelenburg），增加重力以促进脑脊液引流。

2.高渗治疗

（1）反复静脉滴注甘露醇（0.25～1g/kg，5～10min及以上）。在出血和低血压时，渗透性利尿相对禁忌。

（2）对于液体复苏不充分或低血压的患者，可以静脉注射高渗盐水替代甘露醇。

1）23.4% NaCl：30～60ml，10min以上。

2）3% NaCl：250ml，30min以上。

3.优化成人脑灌注（收缩压超过100～110mmHg和舒张压为60～70mmHg）。在没有颅内压监测仪的情况下，保持平均动脉压（MAP）≥80mmHg。因为在颅内压升高的情况下，低血压会导致低舒张压和加重脑损伤。

4.暂时过度换气

（1）仅作为决定性手术"争取时间"的临时措施，如出现神经快速恶化和颅内压升高或即将发生脑疝（如前所述）。

（2）通过插管和过度通气达到二氧化碳分压（PCO_2）为35～40mmHg。

注意：降低二氧化碳水平引起的血管收缩也会导致脑缺血，因此不建议将其作为严重TBI的常规或长期预防性干预措施。

5.优化镇痛和镇静。疼痛、咳嗽和呕吐（气管内插管）会引起颅内压升高。

6.维持正常体温。

7.治疗癫痫。

暴露和环境控制

• 包括TBI在内的许多神经重症、体温升高与代谢需求增加、颅内压升高和预后恶化。

• 以正常体温为目标治疗发热。

• TBI中使用低温治疗的推荐证据不足。

框15-1 成人目标导向TBI护理的生理指标

- SpO_2≥90%
- $PaCO_2$为35～40mmHg
- pH为7.35～7.45
- 收缩压≥110mmHg（年龄为15～49岁或>70岁）
- 收缩压≥100mmHg（年龄为50～69岁）
- 颅内压≤22mmHg
- 舒张压为60～70mmHg（儿童40～50mmHg）
- 温度（核心）为36～38℃
- 血清钠为135～145mmol/L
- 血糖为6～10mmol/L
- 血小板≥100×10^9/L
- 血红蛋白≥70g/L
- INR≤1.4

硬脑膜外血肿（EDH）

• 硬脑膜外血肿（图15-4）是指颅骨内面和硬脑膜外层（骨膜内层）之间的血液积聚。

• 通常伴有头部创伤和颅骨骨折史（约75%的病例）。

• 典型的表现是头部外伤的年轻患者（由运动或交通事故造成），伴或不伴短暂意识丧失。损伤后患者恢复正常的意识（中间清醒期），但通常有持续而严重的头痛（出血增加导致硬脑膜从颅骨剥离）。随后的几小时，患者逐渐失去意识。

• 出血通常来源于动脉，最常见的是脑膜中动脉撕裂。有时来源于静脉，典型的硬脑膜窦撕裂也会形成EDH。

• 由于持续动脉出血，EDH有造成脑疝的风险。紧急手术清除血肿后预后良好，即使大的血肿。

硬脑膜下血肿（SDH）

• 硬脑膜下血肿（图15-5和图15-6）是指当头部速度突然改变时，连接硬脑膜和皮质之间的桥静脉过度伸展撕裂，导致出血聚集在硬脑膜下间隙。

• 最常见的原因是创伤，见于各年龄组，尽管病因不同。

1.婴儿　非意外伤害。

2.青壮年　交通事故、血管病变。

3.老年人、酗酒者　跌倒（老年人亚急性/慢性硬脑膜下血肿的临床表现通常不典型、不明确或非常轻微。硬脑膜下血肿是假性痴呆的典型病因之一）。

• CT上硬脑膜下血肿的表现随血肿出现时间的长短而变化。

• 超急性期：大多数情况下，患者未能在超急性期（伤后1h左右）进行影像学检查，偶尔检查时发现此时硬脑膜下出血相对于邻近皮质呈等密度，而且由于血凝块、血清和未凝固血液混合出现漩涡状外观。

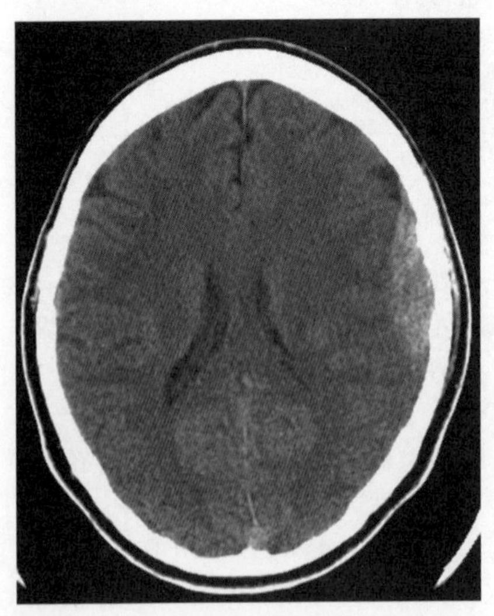

图15-4　左侧硬脑膜外血肿。注意双凸形高密度病变（由于颅缝限制了血肿）

• 急性期：典型表现为出血呈新月形的均匀高密度轴外积聚，弥漫分布于受累大脑半球（图15-5）。

• 亚急性期：随着血凝块机化和蛋白质降解，密度开始降低。在3～21天（通常为10～14天）的某个时间点，血块变得与邻近皮质等密度，可能使硬脑膜下血肿的识别变得棘手，尤其是双侧硬脑膜下积液时。

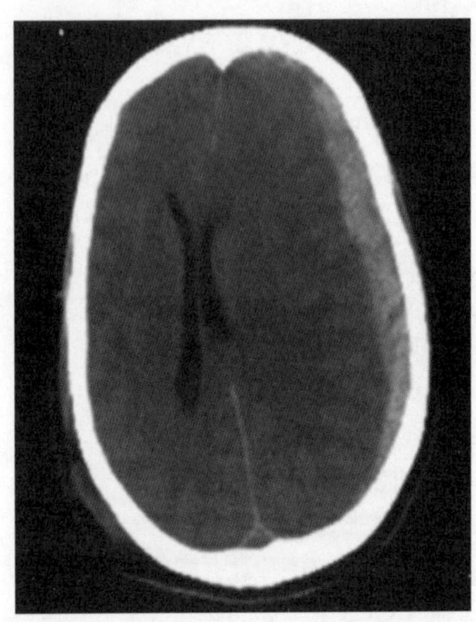

图15-5　急性硬脑膜下血肿表现为左侧新月形的均匀高密度轴外积液，跨越颅缝

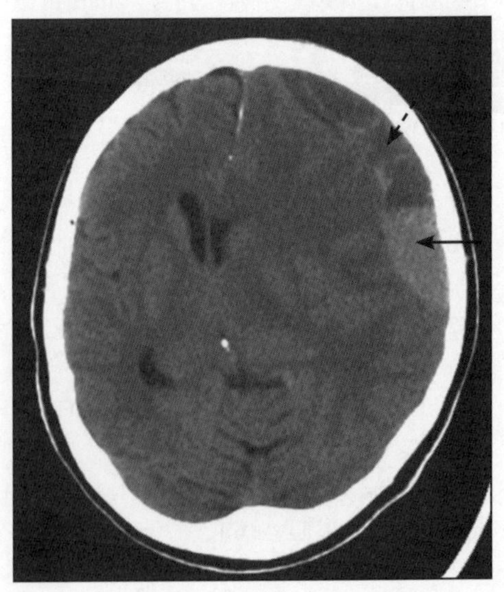

图15-6　急性（高密度，实线箭头）、慢性（低密度，虚线箭头）左侧硬脑膜下血肿，伴有红细胞压积的重力分层，导致中线向右侧偏移及左侧侧脑室受压（实线箭头）

• 慢性期：根据定义，硬脑膜下血肿至少有3周时间，硬脑膜下积液相对于邻近皮质呈低密度。

• 慢性硬脑膜下血肿急性出血：是指在先前存在的慢性硬脑膜下血肿基础上发生的二次急性出血。典型表现为合并血性密度（位于后方）的低密度积液（图15-6）。

• 治疗方案从非手术治疗到紧急手术清除血肿各不相同，主要取决于积液引起的占位效应和神经损伤的程度。

蛛网膜下腔出血（SAH）

• 蛛网膜下腔出血是一种轴外颅内出血，表现为蛛网膜下腔有血液存在。

• 原因包括外伤和自发性出血（动脉瘤破裂占85%）。

• CT上的出血位置提示可能的病因：动脉瘤破裂（血液聚集在鞍上池伴弥漫性向外延伸[参见第21章第一节“颅脑急症CT解读”中的图21-24]）及创伤性蛛网膜下腔出血[血液位于大脑凸面（图15-7）]。

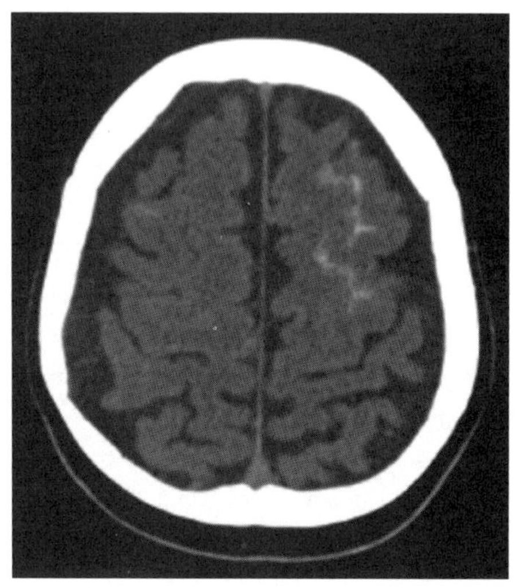

图15-7　左侧创伤性蛛网膜下腔出血。与发生在基底池的非创伤性蛛网膜下腔出血相反，蛛网膜下腔出血血液（高密度区）通常出现在皮质表面

弥漫性轴索损伤

• 弥漫性轴索损伤也称为外伤性轴索损伤。这是一种由剪切力引起的严重创伤性脑损伤，通常源于头部旋转加速运动（最常见的是头部减速致伤），导致细胞损伤和水肿。

• CT检查显示弥漫性轴索损伤的特征是灰-白质交界处的多灶性病变（图15-8）。CT检查对非出血性病变不敏感（仅能检出19%的非出血性病变）。

• MRI是评估CT检查阴性的脑弥漫性轴索损伤的首选方式。

• 明确的外科治疗方式有限。主要采取支持治疗，目的在于控制由脑水肿、缺氧、癫痫等引起的继发性脑损伤。

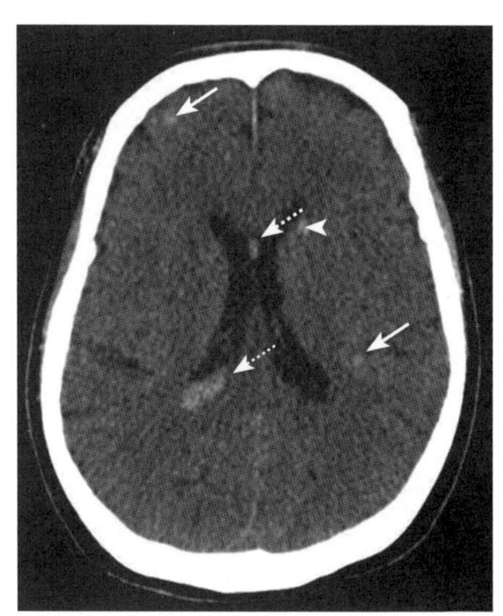

图15-8　弥漫性轴索损伤。脑叶灰-白质交界处（白色实线箭头）、左侧尾状核头（无尾箭头）及胼胝体压迫和前部（白色虚线箭头）可见多发高密度出血灶

致谢

感谢新加坡国立大学医院诊断和介入放射科顾问医师Clement Yong博士提供的图15-8。

（张志鹏　译　郭治国　校）

参考文献/扩展阅读

1. American College of Surgeons. *Advanced trauma Life Support（ATLS）. Student Course Manual.* 10th ed. Chicago，IL：American College of Surgeons，2018.
2. Cassidy JD，Carroll LJ，Peloso PM，et al. Incidence，risk factors and prevention of mild traumatic brain injury：results of the WHO Collaborating Centre Task Force on Mild Traumatic Brain Injury. *J Rehabil Med*，2004，S43：28-60.
3. Evans RW. Acute mild traumatic brain injury（concussion）in adults. In：Aminoff MJ，Moreira ME，Wilterdink JL，eds. UpToDate，2020 Nov 5. Available from：https：//www. uptodate. com/contents/acute-mild-traumatic-brain injury-concussion-in-adults.
4. Jagoda AS，Bazarian JJ，Bruns JJ，et al. Clinical policy：neuroimaging and decision making in adult mild traumatic brain injury in the acute setting. *Ann Emeg Med*，2008，52（6）：714-748.
5. Sitzman TJ，Hanson SE，Alsheik NH，et al. Clinical criteria for obtaining maxillofacial computed tomographic scans in trauma patients. *Plast Reconstr Surg*，2011 Mar，127（3）.
6. American College of Surgeons. *ACS TQIP best practices in the management of traumatic brain injury*. Chicago，IL：American College of Surgeons，2018.
7. Stiell IG，Clement CM，Rowe BH，et al. Comparison of the Canadian CT Head Rule and the New Orleans Criteria in patients with minor head injury. *JAMA*，2005，294：1511-1518.
8. Haydel MJ，Preston CA，Mills TJ，et al. Indications for computed tomography in patients with minor head injury. *N Engl J Med*，2000 Jul 13，343（2）：100-5. DOI：10.1056/NEJM200007133430204
9. Zimmermann LL，Tran DS，Lovett ME，et al. Emergency neurological life support：traumatic brain injury. *Neurocrit Care*，2019.

第四节　手部创伤与感染

Lenard Cheng · Amila Punyadasa · Peng Li Lee

要点

• 手的功能非常重要。在急性事件中对手外伤进行合理、准确的评估与处置能够避免致残。

• 手外伤很常见。超过30%的工伤与手相关。

• 全面的解剖学知识及详细的病史采集与查体是评估和处置手外伤的关键。

• 手外伤/病史采集的要素

1. 年龄。
2. 优势手。
3. 职业。
4. 特长爱好。
5. 与受伤/受损相关的事件（如如何、何时、何地发生的损伤）。
6. 破伤风免疫状况。
7. 既往手外伤/患病情况。

• 手部查体的基本要素（双手对比检查）

1. 皮肤与皮下软组织。
2. 血管检查，包括Allen试验。
3. 神经检查（包括运动与感觉）。
4. 肌腱功能评估。
5. 关节与韧带的功能和完整性。
6. 骨骼系统检查。

• 这部分的关键在于整体解剖结构预测（如观察到伤口要考虑其下面的解剖结构），需要有扎实的解剖学知识。

• 不要盲目钳夹出血点。直接加压和抬高患肢是处理出血的关键。

• 手部损伤的夹板固定一般在功能位或内收位，掌指关节屈曲70°，近端指间关节屈曲20°，远端指间关节屈曲10°。手腕通常保持20°～35°的背屈。

给全科医师的特别提示

• 对于断指的保护，用无菌水或盐水湿纱布包裹断指，然后密封在清洁防水的容器中（如拉链袋），把容器放在冰上，不要把切除的部分直接放在冰上。

急性甲床损伤

• 分型

1.单纯甲床撕裂伤与甲下血肿。

2.粉碎性甲床撕裂伤。

3.甲床撕脱撕裂伤。

4.撕裂伤累及近端甲襞。

5.撕裂伤合并骨折。

6.撕裂伤合并皮肤和软组织缺损。

7.指尖截断。

• 甲床损伤一般在初次修复后能恢复良好，二期修复则效果欠佳，所以初次修复至关重要。因此，除了单纯甲床撕裂伤与甲下血肿的情况外，所有的甲床损伤都应在手术室进行修复，那里有更精细的器械与显微设备。

• 大多数指尖和甲床损伤都需要行X线检查，对于远端指骨骨折的处理需增加以下两方面的考虑：

1.需要夹板或固定　不稳定移位骨折可能需要克氏针固定。

2.开放性骨折的感染风险　严重感染的伤口或免疫功能低下的状态需要预防性使用抗生素。开放性远端指骨骨折不适用常规抗生素。

甲下血肿

• 分型：按照指甲下方可见淤血面积的百分比分型。

• 治疗：用展开的回形针烧红的尖端钻孔（图15-9）。

1.除非是极度紧张的患者，否则不需要神经阻滞。甲板（本身是无知觉的）在被加热的回形针穿透时会燃烧及蒸发。被加热的回形针尖端在遇到血液时立即冷却，进一步穿透和损伤甲床的情况很罕见。不用过度用力，但要让热量穿透甲板，这样可以避免回形针伤到甲床（有造成骨髓炎的风险）。

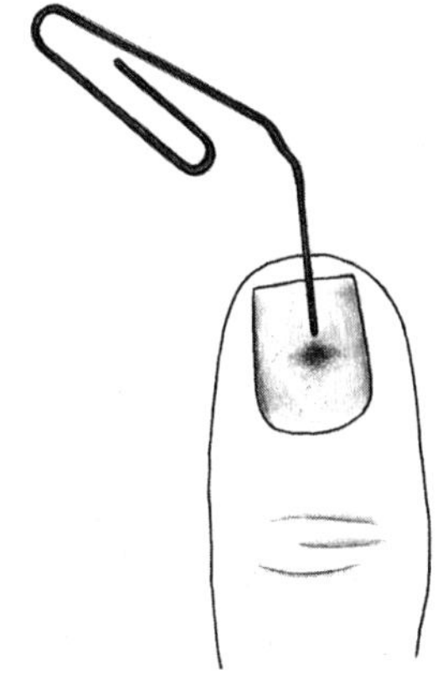

图15-9　**用展开的回形针烧红的尖端对甲下血肿钻孔**

2.用聚维酮碘（不用酒精，因为它易燃）对受伤的手指进行消毒。

3.两个孔并排放置，方便引流。用轻柔的动作清除血肿，然后用聚维酮碘浸泡。

（1）随后使用抗生素软膏、敷料和保护性夹板。

（2）对于不复杂的任何大小范围的甲下血肿，有完整的甲襞，目前的文献报道支持用单纯钻孔处理，而不需要撕脱甲板和甲床修复。

（3）对于甲下血肿合并远端指骨骨折，传统的治疗方法是撕脱指甲与甲床修复，使用或不用预防性抗生素，而非进行环钻。环钻术的两个传统问题是将闭合性骨折“转变”为开放性骨折，并可能忽略与远端指骨骨折相关的需要修复的甲床撕裂的高发生率。小样本量的回顾性研究表明，单纯钻孔疗效良好，但仍存在争议。

单纯的甲床撕裂

• 治疗原则：以最小的组织损伤切除甲板，直接观察和精确修复甲床，用甲板夹板固定，这些都可以减少潜在发生的指甲畸形。

1.用1%的利多卡因进行神经阻滞（5min起效）。

2.获得无血区的有效方法：剪掉手套的指尖，然后在末端剪1个1mm的孔，把这个套筒套在需要修复的手指上，然后把套筒顺着手指往下拉，在它的底部形成一个带子（这样使手指无血，起到止血带的作用，从而阻止静脉出血，直接用无菌带在手指根部进行扎紧的方法仍有争议）。

3.对指尖消毒并覆盖。

4.用止血钳（蚊式）将指甲轻轻翘起，然后用止血钳持续用力将其拔除。

5.用可吸收的6-0普通羊肠线、Dexon可吸收线或薇乔缝线修复甲床撕裂部分。

6.用生理盐水冲洗甲板，用作覆盖修复甲床。将指甲准确地放置在近端褶皱下方。用不可吸收线，如聚丙烯线，先穿过甲板，然后穿过外侧皮肤皱褶进行固定（3周内拆线）。

7.如果没有甲板或同等的假体，可以将缝合包中的箔片放在近端，以保持甲襞打开。

8.手术结束时一定要取下止血带。

- 告知患者：甲板生长需要6～12个月，并且指甲畸形可能难以避免。
- 随访：2～3天到手外科随访。

指尖离断

仅有皮肤/皮下组织缺损

- 缺损直径小于1cm，非手术治疗，仔细清洁并用非黏附无菌纱布包扎。自体上皮形成简单且廉价。
- 2天内到手外科随访。
- 缺损直径大于1cm，由手外科医生进行皮肤移植或游离皮瓣重建。

合并骨缺损

- 真正的手外科急诊！
- 如需再植，请立即通知值班手外科医生。是否移植应该由手外科医生决定。
- 给予对症镇痛。
- 静脉注射头孢唑林1g（或等效抗生素）；肌内注射破伤风抗毒素。
- 断指X线检查：获得断指与近端两部分图像。
- 有条件时用数码摄影记录断指和近端情况。
- 用浸湿盐水或无菌水的纱布包裹断指部分，然后密封在清洁和防水的容器中（如拉链袋）。把容器放在冰上。
- 将无菌干燥敷料敷于近端。
- 为即将进行的手术做好准备。

屈肌腱损伤

- 治疗原则：肌腱损伤的程度和功能是决定治疗的关键。

指浅屈肌（FDS）和指深屈肌（FDP）的完整性检查

- 指浅屈肌功能检查（图15-10A）。保持相邻手指完全伸直（避免指深屈肌运动），手指屈曲可使指浅屈肌运动，就像单一近端指间关节屈曲运动描述的一样。
- 指深屈肌功能检查（图15-10B）。孤立的远端指间关节屈曲只能在指深屈肌肌腱完好的情况下完成。
- 屈曲指间关节过度伸展导致指深肌腱止点破裂（球衣指），如果担心肌腱坏死，需要手术固定。如果是孤立的损伤，这些患者应在2～3天去手外科就诊，肌腱损伤应在1周内修复。

确定肌腱撕裂程度

- 任何撕裂伤都应该直接观察。如果肌腱或腱鞘暴露在外，建议由手外科医生进行更仔细的检查。
- 部分撕裂伤大于肌腱宽度的60%通常需要修复。如果判断修复不是必要的，可固定肌腱保护治疗，然后再进行有限的活动。

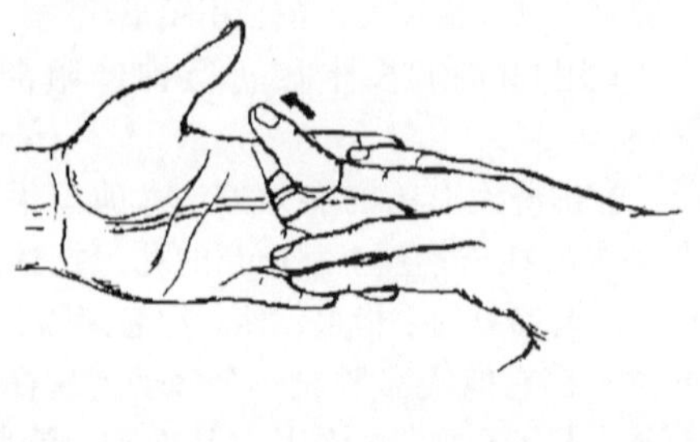

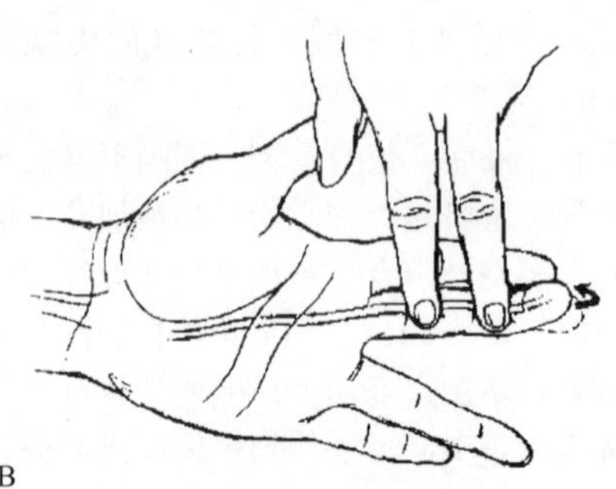

图15-10 检查指浅屈肌（A）和指深屈肌（B）功能的完整性

• 需要注意的要点

1. 注意在部分撕裂伤中可能出现的不完整或微小的体征，这可能导致后续的长期残疾。

2. 透过撕裂的腱鞘观察到完整的肌腱并不意味着肌腱没有损伤。肌腱损伤时可能在不同的位置，在检查时，肌腱撕裂部分已向近端或远端移动，消失在视野中。用手指在受伤时的同一位置探查肌腱。

3. 测试并记录伴随的指神经的完整性（使用展开的回形针进行两点辨别测试，指尖距离约5mm，手掌基部距离约10mm）。

X线检查

• X线检查手指，目的如下：

1. 排除伤口内异物。

2. 排除闭合断裂损伤中指深屈肌插入远端指骨底部的撕脱性骨折（侧位片）。

手掌分区的意义

• 修复时间

1. 推荐一期修复（24h内）。如果延迟到3周，修复可能需要肌腱移植。

2. Ⅲ、Ⅳ和Ⅴ区（图15-11）需要紧急手术修复，因为邻近结构经常伴随损伤。

• 疗效转归

1. 某位骨科医师称Ⅱ区为“无人区”，因为此区域的肌腱撕裂一期修复往往预后不佳。此区域包含腱鞘（两个指浅屈肌和一个指深屈肌），主要的并发症是形成粘连。

2. Ⅲ区损伤在一期修复后通常疗效满意。

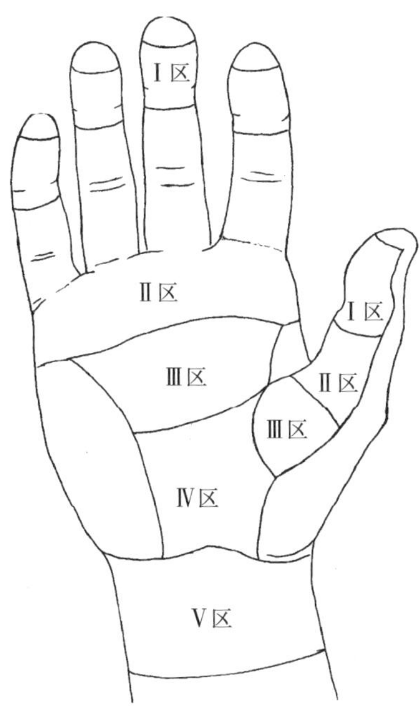

图15-11 Verdan屈肌腱分布区

屈肌腱损伤在急诊科的处理

• 转至手外科行一期修复。

• 适当镇痛，给予抗破伤风类毒素（ATT）和预防性抗生素。

伸肌腱损伤

槌状指

• 伸肌腱断裂部分嵌入到末节指骨。

• 受伤机制

1. 钝性损伤　由于手指末节的轴向应力导致远端指间关节被迫屈曲，如接球。

2. 撕裂伤　比较少见。

• 临床表现

1. 远端指间关节疼痛、肿胀和压痛。

2. 无法主动伸展远端指间关节（被动可完全伸展）。

3. 远端指间关节掌侧半脱位。

• X线检查：检查远端指骨基底部的骨折（骨性槌状损伤）。

• 根据损伤类型进行处置：

1. 闭合性损伤且无骨折　用夹板（图15-12）固定6周，5天后手外科随访。

2. 闭合性损伤合并骨折　骨折累及超过1/3的关节面，传统的手术固定。然而，一项系统回顾分析表明，非手术夹板具有相近的功能疗效。这些骨折的治疗应与患者和手外科医生讨论。

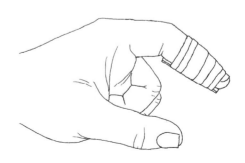

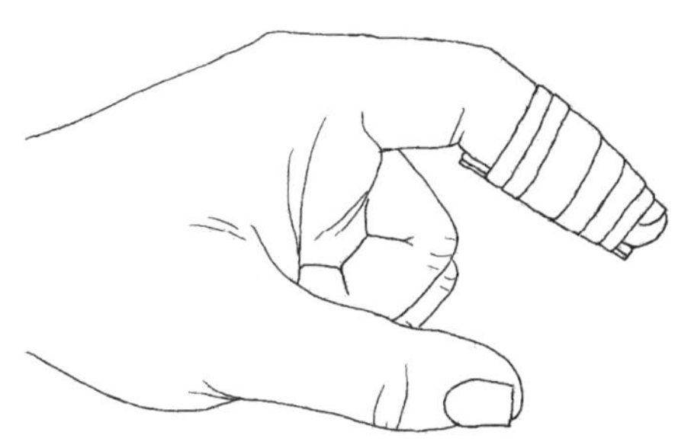
图15-12 手指槌状夹板

3. 开放损伤　手术修复。

槌状夹板

• 在远端指骨上使用掌侧夹板，保持远端指间关节轻微过伸，同时允许近端指间关节和掌指关节自由活动。

• 槌状夹板的护理（有用的出院指导）

1. 当洗澡取下夹板时，将手指放在平面，如桌子上，以保持远端指间关节伸展。任何屈曲都会导致槌状夹板固定时间延长6周。

2. 轻柔清洗，擦干并给手指打粉。

3. 然后，重新佩戴槌状夹板。

钮孔状畸形

• 近端指间关节远侧伸肌腱中央腱束的撕裂。外侧带，通常位于旋转轴位背侧，从而伸展关节。现在下降到了此轴的掌侧，变为反常的近端指间关节的屈肌和远端指间关节伸肌，形成手指的特征性畸形。

• 损伤机制

1. 近端指间关节背侧直接受力。

2. 轴向受力，手指伸展时近端指间关节用力屈曲。

3. 近端指间关节上方或远端撕裂伤。

• 临床表现

1. 近端指间关节疼痛肿胀。

2. 最初患者的近端指间关节可能完全伸展（由于侧向滑移作用），虽然大多数患者受伤后显示近端指间关节伸展的功能轻度减弱，但仍完整。

3. 通过Elson试验检查中心滑移损伤，将受伤的手指放置在超过表面边缘并保持近端指间关节屈曲90°。当患者试图伸展手指时，检查者按下中节指骨。远端指间关节的僵硬和近端指间关节的松弛表明中心滑移损伤。

4. 钮孔状畸形通常在急性损伤时不明显，伤后10～14天逐渐出现。

5. 大多数合并的脱位在到达急诊科之前已经减轻；不稳定的表现受到疼痛的限制。

• X线检查：通常是正常的，但如果侧位片显示中节指骨基部背侧有撕脱骨折，则可确诊。

• 诊断：需要高度怀疑近端指间关节的任何损伤。由于急性肿胀，诊断往往不能立即明确。

• 治疗方案取决于损伤类型。

1. 闭合性损伤　纽孔夹板固定。5天内手外科随访。

2. 开放性损伤　收入院一期修复。

纽状夹板

• 在近端指间关节使用掌侧夹板，保持近端指间关节完全伸展，让远端指间关节和近端指间关节自由活动（图15-13）。

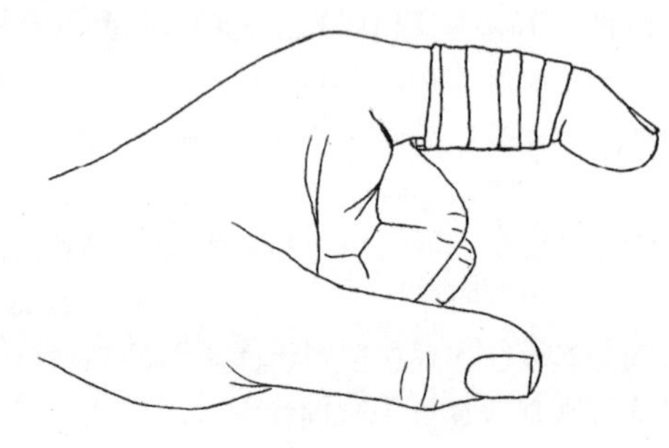

图15-13　纽状夹板

掌指关节上方伸肌腱断裂

• 通常是开放性损伤，因此必须假定是可怕的“战斗咬伤”。

•“战斗咬伤”这个术语意味着当患者击打对手的牙齿时，伤害就发生了。这种损伤也被称为人咬伤或握拳损伤。

• 所有的这类损伤都需要按正规流程询问。

• 重要的是要排除人类牙齿的咬/打（特别需要询问，因为患者经常否认这一重要的病史）。

• 当手处于受伤的位置时，检查伤口和上方的结构。在这种情况下，患者握拳时检查伤口，可以显露由于肌腱随手指位置变化移动而易遗漏的损伤。

• 这类损伤的并发症包含以下方面：

1. 伤口感染的风险高。除常见的皮肤菌群外，经常发现的病原体包括：

（1）啮蚀艾肯菌。

（2）厌氧链球菌。

（3）奈瑟菌属。

2. 感染性关节炎的风险高。

• 处理原则包括以下内容：

1. 积极的伤口清创和使用抗生素。

2. 考虑二期闭合伤口而不是一期闭合。

• 体征表现：由于肌腱侧矢状束，掌指关节仍可能伸展。

• 对掌指关节进行X线检查，观察以下情况：

1. 异物，如牙齿碎片。

2. 掌骨头或颈部的骨折。

3. 如果诊断延迟，可能出现进展期感染的表现，如软组织积气。

• 收入院进行外科清创、伤口探查和修复。

• 开始静脉注射抗生素，按指征给予破伤风抗毒素预防，并将手固定在功能位。

手部孤立型烧伤

浅表烧伤

• 浅表与浅表部分深度烧伤。

• 给予破伤风抗毒素预防。

• 镇痛治疗。

• 局部治疗

1. 目的是保护创面，维持湿润的环境。对于特定的局部药物或敷料没有确凿的证据。局部经常使用油纱敷料。

2. 用干净的聚乙烯袋包扎好，以鼓励活动。

3. 用吊带将手抬高并减少肿胀。

• 1周内到手外科随访。

深层烧伤

• 皮肤深层部分或全部烧伤。

• 给予破伤风抗毒素预防。

• 肢体环周全层皮肤损伤可能会引起远端压迫性损伤：检查神经血管状况很重要。可能需要急诊焦痂切除术。

• 在确定实施手术之前，可以使用湿润的纱布敷料。

• 治疗：转至手外科进行创面护理，烧伤创面切除和可能的植皮/皮瓣。

注意：①不推荐预防性给予全身抗生素；②部分烧伤与皮肤全层烧伤的区别在于后者的针刺感消失；③考虑儿童的非意外伤害。

手部的化学灼伤

• 烧伤的深度和皮肤与有害物质的接触时间长短相关。

• 病史记录：涉及的化学品、接触时间长短与现场的初期处理，如清洗/解毒剂。

• 处置

1. 化学粉末都需要清除（因为它们可能会与水溶液发生放热反应）。

2. 用大量的盐水/水冲洗。

3. 抬高患肢。

• 氢氟酸烧灼伤：紧急的手外伤！参见第20章第二节“轻度烧伤”，查找更多信息。针对手部：

1. 对于浅表损伤，可以佩戴外科手套，手套内涂抹外用葡萄糖酸钙和无菌KY凝胶。

2. 对于较深或较广泛的损伤，可以考虑用27G针头在烧伤处及其周围皮下注射5%葡萄糖酸钙。不要直接注射到手指上。尽量避免应用神经阻滞进行镇痛，因为这会消除一定程度的葡萄糖酸钙的治疗效果，如疼痛。

手部的电灼伤

• 应考虑的主要触电伤害要素（详情参见第20章第三节“电击伤和雷电击伤”）：

1. 闪电烧伤导致皮肤深度烧伤。

2. 深度电热损伤会导致水肿和急性筋膜室综合征。

• 检查

1. 检查电击入口与出口位置。

2. 可能有继发于衣物着火的热烧伤。

3. 评估肢体循环与神经血管状况。

• 急诊室的处理

1. 皮肤烧伤的治疗方法如上所述。

2. 手部严重的电灼伤需要手外科医生参与监测并发症。

3. 手部电烧伤可能伴有危及生命的全身并发症。必须针对这些进行调查、治疗和处置。如果入口和出口间的路径穿过心脏，要进行心电图检查。

手部感染

甲沟炎

• 通常为甲襞外侧和（或）近端感染，可能形成脓肿。

• 表现为甲下组织肿胀和发红，伴或不伴脓肿。

- 筛查糖尿病；避免职业危险因素。
- 治疗

1.早期（无化脓） 口服抗生素，如氯唑西林（对金黄色葡萄球菌有效）和温水（氯己定或聚维酮碘混合）每天浸泡4～5次。

2.晚期（有化脓） 区域阻滞后在指甲下切开并引流脓肿。口服抗生素的经验性使用尚有争议，可能适用于免疫功能低下的患者或难治性患者。

3.复杂情况 双侧甲沟炎伴甲下延伸，需切除甲板近端。

- 甲襞旁甲沟炎引流方法（图15-14）

1.将刀片插入甲沟以靠近最大压痛点处。手术后，用温水浸泡保持切口打开，以便继续引流。

2.如果有甲下脓肿，纵向切开指甲。

- 甲襞甲沟炎近端引流方法（图15-15）

1.暴露近端甲板边缘。

2.抬起并切开近1/3的甲板，清洁甲床。

3.留下远端的2/3用于物理覆盖。要注意不要破坏指甲基质。

4.使用浸渍铋的纱布覆盖约48h。

- 后续处置：如无并发症，请找全科医生随访；如有并发症，2天内找手外科医生随访。

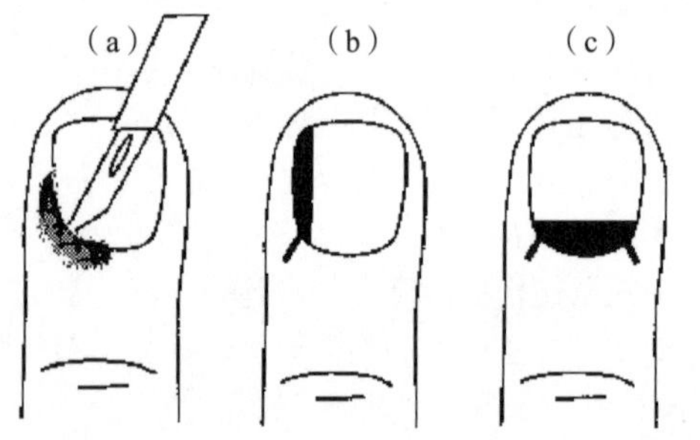

图15-14 甲沟炎引流。将甲旁襞从甲上抬高，以形成单纯的甲沟甲

化脓性指头炎

- 手指远端髓腔的感染。
- 表现为指尖肿胀、疼痛和发红。
- 由于在髓腔中会出现纤维分隔内的压力积聚，可进展为缺血。
- X线检查：能够排除异物留存和骨骼受累。
- 治疗：建议在手术室由手外科医生进行清创，而不是床边切口和引流。脓肿可能广泛，包括单纯切口无法触及的多发纤维性隔膜。开始给患者使用抗葡萄球菌抗生素（氯唑西林）。
- 后续处置：手外科推荐手术室清创。如果出现并发症，如远端指骨骨炎或骨髓炎，远端指间关节脓毒性关节炎和化脓性屈肌腱滑膜炎，应接受手外科治疗。

化脓性腱鞘炎

- 腱鞘内的感染，这是一个封闭的腔体，在手指和滑囊之间有不同的解剖分布。
- 临床特点：屈肌腱腱鞘炎的Kanavel四大体征。

1.手指梭状肿胀。

2.手指半弯曲的静止位置。

3.腱鞘的全长都有压痛。

4.被动伸指时明显疼痛（最可靠的证据）。

- 伸肌腱滑膜炎由于与手腕、前臂和手掌表面相通，因此较难识别。如果感染累及手腕，则怀疑这种少见的感染。
- 病理生理进程

1.创伤及感染。

2.解剖局限性化脓性扩散。

3.鞘压升高继发于炎症过程、水肿和化脓。

4.发生肌腱缺血、坏死和断裂。

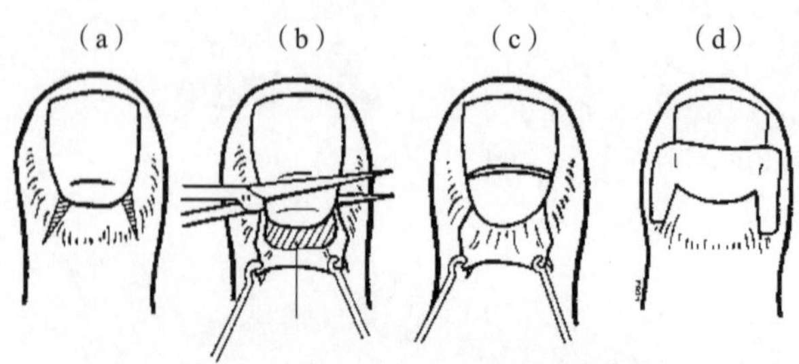

图15-15 近端甲下脓肿的治疗

• 早期发现和治疗对避免肌腱坏死及近端扩散至关重要。

• X线检查手指以排除异物。

• 处置

1. 手外科紧急会诊。

2. 静脉抗生素的选择包括急诊应用阿莫西林克拉维酸。如果存在耐甲氧西林金黄色葡萄球菌（MRSA）的风险，应考虑使用万古霉素。

3. 在手指功能位抬高和固定夹板。

4. 转诊至手外科进行手术引流。

致谢

感谢Chong Chew Lan绘制图15-9、图15-11、图15-12和图15-13。

（张志鹏　译　郭治国　校）

参考文献/扩展阅读

1. Stevenson J，McNaughton G，Riley J. The use of prophylactic flucloxacillin in treatment of open fractures of the distal phalanx within an accident and emergency department：a double-blind randomized placebo-controlled trial. *J Hand Surg Br*，2003，28（5）：388-394.
2. Bonisteel PS. Practice tips. Trephining subungual hematomas. *Can Fam Physician*，2008 May，54（5）：693.
3. Roser SE，Gellman H. Comparison of nail bed repair versus nail trephination for subungual hematomas in children. *J Hand Surg* [Am]，1999 Nov，24（6）：1166-1670.
4. Salter SA，Ciocon DH，Gowrishankar TR，et al. Controlled nail trephination for subungual hematoma. *Am J Emerg Med*，2006 Nov，24（7）：875-877.
5. Meek S，White M. Subungual haematomas：is simple trephining enough? *J Accid Emerg Med*，1998：269-271.
6. Al Aseri Z. Conservative treatment for subungal hematoma with tuft fracture. *SOJ Surg*，2017，4：1-2.
7. Sommer NZ，Brown RE. The perionychium. In：Wolfe SW，Hotchkiss RN，Pederson WC，et al. eds. *Green's operative hand surgery*. 6th edition. Philadelphia：Elsevier Churchill Livingstone，2011. Vol 1：333.
8. Lin JS，Samora JB. Surgical and nonsurgical management of mallet finger：a systematic review. *J Hand Surg Am*，2018，43（2）：146-163.

第五节　下肢创伤

Shirley Ooi · Lingaraj Krishna

要点

• 创伤性骨折可能看起来很严重，但医生不应过度关注于创伤性骨折而忽视了初步检查。因此在多发伤患者中，骨折检查被纳入二次评估的范畴。

• 大多数脱位表现并不严重，初步治疗时给予镇痛药处理即可。但以下三种情况除外，这三种损伤较为严重，需即刻予以处置。

1. 膝关节脱位（可引起腘动脉损伤）。

2. 踝关节脱位（可引起皮肤坏疽）。

3. 髋关节脱位（可引起髋关节缺血性坏死）。

• 对于在急诊科需要手法和复位的所有关节脱位，如果需要应用阿片类药物，不要肌内注射给药，而要用静脉注射给药。这是因为肌内注射的阿片类药物在吸收过程中是不稳定的。当需要诊疗镇静时，所使用的药物剂量无法确定。而阿片类药物在肌内注射后完全吸收进入机体循环时，可能会造成呼吸抑制和低血压。

给全科医师的特别提示

• 并不是所有踝部损伤都需要进行X线检查，详见踝关节损伤的X线检查适应证部分。

髋关节脱位

• 损伤机制

1. 仪表盘损伤

注意：这种损伤常同时存在髌骨骨折、股骨干骨折、髋关节后脱位。

2. 跌倒时足部着地，若髋关节处于屈曲并内收位时可导致髋关节后脱位，髋关节广泛外展位时可导致髋关节前脱位，股骨外展或内收到一定程度时也可能导致髋关节中心脱位。

3.重物砸落伤，患者处于双腿分开、双膝伸直、背部前倾的状态时可引起髋关节前脱位。

4.劈叉动作可导致髋关节前脱位。

5.侧向暴力击打或侧跌可导致髋关节中心脱位。

• 临床特征

1.髋关节后脱位：髋关节处于轻度屈曲内收内旋位，患肢长度缩短，臀部可触及患侧股骨头。

2.髋关节前脱位：髋关节处于轻度屈曲外展外旋位，侧面可见脱位股骨头的前部隆起。

3.髋关节中心脱位：患肢位置正常，转子和髋关节存在压痛，可做部分动作。

• X线检查：需要拍摄骨盆正位片和髋关节侧位片。

• 并发症

1.髋关节后脱位可能累及坐骨神经，引起足下垂。

2.髋关节前脱位可引起股神经麻痹、股静脉受压（有血栓形成及栓塞风险）、股动脉受压。

3.股骨头缺血性坏死（脱位时间越长，风险越高）。

• 治疗/处置

1. X线检查前可静脉注射阿片类药物（勿采用肌内注射）。

2.在急诊部应该在程序镇静下尽快予以复位治疗。

3.复位后行X线检查并收入骨科病房行进一步治疗。

4.如果无法手法复位，可转为全身麻醉下复位。

股骨颈骨折和股骨粗隆间骨折

• 损伤机制：通常为老年人跌倒所致（分析引起摔倒的根本原因也十分重要）。

• 临床特征

1.跌倒后无法承重，尤其是在老年患者中，无论患者是否伴有髋关节疼痛（无移位骨折的患者可负担体重，但会存在跛行状态）。

2.患侧下肢可见缩短外旋。

3.腹股沟区域骨折部位可触及压痛。

4.尝试移动髋关节时产生疼痛。

5.瘀伤为囊外骨折的迟发体征，急性损伤期常不显示。

• X线检查

1.拍摄骨盆正位片及患侧髋关节侧位片。

2.老年患者在收住院前要拍摄胸部X线片。

注意：牢记对于所有髋部疼痛的患者，应当拍摄骨盆正位片和患髋侧位片（图15-16），而非患髋正侧位片。主要原因有两个。

1.耻骨支骨折可能也会表现为“臀部痛”，

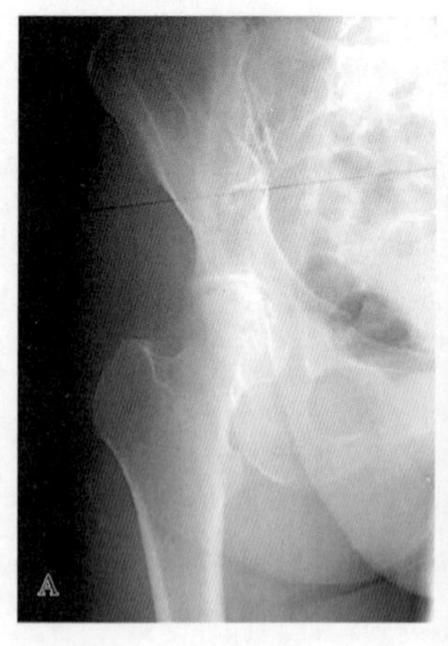

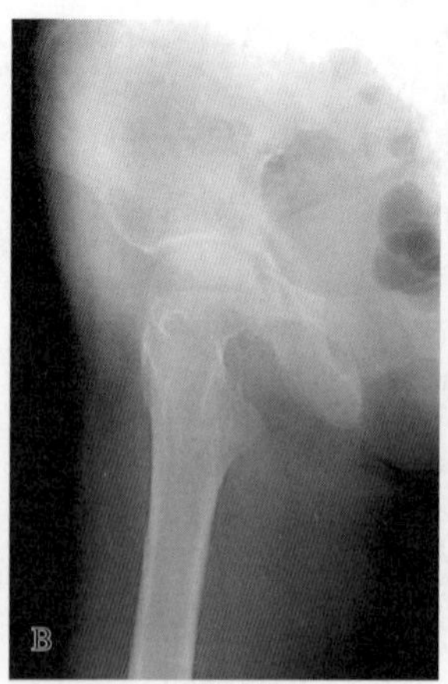

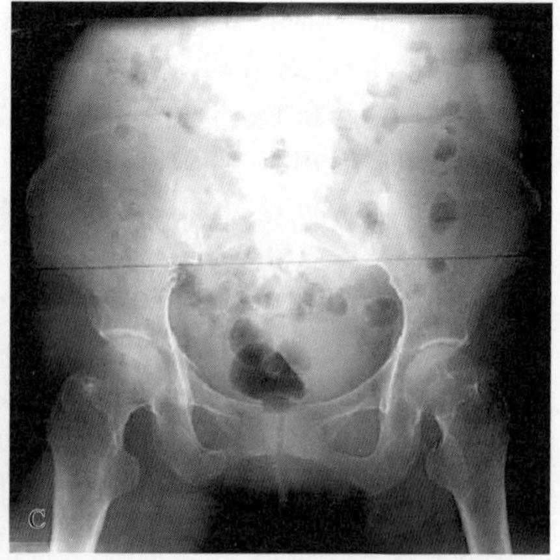

图15-16 髋关节和骨盆影像示例

A.正位片；B.侧位片；C.骨盆正位片

患者60岁女性，侧滑跌倒，主诉“右髋部疼痛和活动受限”。图A和图B是患者右髋关节的正位片和侧位片，可以看到骨盆右上部分存在骨折，但分辨较为困难。复查骨盆正位片如图C，右侧耻骨上支骨折清晰可见，除此之外，还可发现患者存在右侧耻骨下支的嵌插骨折如果仅做患髋正位而不做骨盆正位片可能导致漏诊。

2.通过骨盆正位片可以比较两侧Shenton线，发现细微的异常。

• 并发症：股骨颈骨折并发股骨头的缺血性坏死。

• 治疗/处置：X线检查前行镇痛治疗，并收入骨科行进一步处置。

股骨干骨折

• 损伤机制：除病理性骨折以外，股骨干骨折通常由严重暴力所致。多见于车祸、高处坠落及挤压伤。

• 临床特征：无法承重。

1.骨折肢体有反常活动。

2.患侧腿部外旋，髋关节外展，并有肢体短缩。

• X线检查：股骨干正位、侧位片（应包括髋关节及膝关节）。

• 并发症

1.失血性休克。

2.脂肪栓塞综合征。

• 治疗/处置

1.静脉注射葡聚糖溶液，因为即使是简单骨折，导致0.5～1L血液丢失而引起休克的情况也是较常见的。

2.镇痛治疗，如股神经阻滞和（或）静脉注射阿片类麻醉药。

3.牵引夹板固定骨折肢体，并检查肢体远端脉搏。此治疗方法较为疼痛，可能需要静脉注射氯胺酮镇痛（垫圈需要放置于坐骨结节下方，此时需要髋关节屈曲90°）。

4.收入骨科病房行进一步治疗。

髌骨骨折

• 机制

1.直接暴力损伤，如车祸导致仪表盘损伤、跌倒撞到坚硬地面、重物砸落在膝盖上等。

2.股四头肌突然收缩引起的间接暴力损伤。

• 临床特征

1.不能伸直膝盖。

2.膝盖表面淤青及破损。

3.局部压痛。

4.髌骨上方和下方可触及间隙。

5.髌骨近端明显移位。

• X线检查：拍摄膝关节正位片及侧位片。

• 治疗/处置

1.X线检查前予以静脉镇痛药物。

2.如果是垂直的或无移位的骨折，镇痛，拄拐，使用圆柱形背板外固定处理，并转至骨科门诊。

3.如果骨折移位超过3mm，予以圆柱形背板外固定处理并收入院行进一步固定治疗。

髌骨脱位

• 机制

1.典型病史：奔跑或改变方向时膝关节卡住导致跌倒，患者可见到股骨内侧髁处有明显凸出（髌骨通常发生横向移位）。

2.脱位的髌骨可能自发复位。

• 临床特征

1.膝关节屈曲时疼痛，髌骨横向移位。

2.在评估前髌骨已经自动复位的患者时，膝关节内侧通常可触及压痛，常伴有少量关节积液。

• X线检查：拍膝关节正位、侧位和轴位片，轴位片用来排除髌骨内侧面及股骨外侧髁骨折。

• 治疗/处置

1.镇痛和减少脱位。

2.如果是首次脱位，予以圆柱形背板外固定处理，镇痛，拄拐，并转至骨科门诊。

3.如果是复发性脱位，予以加压绷带包扎，镇痛，拄拐，并转至骨科门诊。

膝关节脱位

这是必须急诊处置的损伤!

• 损伤机制：通常为车祸伤，特别是仪表盘损伤所致。

• 临床特征：肿胀、严重畸形、多条韧带不稳定，通常伴有明显的向后凹陷。通常在到达急诊科前自发复位。

• X线检查：膝关节正位、侧位片。

• 并发症

1.腘动脉损伤：发现患肢苍白、冰冷、患肢无脉或下肢麻木。

2.腓总神经/胫神经损伤。

• 治疗

1.静脉注射镇痛药。

2.立即手法复位，特别是对于因X线检查可能导致治疗延误的患者。

3.圆柱形背板外固定。

4.联系血管外科医生和骨科医生共同会诊，并安排血管造影检查。

• 处置：所有患者均需收入骨科住院治疗。

膝关节积血/积液

• 损伤机制：通常由膝外伤导致。急性期关节积血的原因如下：

1.十字韧带撕裂。

2.软骨受损。

3.外周半月板撕裂。

• 迟发性关节积液的原因：退行性半月板撕裂、炎性关节炎、骨关节炎急性加重。

• 临床特征：关节腔积血或积液引起的严重肿胀。

• X线检查

1.患肢膝关节正位、侧位片。即使未见骨折，但如果髌上囊位置有脂肪液平（关节积脂血症），也提示存在关节内骨折（图15-17）。

2.髌骨轴位片在诊断股骨髁（尤其存在髌骨外侧脱位时）和髌骨轻微骨折时非常有用。

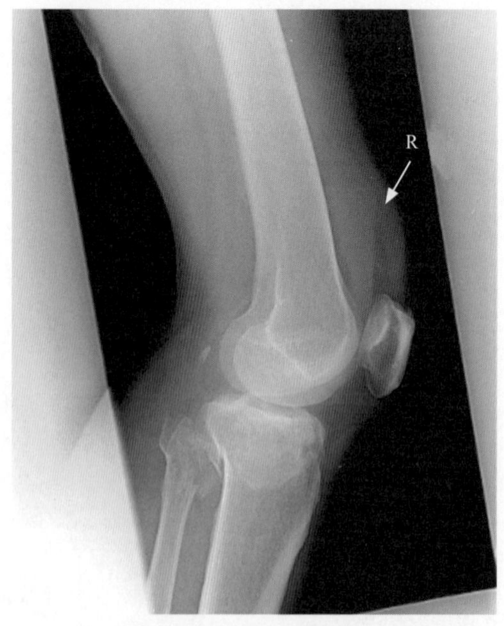

图15-17 膝关节侧位片

膝关节侧位片显示胫骨平台、胫骨近端、腓骨头骨折，箭头指向为脂肪液化，提示可能有关节积血

• 并发症：一定要注意患者是否存在膝关节脱位或合并膝关节骨折。

• 治疗

1.如果膝关节积血但皮肤无明显张力，可以予以休息、冰敷、加压包扎（弹性绷带）、患肢抬高处理（RICE原则）。

2.镇痛。

• 处理

1.尽快转至骨科门诊。

2.如果出现张力性关节血肿，则于出院前进行膝关节穿刺抽吸积血来治疗。

胫骨平台骨折

• 损伤机制：通常由严重的外翻暴力导致。

• 临床特征

1.关节积血。

2.侧面瘀伤。

3.皮肤擦伤。

4.膝关节外翻畸形。

• X线检查：拍摄患肢膝关节正位和侧位片。

• 并发症：注意微小的胫骨平台骨折可能被忽视。如果患者继续负重，骨折会加重移位。

• 治疗：给予镇痛和圆柱形背板外固定。

• 处置：需收入骨科行进一步治疗。

胫腓骨骨折

• 损伤机制：胫骨很容易受到多种力量的影响。

1.扭转力（如运动损伤）。

2.通过足部传导的暴力（如高处坠落、道路交通事故）。

3.直接暴力损伤（如道路交通事故、物体坠落撞击），尽管相对少见，但直接打击可能造成单独的胫骨或腓骨骨折。

4.间接暴力多造成胫腓骨同时骨折。

• 临床特征

1.疼痛。

2.肿胀。

3.畸形。

4.压痛。

5.胫骨处骨擦音。

6.因为胫骨1/3节段位于皮下，所以经常是开放性骨折。

• X线检查：拍摄胫腓骨正侧位片（必须包

含膝关节和踝关节）。

• 并发症

1.早期并发症　如骨筋膜室综合征（闭合性骨折）、腘动脉损伤、腓总神经损伤等。

2.晚期并发症　开放性骨折出现感染。

• 治疗/处置：在X线检查前对所有患者给予镇痛处理。

1.胫/腓骨闭合性无移位骨折

（1）给予膝上背板固定。

（2）复查X线确定最终骨折位置。

（3）患者在骨科留观。

2.胫/腓骨闭合性移位骨折

（1）在程序镇静下，尽量复位骨折（尤其是在有血管损伤的患者中）。

（2）给予膝上背板固定。

（3）入院前复查X线检查。

（4）收入骨科行进一步治疗。

3.胫/腓骨开放性骨折

（1）用无菌敷料覆盖伤口。

（2）检查患者的破伤风免疫状况。

（3）应用抗生素：头孢唑林（Gustilo Ⅲ型骨折患者需加用庆大霉素）。

（4）给予长腿背板或临时夹板外固定。

（5）收入骨科行进一步治疗。

4.单独的闭合性腓骨骨折

（1）排除胫骨骨折和踝关节损伤。

（2）弹性绷带固定。

（3）出院患者可带口服镇痛药。

（4）转至创伤骨科门诊诊疗。

（5）患者可以承重。

踝关节损伤

• 如果踝关节完全变形，怀疑关节脱位，则需要紧急处理！此种踝关节移位必须立即复位，以预防皮肤坏死。

• 临床特征：对于每个可能的踝关节损伤，均需触诊4个位置。

1.内踝。

2.外踝。

3.腓骨全长。

4.第5跖骨基底部。

• X线检查：不是每个踝关节扭伤患者均需要行X线检查。

• 踝关节X线检查的适应证

1.年龄大于55岁。

2.受伤后到急诊后始终不能承重的患者*。

3.外踝后侧（距离远端6cm）或外踝尖压痛的患者。

4.内踝后侧（距离远端6cm）或内踝尖压痛的患者。

5.明显肿胀以至于无法精确触诊的患者。

6.临床不稳定的患者。

7.有特殊社会因素的患者，如运动员。

注意：加*内容参考公认的《渥太华踝关节准则》。

• X线检查原则

1.怀疑踝关节骨折的患者需拍摄踝关节正侧位片。

2.如果腓骨头有压痛，则腓骨全长均需要检查，以排除Maissoneuve骨折。

3.如果第5跖骨基底有压痛，应拍摄足后前位和侧位片。

• 并发症：踝关节脱位延迟复位可导致皮肤坏死。

• 治疗

1.踝关节扭伤

（1）在急诊部给予镇痛药。

（2）遵循RICE原则进行处理，给予镇痛药后离院。

（3）转至理疗医师处早期康复锻炼。

2.踝关节骨折

（1）膝下背板固定。

（2）除了联合韧带以下的外踝孤立稳定性骨折可以转入骨科门诊进行非手术治疗外，其余均需转入骨科病房进行内固定治疗。

3.踝关节脱位

（1）X线检查前建立静脉通路给予患者静脉注射阿片类药物/氯胺酮或吸入安桃乐（一氧化氮/氧气混合物）。

注意：踝关节脱位必须尽快在静脉注射丙泊酚和麻醉剂的诊疗镇静下进行复位，或吸入安桃乐（一氧化二氮/氧气）以防止皮肤坏死。如果获取X线结果时间为10～15min，或局部已有循环障碍表现，即使还未行X线检查，此时也应该即刻复位。

（2）复位前后要检查远端脉搏搏动情况。

（3）复位后给予短腿背板固定，确保踝关节处得到良好衬垫。

（4）复位后行X线检查。

（5）收入骨科病房行进一步治疗。

跟骨骨折

- 损伤机制：高处坠落，足跟着地。

注意：除外双侧跟骨骨折和脊柱楔形骨折。

- 临床特征

1. 从后面观察足跟可见变宽、短、平坦，或倾斜外翻。

2. 足跟肿胀，张力增大。

3. 局部明显压痛。

4. 迟发表现可能会出现蔓延至足底内侧和接近小腿的淤伤。

- X线检查：拍摄跟骨侧位及轴位片。
- 治疗/处置

1. 骨折无移位

（1）用棉质绷带稳固包扎。

（2）出院后拄拐，可以服用镇痛药，建议患者在家抬高患肢。

（3）创伤骨科门诊复查。

2. 双侧跟骨骨折：收入骨科行进一步治疗。

3. 如果跟骨骨折移位或存在关节内骨折。

（1）需要具有良好填充的绷带包扎。

（2）完善跟骨CT检查。

（3）收入骨科行进一步治疗。

足部损伤

注意：一般损伤包括以下内容。

- 跟骨骨折（如上述）。
- 跖跗关节脱位。
- 跖骨骨折。
- 趾骨骨折/脱位。

跖跗关节脱位（Lisfranc损伤）

- 损伤机制

1. 足底跖屈时受到外力。

2. 前足受到外力击打，如道路交通事故。

3. 膝关节跪位时足跟受到外力击打。

4. 车碾压事故。

5. 前足受到扭转、外翻、外展暴力。

- 临床特征：足部肿胀和“漂移”现象（意为足趾移位）。
- X线检查：拍摄足正位、斜位片（图15-18）。

注意：Lisfranc损伤在X线片下表现并不明显，是最常漏诊的足部骨折。

- 并发症

1. 血管损伤：足背动脉或足底内侧动脉容易损伤。

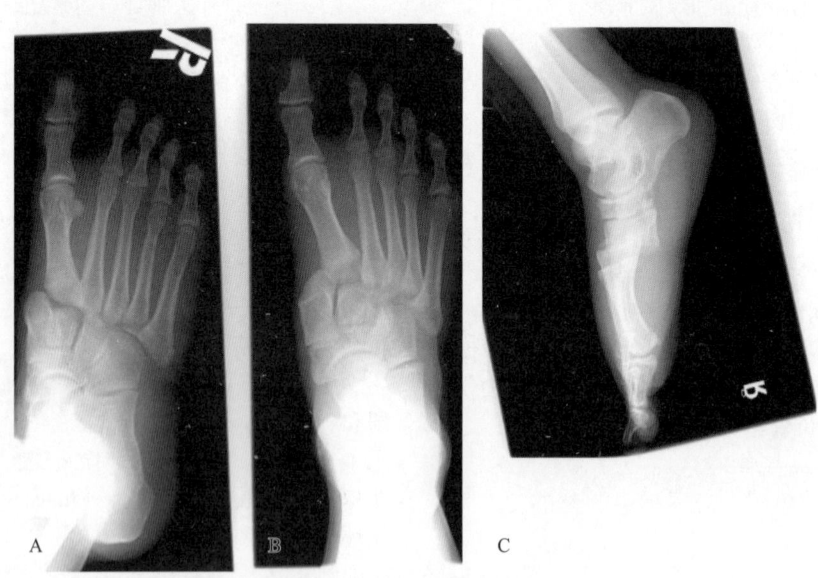

图15-18　右足脱位片示例

A. 斜位片；B. 正位片；C. 侧位片

右足斜位片（A）和正位片（B）显示5个跖跗关节均侧向脱位（Lisfranc损伤），右足侧位片进一步显示该脱位损伤（C）

2. 骨筋膜室综合征。
- 治疗
1. X线检查前给予镇痛药。
2. 背板固定。
3. 收入病房手术治疗。

跖骨骨折

- 损伤机制：通常由挤压伤所致。
- X线检查：足部正斜位片。
- 治疗原则

1. 无移位骨折且无软组织损伤

（1）X线检查前给予镇痛药。

（2）有症状者用弹力绷带固定或从膝关节（伸直）至足趾前用短腿连足后托固定。

（3）出院时予以无承重拐杖（non-weight bearing crutches，NWB）和镇痛药。

（4）转至骨科门诊。

2. 如果骨折是多发但无移位的，则同上采取非手术治疗。

3. 如果骨折是多发且有移位的，需要行膝下背板固定和收入骨科病房进行进一步治疗。

趾骨骨折/脱位

- X线检查：足部正斜位片。
- 处理原则

1. 首先处理软组织损伤和甲床损伤。

2. 吸入安桃乐或神经阻滞下手法复位。

3. 用胶带将骨折/脱位的足趾固定于相邻的足趾。

4. 应用镇痛药，将患者转至骨科门诊就诊。孤立闭合性无移位趾骨骨折可改由普通医师进行随访。

5. 对于多发性足趾脱位，应入院于麻醉下进行复位治疗。

（吕 扬 译 郭治国 校）

参考文献/扩展阅读

Eiff MP，Hatch RL. *Fracture management for primary care and emergency medicine*. 4th ed. Philadelphia：Elsevier，2019：448.

第六节 领面部创伤

Peter Manning · Shirley Ooi · Ng Chew Lip

要点

- 需要警惕一些特殊的面部损伤：主要的并发症是气道阻塞、出血、颈椎损伤和颅内/眼损伤。
- 不要让下颌骨骨折的患者仰卧以防止气道阻塞，如患者需要，可以让其端坐。
- 因为仰卧的患者可能吞咽血液，所以即使没有明显的外部出血，也并不能排除大量内出血导致失血性休克的可能。之后出现呕吐时，失血的程度才变得明显。
- 对面部进行全面检查时要特别注意眼和咬合情况。
- 因为大部分的创伤都是钝性创伤，所以进一步全面检查是必需的，以排除是否有多系统损伤（60%的严重面部损伤患者都伴有其他器官损伤）。
- 面部不同部位的骨折患者常伴有局部特有的感觉障碍，如下唇或颏部麻木提示下颌骨骨折，而上唇或牙龈麻木提示上颌骨骨折或眶底骨折。
- 注意：当我们发现一处明显的骨折后仍需仔细检查到最后，大量的研究表明领面部损伤的患者中超过30%有2处及2处以上的骨折或损伤。
- 由于婴幼儿的骨骼较成人的柔软和易弯曲，所以导致婴幼儿面部骨折的外力通常比较大，因此儿童面部骨折伴发颅内损伤的发生率较高。

给全科医师的特别提示

- 如怀疑患者有下颌骨骨折，应避免患者仰卧以防止气道阻塞。
- 如果怀疑患者有鼻骨骨折，需要特别注意检查患者是否有鼻中隔血肿。此情况是耳鼻喉科急症，需要马上切开引流。
- 婴幼儿的额骨较突出，所以损伤的概率较高，而面中部损伤比较少见。如果儿童只是系带撕裂、口唇损伤和面中部擦伤，一般常是非意外性损伤。
- 牙外伤中只有Ellis Ⅲ型牙折才需要紧急处理，可以根据牙髓是否出血判断。

治疗

一般而言，颌面部创伤可以分为以下两类。

- 单独的颌面部创伤：常为受到较小的外力所致，如拳击或踢打，可以在医院的普通处置室进行处理。
- 严重的颌面部创伤：常继发于严重的钝性创伤，如交通事故中的急剧减速或高处坠落伤，必须在医院的重症监护区进行了高级创伤生命支持（advanced trauma life support，ATLS）后进行处理。

1.建立人工气道并维持呼吸道通畅，限制颈椎活动

（1）患者如无脊髓损伤或其觉得需要，可以让其端坐。

（2）完成托颌抬颏手法。

（3）可以利用手指、丝线、巾钳牵引舌头。

（4）行气管插管：如患者清醒，可进行气管插管或快速气管插管或环甲膜切开术（更多细节可参考第2章第一节“气道管理/快速诱导气管插管”）。

2.采用面罩吸氧。

3.监测生命体征（每5～10分钟），同时监测心电图及血氧饱和度。

4.建立1～2条外周大孔径的静脉血管通路以补充液体。

5.实验室检查：GXM试验，全血细胞计数，尿素氮、电解质、肌酐及凝血功能组合检查。

6.促进止血

（1）直接按压止血

1）捏紧鼻子。

2）鼻腔或喉部填塞止血。

3）Foley导尿管填塞压迫止血。

（2）使用止血剂氨甲环酸（Cyclokapron®）。剂量：25mg/kg，缓慢静脉滴注，时间为5～10 min。

7. X线检查：在颌面部多发性损伤时X线检查不是紧急的。小的外力引起的单独颌面部创伤更需要进行颌面部X线检查。

有以下5种X线检查投照角度：

（1）枕颏位或华氏（OM）位。

（2）头颅正位或柯氏（PA）位。

（3）头颅侧位。

（4）颏顶位（SMV）或壶柄式（jughandle）位。

（5）汤氏位。

注意：上述前三种投照角度既往被认为是标准的颌面部投照角度。然而Goh等（2002）的研究认为30°枕颏位投照即可满足颌面部骨折的检查。因此，如果怀疑颌面部骨折，只需要行30°枕颏位投照。

华氏（OM）位

华氏位见图15-19，可较好地显示面中部及眶周和眶底；其可观察上颌窦内是否积血。

柯氏（PA）位

柯氏位见图15-20，显示额骨和鼻窦。柯氏位较华氏位能更好地显示颧额缝变宽及颧上颌复合体骨折。

头颅侧位

头颅侧位见图15-21，可更好地显示上颌窦内积血。

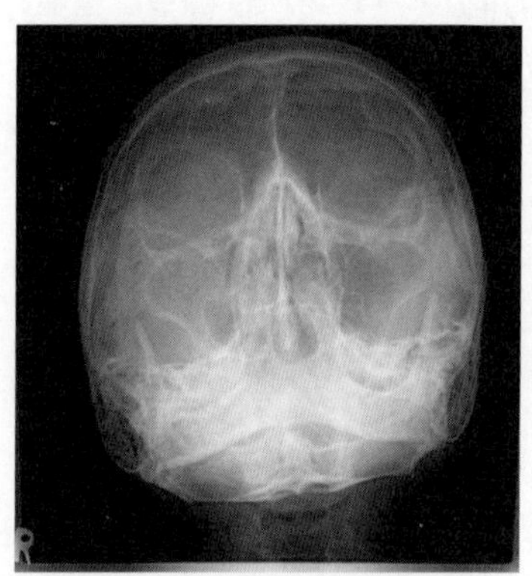

图15-19 华氏（OM）位

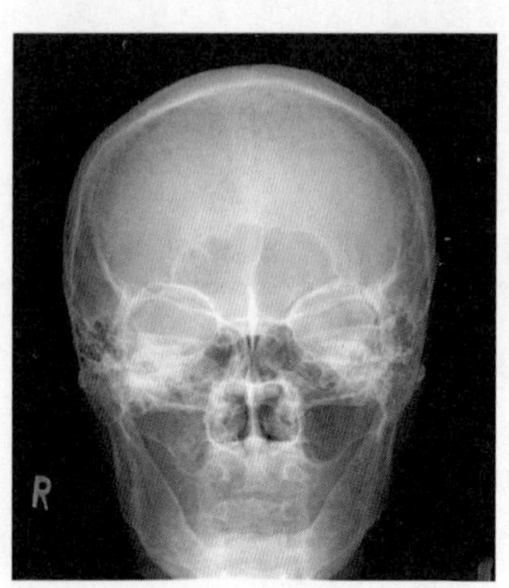

图15-20 柯氏（PA）位

颏顶位或壶柄式（jughandle）位

颏顶位见图15-22，可显示颧弓。

汤氏位

汤氏位见图15-23，可显示下颌升支和髁突。

华氏位应用McGrigor骨折线的系统性检查

如图15-24所示，在华氏位上描绘3条骨折线。

- 根据描绘的骨折线比较受伤侧和非受伤侧。
- 3条骨折线上下的软组织也需要认真检查。
- 骨折线1（图15-25）：从面侧方开始，骨折线经颧额缝至眶外侧缘达额骨，再沿眶上缘至额窦再到对侧。比较受伤侧和非受伤侧。需要重点注意以下几点。

（1）骨折线。

（2）颧额缝变宽。

（3）额窦积液的液平面。

- 骨折线2（图15-26）：从面侧方开始，沿颧弓上缘（象鼻上方）穿颧骨体至眶下缘达鼻背

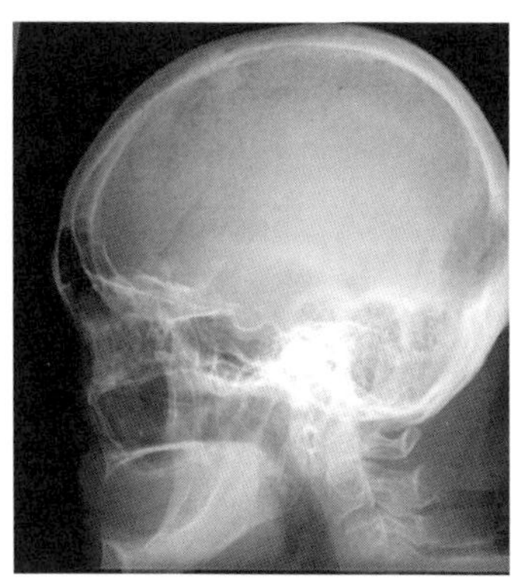

图15-21 头颅侧位

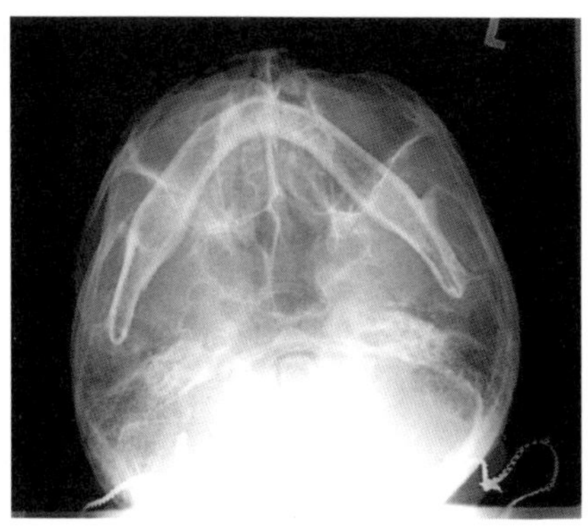

图15-22 颏顶位（或壶柄式位）

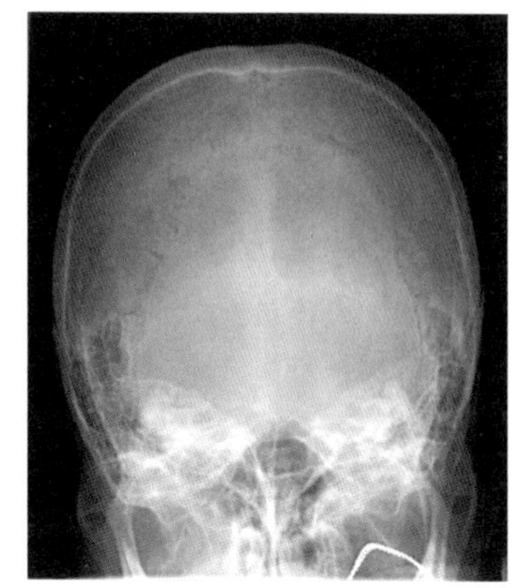

图15-23 汤氏位

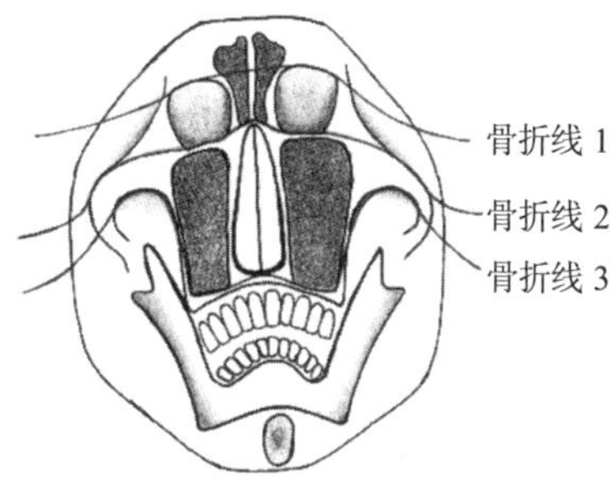

图15-24 3条McGrigor骨折线

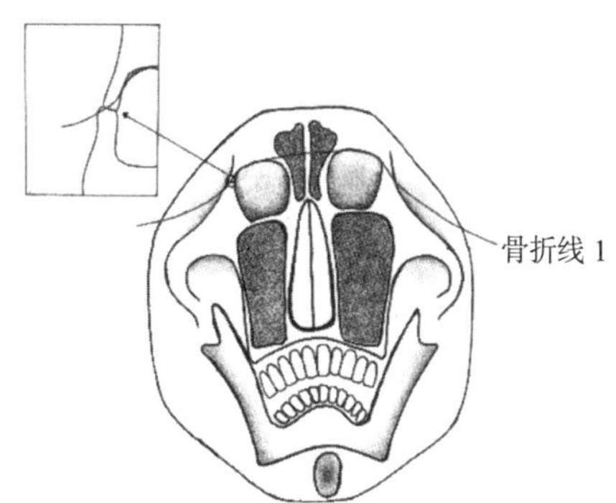

图15-25 McGrigor骨折线1

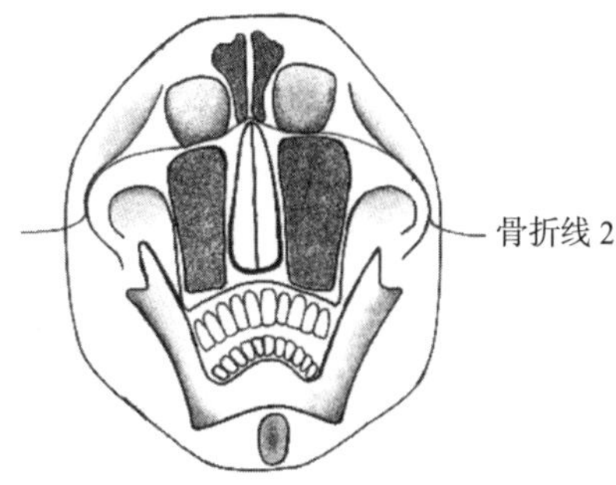

图15-26 McGrigor骨折线2

至对侧。比较受伤侧和非受伤侧。观察颧弓骨折，骨折线经过眶下缘上颌窦内可见软组织阴影（颧上颌复合体骨折），“泪滴”征可见于眼眶爆裂性骨折（图15-29）。

• 骨折线3（图15-27）：从面侧方开始，沿颧弓下缘（象鼻下方）向下经上颌窦侧壁及上颌窦前壁下缘，再沿牙列横跨上颌骨至对侧。

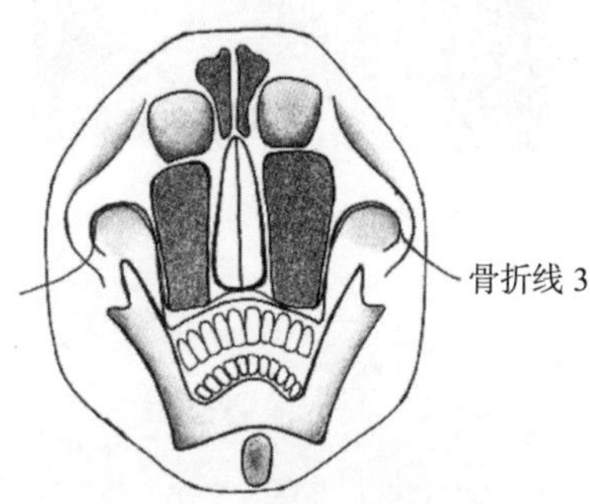

图15-27 McGrigor骨折线3

CT检查的作用

• 非急诊科首选。

• 对面部复杂骨折意义较大，特别是涉及额窦及鼻眶筛区的骨折。

• 标准的面部X线检查对“常规”患者更有用，如颌面部的打击伤、坠落伤等。

• CT检查需要患者颈椎未受损伤。

特殊骨折

额骨骨折

• 体格检查：眶周触诊，测试前额部的感觉，测试眼外肌的功能。

• 影像学检查：头颅X线检查/柯氏位。

• 额窦骨折常伴发表面皮肤撕裂伤，并且可能还有颅内损伤。

• 处置：额窦后部骨折和凹陷性骨折需要住院治疗（是否需要静脉滴注抗生素有争议）。这两种骨折都可能导致硬脑膜破裂而引发颅内感染。

鼻眶筛（NOE）骨折

• 体格检查

1.内眦牵拉试验：如果认为患者只有简单的鼻骨骨折，很容易漏诊；体格检查应包括内眦触诊，以避免遗漏鼻眶筛骨折。

2.脑脊液鼻漏。

3.内眦间距增宽。

• 影像学检查：颌面部CT检查。

• 处置：需要行整形手术或颌面部手术治疗（是否需要静脉滴注抗生素有争议）。

眼眶爆裂性骨折（图15-28，图15-29）

• 眼球受到直接外力挤压导致（如来自壁球的撞击）。

注意：眼眶爆裂性骨折涉及眶底，不涉及眶周。事实上，当我们发现眶周骨折时，提示可能存在颧上颌骨骨折，需要进一步检查。

• 眶底是最薄弱的部位（如同纸板）。

• 眶内容物从眶底疝入上颌窦内（即“泪滴”征）。

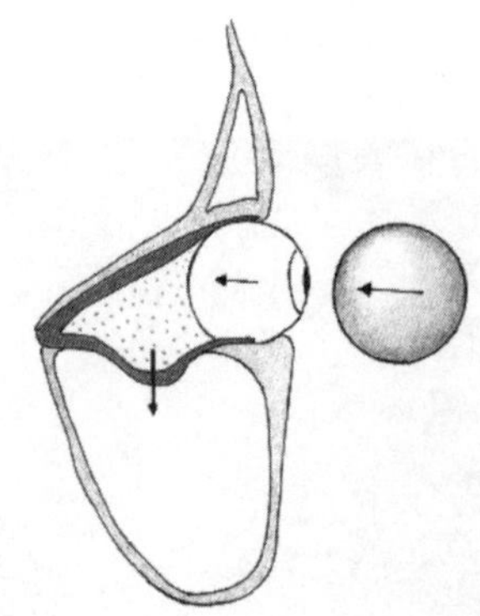

图15-28 眶底爆裂性骨折的损伤机制

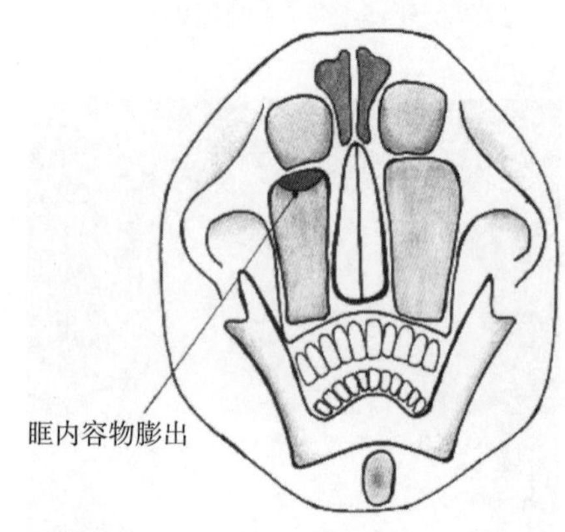

图15-29 爆裂性骨折

箭头所指的阴影即“泪滴”征

● 体格检查

1.可以通过叩诊两侧的上切牙检查眶下区是否麻木。

2.检查眼外肌的功能，判断是否有复视，特别是向上凝视时（因为此运动能检查下直肌和下斜肌的功能是否异常）。

3.视力检查。

4.检查眼球内陷。由于急性软组织肿胀，眼球内陷可能存在，也可能不存在。

● 影像学检查：华氏位。

● 处置：眼球内陷并伴有复视需要手术治疗，除此之外可以在门诊行整形手术。

注意：单纯复视不是手术的适应证。

● 急诊手术治疗的适应证

1.压迫性眶周积气。

2.眼球后部出血。必要时可能需要在急诊科行外眦切开术。

3.眼球贯通伤。

4.向上凝视明显受限（眼外肌受压）。

● 非急诊手术的患者

观察过程中需要注意，当出现以下并发症时需要马上回急诊科处理。

1.压迫性眶周积气

（1）眼球剧烈疼痛。

（2）眼球突出。

（3）眼肌麻痹。

（4）眼球紧张。

（5）视力消失。

2.眼球后出血

（1）压迫性眶周积气。

（2）瞳孔变大。

（3）视神经盘变白。

鼻骨骨折——最常见的面部骨折

● 体格检查：检查是否有鼻中隔血肿和鼻外形改变。

● 如前所述，切记要行内眦触诊以避免遗漏鼻眶筛骨折。严重的鼻外形改变加上内眦凹陷高度提示鼻眶筛骨折。

● 影像学检查：鼻骨正侧位（非头颅侧位）。

● 处置：3～5天后于专家门诊复查。需要在骨愈合前21天内进行复位处理。检查鼻中隔血肿情况，如血肿未引流，可能会出现鼻中隔穿孔。

颧上颌复合体（ZMC）骨折（图15-30）

● 颧上颌复合体骨折通常被称为“三脚架骨折”，它包括颧骨的4个连接处断裂，即与额骨、上颌骨、颞骨和蝶骨的连接。“三脚架骨折”是一个不恰当用词，因为有4处骨折，骨折线形成的形状更像四足动物。

● 体格检查

1.检查结膜下出血，不伴有眼球后部运动受限和外眦下垂。

2.检查眶下区感觉的方法为检查前颊部和上颌牙龈是否麻木。

3.检查向上凝视是否受限，因为颧上颌复合体骨折常见合并眶底骨折。

4.检查是否牙关紧闭和开口度。

5.轻轻触诊眶下缘和颧弓判断是否有凹陷和骨台阶。面部畸形是这种骨折切开复位内固定最常见的原因。

● 影像学检查

1.华氏位，可以看到骨折细节，如图15-30所示。

2.通常需要行面部CT检查，以确定损伤的程度，这通常可以在门诊进行，除非损伤很严重，并计划住院。

● 处置：大多数单纯颧上颌复合体骨折可以在整形外科或颌面外科门诊提前预约住院。手术复位最好在1周内进行。

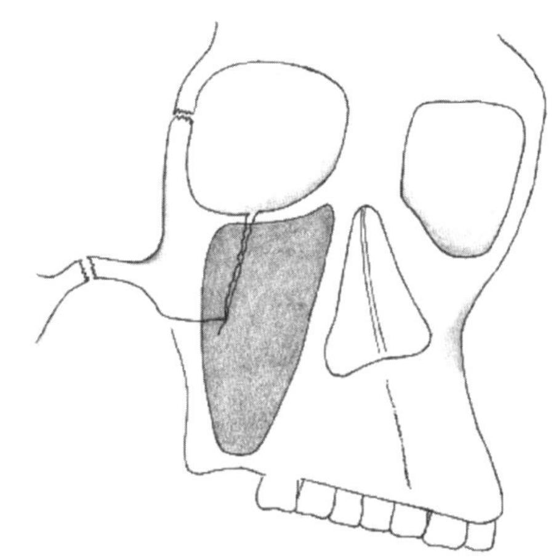

图15-30　**颧上颌复合体骨折**

骨折线经过颧牙槽嵴：颧弓（颧颞缝）、眶侧壁（颧额缝）、眶下缘及眶底（颧上颌缝）延伸到上颌窦前壁及侧壁。第4处骨折即颧蝶骨骨折，在X线片上不可见

颧骨（颧弓骨折）

• 体格检查：需要行口内触诊检查，既要行仰视检查，又要行俯视检查。单纯颧弓骨折也很常见。

• 影像学检查：颏顶（SMV）位。

• 处置：安排专家门诊随访。如果面部畸形影响美观或张口受限，可行闭合或开放复位。

Le Fort骨折

• 双侧面中部损伤（表15-3）。

• 其多为高能量创伤（100倍的重力）。需注意大部分此类患者伴多系统损伤。

• Le Fort Ⅱ型和Ⅲ型骨折可伴随前颅底骨折和脑脊液（CSF）鼻漏。经鼻气管插管是这类骨折的禁忌。

注意：骨折的类型可能是混合性的，如一侧是Le Fort Ⅱ型骨折，另一侧是Le Fort Ⅲ型骨折（图15-31）。

• 体格检查

1. 检查面中部的动度和面部是否变长。

2. 检查眼球运动是否受限和视力。

3. 注意面中部是否凹陷后移，这可能导致上气道阻塞。

4. 检查是否有开口咬合。

5. 是否有脑脊液（CSF）鼻漏。

• 影像学检查：华氏位/柯氏位/头颅侧位（表15-3），CT检查结果是术前最好参考。

• 处置：住院治疗（需要注意是否有多系统损伤）。

表15-3 Le Fort骨折影像学特点

华氏位
所有Le Fort骨折均显示存在双侧面中部骨折线
双侧上颌窦内可见气-液平面或不规则混杂密度影
Le Fort Ⅰ型骨折
双侧上颌窦窦壁骨折
双侧上颌窦内壁骨折（一般难以看见）
鼻中隔骨折（下方）
Le Fort Ⅱ型骨折（“金字塔”形骨折）
鼻骨骨折
双侧眶下缘及眶底骨折
双侧上颌窦侧壁骨折
Le Fort Ⅲ型骨折（颅面分离）
鼻骨骨折
双侧眶外侧壁骨折（颧额缝）
双侧颧弓骨折

经允许引自Schwartz and Reisdorff（2001），Table 15-5，page 361.

下颌骨骨折

• 下颌骨骨折是第二常见的颌面部骨折。患者表现为咬合紊乱及颌骨运动时疼痛，特别是伴随鼓膜破裂/颞骨骨折时。

• 体格检查

1. 仔细的口腔内检查对排除开放性骨折、舌下血肿或瘀斑、牙槽骨折中可见的黏膜小裂口非常重要。

2. 观察下颌的活动范围。

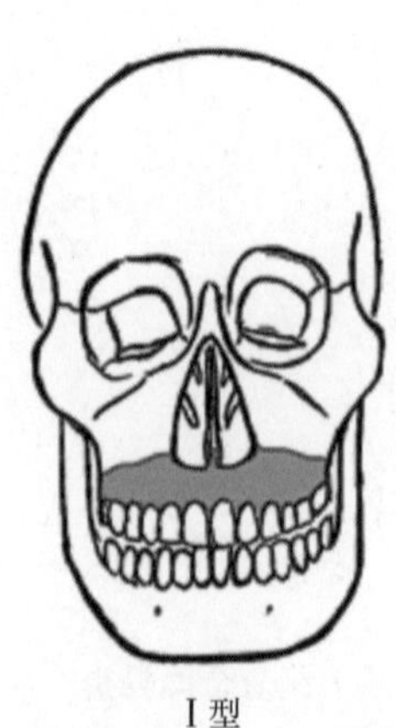

Ⅰ型

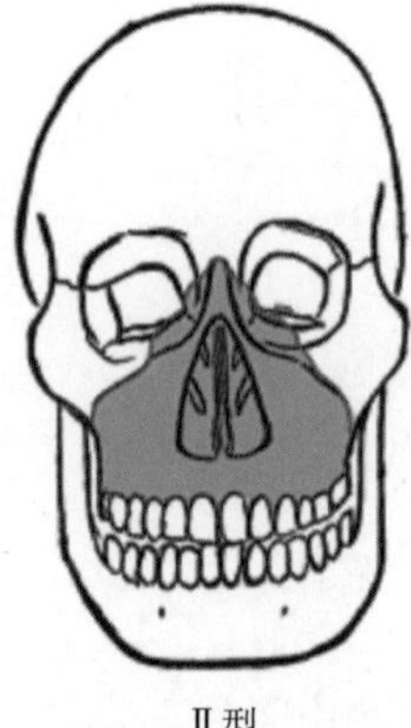

Ⅱ型

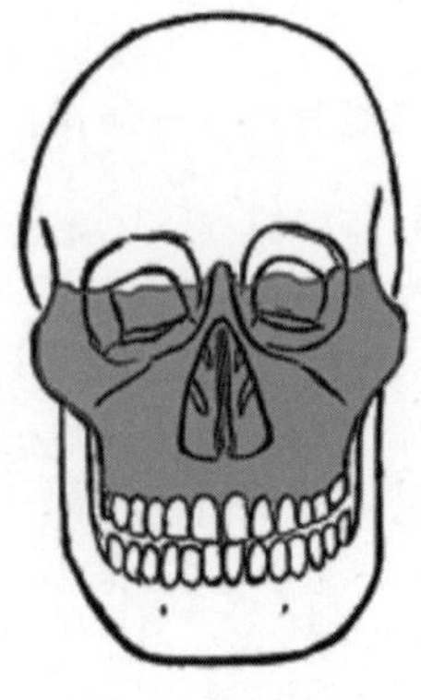

Ⅲ型

图15-31 Le Fort骨折

阴影代表骨折范围

3.进行刮刀测试：将3把木制刮刀放于牙齿之间，让患者轻轻咬它们。在下颌骨骨折的情况下，轻轻旋转刮刀会产生疼痛。

4.检查下唇或下牙龈是否麻木（判断下牙槽神经是否损伤）。

5.检查牙齿是否脱落或牙弓是否变宽。

6.检查口底有无瘀斑和肿胀。口底持续血肿可引起舌后移和气道阻塞。

• 影像学检查：汤氏位、侧斜位和全景片检查下颌骨。

• 处置

1.开放性骨折　需要静脉滴注抗生素。

2.闭合性骨折　门诊随访或住院治疗。

牙折（图15-32）

牙齿的冠折根据Ellis分类方法可以分为以下几类。

牙折中根折的发生率小于7%。

Ellis Ⅰ类

• 牙折只累及釉质，无疼痛感。

• 处置：择期牙科治疗。

Ellis Ⅱ类

• 牙折累及牙本质。

• 处置：如果是儿童，需要急诊就诊，听取医生意见，如果是成人，可第2天就诊。

Ellis Ⅲ类

• 牙折断面出血。

• 处置：立即急诊就诊，这种牙折是急诊治疗的适应证。

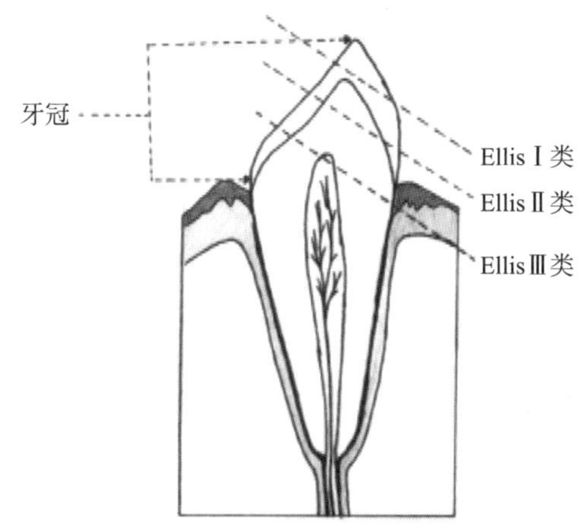

图15-32　牙折

面部损伤的系统检查（"关键点为眼、鼻和咬合"）

眼

• 检查视力。

• 从患者头顶（"鸟瞰"视角）和颏部进行检查（"虫眼"视角）；从这些不同的角度观察面部外形的不对称性。

• 检查前额是否麻木。

• 触诊眶周。

• 检查眼外肌是否有嵌顿的迹象；检查患者向上凝视时是否有复视（由于下直肌或下斜肌被压迫）。

• 检查是否结膜下出血和外眦下垂——为判断是否为颧上颌复合体骨折提供线索。

• 通过检查上颌牙龈是否麻木判断眶下神经是否受损。

• 内眦间距增宽（图15-33）和内眦压痛提示鼻眶筛骨折而非单纯鼻骨骨折。

鼻

• 检查有无鼻中隔血肿；鼻中隔血肿是耳鼻喉科急症！血肿为蓝紫色肿块，用棉签触诊发现其质地柔软，不像移位的中隔触诊是坚硬的。

• 脑脊液鼻漏——"晕"试验或葡萄糖"试纸"检测不够敏感，不能排除脑脊液混入血液。

• 寻找面部畸形。

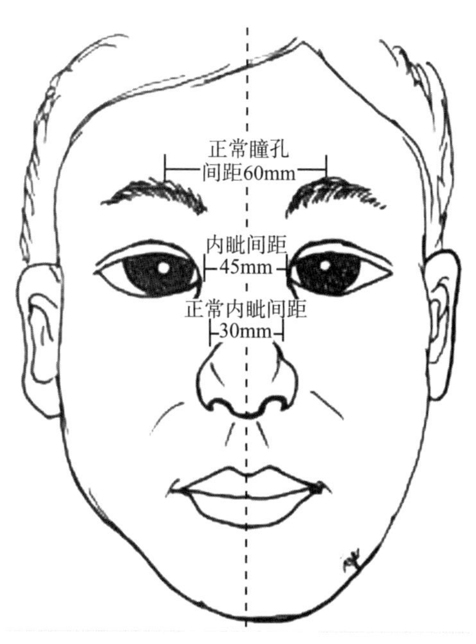

图15-33　内眦间距增宽

• 评估面中部的动度及是否变长。

下颌骨

• 询问咬合问题，如“你咬东西时牙齿能正常咬合吗?”

• 检查不正常的开合。观察下颌的活动范围。

• 进行口内触诊并评估撕裂伤、开放性骨折的黏膜小裂口、舌下血肿或瘀斑。

• 进行牙科检查，特别是寻找Ellis Ⅱ类和Ⅲ类牙折及牙槽骨骨折（参考牙齿的检查评估）。

• 进行刮刀测试：将3把木制刮刀放于牙齿之间，让患者轻轻咬它们。在下颌骨骨折的情况下，轻轻旋转刮刀会产生疼痛。

• 评估下唇或下腭牙龈是否麻木。

致谢

感谢Dr Chong Chew Lan为本节绘制图15-24～图15-30和图15-32；Dr Ada Ngo为本节绘制图15-31；以及Dr Roger Teo为本节绘制图15-33。

（吴 煜 译 李 硕 校）

参考文献/扩展阅读

1. Schwartz TD，Reisdorff E. *Emergency radiology*. New York：McGraw-Hill，1999.
2. Stewart C. Maxillofacial trauma：challenges in ED diagnosis and management. *Emerg Med Pract*，2008 Feb，10（2）.
3. Goh SH，Low BY. Radiologic screening for midface fractures：A single 30-degree occipitomental view is enough. *J Trauma*，2002 Apr，52（4）：688-692.
4. Parsa T，Adamo A，Calderon Y. Initial evaluation and management of maxillofacial injuries. eMedicine [Internet]，2010. Available from：http：//www. emedicine. com/med/topic3222. htm
5. Thorén H，Snäll J，Salo J，et al. Occurrence and types of associated injuries in patients with fractures of the facial bones. *J Oral Maxillofac Surg*，2010，68：805-810.
6. Turner-Lawrence DE，Colucciello S. Maxillofacial injuries. In：Wolfson AB，Hendey GW，Ling LJ，et al.，eds. *Harwood-Nuss' clinical practice of emergency medicine*. 5th ed. Philadelphia：Lippincott Williams and Wilkins，2010.
7. Hedayati T，Amin DP. Trauma to the face. In：Tintinalli J，Ma OJ，Yealy DM，et al. eds. *Tintinall's emergency medicine：a comprehensive study guide*. 9th ed. New York：McGraw-Hill，2020：1714-1721.

第七节 骨盆创伤

Kanwar Sudhir Lather

要点

• 骨盆创伤的体征和症状存在较大差异，表现为局部疼痛和压痛、骨盆无法承重甚至盆骨不稳定及重度休克等。

• 损伤机制：虽然典型的骨盆骨折常与严重创伤相关，但在老年人和骨质疏松人群中，骨盆骨折也可能是跌倒于地面所致。

1. 直接摔倒（老年人），肌肉剧烈收缩导致附着点撕脱（运动员）。

2. 直接打击。

3. 高处坠落，交通事故，高速行驶的机动车撞击后减速。

• 合并伤：骨盆骨折高死亡率和发病率的原因是创伤后损伤邻近血管和神经、泌尿生殖系统和直肠。

• 死亡原因：死亡的主要原因是难以控制的失血。

给全科医师的特别提示

• 老年人跌倒后如出现髋部疼痛，应考虑耻骨支骨折。

急诊科对骨盆骨折患者的处置

• 疑似骨盆骨折的患者最好在急诊科（ED）的高危区进行处理。

• 急诊科常使用Young Burgess分型方法对骨盆骨折进行分型，此分型的依据包括骨盆骨折的损伤机制和受力方向。

• 侧方挤压（lateral compression，LC）型

1. 大多数骨盆骨折属于此型。

2. 通常发生于机动车“T”型碰撞或行人由一侧被撞击时。由于向内挤压，此类型骨折常为稳定性损伤，与膀胱损伤相关。

• 前后挤压（APC）型

1. 即“开书样”骨盆骨折。

2. 典型病例见于机动车正面撞击、摩托车手油箱挤压伤。

3. 常为不稳定性损伤，伴有胸腹联合伤、盆腔/腹膜后出血。

• 垂直剪切型

1. 垂直方向来源的暴力导致损伤，如跳高运动员脚先着地。

2. 常为不稳定性损伤，伴下肢不等长与盆骨增大。

• 骨盆骨折出血四大来源：静脉出血（最常见，90%以上）、骨折断面出血、动脉出血及盆腔外出血。

诊断和评估

• 对于有严重或高能量损伤的患者，要进行针对性体格检查以评估是否存在骨盆骨折。

1. 腹部压痛。

2. 会阴、臀部、大腿内侧和外侧有瘀斑。

3. 阴囊血肿（Destot征）。

4. 尿道口出血。

5. 双手触诊髂骨翼时出现台阶样改变、不稳定及骨擦感。

6. 下肢不等长或旋转畸形，但没有明显的股骨骨折或脱位，表明有骨盆骨折。

• 对于稳定性损伤类型的患者或低能量损伤的患者（如从坐姿跌倒的老年患者）

1. 检查整个脊柱和腹部。

2. 沿骨盆骨质结构进行触诊查看有无压痛，包括髂嵴、耻骨支、骶骨和尾骨。

3. 通过髂嵴和大转子由外向内按压骨盆。

4. 通过耻骨联合和髂嵴前后挤压骨盆。

5. 评估下肢脉搏、运动功能和感觉。

• 如果患者神志清楚，没有被分散注意力，体格检查也正常，那么骨盆骨折的可能性很小。

• 评估骨盆稳定性

1. 不要强行“分离”“挤压”或“晃动”骨盆评估稳定性，因为不稳定骨折的移动会加重损伤并进一步导致失血。

2. 在创伤调查中，于髂嵴上方对骨盆进行柔和地向下和向内挤压，仅进行1次，因为反复操作会增加损伤的严重性，并使失血恶化。

• 并发伤

1. 进行直肠和阴道检查，以评估是否存在黏膜撕裂的情况，如存在，表明是开放性骨折。开放性骨盆骨折有很高的脓毒症发生率。

2. 在直肠指检过程中注意前列腺位置，感受有无骨刺并且抽出手套时检查有无血迹。

3. 肛门括约肌张力下降提示可能存在神经性损伤。

4. 如果尿道口出血，不要插入导尿管，转诊至泌尿科，泌尿科医师可能会选择进行逆行尿道造影或经皮耻骨上膀胱穿刺导尿。

诊断性研究

• X线检查

1. 对于不稳定的钝器创伤患者，应拍摄骨盆X线片，以迅速确定骨盆骨折是否为出血的来源。

2. 除非怀疑髋部骨折或脱位，否则对于稳定的患者，不需要进行常规的骨盆X线检查（同时会进行腹盆腔CT检查）。

3. 对于血流动力学稳定和神志清楚的患者（即格拉斯哥昏迷评分为15分），如能够进行无痛直腿抬高，则可以排除骨盆骨折；这些患者不需要拍摄骨盆X线片。

• 超声：利用创伤超声重点评估（FAST）判断是否有腹腔内出血。

• CT检查

1. CT是评估骨性和韧带性骨盆损伤的金标准。

2. 即使骨盆X线片为阴性，怀疑骨盆骨折时仍要进行CT检查。

3. 除骨质损伤外，增强CT可以识别相关的韧带损伤、造影剂外渗、盆腔血肿和腹膜后出血。

急诊科处理

• 应遵循高级创伤生命支持（ATLS）的原则，迅速、系统地进行初级调查，使用第1章第二十六节中描述的ABCDE方法（参见第1章第二十六节“创伤、多发伤、初始治疗”）。

• 对由于车祸导致的创伤患者，不要等待X

线片确认骨盆骨折。如果根据查体和受伤机制怀疑骨盆骨折，要对骨盆进行预防性捆绑。

- 当需要容量复苏时，遵守损伤控制性复苏的原则（参考第1章第二十六节“创伤、多发伤、初始治疗”）。
- 使用阿片类药物进行镇痛。在排除出血之前，禁止使用非甾体抗炎药（NSAID）。
- 开放性骨折：预防破伤风及静脉注射抗生素（头孢唑林＋庆大霉素用于覆盖革兰氏阳性菌及革兰氏阴性菌；如果考虑肠道菌群污染而需要覆盖厌氧菌，则使用甲硝唑）。
- 紧急转诊（图15-34）

1. 创伤外科医师（剖腹进行腹膜前填塞）。
2. 骨科医师（C形夹外固定）。
3. 介入放射科医师（血管造影和介入栓塞）。

骨盆捆绑固定

- 捆绑可以防止骨盆运动（减少疼痛）；其可以减少骨盆容积（通过填塞）并稳定骨折断端，从而减少出血。
- 骨盆固定是使用折叠的床单和毛巾或商业生产的骨盆带捆绑于股骨大转子处。但过紧固定会增大盆腔出血的风险。
- 对于不稳定侧向压缩性骨折的创伤患者，骨盆捆绑的效用是有争议的。有学者担心在这部分患者中，过度的外部压力会加剧内旋畸形。

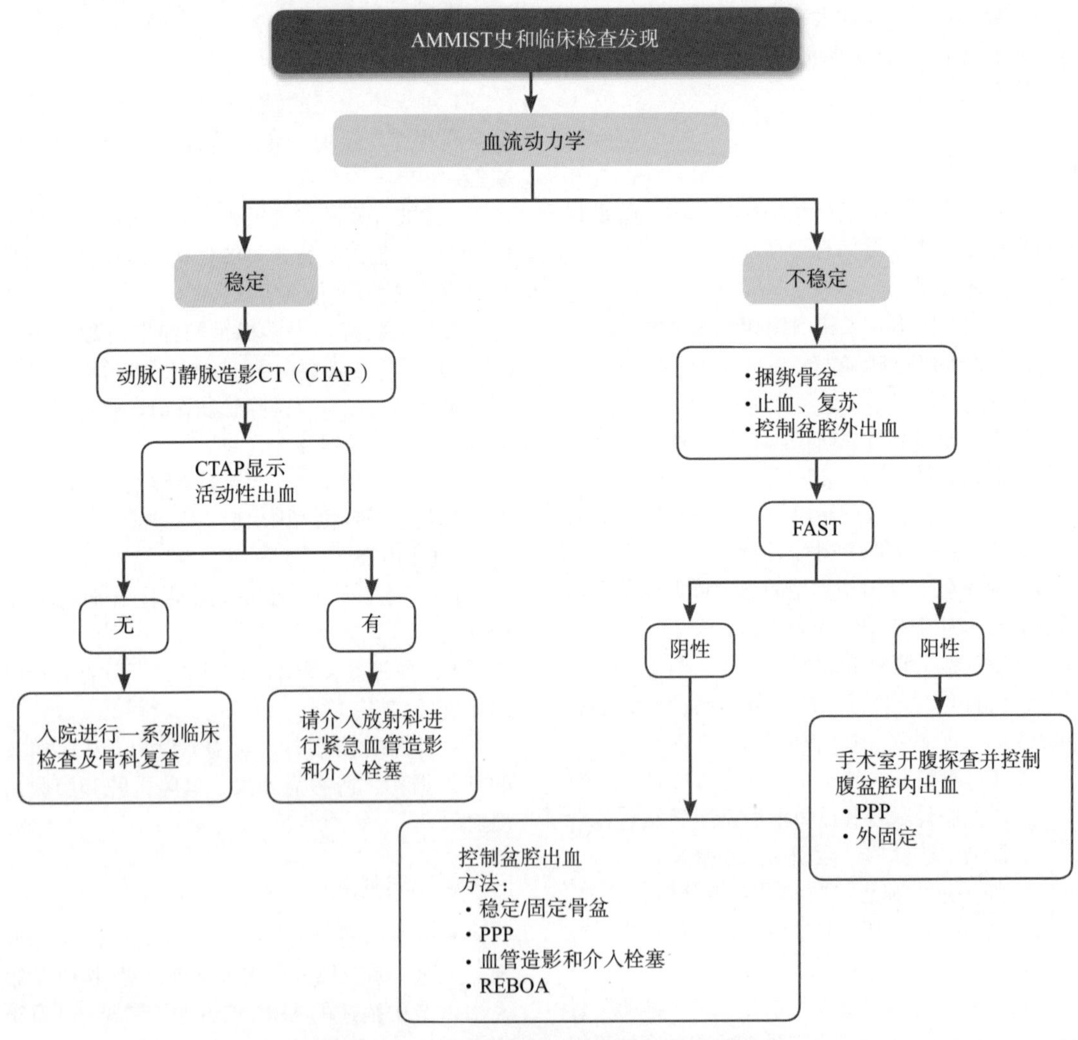

图15-34　急诊科对骨盆创伤的管理流程

CTAP. 腹盆腔CT；FAST. 创伤超声重点评估；PPP. 腹膜前盆腔填塞；REBOA. 复苏性主动脉血管内球囊阻断术

复苏性主动脉血管内球囊阻断术（供进阶学习者）

• 复苏性主动脉血管内球囊阻断术（REBOA）是一种新兴技术，可用于暂时限制主动脉血流流向骨盆，限制动脉出血并且保留脑与心肌灌注。

• 该技术需要行股动脉穿刺，然后在透视下将导丝送至降主动脉处。位置得到优化后（基于怀疑的出血来源）充气张开球囊，从而使降主动脉血流闭塞。

• 由于成功置入会造成下半身完全缺血，因此REBOA只是一种临时性操作方法。应将患者紧急送往手术室或血管造影室，以达到确切止血和重建血流的目标。

• 经过骨盆捆绑和初步复苏，血流动力学仍持续不稳定者，可考虑采用REBOA。

处置

• 参考急诊科管理流程。

• 接受手术或血管造影与介入栓塞治疗的患者送入重症监护室。

• 稳定性骨盆骨折患者送入普通病房。

（吕 扬 译 李 硕 校）

参考文献/扩展阅读

1. American College of Surgeons. *Advanced trauma life support（ATLS）. Student course manual.* 10th ed. Chicago，IL：American College of Surgeons，2018：391.
2. Barclay-Buchanan CJ，Barton MA. Pelvic injuries. In：Tintinalli JE，Ma OJ，Yealy DM，et al. eds. *Tintinalli's emergency medicine：a comprehensive study guide*. 9th ed. New York：McGraw-Hill，2020：1836-1841.
3. Soto JR，Zhou C，Hu D，et al. Skip and save：utility of pelvic x-rays in the initial evaluation of blunt trauma patients. *Am J Surg*. 2015 Dec，210（6）：1076-1079.
4. Obaid AK，Barleben A，Porral D，et al. Utility of plain film pelvic radiographs in blunt trauma patients in the emergency department. *Am Surg*，2006，72：951.
5. Bolt C，O'Keeffe F，Finnegan P，et al. Straight leg elevation to rule out pelvic injury. *Injury*，2018 Feb，49（2）：279-283.
6. Skitch S，Engels PT. Acute management of the traumatically injured pelvis. *Emerg Med Clin N Am*，2018 Feb，36（1）：161-179. DOI：10.1016/j. emc. 2017. 08. 011.
7. Shatz DV，Mitchell J. Western Trauma Association Critical Decisions in Trauma：management of pelvic fracture with hemodynamic instability — 2016 updates. *J Trauma Acute Care Surg*，2016.

第八节 脊髓创伤和颈椎外伤筛查

Lenard Cheng · Peng Li Lee · Toh Hong Chuen

脊髓创伤

脊髓创伤机制

• 贯穿伤。

• 伴有脊柱骨折的钝挫伤导致神经横断或受压。

• 血管受损继发脊髓受损，如硬膜外血肿压迫。

注意

• 脊柱运动限制（spinal motion restriction，SMR），用于限制脊柱的过度运动，当存在以下情况时，应考虑患者可能存在脊髓损伤。

1. 意识状态改变（包括醉酒状态）。
2. 颈部中线或背部疼痛/压痛。
3. 局部神经功能障碍。
4. 脊柱解剖学畸形。
5. 妨碍可靠检查的干扰情况（包括各处创伤、语言障碍、情绪困扰）。

• 脊柱运动限制不适用于孤立穿透性创伤患者。

• 排除不稳定性脊髓损伤后，脊柱运动限制应尽快解除。

• 脊柱运动限制适用于整个脊柱，因此包括在任何坚实、平坦的表面上（除了适当大小的颈圈）使患者的颈部和躯干与头部保持在一条直线上。

• 传统上用于脊柱运动限制的背板和其他坚硬表面经常会引起不适，甚至长时间使用会使患者出现压疮。应尽快将患者转移到有衬垫的小床上（使用滑动板），尽量减少进一步转移和移动。可以考虑适当镇静，以防止躁动患者脊柱损伤恶化。

• 神经源性休克和脊髓休克是不同的。神经源性休克继发于四肢血液淤积和缺乏心动过速反应的低灌注，这是由于血管和心脏的交感神经支配被破坏。脊髓休克是短暂的失张力、弛缓性瘫痪、肠道/膀胱控制丧失和脊髓损伤节段远端的感觉缺失。

• 脊髓休克会掩盖脊髓损伤的评估。只有在无脊髓休克或脊髓休克结束时（以球海绵体反射恢复为标志），才能评估损伤的真实程度及其预后。

临床表现

• 脊髓损伤的初步评估

1.*症状* 疼痛和无力（通常位于疼痛部位的尾侧）。疼痛可能不能完全反映损伤的程度，因为患者经常有分散注意力的损伤，而脊髓损伤引起的麻木可能会掩盖疼痛。

2.*体征*

（1）低血压伴相对心动过缓（神经源性休克）。需要注意的是，除非存在其他证据，否则在创伤患者中休克原因首先应考虑出血。

（2）换气不足、呼吸窘迫或腹式呼吸。

（3）异常勃起和（或）膀胱扩张。

（4）疑似脊髓损伤部位尾部的神经系统异常。这些异常可以按照以下模式分类。

1）完全性脊髓损伤：位于运动和（或）感觉功能丧失的远端脊柱水平。相关的检查步骤分别测试相应的肌节和（或）皮节（表15-4和图15-35）。

2）不完全性脊髓损伤：可能伴随以下3种综合征之一。

——脊髓中央损伤综合征（图15-36），通常可见于有颈椎退行性疾病的患者。

■ 机制：过伸伤，如老年人向前跌倒，面部触地，导致退化的黄韧带屈曲并震荡脊髓中央灰质。

表15-4 神经功能

神经根	运动肌群及其功能	感觉分布	反射
C_4	膈肌/通气换气	胸骨上切迹	
C_5	三角肌/耸肩	锁骨下	肱二头肌反射
C_6	肱二头肌/屈肘和伸腕	拇指	肱二头肌反射
C_7	肱三头肌/伸肘	中指	肱三头肌反射
C_8	屈指肌/屈指	小指	
T_1	骨间肌/伸指	前臂内侧	
T_4	肋间肌/通气换气	乳头	
T_8		剑突	
T_{10}	腹肌	脐	
T_{12}		耻骨联合	
L_1/L_2	髂腰肌/髋关节屈曲	大腿上部	
L_3	股四头肌/伸膝	大腿内侧	膝反射
L_4	股四头肌/伸膝	第1足趾	膝反射
L_5	踇长伸肌/第1足趾背屈	中趾	
S_1	腓肠肌和比目鱼肌/踝关节屈曲	小趾	踝反射
$S_2/S_3/S_4$	肛门括约肌/肠和膀胱	会阴	球海绵体肌反射

资料来源：the McGraw-Hill Companies，from Scaletta TA，Schaider JJ.Emergent Management of Trauma.Boston，MA：McGraw-Hill，2001，Table 10.1.。

■ 上肢运动功能丧失重于下肢。

■ 患者可能会出现上肢灼热的感觉异常。

■ 尽管通常会出现“鞍区回避”，但控制肠道自主运动和膀胱功能的神经集中在一个区域，常受到影响。

■ 临床结果可用“MUDS”概括帮助记忆［运动受累（motor involvement）＞感觉（sensory）；上肢（upper limbs）＞下肢（lower limbs）；远端受累（distal limb involvement）＞近端（proximal）；鞍区回避（sacral sparing）］

——布朗-塞卡综合征，又称脊髓半切综合征（图15-37），典型见于单侧脊髓损伤（通常为穿透性创伤）。

■ 同侧运动功能丧失（皮质脊髓束）及位置觉和振动觉丧失（脊髓后索）。

■ 对侧痛温觉丧失（脊髓丘脑侧束）。

■ 机制：椎体穿透性损伤或侧块骨折，导致脊髓半横断。

■ 尽管通常会出现“鞍区回避”，但控制肠道自主运动和膀胱功能的神经集中在一个区域，常受到影响。

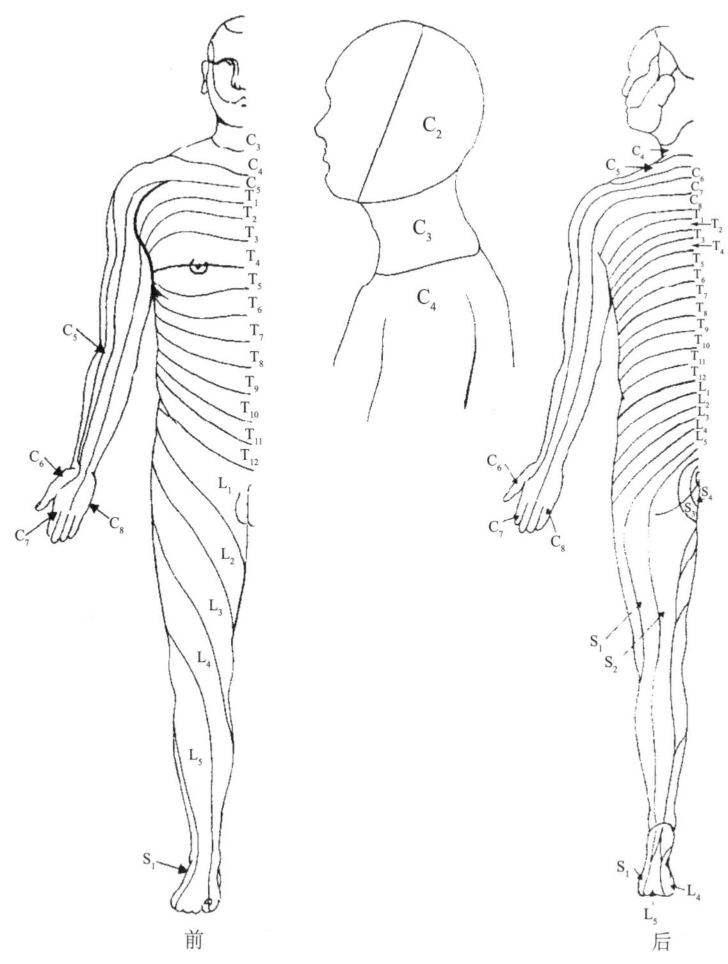

图15-35 感觉分布

引自Scaletta TA，Schaider JJ，Figure 10.11.1

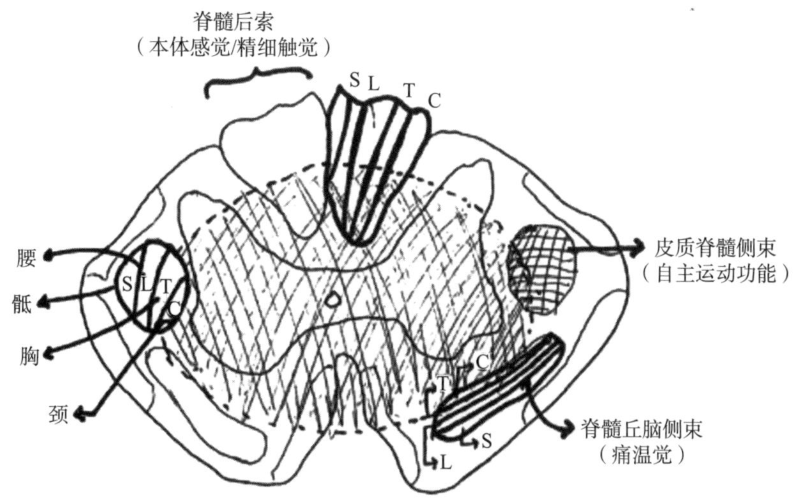

图15-36 脊髓中央损伤综合征

经允许引自Scaletta TA，Schaider JJ.1

——脊髓前索综合征（图15-38），典型见于单侧脊髓损伤（通常为穿透性创伤）。

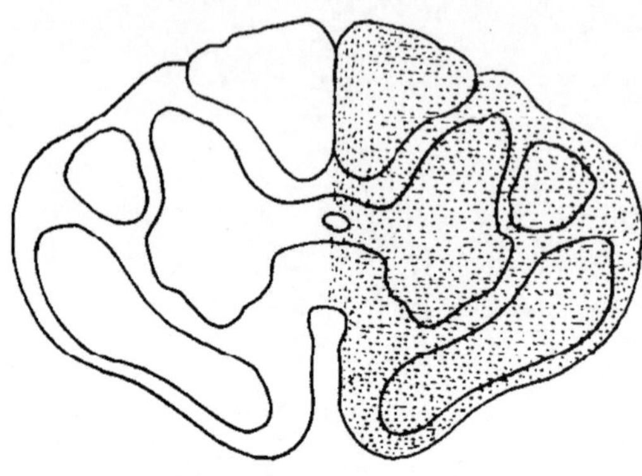

图15-37 布朗-塞卡综合征

引自Scaletta TA，Schaider JJ，Figure 10.13.

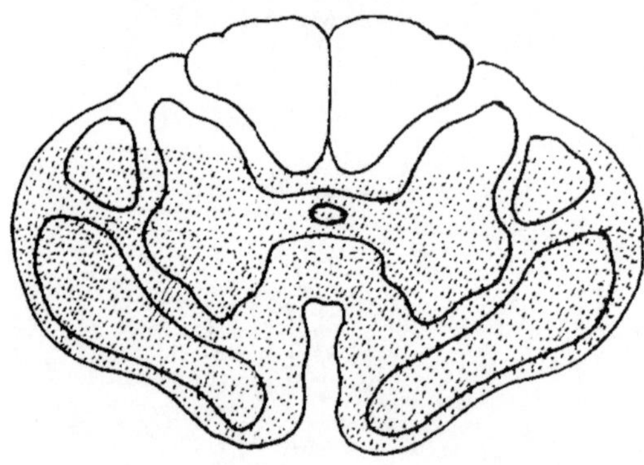

图15-38 脊髓前索综合征

引自Scaletta TA，Schaider JJ，Figure 10.14.

■ 截瘫。

■ 分离性感觉丧失：丧失痛觉和温觉，但保留位置觉/振动觉（脊髓后索）。

■ 机制：颈椎屈曲损伤是脊髓挫伤或脊髓前动脉断裂（如降主动脉损伤并发症或手术相关并发症）、急性椎间盘突出或骨碎片突出的原因。

处理

• 首先处理威胁生命的损伤，同时尽可能使脊柱保持中立位，减少脊柱移动。

• 放射学检查

1.如果怀疑有严重损伤，通常需要拍摄颈椎CT而非单独拍摄X线片。

2.颈椎X线检查对临床上重要损伤的敏感性有限。但在资源有限或需要减少辐射的情况下仍可采用此检查方法，此时需要行颈椎正侧位及开口位X线检查。

（1）X线检查提示可疑病变者拍摄侧位片时患者的肩部必须充分下垂，以确保C_7/T_1连接处充分显像。如果侧位片观察不到C_7/T_1连接处，就要考虑拍摄游泳者侧位X线片。

（2）使用临床决策规则（参见“颈椎病排查”部分）指导上述成像的决策。

3.胸腰椎X线检查：正侧位片。

4.磁共振成像（MRI）

（1）对神经损伤能提供最准确的影像。

（2）缺点是在急诊情况下，MRI检查常受限制。

• 静脉输液

1.避免过度补液，因为过度补液会导致肺水肿。

2.留置导尿管，监测尿量。

3.脊髓休克的患者，经过液体复苏后血压仍无改善的，考虑给予升压药。

• 使用糖皮质激素也是一种治疗方法，但并不属于标准治疗。目前，使用糖皮质激素会产生损害的证据可能多于使用糖皮质激素受益的证据，这导致一些神经外科医师和急诊医学会不建议常规使用。

• 甲泼尼龙适应证：已确定的非穿透性脊髓损伤，受伤后8h以内。

• 处置：根据当地情况，请骨科医师和（或）神经外科医师诊治。

参考文献/扩展阅读

1.Fischer PE，Perina DG，Delbridge TR.Spinal motion restriction in the trauma patient：a joint position statement.Prehosp Emerg Care，2018，22（6）：659-661.

2.Chong CL，Ooi SBS.Neck pain after minor neck trauma：is it always neck sprain? Eur J Em Med，2000，7：147-149.

3.American College of Surgeons.Advanced trauma life support（ATLS）.Student course manual.10th ed.Chicago，IL：American College of Surgeons，2018.

4.Nesathurai S.Steroids and spinal cord injury：revisiting the NASCIS 2 and NASCIS 3 trials.J Trauma，1998 Dec，45（6）：1088-1093.

颈椎外伤筛查

颈椎（C-spine）外伤筛查是指为了初步排除不稳定的颈椎骨性结构或脊髓损伤进行的初始评估（表15-5，表15-6）。在临床证据或影像学检查辅助下可明确是否可以排除颈椎外伤。

表15-5　C-spine筛查

C-spine临床筛查	C-spine影像学筛查
最好参考临床决策规则，如加拿大C-spine规则、NEXUS标准 主要目的是确保医师审慎判断病情，以避免不必要的脊柱成像，低危（<0.5%）患者可以减少影像学检查	权衡利弊，选择适当影像学检查，同时遵守当地实践指南 **颈椎CT检查** • 对于颈椎损伤，CT比X线片更敏感、特异 • 除非条件不允许，否则CT是目前大多数创伤中心的首选影像学检查 • 可作为X线检查的补充，检查X线片上可疑或未充分显示的区域 **颈椎X线检查** • 不适合怀疑有临床意义的颈椎损伤的患者 • 由于个体原因，可能无法观察7个椎体，C_1～C_2在X线片上可能看不到 **颈椎MRI检查** • 通常不作为急诊室排除颈椎损伤的初步检查方法

表15-6　加拿大C-spine规则和NEXUS标准

加拿大C-spine规则	NEXUS标准
适用于清醒、病情稳定、无神经功能障碍的患者	适用于清醒、病情稳定、无神经功能障碍的患者
对临床上严重脊柱损伤的敏感度为100%，特异度为42.5%，NPV 100%，PPV 2.9%	对临床上严重脊柱损伤的敏感度为99.6%，特异度为12.9%，NPV 99.9%，PPV 2.7%
如果患者符合全部3项标准，则无影像学检查适应证	如果患者符合全部5项标准，则无影像学检查适应证

注：NPV.阴性预测值；PPV.阳性预测值。

NEXUS标准

满足全部下述5项标准的患者，颈椎影像学检查是没有必要的。

- 没有醉酒状态的迹象。
- 警觉性和意识正常。
- 无棘突压痛。
- 无牵张性损伤。
- 无神经受损表现。

加拿大C-spine规则

满足表15-7中全部3项标准的患者，颈椎影像学检查是没有必要的。

表15-7　没有必要做颈椎影像学检查的情况

1.无高危因素	（1）年龄<65岁 （2）无四肢感觉异常 （3）无危险受伤机制 1）从高处坠落，高度>3ft（1ft＝0.3m） 2）轴向载荷损伤 3）高速汽车事故、车辆翻滚或抛锚
2.颈椎损伤的风险较低，因此可以安全评估颈椎的活动范围	（1）在任何时间（包括入院前）均可走动 （2）无棘突压痛 （3）延迟表现出的颈部疼痛 （4）单一方向后端受到冲击 （5）患者在急诊室能够端坐
3.患者可主动转动颈部	可以左右旋转45°

（吕　扬　译　李　硕　校）

参考文献/扩展阅读

1. Hoffman JR, Wolfson AB, Todd K, et al. Selective cervical spine radiography in blunt trauma: methodology of the National Emergency X-Radiography Utilization Study (NEXUS). *Ann Emerg Med*, 1998 Oct, 32 (4): 461-469.
2. Hoffman JR, Mower WR, Wolfson AB, et al. Validity of a set of clinical criteria to rule out injury to the cervical spine in patients with blunt trauma. National Emergency X-Radiography Utilization Study Group. *N Engl J Med*, 2000 Jul 13, 343 (2): 94-99.
3. Stiell IG, Wells GA, Vandemheen KL, et al. The Canadian C-spine rule for radiography in alert and stable trauma patients. *JAMA*, 2001, 286: 1841-1848.
4. Stiell IG, Clement CM, McKnight RD, et al. The Canadian C-spine rule versus the NEXUS low-risk criteria in patients with trauma. *N Engl J Med*, 2003, 349: 2510-2518.
5. Dickinson G, Stiell IG, Schull MJ, et al.

Retrospective application of the NEXUS low-risk criteria for cervical spine radiography in Canadian emergency departments. *Ann Emerg Med*, 2004 Apr, 43 (4): 507-514.

第九节 上肢创伤

Peter Manning · Rakhee Yash Pal · Shirley Ooi · Lingaraj Krishna

要点

- 创伤性骨折可能看起来很严重，但医师不应过度关注创伤性骨折而忽视了初步检查。在多发伤患者中，骨科检查被纳入二次评估的范畴。
- 在急诊科，对于需要手法复位的所有关节脱位患者，应用阿片类药物，不要肌内注射给药，而应静脉注射给药。这是因为肌内注射阿片类药物在吸收过程中是不稳定的。当需要镇静时，如果镇痛使用的药物剂量无法确定，阿片类药物完全吸收进入机体循环时，可能会出现呼吸抑制和低血压。
- 对于所有创伤性骨折，永远牢记，在手法复位或使用石膏夹板固定治疗前后，一定要记录神经、血管状态。

给全科医师的特别提示

- 在将骨折脱位患者送往急诊科之前，先进行镇痛和临时夹板固定，夹板固定有镇痛效果。
- 如不确定骨折脱位患者是否需要手法复位，则不要肌内注射阿片类药物。

锁骨骨折

- 损伤机制

1. 大多数源于肩部所受的直接暴力，如侧向跌倒。

2. 也可由摔倒时手撑地引起。

- 临床特点

1. 骨折点压痛。

2. 畸形、局部肿胀。

- X线检查：通常拍摄肩关节正位片即可。
- 并发症：可能出现锁骨下血管、神经损伤（相对罕见）。
- 处理

1. 患者应戴宽臂吊带，到骨科门诊复查。

2. 开放性骨折、皮肤破损，或神经、血管损伤的患者，应收入骨科病房治疗。

胸锁关节损伤

- 损伤机制：摔倒或肩部受到正面暴力冲击所致。
- 临床特点

1. 胸锁关节压痛、肿胀。

2. 侧向压迫肩部或移动同侧上肢时伤处疼痛。

3. 胸锁关节脱位时，锁骨内侧相对于胸骨柄移位。

4. 胸锁关节后脱位时，可能压迫纵隔结构，导致呼吸困难或吞咽困难，甚至窒息。

- X线检查：前后位和斜位X线检查相对较难说明，诊断主要根据临床表现，可能进行X线检查或CT检查。
- 并发症：相对少见，胸锁关节脱位时有可能会损伤锁骨后方的大血管。
- 治疗/处理

1. 挫伤　给予宽臂吊带悬吊、镇痛对症治疗，骨科门诊早期复查。

2. 脱位　需要转运至骨科，在全身麻醉下进行探查或复位。

注意：后脱位时，邻近结构损伤所致危及生命的并发症发生率可高达25%。

肩锁关节损伤

- 损伤机制：通常是患者摔倒时肩部着地，上肢内收，或者摔倒时上肢撑地所致。
- 临床特点：锁骨外侧端异常突出和局部压痛。
- X线检查：肩锁关节的正位片（正常情况下肩峰与锁骨下缘构成一条直线）。

注意：肩锁关节正位片不能卧位拍摄，必须站立拍摄。因为卧位拍摄正位片时容易发生自发复位。

- 治疗/处置：宽臂吊带固定，镇痛，骨科门诊复诊。

肩胛骨骨折

• 损伤机制：通常为后外侧胸部受到直接暴力所致。

• 临床特点：局部压痛、肿胀和其他相关损伤。

• X线检查：肩关节正位片，可以包括或不包括肩胛骨位片。

• 并发症：肩胛骨骨折通常合并严重的胸部创伤，如肋骨、锁骨、脊柱骨折，肺血管、臂丛损伤，气胸和肺损伤。

• 治疗/处置

1. 单纯肩胛骨骨折　宽臂吊带固定、镇痛，早期于骨科门诊复诊。

2. 合并胸部创伤　收入院行手术治疗，并针对个体损伤进行护理。

肩关节脱位

统计表明，96%的肩关节脱位为前脱位，3%～4%为后脱位，0～1%为下脱位（直举性肱骨脱位）。

前脱位

• 损伤机制：通常为摔倒时肩部过度外旋所致。

• 临床特点

1. 典型表现为患者坐位时用另一只手托住受伤手臂的肘部。

2. 患肢轻度外展。

3. 方肩畸形。

4. 可以用示指和中指明显触及关节窝（关节盂征），这在没有明显方肩的患者中很有用。

5. 此脱位疼痛剧烈。

• X线检查：前后位（AP）正位片（图15-39）、腋位片（图15-40）或Y位片。

注意：①既往有前脱位的患者可见希尔-萨克斯（Hill-Sachs）损伤（肱骨头后外侧压缩性骨折）；②从法医学的角度来看，手法复位前必须进行X线检查，以排除合并骨折，有证据表明非创伤性复发性肩关节脱位不需要行X线检查。

• 合并症

1. 脱位复发。

2. 大结节撕脱骨折（多见于45岁以上的患者）。

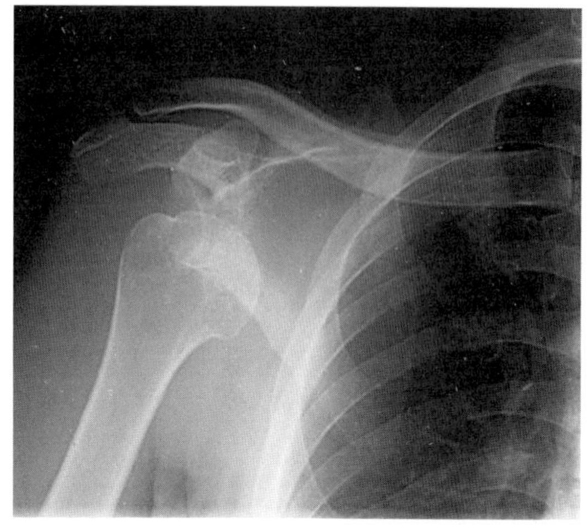

图15-39　肩部正位片显示肩关节喙突下区前脱位

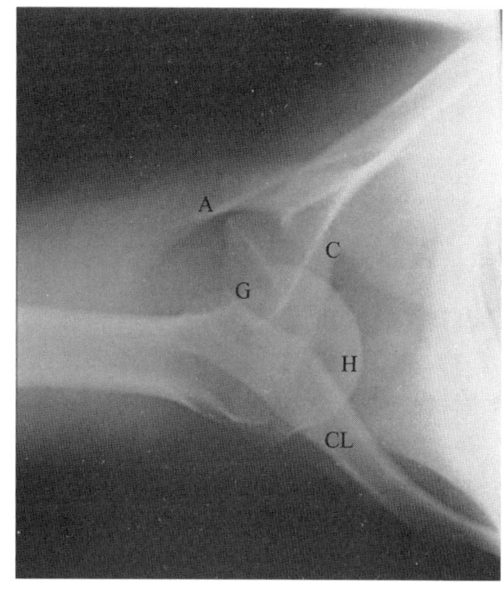

图15-40　肩部腋位片显示肩部的解剖结构

A.肩峰；C.喙突；G.盂；CL.锁骨；H.肱骨头。肩峰在后，喙突在前，本图显示为肱骨头前脱位

3. 关节盂前部骨折。

4. 腋神经麻痹。

5. 极少见腋动脉断裂或臂丛神经损伤。

注意：以下必须检查。

（1）必须在三角肌的“臂章区”针刺检查感觉，以评估腋神经是否受累。

（2）必须检查患肢腕部脉搏搏动情况。

（3）必须检查患肢桡神经功能。

• 治疗

1. 单纯前脱位　程序化镇痛下手法复位（有多种可行的方案）。

2. 前脱位合并肱骨大结节或小结节骨折　镇痛下手法复位。

3. 前脱位合并肱骨近端骨折　收入院，全身麻醉下采取切开复位内固定术（ORIF）治疗。

• 治疗步骤：静脉滴注麻醉药（可留置套管针以便后续用药），不要肌内注射，镇痛下行X线检查及手法复位。

• 手法复位：首选手法牵引复位，有些以前流行的手法现在已经不常应用了，如Hippocrates法和Kocher法。牵引前需要镇痛，并且在监护下或重症监护病房进行（参见附录B“疼痛管理与神经阻滞”）。

1. Spaso法　尽管这种方法不常用，但却简单有效。

（1）镇痛后，使患肢靠近胸壁。

（2）前臂向前弯曲同时外展，肩关节前屈90°，听到“咔”的响声，说明肱骨头复位。

（3）内收上肢。

（4）支具固定，复查X线片。

2. Cooper-Milch法

（1）镇痛，患者取仰卧位，肘关节屈曲90°。

（2）伸直肘关节，慢慢移动上肢至完全外展，持续内牵引，同时助手轻柔向内下按压肱骨头。

（3）随着肱骨头移动（有时几乎不能察觉），逐渐内收上肢。

（4）固定上肢，复位后复查X线片。

3. Stimson法　属于利用重力的方法，急诊室忙碌时很实用。

（1）静脉滴注镇痛药，患者取俯卧位，用2.5～5kg的重量牵引患肢并悬吊于一侧。

（2）5～30min后，慢慢利用重力对抗肌肉痉挛，肩部则可复位。

（3）应用支具固定，然后复查X线片。

4. 对抗牵引法　如果以上方法都失败了，其可作为备用方法。

（1）镇痛后，患者取俯卧位，患侧肩部腋下放置卷成一卷的毯子。

（2）患肢外展45°，持续直线牵引，同时由助手用卷好的毯子向相反的方向牵引。

（3）复位成功后，应用支具固定，复查X线片。

注意：复位后一定要重新查看神经、血管状态。

• 处置：早期到骨科门诊复查。

后脱位

• 损伤机制

1. 通常为跌倒时手过度内旋或直接击打肩部正面所致。

2. 伴有剧烈的肌肉收缩（抽搐）或电击伤。

• 临床特征

1. 患肢内旋内收。

2. 疼痛、肩关节活动度降低。

• X线检查：正位片（图15-41）和腋位片或Velpeau位片（图15-42）。

注意：①肩关节正位片可能会漏诊肩关节后脱位（图15-41）。若有肩部内旋引起的“灯泡”征，就要怀疑肩关节后脱位，“灯泡”征是指患肢肩关节内旋，肩部正位片可见肱骨头和关节盂之间失去重叠，后者又称为“边缘”征，指肱骨头和肩前窝之间的距离超过6mm。②Y位片（图15-42）可能会漏诊后脱位。腋位片较为理想，但由于疼痛，可能难以获得。在这种情况下，Velpeau位片（图15-43）是一种有用的替代方法。

• 合并症：腋神经和臂丛神经损伤。

• 治疗：治疗原则与前脱位相同。

1. 单纯脱位者，静脉给药镇痛后手法复位。

2. 肩关节后脱位合并肱骨大结节骨折者，程序化镇静后手法复位。

3. 肩关节后脱位合并肱骨干骨折者，收入院，全身麻醉下进行手法复位和切开复位内固定。

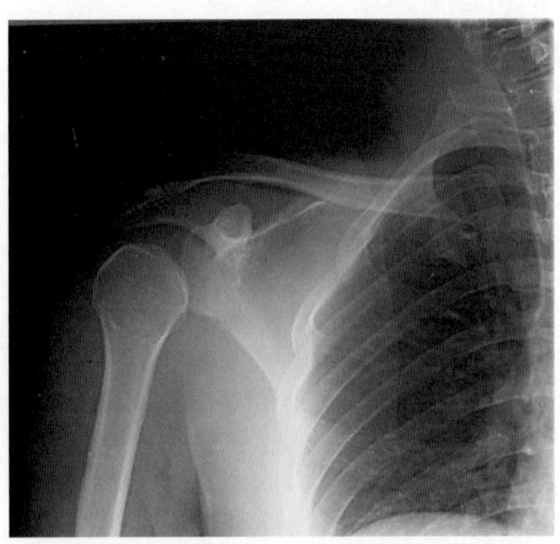

图15-41　右肩肩关节后脱位正位片

此片显示由肱骨头内旋引起的“灯泡”征，注意肱骨头和关节盂之间无重叠

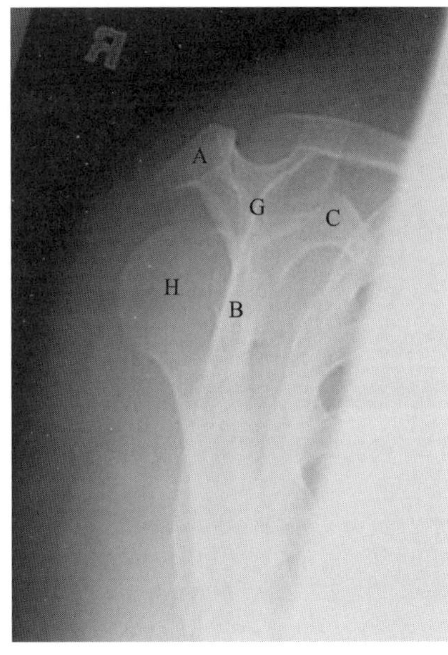

图15-42 Y位片

肱骨头（H）离开喙突/胸部，为肩关节后脱位。“Y”形是肩胛骨（B）、喙突（C）、肩峰（A）的交界。通常，肱骨头在“Y”形结构的交汇点，也就是关节窝（G）

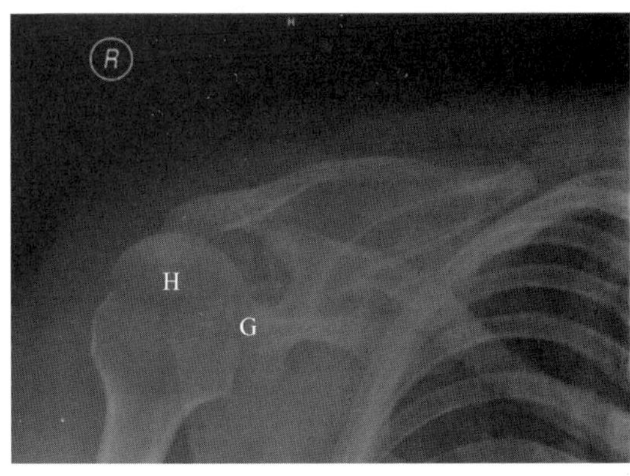

图15-43 Velpeau位片

圆形的肱骨头（H）位于关节盂窝（G）的后方且不与其形成关节，表明存在后脱位。

引 自Dr Joel Louis Lim，Associate Consultant，Division of Shoulder and Elbow Surgery，Orthopaedic Surgery，National University Health System，Singapore

- 牵引术

1. 静脉给药镇痛，患肢外展90°牵引。
2. 有时需要助手在患者腋下放置卷好的毯子帮助牵引对抗。
3. 轻轻向外旋转患肢。
4. 复位后，应用支具固定。
5. 复查X线片。
6. 再次检查血管、神经。

- 处置：骨科门诊早期复诊。

下脱位

- 损伤机制：通常由于摔倒时前臂位于外展位置。
- 临床特征

1. 患肢外展至手超过头的位置。
2. 失去肩部正常轮廓。

- X线检查：正位片足以辅助诊断。
- 合并症：损伤腋神经和臂丛神经。
- 治疗：治疗原则与其他脱位相同。

1. 合并或不合并结节骨折的脱位，静脉给药镇痛下手法复位。
2. 合并肱骨颈骨折的脱位，收入院，全身麻醉下切开复位内固定。

- 牵引术

1. 程序化静脉镇静下，持续牵引外展的患肢。
2. 有时需要助手在患者肩峰下放置卷好的毯子帮助牵引。
3. 复位后应用支具固定。
4. 复位后复查X线片。
5. 再次检查神经、血管。

- 处置：骨科门诊早期复查。

肱骨近端骨折

肱骨近端骨折可能合并解剖颈、外科颈骨折及肱骨大结节骨折或其他组合形式。

- 损伤机制：通常由侧向摔倒或直接击打，或摔倒时患肢外展手着地所致。
- 临床特点

1. 肱骨近端肿胀、压痛。
2. 随后表现出沿着手臂向下的严重淤伤。

- X线检查：肱骨正位、侧位片。
- 合并症

1. 粘连性肩关节囊炎（肩周炎）。
2. 神经、血管损伤。
3. 肱骨头缺血性坏死。

- 治疗：应用支具固定。
- 处置

1. 有严重移位的肱骨大结节骨折可能需要在全身麻醉下切开复位内固定。
2. 轻度移位的骨折可以出院，早期在骨科门诊复诊。

肱骨干骨折

• 损伤机制：通常由间接暴力导致，如上肢伸展位跌倒以手着地时，也可由直接暴力击打该部位所致。

• 临床特点

1.局部压痛、肿胀。

2.可能出现畸形。

• X线检查：肱骨正位、侧位片。

• 合并症：桡神经麻痹（腕下垂）和血管损伤。

• 治疗/处置

1.轻度成角骨折患者，使用“U”形板固定，患者坐位即可完成，不用卧位；然后应用支具固定，早期于骨科门诊复诊。

2.对于有严重移位的骨折患者，静脉麻醉下手法复位，并使用“U”形夹板和支具固定，患者坐在轮椅上而非仰卧位时更方便，并早期于骨科门诊复诊。

3.对于开放性骨折或合并神经、血管损伤者，应收入骨科住院治疗。

肱骨髁上骨折

• 损伤机制：肱骨髁上骨折常见于儿童上肢伸直位跌倒。

• 临床特点

1.肱骨远端和肘部肿胀压痛。

2.可能存在畸形。

3.尺骨鹰嘴、肱骨内侧髁、肱骨外侧髁形成等边三角形。

• X线检查：肘部正位和侧位片（注意外侧髁骨折需要收入院行切开复位内固定），注意“脂肪垫”征（图15-44）。

• 合并症

1.肱动脉损伤

（1）检查桡动脉脉搏和毛细血管充盈度。

（2）注意肢体末端是否苍白、冰冷、疼痛、感觉异常，或者前臂是否麻痹。

2.检查手部是否因桡神经、尺神经、正中神经损伤而出现神经功能缺损。

注意：一定要记录以上特征是否存在。

• 治疗/处置

1.无移位的骨折，用长臂夹板固定，早期于骨科门诊复诊。处方上需要明确写明有发生骨筋膜隔室综合征的可能及其预警表现。

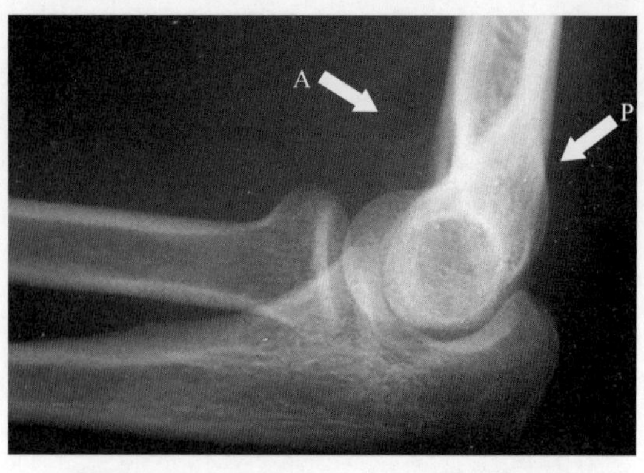

图15-44 肘部侧位片，可见前方和后方的“脂肪垫”征

前方见脂肪垫是正常的，但是如图15-44中A所示的前脂肪垫提示患者可能存在骨折。后方（P）见脂肪垫通常属于异常情况，因为它应该位于鹰嘴窝内。任何关节内骨折都可能导致“脂肪垫”征，“脂肪垫”征有两个相对最常见的原因，分别为儿童肱骨髁上骨折和成人桡骨小头骨折

2.如果肘部存在明显肿胀，骨折有成角畸形，患者是儿童，则为安全起见，应该收入院观察血液循环情况。

3.如果骨折向后成角且后侧骨皮质接触，首先给予长臂夹板固定，然后收入骨科病房，于全身麻醉下行闭合复位手术。

4.如果骨折出现移位，首先应用长臂夹板固定，然后收入骨科病房，行闭合复位内固定手术。

肱骨内上髁骨折

• 损伤机制

1.肘关节用力外展时尺侧副韧带撕脱。

2.前臂屈肌突然收缩导致撕脱骨折。

3.直接外力创伤。

• 临床特征：局部肿胀、压痛

• X线检查：肘部正位及侧位片。

• 合并症：尺神经损伤。

• 治疗/处置

1.如果骨折移位轻微或没有移位，使用长臂夹板固定，早期于骨科门诊复诊。

2.如果骨折移位明显，或有关节内骨折，或有尺神经损伤，均需收入骨科行手术治疗。

肱骨外髁骨折

注意：这种类型的骨折通常会被漏诊，因其易与肱骨髁上骨折混淆。

• 损伤机制：肘部内收损伤。

• 临床特征：局部肿胀、压痛。

• X线检查：患肢肘部正位、侧位片。

• 并发症：没有急性并发症。迟发性并发症如下。

1.骨折畸形愈合或不愈合，导致肘外翻和迟发性尺神经麻痹。

2.尤其在成年人中可能发生肘关节僵硬。

• 治疗/处置

1.如果骨折无移位或轻度移位，应用长臂夹板固定，早期于骨科门诊复诊。

2.如果骨折移位超过2mm或骨折端旋转，则收入院，于全身麻醉下行切开复位内固定术。

肘关节脱位

• 损伤机制：肘关节脱位通常是摔倒时手着地所致，后外侧脱位最常见。

• 临床特征

1.肘关节畸形脱位，伴有肿胀、压痛。

2.尺骨鹰嘴、肱骨内侧髁、肱骨外侧髁之间的等边三角形关系被打乱（与肱骨髁上骨折相比）。

• X线检查：患侧肘部正位、侧位片。

• 合并症：肱动脉、尺神经、正中神经损伤。

• 治疗/处置：静脉给药镇痛下手法复位。

1.协助患者取仰卧位，轴向牵引患肢。

2.维持牵引时肘部轻度弯曲。

3.复位后，应用长臂夹板固定。

4.如果没有神经、血管损伤，早期于骨科门诊复诊。

5.即使有少量证据提示神经、血管损伤，也需要收入院观察。

6.复查X线片，确保关节复位。

牵拉肘（桡骨头半脱位）

• 损伤机制：此种情况通常发生于9个月到6岁的儿童，为上肢外展时被突然上提，轴向或外扩的力量将环状韧带拉出桡骨头所致。

• 临床特征

1.患肢悬垂无力。

2.主诉疼痛并拒绝使用前臂。

3.前臂近端局部压痛。

4.前臂旋转或屈肘时，均会引起疼痛。

5.没有明显肿胀和畸形。

• X线检查：如果有典型受伤史，则不需要X线检查。否则，如果有摔倒或前臂直接受到击打的病史，按照临床指南需要拍摄肘关节和前臂的正位片和侧位片。

• 治疗/处置：按照规范可以无麻醉下复位。

1.以握手的方式握住受伤的手，另一手拇指按住桡骨头。

2.轻柔但稳定地将前臂压向肘部，将前臂向上旋转，或者迅速交替内旋、外旋前臂，直到听见或感知“啪”一声。儿童5～10min就可以正常活动前臂，无须悬吊固定。

3.如果上述操作都不成功，应将前臂悬吊固定，通常48h内会自动复位。

4.如果无须于骨科门诊治疗，父母和其他家庭成员需要接受教育，如如何正确举起患儿及不要拉着患儿的手或和他玩“直升机”游戏。

尺骨鹰嘴骨折

• 损伤机制：其通常为跌倒时肘部着地或肱三头肌剧烈收缩引起。

• 临床特征：局部压痛、肿胀或尺骨鹰嘴处有擦伤。

• X线检查：肘部正位片或侧位片。

• 治疗/处置。

1.如果骨折较轻或无移位，则将肘部伸直，应用长臂夹板固定，早期于骨科门诊复诊。

2.如果骨折有移位，则先将肘部伸直，应用长臂夹板固定，然后收入院，于全身麻醉下行切开复位内固定手术。

桡骨头/颈骨折

• 损伤机制：此类骨折为伸直手跌倒或直接击打前臂所致。

• 临床特征：局部疼痛、压痛及肘外侧肿胀。

• X线检查：肘部正位、侧位片。

注意：①桡骨颈/头隐匿性骨折可能仅在侧位片上显示“后脂肪垫”征（图15-44），需要特别注意；②桡骨头斜位片有时可以显示肘关节正侧位片看不到的骨折。

• 治疗/处置

1.如果骨折无移位，则应用长臂夹板固定，早期于骨科门诊复诊。

2.如果骨折移位，则先应用长臂夹板固定，随后收入院，于全身麻醉下行切开复位内固定。

前臂骨折

• 损伤机制：此类骨折通常由直接暴力所致，但也见于手着地跌倒时。

• 临床特征：前臂肿胀、压痛，如果骨折有移位，则可见畸形。

• X线检查：前臂正位片、侧位片。

注意：确保X线片包含肘部及腕部，以便评估是否存在孟氏骨折或盖氏骨折。在排除其他骨折前，不要简单直接处理前臂骨折。

1. 孟氏骨折是指尺骨骨折合并桡骨头脱位。

注意：漏诊尺骨（青枝）骨折曾导致许多法律诉讼。

2. 盖氏骨折是指桡骨骨折合并尺桡关节脱位。

• 合并症：血管损伤或发生骨筋膜隔室综合征。

• 治疗/处置

1. 轻微骨折或骨折无移位，应用长臂夹板固定，早期于骨科门诊复诊。

2. 如果骨折移位，则先应用长臂夹板固定，然后收入骨科病房行切开复位内固定手术。

柯莱斯（Colles）骨折

注意：传统的Colles骨折，是指中老年骨质疏松的女性患者，手腕上方2.5cm内的桡骨远端关节外骨折。

• 损伤机制：此类骨折通常为患肢伸直位时跌倒，手撑地所致。

• 临床特征：典型的“餐叉”畸形和局部压痛。

• X线检查：腕部侧位片（图15-45）和正位片（图15-46），典型表现是桡骨远端向背侧倾斜移位和尺骨茎突骨折。

• 合并症：骨折畸形愈合、迟发拇长伸肌腱断裂、正中神经受压、外伤后腕管综合征及创伤后骨萎缩（又称Sudeck骨萎缩）。

• 治疗

1. 如果骨折接近或在关节内，神经阻滞后复位（参照附录B“疼痛管理与神经阻滞”）。

2. 需要监测生命体征和完善心电图（ECG）检查。

• 手法复位

1. 纵向牵引分离骨折。

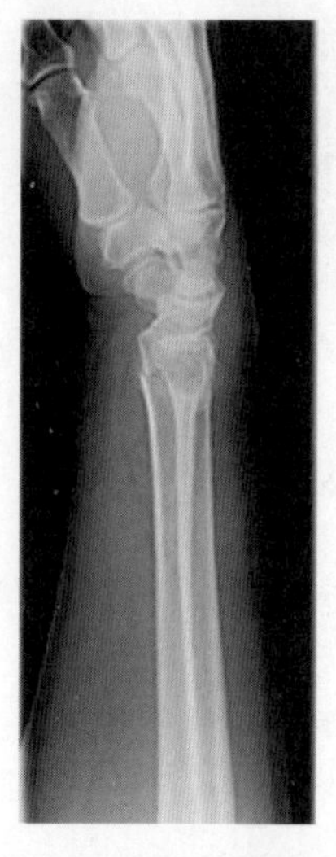

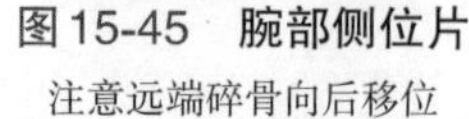

图15-45 腕部侧位片

注意远端碎骨向后移位

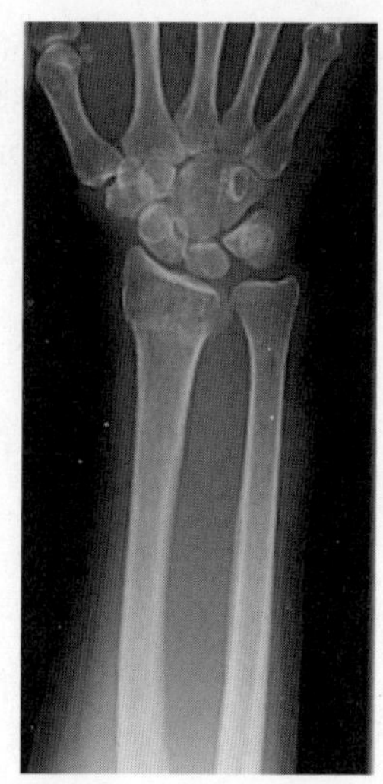

图15-46 腕部正位片

2. 延伸远端骨折碎片，转移（伸展位）直到勾住近端碎片。

3. 用手指尤其是拇指或拇指腹将骨折碎片向尺侧屈曲按压。

4. 复位后，使用短臂背板固定，使前臂旋前尺偏，腕部稍屈曲。

5. 如果X线片显示复位满意，使用吊带悬吊前臂，同时可活动患肢的肩、肘及手指关节。

• 处置

1. 如果复位满意，1周内于手外科门诊复诊。

2. 如果骨折为开放性，收入手外科手术治疗。

3. 下列骨折需要手术固定治疗（早期手外科复诊）

（1）不稳定骨折。

（2）功能侧受伤的年轻人。

（3）较高功能要求。

史密斯骨折（或反Colles骨折）

• 损伤机制：此类骨折通常由于摔倒时手背着地，远端骨折块向前移位。

• 临床特征：局部压痛、肿胀、畸形。

• X线检查：手腕正位片、侧位片（图15-47）。

• 治疗

1. 如果骨折是闭合的且非关节内骨折，则于神经阻滞下复位（参见附录B“疼痛管理与神经阻滞”）。

2. 需要监测生命体征和完善心电图检查。

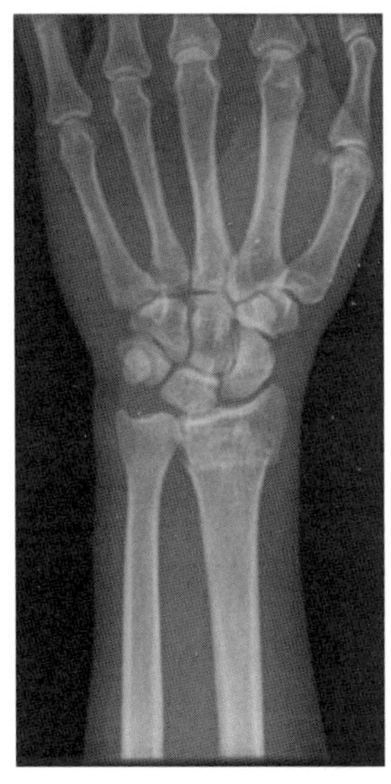
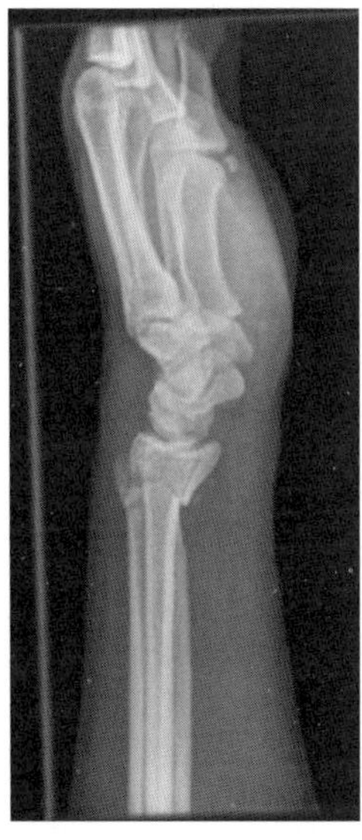

图15-47 史密斯骨折的左手腕前后位X线片（左侧）和侧位X线片（右侧）

注意桡骨远端关节外骨折伴远端骨折块掌侧移位

- 手法复位

1. 患肢旋后位牵引直至解除嵌顿。

2. 在碎片上施加背向压力。

3. 前臂完全旋后、腕背屈、肘关节伸展位时行短臂掌侧夹板固定。由于这类骨折复位很难维持，在夹板临时固定后应用长臂支具屈肘90°固定是必要的。

- 处置

1. 若复位满意，转至手外科门诊。

2. 如果骨折是开放的或关节内的，需要收入手外科手术治疗。

巴顿骨折

巴顿骨折是史密斯骨折的一种形式，只有桡骨的前部受累。

- 损伤机制：巴顿骨折通常为跌倒时手背着地所致。
- 临床特征：局部压痛、肿胀、畸形。
- X线检查：手腕侧位片（图15-48）。
- 治疗/处置：应用短臂掌侧板，并采用切开复位内固定手术治疗。

腕舟骨骨折

- 损伤机制

1. 腕舟骨骨折通常为伸手位摔倒所致。

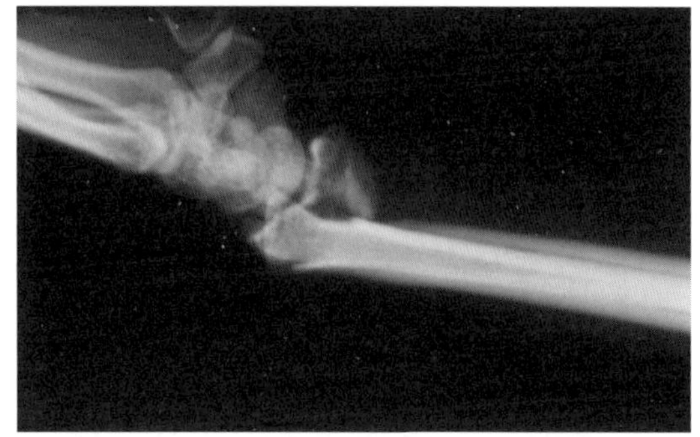

图15-48 腕关节侧位片显示巴顿骨折

2. 腕舟骨骨折有时为启动手柄、泵、压缩机时的回弹力击打所致。

- 临床特征

1. 手腕桡侧边缘疼痛。

2. 鼻烟窝及手舟骨的背侧和腹侧存在压痛。

- X线检查：手舟骨位X线检查（图15-49A）和腕关节侧位X线检查（图15-49B）。

注意：鼻烟窝区有疼痛的患者都应行手舟骨位X线检查。

- 并发症：缺血性坏死、骨不连、骨关节炎和Sudeck骨萎缩。
- 治疗/处置

1. 如发现手舟骨骨折，应早期应用手舟骨人字形夹板，并早期到手外科门诊复查。

2. 如果临床怀疑手舟骨骨折，但无X线检查证实，则也应该应用手舟骨人字形夹板，并早期到手外科门诊复查。

月骨脱位

- 损伤机制：月骨脱位通常为摔倒时手背着地所致，末梢碎片偏前。
- 临床特征：局部压痛、肿胀。
- X线检查：手腕侧位X线片（图15-50）。
- 并发症：正中神经麻痹、缺血性坏死、Sudeck骨萎缩。
- 治疗

1. 神经阻滞下手法复位（参见附录B“疼痛管理与神经阻滞”）。

2. 需要监测生命体征和完善心电图检查。

- 复位技术

1. 旋后位腕关节牵引。

2. 持续向远端牵引手腕。

3. 用拇指按压月骨。

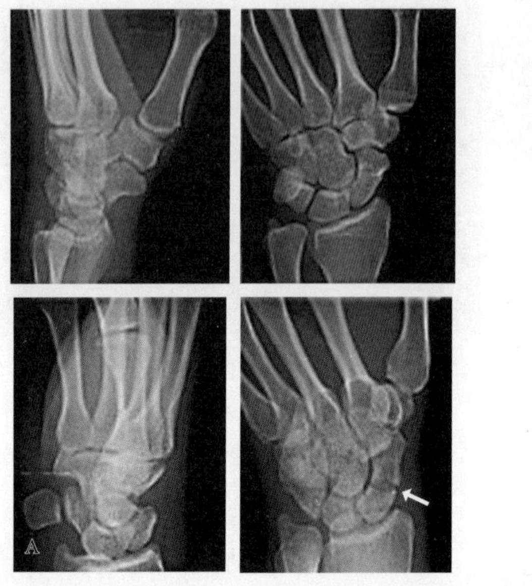

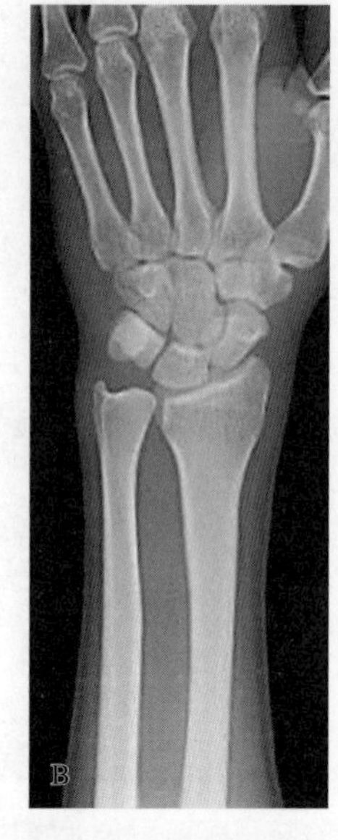

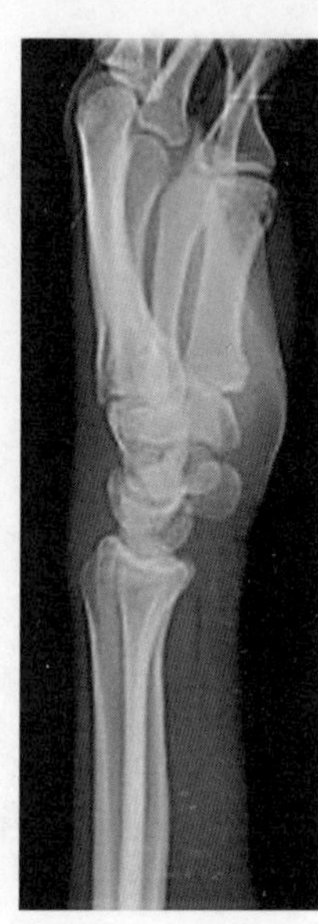

图 15-49 手舟骨位和腕关节正侧位X线片

手舟骨位（A）提示手舟骨存在骨折，如箭头所示，注意标准腕关节正侧位X线片上（B）该骨折并不明显

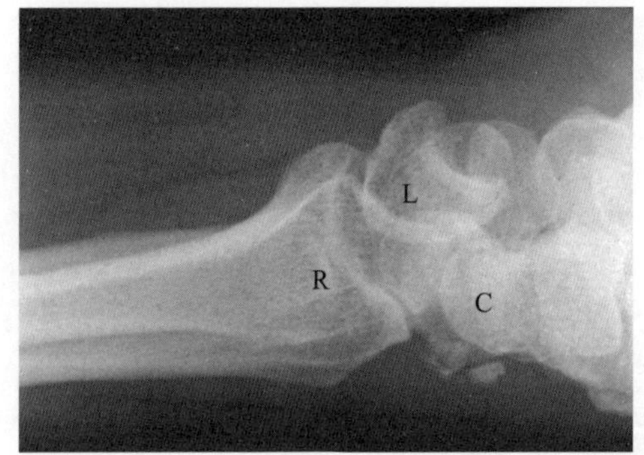

图 15-50 侧位X线片显示月骨（L）前脱位

月骨凹面是空的。桡骨（R）和头状骨（C）保持在一条直线上

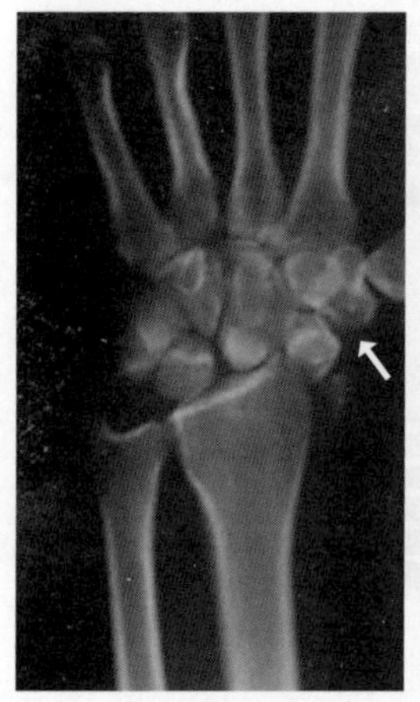
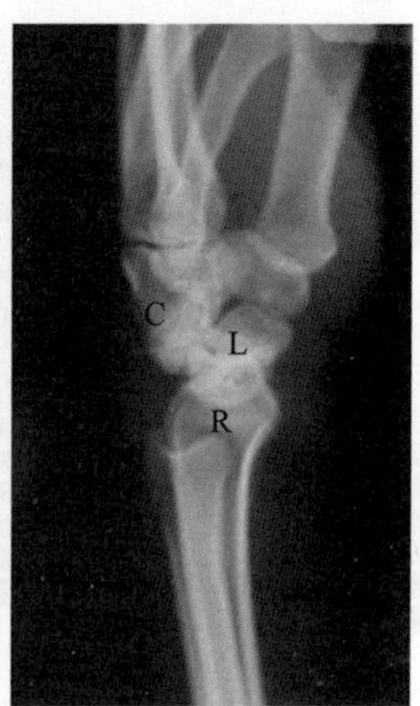

图 15-51 腕关节正侧位X线片

箭头示手舟骨骨折。除月骨（L）外，整个腕骨向后移位。月骨凹面是空的，但桡骨（R）和月骨保持在一条直线上。头状骨（C）位于后方，偏离该线

4. 当感觉到月骨滑入位置时，将手腕屈曲。

5. 在中度屈曲位应用短臂背侧夹板固定。

• 处置

1. 若复位成功，早期于手外科门诊进行复查即可。

2. 若复位不成功，采用背侧夹板临时固定，并进行切开复位内固定手术治疗。

月骨周围脱位

• 损伤机制/临床特征/X线检查：同上。

• 月骨周围脱位经常与手舟骨骨折有关（图 15-51）。

• 治疗/处置：收入手外科，进行切开复位内固定治疗。

掌骨骨折

• 损伤机制：掌骨骨折为手伸直跌倒，或直接暴力打击所致。

• 临床特点：局部压痛、肿胀、畸形。

• X线检查：掌骨正位X线片、斜位X线片。

• 治疗/处置

1. 骨折无移位时，应用短臂背侧夹板固定，

早期于手外科门诊复查。

2.如果骨折移位，尝试神经阻滞下手法复位和背板固定，早期于手外科门诊复查。

3.骨折累及掌骨颈时，背板应延伸至包含近端指间关节（PIP）、掌指关节（MCP）屈曲90°位固定。早期于手外科门诊复查。

贝内特骨折

贝内特骨折指第1掌骨基底部骨折，其中有一个小的内侧骨碎片可能会倾斜，但它维持与大多角骨的解剖关系。

• X线检查：拇指掌骨的正位X线片和侧位X线片。

注意：垂直的骨折线累及多角骨-掌骨关节，存在拇指掌骨近端和外侧半脱位。

• 治疗/处置：应用腕舟骨拇指人字形夹板背侧固定，并于手外科行切开复位内固定手术治疗。

近段和中段指骨骨折

• 如果骨折移位，在静脉麻醉或神经阻滞下手法复位。

• 然后应用铝夹板从手腕到指尖在掌侧固定，使掌指关节弯曲90°、指间关节伸直。

• 如果骨折无移位，无须手法复位，直接应用短铝夹板固定即可。

• 于手外科门诊复查。

末端指骨骨折

• 首先治疗软组织损伤。

• 闭合性骨折：不需要手法复位，只需要在手指的掌侧应用短铝夹板固定即可。

• 末端开放性骨折

1.用至少500ml无菌生理盐水冲洗。

2.患者到达急诊室后的1h内，尽可能在行X线检查前，静脉注射头孢唑林1g。

3.在手指掌侧应用短铝夹板固定，早期于手外科门诊复查。

• 骨干或基部开放性骨折：如上所述，静脉应用抗生素，应用敷料或铝夹板固定，并收入手外科行切开复位内固定手术治疗。

（吕　扬　译　李　硕　校）

参考文献/扩展阅读

1. Eiff MP，Hatch RL. *Fracture management for primary care and emergency medicine*. 4th ed. Philadelphia：Elsevier，2019.

2. Daruwalle ZJ，Ooi SB. Diagnosing anterior shoulder dislocation in the not-so-slim and obese：a novel examination technique. *Am J Emerg Med*，2013 Feb，31（2）：406.

第十节　伤口的护理和管理

Carmen Goh · Amila Punyadasa · Irwani Ibrahim · Shirley Ooi

定义

• “脏”的伤口：如“路疹”（表皮在坚硬地面上滑动引起的擦伤，通常主要与碎石接触）等伤口可能“脏”，但细菌数量低，因此感染率不高。

• 污染伤口：暴露在细菌数量高的环境（如污水、土壤）中的伤口被认为是污染的。这种类型的伤口有较高的伤口感染率，需要应用抗生素。

要点

• 详细采集病史对确定相关损伤和污染程度很重要，如虫咬伤、高压注射伤和挤压伤。

• 针对异物（FB）、肌腱功能、神经血管功能、污染和感染进行全面检查是必要的。

• 在患者同意的情况下，拍摄照片对记录有无畸形很重要。

• 在患者处于适当麻醉下探查伤口以进行彻底评估。

• 切勿取出嵌入伤口的较大异物。

• 不要在急诊室探查颈部伤口，不管看上去多么表浅，因为可能发生无法控制的出血。越过颈阔肌的伤口应在手术室探查。

• 免疫功能正常、伤口污染轻的患者不要应用抗生素。

给全科医师的特别提示

• 如果由于时间限制或非无菌条件而无法实现良好的伤口清创，则将患者转至急诊室。

• 谨慎处理看似良好但可能有广泛组织破坏的创伤，如压力喷射伤或挤压伤。

• 足底穿刺伤伤口要妥善处理（参考“足底穿刺伤”）。

创伤评估

• 评估伤口之前，处理任何危及生命的情况，并对患者进行复苏。

• 获取患者的病史，包括以下内容。

1. 受伤时间。

2. 伤害和武器的性质，如清洁和污染的刀损伤、咬伤。

3. 破伤风风险。

4. 既往病史，如糖尿病、免疫功能低下。

• 适当记录体格检查结果。

1. 伤口的大小和位置。

2. 评估潜在结构的损伤情况，如神经血管、肌腱、骨骼或关节受累情况。

• 应该做X线检查的情况

1. 疑似开放性骨折或脱位。

2. 伤口有异物，但许多材料在X线片上不显影。组织内的空气可以提供有关损伤深度的信息。关节内积气提示关节受累。

处理

• 如果出血严重

1. 保障呼吸道通畅，维持呼吸和循环稳定。

2. 开放大口径静脉通路并且开始液体复苏。

3. 进行血型鉴定和交叉配血以备输血。

• 伤口出血的处理

1. 直接按压伤口并抬高患处。

2. 临时缝合或钉合正在出血的伤口。

3. 使用局部止血敷料，如Quikclot止血棉，实现止血。

4. 在四肢存在潜在出血时，使用止血带或充气袖带，如使用Bier袖带，在急诊外科干预前作为临时性措施。

伤口处理的一般原则

• 要点速记“LACERATE”

L：观察伤口（包括准备必要的缝合器具和装备）。

A：麻醉。

C：清洗伤口，清除坏死组织。

E：伤口修复评估。

R：修整创面。

A：评估伤口修复的适当性，必要时进行下一步处理。

T：应用破伤风免疫球蛋白（如必要）。

E：宣教（告知伤口护理建议及拆线时间）。

伤口麻醉

• 首选药物是1%利多卡因，直接浸润和神经阻滞。

• 局部浸润引起的不适可以采用以下方法减轻：缓慢注射，于伤口边缘注射而不是于皮肤注射，在先前麻醉过的区域注射，将麻醉药加热到体温，通过在每10ml麻醉溶液中加入1ml 8.4%的碳酸氢钠提高麻醉药的pH（也称为缓冲）。

• 神经阻滞的好处是提供可靠的麻醉而不影响组织解剖，这可能会影响伤口的对位。

伤口清理

• 伤口清洗是伤口处理最重要的部分。伤口周围要用氯己定溶液清洗。唯一的例外是面部伤口周围需要用无菌生理盐水清洗。

• 清除所有可见的污垢和异物。冲洗是预防伤口感染最重要的一步。使用18G针头和20ml注射器，加入生理盐水或自来水。已发表的证据表明，在急诊室，廉价的自来水可以替代无菌生理盐水冲洗伤口。作为指导，最佳冲洗量为每厘米伤口50～100ml。

• 怀疑有异物或神经血管损伤时，应探查伤口。

• 切除阻碍伤口愈合的坏死组织。

• 应用抗生素预防不能代替良好的伤口清创和清洁。

注意：在没有预先存在危险因素的患者中，可以应用非无菌清洁手套处理单处撕裂伤。

伤口闭合

• 一期缝合

1.将伤口的皮缘缝合在一起以闭合缺损。伤口愈合更快，疼痛更少，比单纯换药有更好的美容效果。理想情况下应在受伤后6h内彻底清洗和冲洗，但面部伤口血液供应良好，可在伤后24h内一期缝合。

2.不适合一期缝合的伤口

（1）污染严重、异物无法完全清除的伤口。

（2）感染伤口。

（3）咬伤（面部咬伤除外）。

（4）伤后12h以上，面部或头皮伤口除外。

• 二期缝合

1.允许伤口通过肉芽组织愈合而不采用物理方法对合伤口。然而，随着愈合时间延长，瘢痕会更大、更明显。

2.适用于受伤后6h以上，或伤口高度污染的患者。

3.不适用于暴露重要结构的伤口或不希望出现紧密瘢痕的区域，如面部伤口、跨关节伤口。

• 一期延迟缝合

1.包括在伤后3～5天缝合"脏"的伤口，以降低感染风险。对于因某些特征而一期缝合优于二期缝合的伤口（如伤后6h以上，但接近皮肤皱褶），可以采用这种方法。

2.首先用大量无菌生理盐水冲洗伤口，然后用纱布包扎。

3.有必要复查伤口以发现感染迹象（红斑或化脓），感染将妨碍这种类型的伤口愈合。

缝合方法

如有疑问，缝合总是最好的选择。

• 胶条

1.使用快捷方便；节省时间。

2.疼痛轻，不太可能引起组织缺血。适用于儿童、老年人皮瓣撕裂伤及深层已缝合的皮肤闭合。

3.不适用于关节。

4.操作方法：清洗伤口，妥善止血。确保伤口边缘干燥。对着伤口边缘，以重叠方式在伤口粘贴胶条。建议患者保留胶条5～7天。

• 组织胶

1.组织胶适用于儿童的小伤口和撕裂伤，最适用于裂口很小（3mm或更小）的撕裂伤。

2.对于不太可能返回拆线或不能忍受传统缝合疼痛的患者，考虑应用组织胶。

3.采用头发对位法（见"头皮伤口"）。

4.操作方法：清洗伤口，妥善止血。对着伤口边缘，沿着伤口连续涂上组织胶。保持边缘在一起至少30s，让组织胶凝固。组织胶是异物，不要放入伤口内。

5.使用1%四环素软膏去除不小心沾到眼睑和睫毛上的组织胶。不太敏感的部位可以使用凡士林去除。

• 订皮器

1.订皮器非常适用于长的和表浅的伤口，因为应用容易和快速。优点包括皮钉的组织反应低和针刺伤风险低。

2.作为临时止血措施，等待最终缝合（如清洗和在手术室缝合）。

3.不适于美容缝合的伤口或较深的伤口，因为皮钉不能对合更深的组织平面。

• 缝合

1.间断缝合适用于伤口有感染迹象者，因其便于拆除部分缝线。

2.较深的伤口缝合两层（皮下和皮肤），促进伤口更好愈合。

3.可吸收缝合线，如用于皮下组织的微乔线。

4.不可吸收缝合线，如Prolene缝合线。

5.缝线的粗细取决于伤口部位。一般来讲，头皮选择2-0；躯干和四肢选择4-0；面部选择6-0。

伤口护理

• 用非黏附敷料包扎伤口，如脂质水胶敷料、Jelonet敷料。

• 面部和头皮伤口通常不需要包扎。

• 一期缝合后，伤口应保持清洁和干燥至少48h。

• 拆线

1.头皮　7天。

2.面部　3～5天。

3.四肢　10～14天。

4.躯干　10天。

• 污染伤口应每天检查；干净伤口应3～5天检查。

• 以下情况下考虑预防性应用抗生素

1.所有的污染伤口，包括咬伤。

2. 复合性指尖骨折。

3. 复杂的口腔内伤口。

4. 患者存在免疫抑制（如糖尿病）、伤口愈合不良（如合并周围血管疾病的足裂伤患者）及有严重细菌感染风险（如脾切除术后、瓣膜性心脏病）。

5. 高危工作，如农民和渔民。

• 抗生素的选择：氯唑西林和青霉素（最常见的感染微生物是金黄色葡萄球菌和乙型溶血性链球菌）性价比高；阿莫西林克拉维酸（安灭菌®）。

注意：不要在组织黏合剂上使用外用抗生素软膏，因其可能导致裂缝。

• 出现以下情况，考虑入院或转诊

1. 伤口污染严重，延伸到肌肉层，或者组织缺损严重，妨碍充分闭合。

2. 怀疑神经、血管损伤。

3. 患者免疫功能低下，如糖尿病、慢性肾衰竭和肿瘤患者。

4. 伤口需要特别护理，如眼睑撕裂伤、美容伤口。

特殊创伤和解剖分布

足底穿刺伤

• 足底穿刺伤伤口看似不严重，但要记住，足底关节表浅。因此发生严重感染的可能性大。跖骨颈到远端足趾区域感染风险最高。

• 并发症

1. 大多数患者出现葡萄球菌和链球菌性软组织感染。

2. 骨髓炎（90%的骨髓炎由铜绿假单胞菌引起）。

• 处理

1. 评估伤口

（1）异物残留。

（2）伤口边缘脏污或失活。

（3）硬结或过度压痛。

2. 进行X线检查以排除异物和骨/关节损伤。

3. 预防破伤风。

4. 单纯的穿刺伤口缺乏上述特征，皮肤清洁和局部应用抗生素就足够了。临床研究不支持未感染的穿刺伤口全身应用抗生素。

5. 其他伤口的患者转至骨科进一步处理。

6. 静脉注射广谱抗生素，如复方阿莫西林。怀疑铜绿假单胞菌感染时应用环丙沙星。

胫骨前瓣状伤口

• 胫骨前瓣状伤口血供可能欠佳，尤其是远端皮瓣。

• 老年人的皮肤很薄，即使在最小的张力下缝合皮瓣也可能坏死。考虑应用角针和胶条或疏松对合此类皮瓣。

• 告知患者伤口缝合失败的风险很高，需要随后通过整形手术干预，并且记录于病历中。这种情况下，伤口缝合失败是相对常见的诉讼原因。

• 考虑一期切除和移植，特别是皮瓣很大时。

头皮伤口

• 头皮撕裂伤容易大量出血引起低血容量性休克，需要液体复苏，严重者甚至死亡。出血量大的原因为头皮血供丰富，头皮帽状腱膜致密结缔组织层完整。虽然能保护伤口免受感染，但也会使血管在头皮裂伤时保持开放状态。

• 头皮伤口止血的最佳方法是使用弹性绷带。

• 准备缝合伤口时，清除明显的污染物并简单清洗伤口。随后，使用2-0丝线深缝头皮的5层结构。这样能止住绝大多数出血。出血点不需要缝合或电凝。

• 伤口下方的大血肿是潜在的感染原，必须在缝合前清除。

• 不要剃头发。将头发与头皮修剪齐平。因为剃发会损害表皮和毛囊，使伤口容易感染。

• 毛发对位法（HAT），即将撕裂伤两侧的头发（图15-52A）通过单次扭转（图15-52B）贴位，并使用组织黏合剂固定（图15-52C），治疗头皮撕裂伤的有效方法，尤其适用于儿童。

1. 优点

（1）操作简单，可快速完成，疼痛轻。

（2）不需要随访。

（3）没有针刺伤的风险。

（4）不需要剃头发。

2. 缺点

因此方法仅使最外层皮肤对位，可产生潜在的无效腔，特别是头皮深层伤口。

3. 禁忌证

（1）活动性出血或严重污染的伤口。

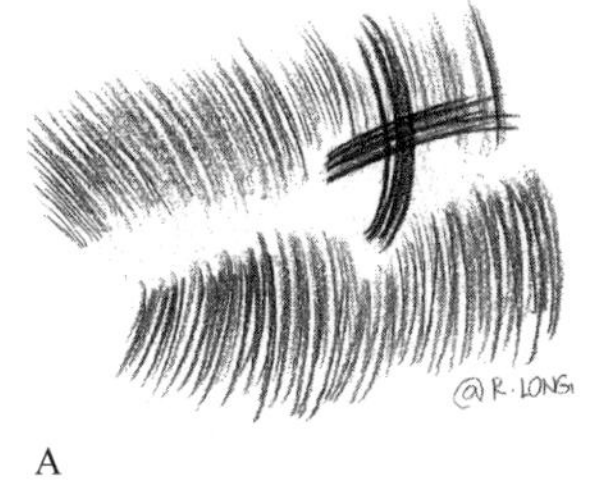

A

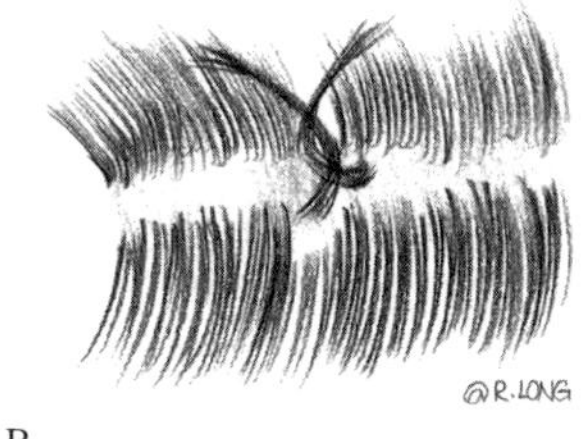

B

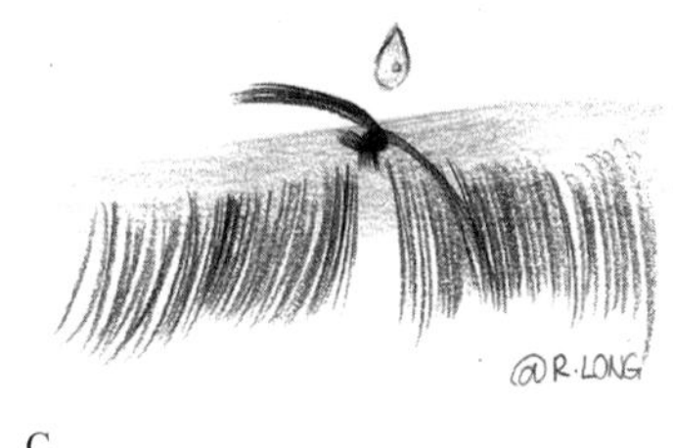

C

图15-52　毛发对位法

（2）伤口＞10cm。

（3）头发长度＜3cm。

4.患者48h内避免洗头。1周后头发会散开。

眼外伤

• 必须进行包括视力在内的眼科全面检查。

• 如果怀疑眼内存在异物，如有异物进入史或金属摩擦感，则需要对眼眶进行X线检查。

• 不要刮眉毛。

• “禁止进入”区域

1.涉及眼睑边缘或贯穿眼睑两侧的撕裂伤。

2.泪腺撕裂伤或其引流通道（泪道）。

3.内眦韧带撕裂伤。

4.睑板撕裂伤。

5.可能涉及眼球的撕裂伤。

6.涉及上睑提肌的撕裂伤。

• 上述撕裂伤应根据医疗机构的实际情况转诊至眼科或整形外科。

鼻外伤

• 检查是否存在鼻中隔血肿。如果存在，需要紧急引流。

• 无并发症的撕裂伤缝合注意事项

1.仅缝合无移位性骨折的单纯性裂伤。

2.使用6-0 Prolene缝线。

3.3～5天拆线。

4.无须应用抗生素。

• 全层撕裂伤需要仔细分层缝合。如果伤情严重，建议患者去整形外科或耳鼻喉科（ENT）就诊。

• 主要原则是准确对合皮肤和黏膜的交界处。

• 对于开放性骨折，是否缝合取决于骨折形态。

1.无并发症、鼻骨折无移位的皮肤撕裂伤可以缝合。

2.伴骨折移位的复杂撕裂伤及骨折片引起黏膜损伤或广泛软骨受累时应转诊行探查和缝合。

口唇损伤

• 如果伤口跨越唇红和皮肤的交界处，那么准确对齐唇红边缘非常重要。

• 随后重要的是对齐口腔内和口腔外黏膜之间的黏膜边界。

• 以上两个步骤对美容至关重要。

• 从内到外分层修复伤口。

• 口内撕裂伤使用可吸收缝线，口外撕裂伤使用不可吸收缝线。

• 唇裂伤后护理

1.缝合到位时，不要对缝线施加过大的压力。

2.患者进食后应漱口，防止小颗粒物穿透缝合口。

3.成人4～5天拆除外部缝线，儿童则需3～5天。

4.研究表明，口腔内撕裂伤预防性应用青霉素或红霉素有益。

舌损伤

• 检查是否嵌入牙齿。

• 考虑进行X线检查排除异物。

• 轻微损伤不需要修复。

• 大量出血的患者转诊至口腔外科或整形外科。

• 使用吸收时间短的可吸收缝线，如5-0薇乔线。

• 修复可能分叉的舌头。

耳损伤

• 在耳郭周围环形麻醉（参见附录B“疼痛管理与神经阻滞”）。

• 如果某些软骨撕裂，通常情况下，仅皮肤缝合就能提供足够的修复张力，实现充分愈合。

• 洗漱和缝合后应用乳突敷料（加压敷料）以防止形成软骨膜血肿。如果忽略这一重要步骤，患者可能会出现纤维化和瘢痕，造成无法忍受的美容后遗症（即可怕的“菜花耳”）。

• 应用抗生素，并在1～2天复查。作用是防止软骨炎及随后的伤口裂开。4～5天拆线。

致谢

本节图15-52由Rebecca Long女士绘制。

（张志鹏　译　李　硕　校）

参考文献/扩展阅读

1. Wedmore IS，Charette J. Emergency department evaluation and treatment of ankle and foot injuries. In：Della-Giustina D，Coppola M，eds. *Emerg Med Clin North Am*，2000，18（1）：108-109.
2. Ong MEH，Ooi SBS，Saw SM，et al. A randomized controlled trial comparing the hair apposition technique with tissue glue to standard suturing in scalp lacerations（HAT study）. *Ann Emerg Med*，2002，40：19-26.
3. Brown DJ，Jaffe JE，Henson JK. Advanced laceration management. *Emerg Med Clin North Am*，2007 Feb，25（1）：83-99.
4. Baurmash HD，Monto M. Delayed healing human bite wounds of the orofacial area managed with immediate primary closure：treatment rationale. *J Oral Maxillofac Surg*，2005 Sep，63（9）：1391-1397.
5. Patel A. Tongue lacerations. *Br Dent J*，2008 Apr 12，204（7）：355.
6. Perry JD，Aguilar CL，Kuchtey R. Modified vertical mattress technique for eyelid margin repair. *Dermatol Surg*，2004 Dec，30（12 Part 2）：1580-1582.
7. Perelman VS，Francis GJ，Rutledge T，et al. Sterile versus nonsterile gloves for repair of uncomplicated lacerations in the emergency department and randomized controlled trial. *Ann Emerg Med*，2004，43：362-370.
8. Fernandez R，Griffiths R. Water for wound cleansing. *Cochrane Database Syst Rev*，2008，CD003861.
9. Lammers RL，Aldy KN. Principles of wound management. In：Roberts JR，ed. *Roberts and Hedges' clinical procedures in emergency medicine and acute care*. 7th ed. Philadelphia：Elsevier，2018：621-654.

第十一节　挤压综合征

Irwani Ibrahim

定义

挤压综合征指肌肉组织受到挤压或撞击导致的全身综合征。

要点

• 未能识别和治疗会导致全面挤压综合征，死亡率很高。

• 挤压综合征引发的问题：血容量降低、高钾血症、低钙血症、横纹肌溶解引起的肌红蛋白尿、肾衰竭、急性呼吸窘迫综合征、弥散性血管内凝血和筋膜室综合征。

• 机制：挤压肌肉释放的有毒代谢物导致。

1.高钾血症（来自细胞内钾）和高磷血症（来自细胞内磷酸盐；与钙结合导致低钙血症）。

2.电解质紊乱和酸碱失衡引起心律失常。

3.肾小管阻塞导致肾衰竭。

4.在施救之前受损伤的肌肉将渗出的液体隔离在筋膜室中。

• 病因

1.烧伤。

2.大块肌肉长时间受压，超过60min，如挤压伤、酗酒者或吸毒者在长时间意识不清期间肢体受压。

3.非创伤性抗精神病药物恶性综合征。

4.长时间全身强直阵挛发作。

给全科医师的特别提示

最好在现场尽早给予有效的液体复苏，这样做是有益的。

治疗

• 像处理严重创伤一样先评估气道、呼吸和循环（ABC）。

• 最好在施救前建立2条大的静脉血管通路，立即用生理盐水进行液体复苏（前2h给予1000ml/h的生理盐水）。

• 不建议应用止血带以防止钾和其他细胞内容物释放到血液循环中。止血带仅用于控制四肢出血。

• 实验室检查：全血细胞计数、尿素氮、电解质、肌酐、血清钙和凝血功能。

• 检测尿液肌红蛋白。

• 心电图检查低钙血症和高钾血症导致的心律失常。

• 高钾血症致命，应积极治疗。低钙血症需要纠正以防止并发症。

• 密切监测尿量；建议导尿。如果尿少［＜2 ml/（kg・h）］，考虑应用强效利尿剂甘露醇利尿，碱化尿液，直到尿液pH达到6.5以上。如达到透析指征，则考虑透析。

• 开放性伤口预防破伤风。

• 通知骨科医师，可以紧急实施筋膜切开术，进行筋膜室减压以改善循环。

（张志鹏　译　李　硕　校）

参考文献/扩展阅读

1. Sever MS，Vanholder R. Management of crush victims in mass disasters：highlights from recently published recommendations. *Clin J Am Soc Nephrol*，2013，8（2）：328-335.

2. Parekh R. Rhabdomyolysis. In：Walls RM，Hockberger RS，Gausche-Hill M，eds. *Rosen's emergency medicine：concepts and clinical practice*. 9th ed. Philadelphia：Mosby-Elsevier，2018：1548-1556.

第十二节　儿科创伤

本节参考第23章第十四节“儿科创伤”。

第十三节　妊娠期创伤

Ong Pei Yuin・Karen Lim・Benjamin Leong

要点

牢记妊娠期生理和解剖学变化。

• 气道和呼吸方面的注意事项

1.插管困难会使误吸的风险增加。

孕妇由于子宫压迫和胃排空延迟、喉头水肿而胃内压升高。即使禁食患者，所有插管都应快速完成。

2.在妊娠期，孕妇耗氧量增加约15%，导致氧气储备减少。

3.在妊娠期，孕妇的每分通气量增加导致生理性低碳酸血症。如果出现正常碳酸血症，表明可能存在通气不足。

4.孕妇在妊娠期间出现的横膈固定会导致功能残气量（FRC）降低，并使气胸和血胸更具生命危险。

5.妊娠期间，由于孕妇膈肌上抬，应将气管插管插入第4肋间以上。

• 循环方面注意事项

1.在妊娠中期，孕妇的血压下降5～15mmHg，心率增加15～20次/分。

2.当子宫压迫下腔静脉（IVC），静脉回流减少时，孕妇可发生仰卧位低血压综合征（通常从妊娠20周开始）。孕妇左侧卧位时此情况可以缓解。

3.在妊娠期，孕妇出现生理性血容量增多，这可能导致失血量被低估。在出现休克迹象之前，孕妇失血可达30%（约1.5L）。

4.由于子宫血流被转移至母体支持母体循环，从而导致胎儿窘迫，可能是孕产妇出血性休克的第一个征兆。

5.高达80%的胎儿死亡与母体休克有关，它也可能导致脑垂体梗死，这种情况（希恩综合征）在妊娠期通常会增多。

6.由于盆腔器官和静脉充血，腹膜后出血更频繁。

7.生理性贫血发生是由于母体血容量上升了约50%，而红细胞量仅相应增加了25%。

• 解剖学注意事项

1.子宫从妊娠12周开始出骨盆，妊娠20周可平脐，妊娠36周可达剑突下，并且可能使腹部评估更加困难。

2.由于韧带松弛增加，骨盆骨折可能性降低。

3.在X线片上可出现耻骨联合和骶髂关节间隙增宽的表现。

• 妊娠特有损伤和并发症

1.胎盘早剥

（1）50%的严重创伤和1%～5%的轻伤可引起胎盘早剥。

（2）胎盘早剥占胎儿死亡原因的50%。

（3）胎盘早剥孕妇可以出现阴道出血、子宫收缩和腹部/子宫压痛的症状，如果是隐匿性胎盘早剥，可能不会出现阴道出血的症状。

（4）非直接的腹部创伤即可引起胎盘早剥。仅快速减速就可能产生剪切力而导致胎盘早剥。

2.子宫破裂

（1）子宫破裂通常由钝性腹部创伤引起。

（2）有剖宫产、既往子宫手术或多次分娩史（5次或5次以上）的女性风险增加。

（3）临床特征包括假性腹膜炎、子宫不对称、可触及胎儿部位、胎儿窘迫或胎死宫内。

3.早产

（1）子宫创伤可能会使子宫应激性增加，进而导致宫颈进行性扩张。

（2）90%会发生自发性早产。

4.胎儿损伤/死亡　发生于直接损伤、胎盘早剥、早产或继发于母体休克导致胎盘低灌注。

5.胎儿-母体出血引起的Rh致敏

（1）仅0.03ml Rh阳性胎儿血液进入Rh阴性母体的血液循环即可发生。

（2）在与产科医师协商后，有腹部创伤史的Rh阴性孕妇应接受Rh免疫球蛋白治疗（妊娠12周以下肌内注射抗RHD免疫球蛋白50μg，妊娠12周以上肌内注射300μg）。

6.羊水栓塞

（1）羊水栓塞罕见，预后差，孕妇死亡率高达50%。

（2）羊水栓塞可能导致心力衰竭、呼吸窘迫、抽搐或弥散性血管内凝血（DIC）。

给全科医师的特别提示

• 预防胜于治疗。

1.建议孕妇正确应用汽车安全带：肩带应位于子宫上方，腰带应位于子宫下方、骨盆上方。

2.建议孕妇穿合适的鞋子以避免跌倒：鞋子应具有平稳的抓地力。

3.钝性创伤可能导致隐匿性胎盘早剥，应指导孕妇立即就医。

• 在危重情况下，如果全科医师是首诊医师，可以采取如下基本措施。

1.将患者置于左侧卧位或手动移位子宫至左侧。

2.局部止血。

3.吸氧。

4.尽早开放静脉通路。

治疗

一般原则

• 在妊娠期间，创伤处理的优先级和ABC（气道、呼吸和循环）相同。

• 在可能需要同时处理2名患者的情况下，优先处理孕产妇，这样可以使婴儿获救。

• 尽早让产科医师参与创伤小组的工作。

初步评估和管理

• 将患者安置在监护区域（高级或中级护理区）

1.吸氧。

2.监测：每5～10分钟查看一次心电图（ECG）、血氧饱和度和生命体征，对于超过20孕周的孕妇，持续进行胎心宫缩监护（CTG）。

• 按照指示进行气道管理。

• 使用末次月经期（LMP）、宫底高度（cm）（妊娠16周后可以估计孕周）或超声检查确定孕龄。

• 患者的体位（超过20孕周的孕妇）

1.如果怀疑脊髓损伤，请将患者或脊柱向左倾斜15°～30°或手动将子宫向左移位。

2. 否则，使患者处于左侧卧位。

• 进行内窥器检查，排除胎膜破裂和阴道出血的可能。

相关辅助检查

• 全血细胞计数和电解质。
• 凝血功能和动脉血气。
• 交叉配血（注意母体的Rh血型）。
• Kleihauer-Betke试验（Rh阴性母亲）。
• 必要时进行X线检查和CT检查，但应用铅板保护，也可考虑采用超声或诊断性腹腔灌洗（DPL）等替代方法。
• X线检查：在辐射量达5～10rad时，预计不会产生不良影响。但在妊娠前3个月风险较高（表15-8）。

表15-8 各部位预计的辐射量

部位	预计的辐射量（rad）
胸部、颈椎（X线检查）	＜0.005
股骨（X线检查）	＜0.012
骨盆、脊柱、肾、输尿管和膀胱（X线检查）	＜0.5
腹部和骨盆（CT检查）	3～9

• 诊断性腹腔灌洗，如有必要，应在脐以上采用开放性技术。
• 应用多普勒胎心仪检测胎心。如果没有胎心，胎儿就不太可能存活；以抢救孕妇为主。
• 超声检查对监测腹水、胎心音、胎儿运动、胎盘位置和羊水指数非常有用。然而，对于胎盘早剥，超声检查有高达50%的漏诊率。
• 在检查胎盘早剥方面，连续胎心监护比超声检查、Kleihauer-Betke试验或体格检查更敏感。它最适用于监测胎儿状态和患者出院前检查。

确定性治疗

• 应有相应的外科医师和产科医师针对各系统创伤情况做出确定性处理。
• 可能需要紧急胎儿分娩的情况

1. 胎盘早剥。
2. 胎儿窘迫。
3. 母体心脏停搏。

产妇心脏停搏。如果产妇昏倒后4min内对正确进行心肺复苏没有反应，或者复苏持续超过4min，则对妊娠20周以上的患者进行复苏性子宫切开术（又称围生期剖宫产）。这主要是为了母亲的生存，而不是胎儿的生存，因此即使存在子宫内胎儿死亡，也应进行。这通过提高心排血量和静脉回流、改善通气和减少氧气消耗帮助产妇复苏。

• 即使没有发生明显的孕产妇损伤，患者也应持续进行胎心监护4h。即使看似微不足道的伤害，也可能导致胎盘剥离。

处置

• 多系统创伤患者一般应转诊至普通外科重症监护室或高级护理病房进行治疗。
• 根据孕产妇受伤的范围，也可将其送至相应的专业外科进行治疗（如神经外科的孤立性创伤性脑损伤或骨科的孤立性肢体骨折）。
• 如果没有明显的损伤，可以让患者进入产房进行监护。

（怀 伟 译 李 硕 校）

参考文献/扩展阅读

1. American College of Surgeons. Trauma in pregnancy and intimate partner violence. In：Committee on Trauma of the American College of Surgeons. *Advanced trauma life support（ATLS）for Doctors. Instructor course manual*. 10th ed. Chicago，IL：American College of Surgeons，2018：226-239.
2. Chu J，Johnston TA，Geoghegan J（on behalf of the Royal College of Obstetricians and Gynaecologists）. Maternal collapse in pregnancy and the puerperium. *BJOG*，2020，127（5）：e14-e52.

第16章　耳鼻喉科急症

常见耳鼻咽喉科急诊

Yau Ying Wei · Peng Li Lee · Shirley Ooi · Goh Xue Ying

给全科医师的特别提示

• 如果就诊儿童流带有臭味的脓涕，则要怀疑鼻腔异物。

• 当患者有胸痛症状而排除心绞痛时，应询问是否误食异物。

• 不应采用冲洗方法去除外耳道的有机异物（如豌豆、海绵和纸巾），因为有机异物可能因此膨胀破碎造成异物取出困难，并有造成鼓膜穿孔的风险。

• 如果患者伴有明显的咽痛和言语含混不清，而口咽部检查未见明显异常，则应怀疑急性会厌炎。

贝尔麻痹（特发性面神经麻痹）

• 贝尔麻痹是世界范围内最常见的面神经麻痹。

• 贝尔麻痹是一个排他性诊断。

• 急诊医师的作用

1. 除外其他伴发面神经麻痹的凶险性疾病。
2. 排除眼部并发症，保护患者的眼睛。
3. 开始适当的治疗。
4. 安排好恰当的随访。

• 临床表现

1. 贝尔麻痹通常突然起病，渐进性不全面瘫很可能源于潜在病因（如肿瘤）。

2. 单侧麻痹/一侧面部肌肉全无力：眉毛下垂，不能完全闭眼，鼻唇沟变浅，口角向下倾斜。贝尔现象通常被描述为下运动神经元性面瘫。当患者试图闭上患侧眼时，会观察到患者眼球向上移动和眼睑不能完全闭合。贝尔麻痹的其他症状可能包括患侧流涎、流泪减少、味觉改变、听觉过敏和耳内疼痛。

3. 贝尔麻痹与近期上呼吸道感染/病毒综合征相关。

4. 检查眼部并发症，如暴露性角膜炎，特别是当患者眼部有急性红肿和（或）疼痛时。

5. 排除其他导致面瘫的原因，尤其要注意：

（1）额部肌肉（眼轮匝肌和额肌）功能正常，这表明有中枢性（上运动神经元）病变，即这不是贝尔麻痹。

（2）应用检耳镜检查耳郭或耳道是否存在皮肤囊泡或结痂，如有，则提示耳带状疱疹，也称为拉姆齐-亨特（Ramsay-Hunt）综合征。

（3）检查腮腺是否存在肿块。提示：为了区分真正的腮腺肿胀和肥胖，要注意耳垂是否向外偏转。

（4）贝尔麻痹的鉴别诊断考虑与第Ⅶ对脑神经的走行有关。

1）颅内段：脑膜瘤和听/面神经瘤。

2）颞骨段：急性/慢性耳部病变、带状疱疹、颞骨骨折或肿瘤。

3）颞骨外段：腮腺恶性肿瘤及面部撕裂伤。

（5）仔细询问病史和进行耳鼻咽喉/腮腺/神经系统检查，应该能够鉴别上述原因。

（6）House-Brackmann面神经功能分级系统通常用于面瘫后面神经功能分级评定，分为Ⅰ

（功能正常）～Ⅵ级（完全瘫痪）。

• 治疗

高达70%的未经治疗的贝尔麻痹患者恢复良好，约15%的患者恢复不佳或没有康复。预后不良的因素包括完全性面瘫、高龄、糖尿病、高血压、味觉受损及神经传导检查发现神经兴奋性缺失。

目前的证据表明，仅应用类固醇激素治疗的面神经恢复90%以上，而不应用类固醇激素治疗的面神经恢复约70%。单独应用抗病毒药物不如单独应用类固醇激素。类固醇激素和抗病毒药物联合应用的数据各不相同。因此，我们建议对所有贝尔麻痹面瘫患者单独使用泼尼松龙进行早期治疗（最好是在出现症状的3天内，最多7天），除非治疗的风险大于获益，如血糖控制不佳、肾功能损害。

1.类固醇激素

（1）剂量：通常以大剂量1mg/kg开始，持续1周，然后逐渐减少剂量，持续1周（共10～14天）。

（2）注意事项：糖尿病、消化性溃疡、肝功能不全、乙型肝炎和精神疾病患者应慎用。

2.阿昔洛韦　虽然有证据表明，在类固醇激素治疗过程中合用抗病毒药物可以减少晚期后遗症，如眼过度流泪或面部运动异常，但这只限于与泼尼松龙一起使用治疗重度贝尔麻痹的患者。

（1）剂量：800mg，每天5次，连用1周。

（2）注意事项：肾损害患者慎用，因为获益尚未明确。

3.眼保护

（1）人工泪液及夜间利用眼睑贴降低角膜干燥及溃疡的风险。

（2）考虑在夜间使用眼用凝胶。

4.转诊

（1）神经内科：不典型的贝尔麻痹表现或发现其他神经系统症状。

（2）耳鼻喉科：对所有典型的贝尔麻痹进行随访。

（3）眼科：仅当出现不明原因的眼痛或与暴露性角膜炎有关的异常眼部表现时。

鼻出血

• 大多数鼻出血源自鼻中隔血管破裂（即利特尔区或克氏静脉丛）。如在鼻腔前部未发现出血点，且伴有双侧鼻出血或鼻出血向下流至口咽，提示后鼻出血。

• 病因包括潜在的凝血功能障碍疾病、局部血管畸形，如遗传性毛细血管扩张症、鼻部肿瘤和创伤。注意颈动脉破裂出血，通常是既往有头颈部放疗病史的患者。

• 优先事项

1.评估和稳定血流动力学状态。

2.确定出血的部位和原因。

3.止血。

• 在抵达急诊科时实施稳定病情治疗。

1.用拇指和另一根手指捏住鼻孔10min以上。

2.将冰袋放于鼻梁处，鼓励患者用冰水漱口，以促进血管收缩，减少出血。

3.让患者取坐位并拿一个弯盘，这样鼻腔流出的血液可以滴进弯盘中。由于吞咽可能会咽下鼻腔的凝血块，必须予以劝阻。

4.如果患者血流动力学不稳定

（1）将患者转到重症监护室。

（2）建立外周静脉（IV）通路并以维持灌注的速度滴注晶体液。

（3）抽血进行血型鉴别和交叉配血试验及全血细胞计数、肾功能、电解质、凝血功能等化验。

（4）监测：心电图、生命体征（每5～15分钟一次）及脉搏血氧饱和度。

• 确认出血部位（需要使用头灯获得良好视野）

1.用枪状镊或软吸引器管清除凝血块。

2.为了使鼻中隔各部分都被观察到，检查前鼻腔可以喷联苯卡因（5%利多卡因与0.5%去氧肾上腺素混合制剂，可以收缩血管和麻醉黏膜）。

• 出血停止后

1.观察到的出血点可用硝酸银棒点灼治疗（避免烧灼双侧鼻中隔，因为存在鼻中隔穿孔的风险），或用纱条包裹15～30min（用肾上腺素与生理盐水按照1∶10 000的比例进行配制）。

2.如果在短暂的观察期内没有进一步出血，患者可以回家卧床休息，并尽快去耳鼻喉科门诊检查。

3.如果出血持续，前鼻腔填塞是必需的。

（1）可用膨胀海绵（成人用8cm或10cm），用四环素软膏、次硝酸铋碘仿糊剂（BIPP）润滑，并使用鼻用枪状镊进行鼻腔填塞。

（2）入院观察及口服抗生素。

4.如果进行正确的前鼻腔填塞后出血仍然存在，需要进行后鼻腔填塞。

（1）重新评估血流动力学稳定性：监测生命体征，采血进行全血细胞计数、凝血功能检查和GXM及尿素氮、电解质、肌酐等检测。

（2）通过鼻腔（选择怀疑出血较多的一侧）插入12号Foley导尿管直到其尖端在口咽部可见。

• 向Foley导尿管水囊注水8ml并将导尿管向后拉，直到水囊紧贴于鼻腔后部空间，在此基础上，再向Foley导尿管水囊注水8ml。

• 用脐带夹将导尿管固定于鼻部，并保护鼻翼不受导尿管压迫。小技巧：切断Foley导尿管的近端，并用导尿管缠绕脐带钳作为保护鼻翼的缓冲垫，以免鼻翼受压坏死。

• 处置：仅通过人工压迫解决的自限性鼻出血可在安排门诊随访后出院。特别是老年患者，在随访时需要鼻咽镜检查，以排除鼻咽肿瘤引发的出血。

• 如果出现下列情况，一定将患者转诊至耳鼻喉科。

1.鼻出血持续时间过长。

2.复发性鼻出血或因鼻出血再次就诊。

3.头颈部放疗史。

• 进行鼻腔填塞的患者经耳鼻喉科会诊后，入院观察和进行口服抗生素治疗。

异物：外耳道

• 通常来说，可以用显微镊、耵聍钩（在检耳镜检查下进行）或冲洗的方法去除外耳道异物。

• 对于不配合的儿童患者，建议在全身麻醉下取出外耳道异物。

• 如果异物是昆虫：在用显微镊将其取出前先向耳道内滴几滴1%～2%利多卡因或橄榄油将其杀死。

• 有机异物（如豌豆、纸巾、海绵）：不要使用冲洗的方法，因为冲洗可能会使其膨胀而造成取出困难。

• 如果评估提示在检耳镜下进行异物取出困难，则将患者转诊至有显微镜的耳鼻咽喉科门诊（需要在门诊工作时间内）。

• 建议急诊科工作人员进行一次尝试，如果失败，再将患者转诊至耳鼻喉科门诊。

异物：鼻腔

• 鼻腔异物通常发生于儿童，表现为单侧、恶臭的鼻腔分泌物。

• 在清除异物过程中有吸入和阻塞呼吸道的危险，尤其是在操作时患者处于仰卧位。提示：在尝试取出异物时，应确保助手用约束毯约束患儿并用双腿夹紧将其控制于直立状态。

• 可以使用联苯卡因鼻腔喷雾剂，通过收缩黏膜帮助去除异物。

• 正压法，即家长利用正压（或使用球囊面罩）向儿童口腔吹气，同时堵住未受影响的鼻孔，该方法已证实是有效和安全的，比器械取出方法更可取，因为器械取出可能会造成创伤。

• 如果上述操作失败，且认为有必要使用器械取出，则工具的选择主要取决于异物的形状。

• 如果异物形状不规则，可以用小鳄鱼钳咬紧异物后取出。

• 如果异物是圆形或光滑的，先用钝钩（Jobson-Horne探针）钩住异物的后端，然后将其取出。

• 建议急诊科医师进行一次取出尝试，如果失败，应通知耳鼻喉科医师在全身麻醉下进行异物取出。

• 如果怀疑异物是纽扣电池，应立即通知当值的耳鼻喉科诊疗团队。

异物：咽喉

• 询问异物的性质：鱼骨、鸡骨等。

• 询问患者以确定疼痛的确切部位：颈部或胸下部疼痛可能提示在临床影像学上（包括颈部侧位X线片）都不容易观察到的食管异物。

• 询问咯血或呕血和游走性疼痛的情况，如从咽喉到颈部或从颈部到胸部。

• 仔细检查扁桃体区域，如果看到异物，应用Tilley钳将其取出。

• 如果在扁桃体区域看不到异物，请转诊至耳鼻喉科。

• 继续进行颈部侧面（软组织）X线检查，寻找不透射线的异物或线索，如椎体前软组织积气和（或）水肿。

• 观察和取出下咽和喉部异物的方法

1.间接喉镜（IDL）。

2.纤维鼻咽喉镜。

3. 直接喉镜检查需要患者平躺并事先于咽喉部喷联苯卡因，这种技术的优点是可以用Magill钳较容易地取出异物。这种方法可以便捷地对咽喉进行快速检查，儿童只能采用这种方法，因为他们通常不配合。对于成年人，最好使用间接喉镜或纤维鼻咽喉镜进行检查。

• 仔细检查扁桃体、舌根、会厌谷和梨状窝是否存在异物。

• 如果X线片和间接喉镜检查显示异物阴性并且患者感觉舒适，可以安抚患者并应用含片和漱口水对症治疗。如果发现溃疡或磨损，可考虑应用口服抗生素（如阿莫西林）。在1～2天转诊至耳鼻喉科门诊复查。患者离开前告知，如果出现呼吸困难、发热、胸痛或呕血，则应立即返回。

• 如果X线片和气道检查显示异物阴性，但患者仍有症状（尤其是下颈部疼痛和胸部疼痛），通知耳鼻喉科医师进行复查，行患者颈部和纵隔CT检查（薄层扫描）或在全身麻醉下进行硬性食管镜检查。

• 图16-1为咽喉部异物处理流程。

听力下降：突发性感音神经性听力损失（SSNHL）

• SSNHL为耳科急症。

• 定义：SSNHL指突然发生的听力损失，时间不超过72h。听力检查通常显示感音神经性听力损失。

• 鉴别诊断

1. 双侧进行性感音神经性听力损失　老年性聋是常见原因。

2. 单侧进行性感音神经性听力损失　梅尼埃病和听神经瘤。

• 临床表现

1. 通常单侧发病。

2. 韦伯（Weber）试验：偏向健侧（即健耳听得更好）。

3. 林纳（Rinne）试验

（1）可能阳性（对于部分听力损失的患者，气导仍然大于骨导）。

（2）可能假阴性（对于全聋的患者，患侧的骨导信号可能被健侧耳蜗接收）。

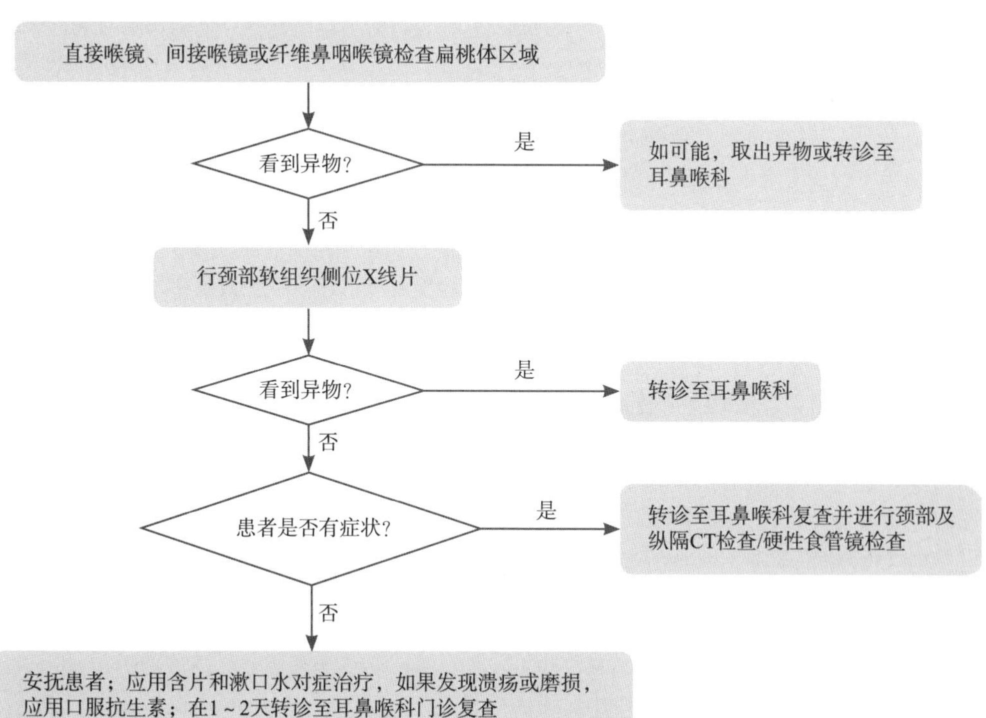

图16-1　咽喉部异物处理流程

• 病因

1.特发性（即没有明确的原因）。

2.感染：如疱疹病毒感染、腮腺炎、麻疹、风疹、梅毒、肺结核、支原体感染等。

3.头部或耳部创伤：膜迷路创伤性破裂（外淋巴瘘）。

4.血管源性：耳蜗血流突然受损。

5.自身免疫性原因。

6.耳毒性药物：氨基糖苷类药物、抗疟药、万古霉素、红霉素和袢利尿剂。

7.罕见原因：SSNHL可能是内听道肿瘤（听神经瘤）的表现。

• 如果没有找到明确的病因，可进行经验性治疗。

1.口服类固醇激素治疗被认为是SSNHL的标准疗法。鼓室内注射类固醇激素可用于有急性前庭功能障碍和全身类固醇激素应用禁忌证的患者。

2.全身性类固醇激素治疗：泼尼松龙（以1mg/kg开始），疗程2周，逐渐减量。

3.血管扩张药：如银杏叶片（Tanakan®），口服，每天3次，每次1片。

鼓膜：急性创伤性穿孔

• 通常由掌掴或拳打头部侧面造成。

• 其他原因：异物刺伤、耳部冲洗用力过度、气压伤（飞行或潜水）及突然负压（耳道的吸引）。

• 临床表现

1.患侧耳痛、听力下降、耳鸣、眩晕和出血。

2.检耳镜检查发现鼓膜穿孔（通常存在血迹）。

3.传导性听力损失程度取决于鼓膜穿孔的大小（Weber试验偏向鼓膜穿孔侧；Rinne试验阴性）。

4.很少有感音神经性听力损失。如果出现，应怀疑第三听小骨（镫骨）与内耳的连接处受到损伤（Weber试验偏向健侧；Rinne试验阳性）。

• 治疗

1.给予镇痛药。

2.不要给予氨基糖苷类滴耳液，因为可能有耳毒性风险。如果存在感染，可考虑应用氟喹诺酮类滴耳液。

3.只有在污染性损伤的情况下才预防性给予广谱口服抗生素如阿莫西林。

4.重点是要指导患者保持患耳干燥。

（1）禁止游泳。

（2）如有必要，在沐浴/淋浴/洗头期间，应用凡士林浸泡的棉球封闭患耳。

创伤性鼓膜穿孔3个月内自发性完全愈合的概率通常很高（＞90%）。

• 转诊

1.如果有听力损失，在下一个工作日将患者转诊至耳鼻喉科门诊，记录听力损失。

2.如果没有听力损失，在1周内将患者转诊至耳鼻喉科门诊。

中耳炎：急性

• 急性中耳炎（AOM）是常见的儿童疾病，通常由病毒（呼吸道合胞病毒、鼻病毒、流感病毒、腺病毒）和细菌（肺炎链球菌、流感嗜血杆菌和卡他莫拉菌）感染引起。

• 儿童由于咽鼓管较短且水平，病原体可以通过鼻咽进入中耳，更容易患急性中耳炎。

• 临床表现

1.发热。

2.耳痛。

3.如果鼓膜穿孔，则会出现耳漏。

• 检查结果：检耳镜检查鼓膜充血膨隆，或穿孔伴有黏液脓性分泌物。

• 治疗

1.口服抗生素：应用阿莫西林或阿莫西林克拉维酸（Augmentn®）5～10天。对于免疫功能良好的6月龄以上的儿童，低热，体温＜39℃，轻度耳痛和轻-中度鼓膜膨出，24～48h内可考虑密切观察。

2.鼻腔减充血剂，如羟甲唑啉（Iliadin®），每天3次，持续5天。

3.口服抗组胺药，如异丙嗪、氯雷他定（开瑞坦®）、氯雷伪麻缓释片（开瑞能®）和西替利嗪（仙特明®）。

4.镇痛治疗。

5.抗生素滴耳液只有在鼓膜穿孔时才使用（这与外伤性鼓膜穿孔的治疗不同）。

• 转诊至耳鼻喉科门诊随访。

中耳炎：慢性

• 慢性中耳炎（COM）是指慢性、不能愈合的鼓膜穿孔，通常伴有传导性听力损失。

• 常表现为伴有黏液脓性分泌物的、多种病原体所致的急性混合性感染；耳痛不常见。

• 给予外用氟喹诺酮类抗生素治疗，并转诊至耳鼻喉科门诊进行耳部清理。

外耳道炎：急性

• 表现为耳部瘙痒、耳痛和耳漏。

• 临床上可能表现为弥漫性炎症或疖肿。

• 治疗采用外用抗生素（与类固醇激素联合），如otosporin（硫酸多黏菌素B＋硫酸新霉素＋氢化可的松）或ciprofloxacin（地塞米松＋硫酸新霉素＋短杆菌肽）2滴，每天3次，以及镇痛治疗。

1. 口服抗生素仅在有发热和淋巴结炎等全身反应时才应用。

2. 重要的是指导患者保持患耳干燥。

（1）禁止游泳。

（2）如有必要，在沐浴/淋浴/洗头期间，使用凡士林浸泡的棉球封闭患耳。

3. 转诊至耳鼻喉科随访。

• 如果疼痛超过临床体征，特别是老年人/糖尿病患者，或者出现面神经麻痹，则应怀疑为"恶性"外耳道炎。

1. 需要入院静脉注射抗生素。

2. 有感染扩散至颅底和相邻软组织的风险。

扁桃体炎：急性

• 患者表现为咽喉痛和发热。

• 临床检查：扁桃体充血、肿大，并可能出现脓性分泌物。

• 鉴别诊断：白喉和传染性单核细胞增多症。

• 给予漱口水、咽喉含片和解热剂治疗。通常不需要使用抗生素，因为大多数扁桃体炎的病例都是病毒引起的，使用抗生素可以根据Centor标准（Centor criteria）进行指导。如果使用，首选的抗生素是口服青霉素，疗程为10天。

• 如果出现以下情况，考虑入院静脉应用抗生素或支持治疗。

1. 病程延长。

2. 长时间发热。

3. 吞咽困难。

4. 伴有脱水症状。

• 如果感染是非复发性的，转诊至全科医师复查。如果每年有数次发作或多年来反复多次发作，转诊至耳鼻喉科门诊，考虑择期行扁桃体切除术。

扁桃体周围脓肿

• 临床表现为典型的扁桃体炎，但有以下特征。

1. 几乎总是单侧。

2. 伴有吞咽困难。

3. 伴有吞咽痛。

4. 张口受限。

• 临床检查：受累扁桃体常被肿胀的软腭遮盖，并且腭垂向对侧移位。注意可能的气道受损迹象，因为脓肿/水肿可能扩散至喉部。

• 治疗：转诊至耳鼻喉科医师就诊，局部麻醉下切开引流。引流后，患者可以出院，并进行早期临床随访和给予1个疗程的抗生素治疗（阿莫西林克拉维酸使用7～10天）。

鼻窦炎

• 一般分型

1. 急性　症状持续少于3周。

2. 亚急性　症状持续3周至3个月。

3. 慢性　症状持续3个月以上。

• 通常表现

1. 持续的感冒症状。

2. 鼻塞。

3. 鼻腔脓性分泌物。

4. 面部疼痛伴头痛。

• 临床发现

1. 使用前鼻镜和直射光源可以看到中鼻道脓性分泌物（用联苯卡因喷雾剂收缩鼻黏膜后）。

2. 面部触诊/叩诊时有疼痛感。

• X线检查

1. 无并发症的鼻窦炎通常是临床诊断，影像学检查并不是强制性的。

2. 鼻窦X线检查有很高的假阴性率（40%）。鼻窦感染的影像学征象：鼻窦X线片显示受累的鼻窦内可见气-液平面。

• 排除并发症：感染扩散至颅内、骨髓炎和儿童眶蜂窝织炎。

• 无并发症的鼻窦炎治疗目标。

1. 缓解鼻窦开口阻塞。

2. 避免使用抗组胺药，因为抗组胺药使分泌物变稠。

（1）用生理盐水进行鼻腔冲洗。

（2）鼻腔减充血剂：羟甲唑啉（Iliadin®）滴鼻剂。

剂量：成人0.05%；儿童0.025%；婴儿0.01%，应用3～5天，不超过5天，避免反跳现象。

（3）抗生素（如果怀疑伴有细菌感染）：经验性用药时，抗生素应覆盖流感嗜血杆菌和肺炎链球菌（通常选择阿莫西林克拉维酸钾，疗程10～14天）；儿童患者还需要针对卡他莫拉菌进行治疗。如果患者对青霉素过敏，可选用头孢菌素或阿奇霉素替代。

- 转诊至耳鼻喉科门诊随访。

（李 涛 译 闫 燕 王 丽 葛洪霞 校）

参考文献/扩展阅读

1. Ludman H. *ABC of otolaryngology*. 4th ed. London：BMJ Books，1997.
2. Rauch SD. Clinical practice. Idiopathic sudden sensorineural hearing loss. *N Engl J Med*. 2008；359：833.
3. Slattery WH，Fisher LM，Iqbal Z，et al. Oral steroid regimens for idiopathic sudden sensorineural hearing loss. *Otolaryngol Head Neck Surg*，2005，132：5.
4. Botma M，Bader R，Kubba H. "A parent's kiss"：evaluating an unusual method for removing nasal foreign bodies in children. *J Laryngol Otol*，2000 Aug，114（8）：598-600.
5. Purohit N，Ray S，Wilson T，et al. The "parent's kiss"：an effective way to remove paediatric nasal foreign bodies. *Ann R Coll Surg Engl*，2008，90：420-422.
6. Madhok VB，Gagyor I，Daly F，et al. Corticosteroids for Bell's palsy（idiopathic facial paralysis）. *Cochrane Database of Syst Rev*，2016，7. CD001942.
7. Gagyor I，Madhok VB，Daly F，et al. Antiviral treatment for Bell's palsy（idiopathic facial paralysis）. *Cochrane Database of Syst Rev*，2019，9. CD001869.
8. Venekamp RP，Sanders SL，Glasziou PP，et al. Antibiotics for acute otitis media in children. *Cochrane Database of Syst Rev*，2015，6. CD000219.
9. Le Saux N，Robinson JL，Canadian Paediatric Society，Infectious Diseases and Immunization Committee. Management of acute otitis media in children six months of age and older. *Paediatr Child Health*，2016 Jan-Feb，21（1）：39-50.

第17章 眼科相关急症

本章参见第1章第四节“视物模糊”及第二十一节“红眼”。

第18章 神经科急症

攻击（非性侵）伤

Peter Manning

定义

• 擦伤

1.最浅表的损害，也就是抓伤或擦伤。

2.损伤局限于表皮或最表层的真皮。

• 青肿（也就是瘀斑）

1.钝器损伤表皮下的组织血管，使血液渗出（漏出）到周围组织。

2.可能与过度的撕裂和擦伤有关。

3.可能是平的或突出表皮的。

• 挫裂伤（也就是切口、裂纹或裂缝）

1.其为由钝器伤导致的皮肤全层裂伤，并大量出血。

2.不应与切割伤混淆。

• 切割伤，是由锐利物体导致的伤口。

1.长度大于深度的伤口。

2.深度大于长度的伤口。

注意

• 假设所有的攻击案件都将诉诸法庭，医师可能会被要求提供证据，医师的判断会被公之于众。案件可能会在袭击发生数年后向法院提出，医师也只能依赖于当时所做的记录，以及所获得的各种图表或照片为证据。

• 因此，患者的医疗记录应该是全面而准确的。

• 没有所谓的“法医学”X线检查。做不做X线检查，仅基于临床。X线检查结果是法医学中至关重要的文件。

病史

• 尽可能准确记录患者主诉，包括以下内容。

1.攻击的时间。

2.攻击的方式，如踢、打、使用武器等。

3.使用的武器包括小刀、帕兰刀（弯刀）、枪等。

4.患者可能不是袭击的受害者，而是攻击者。典型的表现为“打架-咬伤”，即示指和（或）中指的掌指关节背侧的磨损或撕裂。

检查

• 记录所有主要的和轻微的损伤。

• 重点检查隐匿性伤口，如被衣服遮蔽的细小损伤。

• 包括伤口形状、大小、深度、颜色和直径（见下文照相机的使用）。

• 用照片记录所有病变；最好用数码相机拍摄。

1.拍照时，在病变旁放置一个刻度尺，以提高记录的准确性。

2.将照片作为一个备忘录，以便准确地记录所有的病变，而不会浪费时间多次查看患者。

3.在所有照片上标注日期和制作标签的人的姓名首字母。

4.将照片与急诊记录归档。

检查后

• 填写所有警方报告要求的细节，包括是否损伤、损伤的方式及是否与时间一致。如果被要求就“拘留的适合度”发表意见，请陈述“不知道”，因为医师可能不知道囚犯被拘留时的情况。医师不应该让自己承担拘留患者的法律责任，特别是当患者患有疾病或死亡时。

- 如果医师所在部门的工作流程允许，记得在24 ～ 48h回顾患者情况（医师的下一个班次是最理想的时间）。这有助于对患者以前受伤的部位进行重新评估和拍摄，这些部位可能在外观上发生了变化，并对在复查时显现受伤迹象的部位进行评估。

（李晓丹　译　葛洪霞　校）

参考文献/扩展阅读

Knight B. *Simpson's forensic medicine*. 11th ed. London：Arnold，1997：212.

第19章 妇科和产科急症

第一节 子 痫

Abhiram Kanneganti・Peter Manning・Gene Chan

定义

• 子痫前期：妊娠20周后出现的收缩压≥140mmHg或舒张压≥90mmHg（2次测量间隔4h），并出现蛋白尿（0.3g/24h或尿蛋白-肌酐比值＞30mg/mmol）。

• 重度子痫前期：收缩压≥160mmHg或舒张压≥110mmHg（2次测量），并出现蛋白尿（≥1g/24h），和（或）出现症状、器官损伤和（或）血生化改变，具体如下。

1.严重的头痛或视力障碍和（或）视神经盘水肿。

2.全身水肿，特别是手部和面部水肿，或1周内体重增加2kg以上。

3.上腹部或右侧腹可疑疼痛和（或）呕吐。

4.阵挛或腱反射亢进征象。

5.血生化改变：血小板计数下降（＜100×10^9/L）或转氨酶异常［丙氨酸转氨酶（ALT）或天冬氨酸转氨酶（AST）＞70U/L］。

6.肾缺血症状，包括少尿或血肌酐升高。

• HELLP综合征是一种非常严重的子痫前期，其特征如下。

1.溶血。

2.肝酶升高。

3.血小板减少（＜100 000/mm^3）。

• 子痫：在子痫前期的基础上发生，不能用其他原因解释的全身抽搐或昏迷。

要点

• 子痫前期或子痫可于妊娠20周至产后4周发病。

• 尿蛋白-肌酐比值＞30mg/mmol，常作为24h尿蛋白定量的快速替代指标。

• 由于子痫前期病情进展迅速，可能需要到产科病房住院观察。重度子痫前期和HELLP综合征可能需要提前分娩。

• 虽然重度子痫前期患者可能表现为少尿和血容量不足，但由于内皮功能障碍，患者也常合并肺水肿，因此静脉输液（目标值＜80ml/h）时要非常小心，并仔细监测液体平衡。

• 评估和管理的原则

1.由于常合并子宫胎盘灌注不足，从而需要评估胎儿情况。

2.识别HELLP综合征或合并器官功能障碍的重度子痫前期。

3.控制母体血压：收缩压＜150mmHg，舒张压80～100mmHg。

4. HELLP综合征或重度子痫前期：计划分娩时应当静脉滴注硫酸镁以预防子痫发生。

5.子痫发作：①母体气道管理；②静脉滴注硫酸镁终止抽搐；③情况稳定后终止妊娠。

6.唯一的治愈措施是计划终止妊娠（分娩方式及分娩时机需要产科专家决定）。

处理原则

支持措施

• 患者必须在重症监护室进行管理。

• 准备气道管理设备和复苏药物。

• 通过佩戴专用吸氧面罩获取高流量氧气。

• 监测：心电图，每5分钟监测一次生命体征及脉搏血氧饱和度。

• 严格容量管理：留置导尿管监测每小时尿量，并进行尿蛋白-肌酐比值检测。

给全科医师的特别提示

• 60%的患者发生于初次妊娠时。

• 子痫前期的高危因素包括初产妇、年龄≥40岁、BMI≥35kg/m^2、多胎妊娠、既往子痫前期病史、慢性高血压史、慢性肾脏病、糖尿病、红斑狼疮或其他自身免疫系统疾病。

• 子痫前期的发病很难预测。一旦发生，则应尽快寻求产科团队介入。

• 分娩后48h至4周内出现的新发癫痫发作在排除其他原因后可考虑为晚发型子痫。

• 若尿蛋白定量不易获取，尿蛋白定性≥2＋也可视为蛋白尿，但常出现假阳性。

• 妊娠期安全的口服降压药物包括拉贝洛尔、硝苯地平和甲基多巴。

• 子痫前期高风险的孕妇可在妊娠早期预防性口服阿司匹林。

• 建立外周静脉通路，控制静脉输液滴速，所有静脉液体总量滴速不超过80ml/h。

• 实验室检查：全血细胞计数、尿素氮/电解质/肌酐、肝功能和交叉配血试验及凝血酶原时间/部分凝血活酶时间。

• 通过检查胎儿心率，确保胎儿的生存能力，并进行持续的胎心监护。

• 如果出现子痫发作，则及时予以药物治疗（见下文）。

子痫发作或预防子痫的药物治疗

• 硫酸镁

1.用量

（1）负荷量：初始负荷剂量为4g，通过静脉输液泵注射5min以上。

（2）维持量：分娩后或最后一次子痫发作后24h内，静脉滴注硫酸镁1g/h。

（3）重复给药：如抽搐反复发作，则可以在5min内静脉推注硫酸镁2～4g。

2.副作用　潮热、恶心、血压降低15mmHg和上腹不适。

3.镁中毒的临床表现　最初表现为腱反射减弱（＞3.5mmol/L），随后出现呼吸抑制（＞6mmol/L），最终出现心脏停搏（＞12.5mmol/L）。肾功能受损或出现少尿/无尿（4h内尿量＜100ml）的女性更容易出现上述症状。

4.镁中毒的处理

（1）如果发生以下情况，停止输注硫酸镁，并检测血肌酐和血镁水平。

1）腱反射消失（每2小时检测一次）。

2）呼吸频率＜16次/分。

3）无尿（或者少尿，＜20ml/h）持续超过2h。

（2）10%葡萄糖酸钙10ml（共1g），静脉推注（10min以上）。

（3）若血镁浓度＞4mmol/L，每2小时检测血镁。若血镁浓度＜3.5mmol/L，再次以低滴速重新静脉泵入硫酸镁。

• 当静脉输注硫酸镁超过2次仍反复出现抽搐时

1.考虑更改诊断：颅内/蛛网膜下腔出血（可能继发于高血压）、脑膜炎、脑炎、颅内占位性病变、脑静脉血栓形成或癫痫。必要时完善急诊颅脑CT检查，同时需要警惕患者可能正在预防性服用阿司匹林。

2.必要时进行气管插管以维持气道通畅，并将患者送入ICU。

3.必要时更换治疗药物

（1）地西泮（安定）：10mg缓慢静脉推注，15min后可再次给药，总剂量不超过30mg。

（2）劳拉西泮（阿替万）：在2～5min静脉推注4mg，5～15min后可再次给药，总剂量不超过8mg。

（3）苯妥英钠：缓慢静脉推注1g（20min内），或在麻醉医师指导下应用硫喷妥钠。

收缩压＞160mmHg和（或）舒张压＞110mmHg时紧急降压的药物治疗

• 平均动脉压＞125mmHg的女性有动脉损伤的风险（如脑卒中、主动脉夹层和胎盘早剥），并需要立即治疗。

• 治疗的目标是平稳降压，收缩压控制在150mmHg以下，舒张压控制在80～100mmHg。舒张压大幅降低会对母体和胎儿产生不良影响。

• 子痫前期鉴别诊断：当妊娠期高血压合并蛋白尿时应与狼疮性肾炎、溶血性尿毒综合征和血栓性血小板减少性紫癜相鉴别。

• 可首先尝试口服药物降压（口服拉贝洛尔200mg或硝苯地平片10mg），30min后若降压效果不明显，可再次给予同种药物1次，若持续高血压，可予以静脉给药降压（表19-1）。

表 19-1 子痫前期患者的静脉注射降压药物

药物	起效时间	禁忌证	剂量	备注
拉贝洛尔（trandate）	1～2min	出现以下情况禁用 ● 哮喘 ● 心脏病（如心力衰竭、心脏传导阻滞）	● 静脉推注50mg（5min内） ● 每5～10分钟后可重复给药，直至达到预期效果或累计剂量达300mg ● 起始速度可为20mg/h，最大速度为160mg/h	在非禁忌情况下，为一线治疗药物
肼屈嗪（apresoline）	10～20min	● 溶于500ml生理盐水中以避免出现严重低血压 ● 合并风湿性心脏病或二尖瓣疾病时慎用	● 5mg缓慢静脉推注 ● 每20分钟后可重复给药，直至达到预期效果或累计剂量达20mg ● 起始速度可为6mg/h，最大速度为30mg/h	有严重低血压风险

注意：在理论上，硝苯地平可能与硫酸镁有协同降压作用。

（王楠 胡静 王妍 译 葛洪霞 校）

参考文献/扩展阅读

1. Hypertension in pregnancy: diagnosis and management. *NICE Guideline 133*, 2019 Jun.
2. Keadey M, Houry D. Complications in pregnancy (Part II): hypertensive disorders of pregnancy and vaginal bleeding. *Emerg Med Pract*, 2009 May, 11: 5.
3. Gestational hypertension and preeclampsia. *ACOG Practice Bulletin 222*, 2020 Jun.
4. Hypertension in pregnancy. *American College of Obstetricians and Gynecologists Task Force on Pregnancy*, 2013.

第二节 异位妊娠

Abhiram Kanneganti・Gene Chan

要点

- 任何有性行为的女性如出现腹痛、阴道出血，伴或不伴有停经史，都应考虑异位妊娠，除非证实为其他疾病。
- 任何尿妊娠试验阳性的女性如无超声证实宫内孕，均应按可疑异位妊娠处理。
- 在早期，未破裂的异位妊娠中，宫颈举痛或附件区压痛可为阴性。
- 虽然宫内节育器可降低妊娠概率，但当出现带器妊娠时，异位妊娠风险为20%。

给全科医师的特别提示

- 当女性出现以下症状时应怀疑异位妊娠

1. 尿妊娠试验阳性且未经超声证实为宫内孕。
2. 育龄期女性出现腹痛。

- 大多数表现是非典型性的（见下文）。
- 即使行输卵管结扎患者，也不能排除异位妊娠。
- 尿妊娠试验是一个非常简便的方法，但是需要注意它的局限性。

临床表现

- 症状包括盆腔痛、阴道出血，伴有尿妊娠试验阳性，需要与自然流产相鉴别。
- 其他鉴别诊断包括卵巢相关急症、盆腔炎性疾病或其他原因导致的大量腹腔内出血。
- 典型表现：典型的三联征包括停经、腹痛及阴道出血，多于停经6～8周出现，伴有尿妊娠试验阳性。腹痛常为突然出现的单侧剧烈腹痛，可能伴有晕厥和新鲜阴道出血。
- 不典型表现：伴有不规则阴道出血的反复下腹痛、消化道症状（呕吐或腹泻）、肩部疼痛。患者可能会出现头晕和晕厥，或以排便时疼痛为主诉。

危险因素

异位妊娠的危险因素见表19-2。

表19-2 异位妊娠的危险因素

风险等级	危险因素	比值比（95%置信区间）
高风险	既往异位妊娠病史*	8.3（6.0～11.5）
	既往输卵管结扎	9.3（4.9～18）
	既往输卵管手术史	4.0（2.6～6.1）
中风险	盆腔炎性疾病史	3.4（2.4～5.0）
	吸烟（10～19支/天）	3.1（2.2～4.3）
	既往自然流产次数≥3次	3.0（1.3～6.9）
	年龄≥40岁	2.9（1.4～6.1）
	既往药物流产史	2.8（1.1～7.2）
	患不孕症>1年	2.6（1.6～4.2）
	多位性伴侣	2.1（1.4～4.8）
低风险	吸烟（<10支/天）	1.7（1.2～2.4）
	宫内节育器	1.3（1.0～1.8）
	既往因阑尾穿孔行阑尾切除术	1.4（0.8～2.4）
	年龄为30～39岁	1.3（1.0～2.0）

资料来源：Bouyer J，Coste J，Shojaei T，et al.*Am J Epidemiol*，2003，157：185；*Ankum WM，MolBWJ，Van Der Veen F，Bossuyt PMM.*Fertil Steril*，1996，65：1093；Mol BWJ，Ankum WM，Bossuyt PMM，Van der Veen F.*Contraception*，1995，52：337-341。

诊断

尿和血清人绒毛膜促性腺激素（hCG）

• 家庭尿妊娠试验试剂盒能测定尿液中hCG的最低含量为25U/L且诊断妊娠的特异度接近100%（停经4周）。

• 所有出现腹痛的育龄期女性都应该行尿妊娠试验以排除异位妊娠。

• 假阳性结果可能出现在绝经后、分泌hCG的肿瘤（如妊娠滋养细胞疾病、性腺畸胎瘤或具有hCG分泌功能的异位癌症）和外源性消耗。此外，在人工流产或流产后30～60天，仍可检测到尿液hCG阳性。

• 假阴性结果出现概率很低，但仍可在尿液标本过于稀释时出现（应用利尿剂）。

• 当尿和血清hCG浓度相等时，若对尿妊娠试验结果有异议，可进行血清hCG定量测定。

超声

• 可进行经腹超声检查（或由超声专业医师行经阴道超声检查）。

• 任何尿妊娠试验阳性且子宫内未见胎囊（或不能确认宫内孕）的患者均应高度怀疑异位妊娠。

• 当腹痛且尿妊娠试验阳性的患者超声下可见到游离液体，应高度怀疑异位妊娠破裂。

未知部位妊娠

• 如果妊娠部位未知且患者病情平稳，应尽快进行血清hCG定量检测，并于48h后复查。

• 当血清hCG浓度增加>63%时，尽管不能排除异位妊娠，但宫内妊娠的可能性大。

• 血清hCG浓度下降>50%可能代表生化妊娠。

• 当血清hCG浓度下降<50%或增加<63%时需要立刻请妇科专业医师会诊以排除异位妊娠。

病情不稳定患者的处理

• 患者需要在有急救设备的地方进行处理。

• 维持气道通畅并给予高流量氧气。

• 监测：心电图，每5分钟测量一次生命体征、脉搏血氧饱和度。

• 开放2条大内径的静脉通路。

• 快速静脉滴注晶体液500ml。再次评估。

• 实验室指标（必须完善）

1.尿定性hCG检测及血清hCG定量检测。

2.交叉配血和全血细胞计数。

3.凝血酶原时间（PT）/部分凝血活酶时间（PTT）和尿素氮/电解质/肌酐。

• 当出现失血性休克时滴注血液制品。

• 留置导尿管，监测尿量。

• 立即通知妇产科专科医师及手术室并准备手术。

• 尿妊娠试验阳性、腹腔内大量游离液体且不能确定宫内妊娠的育龄期女性可能需要手术探查。

病情平稳患者的处理

• 禁食、禁水。

• 平卧，每5～10分钟监测一次生命体征。

• 至少开放一条大内径外周静脉通路（14G/16G）。

• 根据病情不稳定患者的情况进行实验室检

查（见前文），此外，还进行肝功能检查，以评估是否可以应用甲氨蝶呤。

• 通知妇产科专科医师。

• Rh阴性血的患者需要预防性应用抗D抗体治疗。

*注意：*异位妊娠患者的最佳处理是根据患者的临床情况、病灶破裂的证据、异位病灶的大小、血清hCG水平升高速度及患者未来生育意愿选择门诊期待治疗、药物治疗（甲氨蝶呤）或手术治疗。

（胡　静　王　楠　王　妍　译　葛洪霞　校）

参考文献/扩展阅读

1. Wong E，Ooi SBS. Ectopic pregnancy：a diagnostic challenge in the emergency department. *Eur J Emerg Med*，2000，7（3）：189-194.
2. Diagnosis and management of ectopic pregnancy. *RCOG Guideline No. 21*，2016 Nov.
3. Ectopic pregnancy and miscarriage：diagnosis and initial management. *NICE Guideline 126*，2019 Apr.
4. Ankum WM，Mol BW，Van der Veen F，et al. Risk factors for ectopic pregnancy：a meta-analysis. *Fertil Steril*，1996 Jun，65（6）：1093-1099.
5. Bouyer J，Coste J，Shojaei T，et al. Risk factors for ectopic pregnancy：a comprehensive analysis based on a large case-control，population-based study in France. *Am J Epidemiol*，2003 Feb 1，157（3）：185-194. Review.
6. Mol BWJ，Ankum WM，Bossuyt PMM，et al. Contraception and the risk of ectopic pregnancy：a meta-analysis. *Contraception*，1995，52：337-341.

第三节　盆腔炎性疾病

Abhiram Kanneganti・Gene Chan

要点

• 急性盆腔炎性疾病（PID）由于症状和体征差异较大很难明确诊断。任何育龄期女性出现下腹痛，都应考虑盆腔炎性疾病、卵巢扭转和异位妊娠的可能。

• 盆腔炎性疾病包括女性上生殖道的一系列炎症性疾病，包括子宫内膜炎、输卵管炎、输卵管卵巢脓肿和盆腔腹膜炎。常见的致病微生物包括淋病奈瑟菌和沙眼衣原体。其他相关的非性传播微生物包括阴道加德纳菌、厌氧菌、革兰氏阴性杆菌和链球菌。

• 发病诱因

1. 多个性伴侣或未使用避孕套的新性伴侣。
2. 过早的性行为。
3. 性传播疾病史。
4. 近期的下生殖道检查或操作（如扩宫或清宫术、手术终止妊娠、子宫输卵管造影等）。
5. 近期人工流产、流产或分娩。
6. 宫内节育器（特别是近期放置的）。
7. 吸烟。

• 典型表现为亚急性下腹钝痛，通常为双侧下腹痛。双侧下腹痛和附件区压痛的鉴别诊断包括异位妊娠、输卵管卵巢脓肿和附件扭转。

• 经典的三联征，包括下腹痛或压痛、宫颈举痛和双侧附件区压痛，其在大部分急性盆腔炎性疾病患者中出现。

• 其他症状包括阴道分泌物增多、异常阴道出血及性交痛，也可能出现发热（体温超过38℃）、恶心及呕吐。窥器检查时，在95%的盆腔炎性疾病患者中可以看见脓性分泌物。

• 必须优先排除妊娠。尽管妊娠合并盆腔炎性疾病较为少见，但其可导致母胎死亡率升高。月经期出现盆腔炎性疾病的可能性很低。

• 当患者出现全身性脓毒症症状、严重盆腔疼痛及可触及附件肿块或先前盆腔炎性疾病治疗失败的应怀疑输卵管卵巢脓肿。进行超声、CT或MRI等盆腔影像学检查评估是必不可少的。如果确诊，需要住院接受静脉抗生素治疗、严密观察，必要时穿刺引流。

• 通常来说，患有阑尾炎的女性症状持续的时间更短，并且会有更加明显的消化道症状。她们在临床上表现为更加不适，并且体征局限于右侧髂窝。

• 重要的检查包括血常规、C反应蛋白和尿常规。检测淋病奈瑟菌和沙眼衣原体，行核酸扩增试验（NAAT）和聚合酶链反应（PCR）使用的阴道分泌物拭子与宫颈拭子同样敏感，因此患者可自行留取阴道拭子送检。阴道拭子也可用于检测阴道加德纳菌。

给全科医师的特别提示

• 出现以下情况时，及时请妇产科医师会诊后收入院治疗：中毒、门诊治疗效果欠佳、妊娠、呕吐症状明显、不能排除外科急症引起的疼痛、可疑输卵管卵巢脓肿、免疫缺陷，以及在门诊随访可能性小的患者。

• 对于可疑盆腔炎性疾病的患者，积极进行经验性治疗。这样可以减少远期并发症发生的风险，如异位妊娠、不孕症及慢性盆腔痛。

处理原则

• 在适当的护理区域进行治疗，遵循脓毒症的处理原则。

• 取阴道拭子进行NAAT/PCR检测衣原体及淋球菌。阴道拭子还可以用于进行细菌培养和药敏试验以检查阴道加德纳菌。

• 建立静脉通路并进行血常规、肾功能检查。注意关注炎症指标如C反应蛋白的基础值及变化趋势。

• 如有宫内节育器，需要取出。如果在过去7天内发生过无保护措施的性交，且宫内节育器计划取出，则可能需要紧急避孕。

• 门诊抗生素治疗方案如下（以下治疗方案疗程均需要14天）

1. 立即肌内注射头孢曲松1g，然后口服多西环素100mg，每天2次及甲硝唑500mg，每天2次，共14天。

2. 联合口服左氧氟沙星400mg，每天2次及甲硝唑400mg，每天2次，共14天。

• 由于淋球菌与支原体对阿奇霉素有耐药性，不推荐应用阿奇霉素。

• 如果附件区可触及肿块且怀疑卵巢输卵管脓肿，建议完善盆腔影像学检查。怀疑脓肿形成、中毒及呕吐症状明显或在门诊随访可能性小的患者，建议入院采用静脉注射抗生素治疗。

• 人类免疫缺陷病毒（HIV）阳性的患者更容易发展至输卵管卵巢脓肿，但其对推荐的抗生素方案反应同样较好，应采取同样方案治疗。

• 住院抗生素治疗方案

1. 每天静脉注射头孢曲松2g，同时口服多西环素100mg，每天2次和口服甲硝唑400mg，每天2次，共14天。

2. 每8小时静脉注射克林霉素900mg，静脉注射庆大霉素（2mg/kg负荷剂量，随后每8小时注射1.5mg/kg），然后口服多西环素100mg，每天2次和口服甲硝唑400mg，每天2次，共14天。如果患者不适用口服多西环素和甲硝唑，替代用药为口服克林霉素450mg，每天4次，共14天。

• 患者出院时应给予完整的指导，并于妇科门诊或性病（STI）门诊随访，同时给予以下建议。

1. 出院后3～6个月密切随访。

2. 应告知患者在她与性伴侣检测/治疗完全结束前，避免不使用避孕套的性接触。

3. 应建议患者进行梅毒螺旋体、肝炎病毒和人类免疫缺陷病毒等引起其他性传播疾病病原体的检测。

4. 如果出现严重盆腔痛、持续发热或不适，应及时返院治疗。

（胡　静　王　楠　王　妍　译　葛洪霞　校）

参考文献/扩展阅读

1. *UK National guideline for the management of pelvic inflammatory disease（2019 interim update）*. British Association for Sexual Health and HIV. https：//www.bashhguidelines. org/media/1217/pid-update-2019.pdf
2. Pelvic inflammatory disease（PID）. *Centers for Disease Control and Prevention 2015 sexually transmitted disease treatment guidelines*. https：//www.cdc.gov/std/tg2015/pid.htm

第四节　急诊分娩

Karen Lim · Peter Manning

要点

• 如果患者是经产妇，并且她表示自己“快生了"，那么请相信她。因为你可能没有时间将她转移到产房，她就即将开始分娩了。

• 尽快联系妇产科和新生儿科或儿科医师（如果你所在的单位具备这个条件），在等待他们到来的过程中，就要做好开始接生的准备。

• 胎头着冠：举例来说，胎头在产道中下降使会阴部膨隆突出预示着即将分娩，此时请不要再将产妇转移至产房。

• 如果产妇在近期曾出现任何阴道出血的情况，则存在前置胎盘的可能，不要进行阴道检查。不论是指诊还是扩阴器检查都可能破坏胎盘引起不可控制的出血。

• 在新生儿娩出时需要注意避免会阴撕裂，用一只手托住会阴进行会阴保护，直至胎儿娩出。通过会阴保护可能可以避免会阴切开术。

• 由于母体的羊水中含有对新生儿健康至关重要的激素，不再强制吸引新生儿的口鼻黏液（除非发现胎粪）。

产程和分娩

• 第一产程：在有力且规律的宫缩下，宫颈口逐渐扩张。通常来说，第一产程是分娩过程中最长的阶段。在第一产程中宫颈逐渐变薄展平。

• 第二产程：从宫颈口完全开全到胎儿娩出，需要数分钟到数小时。

• 第三产程：胎盘娩出。通常在胎儿娩出后的30min内胎盘剥离，随着子宫进一步收缩，胎盘娩出。

急诊分娩

• 胎头现已着冠，没有足够的时间将产妇转运至产房。

• 尽快联系妇产科及儿科医师（如果你所在的医疗机构有此条件），但请在他们到来前做好接生的准备。

• 如果时间允许，采集简洁精要的产科病史。

1.产次：经产妇产程时长相对短。

2.近期有无阴道出血史。

3.孕周

（1）通过末次月经时间计算。

（2）估算预产期或按照公式计算，从末次月经的第1天算起，月份减3或加9，天数加7。

（3）宫高：在肥胖产妇中测量宫高可能存在误差。

4.产前检查情况。

5.本次和既往妊娠过程中的并发症。

6.既往病史，如高血压、子痫等。

• 进行重点的体格检查

1.关注胎头着冠（图19-1）。

2.若既往无阴道出血史，则在无菌条件下进行阴道窥器和阴道检查，以确定胎先露位置和宫颈扩张程度。胎先露方位的判断最好结合颅缝的触诊，但如果触及到了胎儿足部或手掌，则表示先露异常。

3.如果不能明确胎先露，床旁超声可以提示胎儿先露部位。

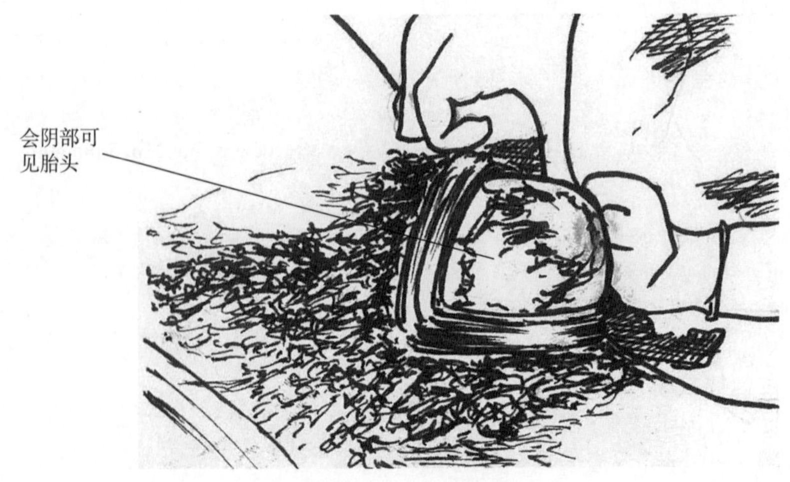

图19-1 胎头着冠

接生步骤

• 产妇体位：产妇可以选择最舒适的分娩体位，最常见的姿势是半坐位，膝关节弯曲，背靠支撑物。部分垂直向下的重力作用可以帮助分娩。

• 孔巾遮挡会阴并准备接生所需用品。

利用孔巾和隔离衣避免接触到分娩过程中飞溅的液体，但并不需要准备无菌制剂。

• 用一只手支撑会阴，可以降低会阴裂伤的风险。用另一只手使胎头在分娩过程中保持俯屈位（图19-2）。

• 控制胎头娩出的速度以避免会阴裂伤。

• 胎儿一经娩出，即鼓励产妇避免用力，并检查是否存在脐带绕颈（图19-3）。

如果存在脐带缠绕胎儿颈部，应松解脐带。动作应轻柔，避免脐带断裂。

• 胎肩娩出

1.双手置于胎头两侧，一阵宫缩用力时娩出一侧胎肩，向下轻压胎头协助前肩娩出（图19-4）。避免急迫而粗暴的操作。

2.前肩娩出后，肌内注射麦角新碱0.5mg。

• 胎体娩出

1.支撑胎儿头部及肩部，控制胎体娩出的速度（图19-5）

2.进行新生儿初步评估（详见Apgar评分部分）。

3.擦干新生儿身体表面液体后，将其包裹在毛巾或毛毯中保暖，用两把血管钳夹紧脐带，间隔2in（1in＝2.54cm），用无菌剪刀将其剪断，根据你所在部门或医院规定，采集适量脐带血样本。

• 若分娩后新生儿出现发绀、窒息或刺激后反应力差，在新生儿科医师不能及时到达现场的情况下需要立即开始新生儿窒息复苏。

• 会阴切开术（图19-6）

1.通常在胎头着冠时决定是否需要行会阴切开术。常规会阴切开术并没有证据支持。

2.在即将出现会阴部阴唇系带撕裂时用无菌剪刀进行会阴侧切术，将两根手指置于阴唇系带后方，将剪刀与胎儿头部隔离开。因会阴中切术可增加Ⅲ度或Ⅳ度裂伤风险，目前已不推荐应用。

3.宫缩高峰时切开，不需要局部麻醉药。切开的深度取决于产力及会阴的弹性。

• 胎盘娩出

1.在新生儿娩出15～20min后，胎盘娩出。当给予积极处理后（控制性牵拉脐带），30min内胎盘仍未娩出定义为胎盘残留。

2.在胎盘剥离后可轻拉牵引脐带。

*注意：*强行牵引脐带会导致子宫内翻、脐带断裂、胎盘早剥→导致大量阴道出血。

3.在胎儿娩出后按摩子宫以促进子宫收缩。

4.一只手绕住脐带轻拉，另一只手应置于耻骨联合上方垂直向下按压，以防止子宫内翻。

5.胎盘剥离的征象

（1）脐带缓慢自行延长。

（2）宫腔内血块排出。

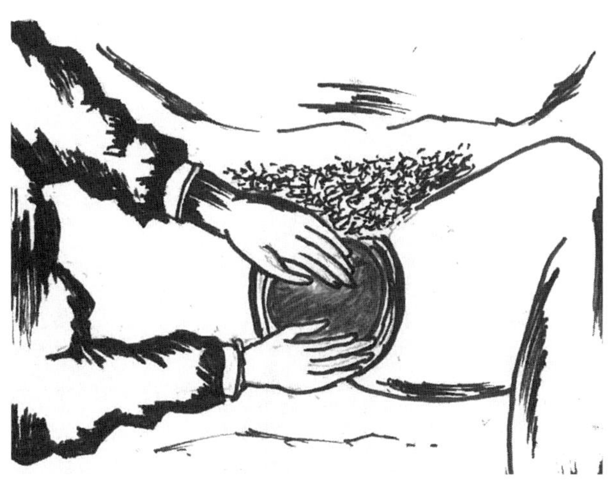

图19-2　右手保护会阴，左手使胎头在分娩过程中保持俯屈

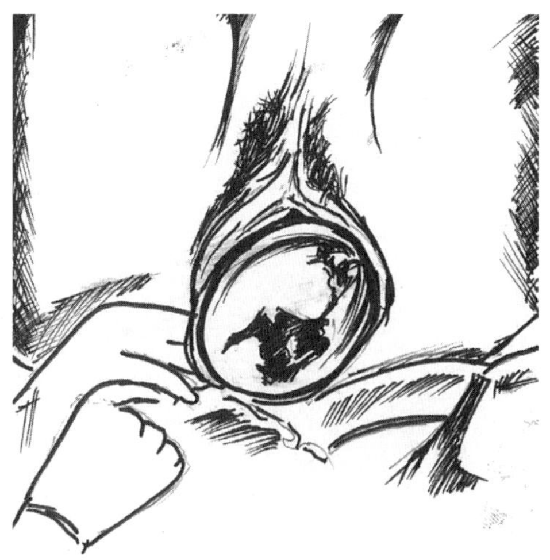

图19-3　确认无脐带绕颈

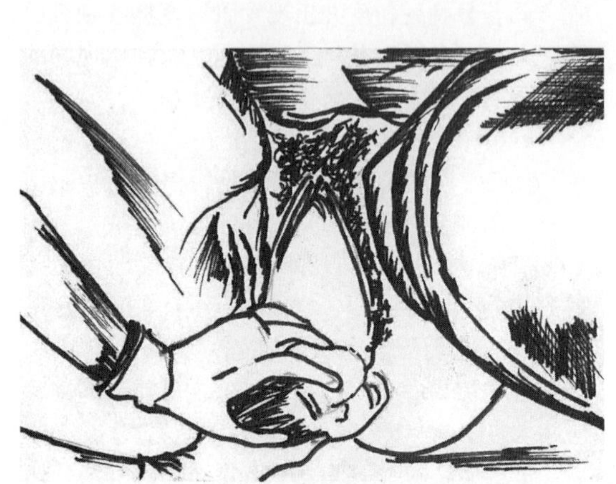

图19-4 向下轻压胎头协助前肩娩出

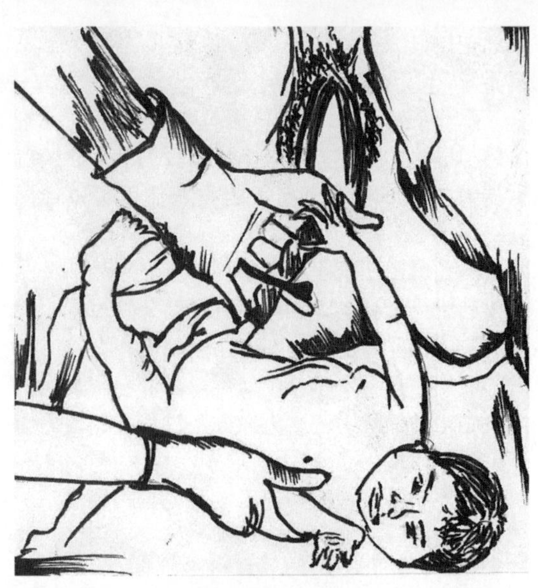

图19-5 胎儿娩出

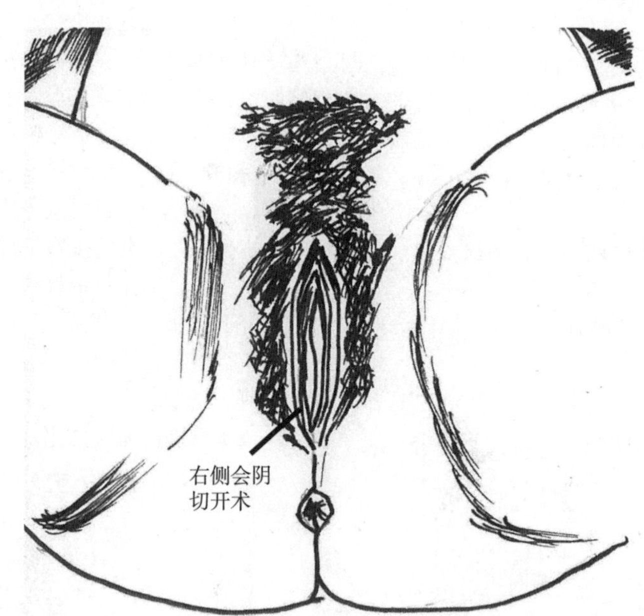

图19-6 会阴切开术

（3）子宫体积缩小，子宫变硬。

6.胎盘娩出后检查胎盘

（1）打开胎膜，暴露胎盘的每个小叶。

（2）胎盘部分残留会增加产后出血的风险。

产后出血（postpartum haemorrhage，PPH）

- 阴道分娩失血量超过500ml是不正常的。PPH最常见的原因是子宫收缩乏力及软产道（阴道/会阴）深部裂伤；因此，开放外周静脉通路、充分扩容是非常重要的。
- PPH的药物治疗包括应用促进子宫收缩药物，如催产素（500ml生理盐水中加入40U催产素，以125ml/h滴速泵入）和麦角新碱（500μg肌内注射），以及抗纤溶药物，如氨甲环酸（10min内静脉注射1g）。

Apgar评分（美国儿科总体评估记录）评估新生儿情况（表19-3）

Apgar评分在胎儿出生后1min、5min时进行，若前两部分评分低，则仍需要在出生后10min进行评估。

表19-3 Apgar评分

体征	得分		
	0	1	2
A：肌张力	松弛	四肢稍屈曲	四肢活动好
P：脉搏	无	＜100次/分	＞100次/分
G：对刺激的反应	无反应	有些动作如皱眉	打喷嚏、咳嗽、闪躲
A：肤色	全身苍白	躯干红，四肢发绀	全身红润
R：呼吸	无	慢，不规律	好，大声哭

致谢

本章中的所有插图均由Swati Jain博士绘制。

（王 楠 胡 静 王 妍 译 葛洪霞 校）

参考文献/扩展阅读

Vora S，Dobiesz VA. Emergency childbirth. In：Roberts JR，Custalow CB，Thomsen TW，eds. *Roberts and Hedges' clinical procedures in emergency medicine and acute care*. 7th ed. Philadelphia：Elsevier，2019：1186-1189.

第20章 环境急症

第一节 重度烧伤

Victor Ong · Shirley Ooi

定义

- 重度烧伤的定义

1.任何年龄组的全层烧伤。

2.局部层面烧伤，影响超过10%的体表面积。

3.涉及特殊部位的烧伤，如眼、耳、面部、手、生殖器、会阴部、足和主要关节等。

4.四肢和躯干等身体部位的环形烧伤。

5.吸入性损伤。

6.电烧伤，包括雷击伤。

7.化学烧伤。

8.慢性疾病（如糖尿病、慢性肾衰竭）患者的烧伤，这些疾病可能使治疗复杂化，延长康复时间，增加死亡率。

9.伴有重大创伤的烧伤。如果重大创伤对生命构成更大的直接威胁，那么在转至烧伤中心之前，患者可以在创伤中心过渡稳定。

10.在没有合格的人员或设备护理儿童的医院里的烧伤儿童。

11.需要特殊社会、情感或康复干预的烧伤患者。

- 对重度烧伤患者的评估遵循高级创伤生命支持（ATLS）的原则。初级调查阶段筛选出威胁生命的损伤，如气道问题和呼吸困难。二级检查包括对患者的彻底检查，在这个阶段，需要评估烧伤的面积，并计算出输液方案。
- 大多数急性重度烧伤的患者需要转诊并进入烧伤中心。

初步评估和管理

- 严重烧伤的患者应该在重症监护或复苏区进行管理，并进行密切监测。
- 按照ATLS流程处理同时发生的外伤。
- 在初步调查期间（评估患者的气道、呼吸、循环、失能和暴露因素即ABCDE），如果气道有阻塞的危险，应考虑尽早进行气管插管，延迟和进行性气道水肿可能使随后的气管插管更加困难。
- 吸入大量烟雾，进行气管插管必要性的迹象如下所述。

1.吸气性支气管炎，伴有持续的咳嗽和喘息。

2.呼吸窘迫。

3.吞咽困难。

4.声音嘶哑。

5.鼻腔或口腔和面部周围的烧伤和烫伤。

6.舌和口腔黏膜起水疱，伴肿胀。

7.鼻腔内有燃烧或烧焦的毛发。

8.口腔和鼻腔内有碳质痰或烧焦物。

9.喉镜检查时可见喉部水肿。

10.低氧血症或高碳酸血症。

11.精神状态低迷。

12.一氧化碳和（或）氰化物水平升高。

- 暴露在封闭区域的火灾中会使人吸入高温气体（造成热损伤），以及包括一氧化碳、氰化物和二氧化氮在内的有毒气体。
- 氰化物会破坏体内的线粒体，使细胞进行无氧呼吸，导致乳酸酸中毒。
- 要注意胸部和颈部的环形烧伤，因为这些地方会随着愈合而收缩，影响呼吸运动。
- 困难气道建议

1.尝试插管前，密切监测（血压、心律、心率、血氧饱和度、呼气末二氧化碳)。

2. 由于这是潜在的困难气道，优先考虑“清醒插管”而非快速序贯诱导(RSI)，以评估气管内插管的难易程度。

3. 在急性烧伤的前72h内，不禁止使用氯化琥珀胆碱(司可林)/琥珀胆碱。

4. 备好气管切开所需的设备，如环甲膜切开器，以防气管插管失败。

5. 插管应在高年资急诊医师在场的情况下进行。如果有气道管理小组，其应处于待命状态。

• 在机械通气过程中，通过低潮气量将气道压力降至最低，可以降低呼吸机相关性肺损伤的发生率并改善预后。

• 对于不需要气管插管的患者，应用非重复呼吸机面罩以15L/min的速度进行氧疗。这对一氧化碳中毒非常有效。

• 当出现支气管痉挛时应用沙丁胺醇。

• 不要使用类固醇激素，因为其会导致细菌感染的发生率增加。

• 建立2条大口径静脉(IV)血管通路，并滴注晶体液。如果需要，可以考虑在烧伤的皮肤处开放静脉血管通路。

• 检查

1. 必需的血液学检查：血型鉴定和交叉配血试验(GXM)、全血细胞计数、尿素氮/电解质/肌酐测定、凝血功能测定、动脉血气分析和末梢血糖测定。

2. 其他相关血液学检查：如果考虑一氧化碳中毒，则需要进行碳氧血红蛋白水平测定；如果考虑氰化物中毒，则需要测定乳酸盐水平。

3. 应进行心电图(ECG)和胸部X线检查。

• 对患者进行导尿以监测尿量。

• 注意防止烧伤部位散热、寒冷环境、静脉输液、失血和制动而导致低体温。

烧伤评估和补液策略

• 应评估烧伤的严重程度。判断严重程度的依据如下。

1. 烧伤的深度。

2. 烧伤的面积。

3. 烧伤的位置。

• 烧伤按深度分为浅层、浅层/深层部分或全层烧伤(参考本章第二节“轻度烧伤”)。

• 成人的烧伤面积通常用华氏九分法进行评估(图20-1)。对儿童来说，由于不同年龄身体比例的差异，应用Lund-Browder图(图20-2)评估更为合适。在计算烧伤范围时，只考虑部分和全层烧伤。

• 散在的烧伤伤口的面积通过使用患者不包括手指的手掌面积[0.5%的体表总面积或包括手指的手掌面积(1.0%的体表总面积)]来估计。

• 根据评估的烧伤伤口的大小计算补液量。一般来说，任何烧伤面积超过15% TBSA的患者

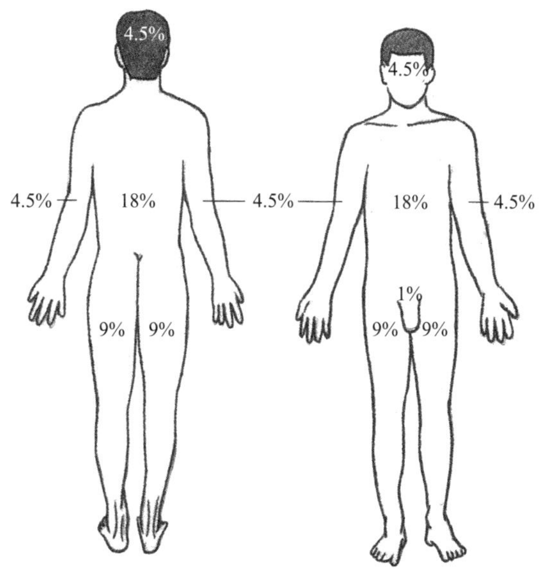

图20-1 华氏九分法

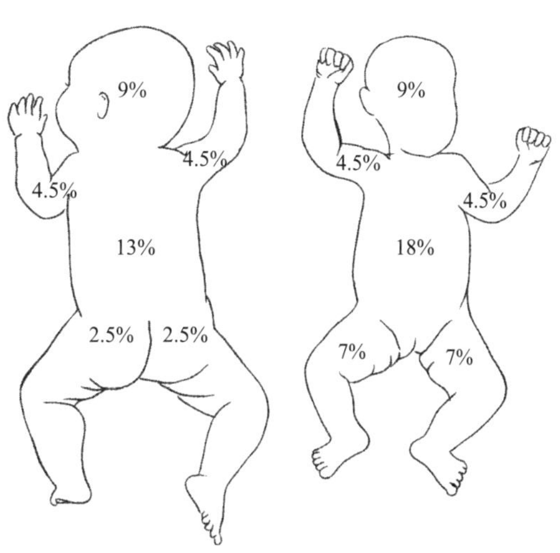

图20-2 Lund-Browder图

都需要补液。

• 如果烧伤程度不允许通过未烧伤的皮肤开放静脉血管通路，可在烧伤皮肤处建立血管通路。上肢比下肢更适合建立静脉通路，因为隐静脉化脓性静脉炎的发生率很高。

液体复苏

• 在大面积烧伤后的最初24～48h，烧伤休克的特点是心肌抑制和毛细血管通透性增加，大量体液转移和血管内容量丢失。

• 液体复苏中恢复血管内容量和维持末端器官灌注至关重要。

• 过度液体复苏会导致急性呼吸窘迫综合征、多器官功能衰竭和腹腔/四肢或眼眶间室综合征。

• 静脉输液是为了满足烧伤后计算出的补液需求，以及日常液体需求±创伤复苏。目标为保持尿量（每小时0.5ml/kg体重）。

• 目前已有多种使用晶体液和胶体液的不同组合的补液方案。常用的是表20-1中的Parkland公式。传统的Parkland公式使用4ml/（kg·%BSA）。目前的指南建议从2ml/（kg·%BSA）开始，以避免过度液体复苏。

表20-1 Parkland公式

• 前24h内的总补液需求量＝2～4ml/（kg·%BSA）[从2ml/（kg·%BSA）开始]
• 将总容量分为两半
• 前8h内输注前一半
• 其余的在接下来的16h内输注
• 开始时间＝实际烧伤发生的时间（因此，如果烧伤患者在受伤2h后开始接受液体补充，那么计算出的液体的前一半需要在6h内输注，而不是上述的前8h）
• 建议选择哈特曼溶液

• 其他公式，如Muir公式和Barclay公式及Galveston公式，也在多个国家使用。

• 注意这些公式只计算单纯补充烧伤后失去的液体所需的量。这种液体是正常人的日常液体需求和创伤情况下的血液复苏的补充。

液体选择

• 首选哈特曼溶液或林格溶液，其电解质的浓度为生理值。

• 大量滴注普通生理盐水可能会诱发高氯代谢性酸中毒。

缓解疼痛

• 给予足够的镇痛治疗。烧伤相关的疼痛治疗不足与焦虑和抑郁等长期负面的后遗症有关。

• 静脉途径镇痛是首选，因为它能更快缓解疼痛并有效滴定。

1. 静脉注射芬太尼2～3μg/kg的负荷剂量和0.35～0.5μg/kg每0.5～1小时的间歇剂量（25～50μg）或2μg/（kg·h）的输注（50～200μg/h）维持剂量。

2. 静脉注射吗啡1～2mg，每10～15分钟一次，给予LD和以2～30mg/h速度输注MD。

3. 伤口护理/包扎时可使用恩托诺克斯吸入剂或氯胺酮程序性镇静药。

• 虽然阿片类药物是这种情况下镇痛的理想首选，但可能会导致低血压，因此需要补充足够的液体。

• 口服非甾体抗炎药（NSAID）对乙酰氨基酚在其剂量-反应关系中具有天花板效应，因此，只能作为补充。

与烧伤有关的中毒

• 氰化物中毒表现为乳酸升高，二氧化碳分压（$PaCO_2$）或呼气末二氧化碳分压（$EtCO_2$）下降，这是由于线粒体中毒和随之而来的无氧呼吸。应考虑应用羟钴胺。

• 一氧化碳中毒通过应用非重复呼吸面罩使用高流量的氧气进行治疗。详情参见第13章第六节“一氧化碳中毒”。

烧伤伤口管理

• 应该用大量的清洁水冷却烧伤部位，然后用非黏性的清洁无菌敷料覆盖（参考本章第二节“轻度烧伤”）。

• 不要对大面积烧伤的患者（＞10%的体表面积）使用冷水，因为这可能导致体温过低。

• 躯干和肢体的全层环形烧伤应进行焦痂切开术（图20-3）。

1. 焦痂切开术可以在不使用镇痛药的情况下进行。

2. 使用无菌刀。

3. 切口应沿解剖线进行（图20-3），先切开几条线，必要时增加。切口必须延伸到肢体外侧

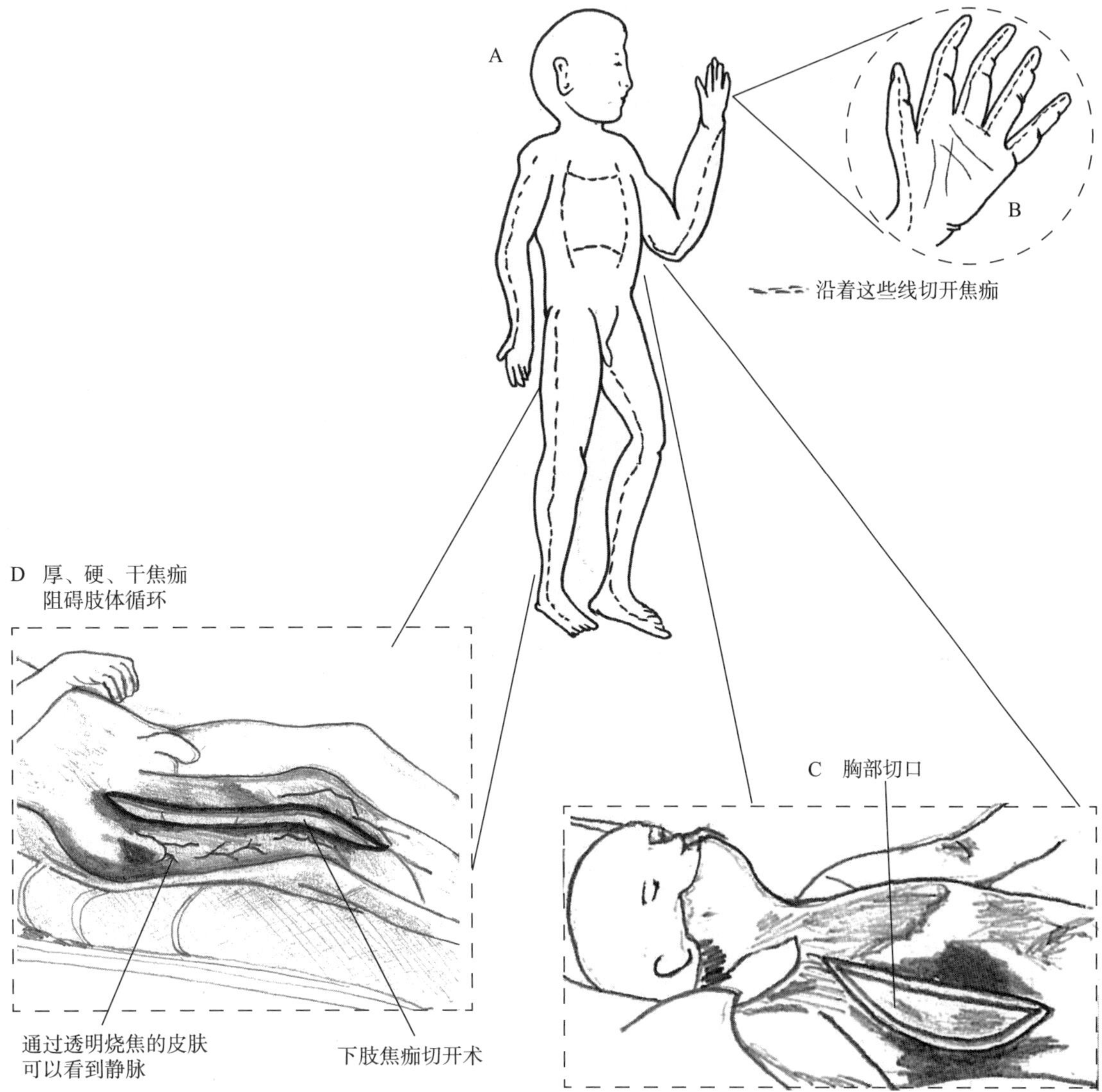

图20-3 急诊焦痂切开术

和（或）内侧线的整个长度，包括关节。对于胸部的环形烧伤，如果呼吸运动受限，应考虑在双侧腋前线做切口。

4.切开的标准为切口的深度达到脂肪层。不建议以切开看到出血为标准。

5.完成后，通过检查毛细血管充盈压力、使用手持多普勒超声仪和检查间室压力评估焦痂切开术的充分性。

6.通过多普勒超声检查血流情况改善和腔内压力下降确定焦痂切开术的充分性。

（张志鹏 译 郭治国 葛洪霞 校）

参考文献/扩展阅读

1. Patterson DR，Tininenko J，Ptacek JT. Pain during burn hospitalization predicts long-term outcome. *J Burn Care Res*，2006，27（5）：719.

2. Guidelines for the operation of burns center. In：Committee on Trauma of the American College of Surgeons. *Resources for optimal care of the injured patient*. Chicago，IL：American College of Surgeons，2006：79-86.

3. American College of Surgeons. Trauma injuries. In：Committee on Trauma of the American College of

Surgeons. *Advanced trauma life support（ATLS）for Doctors. Instructor course manual*. 10th ed. Chicago，IL：American College of Surgeons，2018：168-185.

4. *National Burns Centre referral guidance*. National Network of Burn Care NHS，2012 Feb.

5. American Burn Association. *Advanced burn life support course：provider manual 2018 update*. Chicago，IL：American Burn Association，2018.

6. Cancio LC. Initial assessment and fluid resuscitation of burn patients. *Surg Clin North Am*，2014，94（4）741-754.

7. Wiechman S，Sharar SR. Management of burn wound pain and itchiness. UpToDate. 2020 [cited 2020 Nov 19]. Available from：https：//www. uptodate. com/contents/management-of-burn-wound-pain-and-itching/print.

第二节 轻度烧伤

Victor Ong · Peter Manning

定义

• 表浅或一度烧伤（如日光灼伤）：仅累及皮肤的表皮层，以红斑、疼痛和没有水疱为特点。此类烧伤不致命，一般也不需要静脉补液。伤口通常在1周愈合并且不留瘢痕。

• 部分全层或二度烧伤分为两类（图20-4）

1.浅表部分全层烧伤特征是24h内表皮和真皮层之间出现红色斑块，并形成肿胀和水疱。表面潮湿，可能有渗出，对疼痛十分敏感，甚至气流都能引起疼痛。需要长达21天时间才能愈合，没有功能障碍或增生性瘢痕。

2.深度部分全层烧伤延伸到真皮深处，毛囊和汗腺受损。烧伤部位只对按压有疼痛反应，受损皮肤颜色多样，可能为蜡状，干燥，伴有脱发。需要9周时间才能愈合，并形成增生性瘢痕。

• 全层或三度烧伤会破坏真皮全层并损伤皮下组织。皮肤通常呈黑色和皮革样，半透明或蜡白色。表面无痛感，一般干燥，受压时不变白。不会形成小疱或水疱。通过伤口挛缩和伤口边缘的上皮细胞愈合。会有严重的瘢痕和挛缩；不可能完全自行愈合。

要点

• 以下情况的烧伤伤口可以在门诊治疗。

1. 10～50岁患者部分全层烧伤面积<体表面积（TBSA）的10%。

2. 10岁以下或50岁以上患者部分全层烧伤面积<体表面积的5%。

3.任何患者全层烧伤面积<体表面积的2%并且不伴有其他损伤。

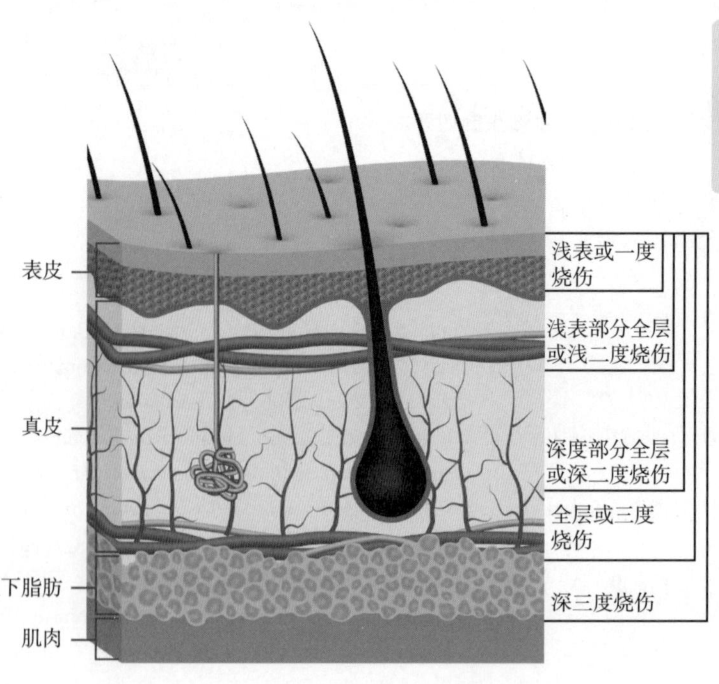

图20-4 烧伤的评估和分类

引自Rice PL Jr，Orgill DP. Assessment and classification of burn injury. UpToDate. Accessed 2021 Dec 10. Available from: https：//www.uptodate. com/contents/assessment-and-classification-of-burn-injury. Image copyright: MicroOne/Shutterstock.

4.单纯烧伤（如没有可疑的吸入伤或高压电击伤）。

5.没有累及面部、手、会阴或足。

6.没有累及重要关节。

7.非环形烧伤。

• 合并基础疾病（如糖尿病、周围血管疾病、免疫抑制疾病）的轻度烧伤患者并发症的风险会增加，应更密切地随访。

• 碱烧伤通常比酸烧伤更严重，因为前者容易通过液化坏死渗透到更深的组织。

• 注意非意外烧伤，如烫伤或边缘分明的烧伤。

• 冷却是烧伤治疗的重要方法。能够减少皮肤残余热力损伤，减少肿胀和缓解疼痛。

轻度烧伤的初始治疗

• 确保气道通畅，维持呼吸、循环和生命体征稳定。

• 排查严重烧伤的征象，如吸入性烧伤和内脏损伤。

• 除去伤口的燃烧物。

• 除去烧伤区域可能造成压迫的物品，如手镯和戒指。

• 冷却烧伤，可应用“10 ～ 15”原则。

1.伤后10 ～ 15min处理。

2.使用冷水或浸湿的纱布/毛巾（冷却至10 ～ 15℃）。

3.用流动的水冲洗烧伤部位或将烧伤部位浸入冷水中，或用湿纱布/毛巾包裹烧伤部位10 ～ 15min。

4.对于大面积烧伤的儿童要谨慎体温过低的风险。

给全科医师的特别提示

• 烧伤患者常被送往急诊室。初始处理如下。

1.快速评估患者的意识状态、气道、呼吸和循环，决定是否需要救护车转运。

2.如上所述，快速冷却伤口。

3.如果没有敷料，烧伤区域可以用干燥清洁的布单或塑料（如保鲜膜）包裹，并用绷带包扎。

• 氢氟酸（HF）烧伤十分严重，无论面积大小，都必须送往急诊室。

• 记录伤口大小，以便随访（参见本章第一节“重度烧伤”）。

• 给予镇痛治疗。最初可能需要阿片类药物，但经过急救后，非甾体抗炎药（NSAID）如对乙酰氨基酚通常就足够了。

• 非药物缓解疼痛的方法包括抬高烧伤的四肢，用浸泡过的纱布冷却烧伤部位至少30min，经常更换纱布。

• 清洁应使用自来水和温和的肥皂水或氯己定溶液清洗。聚维酮碘会抑制愈合过程。

• 对脱落和坏死的皮肤清创有助于降低感染风险。

• 除非水疱很大、张力高，否则要保留水疱。用无菌的针管抽吸。不应该去除疱壁，因为皮肤是很好的保护层和天然敷料。

• 紧急情况下可使用干燥无黏性的布覆盖。烧伤部位初步冷却后，避免用潮湿的纱布包扎，因为这会增加体温过低的风险，浸渍伤口并增加伤口深度。

• 根据用途和适应证，多种成品敷料可供选择。但良好的烧伤敷料应具备以下3层。

1.不黏附的内层（如油纱布或优妥亲水油纱布或安舒妥敷料）。

2.中间吸收层（如脱脂棉垫或Gamgee棉垫）。

3.外保护层（如保鲜膜和绷带）。

• 聚氯乙烯薄膜（保鲜膜）是商品敷料的有效替代品，因其不透水、透明，便于观察且不黏附。

• 面部轻度烧伤无须敷料。有效的面部循环有助于伤口愈合，降低感染风险。

1.冷生理盐水敷于烧伤部位1 ～ 2h。

2.伤口首先用温和的消毒溶液清洗，然后暴露在空气中。

3.此后每天用温和的肥皂水清洗。

4.用温和的润肤软膏或面霜覆盖烧伤部位，如液状石蜡，间隔1 ～ 4h，尽量减少痂皮形成。

5.提醒患者前3天内可能出现肿胀。

6. 15天内避免日晒有助于预防/减少色素沉着。

• 传统的外用抗生素为1%磺胺嘧啶银，在包扎前将其涂在伤口上。因为几乎没有证据表明它可以减少烧伤伤口感染，目前已很少使用。而且它可能会延缓伤口愈合，日晒后留下黑色素沉着（银质血症），对磺胺类药物过敏者、G6PD缺乏症患者、妊娠晚期孕妇和2岁以下儿童禁用。可以考虑其他外用抗生素，如四环素软膏。

注意：表浅或浅表部分全层烧伤不需要外用抗生素。无论烧伤面积大小或深度，都不需要全身预防性应用抗生素。

• 确认患者的破伤风免疫情况，并在需要时注射加强针。未完全初次免疫的患者应考虑应用破伤风免疫球蛋白。

患者的随访护理

• 门诊治疗的患者应在24～48h复诊。复诊时检查烧伤伤口的进展情况，调整镇痛、伤口护理并换药。

• 表浅烧伤的最初72h会产生大量渗出液。

• 检查敷料是否有渗出物，如果有渗出，可以考虑以下方法。

1.使用吸水性敷料，如泡沫、海藻酸盐、羟甲纤维素或水胶体。

2.如果敷料是Opsite，可以用干净的注射器抽吸渗出物，然后在旧的Opsite上覆盖新的Opsite。

• 感染的指征

1.腥臭、脓样或恶臭的分泌物。

2.充血超过伤口边缘2cm或呈弥漫性。

3.伤口压痛。

4.淋巴管炎。

5.发热、寒战。

• 烧伤敷料应在最初48h内（在最初检查伤口期间）更换，随后以3～5天为间隔或纱布被渗出物浸湿后更换。频繁去除敷料可能会影响伤口愈合，因为剥离敷料的过程会破坏新生的上皮细胞和肉芽组织。

• 换药时注意无菌操作。

• 随访期间可能需要更换敷料的外层和中间吸水层。部分全层烧伤的创面通常在10～15天愈合，当新的上皮细胞形成后，敷料内层与创面分离。

特殊烧伤

柏油或沥青烧伤

• 立即采取的急救措施是迅速冷却热的柏油或沥青。

• 表面的黑色焦油和沥青可以用有机溶剂去除，如新孢霉素软膏、葵花籽油、聚氧乙烯山梨醇或黄油。

• 嵌入的焦油无须取出，试图清除通常会造成更大的损伤。

• 新的上皮形成后，嵌入的焦油会分离。

酸烧伤

• 皮肤蛋白质变性，引起凝固性坏死。

• 多数患者的初始治疗是用大量水冲洗。

氢氟酸烧伤

• 氢氟酸（HF）是一种工业原料，用于分离同位素铀，作为炼油厂的裂化催化剂，用于刻蚀玻璃和珐琅，去除铁锈及清洁黄铜和水晶，也用于制造半导体芯片。

• 含有氢氟酸的消费类产品包括汽车清洁用品、防锈剂、除锈剂和水渍去除剂。

• 氢氟酸是最强的无机酸之一，可因其游离氢离子引起腐蚀性烧伤。然而，它的大部分损害是由于其碱的作用，氟离子穿透组织引起化学烧伤，导致深层组织液化坏死和骨质破坏。

• 氟离子与钙和镁形成不溶盐，破坏细胞酶促反应，破坏细胞钾通道，导致细胞功能障碍和死亡。

• 接触皮肤

1.氢氟酸浓度越低，表现越延迟。患者通常在夜间或接触后的第2天就诊。

2.接触7%的溶液患者不会立即出现疼痛，严重的迟发性损伤可在24h后产生。

3.接触12%的溶液患者会出现搏动性疼痛和肿胀，延迟8h后出现症状。

4.接触14%的溶液患者会立即出现剧烈的搏动性疼痛、皮肤变白和水疱。

5.典型的表现是无红斑或起疱的深部疼痛。

6.几小时或几天后，皮肤会出现苍白、起疱或组织缺失。

7.手指和甲床的烧伤可能表现为上面的甲板完好无损，同时导致持续疼痛、骨质缺失和甲床损伤。

8.疼痛通常持续24～36h。

9.皮肤烧伤愈合缓慢，遗留大面积瘢痕。

• 接触眼会导致各种问题，从眼刺激到浅表细胞死亡，导致眼永久混浊或完全损坏。

• 吸入

1.即刻引起黏膜刺激，随后出现延迟性呼吸困难、咳嗽和喘息。

2.严重者可发生非心源性肺水肿。

• 食入

1. 低于20%的氢氟酸腐蚀性很弱。

2. 患者可出现呕吐、咽喉痛、吞咽困难和腹痛。

3. 后期可能出现食管狭窄。

4. 全身性氟中毒可在摄入后30min至6h内毫无征兆地发生心脏停搏。

• 全身氟中毒

1. 吸入或食入的患者及皮肤烧伤超过60cm^{2}时，要考虑低钙血症。

2. 低钙血症和低镁血症表现为手足抽搐和QT间期延长。

3. 室性心律失常继发于低钙血症、高钾血症、低镁血症和酸中毒。

氢氟酸烧伤的治疗

• 包括清洗、支持治疗和应用含钙解毒剂。

• 清洗：用大量的水快速清洗至关重要。工作人员应穿戴防护设备（如橡胶手套）。

• 气道、呼吸和循环

1. 评估和开放气道。

2. 有呼吸道症状的患者吸氧。

3. 如果通气/氧合障碍，则行气管插管。

4. 备环甲膜切开器，以防插管失败。

5. 监测：心电图（ECG），每5～15分钟监测一次生命体征和脉搏血氧饱和度。

• 通过局部、皮下、皮内、动脉内输注或基于Bier阻滞的静脉局部输注技术给予葡萄糖酸钙结合氟离子，减少其毒性作用。

• 以下具体治疗方法适用于高级学习者。

• 吸入暴露：严重呼吸窘迫患者给予4ml 2.5%～5%的葡萄糖酸钙雾化。

• 水疱和浅表烧伤

1. 大量水冲洗。

2. 治疗前切开、引流并清除坏死组织。

3. 应用葡萄糖酸钙凝胶持续按摩烧伤部位直至疼痛减轻。

4. 烧伤可以用市售的钙凝胶治疗，或者将3.5mg葡萄糖酸钙粉与140g水溶性手术润滑剂（如K-Y胶冻）混合应用治疗。

注意：局部治疗的局限性是皮肤对钙的抗渗性。

5. 确保医护人员处理过程中佩戴橡胶手套。

6. 如果疼痛在30～60min没有缓解，可以考虑注射葡萄糖酸钙。

• 大面积烧伤或深部穿透性烧伤

1. 烧伤部位及其周围注射无菌葡萄糖酸钙。

2. 操作方法：用细针（27～30G）注射5%葡萄糖酸钙溶液，每平方厘米注射量不要超过0.5ml。

3. 治疗皮肤烧伤时不要注射氯化钙，因为它会导致极度疼痛和进一步组织损伤。

• 手部暴露

1. 皮肤上涂抹钙凝胶按摩30～60min，也可将患手放于充满钙凝胶的手套中。可以反复用此方法涂抹凝胶。

2. 钙使游离氟离子失活，可减轻疼痛。

3. 甲下烧伤通常对浸泡治疗无效。

4. 考虑拔甲以显露与酸接触的区域。

注意：可能有必要给予指根神经阻滞，但要注意它可能会影响治疗的充分性。

5. 可使用细针（27G）少量（＜0.5ml）注射葡萄糖酸钙溶液至受累指腹，多次注射会导致腔室压力增加和坏死，必须小心。

6. 指根神经阻滞的替代方法是局部静脉注射葡萄糖酸钙溶液。使用Bier上臂阻滞技术，静脉注射10%葡萄糖酸钙溶液10～15ml＋肝素5000U（用5%葡萄糖盐水稀释至40ml）。如果出现以下情况，则停止治疗。

（1）手指疼痛缓解。

（2）束带引起的疼痛比烧伤伤口更严重。

（3）缺血时间约20min。

7. 对于大面积烧伤和指部烧伤，可以考虑动脉内滴注葡萄糖酸钙溶液，尤其是在积极的钙凝胶治疗后仍有持续疼痛的情况下。将导管插入肱动脉或桡动脉，将10ml 10%葡萄糖酸钙溶液加入40ml乳酸林格溶液中，滴注4h以上。4h后可以重复，直到疼痛消退。

8. 除了经治疗疼痛完全消失的病例外，都应请手外科会诊。

• 眼暴露

1. 不要给受伤的眼涂抹油、药膏或软膏。

2. 立即用无菌水或生理盐水持续冲洗15min。

3. 如果疼痛持续，应用1%的葡萄糖酸钙溶液（50ml 10%的溶液溶解在450ml无菌生理盐水中）冲洗。不要用10%的溶液冲洗眼。

4. 检查视力。

5. 注射荧光素染色并行裂隙灯检查。

6. 如果发现角膜受损，请眼科会诊。

• 食入

1.不要催吐。

2.可考虑在食入后1h内插入鼻胃管，用10%葡萄糖酸钙溶液洗胃。小心食管和胃穿孔的风险。

3.患者可以喝牛奶或含钙饮料以中和氟化物并稀释酸。

4.如果需要进一步干预，请消化科医师会诊。

• 处置：所有氢氟酸烧伤患者应收入院治疗。

（张志鹏　译　郭治国　葛洪霞　校）

参考文献/扩展阅读

1. Hudspith J，Rayatt S. ABC of burns：first aid and treatment of minor burns. *BMJ*，2004 Jun 19，328：1487-1489.
2. Makarovsky I，Markel G，Dushnitsky T，Eisenkraft A. Hydrogen flouride：the protoplasmic poison. *Israel Med Assoc J*. May，2008，10：381-385.
3. McKee D，Thoma A，Bailey K，et al. A review of hydrofluoric acid burn management. *Plast Surg*，2014，22（2）：95-98.
4. Neil Long. Hydrofluoric acid. *Life in the Fast Lane*. 2020 [accessed 2020 Nov 12].
5. Bezuhly M，Fish J. Acute burn care. *Plast Reconstr Surg*，2012，130：e349-e358.
6. Rice PL，Jr，Orgill DP. Assessment and classification of burns injury. UpToDate. 2020. [cited 2020 Nov 7]. Available from：https：//www. uptodate. com/contents/assessment-and-classification-of-burn-injury.
7. International best practice guidelines：effective skin and wound management of non-complex burns. Wounds International，2014.
8. Tenenhaus M，RenneKampff H-O. Topical agents and dressings for local wound care. UpToDate. 2020. [cited 2020 Oct 4]. Available from：https：//www. uptodate. com/contents/topical-agents-and-dressings-for-local-burn- wound-care.
9. Hussain S，Ferguson C. Silver sulphadiazine cream in burns. Best evidence topic reports. *Emerg Med J*，2006，23：929-936.

第三节　电击伤和雷电击伤

Peter Manning · Gene Chan

要点

• 雷电产生的电流可以超过100 000A。据估计，每天地球上会产生约800万次雷电。其中1/5会击中地面。

• 虽然雷电会产生巨大的电流，但大多数人被击中并不会死亡；雷电造成的伤害比死亡多10倍。被雷电击中的概率极低，但对于频繁进行户外工作/活动的人来说，风险会明显增加。

• 电击会通过引起脑干顿抑造成呼吸停止，脑干顿抑的持续时间比心肌顿抑的时间更长。因此，这些患者有可能通过延长的复苏被挽救，高质量的心肺复苏（CPR）、通气、逆向分诊至关重要。

• 与烧伤不同，补液量很难通过华氏九分法进行计算。

• 不要忘记可能合并的损伤：

1.颈髓损伤。

2.吸入性中毒。

3.跌落导致的骨折/脱位。

4.热灼伤和可能的吸入性损伤。

5.妊娠妇女的胎儿损伤。

组织的电阻

• 不同组织的电阻不相同，骨骼电阻最大。

• 触电时间越长，伤害越严重。

• 干燥的皮肤需要3000V才能诱发心室颤动，而湿皮肤只需要日常家用电流（220～240V）就能诱发心室颤动。

• 交流电比直流电更危险，它会导致屈肌强直性收缩，使受害者“冻僵”在触电点。

• 直流电会导致单个肌肉收缩，这通常会将受害者从电源处推开；闪电也是一样的。

• 路径：一旦皮肤被破坏，电流将通过阻力最小的组织（神经、血管和肌肉），损伤与受累组织的横截面直径成反比。

• 真正的电损伤更像挤压损伤，而不是热损伤，损伤通常比较隐匿。

• 良好的液体管理是避免急性肾衰竭的关键。

给全科医师的特别提示

如果首先到达现场，在接近受害者之前应确保电源已被切断。

电击伤

（扫描本章第二节的二维码查看彩图）

损伤机制

- 电击所致损伤通过以下3种机制造成。

1. 电流作用于身体组织的直接效应。
2. 电能转换为热能，可导致浅表或深烧伤，最初几小时可能看起来无碍，但电流可能导致凝固性坏死，随之表现出烧伤样外观。
3. 钝性机械性损伤，由剧烈肌肉收缩或爆炸推力引起坠落或被抛出而造成。

- 真正的电击伤（直接打击）发生在电流经过身体到地面时。
- 电击伤可表现为电火花灼伤

1. 电流不经过身体内部，仅限于皮肤。
2. 伤口的特征是中心白色灼伤、周围红斑，为单纯热损伤，治疗也类似。

- 火焰灼伤：由衣物着火引起，不是真正的电击伤。一旦排除电击伤，可按烧伤处理。
- 并发症的详细情况见表20-2。

雷电击伤（参见逆向检伤）

- 高压（百万伏特）直流电造成多系统损伤（表20-2）。
- 心脏损伤导致心脏停搏：根据ACLS指南进行治疗，尽可能延长复苏。
- 蒸汽烫伤。
- 入口处周围的皮肤可能为“蜘蛛”状或“松树”形（利希滕贝格病变/损伤），但这些不是烧伤，会在数天内自然消失。
- 电击伤并发症见表20-2。

治疗

支持治疗

- 有意识状态改变或心律失常的患者应在重症监护病房接受治疗。

表20-2 电击伤和雷电击伤并发症（字体加粗的是最常见/最重要的）

	共有表现	特有表现
心血管系统	室性心律失常、低血压（液体丢失）、高血压（儿茶酚胺释放）、心肌缺血	心肌梗死是罕见的，在这两种类型的损伤中出现较晚
神经系统	意识丧失、精神状态异常、抽搐、失语、失忆和周围神经病变 暂时性麻痹（闪电性麻痹）：外周血管收缩和感觉障碍（雷电击伤后的特有表现）	呼吸中枢麻痹、脑出血（ICH）、脑水肿和脑梗死、帕金森综合征是雷电击伤的特征性表现
皮肤	电热接触性烧伤、非接触电弧，电火花灼伤、不同程度的继发性热损伤（衣物燃烧和金属首饰发热）	瘢痕和挛缩是晚期的特征
肌肉	间室综合征、梭菌性肌炎和肌肉坏死	
骨骼	常见的继发性钝挫伤包括椎体压缩性骨折（摔倒所致）、长骨骨折（肌肉痉挛或剧烈肌肉收缩所致）、大关节脱位、无菌性坏死、骨膜烧伤、骨髓炎和骨坏死	
呼吸系统	呼吸暂停、吸入性肺炎和肺挫伤	肺梗死和肺炎是晚期的特征
血管	血栓形成、凝固性坏死、血管内溶血，迟发血管破裂和间室综合征	雷电击伤可引起弥散性血管内凝血
肾脏/代谢	肌红蛋白尿、血红蛋白尿、代谢性酸中毒、低钾血症、低钙血症和高血糖	肾衰竭不常见
胃肠道	胃轻瘫、肠梗阻、肠穿孔、食管出血、肝脏和胰腺坏死、胃肠出血	
眼	角膜烧伤、眼内出血、黄斑变性、视神经萎缩、葡萄膜炎、视网膜脱离和眼眶骨折	晚期损伤有迟发型白内障
耳	听力丧失（暂时性）、耳鸣、鼓室积血和脑脊液鼻漏	鼓膜破裂罕见
口腔烧伤	见于儿童咬电线	这些损伤几乎只见于电击伤
胎儿	自然流产、胎儿死亡、宫内发育迟缓、高胆红素血症	
精神	癔症、焦虑、睡眠障碍、抑郁、创伤后应激障碍（PTSD）、风暴恐惧症和认知功能障碍	这些表现在雷电击伤中更常见

• 如果怀疑严重外伤，保持气道通畅与颈椎固定。

• 监测：每5～15分钟监测一次生命体征，进行脉搏血氧饱和度测定及心电图监测。

• 建立外周静脉血管通路（如果血流动力学不稳定，开放2条静脉血管通路）。

• 实验室检查：血常规，尿素氮/电解质/肌酐，弥散性血管内凝血筛查，尿液分析，（包括肌红蛋白尿），心肌酶，肌酸激酶，吸入性损伤需要动脉血气分析及监测碳氧血红蛋白和GXM水平（如有此损伤）。

• 所有的电击伤患者都应检查12导联心电图。

• 静脉滴注晶体液，以维持外周灌注和尿量1～1.5ml/（kg・h）。雷电击伤需要较少的液体。横纹肌溶解时的目标为尿量大于100ml/h。

• 影像学检查：颈椎受伤需要行CT或X线检查；合并吸入性损伤时行胸部X线检查。

• 镇痛治疗

1.根据疼痛评分静脉应用芬太尼或吗啡。

2.双氯芬酸钠：50～75mg，肌内注射。

• 插入Foley导尿管。

• 出现肌红蛋白尿时要碱化尿液，以防止肾小管坏死。

剂量：碳酸氢钠1mmol/kg，静脉滴注2h以上（8.4%碳酸氢钠1ml＝1mmol）。

• 如果怀疑麻痹性肠梗阻，可以考虑放置胃管。

• 根据标准方案，肌内注射抗破伤风类毒素（ATT）0.5ml。

• 皮肤烧伤应用敷料/抗生素霜。

• 在出现下列情况时，考虑是否需要筋膜/焦痂切开术，并请手外科或骨科会诊。

1.肌肉组织张力高。

2.感觉减退。

3.循环不稳定。

4.迅速出现组织肿胀。

特殊情况

• 儿科

1.口角烧伤几乎完全发生于儿童，而且发病率高。面部畸形的可能性很大。

2.因为电流回路局限于口中，所以罕见死亡病例。

3.在第7～10天，局部焦痂组织脱落时，可能导致唇动脉出血。

4.就诊当天收入院，观察急性并发症，包括不能进食和饮水，以及其他电击损伤的表现。

• 产科

1.胎儿损伤取决于经过母亲身体的电流。

2.母亲轻微电击伤后，尤其是在羊水过少的情况下，可能发生严重的胎儿损伤（死亡或宫内生长受限）。

3.胎盘早剥是钝性创伤后胎儿死亡的最常见原因。在妊娠早期，可能会发生自然流产。

4.对于妊娠期患者，所有电击伤都需要妇产科会诊，并对胎儿持续监护。

• 电击武器

1.执法人员和保安使用电击武器如电击枪，作为常规武器的低致命性替代品。

2.这些装置提供短暂的高压、低电流直流脉冲，使受试者丧失行动能力。

3.没有人因电击枪放电而直接死亡。

4.评估和治疗应关注探针造成的伤口和任何因跌倒造成的继发性损伤。

处理

• 入院标准

1.高压电击伤（＞1000V）的患者。

2.有器官受累的患者。

3.可疑四肢神经、血管损伤的患者。

4.口角烧伤的患者。

5.深度手部烧伤的患者。

• 住院场所根据医疗机构规则而定。

• 出院标准

1.无烧伤证据的患者。

2.轻微伤患者，包括羽状烧伤，可以转至门诊治疗。

（李 姝 译 李 硕 校）

参考文献/扩展阅读

1. O'Keefe KP，Semmons R. Lightning and electrical injuries. In：Walls R，Hockberger RS，Gausche-Hill M，eds. *Rosen's emergency medicine：concepts and clinical practice*. 9th ed. Philadelphia：Mosby-Elsevier，2018：1765-1772.

2. Vilke G，Chan T，Bozeman WP，Childers，R. Emergency department evaluation after conducted

energy weapon use：review of the literature for the clinician. *J Emerg Med*，2019 Nov，57（5）：740-746. DOI：10.1016/j. jemermed，2019，06. 037.

第四节　气压病急症

David Pflug

• 所有与气压病相关的疾病都与气体特性有关，其都遵循两个基本气体定律。

1.玻意耳（Boyle）定律指出，在恒定的温度下，气体的体积与其所承受的压力成反比。简单地说，当潜水员接近水面时，体内的气体体积会增加，从而引起相应的症状。

2.亨利（Henry）定律指出，在恒定的温度下，溶解在液体中的气体量与该气体的分压成正比。简而言之，随着潜水者越来越深，他们吸入的气体越来越多地溶解在身体的血液和体液中。他们潜水的时间越长、深度越深，在上升过程中患减压病（DCS）的风险就越高。

• 气压病急症可能发生于看似平静的潜水情况下，或与压缩空气工程有关。压缩空气工程通常用于地下施工和列车隧道施工。

• 急诊科可能出现两种主要的气压病急症。

1.减压病（DCS）。

2.动脉气体栓塞（AGE）。

• 治疗的主要方法是尽快使患者再次进入高压力环境。

要点

• 在诊断气压病损伤时，最好根据下降期间、压力达峰或上升期间发生的情况考虑损伤。

1.下降过程：中耳、内耳和外耳气压伤及面部气压伤和鼻窦气压伤。

2.压力达峰时：氮麻醉、低温、氧中毒和有毒气体大量溶解所致中毒。

3.减压过程

（1）快速减压：肺气压伤，如气胸、纵隔气肿、肺出血、AGE、气压性牙痛和胃肠气压伤。

（2）长时间或下潜过深（达到极限）：减压病。

• DCS指的是由血液和组织中形成的小氮气泡引起的一系列临床疾病。

• DCS的严重程度可能会随时间变化而变化。

• 非神经系统DCS

1.肌肉骨骼　关节周围组织中气泡聚集，导致血流量减少和肌肉组织伸展障碍。疼痛最常见于肘关节和肩关节（弯曲）。

2.内耳　恶心、头晕、眩晕或眼球震颤伴或不伴共济失调（震颤）。

3.肺　胸痛、咳嗽、喘息、呼吸困难，严重可出现发绀（窒息）。

4.皮肤　瘙痒、局部红斑和大理石花纹（旱獭皮）。

5.淋巴系统　局限性水肿、淋巴结病或疼痛。

• 神经系统DCS：脑或脊髓DCS。脊髓DCS包括四肢无力、感觉异常、瘫痪或背痛——通常发生于下胸部至上腰部。脑DCS包括头痛、复视、构音障碍、反常疲劳或行为异常。

• 动脉气体栓塞（AGE）

1. AGE是潜水人员溺水后第二大致死原因。气泡受到压力被动穿过肺泡毛细血管膜，进入肺静脉，再通过左心进入动脉循环时，就会引起这种情况。冠状动脉和脑动脉栓塞常导致最为严重后果。

2.冠状动脉栓塞可能导致心脏缺血、心肌梗死、心律失常或心脏停搏。大脑动脉栓塞会导致各种症状和体征，如脑卒中。

3.任何在到达水面后10min内出现昏迷或其他神经系统异常体征的潜水员，都应怀疑有AGE，而非溺水。

给全科医师的特别提示

• 对于有新的疑似气压病症状和最近（＜24h）参加过压缩空气潜水的患者，应考虑气压病急症。

紧急处理

• 即刻：如果患者病情稳定（最常见的表现），紧急处理如下。

1.将患者转至中级护理区。

2.如果患者昏迷，应将患者置于水平卧位或左侧卧位［不再建议采用Tredelenburg体位（头低足高位)]。

3.给予纯氧吸入。

4.立即开放静脉血管通路。

5.在前1h静脉给予生理盐水500ml，在随后的4h内再次静脉给予生理盐水500ml。

6.如果患者病情不稳定，应安排至重症监护病房。应评估患者的气道、呼吸和循环（心肺复苏ABC），并进行动态监测。对于心肺并发症或心脏停搏的严重患者，应按照标准的高级心脏生命支持（ACLS）流程进行管理。

7.还应检查患者是否有气压病并发症所致的任何身体损伤。所有有外伤的高危人群应在评估气压病之前，根据高级创伤生命支持（ATLS）流程进行评估。

8.采集潜水病史。

• 辅助检查

1.利用胸部X线检查判断是否有气胸或纵隔积气。

2.心电图（ECG），如果胸痛是主要症状，则排除胸痛的心脏原因。

3.如果患者有明显喘息或血氧饱和度低，则行动脉血气分析。

• 关键治疗：气压病急症的关键性治疗是立即使患者再次进入高压力环境。

1.如果您怀疑患者患有DCS或AGE，应在患者病情稳定后，寻求潜水医学专家的建议。关键性治疗是尽快启动高压氧治疗。如所在医院无高压氧治疗条件，应尽快安排将患者转运至可行高压氧治疗的医院进行高压氧团队评估和治疗。

2.如果气压病的诊断是肯定的，不要让此类患者到神经科等其他专科或专科医院就诊。

（1）这些部门缺少高压氧治疗设备。

（2）DCS和AGE治疗延迟会增加发病率和死亡率。

采集潜水病史

• 虽然大多数急诊医师都不希望进行全面的气压病病史采集，但熟悉基本的病史采集至关重要。

1.出现症状的时间。约98%的DCS病例发生于潜水结束后24h内。

2.注意已出现的症状，以及这些症状是发生在潜水下降期间、压力达峰期间还是上升期间。

3.了解患者接触的气体混合物，其可以是空气或混合气体（根据类型不同，不同气体的比例也不同）。

4.了解患者潜水或高压环境工作的次数。

5.询问患者是否接受了任何治疗：氧疗、高压氧舱/水下高压环境、服用药物和（或）乘坐飞机。

减压病的危险因素

• 以下是减压病发生的危险因素。

1.结构性心脏病，如卵圆孔未闭。

2.年龄＞30岁。

3.女性。

4.心血管亚健康状态（前临床阶段的心力衰竭及其他心血管疾病高危因素）。

5.高体脂率。

6.潜水后24h内吸烟或饮酒。

7.疲劳、晕船或睡眠不足。

8.脱水。

9.既往外伤史。

10.冷水潜水。

11.基础肺疾病（慢性阻塞性肺疾病等）。

12.潜水后24h内乘坐飞机。

（段经玮　译　李　硕　校）

参考文献/扩展阅读

1. Bennett P，Elliot D. *The physiology and medicine of diving*. 4th ed. London：WB Saunders；1993.

2. Edmonds C，Lowry C，Pennefather J. *Diving and subaquatic medicine*. 3rd ed. Boston，MA：Butterworth-Heinemann，1992.

3. Kindwall E，Whelan T. *Hyperbaric medicine practice*. 2nd ed. Flagstaff，AZ：Best Pub Co，1999.

4. Schilling CW，Carlston CB，Mathias RA. *The physician's guide to diving medicine*. New York：Plenum Press，1984.

5. Chandy D，Weinhouse GL. Complications of scuba diving. UptoDate，2008 Feb.

6. Byyny RL，Shockley LW. Scuba diving and dysbarism. In：Walls RM，Hockberger RS，Gausche-Hill M，eds. *Rosen's emergency medicine：concepts and clinical practice*. 9th ed. Philadelphia：Mosby-Elsevier，2018：1773-1786.

7. Undersea and Hyperbaric Medicine Society. 2021

[cited 1 July 2021]. Available from：https：//www.uhms. org/

第五节 体温过高

Alexander W Gorny · David Pflug

病理生理学

• 体温过高是指散热机制无法有效应对环境热负荷或消散运动中产生的热量，而出现体温升高至下丘脑预设的体温调定点以上的状态。

• 热损伤由轻到重分别为热痉挛、热晕厥、热衰竭和热射病。其中，严重的热损伤可以直接成为起病的首发表现。热射病可导致多器官功能障碍伴急性呼吸窘迫综合征（ARDS）、弥散性血管内凝血（DIC）、肝功能障碍、休克、横纹肌溶解、肾衰竭、脑水肿和癫痫发作。

• 目前热射病的病理生理机制基于双通路模型。有两个独立的通路序贯激活，即热脓毒症通路和热毒性通路。

• 热脓毒症通路：第1条通路是由于内毒素血症、系统性炎症反应和脓毒症反应及革兰氏阴性菌从胃肠道移位至血管内。

• 热毒性通路：第2通路是由于热分解效应，其中高温会对人体的细胞和器官直接造成损害。

• 双通路模型提出，热射病随着温度升高顺序触发，超过40℃，触发了热脓毒症通路，随后，触发热毒性通路。

热射病

• 热射病典型表现

1. 极度高热（直肠温度＞40.5℃）。

2. 精神状态异常。

3. 多器官功能衰竭。

• 热射病分为两型。

1. 非劳力性热射病。

2. 劳力性热射病。

• 非劳力性热射病通常见于难以适应环境高热的高龄老年人。

• 劳力性热射病：通常见于体力劳动者、运动或军事训练者，其散热机制相对受损。

• 诊断需要提高警惕，因为许多症状和体征都是非特异性的。

• 长时间运动或处于封闭的微环境（如过多的衣物）和封闭的空间（如桑拿室、锅炉房等）并且没有适当的通风或空调是热射病重要的危险因素。

热衰竭

• 热衰竭可能进展为热射病。如果热损伤的影响（如脱水、不适、盐或能量消耗）能够使人们停止活动或脱离高热的环境，则可以防止进展为热射病。

• 临床特征

1. 呕吐、疲劳。

2. 过度通气和手足痉挛。

3. 直肠温度升高（＜40℃）。

4. 皮肤潮红和低血压。

5. 轻度肝酶异常。

6. 肌酸激酶水平升高。

• 热衰竭与热射病某些特征很相似。但是，热衰竭患者通常没有中枢神经系统受损的表现。

热损伤的危险因素

• 有几个因素可能使人容易发生热损伤。

1. 缺乏适应能力和身体素质差。

2. 肥胖。

3. 可能影响体温调节机制的疾病，如缺血性心脏病、糖尿病、皮肤病、传染病。

4. 脱水状态，如饮酒、腹泻和呕吐。

5. 药物如抗胆碱能药、抗组胺药、利尿剂和β受体阻滞剂。

6. 毒品，如苯丙胺和可卡因。

7. 既往发热病史。

8. 曾有热损伤病史。

鉴别诊断

• 许多条件会导致意识状态改变，并伴有发热，类似中暑。

1. 中枢神经系统感染（脑膜炎/脑炎）。

2. 非中枢神经系统感染。

3. 甲状腺危象。

4. 神经阻滞剂恶性综合征。

5. 中毒：抗胆碱能药物、拟交感神经药物、水杨酸盐中毒。

6.酒精戒断。

7.嗜铬细胞瘤。

给全科医师的特别提示

• 呼叫救护车将患者转运至急诊科。

• 尽早降温，给患者脱尽可能多的衣服，应用浸湿的海绵或喷水润湿皮肤。对患者直接吹风，通过蒸发帮助降温。

• 补液非常重要。如果患者清醒，能够耐受，则口服补液。静脉补液更加理想。

处理

• 第一步是判断是否存在中枢神经系统受累（共济失调、昏迷、精神错乱、易激惹或癫痫发作）。

• 如果没有，很可能就是热衰竭，需要：

1.脱离热环境。

2.应用晶体液补液（如果能耐受，可以口服）。

3.降温。

4.持续监测直到好转。

• 如果有显著的中枢神经系统受累，则很可能是热射病，需要：

1.脱离热源，立即将患者转到急诊科的抢救室。

2.保护气道、呼吸和循环。

3.吸氧。

4.在肘正中设置大口径静脉血管通路，并60min内滴注2L冷却液。

5.心电图和生命体征监测。

6.控制癫痫（如苯二氮䓬类）。

7.评估直肠温度。

8.如果可以，开始降温。

9.插入导尿管以监测尿量，评估有无肌溶解。

• 无论是热射病还是热衰竭，如果可以，都需要对患者进行降温。

1.脱掉所有的衣服。

2.蒸发冷却，优点是简单易行。使用冷却装置，如风扇、海绵和喷淋冷水。

3.劳力性热射病最好的院前治疗就是将患者浸入冷水，但可行性稍低，会限制其使用。

4.降温至直肠温度38.5℃。

用直肠温度计监测核心体温。

• 完善心电图，明确有无心血管问题。在热损伤中，心动过速几乎总是存在。

• 检测末梢血糖明确有无低血糖，以便采取治疗。然而，中暑可出现高血糖，并不一定表明存在糖尿病。

• 血液检测

1.全血细胞计数。

2.电解质：钠离子和钾离子的水平可能升高、正常或降低，这取决于许多因素。劳力性低钠血症可能会导致神志异常或抽搐。应进行电解质床旁快速检测。

3.肌酶：通常会升高。

4.肝功能检查：几乎总是存在肝酶异常。

5.动脉血气分析：可以发现过度通气导致的碱中毒或组织损伤和缺氧造成的代谢性酸中毒。

6.凝血功能检测：可能提示出现凝血功能障碍。

• 胸部X线检查：明确有无肺水肿或急性呼吸窘迫综合征。已经证实存在热射病时患者可能发生肺梗死。

• 尿液检测：明确有无血尿及肌红蛋白尿。

• 在降温过程中，患者可能会发生寒战。此时不要尝试继续降温。

• 注意事项

1.对于热损伤来说，解热镇痛药无效。由于可能造成凝血功能障碍，应当避免使用阿司匹林。同时也应避免使用对乙酰氨基酚，以免加重肝损害。

2.使用等张液体时应当谨慎，对于劳力性热射病，不要过度纠正低血容量，因为这可能会加重低钠血症。

3.注意热射病控制后，血管收缩时会出现反弹性肺水肿。

处置

• 所有热射病患者收入院。

• 热衰竭恢复且没有终末器官损伤的患者可以在急诊科观察后出院。

（田 慈 译 李 硕 校）

参考文献/扩展阅读

1. Belval LN, Casa DJ, Adams WM., et al. Consensus statement: prehospital care of exertional

heat stroke. *Prehospital Emerg Care*，2018，22：392-397. DOI：10.1080/10903127.2017.1392666.

2. LoVecchio F. Heat emergencies. Tintinalli JE，Ma OJ，Yealy DM，et al. eds. *Tintinalli's emergency medicine：a comprehensive study guide*. 9th ed. New York：McGraw Hill，2020：1345-1349.
3. Lim CL. Heat sepsis precedes heat toxicity in the pathophysiology of heat stroke：a new paradigm on an ancient disease. *Antioxidants*（*Basel*），2018 Oct 25，7（11）：149. DOI：10. 3390/antiox7110149.
4. Bouchama A，Knochel JP. Heat stroke. *N Engl J Med*，2002 Jun 20，346（25）：1978-1988. DOI：10.1056/ NEJMra011089.
5. Epstein Y，Yanovich R. Heatstroke. *N Engl J Med*，2019 Jun 20，380（25）：2449-2459. DOI：10.1056/NEJMra1810762.
6. Glazer JL. Management of heatstroke and heat exhaustion. *Am Fam Physician*，2005 Jun 1，71（11）：2133-2140.

第六节 淹 溺

David Pflug · Keith Ho

定义

• 下述关于淹溺的定义均摘自2002年荷兰阿姆斯特丹举办的世界（国际）溺水大会。

• 淹溺：是浸没在液体中导致呼吸功能障碍的过程。

• 不再使用湿、干、主动、被动、静止、继发性沉溺等术语。

• 淹溺可能原因

1. 淹没 气道在液体表面以下。

2. 浸泡 液体溅到面部。

• 淹溺被划分为非致命性淹溺和致命性淹溺。

要点

• 立即实施抢救（5min内）和早期现场复苏（心肺复苏和呼吸支持）是患者生存的关键。

• 评估中的一个重要部分是寻找淹溺的原因（如创伤、自杀、中毒和海洋生物毒素中毒）。

• 体温过低是一种潜在的并发症，尤其是在较年轻人群中。

给全科医师的特别提示

• 在水中复苏是困难的，并有可能危及救援人员的生命。

初步院前急救

• 立即从水中营救患者。

• 评估患者的气道、呼吸和循环（心肺复苏ABC）。

• 在复苏过程中无须常规固定颈椎，除非在导致淹溺时存在创伤（如潜水史、使用水滑梯、酒精中毒或其他受伤迹象）。

• 对于体温过低或心律失常导致淹溺的患者，脉搏可能难以触及。若在10s内未触及脉搏，应立即实施心肺复苏。

• 通过面罩（如果患者有自主呼吸）或通过球囊面罩（如果患者呼吸停止）提供高浓度氧气。

• 建立静脉血管通路（如果有必要）。

• 在院前谨慎进行复温，重点复温躯干而非四肢。

管理

• 近乎淹溺的处理重点是在保证心肺复苏ABC安全的同时纠正缺氧。

• 缺氧持续时间和严重程度是决定预后的关键因素。已经不再强调淡水淹溺和海水（咸水）淹溺之间的区别，因为两者在临床上无显著区别。

• 去除肺部水分方法，如海姆利希手法或腹部施压，是有争议的。不推荐使用这些方法是因为它们的有效性尚未得到证明，实施这些方法可能会对患者造成伤害。

• 尚未证明抗生素和类固醇激素对非致命淹溺患者的益处。

• 利尿剂对非心源性肺水肿无效。

院内初始管理（处置）

• 将患者转移至科室的高级监护区。

• 初始评估

1.检查ABC。如果未确定气道安全，可考虑气管插管。

2.固定颈椎，避免颈部活动。

3.提供纯氧。若呼吸不足，给予辅助通气。

4.提供呼气末正压通气（PEEP），通常可改善氧合状态。

5.建立静脉通路，抽取血液行全血细胞计数、尿素氮/电解质/肌酐检测和动脉血气分析。

6.监测：心电图（ECG）、生命体征和脉搏血氧饱和度测定。

7.进行胸部X线检查以评估误吸的严重程度。

8.时刻保持患者温暖。

9.治疗低体温症（在热带地区，体温过低较罕见，即使发生，通常也是轻度的，32～35℃）。

（1）应始终进行被动复温。

1）去除所有湿衣服，使患者保持干燥。

2）充分绝缘（用干净、干燥的毯子或铝箔包裹患者）。

（2）可谨慎进行主动复温

1）应在四肢复温之前进行躯干部位复温。不然可能导致动脉血管扩张，体温下降后出现低血压和酸中毒。

2）如有必要，进行外部保暖（如暖毯）。

3）加热所有给予患者的液体。

• 二次评估

1.进行全面检查，以确定淹溺的可能原因或后果。

2.应特别注意以下事项

（1）复苏后感觉异常：可能饮酒和吸毒。

（2）头部受伤：在头皮和面部寻找受伤迹象。

（3）颈椎损伤可能是淹溺的原因或后果。

（4）癫痫：擦伤和舌部损伤是线索。

（5）心律失常：心电图评估和监测很重要。

（6）潜水损伤：如减压病（DCI）或脑动脉气体栓塞（CAGE）。

3.连续进行格拉斯哥昏迷量表（GCS）评分。

处置

• 一般情况下，所有淹溺患者均应收入院。

• 如果有下列情况，患者在留观病房至少观察12h后才可考虑出院。

1.患者状态良好，而且反应灵敏。

2.未见异常生命体征。

3.胸部X线检查正常。

4.家中有可靠的监护人或照顾者（看护人员）。

• 有以下情况的患者应收入重症监护病房。

1.行气管插管的患者。

2.精神状态持续异常者。

3.尽管进行了复苏，但仍有不稳定参数的患者。

预后

• 有以下因素的患者预后不良。

1. 3岁以下儿童。

2.估计淹没时间＞10min。

3.经抢救后10min无复苏迹象。

4.格拉斯哥昏迷量表评分＜5分。

5.在抢救20min后才出现延迟呼吸。

6.持续性呼吸停止需要急诊科实施持续心肺复苏。

7.复苏持续时间＞25min。

8.就诊时动脉血pH＜7.1。

游泳相关肺水肿（SIPO）

• 患者在头部未浸没的情况下进行水中体育活动后出现咳嗽、咳痰、严重呼吸短促和咯血的症状。

• 这些患者有缺氧，且肺功能测定结果显示肺功能受限并持续1周。

• 虽然严格意义上不算淹溺，但其与非致命性淹溺十分类似。

• 虽临床表现严重，但通常是自限性的，相比之下，非致命性淹溺患者的病情可能会迅速恶化。

• 支持治疗。

（白颐 译 李硕 校）

参考文献/扩展阅读

1. Cico SJ，Quan L. Drowning. In：Tintinalli JE，Ma OJ，Yealy DM，et al. eds. *Tintinalli's emergency medicine：a comprehensive study guide*. 9th ed. New York：McGraw Hill，2020：1374-1375.

2. 2005 American Heart Association guidelines for

cardiopulmonary resuscitation and emergency cardiovascular care: part 10. 3 drowning. *Circulation*, 2005, 112 (suppl I): IV-133-IV-135.

3. Bierens JJ, Knape JT, Gelissen HP. Drowning. *Curr Opin Crit Care*, 2002, 8: 578.
4. Adir Y, Shupak A, Gil A, et al. Swimming-induced pulmonary edema: clinical presentation and serial lung function. *Chest*, 2004, 126: 394-399.

第21章　影像学检查

第一节　颅脑急症CT解读

Peng Li Lee

颅脑CT（CTB）检查是急诊科（ED）最常采用的CT检查。因此，本节将回顾神经系统解剖学知识及其与急诊科常见疾病CT检查的相关性。

简要的神经系统解剖

- 图21-1显示了颅脑CT断层解剖顺序，从颅骨顶部到颅底。注意从右（R）到左（L）的方向。
- 通过识别出大脑中的7个关键层面（表21-1），可以滚动各层面对扫描图像进行浏览。注意“标志”；它们是帮助你识别不同层面的学习辅助工具。

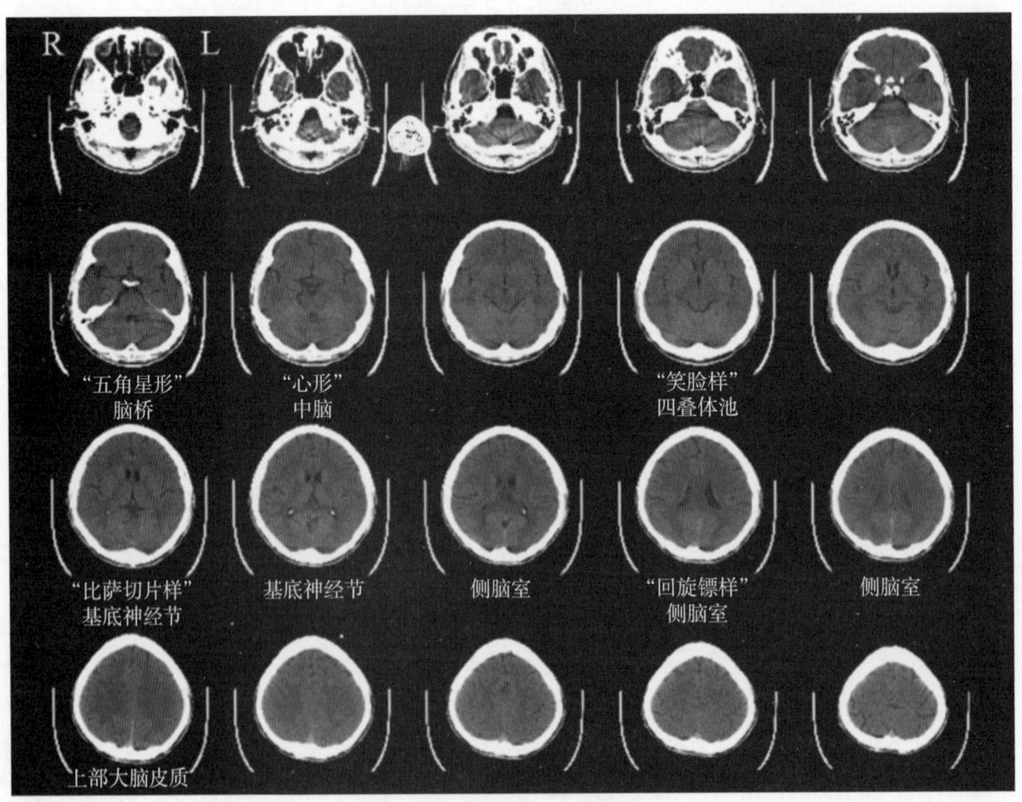

图21-1　颅脑CT断层解剖

表21-1　大脑中的7个关键层面

	层面	"标志"
1	上部大脑皮质	—
2	侧脑室	回旋镖样
3	基底神经节和丘脑	比萨切片样
4	四叠体池	笑脸样
5	中脑	心形
6	位于脑桥水平的鞍上池	五角星形
7	颅底	—

1.上部大脑皮质（图21-2）　你可以看到大脑的2个部分。

2.在侧脑室水平（图21-3）　寻找"回旋镖"。

3.在基底神经节水平（图21-4）　寻找"比萨切片"。基底神经节（BG）由一组细胞核组成。为了便于CTB的解读，"BG"是指尾状核和豆状核所在的区域。请注意，它位于丘脑的前方和外侧。

豆状核是一个重要的结构，因为它在急性缺血性脑卒中时变得更加模糊（不太明显，更难以看到）。提示：比较两侧，找出区别。

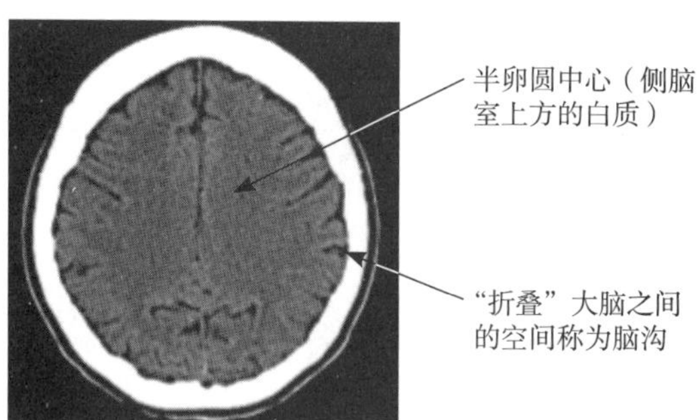

图21-2　上部大脑皮质CT

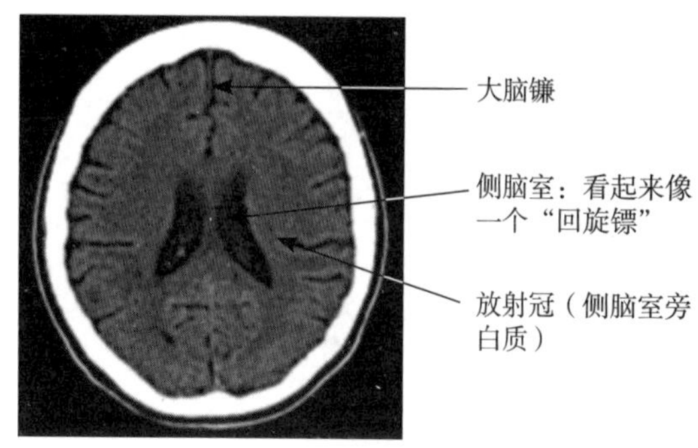

图21-3　侧脑室水平CT

4.在四叠体池水平（图21-5）　寻找"笑脸"。

5.在中脑水平（图21-6）　寻找"心脏"。

6.在脑桥水平（图21-7）　寻找"五角星"。

7.颅底　最好使用骨窗（图21-8A）和脑窗（图21-8B）寻找外伤性骨折。

术语

• 选择合适的窗（脑窗或骨窗）可以让你专注于关注的组织。如寻找骨折，则切换到骨窗。

• 以脑组织的灰度为基准进行对比，将脑组织病变分为低密度、等密度或高密度。等密度病变和脑组织"一样白"；与脑组织相比，低密度病变"白色更少"（或黑色）；高密度病变比脑组织"更白"。

外伤性损伤

• CTB上出现"白色"（高密度）出血。硬膜外出血（EDH）（图21-9A）、硬膜下出血（SDH）（图21-9B）和蛛网膜下腔出血（SAH）（图21-9C）统称为外轴性出血，因为它们为颅外出血。

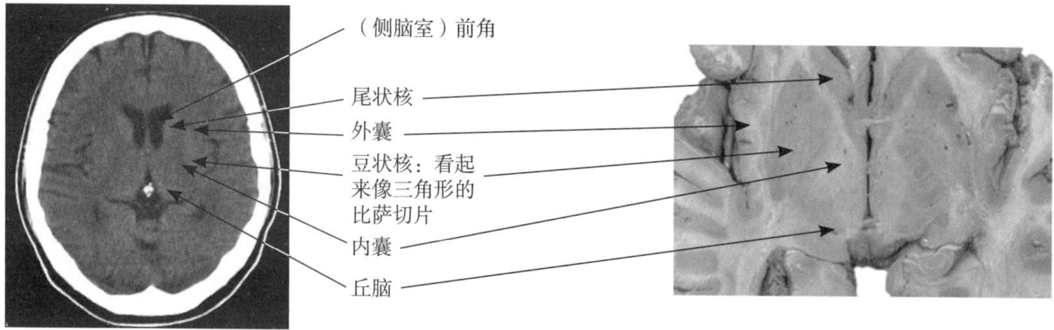

图21-4　基底神经节水平CT

图片由Peter H Abrahams教授提供。引自Abraham PH，Spratt JD，Loukas M，van Schoor A. Abrahams and McMinn Atlas of Human Anatomy. 8th Edition. Edinburgh：Elsevier，2019.

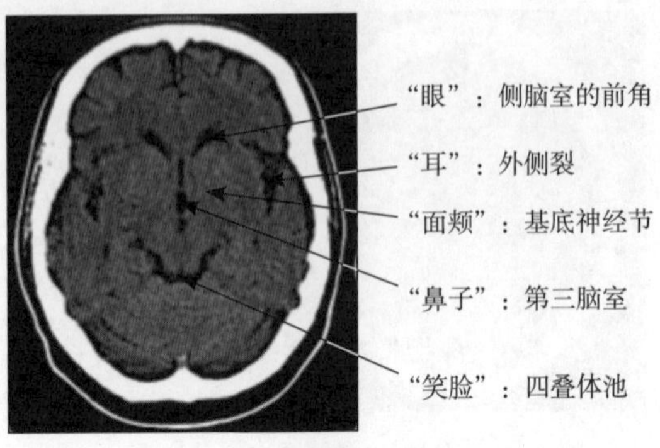

图21-5 四叠体池水平CT

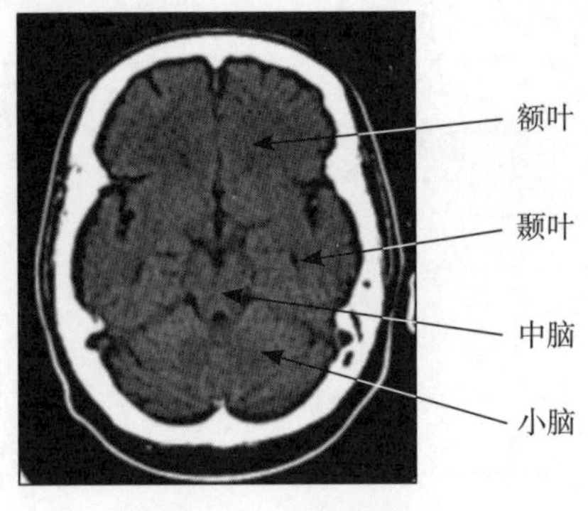

图21-6 中脑水平CT

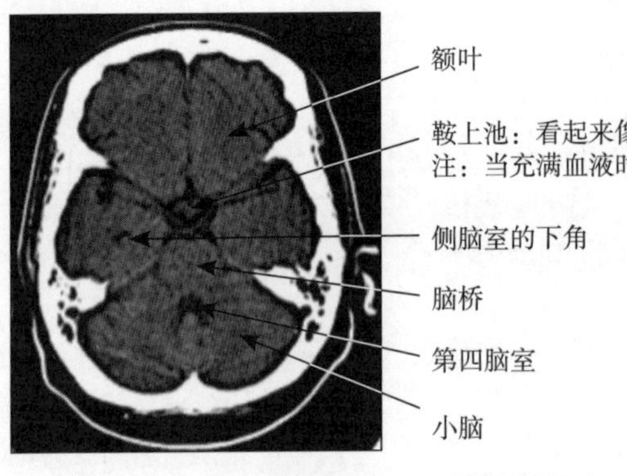

图21-7 脑桥水平CT

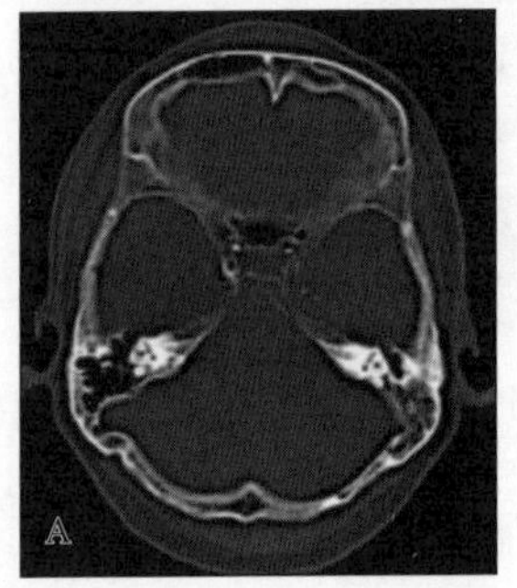

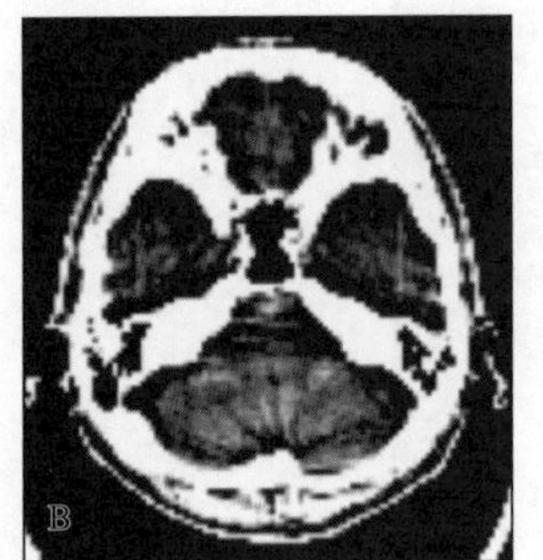

图21-8 颅底CT

• 出血类型的识别基于其形状。快速回顾一下大脑的各层解剖（图21-10）将有助于在CTB上识别EDH、SDH和SAH。

• 图21-11的CTB显示了SDH和SAH。如果出血发生在硬脑膜外，则将不会延伸至大脑镰。因此，EDH不会延伸至大脑镰。相比之下，SDH发生在硬脑膜下，并可延伸至大脑镰，因此大脑镰的镰状结构会变得粗大且不规则。SAH发生于蛛网膜下腔，因此血液可以流入脑沟，其在CTB上表现为"白色的、弯曲的"。

• 弥漫性轴索损伤（DAI）（图21-12）：表现为沿灰白质交界区（皮质下）分布的点状出血灶。

• 脑皮质挫裂伤（图21-13）：表现为斑片状模糊低密度区，伴或不伴有小点状高密度出血灶。迟发性出血发生于先前表现为非出血的低密度区域。

缺血性脑卒中

• 急性缺血性脑卒中的CT表现反映了脑卒中后的病理生理改变，并随时间变化而变化。

1.水肿继发于细胞缺氧。CT显示为"黑色"。

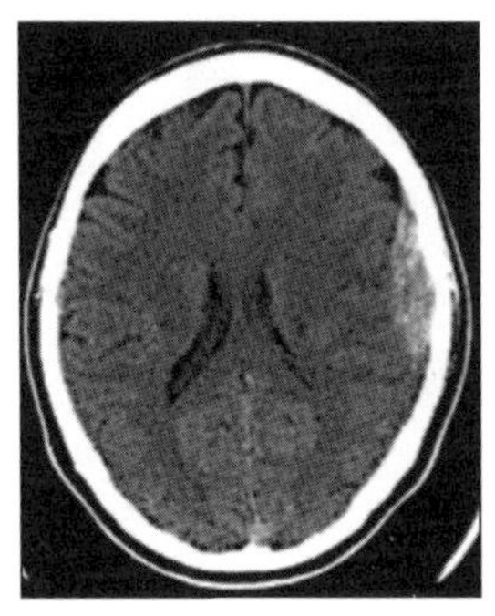

左侧高密度病变=出血
双凸形=硬膜外血肿
（EDH呈蛋形）

A

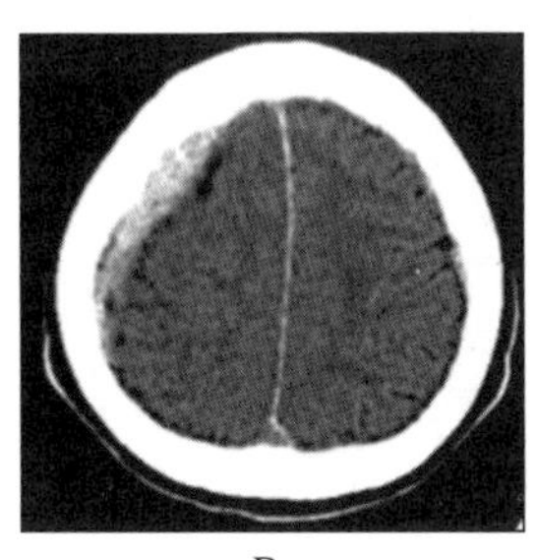

右侧高密度病变=出血
新月形=硬脑膜下血肿
（SDH为裂隙状）

B

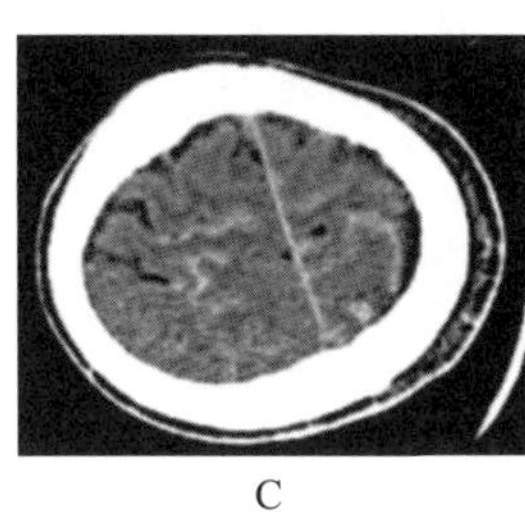

皮质表面的高密度病变=出血
沿脑沟=蛛网膜下腔血肿
外伤性蛛网膜下腔出血多见于靠近脑表面的脑沟而非基底池，而非外伤性蛛网膜下腔出血多见于基底池而非脑沟

C

图21-9 **轴外性出血CT**

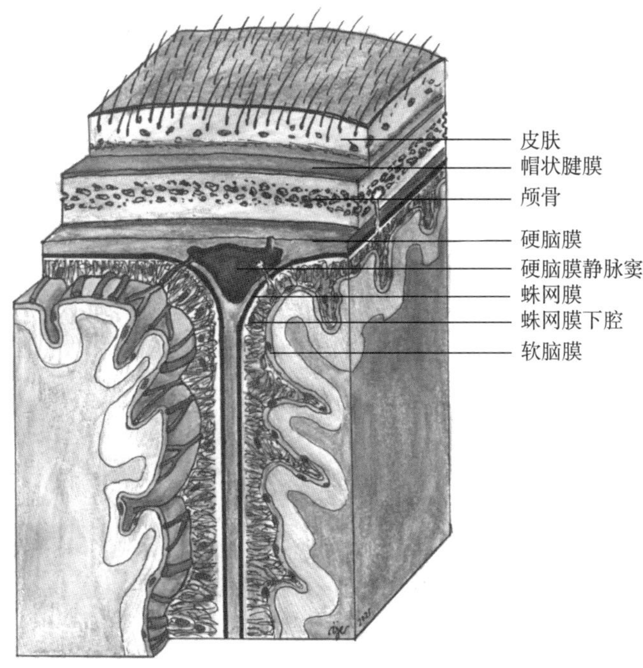

图21-10 **头皮和脑膜层**

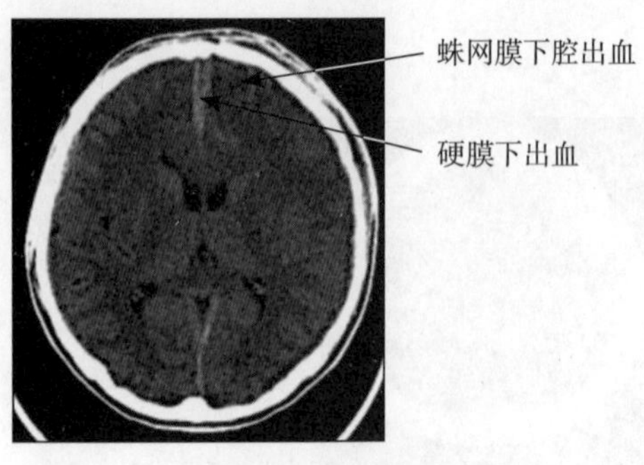

图21-11 硬膜下出血与蛛网膜下腔出血

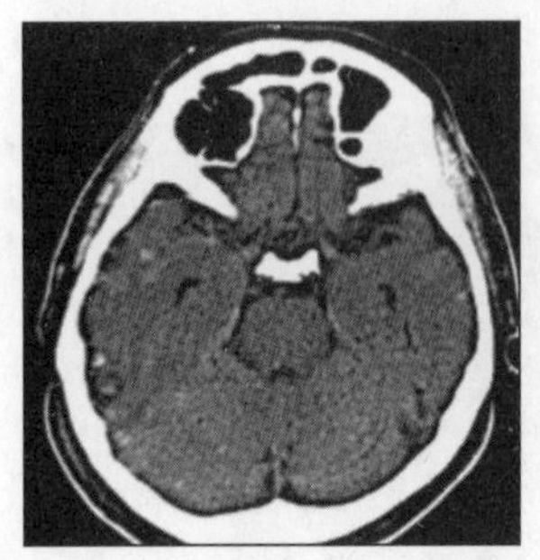

图21-12 弥漫性轴索损伤

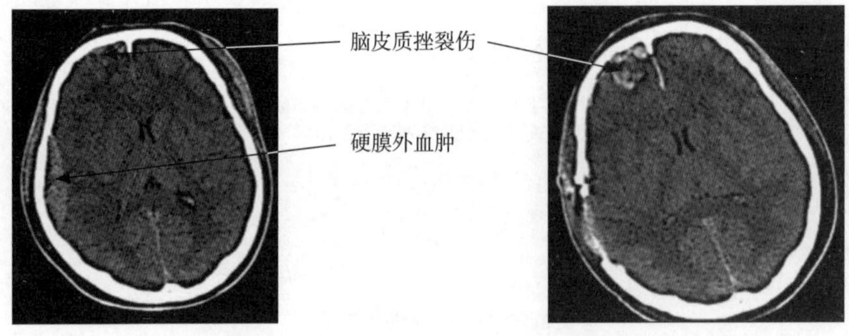

图21-13 脑皮质挫裂伤

2.出血转化可能在急性缺血后的最初几天（不是几小时）作为并发症发生。这在CT上显示为“黑色”区域内的“白色”。

3.梗死区的演变过程为凝固性坏死、液化、吸收，最终形成空腔。脑脊液填充空腔，在CT上表现为“非常黑”。

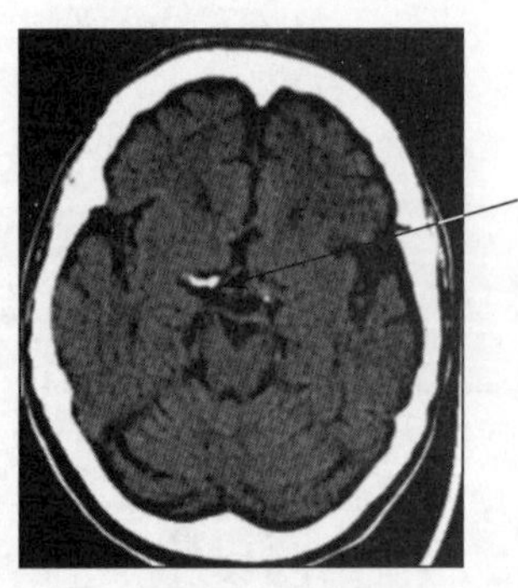

图21-14 大脑中动脉高密度征

急性梗死

- 征象

1.大脑中动脉高密度征（图21-14） 大脑中动脉（MCA）在缺乏造影剂的情况下呈“白色”可能是血栓形成或血管钙化所致。注意：血管内未凝固的血液或轻微钙化的MCA相对于大脑呈稍高密度。因此，当你看到“白色”MCA时，一定要寻找急性梗死的其他支持征象。

2.豆状核征（图21-15） 左侧的豆状核（“比萨切片”）可以被视为白色的三角形“比萨切片”，但右侧的豆状核因缺氧继发水肿而模糊（即不再是白色）。

3.岛带征（图21-16） 当梗死引起水肿时，岛叶外侧密度降低（即白色减少），导致灰白色分界不清，称为岛带征。在早期梗死中其是一个

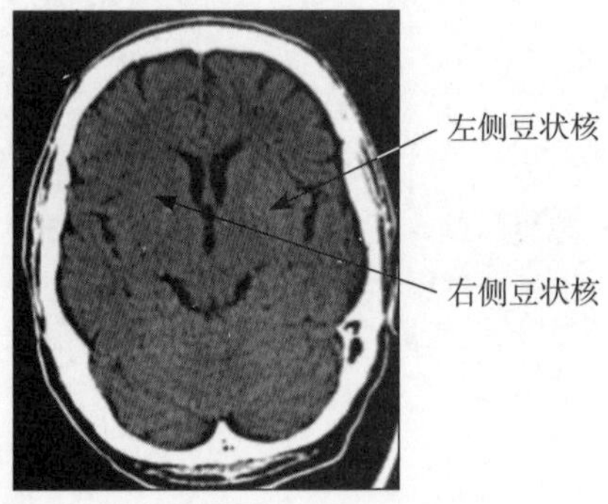

图21-15 豆状核征

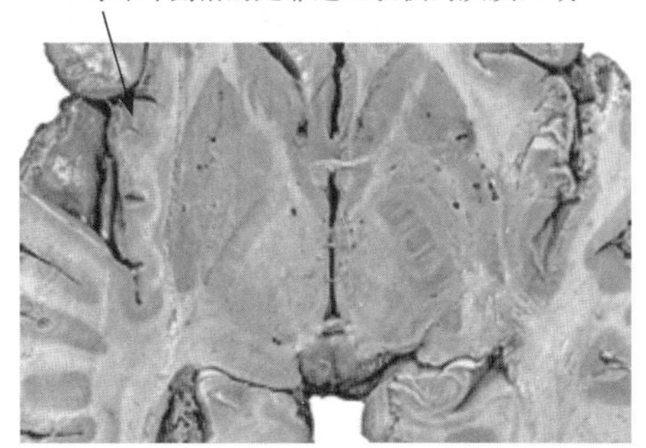
岛叶外侧指的是靠近豆状核的灰质区域
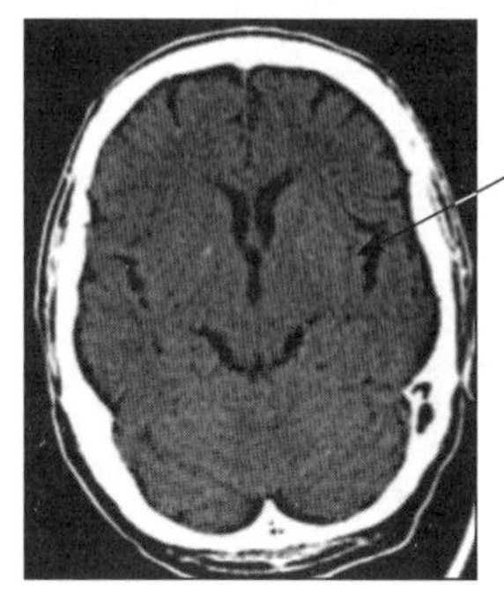
正常的岛叶外
侧在外囊旁呈
“白色”

图21-16　**岛带征**

图片由Peter H、Abrahams教授提供。引自Abraham PH，Spratt JD，Loukas M，van Schoor A.Abrahams' and McMinn's Atlas of Human Anatomy．8th Edition. Edinburg：Elsevier，2019.

有用的支持征象，伴豆状核征，提示急性梗死。

4.灰白质分界不清　正常情况下，CT上灰质比白质“更白”。

注意：灰质呈白色，白质呈灰色；这可能会让人感到困惑。由于脑水肿，灰质变得不明显，不再容易与白质区分，因此影像学描述为“灰白质分界不清”。这与岛带征的概念相同，岛叶外侧（灰质）因水肿而“变白”。

5.占位效应（图21-17）是由于梗阻动脉供血区域脑组织缺氧导致脑水肿所产生的效应。

（1）相邻脑室受压。

（2）脑沟消失。

（3）中线移位3～4天达到峰值，在3周后消失。

6.缺血性脑卒中的出血转化

（1）时间：通常1～4天。

（2）常见部位：基底神经节区和皮质梗死区。

（3）特征：从瘀点（最常见）到团片状出血（图21-18）。

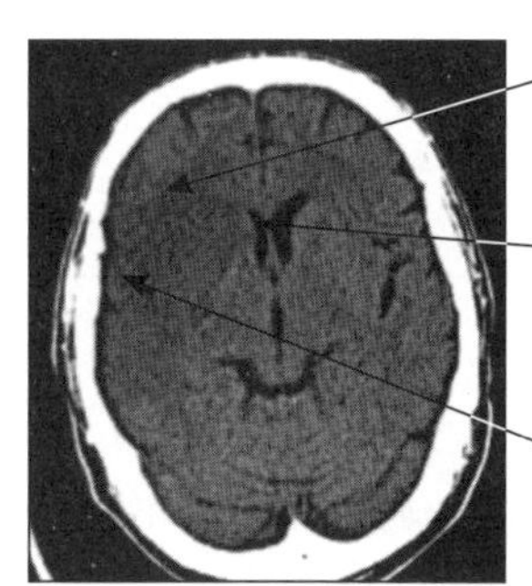
右侧楔形低密度区（黑色）为急性梗死区
脑组织肿胀时会压迫旁边侧脑室的前角
与左侧相比，右侧脑沟（脑内折叠）好像消失

图21-17　**占位效应**

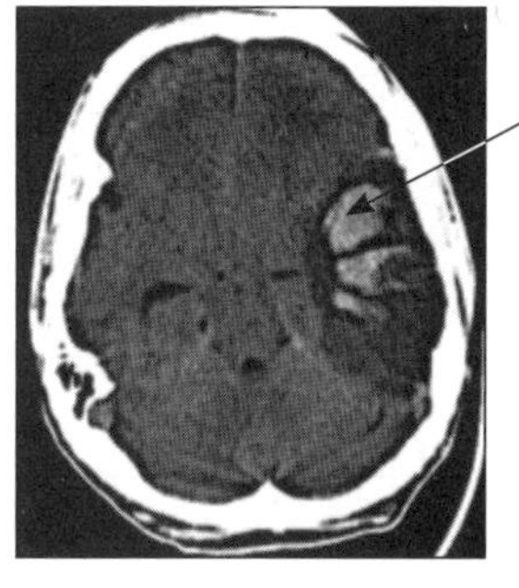
与原发性脑出血相比，继发于脑梗死的出血通常不均匀和不清晰

图21-18　**出血转化**

慢性梗死

- 征象

1.随着时间推移，急性梗死区域会变得“更黑”，因为脑脊液（CSF）填充该空腔，即与脑室中的CSF一样黑/暗。

2.脑软化（图21-19）是用来描述脑组织缺失的低密度区域（任何类型的损伤）。

3.由于脑组织萎缩，出现脑体积缩小。

（1）相邻脑室受牵拉，脑室扩大，即脑穿通畸形，脑室增大（图21-19）。

（2）相邻的脑沟更加明显。

4.营养不良性钙化：是一种罕见的情况。

表21-2总结了急性和慢性脑梗死在CT上的区别。

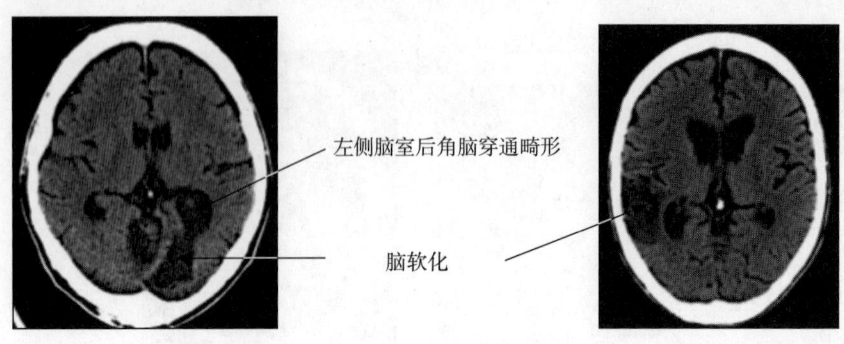

图21-19 脑穿通畸形

表21-2 急性和慢性梗死在CTB的表现

急性梗死	慢性梗死
低密度（不像脑脊液那么“黑”）	低密度（和脑脊液一样“黑”）
占位效应	体积缩小
相邻脑室受压	相邻脑室扩张（脑穿通畸形）
脑沟消失	相邻的脑沟更加明显
中线移位	脑组织缺失（脑软化灶）

梗死的血管区域

• 简单地说，遵循模式匹配策略确定梗死血管。

• 图21-20显示了侧脑室的前后角。

1. 大脑前动脉（ACA）梗死影响大脑镰前方的区域（图21-20A）。

2. 大脑后动脉（PCA）梗死影响大脑镰后方的区域（图21-20B）。

3. 大脑中动脉（MCA）梗死影响前角和后角间的扇形区域（图21-20C）。

脑卒中的发作时间

• 在急性缺血性脑卒中的治疗中，首要任务之一是确定适合溶栓治疗的患者。如果在CTB上看到明确的低密度影，极有可能是脑卒中发作几小时以上。了解脑卒中的发作时间非常重要，不同发作时间对应的CTB图像上的表现不同。

出血性脑卒中

• 对于自发性脑出血患者，CTB的目的是诊断出血，确定出血侧及其位置并寻找相关并发症。

1. CTB上的血液呈“白色”病变，在放射学术语中为“高密度”。

2. 然而，并不是所有的“白色”病变都是出血。其他高密度病变包括钙化、肉芽肿、肿瘤和骨。

3. 有助于诊断高密度出血的征象

（1）出血区域周围通常有水肿（呈黑色），而没有钙化。

（2）出血中的白色密度小于钙化中的白色密度，即血液比钙化“少白”。

4. 寻找与出血相关的并发症：中线移位、邻近结构受压，以及出血从实质组织延伸至脑室。

• 对比丘脑出血位置（图21-21A）和基底

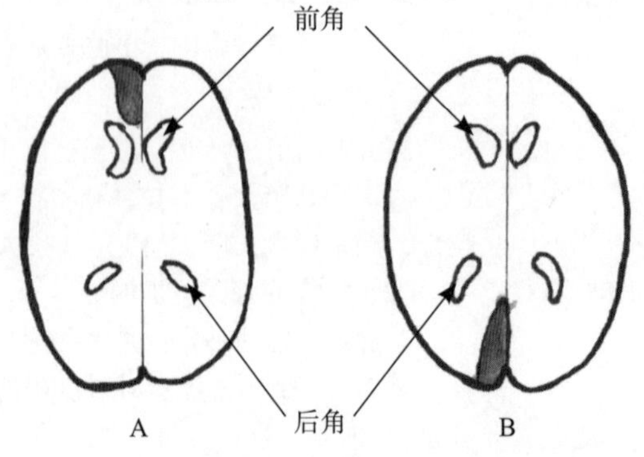
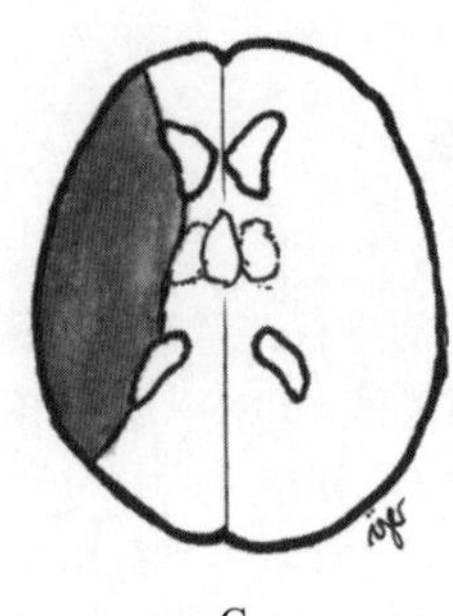

图21-20 侧脑室前后角

神经节区出血位置（图21-21B）。丘脑更靠后，更靠近中线。

- 并不是所有“白色”病变都是出血（图21-22）。

蛛网膜下腔出血

- 蛛网膜下腔出血（SAH）的诊断是通过蛛网膜下腔内有以下部位的出血（高密度/白色）。

1.基底池，包括鞍上池、环池、脚间池和四叠体池。

2.外侧裂（图21-23A）。

3.纵裂池（图21-23B）。

4.皮质表面（图21-23C）。

脑水肿

- 脑水肿的特征是在以下情况下CTB上表现为低密度（深色）的区域。

1.细胞毒性水肿（图21-24）　被视为累及灰质和白质的楔形低密度区，因此导致灰白质分界不清。其是缺血所致的神经元损伤的直接结果，因此其位置与受累的血管供血区域一致。

2.血管源性水肿（图21-25）　可见低密度区，是一种皮质灰质不受累的交错接合图案。其是肿瘤或感染继发的血脑屏障破坏的结果。

3.间质性水肿（图21-26）　在脑室周围区域可见低密度区。其发生在脑积水（脑室扩张）中，因为脑脊液渗透到脑室壁周围。

总结

部分容积效应

- 当CT断层（见图21-27B）同时包含高密度（如骨骼）和低密度结构（如大脑）时，计算机对这两种密度进行数值平均，CT上的合成密度为中间值。这可能导致误诊的“病变”出现。
- 为避免“病变”误诊，向上（图21-27A）和向下（图21-27C）扫描几个层面。如果能在上层和下层的图像中找到相邻的高密度和低密度结构，考虑这很可能是部分容积效应所致。

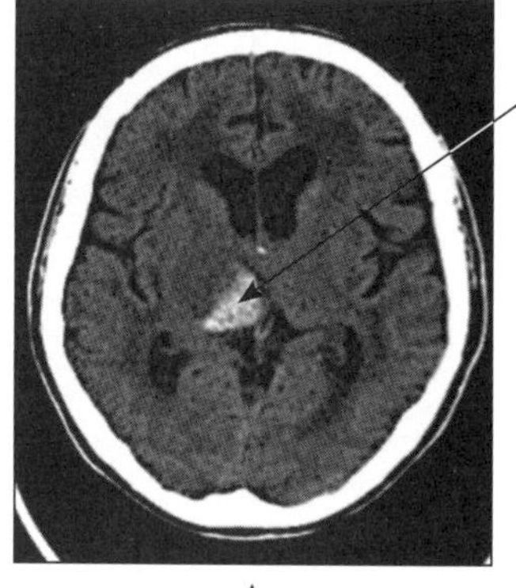

A

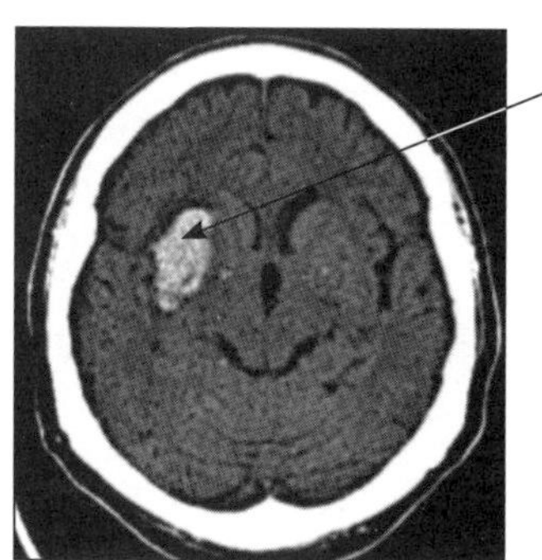

右侧可见高密度病变
位置：基底神经节区
诊断：右侧基底神经节区出血
注意高密度（出血）病变周围的低密度（水肿所致）边缘
侧脑室前角也有受压

B

图21-21　**丘脑出血和基底神经节区出血**

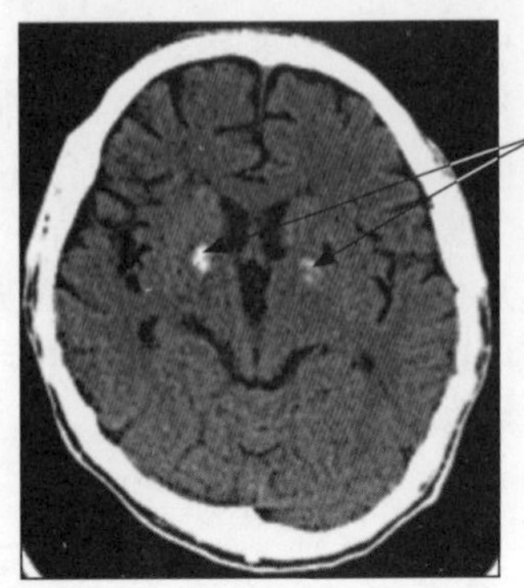

图21-22 钙化

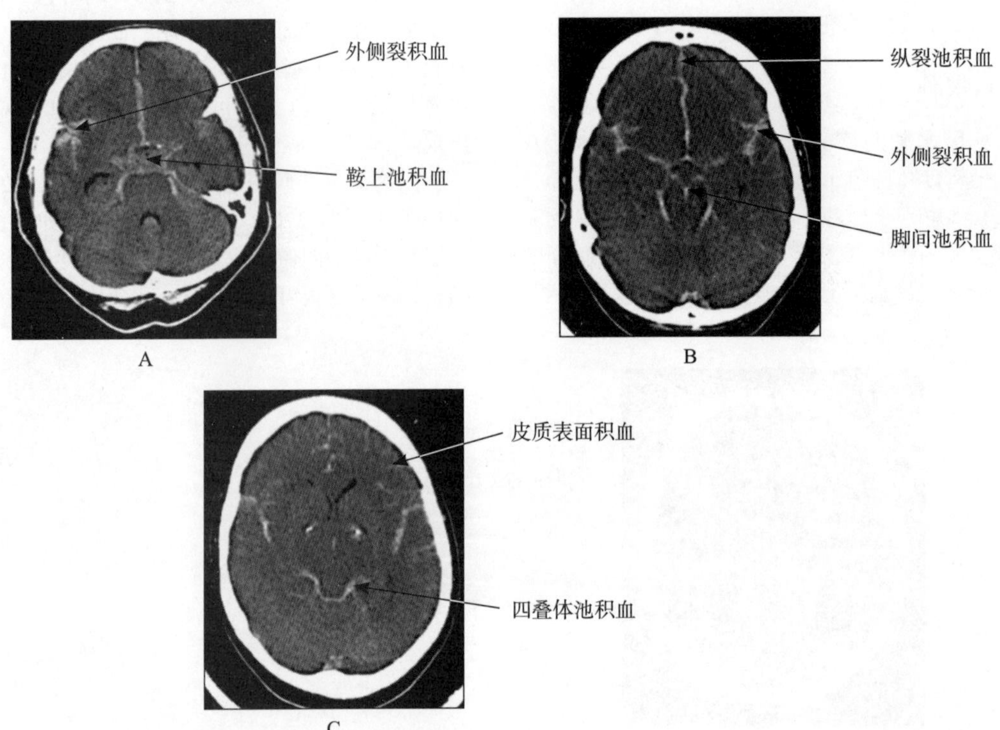

图21-23 蛛网膜下腔出血

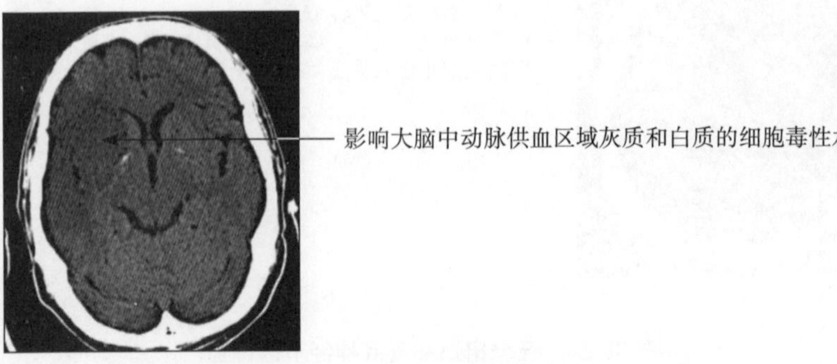

图21-24 细胞毒性水肿

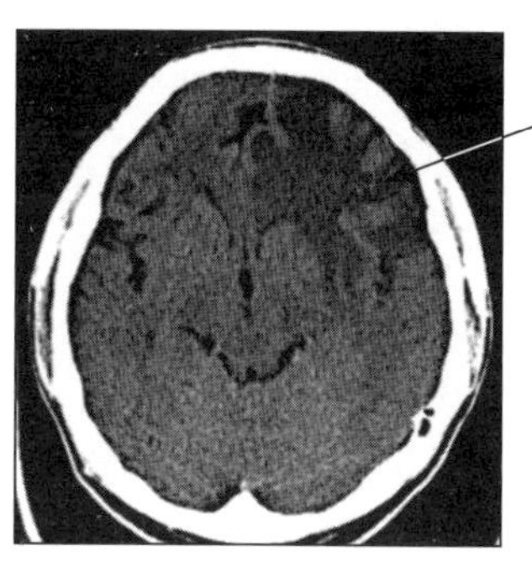

图21-25 **血管源性水肿**

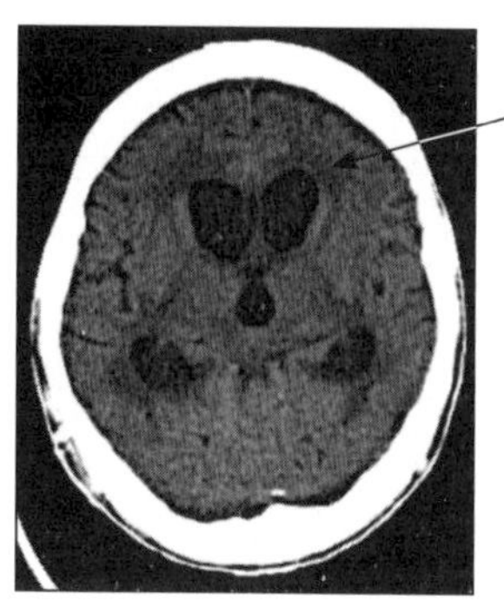

图21-26 **间质性水肿**

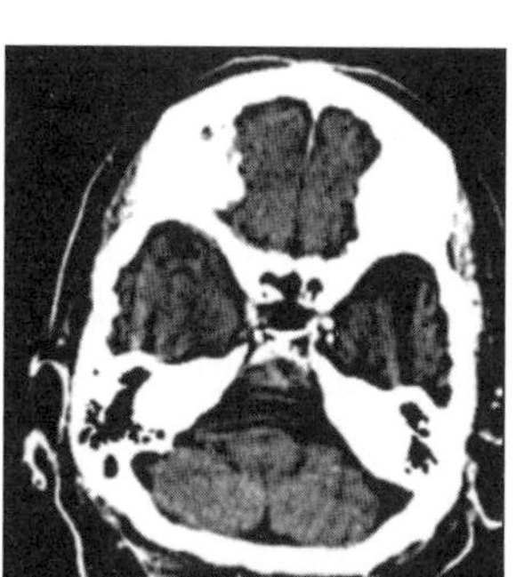

A

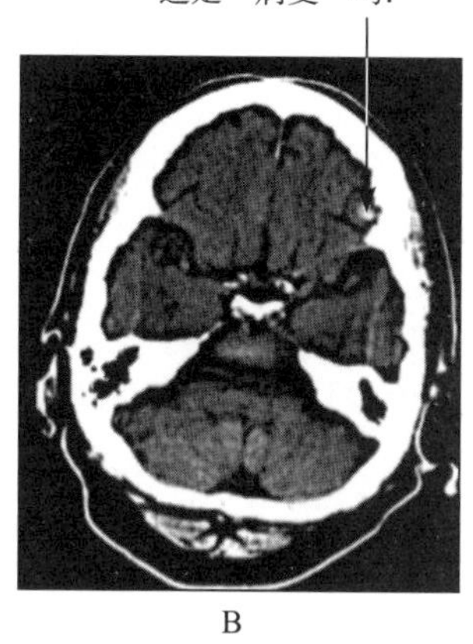

B

C

图21-27 **部分容积效应**

射束硬化效应（图21-28）

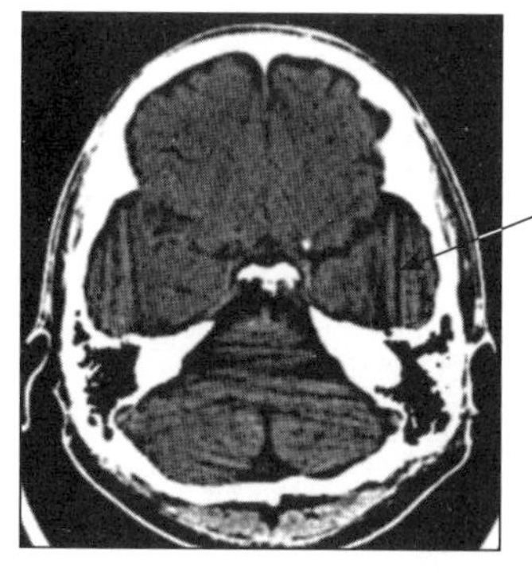

条纹状伪影通常出
现在颅底致密的岩
骨之间，称为“梁
硬化”。射束硬化
效应导致解剖细节
丢失，影响了鉴别
病灶的准确性

图21-28 **射束硬化效应**

致谢

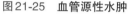

感谢Roger Teo博士绘制了头皮和脑膜层图像，以及显示侧脑室及其前后角的断层图像。

（曾祥柱 译 李 硕 校）

第二节 急诊超声

Gene Chan · Yeoh Chew Kiat · Toh Hong Chuen · Peng Li Lee · Sim Tiong Beng

要点

- 急诊超声可以被认为是一种急诊程序性技术，能够提供床旁超声检查结果，对急重症的评估和管理特别有用。
- 急诊超声不同于常规超声，因为它的特征是聚焦病变，直接寻找某种特征性超声表现是否存在。而且，通常由一名医生同时完成超声的申请、扫查，并根据超声检查结果进行解释，给予干预措施。因此，超声检查结果能够缩短并改善整个临床决策过程。
- 由于急诊超声的特征是聚焦局部，因此并不能代替需要进行的常规超声。它也不是听诊器的延伸，并且也不应替代、充当完整体格检查。

• 熟悉所在科室（或工作区域）超声仪器的操作旋钮、探头及预设置，并学会如何优化图像，提高扫查的准确性及有效性。

• 要注意存储图像：这对临床记录、有效性评估、证书授予、责任认定、质量评估都很重要。

图像优化

• 耦合剂：能够帮助超声波声束向人体传播。应正确使用。

• 选用适当的探头及适合的预设条件。

1. 线阵探头　频率高，但穿透性差，用于浅表结构，如定位皮肤或软组织异物。

2. 凸阵探头　频率低，但穿透性好，用于深部结构，如腹主动脉。

3. 相控阵探头　频率低，且接触面小，能够通过肋间隙进行扫查，如经肋间进行心脏超声检查。

• 深度：将靶组织或器官设置在所需显示的最小深度，尽可能放大图像。

• 聚焦：将焦点设置在感兴趣的区域，提升该水平的空间分辨率。

• 时间增益补偿（TGC）：首先将其设置在中间水平，扫查获得图像，然后再根据情况应用TGC调节。

• 使声束方向与感兴趣器官或组织的长轴成90°：能够使回声最大化，从而获得更清晰的图像。

• 呼吸运动：腹部器官如肝、脾等会随呼吸向下运动。例如，在深吸气后屏气状态下扫查，通常能够更好地显示胆囊。

超声在急诊科的应用

气胸及张力性气胸的肺脏超声检查

• 图像获得

1. 患者　仰卧位。

2. 预设条件　肺。

3. 探头　凸阵探头，B型或M型模式（如有需要，可使用线阵探头明确其他胸膜来源病变）。

4. 探头位置　沿锁骨中线进行前胸壁扫查，矢状面；或患者平卧时的前胸壁最高点。

• 胸膜辨认（“蝙蝠”征）

B型超声模式下确认邻近2根肋骨（2条弯向后方并伴有声影的强回声曲线），肋骨正下方和肋骨之间朝上的强回声线即胸膜。邻近2根肋骨组成“蝙蝠翼”，胸膜为“蝙蝠的身体”（图21-29）。

• 图像解读

1. 正常情况下，外层的壁胸膜与脏胸膜随呼吸相对滑动，在B型超声成像时产生一种闪烁效应，称为肺滑动征。在M型超声模式下表现为“海岸”征：胸膜上方的多条水平线为“海”，而其下方的沙砾样表现的区域为“岸”（图21-30）。在M型超声模式下，如两层胸膜之间的滑动消失（如气胸或胸膜固定术），则胸膜后方的“沙滩”征消失，为多条水平直线。这种征象称为“平流层”征（图21-31）。

2. A线：是多条平行分布的伪像，彼此间隔固定，其间隔等于探头-皮肤界面与胸膜-胸膜下气体界面间的距离，是一种多重反射伪像。该伪像本身不提示任何病理改变。

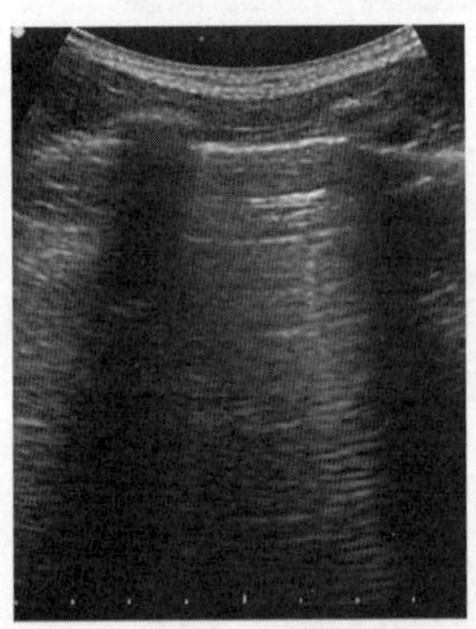

图21-29　“蝙蝠翼”，用于辨认胸膜（B型模式）

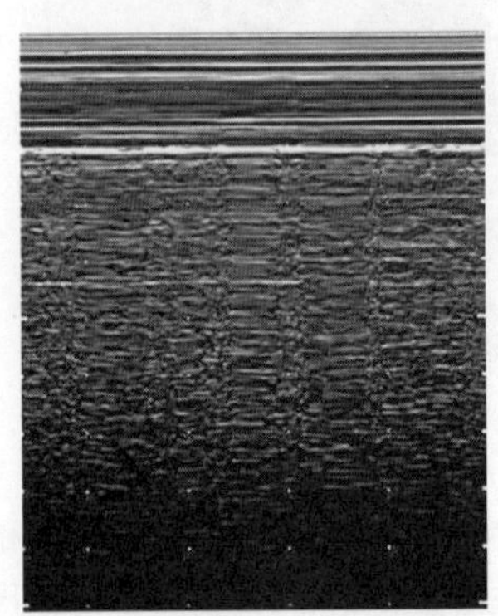

图21-30　“海岸”征（M型模式）

3. B线：定义为起源于胸膜、镭射样、垂直分布清晰可辨的高回声混响伪像，其延伸至屏幕底端且无衰减，当肺滑动存在时，与之同步运动。B线的解剖及生理基础目前尚未完全明确。其被认为源于胸膜下小叶间隔增厚，通常由积液所致。如果膈上的最后一个肋间隙的B线局限于外侧，且不伴发肺泡实变，则认为是正常征象。然而，多发、弥漫分布的B线则属于病理状态，提示间质综合征（图21-32）。因为脏胸膜必须接触壁胸膜才能使B线得以显示，所以存在B线可以排除气胸。

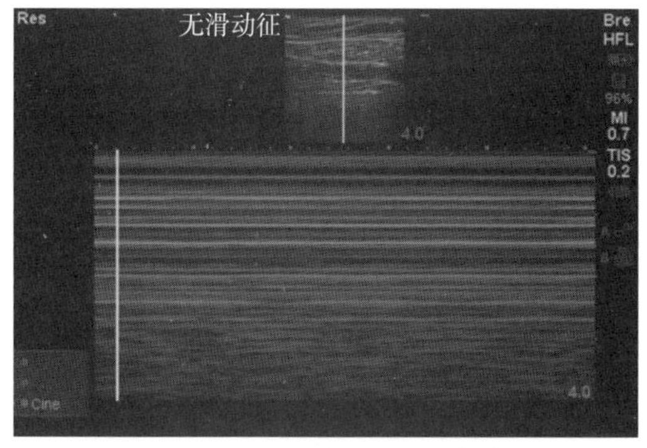

图21-31　“平流层”征（M型模式）

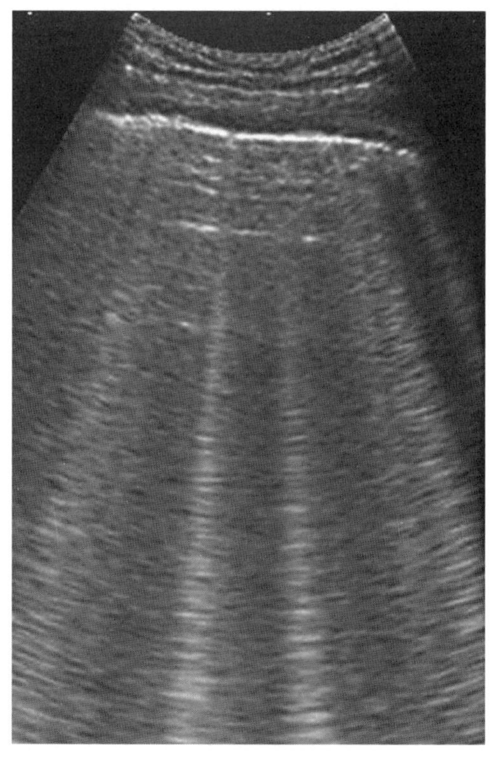

图21-32　起自胸膜的多发B线（B型模式）

4.合并相应临床表现时，如果肺滑动征/“海岸”征消失，则提示气胸（如无肺滑动）。如果肺点出现，诊断特异度高达100%：肺点是正常肺与气胸的交界面，即肺滑动随着呼吸反复出现及消失的位置。在M型超声模式下，肺点是“海岸”征与“平流层”征交替出现的位置（图21-33）。

• 陷阱：肺滑动征消失可见于任何脏胸膜与壁胸膜无滑动的情况，如右主支气管插管所致的左肺无通气或胸膜固定术。

Z线：是源自胸膜垂直分布的高回声伪像，但与B线不同，在到达屏幕底端前逐渐衰减。其临床意义不明，必须与B线相鉴别。

• 评论：B线或肺滑动征存在可以排除气胸。这些征象的显示非常迅速，一旦明确，就可以继续寻找引起休克的其他原因。

作为右心房压替代指标的下腔静脉评估

• 图像获得

1.患者　仰卧位。

2.预设条件　腹部。

3.探头　凸阵探头，B型超声模式。

4.探头位置　右侧肋缘，首先横断面扫查确认下腔静脉（IVC），然后通过纵断面进行IVC的检查。

• 辨认：B型超声模式横断面扫查，IVC呈圆形结构，位于脊柱右侧（与脊柱左侧的腹主动脉相对）。然后将探头顺时针旋转90°获得长轴纵断面图像。IVC的直径应该在肝中静脉远端1～2cm处测量，于呼气末进行（图21-34、表21-3）。

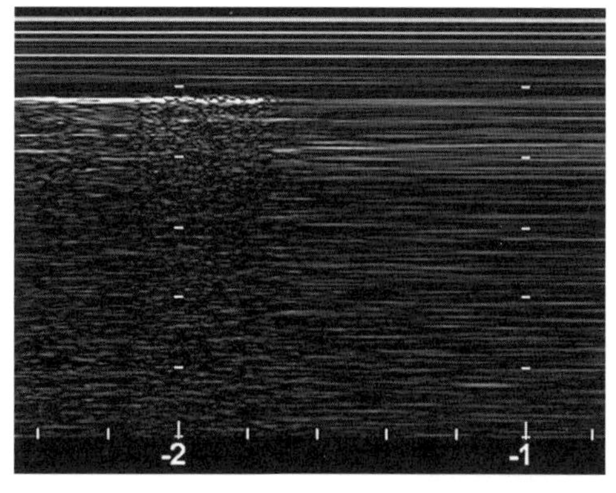

图21-33　肺点：“海岸”征转变为“平流层”征的位置

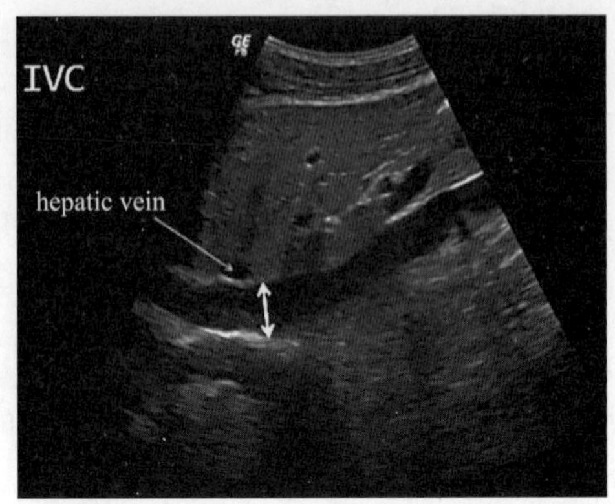

图21-34 在肝中静脉远端1～2cm处测量IVC的直径

IVC.下腔静脉；hepatic vein.肝静脉

• 解读

表21-3 IVC的直径、呼吸塌陷率及右心房压

IVC直径（cm）	呼吸塌陷率（%）	右心房压（mmHg）
≤2.1	>50	正常：0～5（3）
≤2.1	<50	中度升高：5～10（8）
>2.1	>50	中度升高：5～10（8）
>2.1	<50	高：10～20（15）

• 陷阱

1.当需要探头加压推挤肠管减少气体干扰时，注意过度的压力可能压迫IVC，使其直径测量值偏小。

2. IVC随呼吸沿头-足方向移动。因此，IVC直径及呼吸塌陷率的测量最好在B型超声模式下进行，而非M型超声模式。

• 评论

1. IVC直径及呼吸塌陷率受容量状态及右心房压的双重影响。与中心静脉压（CVP）一样，IVC不能精确反映左心室的前负荷，如左心室舒张末压。

2.以上测量值适用于自主呼吸患者。对于不能完成用力吸气的患者，平静呼吸状态下，呼吸塌陷率小于20%提示右心房压升高。

心脏压塞的超声评估

• 图像获得

1.患者 仰卧位。

2.预设条件 心脏。

3.探头 相控阵探头，B型超声模式。

4.探头位置 心尖四腔切面。将探头放置于心尖搏动处，倾斜探头指向右肩部，通过冠状平面扫查显示4个心腔。也可依据创伤超声重点评估（FAST）流程通过肋下扫查获取四腔心切面。

• 心脏及心包积液的辨认：4个心腔很容易辨认。心包积液表现为包绕心脏的低回声。

• 图像解读：心脏压塞：因心包积液患者出现血流动力学不稳定且出现以下征象时可以诊断。

（1）右心房收缩期塌陷（早期）。

（2）右心室舒张期塌陷（晚期）。

（3）IVC扩张，随呼吸变化消失。

• 陷阱

1.心包积液首先在心脏最下垂的区域聚集，通常为房室沟，于胸骨旁长轴切面观察最佳。正常房室沟处的积液是生理性的（仅在收缩期能看到，而在舒张期消失）。

2.有时难以对心房/心室塌陷的时相（收缩期-舒张期）进行准确判断。如果有心包积液、低血压，观察到右侧心腔有显著塌陷，则按心脏压塞处理。

3.心包脂肪垫通常位于心前间隙，有时可能被误认为心包凝血块。仔细检查通常能够发现脂肪的回声特点。由于脂肪位于心脏表面，会随着心脏收缩与心脏的运动幅度相同，这与心包血凝块不同。

4.心脏压塞的发生决定于心包积液聚集的速度而非体积。

5.对心动过速治疗（如β受体阻滞剂）反应性差的患者更容易发生心脏压塞。

左心室射血分数的心脏超声评估

• 图像获得

1.患者 仰卧位（或最理想的左侧卧位，并将左上肢举过头顶）。

2.预设条件 心脏。

3.探头 相控阵探头，B型超声模式。

4.探头位置 4个心脏标准切面（胸骨旁长轴切面：胸骨左侧第2～4肋间隙紧邻胸骨，与左心室长轴平行。胸骨旁短轴切面：探头顺时针旋转90°，从胸骨旁长轴转变为短轴。心尖四腔心面：如前所述。剑突下四腔心切面：见下文）。

• 心脏腔室的辨认：胸骨旁长轴切面和心尖

四腔切面很容易辨认心脏腔室。在剑突下四腔心切面中，右心室及右心房与膈/肝相邻，而左侧的房室则远离肝与膈肌。

• 解读：根据观察估测射血分数（EF，即心内膜边界向左心室中心收缩移动的程度）及左心室充盈情况。

（1）收缩性：正常（EF≥55%），轻度降低（EF＝45%～54%），中度降低（EF＝30%～44%），严重降低（EF＜30%）。

（2）充盈状态：充盈良好或充盈不足（表21-4）。

表21-4 心脏超声及提示的临床疾病

心脏超声	提示的临床疾病
充盈良好的左心室高动力	分布性休克
充盈良好的左心室低动力	心源性休克（缺血性、代谢性或中毒综合征）
充盈差的左心室高动力	低血容量性休克，梗阻性休克

• 评论

1.为了评价左心室整体的收缩功能，至少采用4个标准切面中的2个。

2.通过培训，估测射血分数与计算所得的射血分数一样好。当心室形态规则且对称收缩时，通过这两种方法得到的数值都很准确。

3.其他估测正常收缩功能的指标包括二尖瓣在舒张期的良好摆动（在舒张充盈早期二尖瓣前叶应几乎触及室间隔）和乳头肌水平左心室内径缩小至少25%。

4.心脏超声检查时应同时评估IVC及肺部（特别是B线），以判断患者的血流动力学状态。

5.确定节段性室壁运动异常及瓣膜异常通常不属于基本急诊心脏超声的范畴。

急性大面积肺栓塞的心脏超声

• 图像获得

1.患者 仰卧位。

2.预设条件 心脏。

3.探头 相控阵探头，B型超声模式。

4.探头位置 心尖四腔切面、胸骨旁短轴切面。

• 辨认：辨认心脏的4个腔室，室间隔的形态及运动。

• 解读：大面积肺栓塞伴急性右心功能受损。

（1）右心室增大（舒张期接近或超过左心室体积）伴右心室心尖变钝（正常情况下锐利）。

（2）右心室壁薄（＜5mm，剑突下四腔心切面测量）。右心室扩张但室壁厚度正常提示急性右心室压力过负荷（图21-35）。

（3）舒张期室间隔矛盾运动，弓形凸向左心室，导致“D”形左心室（图21-36）。正常情况下，室间隔在收缩期及舒张期均为圆弧形，因为左心室压总是高于右心室。然而，在大面积急性肺栓塞时，右心室压突然升高。右心室压升高及左心室充盈降低共同导致舒张期室间隔变形。不过，在收缩期，左心室压再一次超过右心室压，室间隔的形状恢复。

（4）室间隔舒张期矛盾运动可见于容量负荷过重的患者，但这种情况通常从临床上可以

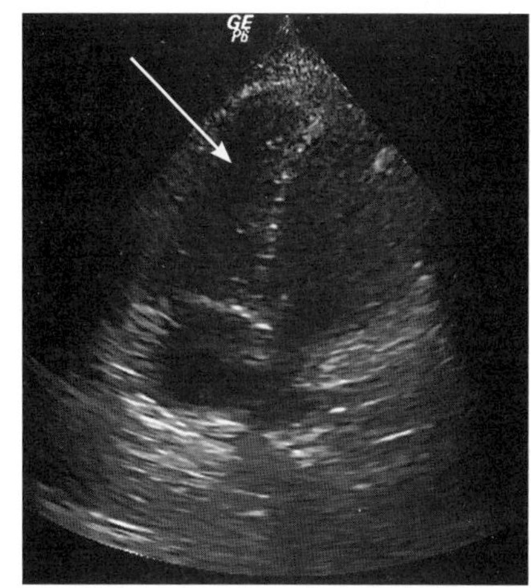

图21-35 右心室增大（箭头）

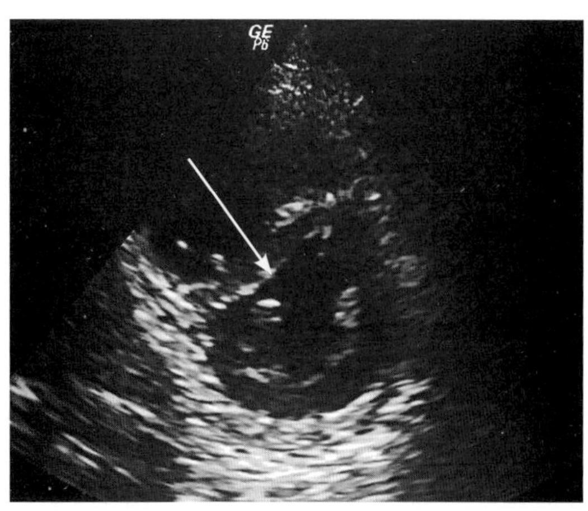

图21-36 右心室压增加导致“D”形左心室（箭头）

鉴别。

（5）在慢性肺动脉高压的患者中，右心室增生肥大能够保证心室在收缩期及舒张期有足够的压力，导致在全心动周期中左心室均呈“D”形。

• 陷阱：当肺栓塞的负荷较小且没有导致明显的右心劳损时，可能不会出现以上改变。

• 评论

1.麦康奈尔征（右心室游离壁运动减弱而心尖相对不受累），尽管是经典的描述，但不再被认为是肺栓塞的可靠征象。

2.如怀疑肺栓塞，应继续扫查寻找深静脉血栓。

创伤超声重点评估（FAST）

• 图像获得

1.*患者* 仰卧位。

2.*预设条件* 腹部。

3.*探头* 凸阵探头，B型超声模式。

4.*探头位置*

（1）右上象限切面（莫里森囊）。从右侧腋中线冠状平面开始扫查，剑突水平。

（2）左上象限切面（脾肾角）。从左侧腋后线冠状平面开始扫查，剑突水平。

（3）耻骨上切面。恰在耻骨联合上方，横断面及纵断面扫查。

（4）剑突下切面。上腹部，近似冠状切面，以肝脏做声窗。

• 辨认

1.*右上及左上象限切面* 分别识别莫里森间隙及脾肾间隙处积聚的低回声液体（图21-37）。

2.*耻骨上切面* 识别直肠膀胱陷凹或直肠子宫陷凹积聚的低回声液体（图21-38）。

3.*剑突下切面* 识别心包间隙积聚的低回声液体。

• 陷阱

1.*假阴性*

（1）没有完成4个标准切面的扫查。单纯莫里森囊扫查的敏感度仅为51%，而4个切面扫查的敏感度达87%。

（2）出血量尚未达到能被超声显示的程度。通过诊断性腹腔灌洗（DPL）发现，能够导致右上象限切面扫查阳性的平均游离液体量为619ml。但是，当患者因腹腔内出血出现低血压时，超声的敏感度接近100%。使用头低足高位进行左、右上象限的扫查，以及反头低足高位进行盆腔扫查，能够提高敏感度。

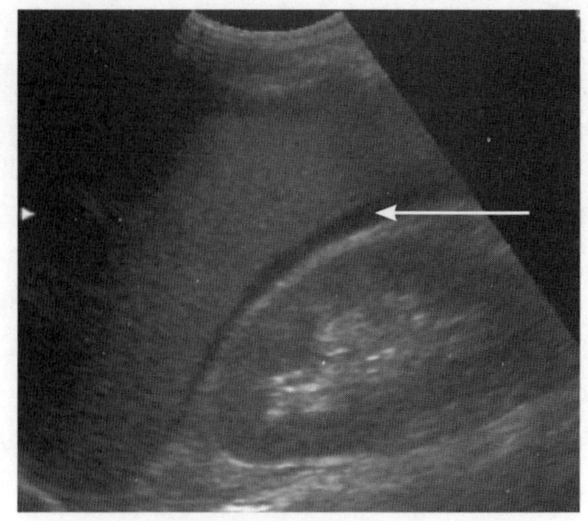

图21-37 莫里森囊的游离液体（箭头）

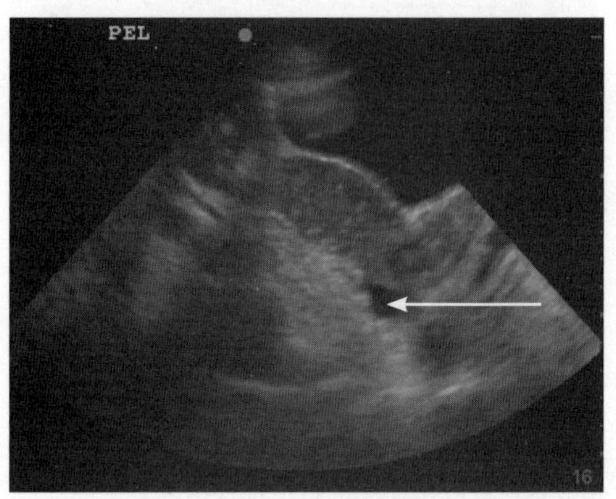

图21-38 直肠子宫陷凹游离液体（箭头）

（3）血凝块回声可能与实质组织回声相近，容易被误诊。

（4）当患者有腹膜或胸膜粘连时，游离液体可能不出现在预期位置。

2.*假阳性*

（1）内部出现少量回声的低回声/无回声区：肾周脂肪/心脏周围脂肪垫及心包囊肿。

（2）内部无任何回声的无回声区：尿液、腹水、胸腔积液、心包腔积液及充满液体的空腔器官（胃/肠管）。

（3）少量盆腔积液：儿童及育龄期女性盆腔可能有少量生理性液体。

• 评论

1.通过上移探头1～2个肋间隙或嘱患者深

吸气可显示膈肌。注意左侧膈下间隙，该区域通常是左上象限血液最先聚集的区域。

2.同样地，从左、右上象限向下方髂骨方向移动探头可显示结肠旁沟，寻找低回声积液，而大肠通常“漂浮”在其中。

3.扩展创伤超声重点评估的定义很多，通常包括肺超声评估气胸，包括或不包括下腔静脉的评估。

腹主动脉瘤的超声评估

- 图像获得

1.患者 仰卧位。

2.预设条件 腹部。

3.探头 凸阵探头，B型超声模式。

4.探头位置 横断面及纵断面，从上腹部到脐部。

- 辨认：首先从横断面识别脊柱（开口朝向后方的“C”形亮线伴后方声影）。紧邻脊柱表面左侧的管样结构是主动脉。从腹腔干动脉上方（上腹部）追踪扫查腹主动脉直至髂动脉分叉处（脐部）。测量腹主动脉及髂动脉直径应从外壁到外壁。

- 解读

1.腹主动脉瘤 直径≥3cm。

2.髂动脉瘤 直径≥1.5cm。

- 陷阱

1.分辨不清下腔静脉与腹主动脉（表21-5）。

2.假阴性：测量腹主动脉瘤的内径导致低估动脉瘤的大小，尤其是有膜片或附壁血栓存在时（图21-39）。

3.假阳性：发生在扫查平面与主动脉长轴倾斜时，尤其是扭曲的主动脉。所以探头应调整为垂直于主动脉的长轴。

表21-5 腹主动脉与下腔静脉的鉴别

	下腔静脉	腹主动脉
位置	右侧	左侧
管壁	薄	厚
可压缩性	有 深呼吸时管壁可塌陷（嘱患者用力吸气）	无
搏动性	可能存在来自主动脉的传导	有
彩色血流	血流方向朝向心脏	血流方向背离心脏

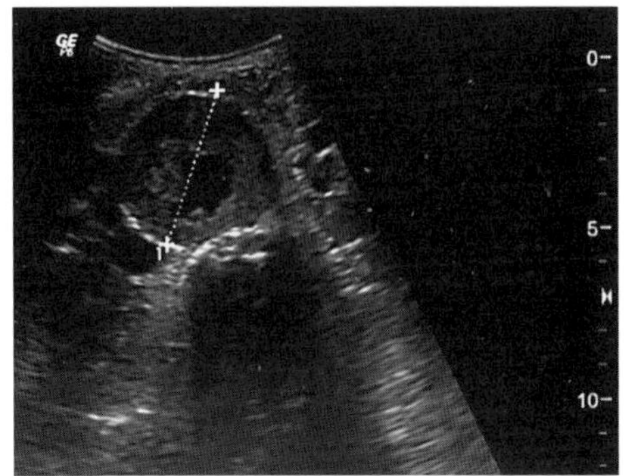

图21-39 腹主动脉瘤，外径约5cm

4.难以显示全部的腹主动脉

（1）通常是因为肠气的遮挡。大部分情况下只需要耐心等待，等待肠蠕动将气体“赶走”。如果无效，可以考虑适度加压扫查。也可以向侧方滑动探头，避开气体，直到获得软组织窗，然后朝着主动脉偏转探头扫查角度。可考虑用肾脏作为声窗通过冠状切面显示腹主动脉。

（2）使患者屈髋，获得标准的腹部物理检查体位以放松腹直肌。这样能够使探头更靠近深部的腹主动脉。

（3）如临床需要，考虑CT检查。

5.腹部超声不能排除腹动脉瘤并发症，如腹膜后渗漏。

胆囊炎的腹部超声

- 图像获得

1.患者 仰卧位或左侧卧位。

2.预设条件 腹部。

3.探头 凸阵探头，B型超声模式。

4.探头位置 在锁骨中线与右侧肋缘交界处，探头90°垂直放置，向右肩倾斜扫查。在两个平面上扫查整个胆囊。

- 辨认：胆囊呈囊性结构。
- 解读

结合临床症状，当胆囊结石（胆囊内伴有声影的强回声团，见图21-40）合并以下征象时可诊断胆囊炎。

（1）壁厚超过3mm（只测量前壁，因为后壁可能由于后方回声增强或与肠管并行分布而显示不清）（图21-41）。

（2）胆周积液（图21-42）。

（3）超声墨菲征（探头压迫声像图显示胆囊引起压痛）。

• 陷阱

1.螺旋襞、息肉、胆泥可能被误认为结石。

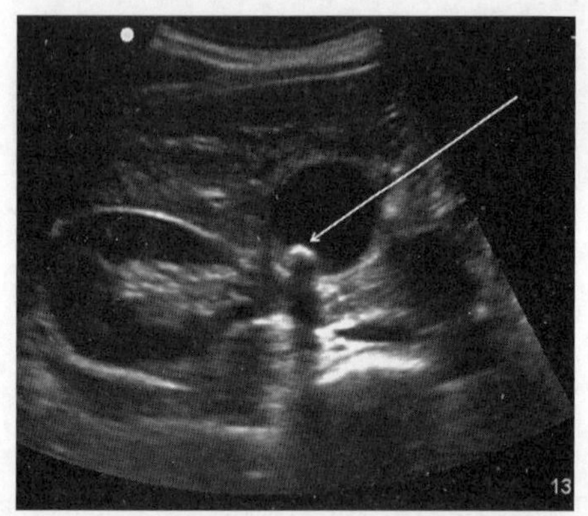

图21-40 胆囊结石（箭头）后伴声影

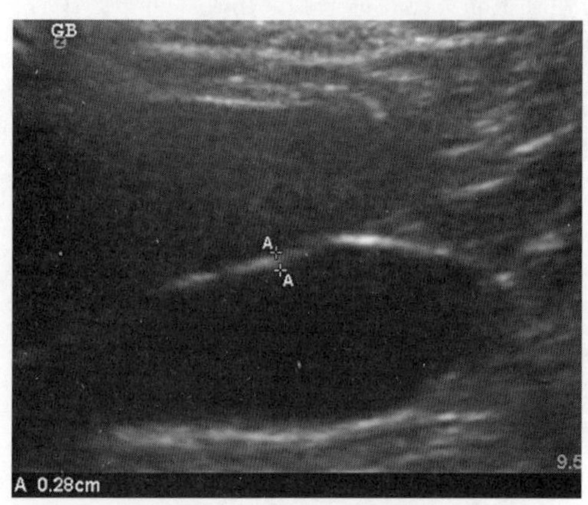

图21-41 正常胆囊壁厚度

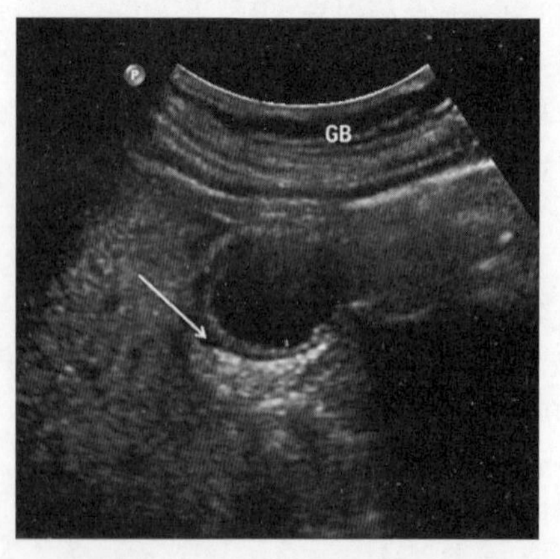

图21-42 胆囊（GB）壁增厚伴胆周积液（箭头）

2.胆囊壁因其他原因增厚，包括肝炎、胰腺炎及腹水。

3.小于4mm的小结石可能不产生声影而因此被漏诊。

肾积水的腹部超声

• 图像获得

1.患者 仰卧位。

2.预设条件 腹部。

3.探头 凸阵探头，B型超声模式。

4.探头位置 类似于创伤超声重点评估的右上象限及左上象限位置（见上文）。

• 辨认

1.肾脏中央的肾盂肾盏系统正常呈强回声。

2.肾积水时中央肾盂肾盏系统为低回声。

3.如果梗阻时间较长，肾实质可能变薄，小于1.5cm。此外，即使长时间梗阻得到解除，肾积水可能不会立刻完全恢复正常。

• 解读：肾积水可以分为轻度、中度或重度。

（1）轻度肾积水：肾盂扩张伴或不伴肾盏扩张，肾盂尖端变钝，但通常形态仍然存在。

（2）中度肾积水：肾盂及肾盏中度扩张，肾盏穹窿及乳头形态变钝（图21-43）。

（3）重度肾积水：肾盂肾盏系统广泛性极度扩张呈球形，可能合并肾皮质变薄。

• 陷阱：将单纯性肾囊肿误认为肾积水。肾囊肿倾向发生于肾周，而肾积水源于中央集合系统。

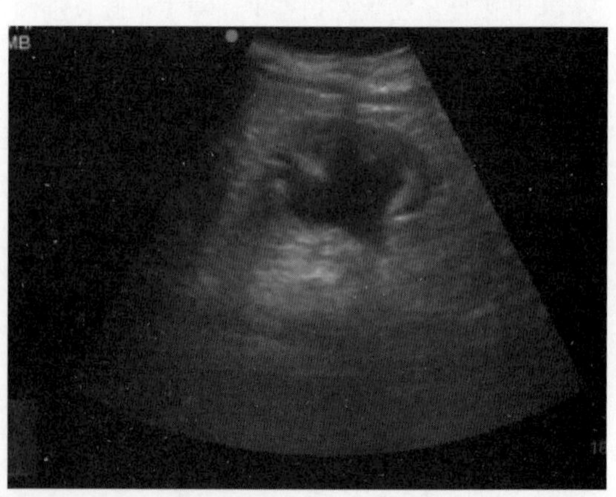

图21-43 中度肾积水、肾盂扩张及穹窿部圆钝

深静脉血栓的下肢超声

- 图像获得

1. 患者 仰卧位；髋关节外旋及膝关节适当屈曲。

2. 预设条件 血管。

3. 探头 线阵探头，B型超声模式。

4. 探头位置 股总静脉和腘静脉。

- 辨认

1. 腹股沟皱褶正中处扫查可以确认股总静脉。从大隐静脉汇入处至股动脉分叉水平，探头加压扫查股总静脉。如果股总静脉不能被压缩，则本试验为阳性。

2. 探头置于腘窝识别腘静脉，腘静脉位于腘动脉浅方。

- 陷阱

1. 确认静脉全程且完全可压缩。

2. 不可压缩的静脉可能被误认为动脉，导致假阴性诊断。

3. 本方法只是简单的两点加压扫查。小腿深静脉血栓不能通过本试验检出，因此如果高度怀疑深静脉血栓，应申请完整的下肢静脉扫查。

（张 帆 崔立刚 译 崔立刚 李 硕 校）

参考文献/扩展阅读

1. Lichtenstein DA，Meziere GA. Relevance of lung ultrasound in the diagnosis of acute respiratory failure：the BLUE protocol. *Chest*. July，2008，134（1）：117-125.
2. Lichtenstein DA. Pneumothorax and introduction to ultrasound signs in the lung. In：*General ultrasound in the critically ill*. New York：Springer，2007：105-115.
3. Ma OJ，Mateer JR，Blaivas N. *Emergency ultrasound*. 2nd ed. New York：McGraw-Hill，2008.
4. Weekes AJ，Zapata RJ，Napolitano A. Symptomatic hypotension：ED stabilization and the emergency role of sonography. *Emerg Med Practice*，2007 Nov.
5. Burnside P，Brown M，Kline J. Systematic review of emergency physician-performed ultrasonography for lower-extremity deep vein thrombosis. *Acad Emerg Med*，2008，15：493-498.

第三节 X线检查

Shirley Ooi

颅骨检查

颅骨检查见表21-6。

表21-6 颅骨检查

X线检查	适应证	备注
常规检查		
前后位（AP）	怀疑颅骨骨折	
侧位（左侧位或右侧位，根据受伤部位）	怀疑颅骨骨折 颅骨骨折基础，蝶窦内有液体	
附加检查		
汤氏位	怀疑枕骨骨折	只有排除颈椎损伤后才能使用
切线位	怀疑凹陷性颅骨骨折	

注：颅骨X线片现在很少做了。颅脑CT检查常用于评估头部外伤。

面部检查

面部检查见表21-7，参考第15章第六节“颌面部创伤”。

表21-7 面部检查

X线检查	适应证	备注
30°枕颏位/华氏位	怀疑上颌骨、颧骨复合体和眶底骨折	这一检查足以作为面部骨折的放射学筛查。进一步解释参考第15章第六节“颌面部创伤”。需要先排除颈椎损伤
颏顶位	怀疑颧弓骨折	需要先排除颈椎损伤
鼻骨（前后位和侧位）	怀疑鼻骨骨折	
曲面体层摄影	怀疑整个下颌骨骨折	如果在急诊科无法获取曲面体层摄影检查结果，则可进行3张X线片，即1张前后位片和2张下颌骨斜位片

颈椎X线片

• 颈椎X线片是对一位多处创伤的患者做的3张标准X线片中的一张。

注意：创伤后，任何符合美国国家急诊X射线应用研究（NEXUS）标准或加拿大颈椎规则的患者都不需要做颈椎X线检查（参见第15章第八节“脊髓创伤和颈椎外伤筛查”）。

• 现在，对于评估颈椎损伤，CT检查比X线检查更常用。

• 尽管颈椎X线片正常，但仍可能存在严重的颈部损伤。因此，在X线片正常的情况下，仍然要重视临床病史采集和体格检查。

颈椎X线检查见表21-8。

表21-8 颈椎X线检查

X线检查	备注
侧位片（包括T_1椎体顶部）	多处创伤患者，颈椎侧位X线片是最初阶段所需的唯一检查
游泳者位	• 如果颈椎侧位X线片C_7/T_1椎小关节不可见，则进行该体位检查 • 无论是否用游泳者位，侧位的敏感度都是85% 注：如果做X线片为了排除异物，则应进行颈部X线检查（软组织外侧）
前后位	侧位、前后位和张口位联合检查，敏感度为92%
张口位	显示C_1～C_2关节

腹部和骨盆检查

腹部和骨盆检查见表21-9。

表21-9 腹部和骨盆检查

X线检查	适应证	备注
常规检查		
腹部仰卧位	识别“游离”气体/气腹 识别气-液平面 识别异位钙化	立位X线检查是急腹症检查的必要部分，因为它是检测小气腹最敏感的X线检查。只有1ml的游离气体也可以被检测到
附加检查		
腹部立位AXR	气-液平面	气-液平面不是肠梗阻病理标志 腹部立位X线片上气-液平面的原因： • 非机械性肠梗阻 • 机械性肠梗阻 • 肠胃炎
左侧卧位	观察不能直立或坐直的患者的气-液平面或气腹情况	

胸部检查

胸部检查见表21-10。

表21-10 胸部检查

X线检查	适应证	备注
常规检查		
后前位（PA）或前后位（AP）胸部		尽可能获得后前位片，因为它可以更准确地诊断心脏大小和纵隔宽度 前后位片可以平卧位或坐立拍摄 注：在仰卧位或直立位便携式X线检查仪上，气胸和胸腔积液很难看到 一般来讲，X线检查应在充分吸气下进行 唯一例外是，当怀疑吸入异物（“气体陷闭”）时，要求用呼气片代替
特殊检查		
侧位	用于确认和定位 • 肺内密度增高 • 肺门异常（淋巴结肿大、占位和血管增多） • 心脏增大，心腔扩大和主动脉异常 • 少量胸腔积液	在紧急情况下很少有用 注：胸骨后和心脏后区域在侧位比在后前位显示更清晰
斜位	肋骨骨折	
侧卧位	区分少量胸腔积液与胸膜增厚	患者侧躺时拍摄的后前位X线片（通常异常侧向下）
胸骨	怀疑胸骨骨折	

胸椎和腰椎检查

胸椎和腰椎检查见表21-11。

表21-11 胸椎和腰椎检查

X线检查	适应证
常规检查	
● 侧位 ● 前后位	怀疑恶性肿瘤可能转移至脊柱 脊椎有严重创伤病史 发热和触痛提示骨髓炎 急性的、不明原因的神经功能损伤

上肢检查

上肢检查见表21-12，参见第15章第九节“上肢创伤”。

表21-12 上肢检查

X线检查	适应证	备注
肩关节		
前后位	评估肩关节异常的常规检查	
腋轴位	盂肱关节脱位最好结合AP和腋轴位检查进行评估，如果可以获取，腋轴位可以准确评估是否脱位	相当于抬头看患者的腋窝 缺点： ● 可能使受伤的手臂疼痛 ● 疼痛可能使获取最佳体位的胶片变得困难 定位很容易；手指（肩峰和喙突）始终指向前方。肱骨头应位于关节盂上
Y型位		● 适用于手臂不能外展的患者 ● 胸腔的一侧位于前方 ● 轻微的后盂肱关节脱位可能会漏诊
改良腋位	细微后盂肱关节脱位的特殊检查	即使患者太过疼痛，无法外展手臂，也可作为腋轴位的替代方法
肩关节穿胸侧位	只用于评估肱骨骨折，而不是脱位	
肱骨		
● 前后位 ● 侧位	肱骨外伤的常规检查	
肘关节		
● 前后位 ● 侧位	肘关节外伤的常规检查	在正常患者中，后脂肪垫永远看不到，因为它在鹰嘴窝内，但可以看到前脂肪垫紧贴肱骨 每当出现“后脂肪垫”征或“帆征”，但没有明显骨折时，应仔细观察桡骨头骨折或肱骨髁上骨折，尤其是儿童
斜位	只适用于桡骨头和肱骨远端轻微损伤	
桡骨和尺骨		
● 前后位 ● 侧位	前臂外伤的常规检查	
腕关节		
● 前后位 ● 侧位	腕关节/前臂远端外伤常规检查	
舟骨位	怀疑舟状骨骨折	除上述两种常规检查外，还包括腕关节尺侧偏斜的后前斜位和前后斜位
手部		
● 后前位 ● 后前斜位	手部外伤的常规检查	
● 侧位	显示异物	整只手的常规X线片需要评估近端指骨和掌骨基底部
手指		
● 后前位 ● 侧位	手指外伤的常规检查	当外伤局限于单个手指的远端时，X线片应局限于该手指

下肢检查

下肢检查见表21-13。

表21-13 下肢检查

X线检查	适应证	备注
髋关节		
● 骨盆前后位 ● 患侧的髋关节侧位	髋关节外伤的标准检查位	不要选择髋关节前后位和侧位X线检查。而要选择骨盆前后位X线检查和髋关节侧位X线检查 骨盆前后位检查： ● 可以评估和比较两侧的骨盆支 ● 耻骨支骨折可模拟股骨颈骨折的体征和症状，在髋关节前后位检查时可能被漏诊
股骨（干）		
● 前后位 ● 侧位	股骨干外伤的常规检查	
膝关节		
● 前后位 ● 侧位	膝关节外伤的常规检查	髌上囊内形成的脂-液平面应被视为关节内骨折

续表

X线检查	适应证	备注
对切线位	特殊检查；用于微骨折 • 股骨髁（特别是髌骨外侧脱位） • 髌骨	
胫骨和腓骨		
• 前后位 • 侧位	胫骨/腓骨外伤的常规检查	
踝关节		
• 前后位 • 侧位	踝关节外伤的常规检查	
跟骨轴位	跟骨外伤的特殊检查（除了踝关节前后位和侧位检查）	
足部		
• 前后位 • 斜位	足外伤的常规检查	

（曾祥柱　译　李　硕　校）

第四节　腹盆腔急症CT解读

Pratik Mukherjee · Lau Thian Phey · Chew Kian Ming

概述

腹盆腔急诊CT成像是一项高级技术，通常适用于已从业数年的急诊科临床医师。初级学习者应该在学习本节之前掌握基础知识（病史、体格检查、简单的检查）。

腹主动脉瘤

定义：腹主动脉瘤AAA是指主动脉梭形或囊状扩张≥1.5×正常直径（腹主动脉直径超过3cm）。

引言

• 腹主动脉瘤通过与肾动脉的关系来描术，因为对介入治疗很重要。

1. 肾下　肾动脉下＞1cm处。

2. 近肾　距肾动脉1cm内。

3. 肾上　肾动脉以上。

• 肾下主动脉最常受累。

• 梭形：约80%的患者。主动脉周围扩张，通常与动脉粥样硬化相关。

• 囊状：约20%的患者。病灶偏心性外突，感染或创伤为病因。

• 在真实轴位图像上测量，最大直径从外壁到外壁。

影像选择

腹主动脉瘤影像选择为主动脉增强CT（CECT）。

CT表现

（一）非增强CT（NECT）

• 壁内血栓的高密度区可能提示急性出血。

• 有助于区分主动脉周围血肿和纤维化（CECT增强扫描后强化，而血肿没有）。

• 区分血管壁钙化和真正的造影剂外渗。

（二）腹部增强CT（CECT）

• 确定腹主动脉瘤存在与否及其形态。

• 区分残留管腔与附壁血栓及管腔狭窄和闭塞程度。

• 寻找即将破裂的征象（图21-44）。

• 造影剂明显外渗、主动脉周围/腹膜后大面积血肿和腹膜内出血提示腹主动脉瘤破裂（图21-45）。

• 评估分支血管的通畅程度、受累情况及髂动脉的受累情况。

• 动脉瘤血管腔内修复术（EVAR）后的监测。这是为了寻找病灶的演变过程（如果有），动脉瘤大小的变化，并识别和分类内漏。

气腹

定义：气腹指腹膜腔内游离气体，最常见的原因是空腔器官穿孔。

影像选择

• 胸部立位X线片和腹部左侧卧位X线片通常是首选检查（图21-46）。然而，它的敏感度不如CECT，CECT在检测轻微气腹时非常敏感。

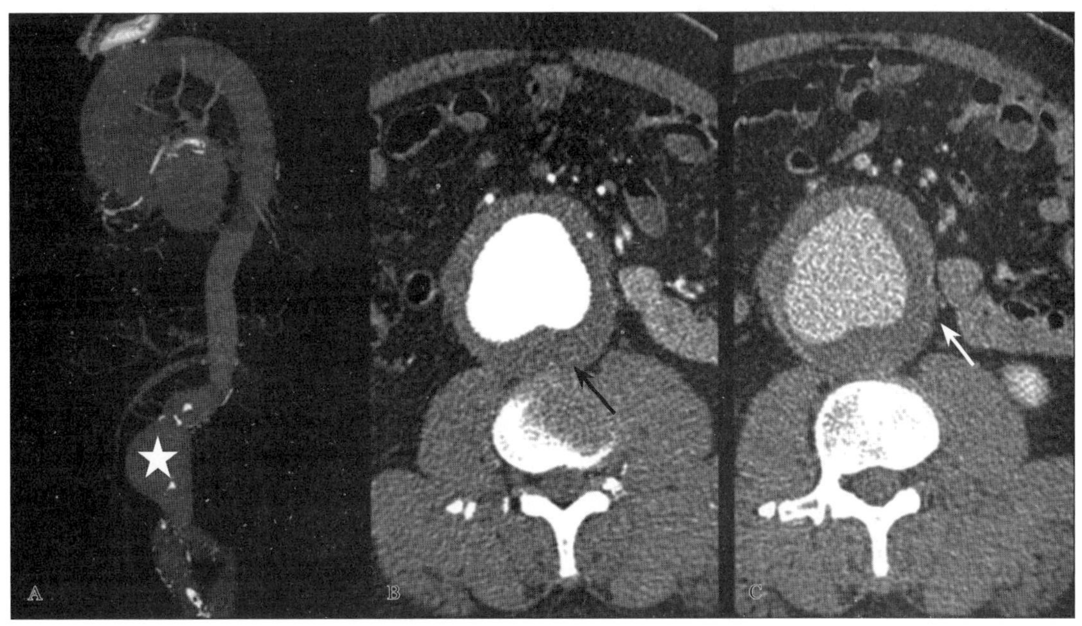

图21-44 **腹主动脉瘤伴即将破裂**

图示一名中年男性患者，肾下垂腹主动脉瘤（星号）容积再现（A）、轴位动脉（B）和门静脉（C）CT图像。注意不连续的动脉粥样硬化钙化斑块（白色箭头），主动脉周围少许造影剂滞留和腹主动脉后壁与椎体轮廓的连续性（黑色箭头）——“披挂”征，这些都提示动脉瘤即将破裂。无主动脉周围血肿或主动造影剂外渗

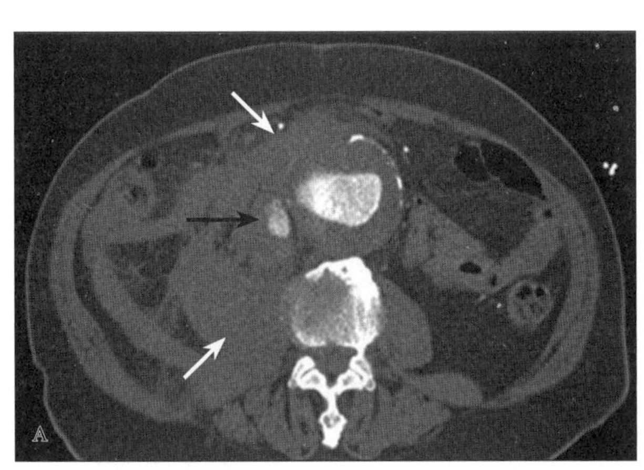

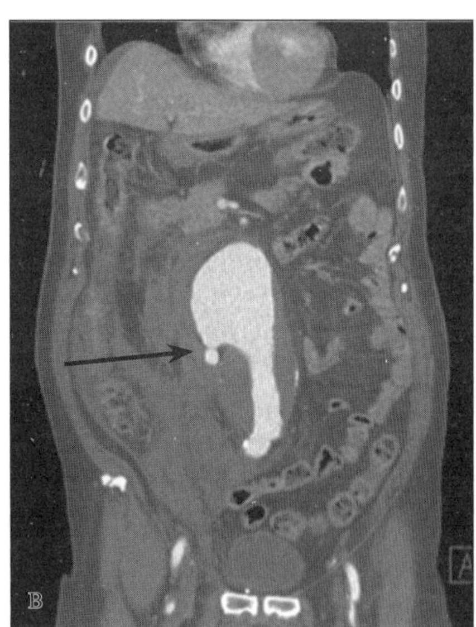

图21-45 **腹主动脉瘤破裂**

老年腹主动脉瘤患者临床表现为低血压和急性腹痛，轴位（A）和冠状位（B）CT增强图像显示右侧主动脉周围和腹膜后血肿（白色箭头）。右侧主动脉壁模糊，邻近造影剂外渗（黑色箭头），与腹主动脉破裂伴活动性出血相符

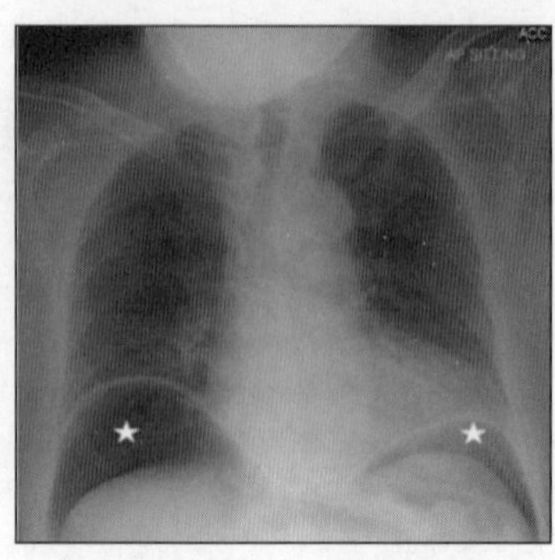

图21-46 气腹

胸部前后坐位X线片显示两侧膈下可见低密度区（星号），右侧显著，考虑为气腹。注意本例中没有横膈连续征，该征象可见于纵隔气肿

CT表现

- 腹腔内游离气体在肺窗最容易被发现。
- 游离气体或积液的量和位置可以提示穿孔的确切位置。
- 胃/十二指肠穿孔通常导致上腹部横结肠系膜上方有游离气体和液体。
- 空肠、回肠和结肠穿孔导致横结肠系膜下有游离气体。
- 在某些情况下，穿孔的确切位置可以被确定，如继发于大面积胃溃疡（图21-47）或结肠肿瘤的穿孔。

气腹的常见原因

术后的正常气腹

- 在剖腹手术和其他侵入性腹部手术术后1周或10天可看到腹膜腔内游离气体（图21-48）。在极少数情况下，这种情况可能持续更长时间。
- 然而，在后续的影像学检查中，游离气体的量应该随着时间推移逐渐减少。大量的游离气体或大量气腹时应提高对新的穿孔或吻合口漏的关注。

气压性损伤

- 正压通气可导致肺泡破裂，引起气胸、纵隔气肿、皮下气肿、肺气肿或气腹。

医源性损伤或并发症

- 内镜手术导致的肠穿孔，如胃镜（EGO）、结肠镜和内镜逆行胰胆管造影（ERCP）或消化道置管。

穿孔性溃疡

- 胃十二指肠溃疡是胃肠道穿孔最常见的原因。十二指肠溃疡的发病率是胃溃疡的3倍。

憩室炎和阑尾炎

- 憩室炎和阑尾炎是引起下腹和盆腔气腹的常见原因。气腹的范围通常不太广泛。在封闭性穿孔的情况下，穿孔的憩室和阑尾附近可能只看到少量的游离气体/液体，周围脂肪密度增高。

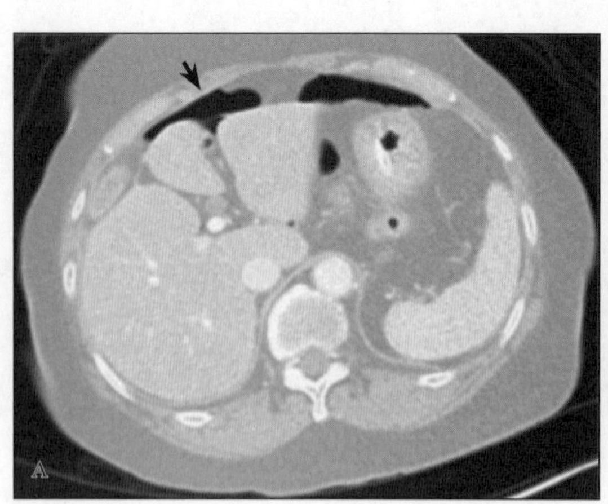

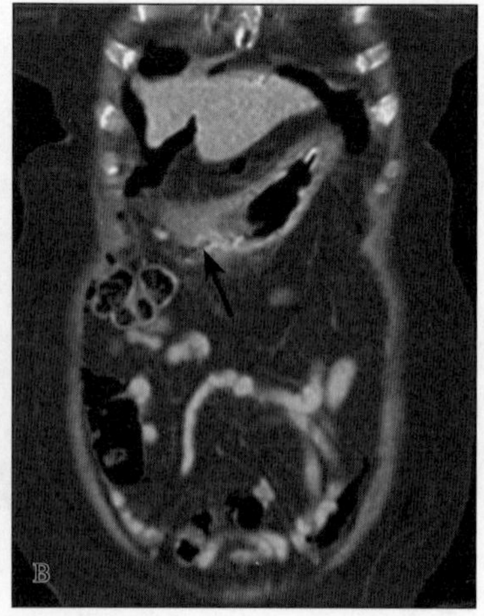

图21-47 胃溃疡穿孔继发气腹

一名58岁女性患者临床表现为上腹痛，轴位（A）和冠状位（B）CT增强图像显示上腹部肝前方游离气体（黑色短箭头）在肺窗检查中最容易发现。胃窦下方局部胃壁缺损（黑色长箭头）疑似穿孔部位，随后在紧急剖腹探查中被证实

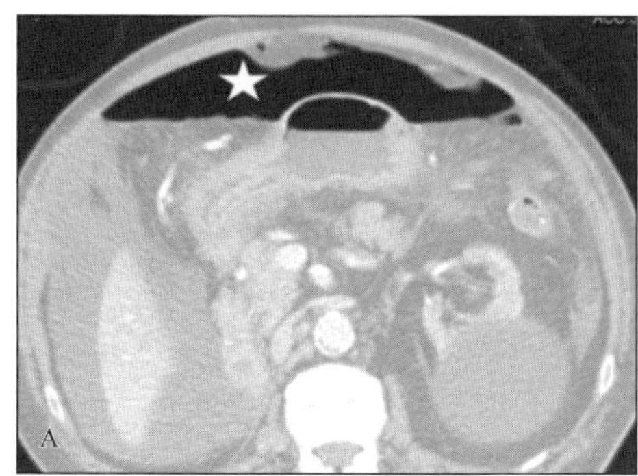

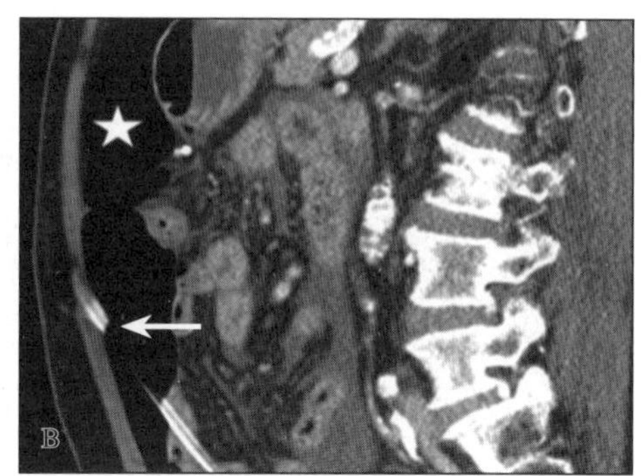

图21-48 Tenckhoff导管插入后的气腹

轴位（A）和矢状位（B）CT增强图像显示，在插入Tenckhoff导管（白色箭头）后出现气腹（白色星号）。这是术后并发症，可能持续10天或更长时间

肠道损伤

- 钝性创伤后气腹通常提示肠穿孔。
- 十二指肠和空肠近端是最常见的部位。十二指肠空肠曲（DJ）悬吊于屈氏（Treitz）韧带，容易发生剪切伤。
- 观察肠系膜血肿和肠壁增厚。

肝外伤

引言

- 钝性创伤是肝损伤最常见的原因。
- 肝损伤表现为右上腹疼痛、压痛、腹壁紧张和（或）低血压。
- 位置：右叶比左叶更易受累（75%比25%）。
- 死亡率：根据撕裂伤的严重程度，死亡率为10%～20%。

肝外伤分级

肝撕裂伤的分类基于美国创伤外科协会（AAST）分级系统。

Ⅰ级

- 包膜下血肿：<表面积的10%。
- 撕裂伤：包膜撕裂，实质深度<1cm。

Ⅱ级

- 包膜下血肿：表面积的10%～50%。
- 肝实质内血肿：直径<10cm。
- 撕裂伤：实质深度1～3cm，长度<10cm。

Ⅲ级

- 包膜下血肿：>表面积的50%；包膜下或实质血肿扩张/破裂。
- 肝实质内血肿：>10cm或更多。
- 撕裂伤：实质深度>3cm。

Ⅳ级

- 撕裂伤：25%～75%的肝实质破裂。

Ⅴ级

- 撕裂伤：>75%的肝实质破裂。
- 血管：肝旁静脉（肝后下腔静脉、肝静脉主支）损伤。

Ⅵ级

- 血管：肝撕脱。

影像选择

增强CT用于血流动力学稳定的患者（创伤多期增强扫描方案）。

CT表现

- 撕裂伤表现为不规则的线状或分支状低密度区。
- 血肿可能位于实质内或包膜下。与正常肝实质相比，急性血肿为明显高密度影。
- 观察到造影剂外渗提示活动性出血（图21-49）。
- 腹膜腔积血：肝周和腹膜隐窝处血液聚集。
- 肝裸区损伤可能导致腹膜后出血。
- 梗死区：楔形肝段或叶的小/大面积低密度区，通常继发于血管损伤、手术、栓塞后的医源性损伤。

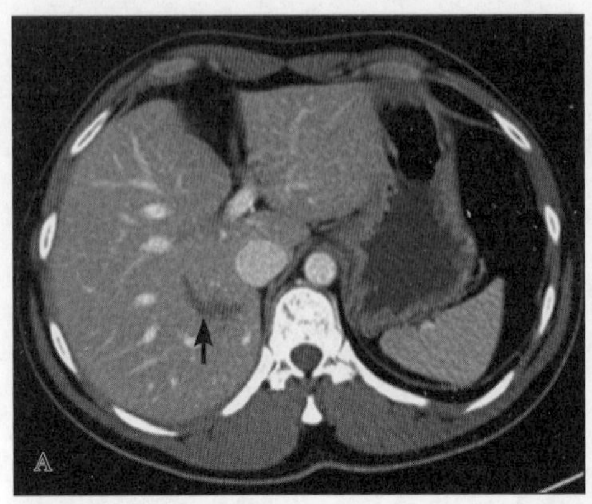

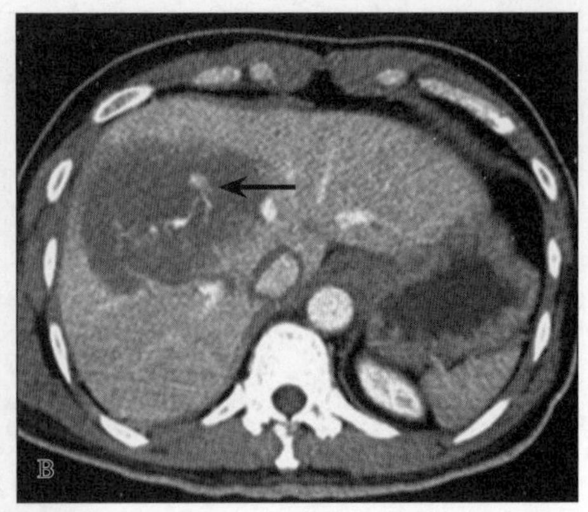

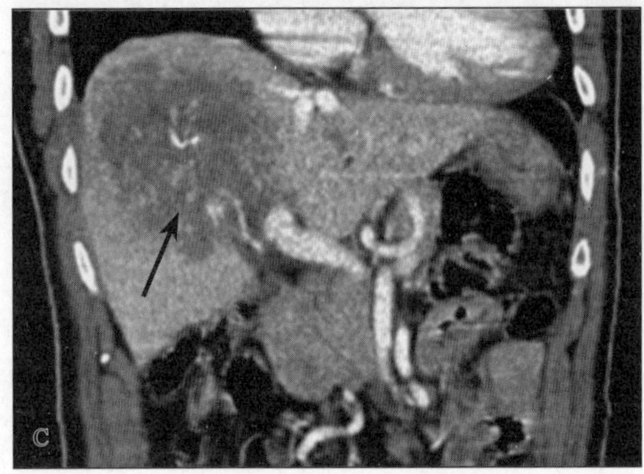

图21-49 肝撕裂伤

道路交通事故中，一名年轻摩托车手的轴位（A）CT增强图像显示，Ⅰ级肝撕裂伤（黑色短箭头），未见包膜下血肿或腹腔出血。另一名道路交通事故患者轴位和冠状位（B、C）动脉增强晚期图像显示肝实质Ⅳ级撕裂伤，伴有大于10cm的肝实质内血肿。注意撕裂实质内动脉的强化（黑色箭头）

关注点

• 无论损伤的级别如何，活动性出血通常表明需要栓塞或手术。

脾外伤

引言

脾是最常受伤的腹腔内实质器官，脾外伤需要手术干预。

脾外伤分级

美国创伤外科协会（AAST）分级系统是基于开腹手术时探查的损伤程度和CT表现。

Ⅰ级

• 包膜下血肿（<脾脏表面积的10%）或撕裂伤<1cm。

Ⅱ级

• 包膜下血肿（脾脏表面积的10%～50%）或撕裂伤1～3cm。

Ⅲ级

• 包膜下血肿（脾脏表面积的50%），实质血肿>5cm或撕裂长度>3cm或累及脾小梁血管，包膜下或实质血肿破裂。

Ⅳ级

• 撕裂伤累及脾段或脾门血管，至少25%的脾发生血流中断/梗死。

Ⅴ级

• 脾破裂；脾门血管损伤伴完全性血流中断/梗死。

影像选择

增强CT用于血流动力学稳定的患者。

CT表现

• 撕裂伤表现为不规则的线状或分支状低密度区。

• 脾破裂：从包膜延伸至脾门的深度撕裂（图21-50）。

• 腹腔血凝块或脾周血凝块都会表现为高

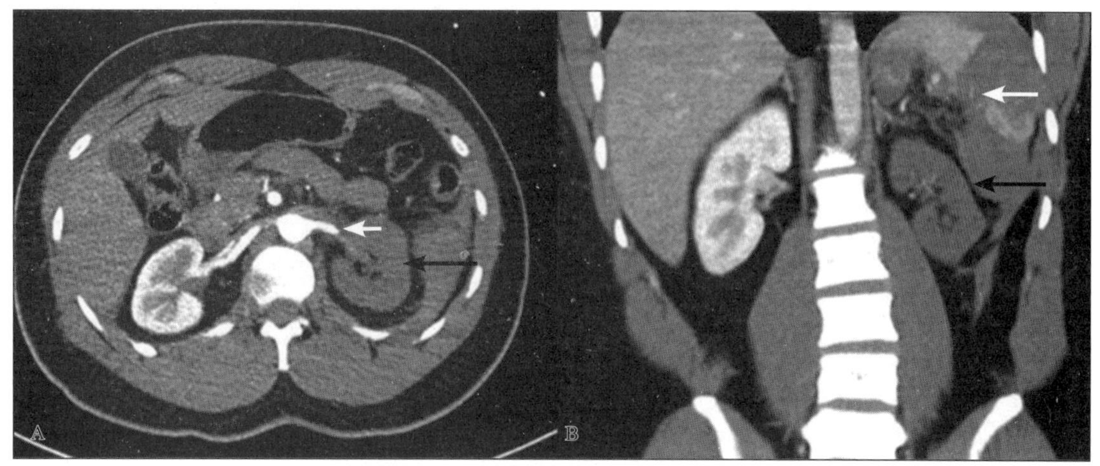

图21-50 V级脾破裂及左肾梗死

A.动脉期增强轴位CT图像，一名24岁的摩托车手发生交通事故，左肾动脉急性闭塞（白色短箭头），导致左肾血供完全中断（黑色箭头）；B.冠状位显示V级脾破裂，脾门受累（白色长箭头）和脾脏周血肿

密度。

- 脾周血肿的存在提示脾破裂或脾包膜破裂。
- 实质内血肿通常呈圆形或不规则形，而包膜下血肿呈新月形。
- 脾梗死：创伤所致不常见（＜2%的病例），可为节段性或完全性。
- 利用延迟相图像区分活动性渗出和假性动脉瘤。活动性出血时，造影剂聚集应增多。

关注点

左肺下叶不张和（或）实变、左下肋骨骨折和胸膜积液提示伴有脾损伤。

鉴别诊断

- 脾裂。
- 脾脓肿。
- 脾梗死。

骨盆创伤造成的腹膜后血肿

引言

- 腹腔和盆腔创伤的患者高达12%。

1.其是隐匿性失血的主要来源。

2.典型表现：突然低血压及急性腹痛/腰痛和贫血。

3.可能是由于主要血管结构、空腔器官、实质性器官或肌肉骨骼结构损伤，或以上组合。

影像选择

每个机构的CT创伤扫描方案都应该有增强检查。多期增强扫描有助于发现活动性出血。

CT表现

- 腹膜后结构边缘模糊，从骨盆至腹膜后急性和亚急性出血。
- 在平扫图像上，急性和亚急性血肿为不均匀的高密度影，而慢性血肿为低密度影。
- 在增强图像上，动脉期寻找出血来源，表现为血肿区域出现的造影剂外渗的不规则区域。门静脉晚期或延迟期造影剂增多提示持续性出血。在急性骨盆骨折患者中，髂动脉的小分支损伤是活动性出血的常见来源。
- 在骨窗中，观察腰椎骨折，特别是腰肌血肿时的横突骨折。耻骨支和骶骨骨折是骨盆血肿的常见原因（图21-51）。椎旁血肿的存在提示可能有脊柱损伤，应仔细评估相邻的脊柱组织和椎旁肌肉组织（图21-52）。

肝脓肿

影像选择

超声

- 病变内回声缺乏足够的差异，诊断可能较为困难。
- 可以看到内部分隔、液面、脓液残渣和后

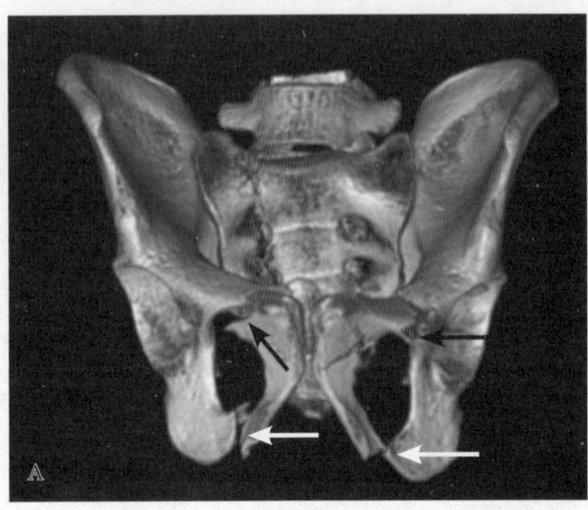
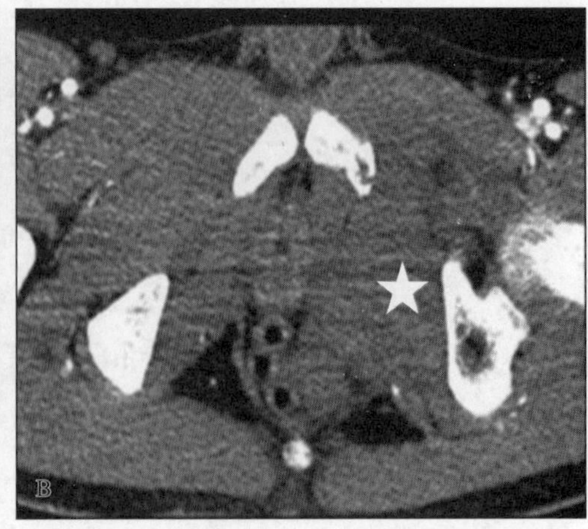

图21-51 骨盆骨折和骨盆血肿

3D容积漫游技术（volume rendering technique，VRT）图像（A）和动脉期轴位增强CT图像（B）显示复杂的骨盆骨折，涉及双侧耻骨上、下支（黑色和白色箭头），并伴有左侧骨盆血肿（白色星号），毗邻左侧耻骨支骨折。未发现活动性造影剂外渗

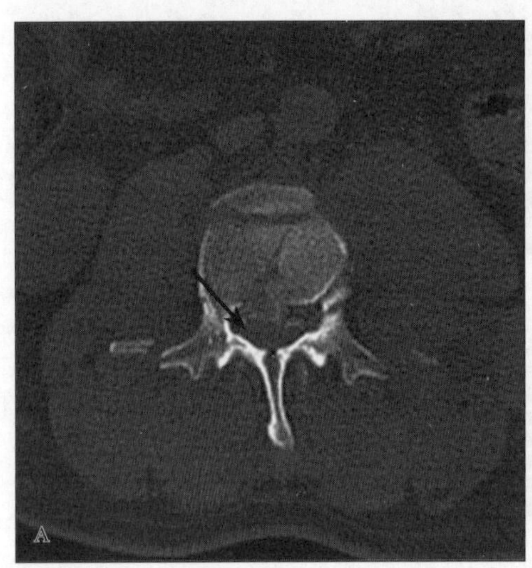
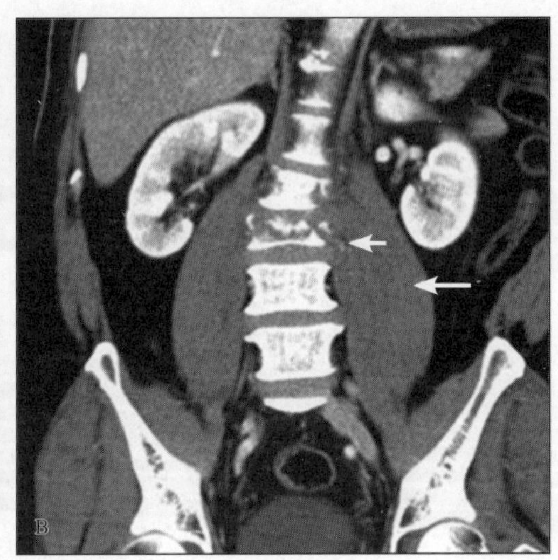

图21-52 脊柱骨折和腹膜后血肿

高空坠落伤病史。A.轴位（骨重建）CT图像显示L_3椎体爆裂性骨折伴后移导致椎管狭窄（黑色箭头）。B.增强冠状位显示左侧腰大肌因肌内血肿表现为不对称肿胀（白色长箭头）。靠近L_3椎体骨折的肌肉内侧（白色短箭头）有微小的造影剂强化提示活动性出血

方回声增强。

• 彩色多普勒超声显示中心灌注缺失。中心灌注提示肿瘤。

增强CT

• 增强CT是更好描述和排除其他并发症的检查方法，如破裂、门静脉或肝静脉血栓形成。

• 外观呈多样性，一般表现为中央低密度病变，周围包膜强化（图21-53）。

• “双靶”征是特征性强化方式，即病灶中心低密度（充满液体）被高密度内环和低密度外环包围。内环为脓肿包膜，可见早期造影剂强化，外环为肝实质水肿，延迟强化。

• 腔内的少量积气或气-液平面是脓肿的特异性表现。

鉴别诊断

• 转移瘤，特别是坏死灶，通常不聚集或分散，没有发热，白细胞计数也没有升高。

• 肝细胞癌：延迟期表现为快速典型廓清，有肝硬化的征象。

• 磁共振成像（MRI）有助于进一步确定可疑病例的病变特征。

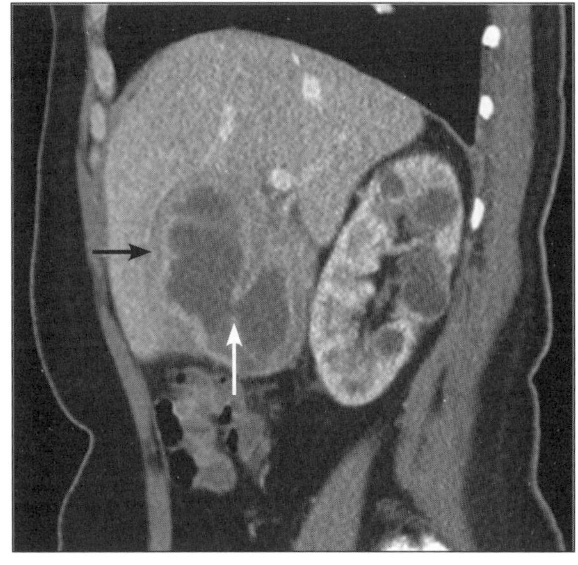

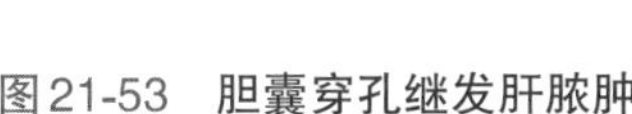

图21-53 胆囊穿孔继发肝脓肿

矢状位CT增强图像显示，肝右叶见厚壁分隔边缘强化脓肿（黑色箭头）。注意胆囊炎的胆囊壁有一个局灶性穿孔（白色箭头），与上述肝脓肿病变相通。这是一例急性胆囊炎并发穿孔和继发性肝脓肿的病例

急性胆囊炎

影像选择

超声

- 超声应该是首选影像学检查。
- 超声在检测胆囊和胆管内小的非钙化结石时比CT更敏感。
- 参见本章第二节“急诊超声”。

增强CT

- 胆囊增大，胆囊壁水肿增厚（图21-54）。与胆汁等密度的结石可能在CT上被漏诊。
- 胆囊周围脂肪密度增高和胆囊壁或黏膜强化。
- 反应性充血导致邻近肝实质增强。
- 其有助于发现并发症，如穿孔和脓肿形成。
- 如果胆囊壁或腔内有气体，或没有胆囊壁强化，可能提示坏疽性胆囊炎，其多见于糖尿病患者。

鉴别诊断

- 消化性溃疡（十二指肠壁增厚，穿孔时壁

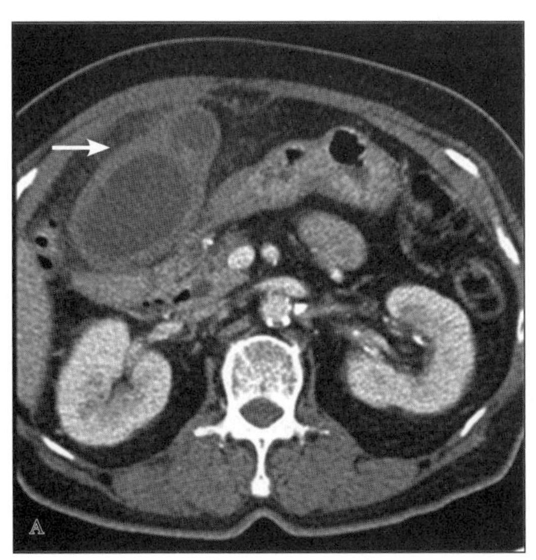

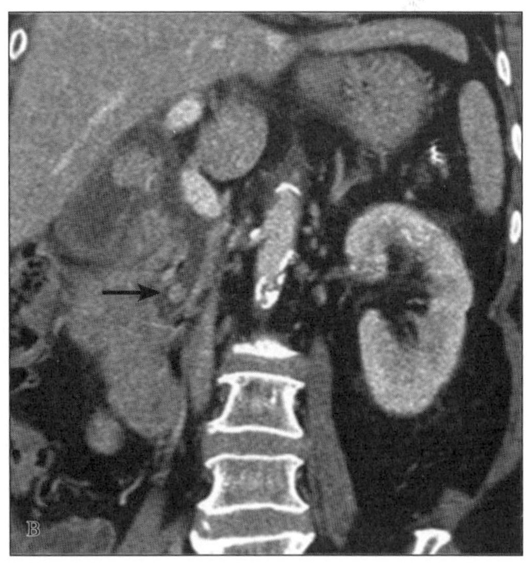

图21-54 急性胆囊炎和胆总管结石

轴位（A）和冠状位（B）CT增强图像显示，胆囊弥漫性增大，胆囊壁增厚（>5mm）和胆囊周围脂肪密度增高（白色箭头），与急性胆囊炎一致。胆总管远端有梗阻性结石（黑色箭头），上游胆管扩张，可能是胆囊炎的原因

外有气体，十二指肠周围炎性改变）。

- 急性胰腺炎（胰腺肿大和胰周炎性改变）。
- 化脓性肝脓肿。
- 胆管炎（胆道扩张，胆总管壁增厚，门静脉周围水肿，± 胆管结石）。

关注点

- 弥漫性胆囊壁增厚并不都会转化为急性胆囊炎。反应性胆囊壁增厚并不罕见，特别是存在于其他不相关的脓毒症来源或在低白蛋白水平的患者。临床相关性很重要。

急性阑尾炎

影像选择

超声

- 超声无电离辐射，因此应该作为疑似阑尾炎的儿童和孕妇的首选影像学检查。
- 超声依赖于操作者，最大的挑战是找到阑尾，特别是当阑尾位于盲肠后方或骨盆深处时。

增强CT

- 增强CT对急性阑尾炎的诊断具有高度的敏感度和特异度。对鉴别存在右下腹疼痛的其他疾病也很有用。
- 阑尾扩张（＞7mm），壁增厚强化（图21-55）。局灶性壁无强化为坏死，易发生穿孔。
- 阑尾周围密度增高和积液提示炎症急性期。应关注蜂窝织炎和脓肿引起穿孔（图21-56）。
- 15%～40%的患者可能出现阑尾腔内粪石。
- 相邻盲肠和回肠末端可能出现反应性肠壁增厚。

鉴别诊断

- 肠系膜淋巴结炎和肠炎。
- 阑尾或盲肠肿瘤。
- 盲肠憩室炎。
- 回结肠炎和炎性肠病。
- 妇科原因，如盆腔炎或黄体囊肿破裂。

急性结肠憩室炎

影像选择

增强CT

CT表现

单纯的或无并发症的憩室炎

- 多发结肠憩室伴肠壁节段性增厚（图21-57）。
- 与肠壁增厚的程度相比，结肠周围的脂肪束带通常不成比例地突出。
- 结肠系膜血管充血。
- 偶尔能看到结肠周围少量气体（微穿孔），尤其肺窗更明显。

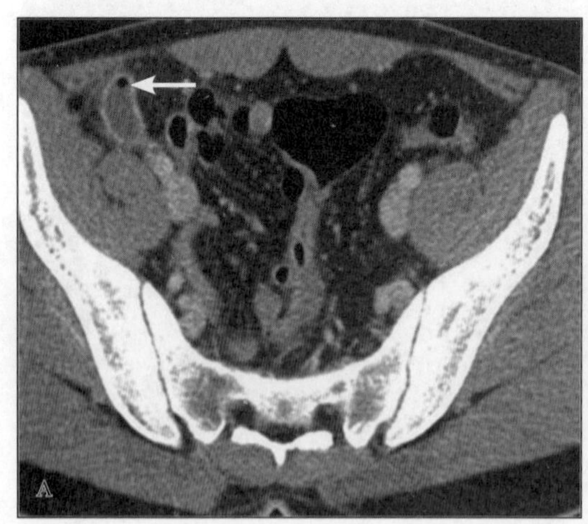

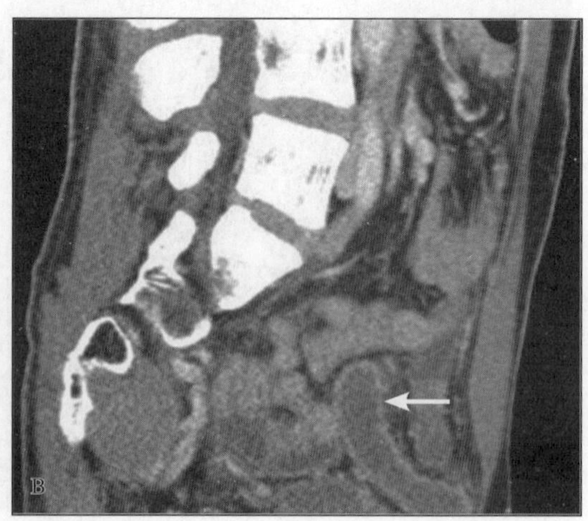

图21-55　无并发症急性阑尾炎

轴位（A）和矢状位（B）CT增强图像显示阑尾炎性扩张伴弥漫性壁增厚、壁明显强化和阑尾周围密度增高（白色箭头）。附近未见游离气体或积液

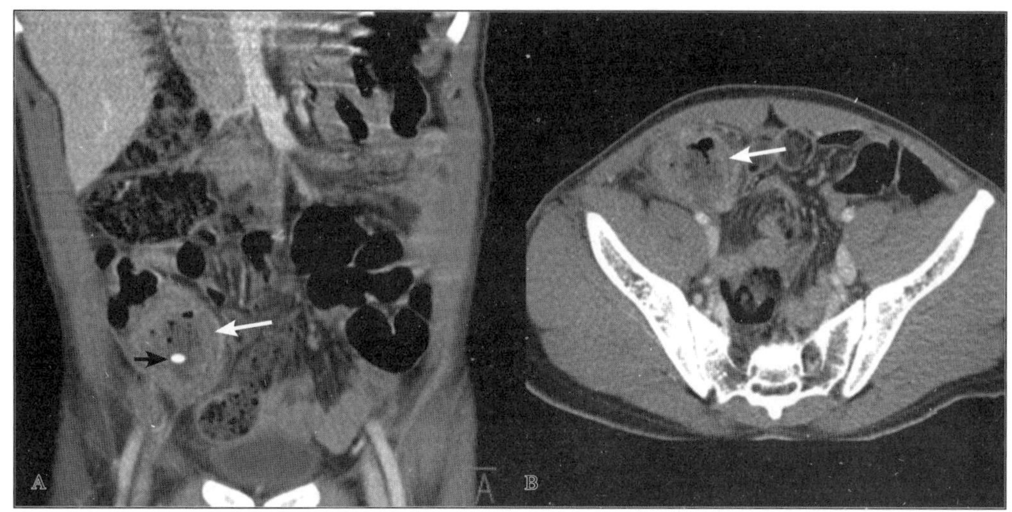

图21-56　阑尾炎并发穿孔和脓肿形成

冠状位（A）和轴位（B）CT增强图像显示右侧髂窝一个大的厚壁强化不均的肿块样病变（白色箭头），内有气体，周围明显密度增高。正常的阑尾不可见。然而病灶内的小钙化灶提示阑尾粪石（黑色短箭头）。总体结果与伴有蜂窝织炎形成的急性阑尾炎穿孔最吻合

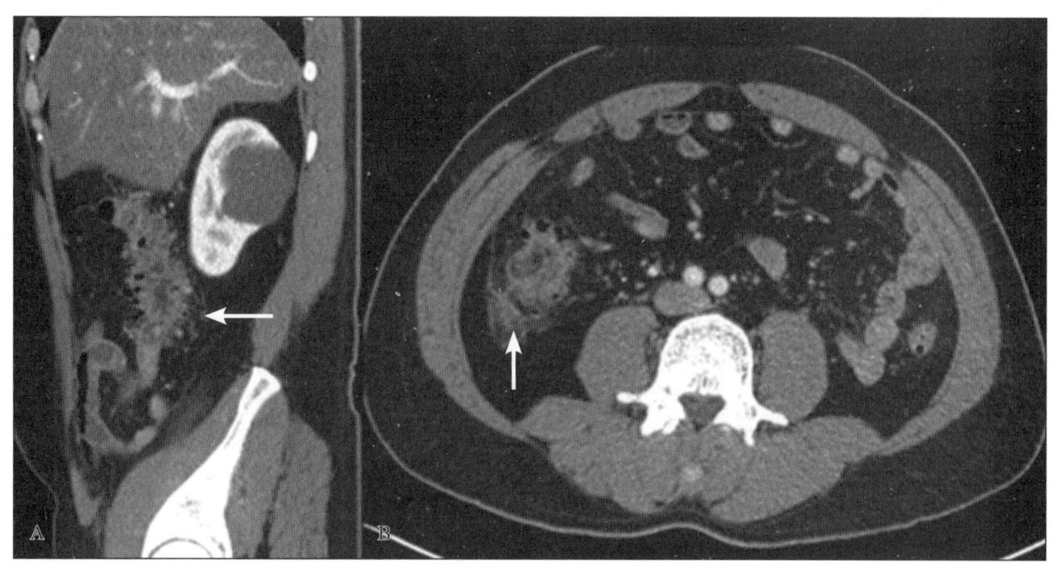

图21-57　无并发症急性憩室炎

矢状位（A）和轴位（B）CT增强图像显示升结肠多发憩室伴肠壁增厚和结肠周围高密度炎性渗出（白色箭头），与急性憩室炎一致。邻近腹膜也有轻度反应性增厚

复杂的憩室炎

• 结肠周围或腹腔有明显游离气体提示穿孔。

• 含有气体和液体的脓肿可在高达30%的患者中出现。

• 通常在慢性病患者中形成瘘管。可看到皮肤上的瘘管或邻近的空腔器官和膀胱内的气体。

鉴别诊断

• 对同一节段反复发作急性憩室炎的结肠癌老年患者应该敲响警钟——寻找短节段受累者（＜10cm），＞2cm的不规则壁增厚，肠系膜淋巴结增大和（或）远处转移的证据。

• 放射性结肠炎。

• 缺血性结肠炎。

• 假膜性结肠炎（有抗生素使用史）。

注意：

• 与介入放射科医师讨论经皮脓肿引流的可能性，这样可避免开放性手术或在某些情况下可以选择一次性手术。

• 如果放射学检查很难区分慢性复发性憩室炎和结肠肿瘤，急性症状解决后应考虑进行内镜检查。

梗阻性肾盂积水

成像方式选择

• 超声用于肾盂肾盏系统扩张的初步诊断。

• CT在确定梗阻的确切位置和原因方面更为敏感。

引言

• 儿童：最常见的原因是肾盂输尿管连接部梗阻。

• 年轻人：最常见原因为结石。

• 老年男性：最常见原因为良性前列腺肥大。

• 女性：最常见原因为妇科癌症（卵巢癌是最常见的妇科恶性肿瘤之一）和妊娠。

CT表现

• 机械性梗阻水平肾盂肾盏系统和输尿管近端扩张（图21-58）。

• 实质变薄提示慢性。

• 梗阻的原因：内源性原因（结石或尿路上皮肿瘤）和外源性原因（盆腔肿瘤、创伤病例中的腹膜后血肿等）。

• 检查有无并发症，如肾积脓（集合系统感染伴脓毒症）、肾脓肿或肾周积水。

• CT双能量成像分析。结石的组成决定了合适的处理方法（尿酸结石可以通过药物治疗，而草酸/羟基磷灰石结石如果引起完全梗阻则需要手术治疗）。

鉴别诊断

• 先天性巨输尿管症和巨输尿管症。

• 肾盂旁（肾盂周围）囊肿。

• 肾积脓。

• 肾外型肾盂。

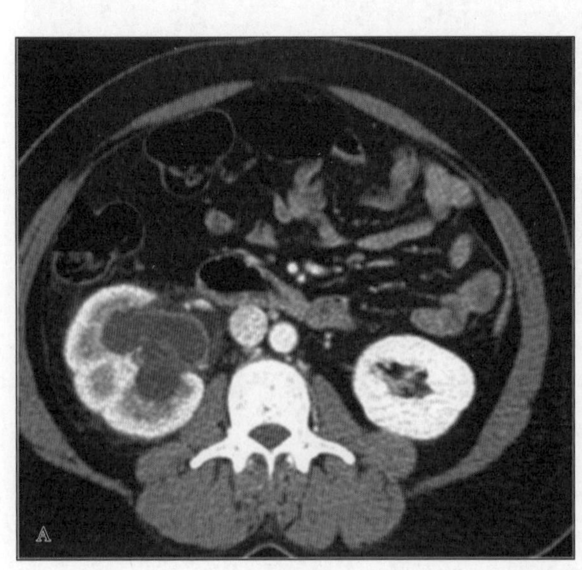

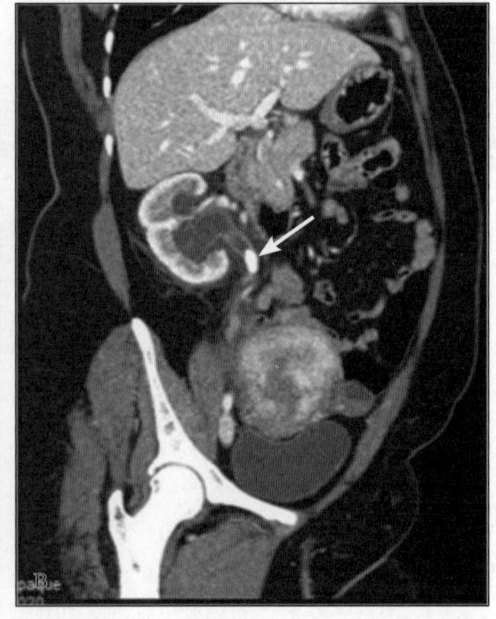

图21-58 梗阻性输尿管近端结石继发右侧肾盂中度积水

轴位（A）和斜冠状位（B）CT增强图像显示输尿管近端梗阻性结石继发的右侧肾盂中度积水（白色箭头）。输尿管壁强化，相邻脂肪密度增高提示合并感染

（曾祥柱 译 李 硕 校）

参考文献/扩展阅读

1. Schwartz SA, Taljanovic MS, Smyth S, et al. CT findings of rupture, impending rupture, and contained rupture of abdominal aortic aneurysms. *AJR*, 2007, 188: W57-CW62.
2. Gayer G, Hertz M, Zissin R. Postoperative pneumoperitoneum: prevalence, duration, and possible significance. *Semin Ultrasound CT MR*, 2004, 25: 286-289.
3. Kasznia-Brown J, Cook C. Radiological signs of pneumoperitoneum: a pictorial review. *Br J Hosp Med*, 2007, 67: 634-639.
4. Kozar RA, Crandall M, Shanmuganathan K, et al. Organ injury scaling 2018 update: spleen, liver, and kidney. *J Trauma Acute Care Surg*, 2018, 85: 1119-1122.
5. Daly KP, Ho CP, Persson DL, Gay SB. Traumatic retroperitoneal injuries: review of multidetector CT findings. *Radiographics*, 2008, 28: 1571-1590.
6. Bächler P, Baladron MJ, Menias C. et al. Multimodality imaging of liver infections: differential diagnosis and potential pitfalls. *Radiographics*, 2016, 36: 1001-1023.
7. Shakespear JS, Shaaban AM, Rezvani M. CT findings of acute cholecystitis and its complications. *AJR*, 2010, 194: 1523-1529.
8. Pinto leite N, Pereira JM, Cunha R et al. CT evaluation of appendicitis and its complications: imaging techniques and key diagnostic findings. *AJR*, 2005, 185: 406-417.
9. Horton KM, Corl FM, Fishman EK. CT evaluation of the colon: inflammatory disease. *Radiographics*, 2000, 20(2): 399-418.

第五节 胸部急症CT解读

Chew Kian Ming · Lau Thian Phey

引言

急诊CT检查的解读是一项高级检查技术，通常适用于已经从业数年的急诊临床医师。初级学习者应该在学习本节之前掌握基础知识（病史采集、体格检查、简单的检查）。

主动脉夹层

影像选择的研究

- 主动脉增强CT，范围从胸廓入口至股动脉分叉处。
- 目的是明确诊断，确定夹层范围和评估是否存在并发症。

CT表现

- 平扫图像可能显示壁内血肿为低密度区域。
- 夹层内膜片呈现为一条细长的低密度线，增强造影将其分为真腔和假腔（图21-59）。
- 假腔通常比真腔大，并沿着主动脉弓凸面移动，其通常呈新月形。
- 通过检查其与未受累主动脉的连续性确定真腔。
- 向主动脉弓和腹支剥离延伸的并不罕见，可能导致血管闭塞，导致神经系统并发症（主动脉弓血管）和腹部器官缺血（腹支）。
- 造影剂向腔外渗出伴主动脉周围血肿提示主动脉破裂（图21-60）。
- 主动脉夹层A型合并心包积血，在平扫图像中表现为高密度的心包积液，密度与组织结构相似（图21-61）。

总结

- CT检查是不完善的检查，因为识别夹层内膜片和任何血管闭塞都需要对血管进行增强处理。
- 高压造影剂注射需要大口径静脉插管（至少20G，最好是18G或16G），最好放置于肘窝或更高位置的静脉中。

胸主动脉瘤

- 胸主动脉瘤比腹主动脉瘤少见。
- 动脉粥样硬化是最常见的病因（70%）。其他一些不太常见的病因包括创伤、主动脉炎、主动脉夹层和结缔组织疾病，如马方综合征和埃勒斯-当洛综合征。
- 真性动脉瘤的主动脉壁包含3层结构（内膜、中膜和外膜），最常见的病因是动脉粥样硬

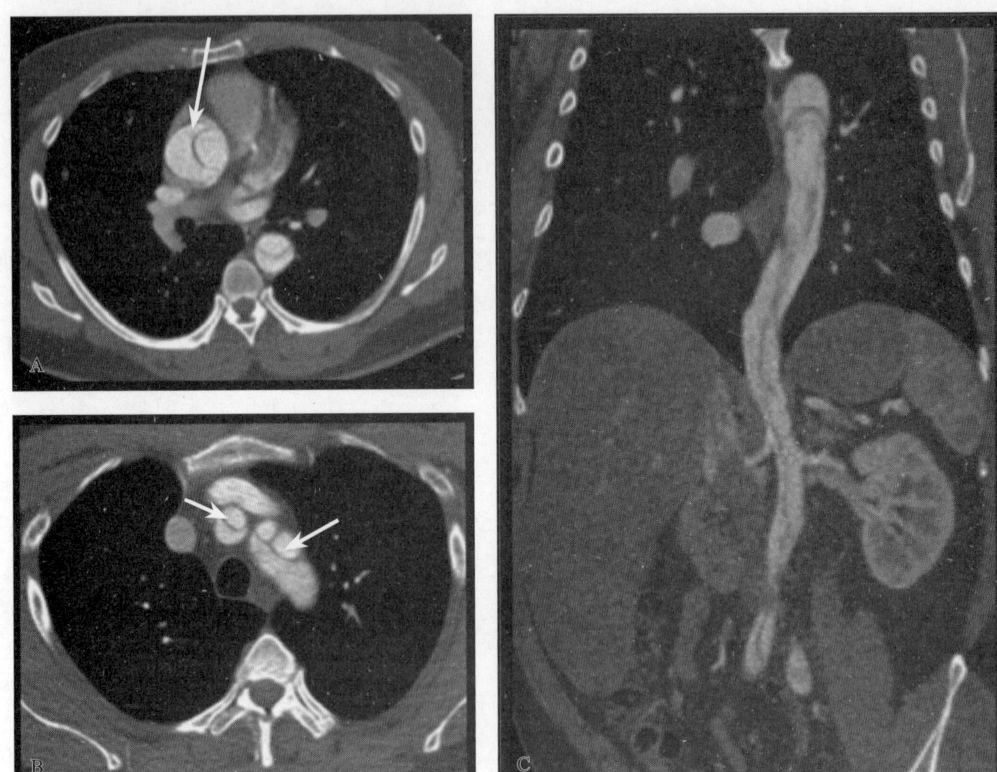

图21-59 主动脉夹层A型，累及升主动脉、降主动脉，延伸至肾下腹主动脉

内膜片（A）显示为假腔和真腔之间的低密度线（箭头）。主动脉弓分支（短箭头）受累，但造影剂浑浊不明显（B）。冠状位CT图像（C）显示剥离延伸至肾下腹主动脉

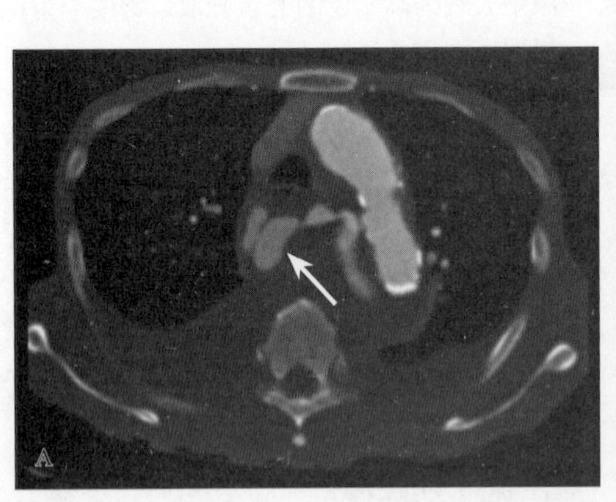

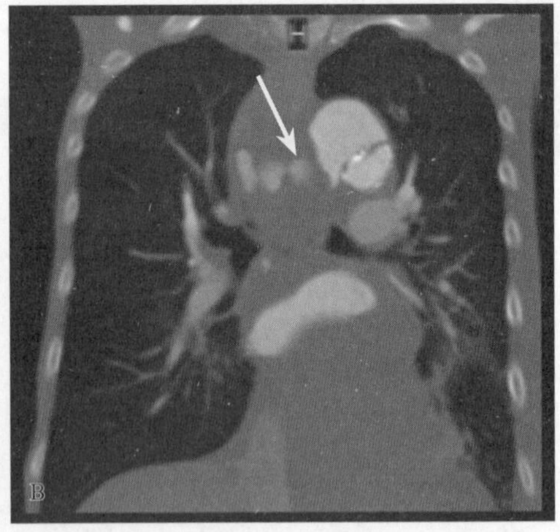

图21-60 已知主动脉夹层患者主动脉弓破裂

轴位（A）和冠状位（B）图像显示主动脉弓内侧造影剂外渗明显（箭头），形成一个巨大的纵隔血肿，气管向前移位。双侧胸腔可见低密度积液

化。假性动脉瘤少于3层，被外膜或外膜周围组织包裹，最常见的病因是创伤、主动脉粥样硬化伴穿透性溃疡或感染。

影像选择的研究

- 常在胸部X线片上偶然发现纵隔软组织肿块，其周围可能含有或不含有钙化。

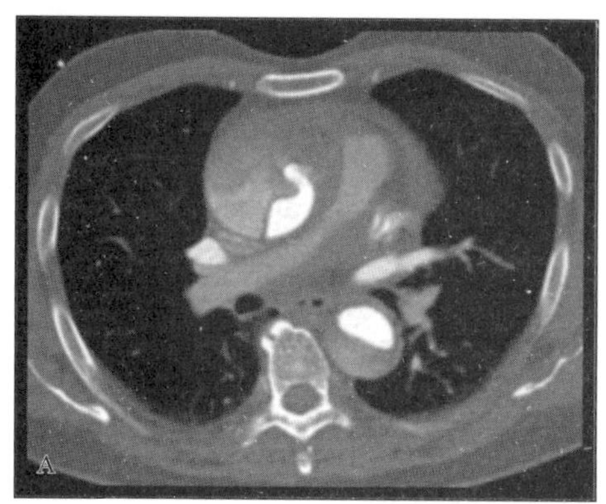

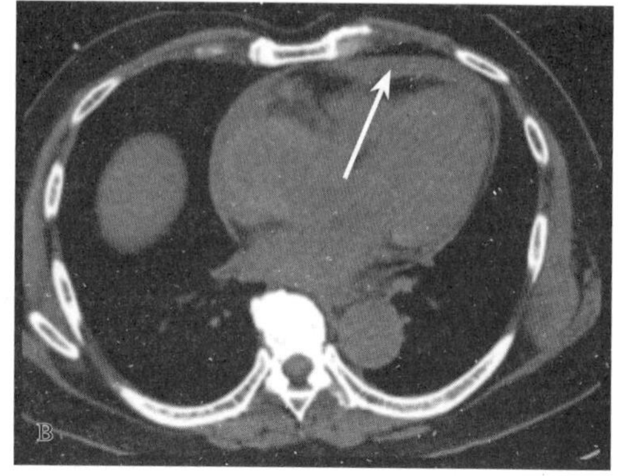

图21-61　合并心包积血的主动脉夹层A型患者

CT增强图像（A）显示主动脉夹层A型累及升主动脉、降主动脉。CT平扫图像（B）显示高密度心包积液（箭头），提示心包积血

• 主动脉增强CT明确诊断，评估动脉瘤的大小、形态和范围。

CT表现

• 真性动脉瘤通常与主动脉梭状扩张有关。假性动脉瘤是典型的颈部较窄的囊状扩张。

• 升主动脉和降主动脉的正常直径应分别小于4cm和3cm，应在主动脉轴位上进行测量。

• 附壁血栓表现为造影增强管腔周围的低密度区域（图21-62和图21-63）。它可能使管腔变窄或完全闭塞。

• 在考虑血管内治疗时，动脉瘤与主动脉弓的关系是重要的。

• 主动脉周围血肿伴造影剂外渗提示渗漏或

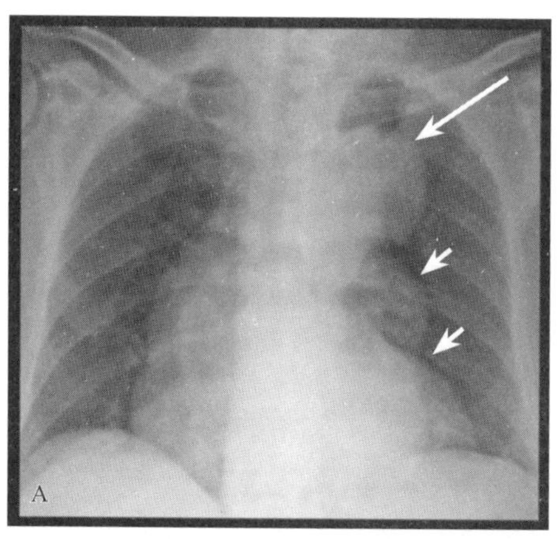

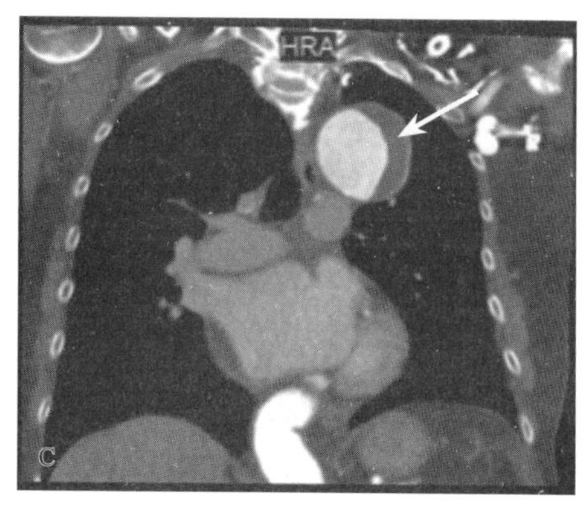

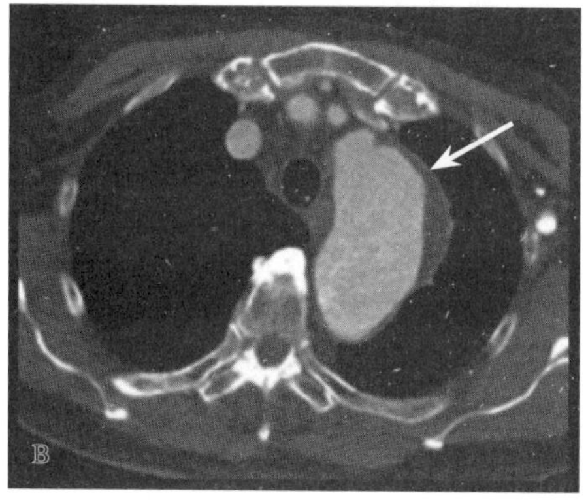

图21-62　主动脉弓动脉瘤

胸部X线片（A）显示主动脉结处局灶性隆起（长箭头），纵隔增宽。降主动脉弯曲（短箭头）。轴位（B）和冠状位（C）CT图像显示主动脉弓动脉瘤合并左外侧低密度的附壁血栓（箭头）

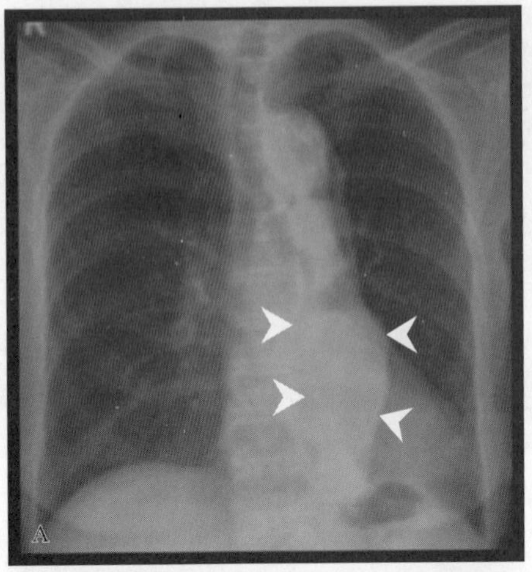
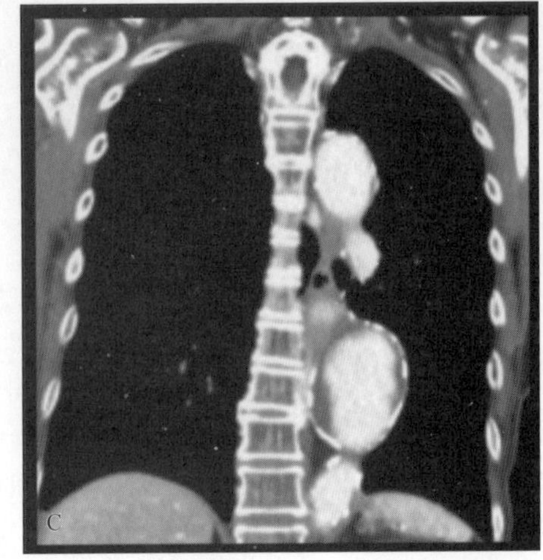
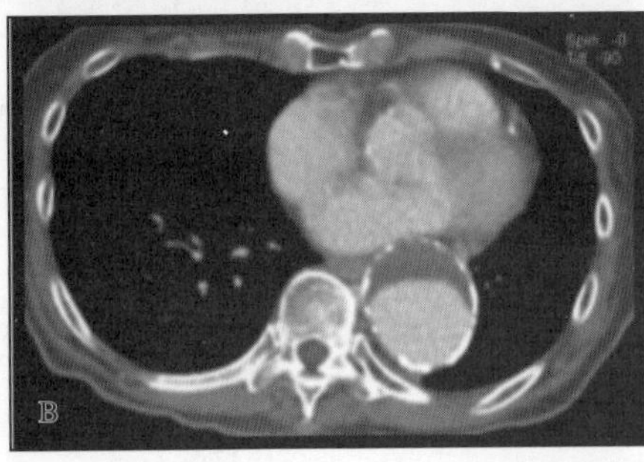

图21-63 降主动脉瘤

偶然发现（A）左心后区（箭头）软组织密度混杂伴外周钙化。轴位（B）和冠状位（C）CT图像证实降主动脉存在梭状动脉瘤，动脉边缘钙化，前方附壁血栓形成

破裂。

总结

• 造影剂注射前的CT检查对发现高密度的急性壁内血肿是有意义的。

• 腹主动脉的报道显示1/4的胸主动脉瘤患者可能同时伴有腹主动脉瘤。

胸主动脉扩张延长

• 胸主动脉扩张（图21-64）是老年患者常规正位胸部X线片显示纵隔增宽的常见原因。

• 由于升主动脉长度增加（约12%/10年）与直径增加（3%/10年）不成比例，从而升主动脉延长并导致主动脉弓旋转。

• 胸主动脉扩张本身并不是一个病理结果。

• 在某些胸痛或上背部疼痛的患者中，胸主动脉扩张可能与主动脉瘤和主动脉夹层混淆。

• 总结

1. 随着时间推移，主动脉扩张应保持相当稳定或变化极小。主动脉轮廓应该是平滑的。

2. 如果纵隔宽度有明显周期性增加或主动脉轮廓有显著的局灶性凸起，应考虑潜在的主动脉夹层和主动脉动脉瘤的可能性。

3. 胸部X线片上的动脉粥样钙化（距离主动脉边缘1cm）向内移位，可见于主动脉夹层。

肺栓塞

影像选择的研究

肺栓塞可选择进行肺血管增强CT造影检查。

CT表现

• 栓塞表现为肺动脉腔内充盈缺损（图21-65和图21-66）。

• 闭塞可能是局部的，造影剂在栓子周围或附近流动，呈“polo币”征和“轨道”征。血管远端仍可见造影剂充盈。

• 栓子远端血管腔内没有造影剂灌注表明完

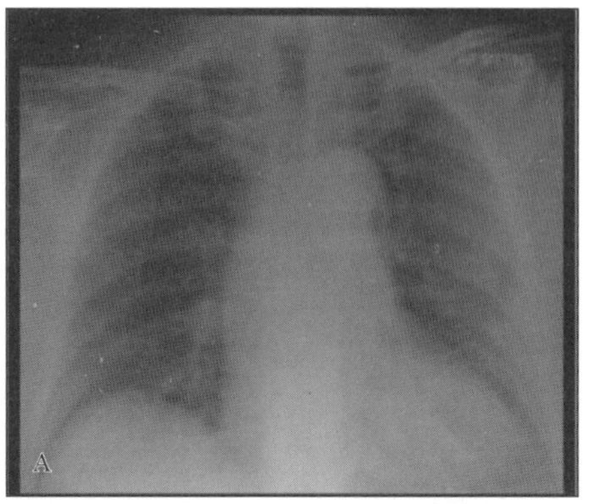

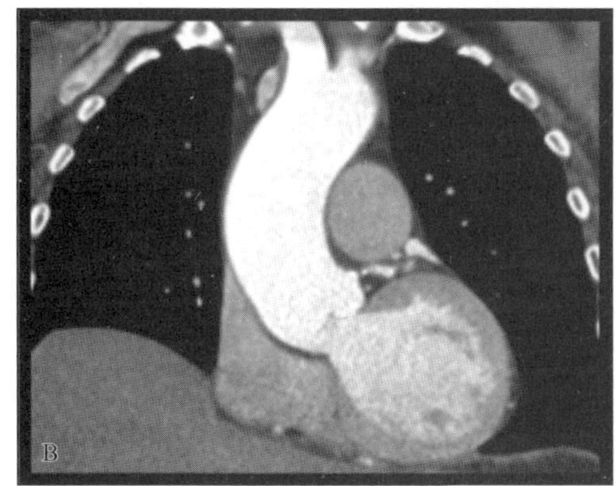

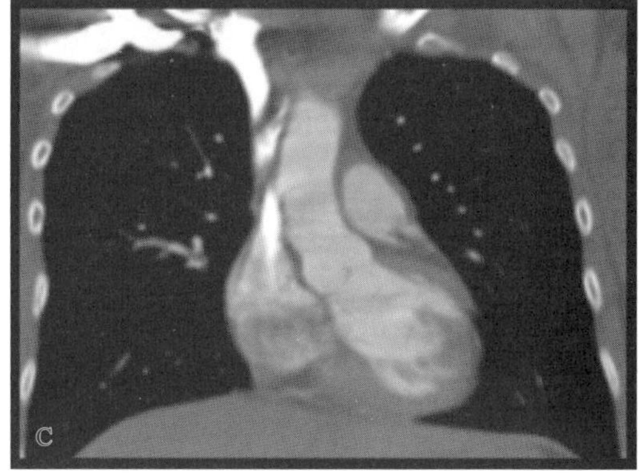

图21-64　胸主动脉扩张延长

老年患者正位胸部X线片上主动脉扩张延长（A）表现为纵隔轻度增宽。相应的冠状位CT图像（B）显示一个拉长的轻度扩张的升主动脉，没有局灶性动脉瘤。以年轻患者升主动脉的正常外观（C）作为对照

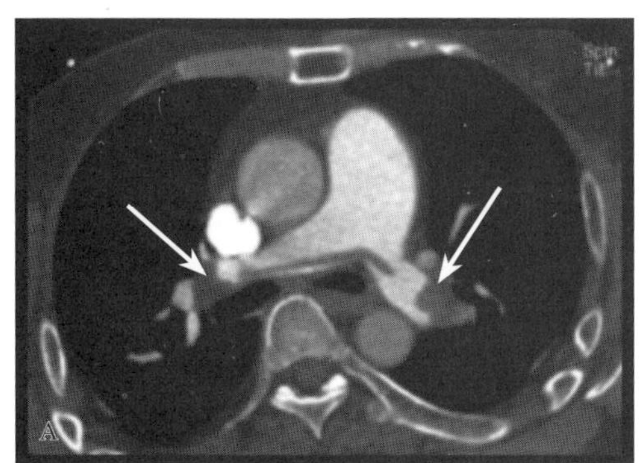

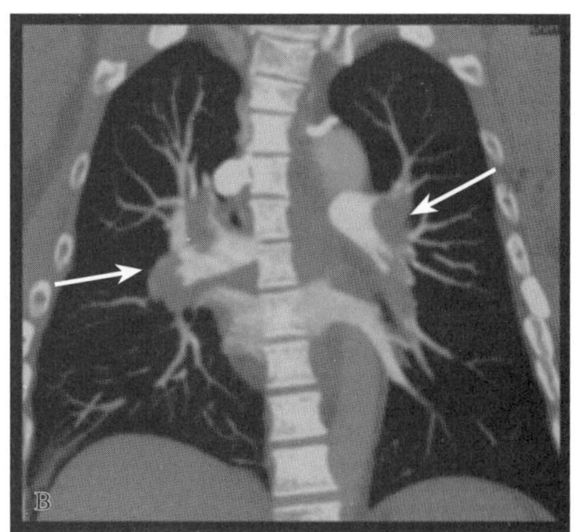

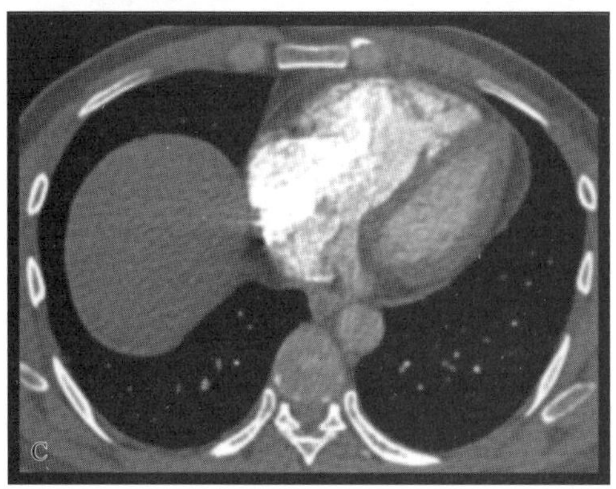

图21-65　双侧弥漫性肺栓塞患者

轴位（A）和冠状位最大密度投影（B）图像显示左右肺动脉主干多处充盈缺损，延伸至肺段分支（箭头）。CT图像（C）显示右心压力增加特征，右心室扩张，室间隔平直

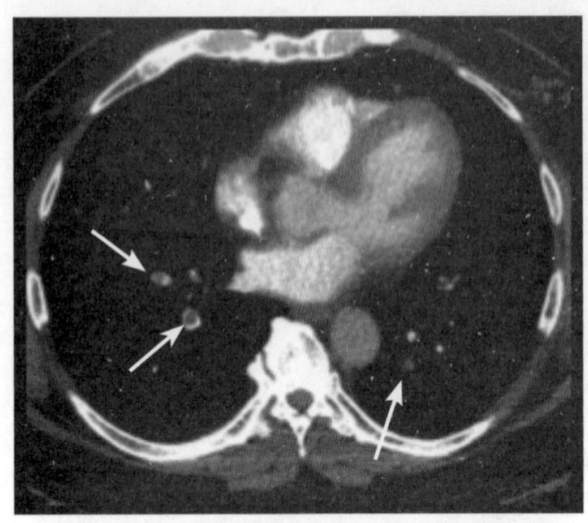

图21-66　不明显的充盈缺损肺栓塞病例

注意双肺下叶肺段和亚段动脉内可见充盈缺损（箭头）

全闭塞。与相邻未闭血管相比，动脉可能增粗。

- 肺梗死如果存在，表现为周边楔形的高密度/实变区域（类似于胸部X线片上的“驼峰”征）。
- 少量胸腔积液并不少见。
- 更多的慢性栓塞可能表现为新月形血栓附着于动脉壁上，并可能钙化。闭塞的血管看起来比相邻通畅的血管血流量小。
- 慢性肺栓塞患者的肺动脉扩张大于33mm提示肺动脉高压。
- 右心压力增加的特征是室间隔平直或室间隔矛盾运动突向左心室，右心室增大（图21-65C），造影剂回流至下腔静脉。

诊断误区

- 呼吸运动伪影、血流相关伪影和射线硬化伪影可能导致肺栓塞误诊。

总结

- 平扫是不完善的，因为肺栓塞的诊断是通过肺动脉内充盈缺损（相对低密度区）确定的。
- 需要大口径静脉插管（至少20G，最好是18G或16G）。

气胸

影像选择的研究

- 诊断通常依据立位胸部X线片。
- 胸部CT对在胸部X线片上不明显的隐蔽性气胸的检出非常敏感。在可疑病例中，胸部CT也有助于鉴别肺大疱和气胸，并显示其他的基础病变，如慢性阻塞性肺疾病、空洞性肺炎和囊性肺疾病。
- 可疑病例也可在CT上确认胸腔引流的合适位置。
- 根据临床适应证，静脉造影可能不需要。

CT表现

- 气胸在肺窗检查中很容易被发现。
- 大量气胸的定义是胸膜表面到肺边缘的距离超过2cm。
- 张力性气胸的症状

1. 对侧纵隔移位。
2. 横膈变平或反转。
3. 同侧肺塌陷。

- 血气胸是外伤性气胸的常见并发症。在气胸和血胸的交界面可见气-液平面（图21-67）。在平扫图像中，液体显示为高密度。

纵隔气肿

- 纵隔气肿是指腔外气体存在于纵隔组织间，可能延伸到颈部和胸壁以上（皮下气肿）。
- 病因包括间质性肺气肿、食管穿孔（Boerhaave综合征）、气管或支气管穿孔、钝器性、穿透性胸部创伤、气腹向纵隔延伸。在某些情况下，病因可能不明。

影像选择的研究

- 胸部X线片通常足以做出诊断，并应作为首选的初步影像学检查。附加的侧位检查可提高诊断纵隔气肿的敏感度。可见透亮线影、纵隔结构内有气体和纵隔胸膜（图21-68）。
- CT扫描在胸部X线片不确定的可疑病例诊断时是有用的。在确定纵隔气肿的真实程度方面也有优势，在某些情况下，有助于确定潜在的病因。此外，它还有助于区分纵隔气肿和心包气肿，以及发现在胸部X线片上难以识别的气胸，特别是在严重皮下肺肿的患者中（图21-69）。

肺部挫伤和撕裂伤

- 肺挫伤是钝性胸部外伤最常见的表现，患病率为17%～70%。
- 单纯性挫伤表现为肺泡外伤伴肺泡出血，

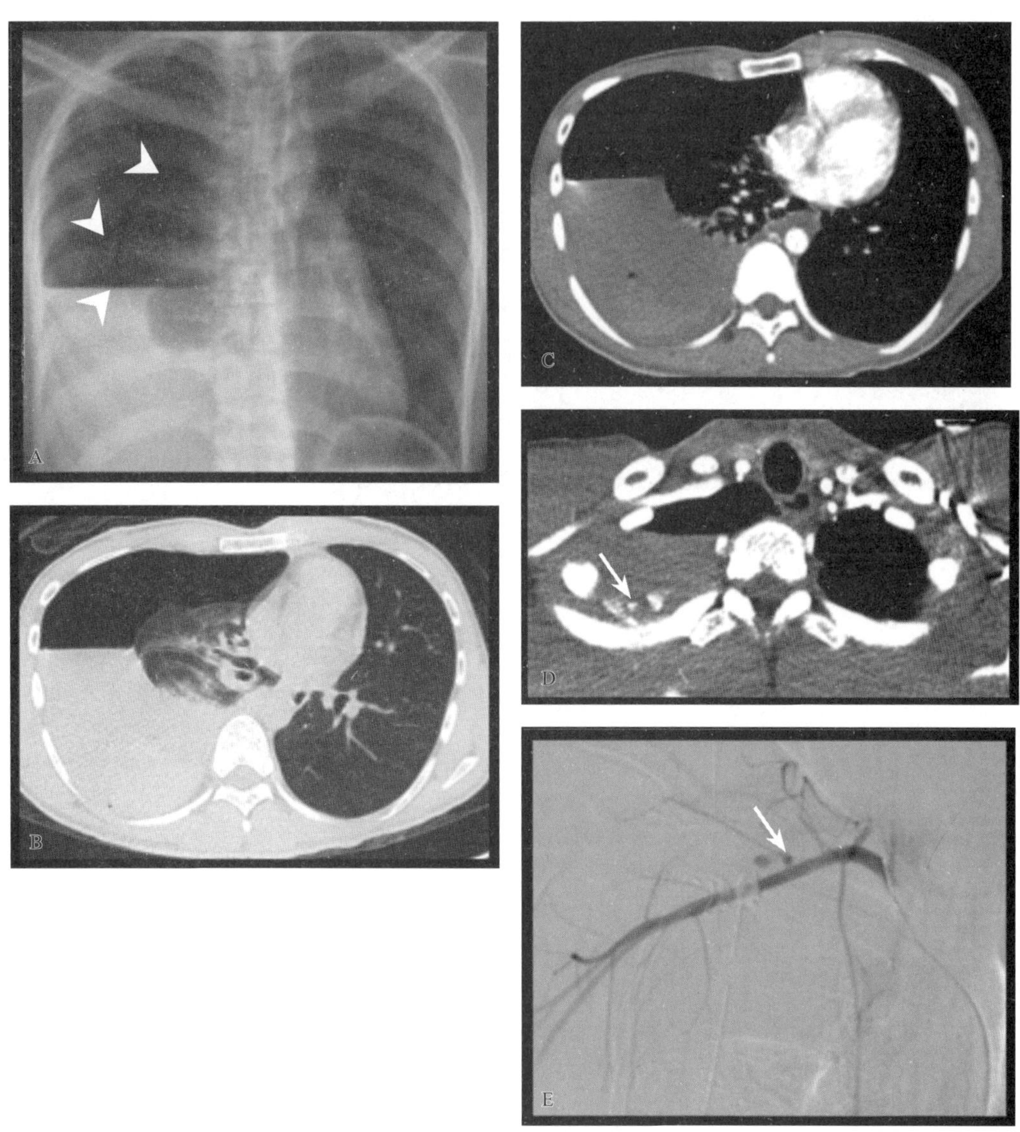

图21-67　外伤性血气胸

胸部X线片（A）显示大量气胸伴气-液平面。右肺几乎完全塌陷（箭头），纵隔向左移位，提示张力增高。肺窗（B）和软组织窗（C）的轴位CT图像证实了张力性血气胸的诊断。注意右侧大量胸腔积液内高密度部分，其代表血凝块。造影剂外渗（D）见于右肺尖（箭头），导管血管造影（E）证实了肋间动脉活动性出血（箭头）

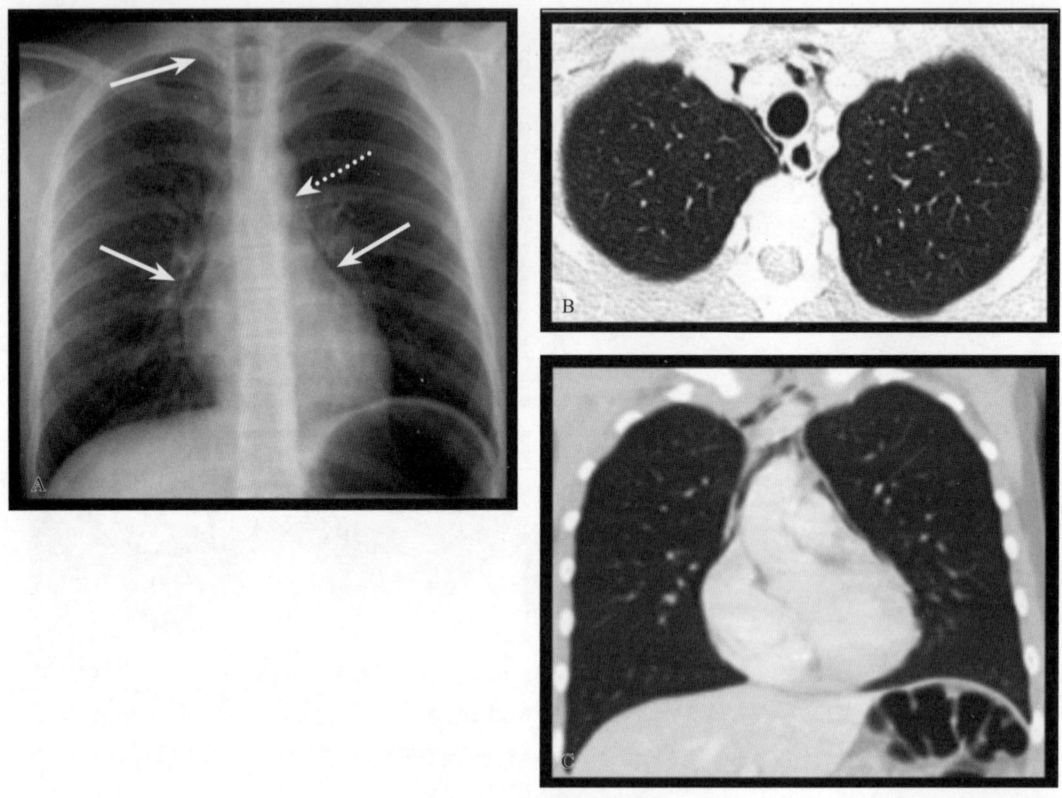

图21-68 **胸痛的自发性纵隔气肿**

胸部X线片（A）显示纵隔气体从胸廓入口延伸至颈部和心包区（箭头）。相邻的气体（虚线箭头）勾勒出了细线样纵隔胸膜。轴位（B）和冠状位（C）CT图像证实了胸部X线片中的结果。纵隔气肿的病因不明

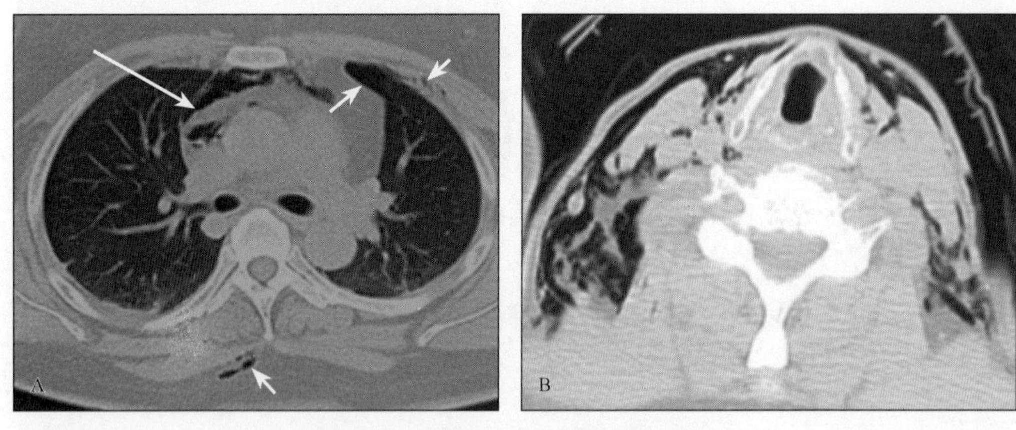

图21-69 **道路交通事故导致的肺挫伤**

正位胸部X线片（A）显示左侧胸部中间区外侧局灶的磨玻璃密度影。肺窗的轴位（B）和矢状位（C）CT图像显示左肺上叶、下叶肺挫伤（短箭头）。左肺下叶背段的小囊腔（长箭头）是由小的实质撕裂伤引起的

但无明显肺泡破坏，常见于撞击部位，但也可发生于肺的另一侧（对冲型挫伤）。

• 肺撕裂伤是由严重钝性创伤引起的巨大剪切力导致的实质破坏。肺撕裂伤表现为肺部充满血（血肿）或空气（肺膨出）或两者兼有。

影像学选择的研究

• 胸部X线片通常是首选的初步影像学检查方法，可用于危及生命的情况，如张力性气胸/血胸，连枷胸和插管位置不当。挫伤通常于创伤后6h内在影像学上表现显著，表现为分布不均的磨玻璃密度影或实变。

• CT在评估肺挫伤的严重程度方面更准确，在检测其他相关损伤如胸主动脉损伤、脊柱和肋骨骨折时也有价值。对比研究有助于发现是否伴有血管损伤或活动性出血。

CT表现

• 损伤后的变化通常立即出现。

• 斑块状磨玻璃密度影或实变，边界模糊，呈非节段性分布（分布与支气管肺节段解剖无关）（图21-70）。

• 胸膜下保留（胸膜表面下1～2mm透明薄壁组织）可观察到。

• 挫伤在24～48h开始消退，3～10天完全消除。

• 对于损伤后24h或更长时间出现的肺高密度病灶，应考虑除挫伤外的其他诊断，如误吸、肺炎和脂肪栓塞。

• 肺撕裂伤表现为圆形或椭圆形空腔，可能充满气体（外伤性肺膨出）、血液（外伤性血肿）或两者兼有（图21-71）。囊腔的形成是继发于正常的肺弹性回缩力。

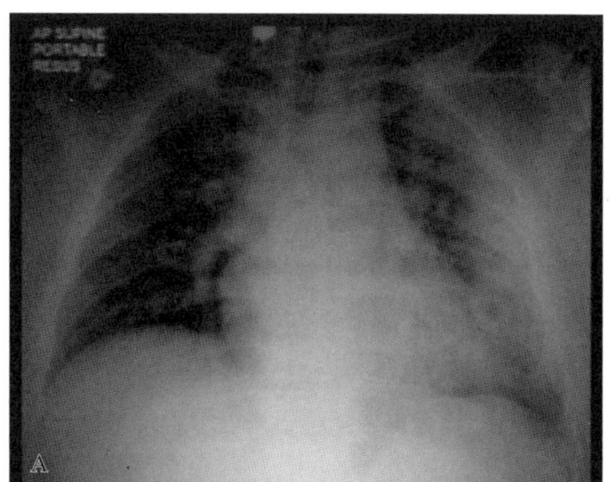

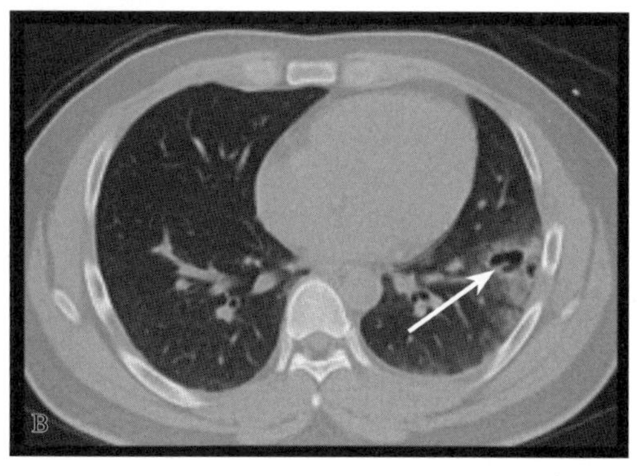

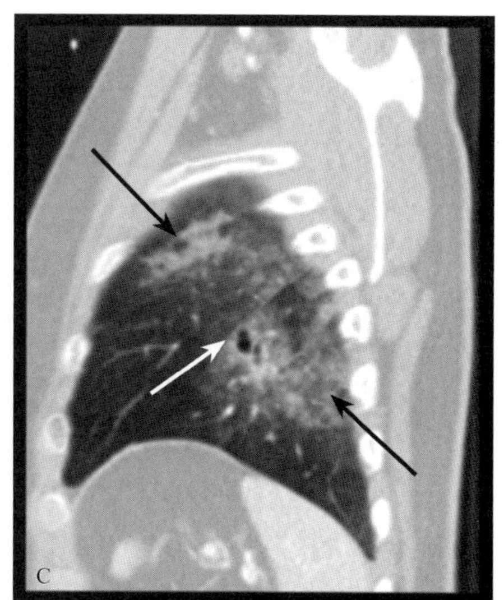

图21-70 道路交通事故导致的肺撕裂伤

胸部后前位X线片（A）显示左侧内带外侧有模糊的肺部阴影。左肺窗模式下，轴位（B）和冠状位（C）CT图像显示局灶性撕裂伤累及左肺上、下叶（黑色箭头）。左肺下叶尖段也有一个局限性小气胸（白色箭头）是由小的肺实质破裂引起的

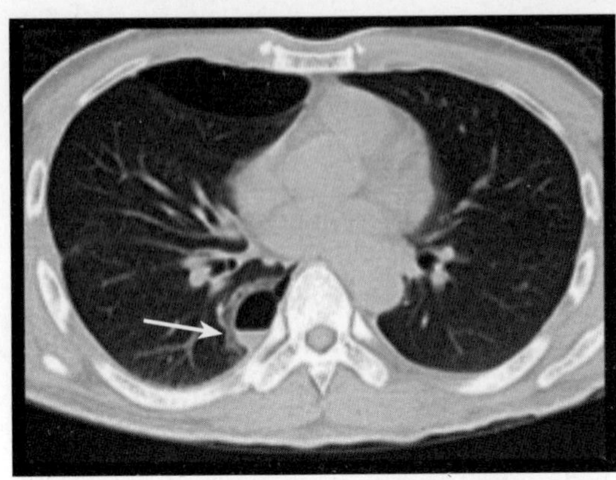

图21-71 道路交通事故导致的肺撕裂伤

轴位CT图像显示局灶性撕裂伤累及右肺下叶内侧，伴包含气-液平面的血气囊腔形成(白色箭头)。右肺也有一个局限性气胸，使上肺叶前表面凹陷

- 在严重创伤中，心脏、主动脉和大血管、横膈、胸壁及脊柱的相关损伤并不罕见。

（曾祥柱 译 李 硕 校）

参考文献/扩展阅读

1. McMahon MA，Squirrell CA. Multidetector CT of aortic dissection：a pictorial review. *Radiographics*，2010，30：445-460.
2. Agarwal PP，Chughtai A，Matzinger FRK，et al. Multidetector CT of thoracic aortic aneurysms. *Radiographics*，2009，29：537-552.
3. Nicholcon T，Patel J. The aorta，including intervention. In：Adam A，Dixon AK，Grainger RG，et al. eds. *Diagnostic radiology：a textbook of medical imaging*. 5th ed. Philadelphia：Elsevier，2008：556-569.
4. Wittram C，Maher MM，Yoo AJ，et al. CT angiography of pulmonary embolism：diagnostic criteria and causes of misdiagnosis. *Radiographics*，2004，24：1219-1238.
5. O'Connor AR，Morgan WE. Radiological review of pneumothorax. *BMJ*，2005，25：1493-1497.
6. Bejvan SM，Godwin JD. Pneumomediastinum：old signs and new signs. *AJR*，1996，166：1041-1048.
7. Kouritas VK，Papagiannopoulos K，Lazaridis G，et al. Pneumomediastinum. *J Thorac Dis*，2015，7：S44-S49.
8. Kaewlai R，Avery LL，Asrani AV，et al. Multidetector CT of blunt thoracic trauma. *Radiographics*，2008，28：1555-1570.

药　物　第22章

第一节　妊娠期处方药物

Yeoh Chew Kiat

要点

• 给妊娠期患者开具处方前，应确保治疗的获益大于风险，尤其在妊娠前3个月（器官形成关键期），此时生殖毒性的风险最高。

• 由于妊娠期用药的证据和研究有限，妊娠期处方具有很大挑战。很多药物已知对妊娠有不良作用，只有部分是安全的。

• 在紧急情况下，应将母亲的利益置于胎儿之上。

• 美国食品药品监督管理局（FDA）发布的妊娠期及哺乳期用药等级标签规则（Pregnancy and Lactation Labelling Rule，PLLR）已经替代原有的五级分级系统（A、B、C、D、X），以帮助临床医师评估妊娠期和哺乳期女性用药时的获益和风险。

• 妊娠期急诊常用药见表22-1。

表22-1　妊娠期急诊常用药

安全	避免	不明/特殊提示	仅限于严重病例
止吐药和胃肠道用药			
维生素B_6/多西拉敏	昂丹司琼		
甲氧氯普胺			
异丙嗪			
丙氯拉嗪			
胃食管反流/消化不良			
抗酸药			
奥美拉唑			
西咪替丁、雷尼替丁			
注意 昂丹司琼：既往被认为在妊娠期中具备安全性，但是新的临床证据显示其会增加出生缺陷的风险；避免在妊娠期中使用 维生素B_6/多西拉敏：妊娠早期用于孕吐的一线治疗药物			
抗生素			
青霉素	四环素类		
阿莫西林克拉维酸	多西环素		
头孢菌素	磺胺甲噁唑		
红霉素	磺胺类		
克拉霉素	氨基糖苷类		
甲硝唑	喹诺酮类		
呋喃妥因			
抗结核药物：异烟肼、利福平、乙胺丁醇			

续表

安全	避免	不明/特殊提示	仅限于严重病例
注意： ● 甲硝唑：动物实验中其有妊娠毒性，但是很多研究未显示在妊娠期使用会增加生殖异常的风险 ● 呋喃妥因：避免临近分娩时使用，因为其会增加新生儿溶血性贫血的风险 ● 利福平：会导致新生儿血液性疾病。然而，利福平依然是结核的一线治疗药物，结核未诊治的风险高于结核治疗相关的风险			
抗病毒药物			
阿昔洛韦 伐昔洛韦 泛昔洛韦			
镇痛药			
对乙酰氨基酚	咖啡因/麦角碱	阿片类药物，如吗啡、芬太尼，丁溴东莨菪碱胶囊（安全性尚未建立），比沙可啶（刺激子宫）	NSAID
注意 ● 避免在妊娠后期使用NSAID ● 阿司匹林通常用于预防先兆子痫和伴有抗磷脂综合征的系统性红斑狼疮 ● 阿片类药物可为重度疼痛的合理选择，但是在临近分娩时需要注意其可能会导致新生儿呼吸抑制			
心肺用药			
腺苷 地高辛 普鲁卡因胺 甲基多巴 拉贝洛尔 吸入性激素 吸入性沙丁胺醇 吸入性异丙托溴铵 口服泼尼松龙	胺碘酮 血管紧张素转化酶抑制剂（卡托普利、依那普利） 维拉帕米	非洛地平 肼屈嗪（新生儿血小板减少） 硝酸甘油/硝酸异山梨酯（安全性尚未建立） 呋塞米 升压药（使用去氧肾上腺素）	电复律是安全的
注意 ● 电复律在妊娠期所有阶段都是安全的，应该用于治疗导致血流动力学不稳定的难治性心律失常，并可考虑用于药物治疗无效的心律失常 ● 大剂量泼尼松龙只能短程使用，因为可能会导致胎儿唇裂和子宫内生长受限。但是，避免胎儿缺氧的获益通常会大于上述风险 ● 去氧肾上腺素是妊娠期复苏时推荐的升压药			
抗凝药物			
肝素 低分子肝素	华法林		
神经和抗癫痫药物			
拉莫三嗪 左乙拉西坦	丙戊酸钠 卡马西平 苯妥英钠		苯妥英钠 苯巴比妥（生殖毒性） 氯丙嗪 氟哌啶醇
注意 ● 所有抗癫痫药物都有不同程度增加新生儿异常和功能发育受限的风险 ● 尽可能以最低有效抗惊厥剂量使用左乙拉西坦或拉莫三嗪单药。拉莫三嗪导致胎儿异常的风险最低 ● 当在妊娠期开始或继续使用抗癫痫药物时，应详细咨询神经科医师和用药专家的意见 ● 使用苯二氮䓬类药物治疗癫痫急性发作的获益大于对胎儿造成的潜在风险			
降糖药			
胰岛素 二甲双胍		磺脲类（新生儿低血糖）	
疫苗			
抗破伤风类毒素（灭活疫苗）	麻疹、腮腺炎、风疹、天花疫苗（减活疫苗）		

（董淑杰　译　葛洪霞　校）

参考文献/扩展阅读

1.Parker SE，Van Bennekom C，Anderka M，et al.National birth defects prevention study. Ondansetron for treatment of nausea and vomiting of pregnancy and the risk of specific birth defects. Obstet Gynecol，2018，132（2）：385-394.

2.Huybrechts KF，Hernandez-Diaz S，Straub L，et al.Intravenous ondansetron in pregnancy and risk of congenital malformations.JAMA，2019 Nov 15，323（4）：372-374.

3.Lemon LS，Bodnar LM，Garrard W，et al.Ondansetron use in the first trimester of pregnancy and the risk of neonatal ventricular septal defect.Int J Epidemiol，2020 Apr 1，49（2）：648-656.

4.Weston J，Bromley R，Jackson CF，et al.Monotherapy treatment of epilepsy in pregnancy：congenital malformation outcomes in the child. Cochrane Database Syst Rev 11：CD010224，2016，PMID：27819746.

5.Valerie AD，Daniel WR.Drug therapy in pregnancy. In：Walls R，Hockberger RS，Gausche-Hill M，eds.Rosen's emergency medicine：concepts and clinical practice.9th ed.Philadelphia：Mosby-Elsevier，2018：2277-2295.

第二节 成人常用的急诊用药

Ong Pei Yuin · Shirley Ooi

成人常用的急诊用药见表22-2，解毒剂见表22-3。

表22-2 成人常用的急诊用药

药品	给药途径	剂量	适应证	禁忌证	说明/注意事项
复苏（高级心脏生命支持药物）					
肾上腺素	IV	每3～5分钟1mg	心脏停搏，无脉性电活动（PEA）		
	IV	0.1mg，5min以上，随后持续滴注给药1～4μg/min	过敏性休克		
	SC/IM	需要时每15～20分钟0.3mg（0.3 ml 1∶1000），	过敏性休克/过敏反应		必须通过中心静脉给药
	IV	0～0.2μg/（kg·min）	休克		
阿托品	IV	2.4mg，如果通过气管插管给药剂量×2	心脏停搏，无脉性电活动（PEA）		
	IV	0.6～1.2mg，每3分钟重复1次，最大量可给至3mg	伴有低血压的症状性心动过缓		
8.4%碳酸氢钠注射液	IV	1～2mmol/kg	严重代谢性酸中毒，严重高钾血症		
10%氯化钙注射液（1g＝6.8mmol离子钙）	IV	10ml，10min以上	伴有心电图变化的高钾血症、低钙血症		可能会出现药物外渗，应通过大静脉给药
10%葡萄糖酸钙注射液（1g＝2.2mmol离子钙）	IV	10～20ml，10～20min	伴有心电图变化的高钾血症、低钙血症		钙的浓度比氯化钙低，药物外渗的风险低

续表

药品	给药途径	剂量	适应证	禁忌证	说明/注意事项
多巴胺	IV	0～20μg/(kg·min)	休克时的强心剂		通过大静脉给药
多巴酚丁胺	IV	0～20μg/(kg·min)	心源性休克时的强心剂		通过大静脉给药
去甲肾上腺素	IV	0～0.2μg/(kg·min)	休克状态，适用于感染性休克		通过中央静脉给药。临时可通过大内径外周静脉给药
20%甘露醇	IV	0.25～2g/kg，30～60min	脑水肿、颅内压升高、眼内压升高	肺水肿、心力衰竭、无尿	渗透性利尿，慎用于低血压患者
胺碘酮	IV	300mg，弹丸式注射	心室颤动，无脉性室性心动过速	碘过敏	
	IV	150mg溶于100ml 5%葡萄糖注射液，给药10min	室性心动过速，心房颤动		
50%葡萄糖注射液	IV	40ml与10U胰岛素联用	高钾血症		
硫酸镁	IV	1～2g溶于100ml 5%葡萄糖注射液中，给药15min	尖端扭转型室性心动过速		
诱导/镇静药物					
依托咪酯	IV	0.2～0.6mg/kg，通常0.3mg/kg	诱导，镇静		起效时间60s，持续时间3～5min，血流动力学稳定
芬太尼	IV	诱导：2～10μg/kg 镇静：2～3μg/kg	麻醉，镇静		起效时间60s，持续时间30～60min
咪达唑仑	IV	诱导：0.15～0.2mg/kg（最大剂量0.35mg/kg） 镇静：分剂量给予0.1mg/kg	操作时镇静		起效时间2min，持续时间1～2h
氯胺酮	IV	2.0mg/kg	镇静，特别是哮喘和低血压患者	颅内压升高、青光眼	起效时间30～60s，持续时间15min
硫喷妥钠	IV	3～5mg/kg	脑保护		起效时间20～40s，持续时间5～10min
异丙酚	IV	诱导：2mg/kg 操作时镇静：0.5～1mg/kg，5min	诱导全身麻醉，操作镇静	豆制品过敏者 慎用于癫痫、肝脏疾病 监测低血压发生	起效时间30～60s，持续时间3～5min
阿托品	IV/IM	0.6mg	儿童操作镇静时作为氯胺酮的辅助用药		有效减少唾液分泌，尤其对于儿科患者
神经肌肉阻滞剂					
琥珀胆碱	IV	1～2mg/kg，快速诱导插管（RSI）		高钾血症、烧伤24h后、神经肌肉疾病	起效时间30～60s，持续时间4～6min
阿曲库铵	IV	维持剂量0.4mg/kg			起效时间3～5min，持续时间30min，可用于肾功能不全者

续表

药品	给药途径	剂量	适应证	禁忌证	说明/注意事项
罗库溴铵	IV	0.6～1.2mg/kg，快速诱导插管（RSI），维持剂量0.6mg/kg			起效时间2min，作用时间30min
泮库溴铵	IV	维持剂量0.1mg/kg			起效时间3～5min，作用时间60min
镇痛药					
对乙酰氨基酚	PO	1g，tid～qid，prn	发热、轻度疼痛		
	直肠给药	2g，tid，prn	发热、疼痛，无法口服时可用栓剂		
盘纳德因（对乙酰氨基酚500mg＋磷酸可待因8mg）	PO	2片，tid	中度疼痛、痛经、肌肉疼痛		可引起轻微的镇静作用
对乙酰氨基酚450mg＋奥芬那君35mg	PO	2片，tid	轻至中度疼痛、肌肉痉挛		可导致口干、口渴、便秘、恶心、轻微眩晕
甲芬那酸（Ponstan®）	PO	500mg，tid	轻至中度疼痛	NSAID或阿司匹林过敏、胃肠道出血、活动性胃溃疡	慎用于哮喘和肾功能不全患者
布洛芬（Brufen®）	PO	400mg，tid～qid	轻至中度疼痛	NSAID或阿司匹林过敏、胃肠道出血、活动性胃溃疡	慎用于哮喘和肾功能不全患者
双氯芬酸（Voltaren®）	PO	50mg，tid或缓释片75mg bid	轻至中度疼痛	NSAID或阿司匹林过敏、胃肠道出血、活动性胃溃疡	慎用于哮喘和肾功能不全患者
	IM	50～75mg，bid～tid	中度疼痛	NSAID或阿司匹林过敏、胃肠道出血、活动性胃溃疡	慎用于哮喘和肾功能不全患者
萘普生（Synflex®）	PO	550mg，bid	轻至中度疼痛	NSAID或阿司匹林过敏、胃肠道出血、活动性胃溃疡	慎用于哮喘和肾功能不全患者
酮咯酸（Toradol®）	PO	10mg，tid～qid	中度疼痛	NSAID或阿司匹林过敏、胃肠道出血、活动性胃溃疡	慎用于哮喘和肾功能不全患者
	IV/IM	10～30mg，q6h～q4h	中至重度疼痛	NSAID或阿司匹林过敏、胃肠道出血、活动性胃溃疡	慎用于哮喘和肾功能不全患者
塞来昔布（Celebrex®）	PO	100～200mg，qd～bid	中度疼痛	NSAID过敏、胃肠道出血、活动性胃溃疡	环氧合酶-2（COX-2）抑制剂，胃肠道不良反应的风险较小
依托考昔（Arcoxia®）	PO	60～90mg，qd	中度疼痛、关节炎	NSAID过敏、胃肠道出血、活动性胃溃疡	COX-2抑制剂，胃肠道不良反应的风险较小
磷酸可待因	PO	15～60mg，tid	中至重度疼痛		可引起困倦、意识混乱、便秘
曲马多（Tramal®或Acugesic®）	PO/IM/IV	50mg，tid	中至重度疼痛		可引起困倦、恶心、眩晕

续表

药品	给药途径	剂量	适应证	禁忌证	说明/注意事项
哌替啶	IM/IV	0.5～2mg/kg，快速滴注	重度疼痛		可引起困倦、镇静
吗啡	PO	0.2～0.4mg/kg，q4h	慢性严重疼痛		
	IM/IV	0.1～0.2mg/kg滴定至15mg	严重疼痛		可引起困倦、镇静，可用于急性冠脉综合征
抗菌药物					
1.青霉素类					青霉素类和头孢菌素类有5%～10%的交叉过敏性
阿莫西林	PO	500mg，tid	细菌性呼吸道感染，链球菌感染	传染性单核细胞增多症时可引起皮疹	胃肠道不良反应
阿莫西林克拉维酸（Augmentin®）	PO	625mg，bid～tid	呼吸道、尿路、皮肤感染，链球菌感染	传染性单核细胞增多症时可引起皮疹	胃肠道不良反应
青霉素V	PO	500mg，tid～qid	皮肤和软组织感染		
结晶青霉素	IV	2～4MU，q6h	皮肤和软组织感染		
氯唑西林	PO	500mg，qid	皮肤感染		
	IV	500mg至1g，qid	皮肤感染、心内膜炎		
2.头孢菌素类					青霉素类和头孢菌素类有5%～10%的交叉过敏性
头孢氨苄（Keflex®）	PO	500mg，tid	皮肤、软组织、尿路、呼吸道感染		
头孢呋辛（Zinnat®）	PO	500mg，bid	尿路感染		
头孢唑林	IV	1g，q8h	皮肤感染		
头孢曲松（Rocephin®）	IV	1g，qd～bid， 2g，bid，用于脑膜炎	广谱抗生素，用于呼吸道、尿路、皮肤感染和脑膜炎		
头孢他啶（Fortum®）	IV	1～2g，q8h	广谱抗生素，用于呼吸道、尿路感染，对铜绿假单胞菌感染、类鼻疽和医院获得性感染有效		
3.大环内酯类					
红霉素	PO	500mg，qid	呼吸道、尿路感染		胃肠道不良反应
琥乙红霉素（EES）	PO	800mg，bid	呼吸道、尿路感染		胃肠道不良反应
4.林可霉素类					
克林霉素	PO	300～600mg，tid	蜂窝织炎、盆腔炎		
	IV	450～900mg，tid	蜂窝织炎、坏死性筋膜炎、链球菌感染、盆腔炎		

续表

药品	给药途径	剂量	适应证	禁忌证	说明/注意事项
5.喹诺酮类					
环丙沙星（Ciprobay®）	PO IV	250～500mg，bid 400mg，bid	呼吸道、尿路、消化道感染		可引起恶心
左氧氟沙星（Cravit®）	PO IV	500mg，qd 500mg，qd	呼吸道感染		
加替沙星（Tequin®）	PO/IV	400mg，qd	淋病、尿路感染	妊娠、糖尿病，目前正在使用Ⅰa或Ⅲ类抗心律失常药物	可致QT间期延长
莫西沙星（Avelox®）	PO/IV	400mg，qd，7～14天	呼吸道感染	肝功能不全，目前正在使用可致QT间期延长的药物，心力衰竭	可致QT间期延长
6.氨基糖苷类					
庆大霉素	IV/IM	3mg/（kg・d），分3次给药，q8h	革兰氏阴性菌感染，胆道炎、脑膜炎、心内膜炎及严重的呼吸系统感染和尿路感染	新生儿、哺乳期妇女、重症肌无力患者及既往应用庆大霉素出现过耳毒性或肾毒性者	耳毒性、肾毒性、紫癜、白细胞减少、血小板减少
抗真菌药物					
制霉菌素	PO	5ml，qid	口腔念珠菌病	妊娠	
氟康唑	PO	150mg，每周1次，连续4周	皮肤癣菌病		可导致恶心、腹泻、呕吐、腹胀、皮疹，可增加华法林的作用
	PO	50～200mg，qd	念珠菌感染（尿路感染、阴道炎、腹膜炎）		可导致恶心、腹泻、呕吐、腹胀、皮疹，可增加华法林的作用
	IV	400mg负荷剂量，随后200～400mg，qd	隐球菌和念珠菌感染		可导致恶心、腹泻、呕吐、腹胀、皮疹，可增加华法林的作用，可能会导致心律失常
酮康唑	PO	200mg，bid×5天	阴道念珠菌感染	慎用于肝脏疾病患者	
两性霉素B	IV	试验剂量1mg，滴注20～30min，如果耐受良好，可0.25mg/（kg・d）滴注2～6h	危及生命的真菌感染		可导致发热、寒战、恶心、静脉炎、腹泻、血液异常、肾功能减退
抗病毒药					
阿昔洛韦	PO	400～800mg，每天5次×5天	水痘、贝尔麻痹的病毒感染、单纯疱疹病毒感染		可导致皮疹、胃肠道不良反应和头痛
	IV	10mg/kg，q8h×10天	单纯疱疹病毒感染		肾功能不全患者减少剂量，注射剂可能导致肾毒性
奥司他韦（Tamiflu®）	PO	治疗：75mg，bid，5天 预防：75mg，qd，10天	流感		可导致恶心、呕吐 肾功能不全患者应减少剂量 慎用于孕妇，可增加行为异常的风险

续表

药品	给药途径	剂量	适应证	禁忌证	说明/注意事项
扎那米韦（Relenza®）	PO	治疗：10mg，bid，5天 预防：10mg，qd，10天	流感	慎用于呼吸道疾病患者、有精神疾病史者及乳糖不耐受者	含有乳糖，增加呼吸道疾病支气管痉挛的风险，增加神经精神症状的风险（癫痫发作、意识混乱、行为异常）
驱肠虫药					
阿苯达唑	PO	400mg单剂量	肠道寄生虫感染	对孕妇有生殖毒性	
甲苯咪唑	PO	100mg bid×3天	线虫、鞭虫、钩虫、蛔虫感染	孕妇、＜2岁儿童	
治疗心血管疾病的药物					
1.抗血小板药物					
阿司匹林	PO	300mg负荷剂量，100mg维持剂量	不稳定型心绞痛、急性心肌梗死（AMI）、急性冠脉综合征（ACS）	消化道出血、活动性消化道溃疡	慎用于哮喘患者
氯吡格雷（Plavix®）	PO	600mg	无法给普拉格雷的ST段抬高心肌梗死（STEMI）的经皮冠脉介入术（PCI）患者负荷剂量，非ST段抬高型急性冠脉综合征患者不伴ST段动态演变或发作30min内心肌酶学标志物阴性		消化道出血的风险低于阿司匹林
	PO	75mg，qd	缺血性心脏病（IHD），维持剂量		
普拉格雷	PO	60mg负荷剂量，10mg，qd，维持剂量	行PCI的STEMI患者	年龄＞75岁，体重＜60kg，有脑卒中、短暂性脑缺血发作（TIA）、脑出血史者	可引起出血
替格瑞洛	PO	180mg负荷剂量，90mg bid维持剂量	非ST段抬高型急性冠脉综合征伴ST段动态演变或心肌酶学标志物阳性	胃肠道出血、脑出血史、肝功能不全患者	出血风险
2.纤溶药物					
链激酶	IV	1.5MU溶于100ml生理盐水，给药1h	急性心肌梗死（AMI），无法行PCI的STEMI	既往6个月有过链球菌感染，其他任何溶栓的禁忌证如凝血异常、主动脉夹层、卒中、妊娠	
组织型纤溶酶原激活物（t-PA）	IV	15mg，快速滴注，0.75mg/kg（最大量50mg），滴注30min以上，然后0.5mg/kg（最大量35mg）给药60min	AMI，无法行PCI的STEMI	任何溶栓的禁忌证如凝血异常、主动脉夹层、卒中、妊娠	比链激酶出血风险高，慎用于老年人

续表

药品	给药途径	剂量	适应证	禁忌证	说明/注意事项
3.降压药					
硝酸甘油	IV	0～300μg/min	急性肺水肿、高血压急症、不稳定型心绞痛		血管扩张作用，可引起头痛
拉贝洛尔	IV	每10分钟10～20mg，快速降压，然后0.5～2.0 mg/min滴注	高血压急症、颅内出血	心力衰竭、哮喘恶化、心脏传导阻滞	β受体阻滞剂作用
普萘洛尔	PO	20～40mg，bid	室上性心动过速、心房颤动、甲状腺功能亢进性心脏病	心力衰竭、哮喘恶化、心脏传导阻滞	β受体阻滞剂作用
美托洛尔	PO	12.5～25mg，bid～tid	高血压、AMI	心脏传导阻滞	β受体阻滞剂作用
阿替洛尔	PO	25～100mg，qd	高血压、心房颤动	心脏传导阻滞	β受体阻滞剂作用
艾司洛尔	IV	负荷剂量：500μg/min，滴注1min 维持剂量：0～200μg/（kg·min）	高血压、心动过速		作用时间短暂，如果发生药物不良反应，药物消除速度快
非洛地平	PO	2.5～5mg，qd～bid	高血压急症		钙通道阻滞剂，2h起效
氨氯地平	PO	2.5～10mg，qd～bid	高血压		钙通道阻滞剂，2h起效
卡托普利	PO	12.5～25mg，bid～tid	高血压	肾功能不全、高钾血症	血管紧张素抑制剂可能会引起干咳或血管性水肿
依那普利	PO	2.5～10mg，qd	高血压	肾功能不全、高钾血症	血管紧张素抑制剂可能会引起干咳或血管性水肿
呋塞米（Lasix®）	PO	20～80mg，qd～tid	高血压、心力衰竭		可能会引起低钾血症，需要补钾
	IV	40～160mg	心力衰竭、液体负荷过重、肺水肿		可能使肾衰竭加重，肾移植患者慎用
布美他尼（Burinex®）	IV	0.5～1.0mg	肝脏、肾脏和心脏疾病继发的液体负荷过重	联用锂，无尿	丙磺舒影响利尿作用
肼屈嗪	IV	5～10mg，每15分钟1次	子痫		
4.抗心律失常药物					
腺苷	IV	6～18mg，快速静脉推注，最大可重复用至30mg	室上性心动过速		嘌呤核苷酸，可引起一过性潮红、恶心、呼吸困难；外周静脉给药
维拉帕米	IV	2.5～10mg，滴注30min	室上性心动过速、快速心房颤动、窄QRS波心动过速	心力衰竭、心功能不全	钙通道阻滞剂

续表

药品	给药途径	剂量	适应证	禁忌证	说明/注意事项
地尔硫䓬	IV	0.25mg/kg（成人常规剂量20mg）给药2min。若可耐受，且15min后效果不佳，可0.35mg/kg（成人常规剂量25mg）。每15分钟可追加。持续滴注：开始10mg/h，可加至15mg/h，最多至24h	快速心房颤动、窄QRS波心动过速	心力衰竭	钙通道阻滞剂
地高辛	IV	负荷剂量：0.125～0.5mg，15min	快速心房颤动、心房扑动		可用于心功能不全患者。起效慢，所以使用受限。治疗窗窄。老年患者中毒的风险增加
	PO	0.0625～0.25mg，qd	持续性心房颤动		
普鲁卡因胺	IV	负荷剂量：20mg/min，最大量至17mg/kg 滴注：1～4mg/min	宽QRS波心动过速		
利多卡因	IV	1.0～1.5mg/kg，快速滴注，可重复至最大剂量3.0mg/kg	室性心动过速		过量可导致利多卡因中毒，引起癫痫发作
呼吸系统用药					
氯苯那敏（Piriton®）	PO	1片，tid，prn	鼻塞、鼻炎、荨麻疹		可引起困倦、口干
氯雷他定	PO	5～10mg，qd	鼻塞、鼻炎、荨麻疹、瘙痒		引起困倦的程度比氯苯那敏轻
西替利嗪	PO	5～10mg，qd	鼻塞、鼻炎、荨麻疹、瘙痒		
伪麻黄碱	PO	60～120mg，qd	鼻塞、支气管哮喘	严重的冠心病、严重的高血压	心动过速、心悸、拟交感作用
异丙嗪	PO	10ml，tid，prn	干咳、呕吐、过敏反应	闭角型青光眼、前列腺增生、尿潴留	引起困倦
异丙嗪、右美沙芬和伪麻黄碱的复方制剂	PO	10ml，tid，prn	干咳	闭角型青光眼、前列腺增生、尿潴留	引起困倦、便秘
苯海拉明	PO	10ml，tid，prn	干咳	闭角型青光眼、前列腺增生、尿潴留	引起困倦
溴己新	PO	4～8mg，tid，prn	化痰		
右美沙芬	PO	10ml，tid，prn	化痰		
乙酰半胱氨酸（Fluimucil®）	PO	1袋，qd	化痰，支气管炎、哮喘、慢性阻塞性肺疾病（COPD）		
沙丁胺醇（Ventolin®）	吸入	压力定量气雾剂（MDI）：4～12喷，prn 雾化吸入：1ml（5mg）沙丁胺醇＋1ml或2ml异丙托溴铵＋2ml生理盐水	哮喘、COPD急性加重		哮喘缓解药物，2020年全球哮喘防治创议（GINA）指出，所有哮喘的患者都应该进行哮喘控制，而不是仅应用缓解类药物

续表

药品	给药途径	剂量	适应证	禁忌证	说明/注意事项
异丙托溴铵（Atrovent®）	吸入	MDI：4～12喷，prn 雾化吸入：1ml沙丁胺醇＋1ml或2ml异丙托溴铵＋2ml生理盐水	哮喘、COPD		哮喘缓解药物
沙美特罗/氟替卡松（Seretide®）	准纳器（50/100μg、50/250μg、50/500μg）；气雾剂（25/50μg、25/125μg、25/250μg）	急性加重时根据严重程度1～2吸，qd～bid	哮喘、COPD		β受体激动剂和激素的吸入剂
布地奈德/福莫特罗（Symbicort®）	都保吸入剂（160/4.5μg）	急性加重时根据严重程度1～2吸，qd～bid	哮喘、COPD		β受体激动剂和激素的吸入剂
布地奈德（Pulmicort®，Inflammide®）	准纳器，都保吸入剂	根据严重程度200～400μg，bid	哮喘		哮喘控制药物
倍氯米松	定量吸入	1～4喷（50～200μg），qd～bid	哮喘		哮喘控制药物
泼尼松	PO	0.5～1mg/kg，qd	哮喘、COPD急性加重		
氢化可的松	IV	200～400mg	哮喘、COPD急性加重		
硫酸镁	IV	1～2g，15～20min	哮喘发作		哮喘发作的二线治疗药物
孟鲁司特（Singulair®）	PO	10mg，qn	哮喘		
消化系统药物					
抗酸药：三硅酸镁、碳酸镁、氢氧化铝、多种海藻酸钠复合物（MMT，Mist Carminative，Mylanta，Gaviscon）	PO	10～20ml，tid，prn，或1～2片，tid，prn	胃炎、胃灼热、反酸、胀气	低磷血症、肾衰竭	过量可能引起便秘或腹泻，与铁剂和四环素类药物有相互作用
甲氧氯普胺（Maxolon®）	PO	10mg，tid，prn	呕吐、恶心	肠梗阻	可引起眼动危象
	IV	10mg，tid，prn	呕吐	肠梗阻	可引起眼动危象
活性炭	PO	2片，tid，prn	腹泻、胀气		影响其他药物的吸收，间隔2h服用
洛哌丁胺（Imodium®）	PO	4mg，即刻，或2mg，tid，prn	腹泻		
复方地芬诺酯（Lomotil®）	PO	1～2片，tid，prn	腹泻		可能导致口干
果胶混合物	PO	10ml，tid，prn	腹泻		需经口补充液体

续表

药品	给药途径	剂量	适应证	禁忌证	说明/注意事项
lacteol fort（译者注：一种口服乳杆菌）		1～2袋，qd	腹泻		
东莨菪碱（Buscopan®）	PO	10～20mg，tid，prn	胃肠道、胆道、泌尿道痉挛	肠梗阻、闭角型青光眼、尿潴留、妊娠	
	IV/IM	即刻给药，可最多至40mg，10～20mg，tid	胃肠道、胆道、泌尿道痉挛	肠梗阻、闭角型青光眼、尿潴留、妊娠	
乳果糖	PO	10～20ml，tid，prn	便秘、肝性脑病	乳糖不耐受、肠梗阻	可能会引起胀气
番泻叶	PO	2片，qn，prn	便秘	肠梗阻	
比沙可啶（Dulcolax®）	PO/直肠给药	1～2片，qn，prn	便秘	肠梗阻、炎性肠病	
灌肠剂	直肠给药	1支	便秘	肠梗阻	慎用于肾衰竭、心脏疾病和电解质紊乱
甲苯凡林（Duspatalin®）	PO	1片，tid，prn	腹痛、痉挛、肠易激综合征		
曲美布汀	PO	100～200mg，tid	肠易激综合征、功能性消化紊乱		
西咪替丁	PO	200mg，tid	胃溃疡、胃食管反流、胃炎		可能会引起腹泻、男性乳腺发育、可逆的肝功能异常
法莫替丁	PO	20mg，bid	胃溃疡、胃食管反流、胃炎		
雷尼替丁	PO	150mg，bid	胃溃疡、胃食管反流、胃炎		
奥美拉唑	PO	20mg，qd～bid	胃溃疡、胃食管反流、胃炎，抗幽门螺杆菌感染的联合用药		与华法林、苯妥英钠、地尔硫䓬和经 过CYP450酶代谢的药物有相互作用
埃索美拉唑（Nexium®）	IV	40～80mg，qd～bid	胃出血、活动性胃溃疡、胃炎		
生长抑素	IV	250μg，即刻，然后250μg/h	食管静脉曲张出血、胃或十二指肠溃疡出血		可用于糖尿病酮症酸中毒的辅助治疗，慎用于胰岛素依赖的糖尿病
黄酮片（Daflon®）	PO	1～2片，bid～tid	痔、慢性静脉功能不全		
车前子壳（Fybogel®）	PO	1袋，qd	便秘、痔、肠易激综合征	肠梗阻	可引起胀气
神经系统用药					
劳拉西泮	IV	1～4mg，prn至成人最大量8mg	癫痫发作		引起镇静
地西泮（Valium®）	IV	5～10mg，prn至成人最大量20mg	癫痫发作		引起镇静
苯妥英钠	PO	负荷剂量：每小时300mg×3 维持剂量：200～360mg，睡前	癫痫/癫痫发作		

续表

药品	给药途径	剂量	适应证	禁忌证	说明/注意事项
	IV	负荷剂量：17mg/kg，滴注30min以上	癫痫发作、癫痫持续状态		致心律失常作用，负荷期间需要心电监护
苯巴比妥	IV	20mg/kg	癫痫持续状态，继苯妥英钠后的二线治疗药物		可引起呼吸抑制，可考虑气管插管保护气道
苯托品（Cogentin®）	IM/IV	2mg	肌力减弱，锥体外系不良反应		
	PO	2mg，tid	肌张力失常		
普鲁氯嗪	PO	5mg，tid，prn	头晕、眩晕		
（Stemetil®）	IM	12.5mg，tid，prn	头晕、眩晕		
氯丙嗪	PO	25～50mg，tid×3天	严重头痛、顽固性呃逆	中枢神经抑制、嗜铬细胞瘤	增强治疗帕金森病药物的抗胆碱能作用。额外的镇静作用。长期使用可引起迟发性运动障碍
阿米替林	PO	10mg，睡前	严重头痛		三环类抗抑郁药
咖啡因100mg，麦角胺1mg（Cafergot®）	PO	2片，即刻，随后1片，q6h，每天最大量6片	偏头痛	外周血管疾病、偏头痛	避免合用大环内酯类药物
舒马曲坦	PO	50mg或100mg单次剂量	偏头痛	缺血性心脏病、外周血管疾病及难以控制的高血压	
内分泌系统药物					
1.降糖药/升高血糖药物					
50%葡萄糖注射液	IV	40ml	低血糖		有外渗的风险，应通过大静脉给药
20%葡萄糖注射液	IV	500ml，每4～8小时	低血糖		通过大静脉给药
10%葡萄糖注射液	IV	500ml，每4～8小时	低血糖的维持治疗		
可溶性胰岛素	SC	4～12U，即刻	高血糖症		短效
	IV	0.14U/kg，滴注	高血糖症，糖尿病酮症酸中毒（DKA），高渗性非酮症状态（HHNK）		
预混胰岛素（30%可溶性胰岛素＋70%精蛋白重组人胰岛素）	SC	个体化	1型和2型糖尿病（DM）		
二甲双胍	PO	500mg或850mg，bid～tid	2型糖尿病		
人精蛋白胰岛素	SC	个体化	1型和2型糖尿病		长效
甲苯磺丁脲	PO	250mg～1g，bid～tid	2型糖尿病		短效
格列吡嗪	PO	2.5～10mg，qd～bid	2型糖尿病		
格列齐特	PO	30～120mg，qd	2型糖尿病		

续表

药品	给药途径	剂量	适应证	禁忌证	说明/注意事项
格列本脲	PO	2.5～15mg，qd	2型糖尿病		作用时间长，避免在老年人中使用
阿卡波糖	PO	50～100mg，tid	2型糖尿病	严重肾功能不全	可引起腹胀和腹泻
2. 甲状腺药物					
甲状腺素	PO	50～100μg	甲状腺功能减退症		
普萘洛尔	PO	60mg，q4h或80mg，q8h	甲状腺毒症引起的心动过速		
	IV	1mg/5min	甲状腺危象时严重的心动过速		
丙硫氧嘧啶	PO	24h给药200mg，q6h～q4h	甲状腺危象		
	PO	300～600mg负荷剂量，50～150mg，qd，维持剂量	甲状腺毒症		
卡比马唑	PO	5～20mg，tid	甲状腺毒症、Graves病	禁用于妊娠	粒细胞缺乏风险
鲁氏碘液	PO	5滴	甲状腺危象		需在丙硫氧嘧啶治疗后1～2h给药
3. 肾上腺危象					
氢化可的松	IV	100mg	肾上腺危象		给药前评估皮质醇水平
地塞米松	IV	2～8mg	肾上腺危象		
产科、妇科、泌尿系统用药					
制霉菌素	阴道给药	1～2片，qd×6天	阴道念珠菌感染		
克霉唑	阴道给药	100mg，睡前用×6天	阴道念珠菌、阴道毛滴虫感染		避免月经期用药
普雷马林阴道乳膏（共轭雌激素）	阴道给药	2～4g，阴道给药×3周	萎缩性阴道炎	雌激素依赖的肿瘤、血栓性疾病	全身吸收可导致体重变化、偏头痛、乳房胀痛
炔诺酮	PO	5～10mg，tid×10天	功能失调性子宫出血、月经过多	妊娠（可导致女婴男性化）、流产	可导致痤疮、水肿、体重增加
羟孕酮	IM	500mg	先兆流产		
缩宫素5IU＋麦角新碱0.5mg	IM	1ml	产后、产后出血	严重高血压、外周血管疾病、严重肾脏/肝脏/心脏疾病	
左炔诺孕酮（Postinor-2®）	PO	0.75mg，即刻，12h后再次给药	紧急避孕		性交后72h服用
特拉唑嗪（Hytrin®）	PO	1mg，qn，每周增加剂量至5mg，qn	前列腺增生		可能引起视物模糊、眩晕、无力
眼/耳/鼻/喉用药					
生理盐水滴眼液	黏膜	prn	眼部刺激		
羟丙甲纤维素滴眼液	黏膜	prn	干眼症、眼部刺激		
蜡溶胶	黏膜	清洗前2～3滴，qn×2晚	耳垢	鼓膜穿孔	
橄榄油	黏膜	2～3滴，qn	耳垢	鼓膜穿孔	
氯霉素滴眼液	黏膜	2滴，tid	细菌性结膜炎、外耳炎	耳部病毒感染、鼓膜穿孔	

续表

药品	给药途径	剂量	适应证	禁忌证	说明/注意事项
环丙沙星滴眼液和滴耳液	黏膜	角膜溃疡：2滴，每15分钟1次×6h，随后每30分钟1次×1天 细菌性结膜炎：2滴，每2小时1次×2天，随后每4小时1次×5天 外耳炎：3滴qid×5～10天	角膜溃疡、细菌性结膜炎、外耳炎		
新霉素、短杆菌肽、地塞米松（Sofradex®）	黏膜	1～2滴，tid～qid	眼部、耳部炎症	角膜、结膜病毒感染，眼部真菌感染	
噻吗洛尔	黏膜	1滴，bid	青光眼、眼压高	急性心力衰竭	
毛果芸香碱	黏膜	缩瞳治疗，每5分钟1滴	急性闭角型青光眼的紧急治疗		
去氧肾上腺素	黏膜	1滴	诊断和治疗中用于散瞳	闭角型青光眼、甲状腺毒症、高血压	
托吡卡胺	黏膜	1～2滴	散瞳，检查屈光度	闭角型青光眼	引起一过性刺痛感
羟甲唑啉 0.025%（Iliadin®）	黏膜	2～3滴，bid×5天	过敏性鼻炎、鼻窦炎		使用不超过5天，避免反跳
氟替卡松（Flixonase®）	黏膜	每个鼻孔2喷qd	过敏性鼻炎	鼻腔难治性细菌或真菌感染	
曲安奈德（Nasocor®）	黏膜	每个鼻孔2喷qd	过敏性鼻炎	鼻腔难治性细菌或真菌感染	
局部用药					
扶他林软膏（Fastum®，Emuge®）	皮肤	bid～tid，prn	局部镇痛，NSAID		
酮洛芬乳膏	皮肤	prn	局部镇痛，NSAID		
甲基水杨酸擦剂	皮肤	tid，prn	局部镇痛，含水杨酸		
醋酸氯己定洗剂	皮肤	prn	感染处和伤口清洗消毒		
醋酸氯己定乳霜	皮肤	bid～tid，prn	皮肤消毒		
高锰酸钾	皮肤	tid	伤口消毒或清洗		
2%咪康唑软膏	皮肤	bid	皮肤真菌感染		皮疹消退2周后继续应用，以避免复发
2%咪康唑粉	皮肤	bid，保持衣服或袜子内皮肤干燥	皮肤真菌感染		皮疹消退2周后继续应用以避免复发
1%氢化可的松	皮肤	bid～tid	弱效激素软膏，可用于面部，用于皮疹、皮炎		不可单独用于皮肤感染。长时间使用可导致皮肤萎缩，应避免
0.025%倍他米松	皮肤	bid～tid	弱效激素软膏，用于皮疹、皮炎		不可单独用于皮肤感染。长时间使用可导致皮肤萎缩，应避免

续表

药品	给药途径	剂量	适应证	禁忌证	说明/注意事项
0.1%倍他米松	皮肤	bid～tid	中效激素软膏，不可用于面部，用于皮疹、皮炎		不可单独用于皮肤感染。长时间使用可导致皮肤萎缩，应避免
莫匹罗星（Bactroban®）	皮肤	tid	皮肤细菌感染		
夫西地酸	皮肤	tid	金黄色葡萄球菌感染和链球菌感染		
2%夫西地酸＋0.2%倍他米松	皮肤	tid	金黄色葡萄球菌和链球菌联合感染引起的湿疹		长时间使用可导致皮肤萎缩，应避免
0.05%倍他米松＋0.1%庆大霉素＋1%克霉唑	皮肤	bid～tid	激素、抗细菌药和抗真菌药的混合乳膏		长时间使用可导致皮肤萎缩，应避免
0.1%倍他米松＋0.1%庆大霉素＋2%咪康唑	皮肤	bid～tid	激素、抗细菌药和抗真菌药的混合乳膏		长时间使用可导致皮肤萎缩，应避免
阿昔洛韦乳膏	皮肤	每天5次，共10天	皮肤黏膜单纯疱疹病毒感染		
含水乳膏	皮肤	tid，prn	用于皮肤干燥		
尿素乳膏	皮肤	tid，prn	用于皮肤干燥、粗糙、脱屑		
磺胺嘧啶银	皮肤	bid	用于二度、三度烧伤		可导致皮肤着色，不可用于面部
二硫化硒	皮肤	每周2次，用于溢脂性皮炎、头皮屑。治疗花斑癣时在清洗前涂抹于患处10min	溢脂性皮炎、头皮屑、花斑癣		
马拉硫磷	皮肤	洗发水，清洗前涂抹10min，每周1次，使用2周	头虱		

注：本章内容为选择性编写，并非全面信息，未写入药物的全部适应证、禁忌证和注意事项。PO.口服；IV.静脉滴注；SC.皮下注射；IM.肌内注射；qn.每晚1次，qd.每天1次；bid.每天2次；tid.每天3次；qid.每天4次；prn.必要时；q6h.每6小时1次；q4h.每4小时1次。

表22-3 解毒剂

中毒药物	中毒浓度	解毒剂	剂量	备注	特殊提示
对乙酰氨基酚	140mg/kg	乙酰半胱氨酸（Parvolex）	起始150mg/kg溶于200ml 5%葡萄糖注射液中，滴注15 min，然后50mg/kg溶于500 ml 5%葡萄糖注射液中，滴注4h，最后100mg/kg溶于1000ml 5%葡萄糖注射液中，滴注16h	服用后4h测血药浓度，使用Rumack-Mathew模型	监测中毒反应
水杨酸盐		碳酸氢钠	1～2mmol/kg快速注射，然后根据尿液pH滴定输注	服药2h和6h后测血药浓度，使用Done模型	禁用于水杨酸盐导致的肺水肿
三环类抗抑郁药		碳酸氢钠	1～2mmol/kg滴注20～30min	QRS波群＞100ms时有用药指征，碱化至pH 7.45～7.50	可能需要其他药物控制心律失常

续表

中毒药物	中毒浓度	解毒剂	剂量	备注	特殊提示
苯二氮䓬类		氟马西尼（Anexate®）	0.2mg，可每分钟重复1次至最大剂量1.0mg		中毒剂量因人而异。当出现明显的呼吸抑制时，应考虑逆转。联合过量应用三环类抗抑郁药或长期使用苯二氮䓬类药物时禁忌
阿片类药物，如吗啡		纳洛酮	0.4～2mg，每2～3分钟给药1次		
胆碱能药物，如有机磷		阿托品	2～4mg，每10～15分钟给药1次，prn，直至阿托品化		
		氯解磷定	25～50mg/kg，滴注15～30min，1～2h后可重复1次		

（董淑杰 译 葛洪霞 校）

参考文献/扩展阅读

1.National University Hospital Department of Pharmacy Drug Administration guidelines.Available from：National University Hospital Intranet. Accessed 2021 February.

2.Drugs，OTCs & Herbals | Medscape Reference［Internet］.Reference.medscape.com.2021［cited 2021 Feb 1］.Available from：https：//reference.medscape.com/drugs.

第三节 葡萄糖-6-磷酸脱氢酶缺乏症应避免使用的药物

Irwani Ibrahim・Lim Er Luen

用于中至重度的葡萄糖-6-磷酸脱氢酶缺乏症可能不安全的药物

降糖药

- 氯磺丙脲
- 磺脲类药物（如格列吡嗪、格列本脲）

抗菌药

- 萘啶酸
- 呋喃妥因、呋喃西林
- 氟喹诺酮类药物（环丙沙星、莫西沙星、诺氟沙星、氧氟沙星）

抗疟疾药

- 伯氨喹和他非诺喹

其他类

- 达拉菲尼
- 氨苯砜（4，4′-二氨基二苯砜）
- 亚甲蓝（氯化亚甲基蓝）
- 非那吡啶（马洛芬）
- 拉布立酶和培戈洛酶

用于葡萄糖-6-磷酸脱氢酶缺乏症可能安全的药物

对于非重度葡萄糖-6-磷酸脱氢酶缺乏症（无非球形红细胞溶血性贫血）患者，以下药物常规治疗剂量可能是安全的。

- 对乙酰氨基酚
- 氨基比林/安乃近
- 安他唑啉

- 安替比林
- 维生素C
- 阿司匹林
- 苯海索
- 氯霉素
- 氯喹和羟氯喹
- 秋水仙碱
- 克霉唑
- 苯海拉明
- 异烟肼
- 左旋多巴和卡比多巴
- 氨基水杨酸
- 氨基苯甲酸（PABA）
- 保泰松
- 苯妥英钠
- 丙磺舒
- 普鲁卡因胺
- 乙胺嘧啶
- 奎宁
- 链霉素
- 磺胺类药物（乙酰磺胺、磺胺嘧啶、磺胺甲噁唑-甲氧苄啶、磺胺甲氧哒嗪、磺胺异噁唑）
- 噻洛芬酸
- 甲氧苄啶
- 曲吡那敏
- 维生素K

（董淑杰 译 葛洪霞 校）

参考文献/扩展阅读

1. Lin Yijun. Glucose-6-phosphate dehydrogenase deficiency. *National University Hospital Allergy and Adverse Drug Reaction Bulletin*, 2007 Aug, 3.
2. Hoffman R, Benz Jr. EJ, Shattil SJ, et al. editors. *Hematology: basic principles and practice*. 4th ed. Philadelphia: Churchill Livingstone, 2005.
3. Youngster I, Arcavi L, Schechmaster R. Medications and glucose6-phosphate dehydrogenase deficiency. *Drug Saf*, 2010, 33: 713.
4. Bubp J, Jen M, Matuszewski K. Caring for glucose-6-phosphate dehydrogenase (G6PD)-deficient patients: implications for pharmacy. *Pharmacy and Therapeutics*, 2015 Sep, 40 (9): 572.

儿科急症　第23章

第一节　儿童急性腹痛

Lisa Wong · Peter Manning

要点

- 儿童的年龄很重要，根据年龄可以缩小鉴别诊断范围。
- 5岁以下儿童腹痛常是器质性的原因。
- 对于年长儿童，腹痛应当考虑功能性原因。
- 腹痛的持续时间很重要，因为儿童慢性腹痛很少是外科疾病。
- 伴发热提示感染性疾病或腹膜炎。
- 除非能找到其他原因，否则腹痛伴胆汁性呕吐物或持续性呕吐是机械性肠梗阻的先兆。
- 腹痛是常见的临床症状，通常继发于良性病因，但是在任何情况下应该排除一些危险的疾病（表23-1）。
- 腹外病因是腹痛的常见病因。一项研究表明，腹外病因占腹痛病因的43%。
- 在不同区域，腹痛的病因可能不同，如有的区域疟疾或登革热可能是常见的病因。

给全科医师的特别提示

- 当采集病史不能推导出结论时，体格检查是非常重要的，高达1/3的患儿表现为特定疾病的非典型表现。
- 为避免失去患儿的信任，触诊放于体格检查的最后。

最常见的威胁生命的腹痛病因

表23-1列举了4个年龄组患儿最常见的威胁生命的腹痛病因。

表23-1　最常见的威胁生命的腹痛病因

新生儿	＜2岁	儿童期（2～10岁）	青少年
严重胃肠炎	肠套叠	阑尾炎	阑尾炎
嵌顿疝	阑尾炎	肠套叠	异位妊娠
肠旋转不良	嵌顿疝	糖尿病酮症酸中毒	卵巢/睾丸扭转
幽门狭窄	严重胃肠炎	卵巢/睾丸扭转	糖尿病酮症酸中毒
先天性巨结肠	糖尿病酮症酸中毒	梅克尔憩室	外伤
脓毒症	梅克尔憩室	脓毒症	胰腺炎
外伤	脓毒症	外伤	消化性溃疡
	外伤	中毒	主动脉夹层
	中毒	过敏反应	中毒
	过敏反应		过敏反应

初步处理

- 大多数腹痛患儿在急诊区域管理。
- 通常，从评估患儿的气道、呼吸、循环开始，如果需要复苏，将其转至中级护理区或重症监护区域。
- 寻找需要紧急关注和诊断的病因，以便及时进行适当的治疗，如过敏反应，通常会和其他症状一起出现作为线索。

病史

- 无论病史多么详尽，都可能无法据此做出诊断。

• 在疾病的鉴别诊断过程中腹痛的性质很重要。

发作

• 腹痛突然发作更可能与腹膜炎、肠套叠、肠扭转或异位妊娠相关。

• 慢性或隐匿性发作可能为阑尾炎、胰腺炎、胆囊炎的表现。

• 绞痛提示空腔器官受刺激或梗阻。

• 伴有腿蜷曲的严重发作性疼痛，应怀疑为肠套叠。

• 慢性严重腹痛，特别是伴有血便时，可能与炎性肠病有关。

腹痛发作时的定位

• 脐周痛提示小肠或近端结肠病变。

• 上腹痛提示上消化道（包括胃和胰腺）病变。

• 下腹痛提示远端结肠和盆腔病变，包括嵌顿疝。

• 右髂窝疼痛提示阑尾炎可能。对于女性，如果不可能是或已经排除了阑尾炎，应考虑右侧卵巢扭转。

• 肩部牵涉痛提示横膈刺激。

• 腹部牵涉痛，如继发于肺炎的腹痛。

相关症状

• 对于儿童来说，发热、呕吐是非特异性的，可以发生于肠道内疾病，也可发生于肠道外疾病，或者多种病毒感染。

• 呕吐发生于腹痛同时或之前提示肠套叠、急性胃肠炎、输尿管绞痛。

• 呕吐发生于腹痛之后常提示腹膜刺激，如阑尾炎、肠梗阻或胆囊炎。

• 胆汁性呕吐常提示机械性肠梗阻。

• 腹泻常提示胃肠炎，但也见于外科疾病，如阑尾炎引起的肠道刺激。

• 多尿/多饮提示可能为糖尿病酮症酸中毒。

• 尿路刺激征提示尿路感染。然而，幼儿特别是没有开始如厕训练的儿童，没有典型的尿频、尿急、排尿困难，可能很难评估上述症状。

• 应注意有无皮疹出现，皮疹可能与过敏性紫癜、登革热或过敏反应有关。

既往史

• 询问在家中、学校或幼儿园中腹痛发作、结局和近期疾病。

• 慢性疾病的病史非常重要，会影响疾病的鉴别诊断，如糖尿病（酮症酸中毒）、肾病综合征（特发性细菌性腹膜炎）、肿瘤治疗（盲肠炎）。

体格检查

• 仅依据病史不能明确诊断，所以体格检查非常重要，高达1/3的患儿表现为特定疾病的非典型表现。当父母提供病史时，需要非常耐心地保持一定距离观察患儿。让患儿在父母怀中进行检查，也可以提供有用的帮助。

• 观察患儿

1. 自主活动水平。

2. 与父母的交流情况。

3. 不舒适的程度。

• 通常情况

1. 因痛苦而扭动、翻滚、呻吟的患儿常有绞痛。

2. 病态面容、萎靡不振常提示脱水或脓毒症。

3. 膝关节屈曲躺着不动提示腹膜刺激征。

4. 儿童发作性严重疼痛伴腿蜷曲提示肠套叠。

• 重要的生命体征应该被完整回顾和记录。

• 在全身体格检查之后进行腹部查体。

1. 视诊：舟状腹还是腹胀？有没有腹部瘢痕、腹壁缺陷、蠕动波？

2. 听诊：腹部的四个象限。

（1）肠鸣音减弱提示腹膜炎或肠梗阻（回肠）。

（2）肠鸣音活跃提示胃肠炎或肠梗阻早期（机械性）。

3. 叩诊：避免最触痛的部位，替代的方法是通过摇动沙发/手推车评估腹膜受刺激程度。

4. 触诊：因为可能会诱发疼痛，所以这一步检查应当放在最后做，但其可能是得到最多信息的体格检查。从腹痛最轻的部位开始，分散患儿的注意力或用患儿自己的手触摸腹部可能会有帮助。

（1）不自主保护或反跳痛提示腹膜刺激征。

（2）板状腹提示穿孔。

5.必要时，不要忘记检查生殖器及直肠。

化验检查

对于大多数腹痛的原因，血液化验并不能确诊，但可能有帮助。对于诊断不明确或病史提示外科病因和有腹膜刺激征的患者，化验检查是很有用的。

- 全血细胞计数和炎症标志物（如C反应蛋白）：有助于明确是感染还是失血。在很多腹内疾病或发热患儿，白细胞总数可能是升高的，因此很难解读。
- 尿素氮/电解质/肌酐和血糖：在肠梗阻、腹膜炎、严重胃肠炎时，患者需要静脉液体复苏时以上化验是有帮助的。如果怀疑糖尿病酮症酸中毒，检测末梢血糖就很有帮助。
- 其他血液学检查：如果临床需要，应该进行肝功能、淀粉酶检查。
- 尿液分析：对于腹痛的患儿，检查脓尿、血尿，伴随或不伴随糖尿时的尿酮体有提示作用。
- 尿液妊娠试验：适用于任何能够妊娠的女性，无论其月经或性生活史如何，都表现为腹痛。
- 腹部X线片在以下情况可能非常重要。

1.外科手术前。

2.异物误服。

3.异常的肠鸣音。

4.异常的腹胀。

5.腹膜刺激征。

需要发现的异常情况：肠袢扩张、气-液平面、肠道气体减少、游离气体，以及其他的异常如肿块或粪便滞留，通常需要全面检查。

- 腹部超声：是检测腹内病变的敏感方法，如肠套叠、阑尾炎、幽门肥厚梗阻、肿块、脓肿，特别是对青春期女性下腹部疼痛需要鉴别阑尾炎和盆腔病变（如卵巢扭转）非常有帮助。

按年龄分类的特殊病因

按年龄划分腹痛的常见病因，包括外科疾病及内科疾病。表23-2、表23-3显示了腹痛的腹外原因。

处置

- 任何可疑外科腹痛的患儿需要立即外科会诊。
- 症状和体征意义不明的患儿，尤其是不能排除外科疾病时，应当适当放宽收入院指征。如果父母坚持在家处理患儿，应当记录所有给予的建议。

表23-2 腹痛的常见病因

新生儿期	婴儿期（＜2岁）	儿童期（2～10岁）	青春期
非外科疾病			
肠绞痛	胃肠炎	胃肠炎	胃肠炎
牛奶蛋白过敏	胃食管反流	便秘	便秘
胃肠炎	便秘	尿路感染	过敏性紫癜
脓毒症	尿路感染	过敏性紫癜	盆腔炎
	脓毒症	炎性肠病	功能性腹痛
		功能性腹痛	肺炎
		肺炎	
外科疾病			
肠扭转/肠旋转不良	肠套叠	阑尾炎	阑尾炎
嵌顿疝	嵌顿疝	外伤	异位妊娠
幽门狭窄（常见于3～5周龄）	外伤	肠套叠	睾丸/卵巢扭转
先天性巨结肠	梅克尔憩室	梅克尔憩室	肿瘤
坏死性小肠结肠炎（足月儿少见）	肿瘤	睾丸/卵巢扭转	
外伤		肿瘤	

表23-3 腹痛的腹外病因

代谢性/血液系统疾病	炎症
糖尿病酮症酸中毒	病毒感染
白血病	链球菌性咽炎
镰状细胞贫血	过敏性紫癜
	急性风湿热
	脓毒症
腹外相关疾病	**中毒**
肺炎	重金属中毒
肾盂肾炎	许多中毒综合征都可能有腹痛表现，包括摄入酒精、阿司匹林或杀虫剂
泌尿系统结石	
睾丸扭转	
附睾炎	
腹型偏头痛	
心肌炎和心包炎	

（刘慧强 韩彤妍 译 葛洪霞 校）

参考文献/扩展阅读

1. Hijaz NM，Friesen CA. Managing acute abdominal pain in pediatric patients：current perspectives. *Pediatric Health Med Ther*，2017，8：83.
2. Osterwalder I，Özkan M，Malinovska A，et al. Acute abdominal pain：missed diagnoses，extra-abdominal conditions，and outcomes. *J Clin Med*，2020，9（4）：899.
3. Singer AJ. Acute abdominal conditions. In：Strange G，Ahrens W，Schafermeyer R，et al. eds. *Paediatric emergency medicine*. 3rd ed. New York：McGraw-Hill，2009：57-70.

第二节 儿童呼吸困难

Ian Tan

要点

• 有良好吸吮力的婴儿（奶瓶或奶嘴）提示有良好的费力呼吸耐受性。

• 哭声响亮提示患儿肺功能良好。

• 呼吸音降低可能是潜在肺部病变的唯一线索。

1. 鉴别呼吸音：患侧听到的呼吸音强度降低。

2. “看似正常”的肺：有症状的患者对称性呼吸音降低，如急性毛细支气管炎的婴儿或支气管痉挛的大龄儿童。静默肺是一种极端情况。

• 儿童气短（shortness of breath，SOB）的原因包括肺部的原因和非肺部的原因，如图23-1所示。

给全科医师的特别提示

• 让呼吸困难的患儿处于舒适的体位（此体位是患儿觉得最舒适的体位）：不要强迫患儿平躺。

• 如果患儿害怕氧气面罩，可以由患儿母亲在离患儿面部较近处手持面罩，让氧气直接吹到患儿面部。

• 有效的球囊面罩通气是治疗呼吸衰竭患儿重要的操作技能。

评估

• 病史采集

1. 症状和体征

（1）感染的症状。

（2）过敏反应的症状：荨麻疹、嘶鸣声、腹痛、腹泻/呕吐。

（3）苍白/意识状态改变：心力衰竭、脑病、糖尿病酮症酸中毒（DKA）。

2. 过敏：药物过敏、食物过敏。

3. 药物：慢性药物、新药、作为干预措施服用的药物。

4. 既往史：过敏发作史，与吞咽困难相关的神经系统疾病。

5. 最后一次进食的情况。

6. 发作的可能诱因

（1）SOB发作前的哽噎或呕吐。

（2）独自玩的玩具/小零件。

• 呼吸频率的评估应该超过1min，以排除婴儿的周期性呼吸——没有呼吸急促，发生肺炎的可能性很小。

• 呼吸费力的迹象包括鼻翼扇动、胸骨上/肋下凹陷、肋间凹陷、呻吟和胸锁乳突肌做功（随着呼吸，小患儿上下点头）。

• 呻吟是婴儿对肺泡萎陷的自然反应，这样可以产生呼气末正压。

• 在年龄较小的患儿中，鼻塞会显著影响呼吸做功。考虑12个月以下的患儿主要进行鼻吸气，应重新评估呼吸费力情况。

化验检查

• 对因口服摄入量减少的脱水患儿，早期肺实质病变的胸部X线片可能提示“正常”。

• 胸部X线片的适应证

1. 胸部X线检查用于患有“初次喘息”的婴儿。

2. 疑似肺炎，伴有发热、咳嗽、呼吸困难临床三联征。

3. 对治疗无反应，考虑可能的其他诊断。

4. 检查不合作的患儿，听诊结果不可靠（心界大小和肺病变）。

• 血气分析

1. 长时间呼吸急促伴嗜睡患儿：评估高碳酸血症。

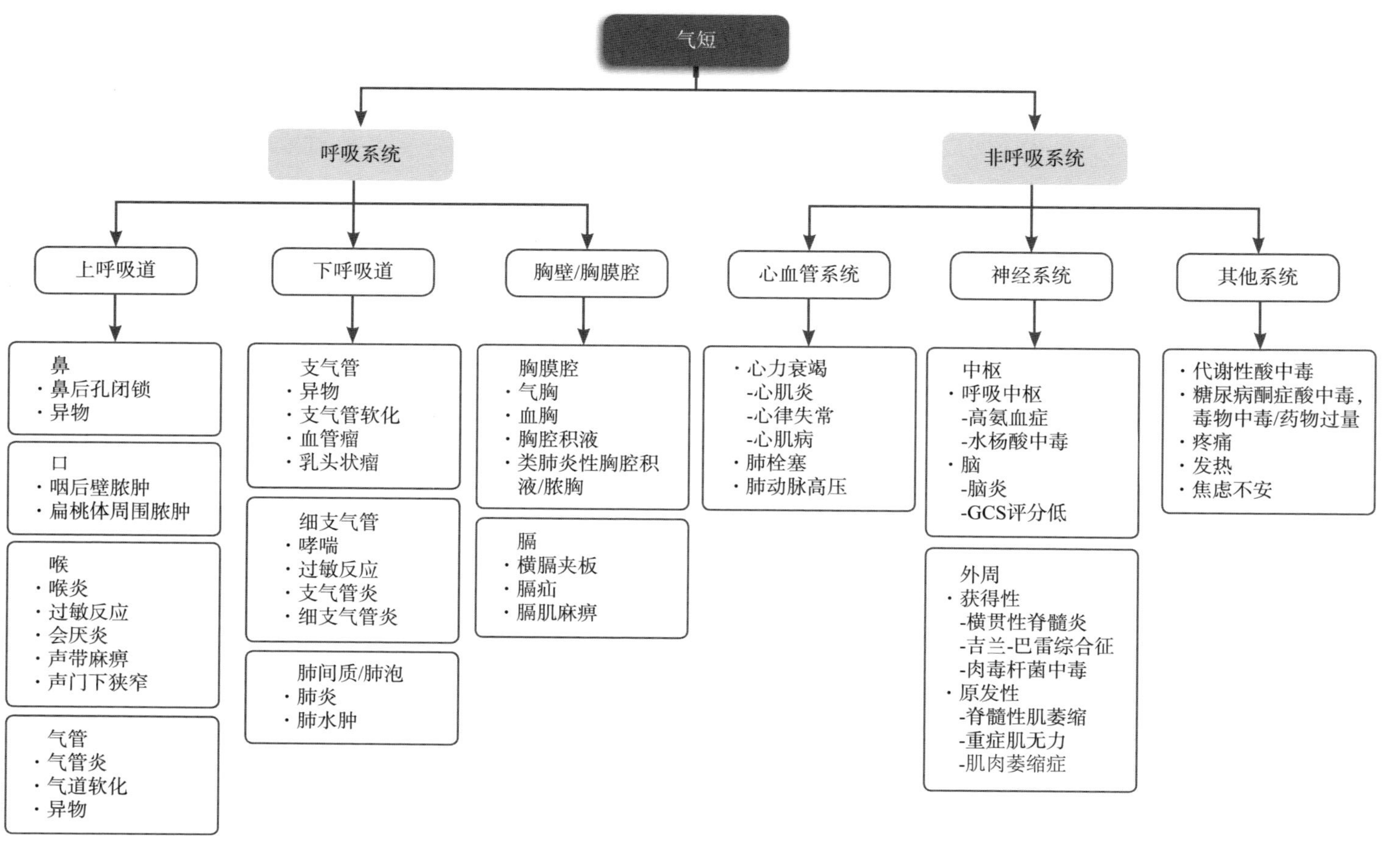

图23-1 引起儿童气短的原因

GCS. 格拉斯哥昏迷量表

2. 安静的气短患儿：评估代谢性酸中毒。

- 12导联心电图

1. δ波（疑似心律失常）。

2. ST改变（心肌炎）。

对于疑似患有高度传染性传染病者，请考虑以下事项：

- 保护自己！穿戴适当的个人防护装备，包括防护服、手套、N95口罩和眼罩。在执行有气溶胶生成（aerosol generating procedure，AGP）的操作时，穿戴动力空气净化呼吸器（powered air purifying respirator，PAPR）（如果能得到）
- 保护他人！患者应被隔离管理，远离其他患者。在进行气囊面罩正压通气时，可以应用高效颗粒吸收（high-efficiency particulate absorbing，HEPA）过滤器（如果能得到）。

管理

- 复苏和稳定

1. 通过评估患儿的肤色、呼吸做功和意识水平识别呼吸衰竭患儿。皮肤灰色、发绀、花斑及喘息、呼吸暂停、昏睡或昏迷的患儿需要立即进行评估和复苏。

2. 在进行病史采集前，确保气道、呼吸和循环稳定。

- 具体的治疗措施取决于可疑的潜在病因。图23-2显示对有气短的儿童的建议。

（刘慧强　韩彤妍　译　葛洪霞　校）

第三节　儿童/婴儿啼哭

Ivy Ang

注意

- 儿童/婴儿啼哭是指尽管生理需求得到满足（充分喂养、更换尿布和拍嗝），照顾者尽了最大努力安抚，患儿仍然啼哭的情况。
- 我们要认识到，这对照顾者来说是一个非常苦恼的情况，因为他们已经将孩子带到了急诊科就诊。
- 检查儿童的生命体征和心理状态，并进行彻底的全身检查，以排除儿童无法安慰的哭闹的病理原因。
- 婴儿绞痛是一种排除性诊断。典型的病史包括出生后3～6周发病，啼哭主要发生于夜晚，无发热、呕吐、腹胀、喂养不良或体重增加不良的情况。大多数病例在3个月时痊愈。

给全科医师的特别提示

充分暴露孩子，以便彻底检查躯干、四肢和会阴。

需要考虑的问题

- 生命体征正常吗？无啼哭表现但有持续性心动过速的患儿应考虑心电图检查以明确有无快速性心律失常。
- 心理状态正常吗？
- 疼痛吗？

1. 腹部/外科疾病

（1）肠套叠：间歇性严重哭闹并屈腿，可能有呕吐和（或）果酱样血便。

（2）肠梗阻。

（3）腹股沟疝伴梗阻。

（4）急性睾丸扭转。

（5）便秘伴肛门裂。

2. 耳鼻喉、眼科情况

（1）检查口咽是否有烧伤、溃疡（疱疹病、牙龈炎），新牙萌出也可能会引起极度不适。

（2）检查耳内是否有异物、有无中耳炎或外耳炎。

（3）检查眼部有无角膜擦伤及异物。

3. 头部　寻找头部外部损伤的征象，包括血肿。

4. 四肢

（1）寻找周围的系带（"假毛"），儿童的手指（甚至男童的阴茎）可能被手套、毯子上松散的线或母亲的头发勒住。

（2）寻找长骨损伤，并考虑非意外伤害的可能性。

（3）检查四肢是否有发红、肿胀或压痛，这可能提示骨髓炎或脓毒性关节炎。

- 患儿发热吗？

1. 用退热药及时降温，评估是否能显著改善患儿的情绪。

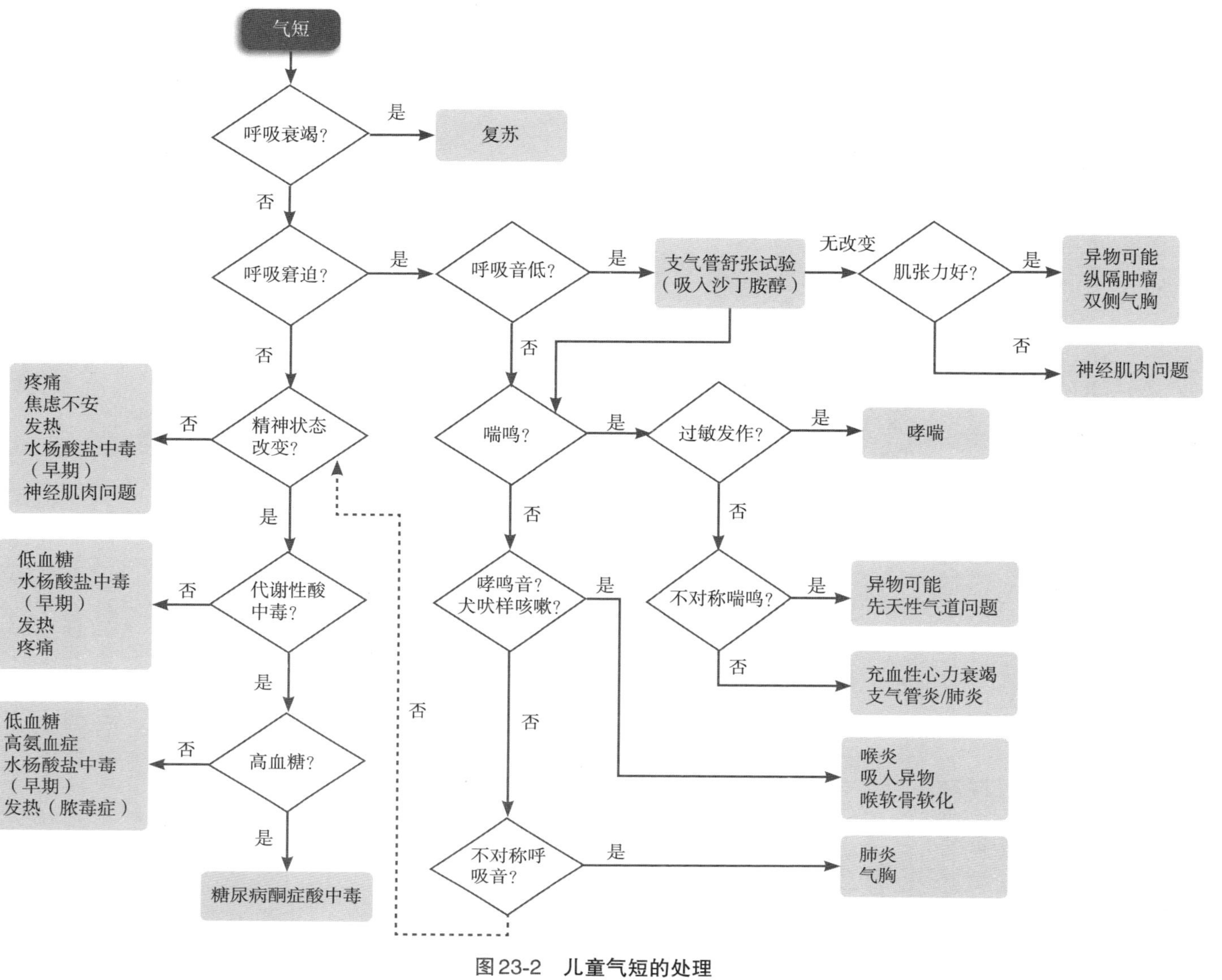

图23-2　儿童气短的处理

2. 进行尿常规检查，寻找其他的感染原。

• 患儿是否易激惹？

是否有脑膜炎或颅内压升高的表现？

• 对于小婴儿（<3个月），应注意可能是饥饿、湿尿布、胀气引起的不适，或需要用襁褓和抱住安抚。

管理

• 检查和管理取决于啼哭的潜在原因。

1. 如果有发热、呕吐或尿液异味，请对哭闹的婴儿进行尿液检查。

2. 如怀疑有肠梗阻、肠套叠等手术原因，请咨询小儿外科医师，并安排相关的检查。

• 处置

1. 尽管做了所有的努力（喂哺、拍嗝、变换体位、襁褓等）安抚，仍要考虑婴儿的易怒急躁情绪。

2. 要考虑哭闹的病理因素。

3. 为照顾者提供入院的考虑时间。

4. 对于肠绞痛的婴儿，可以给予安抚和西甲硅油滴剂（喂养前）。

（刘慧强　韩彤妍　译　李　硕　校）

参考文献/扩展阅读

Lam TML，Chan PC，Goh LH. Approach to infantile colic in primary care. *Singapore Med J*，2019，60（1）：12-16.

第四节　儿童腹泻

Ivy Ang

要点

• 大多数急性腹泻是由胃肠炎引起的。要考虑由慢性便秘导致的假性腹泻的可能性。

• 新生儿排便频率可能有很大的变化；每天8次成形的大便（在没有任何其他症状的情况下）可能是正常的。

• 发生于幼儿期的幼儿腹泻是一种自限性疾病。此类患儿表现良好，没有发热、体重减轻或腹痛。软糊的粪便中可见未消化的蔬菜。

• 对于青少年发病者，要考虑应用非法药物或滥用泻药导致的腹泻。

• 由于有麻痹性肠梗阻的风险，不建议儿童期患儿使用洛哌丁胺。

• 要告诉患儿父母即使治疗，一些腹泻还是会发生的：治疗的目的是阻止患儿出现脱水。

给全科医师的特别提示

经常检查腹泻儿童的脱水状况（表23-4）。

询问父母或看护者的问题

• 明确他们所说的腹泻是排便频率增加还是性状改变，还是两者兼有？使用Bristol粪便性状量表确定是否存在腹泻。

• 症状持续时间：如果腹泻已超过2周，应考虑慢性腹泻的原因，包括传染性疾病、炎症、吸收不良和全身性因素。

• 粪便中是否存在血液和黏液？

• 有发热、呕吐及接触相似症状的患者、疫区旅行史吗？

表23-4　脱水严重程度的临床评估

症状和体征	轻度脱水（3%～5%）	中度脱水（6%～9%）	重度脱水（≥10%）
一般表现和状况	饥渴，警觉	精神差，易激惹，烦躁不安，饥渴	嗜睡/无意识，肢端凉
尿量	正常或轻度减少	减少	无尿
生命体征	正常或轻度心动过速	低血压导致心动过速或直立性低血压	低血压导致心动过速
呼吸	正常	呼吸深，可伴有呼吸频率增快	呼吸深且呼吸频率增快
口腔黏膜	湿润	干	非常干
前囟	正常	凹陷	深度凹陷
眼	正常	凹陷（可观察到）	深度凹陷
眼泪	有	无	无
皮肤弹性	正常	稍差（捏起后回弹慢）	差（捏起后回弹非常慢）
毛细血管充盈时间	正常（<2s）	2～3s	>3s

• 奶瓶卫生吗（仅适用于婴儿）?

• 饮食：任何饮食不当的行为，含有纤维和山梨醇的果汁。

• 最近是否服用泻药或抗生素?

• 将尿量作为患儿脱水状态的指标（如果儿童没有经过如厕训练并且经常随排尿排出大便，计算尿量可能会很困难）。

体格检查要点

• 生命体征

1.对于心动过速与发热不成比例的无哭闹患儿，可能要考虑脱水和早期休克。

2.安静的气短可能是代谢性酸中毒的结果，通常是由于饥饿性酮症酸中毒或乳酸酸中毒。

• 脱水状态

1.注意有无黏膜干燥、皮肤弹性减退、眼窝凹陷、哭泣时不流泪。

2.尿量是评估脱水状态比较好的指标，但对于伴有腹泻症状的患儿，可能难以评估。

• 腹部查体

1.压痛和反跳痛部位，右下腹反跳痛可能提示急性阑尾炎。

2.腹胀程度和肠鸣音的性质。

3.肿块，如粪便，可能提示便秘和假性腹泻。

4.肝脾大，可能提示感染性疾病。

管理

• 化验检查

1.因大量腹泻丢失和口服摄入量不足而严重脱水的患儿，进行血气分析（包括微电解质）、末梢血糖检查。

2.如果怀疑细菌性胃肠炎（有血便、近期疫区旅行史），进行粪便培养。

• 治疗

1.应用减轻腹泻症状药物（乳杆菌、蒙脱石散或消旋卡多曲）。有一些证据表明，益生菌（如鼠李糖乳杆菌）可以在1天内减轻腹泻症状。

2.大多数患者会出现轻度脱水，可以通过口服补液进行治疗，这是一种经济有效的方法，可以避免与静脉注射相关的疼痛。

3.不能忍受口服液的患者或中重度脱水的患者可以开始静脉补液（参见本章第十节“儿科液体治疗”）。

4.对于有休克前期或休克迹象（灌注不良、心动过速、低血压）的中重度脱水患儿，在10～30min静脉注射生理盐水10～20ml/kg。评估治疗的反应，包括心肌炎导致心力衰竭等并发症。

• 处置

1.以下情况需要住院

（1）不能耐受通过口服补液补充腹泻损失液体的患儿。

（2）严重脱水，需要静脉补液的患儿。

（3）可能因外科原因引起腹泻的患儿。

2.出院

（1）能够耐受口服液且没有或有轻度脱水的患儿。

（2）为父母提供危险信号的建议：如果症状持续不缓解（>2周），或患儿出现脱水、嗜睡或困倦，要及时复诊。

（3）不要让患儿携带洛哌丁胺出院，因其有导致麻痹性肠梗阻的风险。

（4）急性腹泻患儿的饮食中没有必要避免食用乳糖/乳制品。

（刘慧强　韩彤妍　译　李　硕　校）

参考文献/扩展阅读

Varughese SM, Goh DLM. Diarrhoea. In: Goh DLM, Ang EY, eds. *Pediatric differential diagnosis-top 50 problems*. Singapore: Elsevier, 2018: 222-230.

第五节　儿童发热

Lee Jie Ying

要点

• 发热是指体温异常升高，是中枢神经系统介导和控制的特定生物反应的一部分。

• 发热不是一种疾病，而是一种生理反应。

• 对于其他方面健康的儿童，如果能明确发热的原因和没有脱水，大多数发热是自限性的和良性的。

• 在状态良好的儿童中，最常见的发热原因是病毒感染。

• 发热的程度通常与疾病的严重程度无关。

然而，高热（体温＞40℃）需要进一步评估，因为可能存在严重细菌感染的风险。

• ＜3个月的婴儿发热需要进一步检查。

• ＜2岁尚无法用言语表达的幼儿出现不明原因发热时，经常需要考虑尿路感染。

• 超过5天的发热需要进行详细的临床评估，以寻找隐匿的细菌感染、自身免疫性或恶性病因。

• 发热可引起父母的焦虑，是儿童年龄组就诊的最常见原因之一。

• 教育父母和赋予父母能力很重要。告诉他们关于发热的知识及其管理措施，并纠正其关于发热的错误看法。

给全科医师的特别提示

• 体温测量

1.＜4岁的儿童应使用电子温度计测量腋窝温度。

2. 4～5岁的儿童，应使用电子温度计测量腋窝温度或应用红外耳温度计测量体温。

3.能够合作的年龄较大的儿童，口腔温度测量是首选的测量方法。

4.通过口腔和直肠测量体温的方法被认为是最准确的方法。然而，口腔温度测量要求孩子配合，需要将温度计放于舌下，并受到摄入食物和饮料的影响。直肠温度测量涉及卫生，严禁用于中性粒细胞减少的患儿。由于这些原因，不建议5岁以下儿童常规测量口腔和直肠温度。

5.红外前额温度计可以测量颞动脉产生的热量，因为受到出汗和血流变化的影响，测量结果不准确。

• 发热的定义

1.发热被定义为体温≥38℃或≥100.4 ℉。

2.正常体温每天都在变化，早晨最低，傍晚最高。

• 以下情况的发热应该警惕。

1.新生儿或3个月以下婴儿。

2.体温＞40℃，也被称为高热。

3.昏睡。

4.难以控制的易激惹。

5.液体摄入量减少，尿量/换尿布次数减少。

6.呼吸困难。

7.发热超过5天，需要反复详细进行临床评估。

8.易导致严重感染的情况：服用免疫抑制药物、有潜在的免疫缺陷者、结构异常如胆道闭锁行肝门肠吻合术后或膀胱输尿管反流的免疫功能低下的儿童。

9.留置导管如导尿管或静脉导管者。

询问患儿父母的问题

• 发热持续时间、程度及趋势。

• 相关症状（咳嗽、流涕、咽喉痛、呕吐、腹泻、尿液臭味）。

• 患儿的功能

1.口服摄入量，特别是液体，如水或牛奶。

2.尿量，是否与平时不同。

3.儿童的精神状态，特别是热退时。

• 既往病史：尿路感染或泌尿系统畸形。

• ＜3个月婴儿。

母亲来源的脓毒症：母亲分娩时发热，胎膜早破超过18h，母亲尿路感染，B组链球菌（GBS）感染，是否已给予母亲抗生素治疗（产程4h以上给予抗生素）。

• 药物

1.退热药的类型、剂量及给药频率。

2.抗生素治疗（如果有）。

• 接触史（在学校和家中）。

• 旅行史。

• 发热＞5天的患儿。

1.以下症状提示自身免疫性疾病：脱发、皮疹、口腔溃疡、关节疼痛、长期腹泻伴出血或黏液样大便、全身症状（体重减轻、食欲缺乏）。

2.以下症状提示恶性疾病。

（1）活动耐力降低、晕厥或面色苍白，提示贫血。

（2）易发生瘀伤、瘀点、鼻出血或牙龈出血，提示血小板减少。

（3）全身症状（体重减轻、食欲缺乏）。

3.与肺结核等传染病患者的接触史。

4.详细的旅行史（如果有）：去过的国家，接触的食物、动物、海滩和海水、河水及是否被昆虫或动物咬伤。

体格检查要点

• 生命体征

1.温度每升高1℃，心率就会每分钟上升约10次。

2.心动过速与体温不成比例的患儿，要重点评估是否存在脱水或心肌炎的表现。

• 水化状态

是否有黏膜干燥、眼窝凹陷，皮肤弹性差或哭时不流泪。

• 患儿的精神状态

1.尽管发热，患儿是否还是精神状态良好和自主活动正常？

2.如果患儿昏睡、精神状态差，应考虑脓毒症、中枢神经系统感染（如脑膜炎或脑炎）、口服摄入量不足致脱水和低血糖。

• 感染来源

1.观察鼓膜和外耳道，分别寻找中耳炎或外耳炎的证据。

2.如果伴有皮疹或扁桃体有渗出物，则提示链球菌咽喉部感染或传染性单核细胞增多症，检查咽部有无疱疹或手足口病的溃疡。

3.对于年龄较大的儿童，面部压痛提示鼻窦炎，特别是有过敏性鼻炎病史者。

4.检查颈部淋巴结病变。

5.注意川崎病的表现，如卡介苗注射部位炎症、非化脓性结膜炎、手足红斑或硬肿、颈部淋巴结、口唇鲜红或多形性皮疹。

6.检查皮肤上是否有皮疹。

7.心血管系统：杂音、心尖搏动和灌注。

8.呼吸系统：附加呼吸音，呼气期延长。

9.腹部：压痛，肝脾大，肠鸣音活跃，可能提示胃肠炎。

管理

发热的管理

治疗儿童发热的主要目标是提高儿童的整体舒适度。

• 对乙酰氨基酚

1.对乙酰氨基酚通过抑制下丘脑体温调节中枢发挥作用。

2.剂量：10～15mg/kg［最大剂量75mg/(kg·d)，不超过4000mg/d］，每4～6小时1次（注：不同品牌有不同的配方）。

3.起效时间：口服，30～60min；静脉给药，30min。

4.最佳效应时间：2～4h。

5.肝脏代谢。

• 布洛芬

1.布洛芬是一种非甾体抗炎药。

2.剂量：10mg/kg［最大剂量40mg/(kg·d)或2400mg/d，以较低剂量为准］，每8小时1次。

3.年龄考虑：美国FDA批准了其可用于6个月以上的患儿，但在笔者所在机构，其通常用于1岁以上的患儿。

4.起效时间：30～60min。

5.最佳疗效时间：2～4h。

6.作用持续时间：6～8h。

7.不良反应：既往有胃肠道出血、肾功能不全和可能有急性肾损伤的脱水儿童应谨慎使用。

注意：对于免疫功能低下的患者，应避免直肠给予退热药。

• 交替使用对乙酰氨基酚和布洛芬。

1.首先给予对乙酰氨基酚，如果1～2h后没有降温，再给予上文剂量中提到的按千克体重计算1剂布洛芬。

2.此后，对乙酰氨基酚和布洛芬交替使用，确保两剂对乙酰氨基酚间隔时间为4～6h，两剂布洛芬间隔时间为8h。

• 微温海绵擦拭法：不建议常规采用微温海绵擦拭退热，因为微温海绵擦拭降低温度的持续时间是短暂的，而且海绵会增加不适。

化验检查

• 无其他定位症状的2岁以下尚不会用言语表达的患儿，要考虑筛查尿路感染。

• 发热超过5天的患儿要考虑检查全血细胞计数（FBC）。

1.白细胞（WBC）计数和分类　淋巴细胞减少或淋巴细胞增多通常提示病毒感染，而中性粒细胞增多则提示细菌感染。中性粒细胞减少可出现于病毒感染（流感、登革热等）、自身免疫性疾病或恶性疾病。寄生虫感染患儿可出现嗜酸性粒细胞增多。

2.血小板计数　血小板减少见于病毒感染（流感、登革热等）、自身免疫性疾病或恶性疾病。血小板增多提示一个持续的炎症过程，如川崎病。

3.血红蛋白水平 伴有血小板减少或中性粒细胞减少的贫血可能与伴有骨髓抑制、自身免疫性或恶性疾病的严重脓毒症。血红蛋白或血细胞比容水平升高可能提示脱水。

• 如果有发热和咳嗽延长，考虑做胸部X线检查，以寻找临床检查难以发现的隐匿性肺炎。上腹部疼痛也可能是肺炎的征兆。

处置

• 入院标准

1.嗜睡和存在临床不适的患儿。

2.口服摄入量不足及脱水的患儿。

3.需要抗生素治疗但口服不耐受的患儿。

4.长期发热、原因不明的患儿。

5.患有自身免疫性疾病或恶性疾病的患儿。

6.免疫功能低下、有易导致细菌感染潜在的结构异常、最近接受过手术的患儿。

• 出院标准

1.临床状况良好，水化作用状态良好的患儿。

2.经过FBC或尿液筛查等临床评估和初步调查，考虑病毒感染，且临床表现良好的患儿。但这些患儿需要随访，以确保发热痊愈。

（刘慧强 韩彤妍 译 郭治国 校）

参考文献/扩展阅读

1. Chan SM，Goh DLM. Fever（acute）. In：Goh DLM，Ang EY，eds. *Pediatric differential diagnosis-top 50 problems*. Singapore：Elsevier，2018：551-559.
2. The Royal College of Paediatrics and Child Health（RCPCH）. *Feverish illness in children：assessment and initial management in children younger than 5 years*. London：RCPCH，2013 May，43 p.Available from：https：//www.sbp.com.br/fileadmin/user_upload/pdfs/Feverish-illness_children-NICE2013.pdf
3. Meremikwu MM，Oyo-Ota A. Paracetamol versus placebo or physical methods for treating fever in children（Review）. *Cochrane Database of Syst Rev*，2002，2. CD003676. DPO：10.1002/14651858
4. Purssell E. Physical treatment of fever. *Arch Dis Child*，2000，82：238-239.
5. National Institute for Health and Care Excellence（NICE）. *Fever in under 5s：assessment and initial management*. London：NICE，2013 May 22.
6. Paramba FC，Naushad VA，Purayil N，et al. Randomised controlled study of the antipyretic efficacy of oral paracetamol，intravenous paracetamol，and intramuscular diclofenac in patients presenting with fever to the emergency department. *Ther Clin Risk Manag*，2013，9：371-376.
7. Sullivan JE，Farrar HC，Section on Clinical Pharmacology and Therapeutics，Committee on Drugs. American Academy of Pediatrics Clinical Report-fever and antipyretic use in children. *Pediatrics*，2011，127（3）：580-587.
8. Pereira GL，Dagostini JMC，Pizzol TS. Alternating antipyretics in the treatment of fever in children：a systematic review of randomised clinical trials. J Pediatr（Rio J），2012，88（4）：289-296.
9. Kanabar，D. A practical approach to the treatment of low-risk childhood fever. *Drugs R D*，2014，14：45-55.
10. Wong T，Stang AS，Ganshorn H，et al. Combined and alternating paracetamol and ibuprofen therapy for febrile children. *Cochrane Database Syst Rev*，2013，10：CD009572.
11. Professor Fernando Figueira Mother and Child Institute（Brazil）. Tepid sponging plus dipyrone versus dipyrone alone for reducing body temperature in febrile children. *Sao Paulo Med J*，2008，126（2）：107-111.
12. El-Radhi ASM. Why is the evidence not affecting the practice of fever management? *Arch Dis Child*，2008 Nov，93（11）：918-920.
13. Schmitt BD. Fever in childhood. *Paediatrics*，1984 Nov，74（5 Pt 2）：929-936.
14. Nabulsi MM，Tamim H，Mahfoud Z，et al. Alternating ibuprofen and acetaminophen in the treatment of febrile children：a pilot study [ISRCTN30487061]. *BMC Med*，2006，4：4. DOI：10.1186/1741-7015-4-4.

第六节 儿童惊厥

Seo Woon Li · Peter Manning

要点

• 急诊科管理的目标

1.保持气道通畅及维持有效呼吸、循环。

2.终止惊厥发作和预防复发。

3.诊断和初步治疗威胁生命的病因，包括逆转可能发生的生理学变化。

4.为儿童安排适合的化验检查和处置措施。

• 惊厥发作通常首先考虑是发热或非发热原因。必须考虑是否存在潜在的易感病因，包括癫痫。

• 新生儿/婴儿、儿童和青少年年龄组的鉴别诊断不同。常见的原因见表23-5。

表23-5　不同年龄组惊厥的鉴别诊断

年龄组	发热	非发热
新生儿/婴儿	脑膜脑炎	低血糖
		钙离子、钠离子、镁离子水平异常
		颅内出血（自发性或创伤性出血，包括非意外损伤）
		代谢性疾病
		先天性颅脑畸形
		新生儿戒断综合征
		新生儿和婴儿癫痫综合征
儿童	热性惊厥	癫痫
	脑膜脑炎	低血糖
	继发性癫痫发作	钙离子、钠离子、镁离子水平异常
		脑肿瘤或转移
		颅内出血（自发性或创伤性出血，包括非意外损伤）
		代谢性疾病
		先天性颅脑畸形
		中毒综合征（疑似被虐待的儿童）
青少年	脑膜脑炎	癫痫
	中毒综合征	脑肿瘤或转移
		中毒综合征

• 要重视癫痫持续状态的管理，可能成为成功治疗的陷阱。对于到急诊室就诊的患儿，当癫痫发作的确切时间尚未知时，应该同癫痫持续状态一样进行治疗。

• 一个常见的难题是区分惊厥和晕厥。阐明病史包括存在或不存在先兆症状与之前的症状（如管状视野或心悸）、目击者对其症状的描述、是否存在尿失禁或大便失禁，以及持续发作后嗜睡与快速恢复情况，有助于区分这两者。此外，惊厥发作也可以通过表23-6中列出的情况来鉴别。

• 如果怀疑为脑膜炎球菌血症（危重症、皮疹或紫癜，暴露史），要隔离患儿并穿戴个人防护装备。对于危重患儿，早期静脉注射抗生素至关重要，在此之前不需要进行诊断性腰椎穿刺。

表23-6　惊厥的鉴别诊断

年龄组	惊厥的鉴别诊断
新生儿/婴儿	由于新生儿中枢神经系统不成熟，新生儿惊厥发作很少是泛化的强直发作
	通常是微小发作，可以表现为口面部运动和肢体肌阵挛
婴儿	胃食管反流［桑迪弗（Sandifer）综合征］
	由于脑灌注不足，患儿出现心律失常
	屏气发作
	热性寒战
儿童/青少年	伴有缺氧抽搐的晕厥
	眼动危象或肌张力障碍（药物反应）
	热性寒战
	假性惊厥

给全科医师的特别提示

• ＜18个月的儿童可能没有颈强直，不配合的患儿很难引出。

• 不配合体格检查的易激惹患儿可能存在脑膜刺激征。

• 在给予任何药物之前，常需要做一个简要的病史回顾，如是否存在惊厥发作史、药物使用史、慢性疾病史及药物过敏史。

• 即使存在确认的感染原（中耳炎），也不能排除脑膜炎的可能。

• 婴儿囟门膨隆是一个危险的信号。

惊厥患儿的管理

• 大多数惊厥是短暂的，可自行终止。

1.将儿童置于左侧卧位或右侧卧位，以尽量减少误吸可能。

2.确保呼吸道通畅。如果需要，轻柔地吸引呼吸道的分泌物。

3.必要时用面罩正压通气，保持血氧饱和度在95%以上。

• 如果惊厥持续

1.如果不能建立静脉通路，可经直肠给予地西泮：体重＜10kg的患儿直肠用地西泮2.5mg（标准5mg/管的一半），体重＝10～20kg的患儿，直肠用地西泮5mg，体重＞20kg的患儿直肠用地西泮10mg。

（1）如果有静脉通路：静脉注射劳拉西泮（0.1mg/kg），每剂最多为4mg。

其半衰期为12～24h，而地西泮为15～25min。

（2）由于新生儿γ-氨基丁酸（GABA）受体的生理功能不同，苯二氮䓬类药物在新生儿惊厥中应用受限。苯二氮䓬类药物具有显著的镇静作用。静脉用苯巴比妥是首选药物。

2.使用苯二氮䓬类药物，要密切监测有无呼吸抑制。

3.如果惊厥发作持续存在，要按癫痫持续状态进行治疗。

4.测量并记录重要生命体征及体温。

• 惊厥停止后

1.继续监测呼吸功能及精神状态。

2.如果患儿发热，采取温水擦拭及应用退热药降温。

3.测量重要生命体征（如体温），以及血氧饱和度。

4.如果血氧饱和度水平降至95%以下，持续给予氧气支持。

5.考虑辅助检查：抗惊厥药物浓度，全血细胞计数，尿素氮/电解质/肌酐，肝功能，离子钙、镁，腰椎穿刺，胸部X线片，尿液分析（根据临床需要）。

惊厥持续状态

定义

• 持续惊厥发作或间断惊厥发作、间期意识不能恢复超过30min。

• 如果惊厥持续超过5～10min，特别是使用一线抗癫痫药物后，应该考虑持续惊厥发作。必须立即开始进行二线治疗和三线治疗，以避免发展为难治性癫痫。

管理

• 上文已讨论了惊厥患儿的初始管理。

• 静脉通路建立时，监测血糖、电解质和抗癫痫药物（AED）水平。

• 如果患者出现低血糖，可静脉注射10%葡萄糖注射液2ml/kg。必要时纠正电解质紊乱。

• 如果无法维持呼吸和足够的氧合，准备插管设备进行快速插管。

• 根据对抽搐儿童的初始管理，一旦发现惊厥发作持续时间超过5min，应首先给予第1剂苯二氮䓬类药物。

• 如果惊厥持续，在惊厥发作后10min内给予第2剂的苯二氮䓬（如果没有院前剂量）。如果尚未建立静脉通路，第2剂为直肠用地西泮，并在有静脉通路的情况下静脉注射劳拉西泮。如果10min后没有建立静脉通路，应建立骨髓穿刺通路。

• 如果惊厥继续，开始二线治疗。

1.静脉滴注/骨内输注（IV/IO）苯妥英钠20mg/kg，20min以上（最大剂量1g）。因其可能引起心律失常，要监测心电图和血压。疑似三环抗抑郁药毒性或明确心律失常的患儿要慎用。

2.另一种选择是IV/IO左乙拉西坦40mg/kg，5min以上（最大剂量2g）。其禁用于3个月以下的患儿。

• 如果惊厥持续，考虑其他尚未使用的二线疗法或以下三线疗法。

1. IV/IO苯巴比妥20mg/kg，20min以上（最大剂量1g）。这可能会导致呼吸抑制和低血压。

2.另一种替代方法是IV/IO丙戊酸盐30mg/kg，10min以上（最大剂量为1.2g）。某些代谢性疾病患儿禁用。

• 癫痫发作中止后，考虑进行脑部CT检查，指征包括怀疑颅内病变或出血的病史或体格检查，或已知有脑室腹腔分流的患儿发生脑室腹腔分流阻塞。

• 保证气道通畅，转至儿科重症监护病房。

易犯的错误

• 上述治疗失败可能导致难治性癫痫持续状态。这种情况的定义是尽管服用至少2种抗癫痫药物，癫痫发作持续时间仍在30min以上。这种情况需要与神经病学专家和重症监护室医师一起进行管理，并选择更先进的治疗方案。

• 院前或急诊室一线治疗剂量不足是初始治疗失败的常见原因。

• 必须纠正癫痫发作的可逆原因，这样才能成功地终止癫痫发作，包括缺氧、低血糖、电解质紊乱和中毒。

• 应注意查看现有的医疗记录，确诊癫痫患儿可能对苯二氮䓬类或苯妥英钠有耐受性或反应差。这样的患儿也应该接受常规剂量的抗癫痫药物治疗。

热性惊厥

概述

• 热性惊厥是儿童时期最常见的惊厥发作疾病。

• 热性惊厥是一种伴有体温通常超过38℃的惊厥发作。发热通常是高热，惊厥发作通常出现在疾病的最初24h内，在体温的上升期发作。

• 患儿的年龄为6个月至6岁。

• 没有中枢神经系统疾病或代谢紊乱的证据。

• 既往没有无热性惊厥发作。

单纯型热性惊厥

• 惊厥发作持续时间少于15min。

• 发作形式通常是泛化的全身强直阵挛，没有局灶特征。

• 发作为单次发作。

复杂型热性惊厥

• 发作持续时间延长（通常超过15min）。

• 局灶发作、Todd麻痹持续时间比单纯性热性惊厥发作更长，并且有局灶性特征。

• 在24h内反复发作。

易犯的错误

• 在对儿童热性惊厥发作的完整评估中，完整的病史包括发育史、惊厥发作家族史（包括热性和非热性）、癫痫史、出生史、免疫接种史和头部创伤史。

• 需要注意的重要临床体征包括生命体征、脑膜炎体征、颅内压升高、神经皮肤斑疹和皮疹。

管理

• 请参阅上文惊厥患儿的管理。

• 除了儿童惊厥发作的治疗目标外，控制体温、确定发热病因、发现非典型表现和父母咨询也是治疗热性惊厥发作的措施。

• 大多数热性惊厥发作时间短，并可自行终止。

• 除非不能确定发热的病因，否则不需要对单纯型热性惊厥进行检查。进行尿液检查筛查尿路感染通常是在较小及不会说话的没有明显病因的发热患儿中进行的。如果有持续的癫痫发作或长期摄入不良的病史，提示需要进行血糖水平和电解质检测。

• 如果对热性惊厥的诊断持怀疑态度，可以考虑进行CT检查。

1. 超过发作后嗜睡期和抗癫痫药物的镇静作用的持续嗜睡。

2. 病史提示有占位性病变或出血。

• 以下情况的患儿考虑收入院

1. 患儿＜18个月。

2. 因发热的病因需要住院治疗。

3. 诊断为复杂型热性惊厥（尤其是首次发作）。

4. 热性惊厥持续状态。

5. 口服摄入差，且伴有脱水。

6. 不能明确诊断，如有持续的嗜睡，有局灶性神经系统的表现或不能明确排除中枢神经系统感染。

7. 父母不确定是否能在家中看护好患儿。

给全科医师的特别提示

• 将所有首次热性惊厥发作的患儿转至急诊科。

• 将所有复杂型热性惊厥的患儿转至急诊科。

• 在等待转至急诊科期间服用退热药。

• 询问直肠用对乙酰氨基酚或其他非甾体抗炎药的过敏史。

• 如果可得到，直肠用地西泮可给予以下剂量：体重＜10kg的患儿，直肠用地西泮2.5mg；体重＝10～20kg的患儿，直肠用地西泮5mg；体重＞20kg的患儿直肠用地西泮10mg。

离院标准

• 如果符合以下所有标准，则可能不需要住院治疗。

1. 该患儿年龄超过18个月（>18个月的幼儿进行检查的可靠性更高）。

2. 发热的病因明确，可以在门诊进行治疗。患儿的口服效果也很好。

3. 惊厥发作仅为一次发作且短暂（<15min），1h后复查时完全恢复，神经系统检查正常。

4. 父母值得信赖，沉着冷静，愿意在家中密切观察患儿。

5. 医师已经给出了明确的指导，如如何给予退热药和直肠用地西泮。

为父母提供惊厥发作的急救建议

- 保持冷静。
- 把患儿放平，如果可能，让患儿侧卧，以保持气道通畅。
- 松开任何限制性衣服，清除附近的危险或尖锐物体。
- 不要用任何东西压低患儿的舌，也不要约束他。
- 不要向患儿泼水及拍打或摇晃他。
- 不要给患儿喝任何东西。
- 注意惊厥发作的形式和持续时间。如果惊厥发作持续时间超过5min，则给予直肠用地西泮。如果不确定，请叫救护车；如果还没有这样做，医疗辅助人员也可以提供直肠用地西泮。
- 如果惊厥发作是自行终止的，带着患儿去看全科医师或儿科医师，以确保没有中枢神经系统感染的问题。

对常见问题的回答

- 我的孩子会再出现热性惊厥发作吗？

总复发率为30%～35%。危险因素包括<1岁时出现首次热性惊厥发作、热性惊厥家族史、惊厥与发热相关程度低、发热至首次惊厥发作间隔时间短。

- 我的孩子是癫痫吗？或我的孩子会发生癫痫吗？

单纯型热性惊厥发作儿童（如无神经发育问题、无癫痫家族史）的风险仅略高于一般人群。

- 我的孩子会有热性惊厥发作引起的长期并发症吗？

热性惊厥患儿罕见包括新的神经功能缺陷、智力障碍和行为障碍等相关神经系统后遗症。

- 退热药能预防热性惊厥发作吗？

退热药并不能减少热性惊厥复发，但其有助于缓解与发热相关的不适。

无热惊厥

概述

- 无热惊厥发作是指体温<38℃的惊厥发作。
- 它可能是急性的或无原因的。
- 急性症状性惊厥发作是一种由可明确的原因引起的惊厥发作，包括但不限于电解质紊乱、颅内病变或暴露于/戒断药物和毒素。表23-5列出了更多的潜在原因。
- 无发热、传染性疾病等诱发因素发作，可能是癫痫发作。癫痫的诊断最终是通过反复发作确认的，脑电图可能提供支持性证据。
- 通常，我们有时会使用“诱发的”惊厥发作这个词，与急性症状性癫痫发作不同，这意味着与患儿轻微感染相关的无热惊厥发作。一个常见的和典型的例子是在胃肠炎期间的惊厥发作。

管理

- 请参阅惊厥患儿的管理。
- 通过病史和体格检查发现惊厥发作的潜在原因（表23-5）。
- 考虑进行头部CT、血糖水平和电解质检查。
- 绝大多数无热惊厥发作的患儿都需要入院治疗。适应证如下。

1. 急性症状性惊厥发作。

2. 在有诱发因素的情况下出现惊厥发作的儿童。

3. 所有6岁以下的儿童首次无热惊厥发作。对于6岁以上的儿童，其惊厥发作形式符合良性癫痫综合征（如良性中央回癫痫），他们可以在值班时与高年资医师讨论后，出院后进行神经病学专业随访。

4. 一天内频繁发作。

5. 佩戴脑室腹腔分流器患儿，担心分流异常。

6. 父母明显焦虑或不良的社会因素，不能很好地护理癫痫反复发作的患儿。

（刘慧强　韩彤妍　译　郭治国　校）

参考文献/扩展阅读

Cock TH, Hesdorffer D, Rossetti AO, et al. A definition and classification of status epilepticus-report of the ILAE Task Force on Classification of Status Epilepticus. *Epilepsia*, 2015, 56（10）: 1515-1523.

第七节 儿童呕吐

Ivy Ang

要点

• 呕吐是一种非特异性症状。并不是每个呕吐的儿童都有急性胃肠道问题。注意颅内压升高（如颅内出血或占位性病变、脑膜炎）和感染（如肾盂肾炎、肺炎、中耳炎）都可能表现为呕吐。

• 在出现呕吐的新生儿和婴儿中，“过度喂养”和“反流”是在明确排除内科病因（如脓毒症、脑膜炎、尿路感染、先天性代谢障碍）和外科病因（如幽门狭窄、肠梗阻）后的排除性诊断。

• 功能性便秘不会导致呕吐。呕吐伴便秘的儿童应怀疑肠梗阻可能。

• 在青少年中，不要遗漏妊娠（子宫内妊娠、异位妊娠）、药物过量或非法药物摄入而出现呕吐的情况。对于间歇性严重腹痛患儿，考虑扭转（卵巢/睾丸）的可能性。

给全科医师的特别提示

• 在进行对症治疗前，一定要考虑呕吐的原因。避免在16岁以下的儿童中使用甲氧氯普胺片（胃复安），因为这会增加眼动危象的风险。

询问父母或看护者的问题

• 呕吐是咳嗽（咳嗽后）还是剧烈哭闹引起的?

如果是这样，那么止吐药就没有作用了。

• 呕吐物的颜色或性质是什么?

1.未消化的食物或牛奶是最常见的胃内容物。

2.黄色/浅绿色的呕吐物提示胃液。

3.胆汁性（深绿色）呕吐物提示存在肠梗阻或严重肠梗阻。请记住，十二指肠第2段近端梗阻即胆总管开口处不会引起胆汁性呕吐，如幽门狭窄。

4.呕吐物带血提示需要评估呕血的原因。

• 有什么肠梗阻的症状吗?

• 是否考虑颅内压升高?

• 是否有发热等感染症状?

如果有，请考虑发生尿路感染、脑膜炎、肺炎、中耳炎等的可能性。

• 是否接触过肠胃炎或不洁饮食的人?询问有关婴儿的奶瓶卫生状况问题。

• 如有相关可能，询问末次月经时间、药物摄入量和过量情况。

必要的检查

• 生命体征

1.与发热不成比例的心动过速、无哭闹的患儿可能提示脱水和早期休克。

2.安静的气短可能是代谢性酸中毒的结果，通常是由于饥饿性酮症酸中毒或乳酸酸中毒导致的。

• 水化状态

1.有无黏膜干燥、皮肤弹性减退、眼窝凹陷及患儿啼哭时有无眼泪。

2.尿量是判断水化状态的一个良好指标，但对于没有接受过如厕训练并发生腹泻的患儿，可能难以评估尿量。

• 检查腹部

1.压痛和压痛部位（急性阑尾炎可为右髂窝压痛）。

2.腹胀和肠鸣音异常可能提示肠梗阻或麻痹性肠梗阻。

3.腹部肿块可能提示幽门狭窄或肠套叠。

4.肝脾大可能提示感染性疾病。

• 检查患者的神经系统状况（特别是有头部外伤史的患儿）。

1.观察小于18个月患儿的前囟。前囟凹陷提示严重脱水，而前囟膨隆则提示脑膜炎或颅内出血。

2.头颅波动性血肿。

3.瞳孔反射。

4.颈强直提示脑膜炎或颅内出血引起脑膜刺激征。

5.局灶性神经功能障碍。

6.步态。

• 感染的来源，如耳、喉、肺、肾穿刺等。

管理

• 化验检查取决于可疑的潜在原因。

1.伴有发热和呕吐的不会说话的婴幼儿 进行尿液检查，分析亚硝酸盐/白细胞。

2.中度至重度脱水需要静脉输液的患儿 进行末梢血糖及尿素氮、肌酐、电解质检查。

3.有糖尿病酮症酸中毒或幽门狭窄的症状/体征的患儿 进行末梢血糖检查及血气分析。

4.肠梗阻患儿 进行腹部X线检查。

5.头部创伤伴呕吐的患儿 进行头颅CT检查，寻找有无颅内出血。

• 治疗

1.诊断为病毒性疾病伴呕吐，无颅内压升高或急腹症、年龄＞6个月的患儿：口服昂丹司琼（0.1～0.2mg/kg，最大剂量8mg）。

2.对于没有或轻度脱水的患儿，在服用昂丹司琼30min后进行口服补液试验。

3.对于有休克前或休克迹象（灌注不良、心动过速、低血压）的中度至重度脱水患儿，包括存在心肌炎、心力衰竭者，在10～30min静脉弹丸式输注生理盐水10～20ml/kg。评估快速给予液体后的反应，包括心肌炎时的心力衰竭并发症。

4.应用昂丹司琼后，不能耐受口服补液的患儿或中度至重度脱水的患儿可开始静脉补液（参见本章第十节“儿科液体治疗”）。

• 处置

1.入院指征

（1）尽管给予了昂丹司琼，仍不能耐受口服补液。

（2）严重脱水需要静脉输液。

（3）怀疑外科疾病引起的呕吐。

2.出院后建议

（1）服用昂丹司琼后能够耐受口服补液，且没有或有轻度脱水。

（2）如果呕吐持续存在，或者患儿出现脱水、嗜睡或昏睡，建议父母带患儿返回医院。

（3）不建议让出院的患儿在家中使用更大剂量的昂丹司琼，因为这可能会掩盖呕吐的危险因素。

（刘慧强 韩彤妍 译 郭治国 校）

参考文献/扩展阅读

1. Goh DLM，Ang EY. Vomiting. In：Goh DLM，Ang EY，eds. *Pediatric differential diagnosis-top 50 problems*. Singapore：Elsevier，2018：551-559.
2. Shields TM，Lightdale JR. Vomiting in Children. *Pediatr Rev*，2018 July，39（7）：342-358.

第八节 儿童哮喘

Ian Tan

要点

• 哮喘的特征是慢性气道炎症，伴有呼吸道症状（喘息、呼吸急促、咳嗽、胸闷），呼吸道症状和强度可随时间变化而变化，常伴有呼气气流受限。在临床实践中，哮喘的特点如下。

1.上呼吸道感染（URTI）期间，症状（咳嗽、呼吸急促、喘息）持续超过10天。

2.每年发作超过3次。

3.伴有夜间症状，并伴有夜间憋醒。

4.运动诱发症状发作，呼吸道症状的发作或恶化发生于有氧运动后（或在年幼的患儿大笑/大哭后）。

5.应用支气管扩张剂有效的病史。

6.特应性反应的家族史和个人史。

• 反复喘息的鉴别诊断见表23-7。

给全科医师的特别提示

评估吸入沙丁胺醇的既往反应。

应用雾化器或吸入器治疗对您的孩子有效果吗?

• 当被问及上述问题时，父母经常回答是的！需要进一步明确病史！

• 他们孩子的症状

☒ 吸入沙丁胺醇几天后患儿病情逐渐改善吗?

☑ 在吸入最初几剂沙丁胺醇后，患儿症状有显著改善吗?

• 大多数轻度加重的喘息（由哮喘引起）患儿可以在社区管理，吸入沙丁胺醇后，症状缓解。

• 由病毒性支气管炎或病毒感染引起喘息的患儿对吸入沙丁胺醇的反应有限，呼吸频率和呼吸音的听诊在应用第1剂后确实有所改善，但随后疗效出现平台效应。

管理（图23-3）

• 通过储雾罐吸入β_2受体激动剂是急性轻中度哮喘发作的首选治疗方法。

• 急性发作的患儿伴有以下情况应尽早给予口服类固醇激素。

1.中度（及以上）严重程度发作。

2.哮喘预后不良的危险因素

（1）应用高剂量短效激动剂（SABA）（每月＞1个定量吸入器）。

（2）合并症（肥胖、变应性鼻炎控制不良）。

（3）在过去的12个月内，病情严重发作≥1次。

（4）既往因哮喘住院或插管。

• 吸入性皮质类固醇（ICS）

1. ICS对青春期前儿童生长速度的影响不是渐进的或累积的，最终成人身高的差异为0.7%。

2.控制不良伴反复发作需要抢救时全身应用皮质类固醇对儿童的生长和发育有更大影响。

表23-7 反复喘息的鉴别诊断

年龄	病因	临床特征
3～＜24个月	病毒性支气管炎	呼吸困难在第3～5天达到高峰
	气管食管瘘	有反复胸部感染史，发育不良，进食咳嗽
	异物吸入（FB）	进食或玩耍时突然出现咳嗽，反复出现胸部感染和咳嗽，存在单侧肺部症状
	胃食管反流病（GERD）	仰卧/进食时出现症状，大量进食后容易呕吐，对哮喘治疗反应差
	心力衰竭	心脏杂音，心力衰竭的迹象
	反复误吸综合征	吞咽困难的危险因素（神经发育/行为问题）
	先天性肺畸形	
	• 支气管软化	• 呼气相喘鸣音
	• 血管环	• 持续嘈杂的呼吸音；对哮喘治疗的反应较差
	支气管肺发育不良	超早产儿伴有长期气管插管史
	免疫缺陷	反复发热和感染（包括非呼吸道感染）；淋巴结肿大、肝脾大
	纤毛清除黏液受损	
	• 原发性纤毛运动障碍	• 反复胸部感染；慢性耳部感染；出生后持续流涕；内脏反位（50%的患者）；对哮喘治疗反应差
	• 囊性纤维化	• 胎粪性肠梗阻、胰腺功能不全、发育不良
2～＜5岁	反复病毒性呼吸道感染	主要是咳嗽，流涕＜10天。2次感染间隔期无症状
	喉炎	犬吠样咳嗽，吸气性喉鸣
	异物吸入（FB）	同上
≥5岁	纵隔肿瘤	

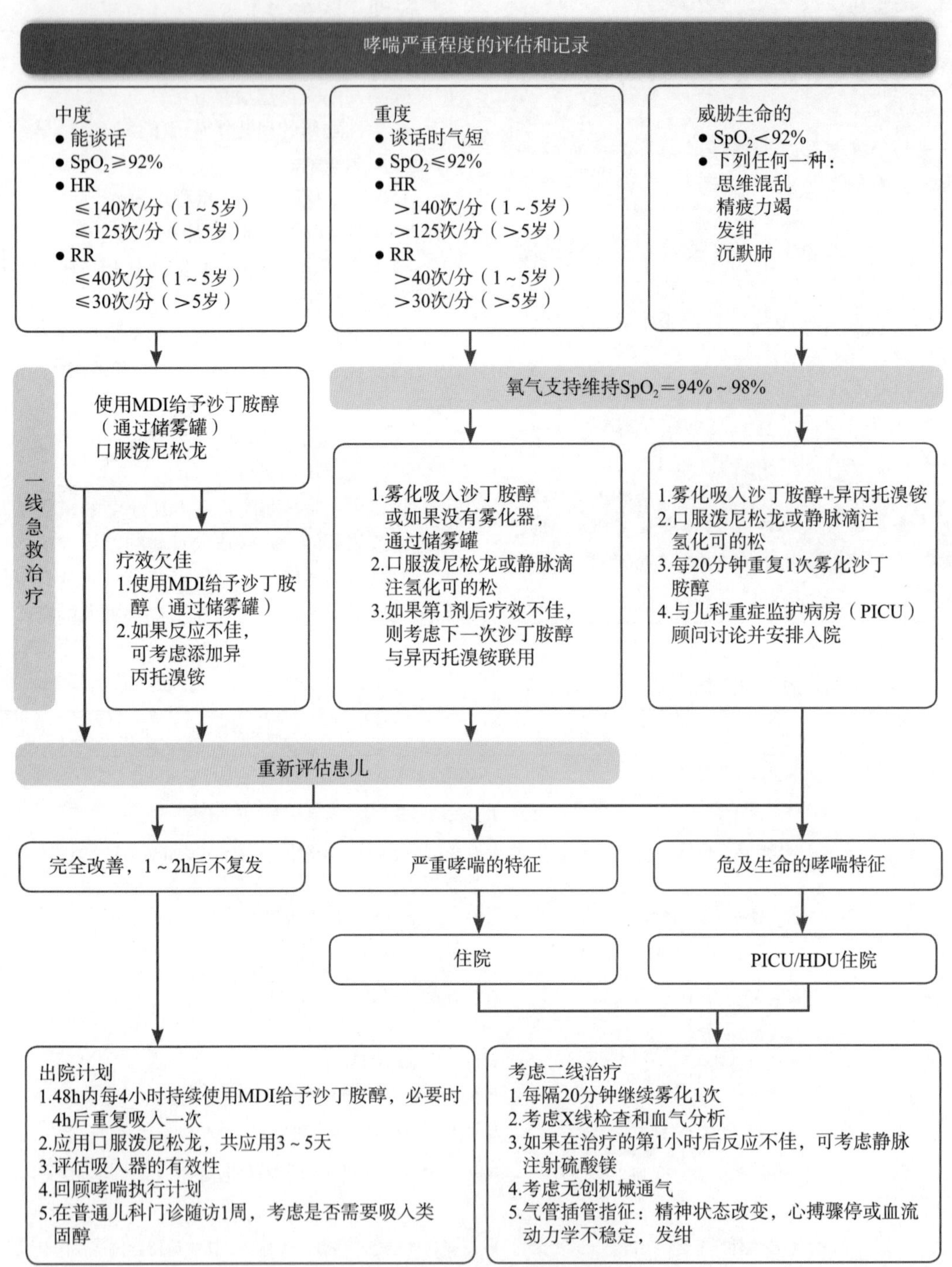

图23-3　急诊科急性哮喘的管理

SpO_2.血氧饱和度；HR.心率；RR.呼吸频率；MDI.定量吸入器；HDU.高依赖病房

3. ICS的诊断性治疗试验应在6～8周后进行临床随访，以评估描述的症状是否由哮喘引起。

- 胸部X线片的作用

1.不建议常规进行胸部X线检查。

2.以下情况应该考虑

（1）怀疑有复杂性心肺疾病。

（2）对治疗无反应的患儿。

（3）有提示气胸、肺实质疾病或异物吸入的体征。

- 治疗终点

1.呼吸窘迫持续改善。在没有呼吸急促或呼吸窘迫的情况下，出现轻度喘息并不是护理升级或转诊到儿童急诊室的绝对指征。

2.看护者有良好的储雾罐使用技术和识别危险信号的能力（表23-8）。

表23-8 治疗急性哮喘发作的药物及其剂量

使用MDI给予沙丁胺醇	0.3吸/kg体重（最多8～10吸），每20分钟1次
雾化吸入沙丁胺醇	<5岁：每20分钟0.5%沙丁胺醇0.5ml＋3.5ml生理盐水
	≥5岁：每20分钟0.5%沙丁胺醇1ml＋3ml生理盐水
使用MDI给予异丙托溴铵	每20分钟2吸×3次，而后每4～6小时1次
雾化吸入异丙托溴铵（＋沙丁胺醇）	<5岁：每20分钟0.5%沙丁胺醇0.5ml＋0.025%异丙托溴铵1ml＋生理盐水2.5ml
	≥5岁：每20分钟0.5%沙丁胺醇1ml＋0.025%异丙托溴铵1ml＋生理盐水2ml
糖皮质激素	口服泼尼松龙，每次1mg/kg（最大剂量40mg），晨起服用3～5天或静脉滴注氢化可的松每次4mg/kg（最大剂量200mg），每6小时1次（如果呕吐）
硫酸镁	静脉注射50%硫酸镁0.1ml/kg（每次最大剂量4ml），用生理盐水稀释至10ml，20min，每6小时1次

（刘慧强 韩彤妍 译 郭治国 校）

参考文献/扩展阅读

1. Global Initiative for Asthma. *Global strategy for asthma. Management and prevention*, 2020. Available from：www. ginasthma. org

2. BTS/SIGN *British guideline on the management of asthma*, *2019*. Available from：https：//www. brit-thoracic. org. uk/document-library/guidelines/asthma/btssign-guideline-for-the-management-of-asthma-2019/

第九节 毛细支气管炎

Ian Tan

要点

- 毛细支气管炎是一种影响2岁以下婴幼儿的病毒性下呼吸道感染。
- 其特征是持续1～3天的鼻炎前驱症状（伴或不伴发热），随后出现以下症状。

1.持续性咳嗽。

2.呼吸做功增加。

3.在胸部听诊时听到喘息音和（或）啰音。

- 毛细支气管炎通常会影响儿童的功能（精神状态和进食能力）。
- 毛细支气管炎在疾病的第3～5天达到高峰，症状可持续10～14天。
- 以下情况有严重毛细支气管炎和呼吸暂停的风险。

1.年龄<3个月。

2.极早早产儿（胎龄<32^{+0}周）。

3.慢性肺部疾病（如肺囊性纤维化等）。

4.先天性心脏病（伴有肺循环充血）。

5.免疫缺陷。

6.伴有咳嗽反射受损的神经系统疾病。

- 病原体

1.呼吸道合胞病毒（RSV）。

2.呼吸道病毒：流感病毒、副流感病毒、偏肺病毒、腺病毒、埃可病毒、鼻病毒。

3.非典型病原体：沙眼衣原体。

- 鉴别诊断

1.支气管肺炎。

2.婴儿期无发热肺炎。

3.以前未确诊的先天性心脏病引起的心力衰竭。

4.以前未确诊的下呼吸道解剖异常（血管环、气管软化、支气管囊肿）。

• 评估毛细支气管炎的严重程度（表23-9）。

表23-9 评估毛细支气管炎的严重程度

	轻度	中度	重度
行为	正常、有互动	易激惹、躁动	焦虑不安，萎靡
呼吸频率[a]	正常或轻度增快	呼吸频率增快	呼吸频率显著增快，或矛盾呼吸（即将发生呼吸衰竭）
呼吸做功	正常；哭声良好 轻微的肋下或肋间凹陷	哭声微弱 鼻翼扇动 中度肋间凹陷	安静、不哭 呻吟 点头呼吸 重度肋间凹陷
呼吸暂停[b]	无	无 短暂呼吸暂停，不伴肤色改变	常伴心动过缓或血氧饱和度（SpO_2）下降
SpO_2（室内空气）	$SpO_2 \geq 92\%$	$SpO_2 \geq 92\%$	$SpO_2 < 92\%$
进食能力	正常	喂养量≥50%正常量	喂养量＜50%正常量

a.考虑到周期性呼吸，呼吸频率计数超过1min。

b.呼吸暂停被定义为呼吸停止超过20s或10s并伴有血饱和度下降或心动过缓。

给全科医师的特别提示

哪一天患毛细支气管炎的呢？

• 毛细支气管炎第1天开始时，病毒性疾病从上呼吸道开始进展到下呼吸道，这通常伴随：

1.现有症状严重程度增加，如发热的热峰更高，或咳嗽伴更多痰液，或伴有咳嗽后呕吐。

2.和（或）新症状出现，如新出现发热、呼吸做功增加、急性功能下降伴喂养量下降或精神状态差。

管理

• 参考急诊科对毛细支气管炎的管理，见图23-4。

化验检查

• 急性毛细支气管炎是一种临床诊断，不推荐进行常规检查。

• 应根据具体情况进行具体分析。

1.治疗严重毛细支气管炎时，进行毛细血管血气（CBG）或动脉血气（ABG）分析评估是否存在Ⅱ型呼吸衰竭。

2.胸部X线片（CXR）

（1）如果存在诊断不确定性（不典型表现/体格检查困难）。

（2）心力衰竭的临床特征：心脏的大小。

（3）局灶性/单侧肺体征。

3.微生物学

（1）禽波氏杆菌通用PCR（聚合酶链式反应）试验：用于未接种疫苗或接种系列不完整的呼吸暂停婴儿。

（2）呼吸道病毒多重PCR检测婴儿感染的队列研究。

4.＜3个月婴儿严重细菌感染的脓毒症筛查。

在急诊科接受治疗

• 支持治疗

1.湿化吸氧。

2.液体治疗。

• 对于诊断为毛细支气管炎的婴儿和儿童，在急诊科不应常规采用以下方法。

1.吸入沙丁胺醇

＞6个月的特应性患儿可以考虑吸入沙丁胺醇进行试验性治疗。只有观察到该措施有效时，才继续应用。

2.雾化肾上腺素

（1）缓解短期症状，改善临床严重程度评分、氧合水平和呼吸频率，但不影响入院率或住院时间。

（2）因呼吸窘迫可能复发，患儿应在肾上腺素雾化后至少观察4h才能离院。

3.吸入高渗盐水

（1）在儿童急诊室使用时没有任何益处。

（2）减少住院患者的住院时间。

4.抗生素：对治疗没有任何作用。

5.糖皮质激素：无益处。

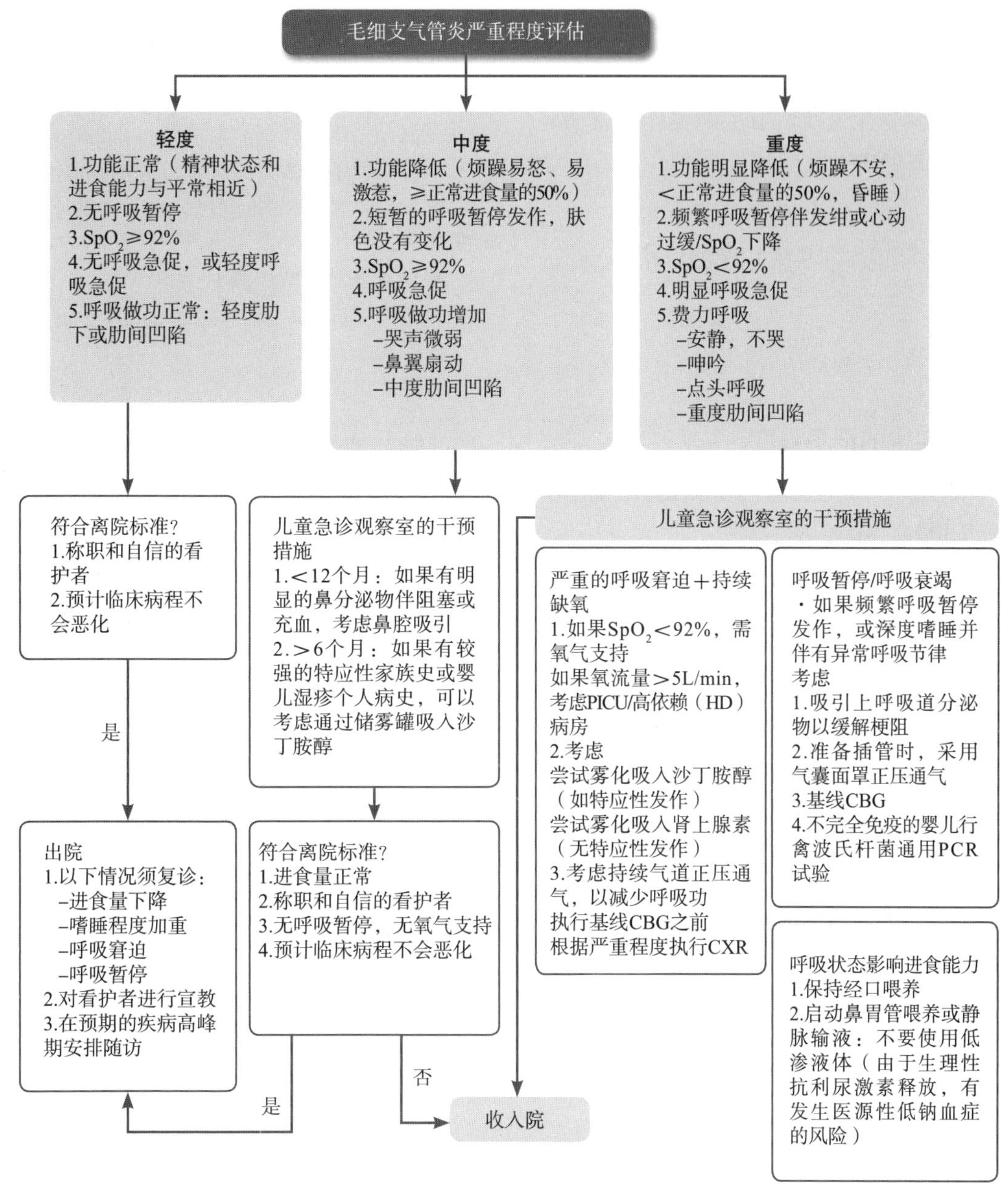

图23-4 在急诊科对毛细支气管炎的管理

PICU. 儿童重症监护室；CBG. 毛细血管血气分析；CXR. 胸部X线检查

6. 抗胆碱能药物（如异丙托溴铵）：无益处。

7. 胸部物理治疗：无益处。

8. 夜间持续气道正压通气（CPAP）和加温湿化高流量氧疗（HFNC）：降低住院患者的总体插管率（在急诊科无作用）。

9. 利巴韦林：在儿童急诊科没有任何作用。

（刘慧强　韩彤妍　译　郭治国　校）

参考文献/扩展阅读

1. National Institute for Health and Care Excellence (June 2015). *Bronchiolitis in children: diagnosis and management* [NICE Guideline No. 9]. Available from: https://www.nice.org.uk/guidance/ng9

(updated November 2019).

2. Ralston SL, Lieberthal AS, Meissner HC, et al. Clinical practice guideline: the diagnosis, management, and prevention of bronchiolitis. *Pediatrics*, 2014, 134: e1474. DOI: 10.1542/peds. 2014-2742 (originally published online 2014 Oct 27)

第十节 儿科液体治疗

Ian Tan

评估脱水的严重程度

• 脱水的严重程度是一种临床评估，而不是基于生化检查/结果（表23-10）。

表23-10 对脱水严重程度的临床评估

症状和体征	脱水程度		
	轻度	中度	重度
体重	3%～5%	6%～9%	≥10%
行为	正常	烦躁易怒	极度易怒、昏睡或昏迷状态
呼吸	正常	增加	增加，深呼吸
饥渴感	轻度	中度	重度
黏膜	干	非常干	干裂
眼泪	存在	±	无
皮肤弹性	正常	捏起后轻度回弹慢	捏起后回弹慢
皮肤颜色	苍白	灰色	花斑
毛细血管再充盈时间	＜2s	2～4s	＞4s
前囟	正常	轻度凹陷	凹陷
眼	正常	轻度凹陷	凹陷
尿量	减少	少尿	无尿
血压	正常	±正常	降低
心率	±增快	增快	显著增快

• 患儿的体重可以通过以下方法计算，有助于评估脱水的严重程度。

体重丢失百分比＝（净重－目前体重）/净重×100%

• 体重丢失百分比应是临床评估的补充，而不单独用于估计脱水的严重程度。

• 急性起病的患儿有抗利尿激素（ADH）分泌的非渗透性刺激，会导致抗利尿激素分泌失调综合征（SIADH）。低张维持液滴注可导致严重的医源性低钠血症并伴有严重的神经系统后遗症。

• 28天至18岁的需要静脉维持补液的患儿，应接受含适当的氯化钾和葡萄糖的等渗溶液。

• 作为健康儿童，维持治疗的推荐输液：0.45%氯化钠注射液，5%葡萄糖注射液，1～2mmol/(kg·d)的氯化钾。

• 脱水儿童的液体需求

1. 生理维持液。
2. 累积丢失量。
3. 继续损失量。

静脉补液计算方法及相关公式

生理维持液的计算

• 以下方法假设无异常的生理情况，如生理/不适当的ADH释放。

• 这些计算结果不适用于：

1. ＜28天的新生儿。
2. 计算口服维持液的需要。
3. 超重的患儿。

Holliday-Segar法：见表23-11。

表23-11 Holliday-Segar法计算每天所需的液体量

理想体重（kg）	每天所需的液体量
0～10	100ml/(kg·d)
＞10～20	1000ml＋50ml/(kg·d)(10kg以上部分，每千克)
＞20～80	1500ml＋20ml/(kg·d)(20kg以上部分，每千克)；最大值2400ml/d
＞80	2400ml

每小时“4/2/1”法：见表23-12。

表23-12 每小时“4/2/1”法计算每天所需的液体量

理想体重（kg）	每天所需的液体量
0～10	4ml/(kg·h)
＞10～20	40ml/h＋2ml/(kg·h)(每千克，＞10kg)
＞20～80	60ml/h＋1ml/(kg·h)(每千克，＞20kg)；最大值2400ml/d或10ml/(kg·h)
＞80	2400ml

新生儿（＜28天）：见表23-13。

表23-13 新生儿（＜28天）每天所需的液体量

年龄	每天所需的液体量（ml/kg）*
第1天	60
第2天	90
第3天	120
第4～30天	150

*.选用出生时体重直到婴儿的体重超过出生体重。

相关公式（为感兴趣的和高年资的学习者提供）

- 不显性失水＝400ml/m^2。
- 理想体重（IBW）

1.患儿年龄别体重的第50百分位值。

2.患儿年龄别身高的百分位对应的体重值。

3.公式（青少年/成人）

（1）男性：50＋2.3×［身高（cm）/2.5-60］（kg）。

（2）女性：45.5＋2.3×［身高（cm）/2.5-60］（kg）。

补液计算

累积丢失量（ml）＝脱水百分比/100×理想体重（kg）×1000。

- 总补液量（ml）＝累积丢失量＋生理维持量。
- 其中一半的液体8h内输注，其余一半的液体为16h内输注。
- 推荐的液体为0.45%氯化钠注射液和5%葡萄糖注射液。

休克患者复苏时静脉补液

- 应使用生理盐水或缓冲晶体液（乳酸林格液或醋酸钠林格注射液）进行液体复苏（表23-14）。
- 10～20ml/kg液体等分后在15～20min弹丸式注射（第1小时内最高40ml/kg），依据心排血量临床指标滴定应用，直到出现液体超负荷的迹象时停用。
- 心排血量的临床指标

1.心动过速缓解。

2.毛细血管再充盈时间改善。

3.血压升高。

4.有合适的终末器官灌注的证据，即充足的尿量［青少年的尿量≥0.5ml/（kg·h）或婴儿的尿量≥1ml/（kg·h）］。

表23-14 不同静脉注射液的成分

静脉用溶液	糖（mmol/L）	钠（mmol/L）	氯（mmol/L）	钾（mmol/L）	钙（mmol/L）	镁（mmol/L）	缓冲液（mmol/L）	渗透压*（mOsm/L）
人血浆		135～145	95～105	3.3～5.3	4.4～5.2			275～295
等张液								
5%白蛋白^		140	135					260
D_5生理盐水	278	154	154					308
林格液#		130	110				乳酸盐含量为28	273
复方电解质液#		149	98	5	5	3	醋酸盐含量为27 葡萄糖酸盐含量为23	294
低渗液								
$D_5$0.45%氯化钠注射液	278	77	77					154
高渗液								
3%氯化钠注射液		513	513					1026

*.渗透压计算不包括葡萄糖，因为它在输液时代谢迅速。

^.胶体溶液。

#.缓冲晶体溶液。

（刘慧强 韩彤妍 译 郭治国 校）

参考文献/扩展阅读

1. Feld LG, Neuspiel DR, Foster BA, et al. Clinical practice guideline: maintenance intravenous fluids in children. *Pediatrics*, 2018, 142(6): e20183083.
2. Weiss SL, Peters MJ, Alhazzani W, et al. Surviving sepsis campaign international guidelines for the management of septic shock and sepsis-associated organ dysfunction in children. *Pediatr Crit Care Med*, 2020 Feb, 21(2): e52-e106. DOI: 10.1097/PCC. 0000000000002198.

第十一节　急诊科新生儿复苏

Agnihotri Biswas · Lee Jiun

要点

• 新生儿复苏经常会引起新生儿的自发呼吸，与其他年龄组的复苏不同。

• 通气是新生儿复苏成功的关键因素。

• 黄金时间原则：通气的目的是提供合适的潮气量（以合适的胸廓起伏为依据），不能太多，也不能太少。

• 大多数新生儿仅需要保暖。对于大多数足月儿和近足月儿，保暖可以通过将其放置在温暖的地方，使用预热过的毛巾和帽子立即擦干。胎龄≤32周的早产儿保暖最好的方法是直接用聚乙烯膜包裹或将其放于聚乙烯袋中（只留面部暴露在外），而不是擦干。有些可能需要刺激和呼吸道的分泌物。不推荐常规吸引呼吸道的分泌物。

• 气囊面罩通气是需要掌握的最重要的操作。以40～60次/分进行通气（通气-2-3，通气-2-3，通气-2-3……）。气囊面罩通气在大多数情况是有效的。

• 如果气囊面罩正压通气无效或新生儿需要长时间复苏（如需要胸部按压和药物治疗），则可能需要气管插管进行正压通气。

• 可将自动充气气囊或T组合复苏器用于通气，提供5cmH_2O呼气末正压通气（PEEP），改善和维持肺泡复张。

• 每次通气的呼吸都应看到胸廓起伏。如果胸廓起伏不足，则必须纠正通气步骤（MRSOPA）：调整面罩（M），重新摆正体位使气道通畅（R），吸引口和鼻（S），张开口腔（放置面罩）（O），压力（充气）增加（P），替代为高级气道（A）。

• 考虑气管插管

1.摆正颈部位置是插管成功的关键，使其必须处于中立位或轻度仰伸位。如果颈部过度仰伸，声门会消失在视野的前部。

2.对于口腔气管插管，体重为1kg、2kg、3kg的婴儿，气管插管在唇边的标记分别为7cm、8cm、9cm。助记法：1，2，3；7，8，9。

3.鼻中隔耳屏距离法（NTL）为鼻中隔到耳屏的距离。

（1）NTL（cm）＋0.5cm（胎龄＜31周）。

（2）NTL（cm）＋1cm（胎龄≥31周）或在口唇处做气管导管的标记。

• 胸外按压应与正压通气相协调，以使两者都有效。按压与通气的比例是3∶1（1、2、3、通气，1、2、3、通气……30个循环1min内完成）。两拇指按压胸骨、其他手指环绕胸部是胸外按压的推荐方法。

• 肾上腺素（1∶10 000）常是在新生儿复苏时唯一用到的药物，通过静脉给药剂量为0.1～0.3ml/kg（脐静脉为首选通路），通过气管插管给药剂量为0.5～1ml/kg。如果需要继续进行胸外按压，可以每3～5分钟给药1次。

• 当怀疑为低血容量或休克时，10ml/kg的生理盐水是首选的容量补充剂。

• 新生儿出生后的血氧水平直到出生后10min才能达到宫外数值。脉氧饱和度仪应在新生儿复苏期间使用以指导补充氧气，在出生后5min，推荐的脉氧饱和度为80%～85%；在出生后10min，推荐的脉氧饱和度为85%～95%，应该使用空氧混合仪达到这些目标。

• 对于足月儿和近足月儿（胎龄≥33周），使用室内空气（氧气占21%）开始复苏。对于大多数的早产儿（胎龄≤32周），最初可以使用21%～40%的FiO_2。如果混合氧气不能得到，则应使用室内空气。连接100%氧气的自动充气气囊（如AMBU袋），在没有储气囊的情况下可提供40%的FiO_2。如果新生儿需要，在任何时候都可以进行胸外按压，需要给予100%的氧气。

• 无论胎粪污染的羊水类型，复苏的步骤都是相同的。不建议在分娩时进行吸引口腔或鼻的分泌物。不再建议为了吸引胎粪对呼吸抑制新生儿进行常规气管插管。然而，在极少数情况下，如果气管被胎粪阻塞和通气纠正步骤导致胸廓起伏不明显，则需要进行气管插管。

给全科医师的特别提示

• 在全科门诊进行分娩不可能的情况下，有效通气是复苏最重要的步骤。

管理

准备

• 设备：准备并检查所有的气道、呼吸和循环设备（复苏球囊和面罩、插管导管、吸引器和胎粪吸引器）、暖箱、热毛巾、聚乙烯袋、药物卡和药物。

• 人员：如果时间允许，复苏前进行讨论和任务分配有助于复苏步骤的执行。复苏小组组长应预先确定上述事项。

快速的病史询问

• 双胎吗？可能需要2个团队参与复苏。

• 羊水胎粪污染吗？新生儿可能呼吸抑制。

• 是早产儿吗？如果是早产儿，需要一定程度复苏的可能性很高。对于胎龄≤32周的新生儿，温度管理和氧气的使用是不同的。他们通常需要持续气道正压通气（CPAP）维持复苏后的稳定。

复苏步骤

• 根据下面的流程图（图23-5）进行复苏操作。

• 按流程图的步骤进行复苏操作。是否正确进行当前步骤操作会直接影响下一个步骤的成功与否，如果通气不足，胸外按压可能无效。

1.始终保持呼吸道通畅和体温稳定。

2.刺激和支持自主呼吸。

3.采用正压通气。

4.进行胸外按压。

5.给予药物（很少）。

• 根据3个参数评估复苏效果。

1.足够的自主呼吸。

2.用脉搏血氧饱和度仪测定的血氧饱和度（右手）。

3.心率（心前听诊6s乘以10或从具有可靠波形的脉搏血氧饱和度仪得到）。

• 心电图检查是在复杂复苏过程中持续评估心率的一种快速、准确的方法。

（刘慧强　韩彤妍　译　郭治国　校）

参考文献/扩展阅读

1. Biswas A，Ho SK，Yip WY，et al. Singapore neonatal resuscitation guidelines 2021. *Singapore Med J*，2021，62（8）：404-414.
2. Neonatal life support 2020 international consensus on cardiopulmonary resuscitation and emergency cardiovascular care science with treatment recommendations. *Resuscitation*，2020，156：A156-A187. Available from：https：//doi.org/10.1016/j. resuscitation，2020，09. 015

第十二节　儿科学非意外伤害

Lisa Wong · Kao Pao Tang

定义

• 按照世界卫生组织（World Health Organization）定义，虐待儿童或虐待行为是一切形式的身体和情感虐待、性虐待、忽视、疏忽、经济或其他剥削，在责任、信任或权力关系中对儿童的健康、生存、发育或尊严造成实际或潜在的伤害。

• 以下情况考虑虐待行为。

1.身体虐待。

2.情感虐待。

3.忽视或弃养。

4.性虐待。

5.剥削。

6.监禁。

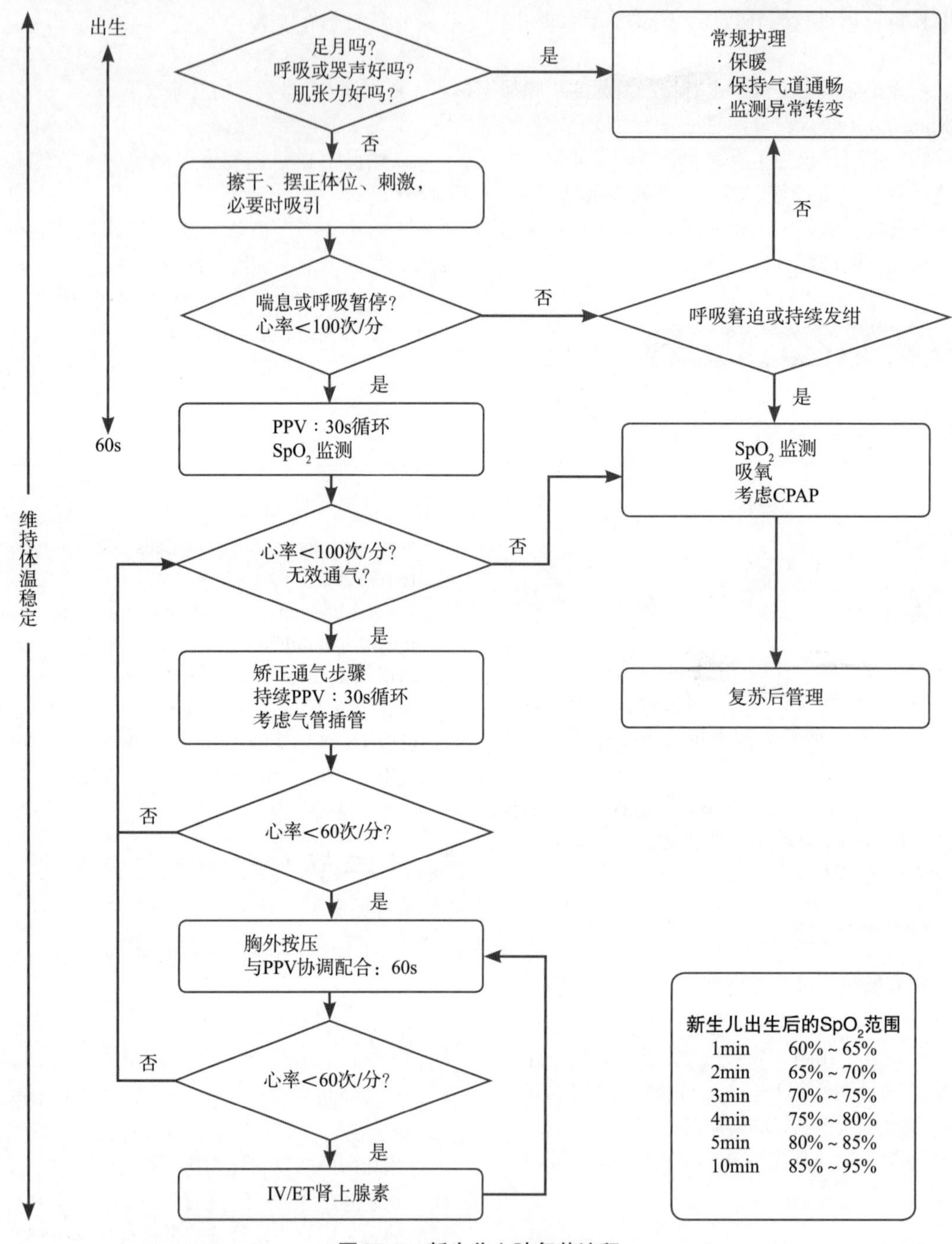

图23-5 新生儿心肺复苏流程

CPAP. 持续气道正压通气；ET. 气管插管；IV. 静脉注射；PPV. 正压通气；SpO_2. 血氧饱和度

要点

• 识别被虐待儿童可能存在许多障碍，包括以下内容。

1. 他们可能不会认识到他们的经历是虐待；也许是因为家庭内部的正常化或虐待行为的文化正常化。

2. 他们可能会有羞耻感、内疚感或担心被歧视。

3. 他们可能会被施虐者强迫和（或）依附于施虐者。

4. 他们可能会害怕告诉别人的后果。

5.在急诊科的环境中，对他们所关心的问题进行沟通存在许多障碍。

• 有必要考虑在特定时期、社会中通过普遍流行的文化、态度和价值观来判断虐待儿童现象。

• 在任何时候你必须一直是孩子的辩护者。

诊断

诊断需要有高度的怀疑指数，并且基于无法解释的、令人难以置信的、与病史不相符的提示虐待的医学发现，以及提示虐待的儿童和家庭的某些特征和行为、伤害的形式。虐待儿童的危险因素见表23-15。

表23-15 虐待儿童的危险因素

被虐待的儿童	虐待型父母	家庭
• 是不想要的 • 与父母的关系不佳 • 失望，因为性别、缺陷等 • "非常易怒或苛求" • 因为疾病而难以照顾 • 和家庭其他人不同 • 较年幼的人（3岁以下的）最有可能受到身体虐待	• 童年时被虐待或经历过家庭破裂 • 缺乏家庭支持 • 缺乏育儿技能和（或）儿童发育的知识，不合理的期望 • 冲动，控制能力差，通常是独裁主义者 • 青少年父母 • 患有生理或心理疾病 • 有成瘾的嗜好	• 有就业和经济压力 • 有婚姻冲突和家庭暴力 • 缺乏社会支持 • 经历压力事件引起的危机，如家庭中有人死亡 • 家庭中有虐待儿童史或难以解释的儿童死亡史

给全科医师的特别提示

• 对提示虐待伤害特征保持高度的怀疑并尽早转诊。

• 了解儿童的发育史对发现疑点是至关重要的。例如，1个月大的婴儿从床上滚下来，这个事件与儿童的发育水平相冲突。

• 永远不要不理会孩子的求助，即使父母看起来很真诚。

引起虐待怀疑的临床特征

• 在解释孩子受伤的原因时，陈述含糊、前后矛盾、不充分或不可信。

• 关于损伤机制的病史与儿童的发育能力不一致。

• 延误就医。

• 父母或照顾者的不合理反应。

• 孩子未接种疫苗。

• 发育不良伴或不伴发育延迟。

• 孩子卫生状况不良、牙齿和牙龈疾病和未经治疗的溃疡。

• 性行为超出了孩子的年龄和应有的知识范围。

• 多发的、不同类型和不同时期的伤害。

• 非意外伤害（NAI）具有高度特异性的骨折（表23-16）。

表23-16 非意外伤害的特异性骨折特征

高特异性	中特异性	低特异性
• 典型的干骺端病变（水桶的弯曲手柄形状） • 多重后肋骨骨折 • 肩胛骨骨折 • 胸骨骨折 • 棘突骨折	• 多发性骨折 • 不同年龄段骨折 • 骨骺分离 • 椎体骨折和分离 • 指骨骨折 • 复杂颅骨骨折	• 骨膜下骨形成 • 锁骨骨折 • 长骨干骨折 • 线性颅骨骨折

资料来源：Pfeifer CM，Hammer MR，Mangona KL，Booth TN.Non-accidental trauma：the role of radiology.*Emerg Radiol*，2017，24（2）：207-213.

• 擦伤或烧伤的痕迹，如在面部有3处或4处椭圆形伤痕提示被掌掴或四肢被束缚；或某些器械的烧伤痕迹，如香烟烧伤或熨斗烫伤。

• 烫烧伤痕迹可能出现于不可能意外烧伤的区域，如下肢、臀部或会阴区域。被动性浸泡通常是一个对称的烧伤，有明显的边缘（通常呈"手套和袜子"样分布）。

• 臀部、乳房、下腹、大腿内侧等脂肪填充部位淤青。

• 手腕或足踝处环形图案提示身体被约束过。

• 与头部受伤相关的模糊、不一致的病史。

• 婴儿硬膜下血肿伴双侧视网膜出血，提示婴儿摇晃综合征。

• 与生殖器损伤相关的模糊、不一致的病史。

• 儿童性传播疾病。

• 需要排除某些可能表现为NAI的疾病，如成骨不全、血友病、特发性血小板减少症和先天性结缔组织发育不全综合征（Ehlers-Danlos综合征）。

注意：虽然罕见，但应警惕代理型孟乔森综合征（Munchhausen syndrome by proxy）。这方面的警告信号包括一种无法解释的、长期存在的或极其罕见的疾病；与父母（通常是母亲）存在有暂时性关联的体征和症状；无效的处方治疗；和（或）其他可能受到类似影响的兄弟姐妹。该家庭中可能有其他儿童的非意外伤害或不明原因的死亡。

管理

- 根据需要处理受伤后的医疗并发症。
- 在任何怀疑虐待儿童的情况下，应咨询急诊科高级别医师以进一步明确。
- 当怀疑存在儿童被虐待时，应根据当地规程将儿童转介到儿科专家中心。在大多数司法管辖区，如果有人涉嫌虐待儿童，卫生保健专业人员有法律义务向警察和（或）儿童服务部门报告这种情况。
- 建议入院。这将为儿童提供一个安全的地方，并为儿童和家庭进行适当调查和彻底评估提供机会。只有在能够为儿童制订足够的安全计划时，才可以暂时不入院。例如，如果父母一方是行凶者，那么另一方可以搬出不安全的环境，他们可能是可接受的照顾者。出院后需要医院医疗社会工作者或儿童保护局密切跟进。
- 对于孩子的受伤和他未来的健康，父母要保持坚定、礼貌和诚实。
- 如果儿童的安全有危险，或父母不合作，坚持不遵循医疗建议让儿童出院，医务人员可向警察或社会服务机构寻求协助，授权将该儿童留在医院（被认为是安全地点）。
- 将儿童送至负责治疗其目前医疗问题的科室，如骨折手术的骨科。然后，应在儿童入院当天将儿童转至儿科门诊。儿科医师及其医师团队将负责儿童在医院的全面管理，这将需要一种协调的多学科团队方式。
- 警方主要责任是记录所有伤害的照片证据。应尽快通知他们。
- 做好记录，特别是可能涉及法律程序的虐待儿童案件，对所述病史进行详细记录和进行体格检查至关重要。

涉嫌儿童性虐待

- 女性受害者应被转给妇科住院总医师处理。儿科外科医师通常会检查男性受害者。尽管评估应该遵循当地的方案，但在任何情况下，他们都应尽快由急诊科合适的专家诊治。
- 尽量减少面谈和体格检查，以避免证据被污染和对儿童造成反复创伤。如果可以进行面谈（如急诊医师、妇科医师和医务社会工作者），应尽一切努力促成面谈。

（刘慧强　韩彤妍　译　郭治国　校）

参考文献/扩展阅读

1. Adigun OO，Mikhail AG，Hatcher JD. Abuse and neglect. In：*StatPearls* [Internet]. Treasure Island（FL）：StatPearls Publishing，2019.
2. Bechtel K. Identifying the subtle signs of paediatric physical abuse. *Ped Emerg Med Reports*，2001，6（6）：57-67.
3. Mullen S，Begley R，Roberts Z，et al. Fifteen-minute consultation：childhood burns：inflicted，neglect or accidental. *Arch Dis Child Educ Pract Ed*，2019，104（2）：74-78.
4. Pfeifer CM，Hammer MR，Mangona KL，et al. Non-accidental trauma：the role of radiology. *Emerg Radiol*，2017，24（2）：207-213.
5. Rehabilitation and Protection Group，Ministry of Social and Family Development. Protecting children in Singapore. Singapore：Ministry of Social and Family Development，2016 Jun：46.
6. Singapore Ministry of Health. Responding to child abuse and neglect：guidelines for the recognition and management of child abuse and neglect. Singapore：MOH，2000 Oct：31.

第十三节　儿科常用药物和仪器设备

Chiong Yee Keow

正常值的计算公式

- 体重（kg）估算

1.＜9岁儿童，体重＝［年龄（岁）＋4］×2。

2.＞9岁儿童，体重＝3×年龄（岁）。

- 体表面积（m^2）＝ $\sqrt{[身高（cm）\times 体重（kg）]/3600}$。
- 收缩压的最低值

1.新生儿：60mmHg。
2.婴儿：70mmHg。
3.随后＝［70＋2×年龄（岁）］mmHg。

- 儿童的正常心率和呼吸频率见表23-17。

表23-17　儿童的正常心率和呼吸频率

年龄（岁）	心率（次/分）	呼吸频率（次/分）
＜1	110～160	30～40
2～5	95～140	20～30
＜5～12	80～120	15～20
＞12	60～100	12～16

- 任何年龄：如果心率＞220次/分，考虑室上性心动过速。
- 儿科估算总血容量（ml）＝80×体重（kg）。

设备（表23-18）

- 儿科气管插管（ETT）型号（mm）估算：4＋年龄（岁）/4（＞2岁）。
- 儿科从口角ETT长度（cm）＝（ETT型号×3）cm。

表23-18　1岁以下儿童ETT胸导管、导尿管型号参考

	新生儿	1个月	3个月	6个月	1岁
ETT型号	3mm	3mm	3.5mm	4mm	4mm
ETT长度（口）	9cm	10cm	10.5cm	11cm	12cm
胸导管	8F	8F	10F	10F	10F
导尿管	5F	5F	8F	8F	8F

1.同步电复律：0.5～1J/kg。
2.室性心律失常的心脏转复：第1次尝试2J/kg，随后尝试4 J/kg。

儿科常用药物

儿科常用药物见表23-19。

表23-19　儿科常用药物

药物种类	用药途径	儿科剂量	成人剂量	备注
气道：RSI药物				
咪达唑仑	IV	0.1～0.2mg/kg	5mg	
氯胺酮	IV	1～2mg/kg	100mg	
芬太尼	IV	1～2μg/kg	100μg	
依托咪酯	IV	0.2～0.6mg/kg	20mg	
罗库溴铵	IV	0.5～1.0mg/kg	50mg	
琥珀胆碱	IV	1～2mg/kg	100mg	避免在高钾血症、神经肌肉疾病、横纹肌溶解和有神经恶性综合征病史的患者中应用
循环				
生理盐水	IV	10～20ml/kg		
阿托品	IV	0.2ml/kg（0.1mg/ml）	0.6mg	
	ETT	0.04～0.06mg/kg		
肾上腺素	IV	0.1ml/kg（1∶10 000）	10ml	
	IM	0.01ml/kg（1∶1000）	0.5ml	过敏反应
	ETT	0.01ml/kg（1∶1000）	0.3ml	
腺苷	IV/IO	0.1mg/kg（0.03ml/kg），快速注射（最大剂量为6mg），第2次剂量0.2mg/kg，快速注射（最大剂量为12mg）	12mg	

续表

药物种类	用药途径	儿科剂量	成人剂量	备注
胺碘酮	IV/IO	VT（有脉） 5mg/kg负荷量，20～60min（最大剂量300mg） 重复至每天最大剂量15mg/kg（青少年为2.2g） 无脉心搏停止（即VF/无脉VT） 5mg/kg弹丸式（最大剂量300mg），重复至每天最大剂量15mg/kg（青少年为2.2g）	150mg×2次 2.2g（每天最大剂量）	
10%葡萄糖酸钙	IV/IO	0.5ml/kg	20ml葡萄糖酸钙＋100ml NS	低钙血症、高钾血症、高镁血症、钙通道阻滞剂过量
10%氯化钙	IV/IO	0.2ml/kg	10ml氯化钙＋50～100ml NS	低钙血症、高钾血症、高镁血症、钙通道阻滞剂过量 氯化钙与葡萄糖酸钙相比，氯化钙具有3倍的元素钙
50%硫酸镁（2 mmol/ml）	IV	0.4mmol/kg（0.2ml/kg）慢速滴注超过30～60min	将5ml的硫酸镁加入到7.5ml的稀释剂中	尖端扭转型室性心动过速、低镁血症
10%葡萄糖	IV/IO	2～5ml/kg		低血糖
50%葡萄糖	IV/IO	1ml/kg		低血糖
1%利多卡因	IV	1mg/kg		用于创伤性脑损伤抑制颅内压升高
8.4%碳酸氢钠	IV	1ml/kg（最多2ml/kg）		
氨甲环酸	IV	15mg/kg		用于出血
脑功能障碍				
地西泮	直肠	＜10kg：2.5mg ＞10kg：5mg ＞20kg：10mg	5mg×2剂	如果惊厥，则在10min后重复。苯二氮䓬类药物（直肠/静脉注射），最大2剂
	IV	0.1～0.4mg/kg	10mg	
劳拉西泮	IV	0.05～0.1mg/kg	4mg	最大2剂苯二氮䓬类药物（直肠/静脉注射）
左乙拉西坦（开浦兰）	IV	负荷剂量：40mg/kg 维持剂量：10mg/kg，12h （负荷量后12h开始）	3g	
苯妥英钠	IV	负荷剂量：15～20mg/kg 维持剂量：2.5～3mg/kg，12h（负荷后12h开始） 目标谷水平10～20μg/ml	1g	需要心脏监测 外渗风险——需要大针头和0.22μm过滤器相应的静脉 输液最大浓度为5mg/ml，最大输液速率为1mg/(kg·min)
苯巴比妥	IV	负荷剂量：20mg/kg 如果仍惊厥，剂量：5mg/kg 维持剂量：2.5～3mg/kg，12h（负荷后12h开始）	1g	观察呼吸抑制，需要心脏监测，10倍于体积稀释，最大输注速率为1mg/(kg·min)
3%氯化钠	IV	3ml/kg		颅内压升高
镇静药				
水合氯醛	PO	30～50mg/kg	1g	
咪达唑仑	IV	0.05～0.5mg/kg	5mg	从低剂量开始；最大累积剂量为0.5mg/kg；避免超过5mg
地西泮	IV	0.1～0.4mg/kg	10～20mg	关于直肠的剂量，见“惊厥”

续表

药物种类	用药途径	儿科剂量	成人剂量	备注
氯胺酮	IM	3～5mg/kg		最大容量2ml
	IV	1～2mg/kg	100mg	
	经鼻	每剂3～5mg/kg（每个鼻孔一半的剂量）		与计量雾化装置（MAD）一起使用
芬太尼	IV	1～2μg/kg	50～100μg	首先是1μg/kg体重
用于镇静的逆转剂				
纳洛酮	IV	镇静后：每剂0.002mg/kg（0.4mg稀释至20ml，给予每剂0.1ml/kg）	最大总剂量为2mg	吗啡/芬太尼解毒 400μg/ml 每2分钟重复×4剂
		阿片类药物过量：每剂100μg/kg	最大总剂量为2mg	吗啡/芬太尼的解毒 400μg/ml，每2～3分钟重复1次，直到达到所需的逆转水平
氟马西尼	IV	每1分钟注射5μg/kg，直到清醒	最大总剂量为2mg	苯二氮草类药物（咪达唑仑/地西泮）的解药100μg/ml 用苯二氮草类药物控制癫痫的患者中氟马西尼要小心使用
抗生素				
阿莫西林	口服	15～30mg/kg，tid	1g	急性OM/严重肺炎：每天使用90mg/kg
阿莫西林/克拉维酸（Augmentin®）	口服	15～25mg amox-clav/kg，bid 重度：22.5mg amox-clav/kg，tid	625mg	以amox-clav总剂量表达的剂量 最大克拉维酸剂量10mg/（kg·d）（500mg/d） 最大悬液剂量12.5ml 悬液228mg/5ml（阿莫西林200mg/5ml） 片剂：625mg（阿莫西林500mg）
	IV	30mg amox-clav/kg 8 h	1.2g	
氨苄西林	IV	新生儿（≤28天）： 轻度至中度感染25mg/kg，6h 脓毒症50mg/kg，6h 脑膜炎75～100mg/kg，6h	 500mg 1g 2g	
氨苄西林舒巴坦（优立新）	口服	≤30kg：12.5～25mg/kg，bid ＞30kg：375～750mg，bid	750mg	氨苄西林舒巴坦表达的剂量 悬液：250mg/5ml 片剂：375mg
	IV	75mg/kg，6h	6 h，3g	
丁氨卡那霉素	IV	15mg/kg，24h	750mg	浓度≤5mg/ml，≥30min。如果BMI＞30kg/m²，使用理想体重进行剂量计算，请检查第4次剂量谷浓度
阿奇霉素	IV/PO	10mg/kg，24h，连续3天 替代方案：第1天为10mg/kg，第2～5天为5mg/kg	500mg	悬液：200mg/5ml 片剂：250mg
头孢克洛	PO	10～15mg/kg，tid	500mg	血清病的可能性
头孢吡肟	IV	50mg/kg，12h 重度：50mg/kg，8h	1～2g	对中性粒细胞减少伴发热的儿科肿瘤患者使用8h剂量方案
头孢氨苄	PO	10～15mg/kg，tid 严重性：15～25mg/kg，tid	500mg	悬液：125mg/5ml

续表

药物种类	用药途径	儿科剂量	成人剂量	备注
头孢他啶	IV	30mg/kg，8h 重度：50mg/kg，8h	1～2g	对中性粒细胞减少伴发热的儿科肿瘤患者使用5mg/kg的剂量方案
头孢曲松钠	IV	脓毒症：50mg/kg，24h 脑膜炎：50mg/kg，12h（100mg/kg，24h如果＜20kg） 伤寒：80mg/kg，24h	2g	如果每天总剂量超过2g，则将每天剂量分成q12h 仅为OPAT目的，每天总剂量可作为单次每天剂量，不超过4g
头孢噻肟	IV	50mg/kg/剂，q8h 脑膜炎：75～100mg/kg/剂，q8h	2g	
头孢呋辛	PO	10～15mg/kg，bid	500mg	仅悬液剂量：125mg/5 ml 片剂：250mg 悬液和片剂不可互换
头孢唑林	IV	20mg/kg，8h 重度：30～50mg/kg，8h	2g	治疗脓毒性关节炎：50mg/kg，8h
克拉霉素	PO	7.5mg/kg，bid	500mg	悬液：125mg/5ml 片剂：500mg
克林霉素	IV/PO	轻度：每剂5～7mg/kg，tid 中度/重度：每剂7～13mg/kg，q8h	600mg	可能引起假膜性结肠炎
氯唑西林	PO	6.25～12.5mg/kg，tid	500mg	悬液：125mg/5ml 片剂：250mg，500mg
	IV	15mg/kg，6 h 重度：25～50mg/kg，6h	1～2g	
庆大霉素	IV	≥28日龄：6mg/kg，24h	360mg	如果BMI＞30kg/m^2，则使用理想体重进行剂量计算，如果＞3天，在第4剂前检查谷浓度
甲硝唑	PO/IV	10mg/kg，8 h 艰难梭菌：口服，10mg/kg，8h	500mg	IV：500mg/瓶 片剂：200mg
美罗培南	IV	轻度：10mg/kg，8 h 重度：20mg/kg，8 h 脑膜炎：40mg/kg，8 h	1g 1g 2g	
青霉素G	IV	30mg/kg，6 h 重度：50mg/kg，6 h	2g	按毫克而不是单位 600mg＝100万U
青霉素V	PO	7.5～15mg/kg，tid	500mg	只有250mg的片剂
哌拉西林/他唑巴坦	IV	60～90mg pip-tazo/kg，6h	4.5g	剂量以pip-tazo表示。最大注射浓度≤20mg/ml，30min
甲氧苄氨嘧啶/磺胺甲噁唑	PO/IV	治疗： 4～6mg TMP/kg，q12h 嗜麦芽窄食单胞菌： 5mg TMP/kg，8h 肺孢子菌肺炎治疗 5mg TMP/kg，6～8h	160mg	剂量以TMP成分表示 悬液：40mg/200mg（TMP/SMX）每5ml 片剂：80mg，TMP 肺孢子菌肺炎的预防方案请参阅单独流程
万古霉素	IV	＜16岁：15mg/kg，6h ≥16岁：15mg/kg，12h	1g	在第4剂前检查谷浓度 最大注射浓度为≤5mg/ml，≥60min
	PO	10mg/kg，6h	125mg	悬液：125mg/5ml。仅适用于艰难梭菌

新生儿抗生素（矫正胎龄≥36周和出生日龄≤28天）

*如果入院体重小于出生体重按出生体重

*PMA＜36周，参考Neofax剂量

续表

药物种类	用药途径	儿科剂量	成人剂量	备注
氨苄西林	IV	0～7日龄：100mg/kg/剂量，8h 8日龄及以上：75mg/kg/剂量，6h		剂量适用于B组链球菌性脑膜炎
阿莫西林	PO	10～15mg/kg/剂，bid		
头孢噻肟	IV	治疗脑膜炎考虑使用： 0～7日龄：50mg/kg/剂，8～12h 8日龄或以上：50mg/kg/剂，6～8h		
庆大霉素	IV	4mg/kg/剂，24h		如果预计治疗时间＞5天，在第3剂前检查谷浓度
甲硝唑	PO/IV	负荷剂量：15mg/kg/剂 维持剂量：7.5mg/kg/剂量，6～8h		PMA 34～40周，q8h ＞40周，q6h
抗病毒药物				
阿昔洛韦	IV	单纯疱疹病毒（HSV）脑炎： 足月至3个月：20mg/kg，q8h ＞3个月至12岁：15mg/kg，q8h ＞12岁：10mg/kg，q8h		如果BMI＞30kg/m^{2}使用理想体重进行剂量计算 有关所有其他适应证，请参考更新内容 *输注的最大浓度5mg/ml
		水痘-带状疱疹病毒（VZV）/疱疹性皮炎 10mg/kg，q8h		确保患者水分充足 *检查肾功能
	PO	VZV（出皮疹后24h内）：20mg/kg，qd，治疗5天 HSV牙龈口腔炎： 20mg/kg/剂，qd（每剂最大剂量400mg） 或＞10个月，15mg/kg/剂，5剂/天	800mg	＜2岁，咨询儿科传染病专家或药剂师
奥司他韦（达菲）	PO	≤15 kg：30mg，bid ＞15～23kg：45mg，bid ＞23～40kg：60mg，bid ＞40kg：75mg，bid	75mg	bid适用于治疗； OD适用于预防 治疗时间：5天 只有75mg的胶囊 *肾功能损害者需要调整剂量
抗真菌药物				
氟康唑	IV/PO	第1天：6～12mg/kg，OD 随后：3～6mg/kg，OD	800mg	给药剂量取决于适应证 IV：每100ml内15mmol钠
米卡芬净	IV	治疗：2～4mg/kg，OD 预防：1mg/kg，OD	200mg 50mg	对于食管念珠菌病的治疗，最大剂量为150mg
阿尼芬净	IV	第1天：3mg/kg/剂（负荷） 随后几天：1.5mg/kg，OD	200mg 100mg	
退热药/镇痛药				
对乙酰氨基酚	PO/IV	10～15mg/kg，6h	1g	使用较高的剂量进行镇痛；肝衰竭慎用 悬液：120mg/5ml
	直肠	10～20mg/kg/剂，6h		直肠：125mg、325mg、650mg
布洛芬	PO	5mg/kg/剂，qd，或10mg/kg/剂，tid	200～400mg 1.2g/d	用于≥6个月大的儿童 *较低剂量退热，较高剂量抗炎 肾功能损害、脱水、哮喘者慎用，注意出血风险
双氯芬酸	PO/直肠	0.5～1mg/kg，8～12h	50mg	用于≥1岁儿童 直肠：12.5mg、50mg 肾损害者慎用

续表

药物种类	用药途径	儿科剂量	成人剂量	备注
曲马多	PO/IV	1～2mg/kg/剂，6h，PRN	100mg	避免12岁以下使用；＜50kg，每剂不超过50mg 未向急性疼痛服务管理小组（APS）咨询时，每天最大剂量为400mg *引起恶心
吗啡	PO	0.2～0.5mg/kg/剂，8h，PRN		剂量适用于≥6个月儿童；除非APS批准，否则开始治疗时不要超过5ml
便秘				
甘油	直肠	1～6个月：1g（0.5个栓剂） ＞6个月至2岁：2 g（1个栓剂） ＞2～6岁：3g（1.5个栓剂）		每个栓剂＝2g
乳果糖	PO	导泻：0.5ml/kg，12～24h 肝性脑病：1ml/kg，1h，然后6h		
番泻苷	PO	2～6岁：0.5～1片，ON 6～12岁：1～2片，ON	15mg	每片含7.5mg
比沙可啶	PO	6～12岁：5～10mg，OD ＞12岁：10mg，OD	10mg	＜6岁不推荐使用
	直肠	2～12岁：5～10mg，OD ＞12岁：10mg，OD		
磷酸钠盐灌肠液（辉力）	直肠	2～12岁：1儿童灌肠瓶 ≥12岁：1成人灌肠瓶		儿童灌肠瓶为2.3盎司（66.6ml） 成人灌肠瓶为4.5盎司（133ml） ＜2岁不推荐使用 （因含有PO4）肾损害者慎用
抗腹泻药				
口服乳杆菌LB散（乐托尔）	PO	≤2岁：1/2袋，bid ＞2岁：1袋，bid		免疫功能低下者避免使用
力多珠珠	PO	＜1岁：1/2胶囊，OD ≥1岁：1胶囊，OD		
蒙脱石散	PO	≤2岁：1/2香袋，bid ＞2岁：1香袋，bid～qd		
消旋卡多曲（Hidrasec）	PO	＜9kg：10mg，qd 9～13kg：20mg，qd 13～27kg：30mg，qd ＞27kg：60mg，qd		年龄＜3个月不推荐使用 避免使用＞7天 每袋规格：10mg、30mg
腹痛：胃炎				
嘉胃斯康或MMT	PO	6～12岁：5～10ml，必要时qd ＞12岁：10～20ml，必要时qd		餐后/睡前给予 副作用：腹泻 10ml含6.2mmol钠——限制钠饮食者避免使用
法莫替丁	PO/IV	＜3个月：0.5mg/kg，OD 3～12个月：0.5mg/kg，bid ＞1岁：0.25～0.5mg/kg，bid	20mg	在年龄＜1岁患者中静脉注射法莫替丁尚未得到充分的研究
奥美拉唑	PO	0.5～1mg/kg/剂，OD～bid	40mg	悬液2mg/ml（比胶囊昂贵）
	IV	1mg/kg/剂，8～12h		
雷尼替丁	IV	1mg/kg/剂，6～8h	50mg	静脉注射浓度≤2.5mg/ml，超过5min

续表

药物种类	用药途径	儿科剂量	成人剂量	备注
腹痛：急性腹痛				
二甲硅油（Ridwind®）	PO	婴儿和儿童 ＜2岁（＜11kg）：0.2ml，qd 2～12岁（＞11kg）：0.4ml，qd		每1ml＝100mg二甲硅油 适用于喂养瓶或直接口服 最大2.4ml/d
曲美布汀（Debridat®）	PO	＜6个月：2.5ml，bid-qd 6个月至1岁：5ml，bid 1～5岁：5ml，qd ＞5岁：10ml，qd	最大量200mg，bid	72mg/15ml悬液 100mg片剂
止吐剂				
桂利嗪	PO	0.3～0.6mg/kg，qd	12.5mg	年龄＜5岁不适用 片剂：25mg
盐酸异丙嗪	PO/IM	0.2～0.5mg/kg，6～8h	10～25mg	年龄＜2岁禁用
昂丹司琼	舌下/PO/IV	0.1～0.2mg/kg，8h	8mg	用于＞6个月儿童 高剂量的6mg/m²/剂或6h，每剂的给药频率适用于化疗患者
黏液溶解剂（＜2岁避免使用）				
对于2～6岁的患儿，作为支持治疗后的二线试验治疗。如果没有改善，则在3天内停止治疗				
溴己新	PO	2～6岁：2mg（2.5ml），qd 6～12岁：4mg（5ml），qd	8～16mg	溶液4mg/5ml
N-乙酰半胱氨酸（富露施）	PO	1～2岁：1/2袋，bid ＞2岁：1袋，bid ＞12岁：1片，bid	600mg/剂	1袋＝100mg *N*-乙酰半胱氨酸 1泡腾片＝600mg
镇咳药				
盐酸异丙嗪	PO	2～5岁：2.5～5mg，bid 5～12岁：5～10mg，bid ＞12岁：10～15mg，bid	25mg	溶液5mg/5ml ＜2岁禁用 避免与抗组胺药同用
抗组胺药/鼻部减少充血剂				
马来酸氯苯那敏	PO	0.1mg/kg，6～8h	4mg	避免使用≥1种抗组胺药
西替利嗪（仙特明）	PO	6个月至2岁：2.5mg，OD 2～5岁：2.5～5mg，OD ＞5岁：5～10mg，OD	10mg	避免使用≥1种抗组胺药 溶液：1mg/ml 片剂：10mg
非索非那定	PO	6个月至2岁，＜10.5kg：15mg，bid（悬液） 2～11岁：30mg，bid（悬液） ≥12岁：60mg，bid（悬液），缓释片180mg，OD	1片，bid	崩解片可获得性多变。咨询当地药房
伪麻黄碱/氯雷他定（Clarinase repetab®）	PO	≥12岁：1片，bid		年龄＜12岁患者不推荐使用 1片：氯雷他定5mg，伪麻黄碱120mg
伪麻黄碱/西替利嗪（Zyrtec D®）	PO	≥12岁：1片，bid		年龄＜12岁患者不推荐使用 1片：西替利嗪5mg，伪麻黄碱120mg
羟甲唑啉（Iliadin）	鼻用	1个月至1岁：0.01%，1滴，qd 1～6岁：0.025%，1滴，qd ＞6岁：0.05%，1滴，qd *＜1个月：使用NS滴剂		持续使用≤5天以避免充血反弹处方时说明持续使用时间 0.05%可作为滴鼻剂和鼻喷雾剂
哮喘				
沙丁胺醇	定量吸入器	吸次数：0.3倍体重（kg） 最多8～10次	10吸	通过储物罐和面罩
	雾化	＜5岁，0.5ml 0.5%沙丁胺醇＋2.5 ml NS ≥5岁，1 ml 0.5%沙丁胺醇＋2 ml NS	1 ml	最小沙丁胺醇体积0.5ml，最高30min内3剂或遵医嘱

续表

药物种类	用药途径	儿科剂量	成人剂量	备注
异丙托溴铵	定量吸入器	＜6岁：2吸，6～8h ≥6岁：4吸，6～8h		
	雾化	1ml，含沙丁胺醇和（或）NS，q4～6h	1 ml	雾化溶液250μg/ml（0.025%）
泼尼松龙	PO	1mg/kg，OD，持续3～5天	40mg	如果使用＜14天，不需要减少剂量
氢化可的松	IV	哮喘：4mg/kg，6 h	200mg	
50%硫酸镁（2mmol/ml）	IV	0.2mmol/kg在10ml NS中，超过20min，q6h	4ml＝8mmol	仅用于哮喘持续状态（无毫克换算） 监测有无低血压
雾化疗法				
雾化联合用药：沙丁胺醇，+3%高渗盐水	雾化	0.5ml 0.5%沙丁胺醇＋0.5ml 20%氯化钠溶液＋3ml NS q4～8h		*不常规用于毛细支气管炎， 给药与评估：只有在效果好且耐受性良好时才持续应用4～8h
高渗盐水	雾化	3%～4ml（须稀释），按需 6%～1ml 20%氯化钠溶液＋2ml NS，按需		
喉炎				
地塞米松	PO	轻度：0.15～0.2mg/kg/剂 中度至重度：0.6mg/kg/剂	4mg 10mg	高剂量每剂0.6mg/kg（IV/IM/PO） 最多3剂，间隔12h
布地奈德	雾化	≥6个月，婴幼儿：0.25mg，12 h 既往使用糖皮质激素治疗：0.5mg，12 h	0.5mg	每12小时重复1次，持续24～48h 使用1mg/2ml；无须稀释
肾上腺素	雾化	0.5ml/kg，1∶1000（1mg/ml，0.1%） 必要时在30 min后重复	5 ml＝5mg	严重的喉炎；注意反弹 用生理盐水稀释 起效：2～3h
抗高血压药				
氨氯地平	PO	0.05～0.25mg/kg，OM	10mg	≤5岁的儿童，可能需要更高的剂量
尼莫地平	PO	0.25～0.5mg/kg，6～8h	10mg	速释片 急性治疗，而不是长期血压控制
呋塞米	PO/IV	0.1～1mg/kg，6～24h	80mg	监测钾含量
	IV	0.1～1mg/（kg·h）	1mg/（kg·h）	连续输注
三硝酸甘油酯	IV	0.5～5μg/（kg·min）		需要ICU/动脉内血压监测
螺内酯	PO	0.5～1mg/kg/剂，12h	50mg	直到3mg/（kg·d）（分剂量）
脑水肿				
地塞米松	IV	起始0.5～2mg/kg（最大剂量10mg），然后0.25mg/kg，6h	4mg	占位性病变 *不适用于创伤性脑损伤
皮质类固醇				
氢化可的松	IV	25mg/m^2，6 h［100mg/（m^2·d）］	100mg	生理应激剂量/肾上腺微创手术/ACTH不足
	IV	1mg/kg 6h	100mg	儿茶酚胺抵抗性休克
糖皮质激素转换比率（mg）-每日当量				
氢化可的松		泼尼松龙	地塞米松	甲泼尼龙
4		1	0.15	0.8

注：IV.静脉滴注；IO.骨内输液；IM.肌内注射；VT.室性心动过速；VF.心室颤动；NS.生理盐水；tid.每天3次；OM.中耳炎；amox-clav.阿莫西林-克拉维酸；pip-tazo.哌拉西林/他唑巴坦；bid.每天2次；BMI.体重指数；PO.口服；qd.每天1次；OPAT.门诊肠外抗生素治疗；TMP.甲氧苄氨嘧啶；SMX.磺胺甲噁唑；PMA.矫正胎龄；Neofax.新生儿护理用药手册；ACTH.促肾上腺皮质激素；OD.每日；PRN.必要时；APS.急性疼痛服务管理小组；ON.睡前；PO4.磷酸根；q8h.每8小时1次；q12h.每12小时1次；q6h.每6小时1次；q4～6h.每4～6小时1次；q4～8h.每4～8小时1次。

（刘慧强　韩彤妍　译　郭治国　校）

参考文献/扩展阅读

1.Neoh C，Lim SH，Tan ZL，et al.5th ed.Common on call drug chart.*Singapore：KTP-National University Children's Medical Institute*，2020.

2.Pediatric Advanced life support drug chart 2020. Resuscitation Council.*United Kingdom*.Main website：https：//www.resus.org.uk/

第十四节　儿科创伤

Seo Woon Li · Chong Chew Lan · Darryl Lim · Peter Manning

要点

- 多系统损伤的儿童可能迅速恶化，并出现严重并发症。
- 儿童具有独特的解剖特点，需要在评估和管理时特殊考虑。
- 儿童骨骼更柔韧，因此内部器官损伤时通常没有上覆骨折。出于同样的原因，儿童肋骨骨折的出现意味着高撞击伤和严重的多个器官损伤。
- 注意非意外伤害（NAI）可能是一种损伤的原因。

给全科医师的特别提示

- 记得气道、呼吸和循环（心肺复苏ABC）。用颈部支撑打开和保持气道通畅，同时保护颈椎。如果患儿有低氧血症，给予吸氧，否则，开始复苏囊面罩通气。
- 尽快联系救护车。
- 如果可能，在救护车到来之前使用22G套管开放静脉通路。

管理

气道

- 直视下经口气管插管，并给予颈椎充分固定和足够保护。
- 插管前尽可能提高氧合。采用快速顺序插管法。
- 儿童插管用带套囊的气管插管（ETT）允许提供足够的通气压力。ETT型号可以由公式计算：3.5＋年龄/4。
- 儿童在进行插管时存在明显的解剖学差异。儿童的头部和枕骨相对较大，仰卧时颈部弯曲，需要适当的体位，甚至需要垫肩，以达到颈部的中立位置，并调整口腔、喉部和气管轴。
- 儿科气道的直径比成人气道更小，也更短。儿童的舌头与口腔的比例较大，喉部在更前方。需要一个直的镜片压舌和会厌，从而暴露喉部入口。
- 鼻胃管置入有助于胃减压，减少膈肌抬高和改善通气。
- 还有各种先天性综合征会使气道管理复杂化，其中最常见的是唐氏综合征。

呼吸

- 儿童的呼吸频率（RR）随着年龄增长而降低。

1. 新生儿和婴儿　40～60次/分。
2. 幼儿　30～40次/分。
3. 儿童　20～30次/分。
4. 青少年　16～20次/分。

- 高潮气量和气道压力的过度通气可导致医源性支气管肺泡损伤。潮气量为6～8ml/kg，根据儿童的情况进行调整。
- 呼吸末二氧化碳监测有助于指导通气策略制订。

循环

- 儿童增加的生理储备使大多数生命体征维持在正常范围，即使在严重休克时。低血容量休克最早的迹象是心动过速、皮肤灌注不良。在休克迹象出现之前，循环血量就已经出现明显减少。
- 代偿性休克表现

1. 心动过速。
2. 皮肤灌注不良。
3. 脉压降低。
4. 皮肤花斑。
5. 与躯干皮肤相比，四肢比较凉。

- 失代偿性休克表现

1.意识水平下降。

2.血压下降。

3.尿量减少。

• 儿童低血压表示休克失代偿状态，表明严重循环血容量丢失。

1.收缩压（SBP）= 70 +（2× 年龄）。

2.舒张压 = 2/3×SBP。

液体复苏

• 儿童液体复苏依据儿童的体重计算输液量。复苏卷尺Broselow系统是一种快速确定适当液体量和药物剂量的设备。

• 休克时，快速注射20ml/kg温晶体液。如果重复，给予的总晶体液应限制在40ml/kg。过量的晶体液可能是有害的，因此尽早用血液制品进行复苏。

• 在笔者所在机构中，大量输血方案（MTP）可以用于至少12岁或体重至少40kg的患儿。12岁以下和40kg以下的患儿应根据儿童急诊指南的按年龄和体重平衡输注红细胞、新鲜冷冻血浆和血小板。

• 儿童建立静脉通路的位置，按优先顺序排列：

1.经皮外周（2次尝试）。

2.骨内。

对于具有挑战性的情况，超声引导静脉导管放置是必要条件，甚至可能需要静脉切开的外科手术干预。

• 合适的外周静脉通路建立后，应停止骨内输液。骨髓腔穿刺的首选部位是胫骨近端前内侧，胫骨粗隆下2cm。如果此部位是骨折远端，则此部位不合适，可以在胫骨远端、内踝近端或股骨远端中线、外踝上方2cm处进行插管。

• 充分复苏患儿，尿量应为1～2ml/(kg·h)。

特殊创伤的管理

胸腹部创伤

• 胸部损伤是其他器官损伤的标志，因为超过2/3的胸部损伤儿童也会有其他器官系统损伤。

• 肋骨骨折代表外击暴力强大。

• 穿透性腹部损伤需要外科医师及时处理。

• 钝器创伤儿童的腹部评估可能是困难的，因为他们可能不合作，尤其在之前创伤的惊吓之后。

• 具体的损伤及其处理方法与成人相同。

• 诊断辅助设备

1.创伤超声重点评估（FAST）

（1）借助FAST，许多创伤中心对腹部钝性损伤稳定的儿童进行选择性、非手术治疗。

（2）这些儿童应在重症监护病房密切监测，并由外科医师经常反复检查。

2.计算机断层扫描（CT）

（1）用于血流动力学正常或稳定的儿童。

（2）通常需要镇静。

（3）不应该延误进一步的治疗。

（4）用于精准识别伤害。

3.诊断性腹腔灌洗（DPL）

（1）用于检测血流动力学异常的儿童腹腔内出血。

（2）也可以在相同的环境下进行干预。

（3）腹膜后器官损伤不能被可靠地检测到。

（4）对于阳性灌洗液的定义，儿童和成人是相同的。

头部创伤

• 管理方法和成年人一样。格拉斯哥昏迷评分（GCS）是很有用的。然而，对儿童的语言分数部分必须进行修改。儿科语言评分见表23-20。

表23-20　儿科语言评分

言语反应	分数
1.适当的词语或社交微笑，眼注视物体并随物体移动	5
2.哭，但可安慰	4
3.持续烦躁	3
4.躁动不安	2
5.无反应	1

• 与成人一样，低血压很少见，如果是由头部损伤引起的，则应排除低血压的其他原因。因为婴幼儿颅缝和囟门尚未闭合，可能因帽状腱膜下或硬膜下失血发生低血压。

• 充分和快速恢复适当的循环血容量是必要的，必须避免缺氧。

• 与成人一样，对颅内压升高的儿童也应采取神经保护措施。

• 对于囟门未闭和伴有颅缝线移动的年幼儿童，直到快速失代偿发生时，颅内压升高的迹象都可能被掩盖。因此，囟门隆起的婴儿必须被视为有严重的头部损伤。

• 呕吐、癫痫和失忆在头部损伤的儿童中更常见。神经影像学检查的适应证遵循儿童急诊指南。

• 如惊厥发作，需要及时处理（请参阅本章第六节“儿童惊厥”）。

脊髓损伤

• 儿童患有无影像异常的脊髓损伤（spinal cord injury without radiographic abnormality，SCIWORA）通常比成年人更常见。多达2/3的脊髓损伤儿童中脊髓的影像学检查正常。因此，正常脊柱X线片不能排除严重脊髓损伤。

• 脊髓损伤的治疗方式与成人相同。

（刘慧强　韩彤妍　译　郭治国　校）

参考文献/扩展阅读

1. American College of Surgeons. *Advanced trauma life support（ATLS）. Student course manual*. 10th ed. Chicago，IL：American College of Surgeons，2018：186-213.
2. Singapore Ministry of Health. *A guide on paediatrics*. Singapore：Ministry of Health，1997：181.

第十五节　意识状态发生改变的儿童

Chiong Yee Keow

意识状态改变的定义

意识状态改变（AMS）被定义为未能对适合个人发育水平的语言和身体刺激做出反应。

要点

• 在儿童急诊科评估意识状态改变的儿童的主要目的与对成年患者的评估相似。其内容如下。

1. 处理容易逆转的原因，如低氧血症、高碳酸血症、低血糖和电解质异常。
2. 确定变化是超急性、急性还是波动性的。
3. 确定导致意识状态改变的原因，并进行相应的治疗。

病理

AMS表示大脑皮质抑制或上升网状激活系统功能障碍。表23-21列出了许多儿童发生AMS的原因。

处理

• 患儿应在重症监护病房进行管理。

• 根据儿科高级生命支持方案评估儿童，参见图23-6。

• 确定导致意识状态改变的原因，参见表23-21。

常用评分系统

AVPU儿科反应量表

A（alert）：警觉，清醒，对父母和刺激有适当的反应。

V（voice）：只对声音做出反应。

P（painful）：只对疼痛刺激有反应。

U（unresponsive）：对任何刺激都没有反应。

基本化验检查

• 目的是在进行调查前确定AMS的原因。

• 根据AMS的可疑原因进行调查。

• 可以进行简单的化验，如血糖监测、电解质检查，以明确引起潜在的可逆性原因。

• 考虑脑CT检查AMS的结构性原因，如颅内出血。

管理

• 所有的AMS患儿均应收入院。

• 插管或血流动力学不稳定的患儿应收入ICU。

格拉斯哥昏迷评分

格拉斯哥昏迷评分见表23-22。

表23-21 导致意识状态改变的原因

系统	原因
中枢神经系统	● 惊厥 -发作后阶段 -前驱症状阶段 -非抽搐发作惊厥 ● 脑膜脑炎 -感染性（细菌、病毒） -脑脓肿/脑型疟疾 ● 脑炎 -自身免疫性 ● *N*-甲基-D-天冬氨酸（NMDA） ● 电压门控钾通道（VGKC） -急性播散性脑脊髓炎 ● 脑病 -酒精 -氨 -尿毒症 -毒素 -意外/非意外用药过量 对乙酰氨基酚，非甾体抗炎药，阿片类药物，三环类抗抑郁药，抗组胺药 ● 占位性病变 -脑肿瘤 -脑脓肿 ● 休克 -缺血性 血栓 促血栓形成状态 -栓子 心脏栓塞 -出血引起的 动静脉畸形 脑底动脉瘤 ● 脑部表现 -威尔逊病 -脑性狼疮
全身系统	● 脑灌注不足引起的休克 -低血容量性休克 出血引起的 -心源性休克 -分布性休克 脓毒性休克 -梗阻性休克 肺栓塞 ● 热休克 ● 低体温
代谢/电解质	● 低血糖 ● 高钠血症/低钠血症 ● 酸中毒 -乳酸 -酮类 ● 高碳酸血症 ● 高血糖症 ● 高钙血症
内分泌系统	● 糖尿病酮症酸中毒 ● 类固醇性精神病
心血管系统	● 高血压脑病
精神系统	● 精神紧张症

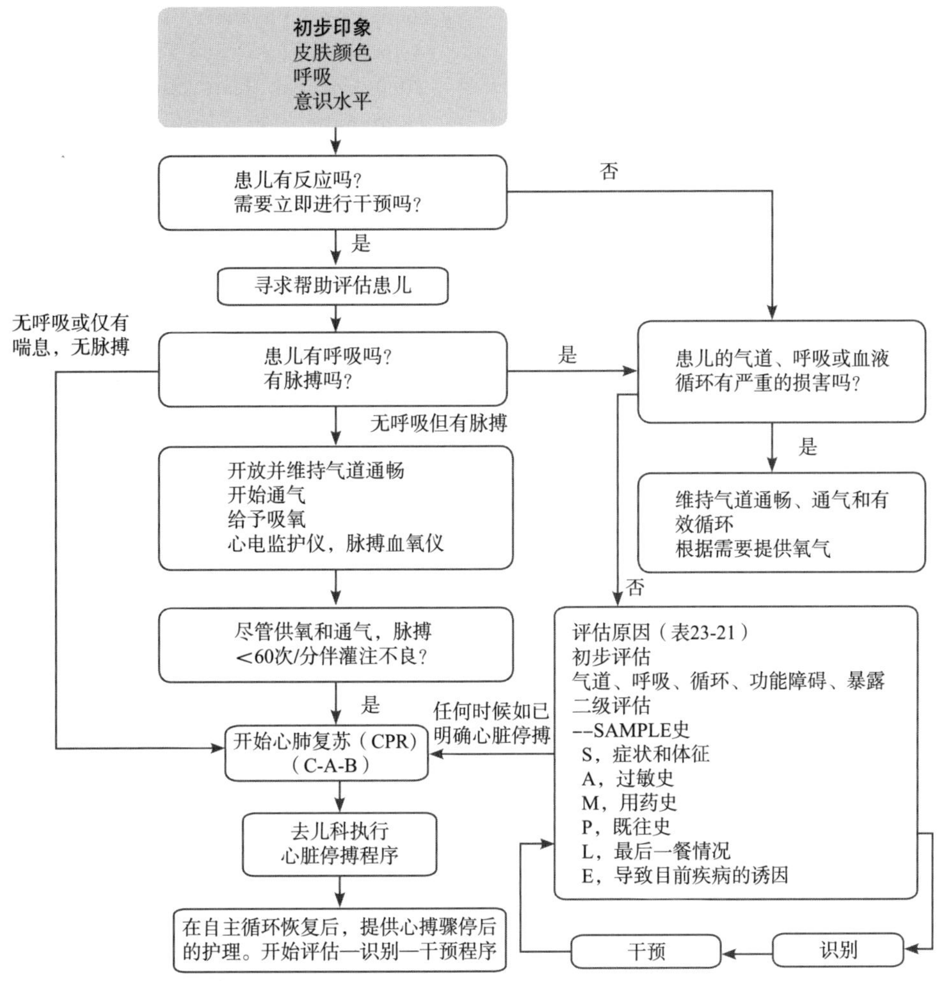

图23-6 对意识状态改变的患儿的处理

表23-22 格拉斯哥昏迷评分（GCS）

体征	GCS	儿童GCS	分
睁眼反应	自主	自主	4
	对指令	对指令	3
	对疼痛	对疼痛	2
	对任何刺激均无	对任何刺激均无	1
语言反应	能精确定向	与年龄相适应的发声、微笑，或对声音的定位，互动（咕咕声，唠叨），追随物体	5
	迷糊，不能精确定向	哭闹，易怒	4
	言语不当	对疼痛哭闹	3
	语意难辨	对疼痛呻吟	2
	任何刺激无语言反应	任何刺激无语言反应	1
运动反应	能遵循指令	自主活动（按指令动作）	6
	对疼痛能定位	对触摸退缩（对疼痛能定位）	5
	对疼痛刺激有肢体退缩	对疼痛有肢体退缩	4
	对疼痛有过度屈曲	对疼痛有过度屈曲（去皮质强直）	3
	对疼痛过度舒展	对疼痛有过度舒展（去皮质强直）	2
	对任何疼痛无反应	对任何疼痛无反应	1

（刘慧强 韩彤妍 译 郭治国 校）

参考文献/扩展阅读

1.Koh PL，Goh DLM.Altered mental state.In：Goh DLM，Ang EY，eds.Pediatric differential diagnosis-top 50 problems.*Singapore：Elsevier*，2018：52-61.

2.Topjian AA，Raymond TT，Atkins D，et al.Part 4：pediatric basic and advanced life support：2020 American Heart Association guidelines for cardiopulmonary resuscitation and emergency cardiovascular care.*Circulation*，2020 Oct 20，142（16_Suppl_2）：S469-S523.

附　　录

附录A　常用急救操作

Goh Ee Ling · Matthew Low

尿道导管插入术

- 适应证

1.缓解尿潴留。

2.收集未受污染的尿液样本进行分析。

3.监测尿量。

为了降低导尿管相关性尿路感染的风险，可考虑留置导尿管的替代方案，如插管导尿以获得未受污染的尿液样本后拔除导尿管，或使用外置导尿套管监测尿量。

- 禁忌证

1.尿道损伤，如尿道口有出血的外伤患者。

2.尿道狭窄，无法插入福莱（Foley）导尿管。

- 设备

1.预先包装的导尿包。

2.无菌利多卡因凝胶和喷嘴。

3.福莱（Foley）导尿管，通常12～16F。

4.尿袋。

- 操作步骤

1.让患者取仰卧位。女性患者应屈曲膝关节，并且将大腿分开。

2.首先用10ml的水注入导尿管的球囊中进行加压测试，以确保没有泄漏，然后完全排空球囊。

3.找到尿道口，用氯己定或无菌生理盐水进行清洁。

（1）男性：应该把包皮褪下（附图A-1）。

（2）女性：应该用一只手分开阴唇（附图A-2）。

4.将利多卡因凝胶与喷嘴连接后，将其涂抹在福莱（Foley）导尿管的尖端及尿道处。

5.将已润滑的导尿管轻柔地插进尿道，对于男性来说，阴茎应该垂直于身体。插入所有的导管直到导尿管侧壁处，通过尿液引出来确定导尿管的位置是否准确。

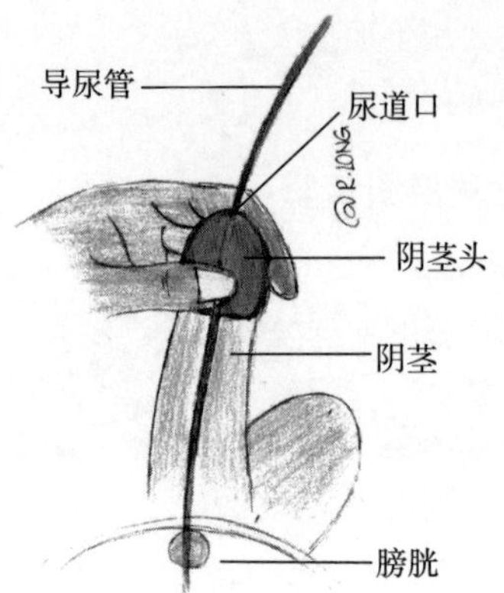

附图A-1　导尿管插入（男性）

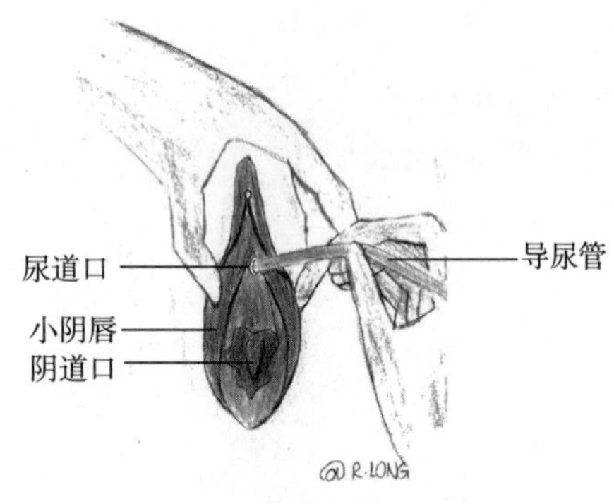

附图A-2　导尿管插入（女性）

6.向水囊中注入10ml的无菌水，然后向外抽拉导尿管，直到水囊到达膀胱颈部。

7.连接引流袋后，用胶带固定导尿管。

- 并发症

1.尿道损伤。

2.感染。

- 特别提示/注意事项

1.在导尿结束后应将包皮复位，否则可能会导致包皮嵌顿。

2.如果怀疑有前列腺梗阻，应使用较大尺寸的导尿管或Coude导尿管。

3.在尿道狭窄的患者中，应使用较小尺寸的导尿管。

4.插入导尿管时如果有阻力，应请泌尿专科医师会诊，不要使用暴力强行插入导尿管，以免产生瘘管或引起尿道损伤。

5.不要用生理盐水填充水囊，以免形成结晶造成后期难以回抽。

留置胸腔引流管（开放式技术）

- 适应证

1.外伤或继发性因素导致的气胸尤其是大量气胸的引流。

2.引流液体，如血胸、胸腔积液等。

3.对于创伤合并肺挫伤，同时需要正压通气的患者，进行预防治疗。

- 相对禁忌证

1.不能控制的凝血功能障碍。

2.穿刺点感染。

- 设备

1.预包装的手术包（包括医用镊子、止血钳、手术刀柄、剪刀）。

2.手术刀片。

3.局部麻醉用的1%利多卡因。

4.一个直径大小合适的胸腔引流管，型号为24～32F（用直径较大的引流管引流液体，直径较小的引流管引流气体）。

5.水下密封瓶及连接管。

6. 2-0聚丙烯缝线和2-0丝线。

7.敷料。

- 操作步骤

1.使患者处于仰卧位或45°的坐位，并将同侧手臂放于头上。

2.确定并标记穿刺部位应位于腋中线、第5肋间线和胸大肌外侧缘为边界的安全三角形内（以免损伤胸长神经）。

3.在预先标记的穿刺胸腔引流管的部位进行消毒和铺巾，消毒和暴露面积应延伸到锁骨、胸骨和肋骨边缘，以便即使在覆盖后也能识别这些解剖标志位置。

4.沿胸腔引流管穿刺部位的肋骨上缘（以避开神经血管束）注入1%利多卡因，然后逐层浸润皮肤、肌肉、肋骨骨膜和胸膜。

5.在预定的穿刺位置做一个2～3cm的水平切口（附图A-3），钝性解剖分离皮肤和皮下组织，直至胸膜（附图A-4）。

6.通过切口插入止血钳，将这个狭小的切口扩展出一条通路，喷涌出一股气体时表明已经进入胸腔。

7.夹住胸导管的近端。

8.将一个戴着手套的手指插入切口，慢慢引导着导管进入胸腔。套管针的尖端应在插入后从引流管的末端撤出。当胸腔引流管置入时，套管针应缓慢拔出（附图A-5）。

9.一旦插入所需长度，松开夹闭的胸腔引流管，并将其连接到水下密封，可看到气泡振荡。

10.使用2-0丝线缝合固定胸腔引流管，之后使用2-0聚丙烯缝线进行荷包缝合。

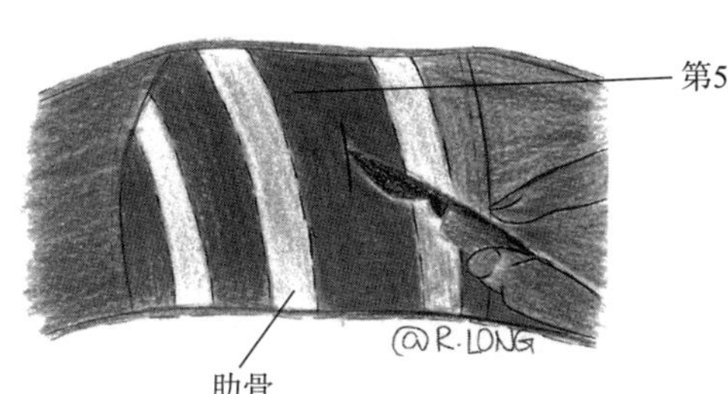

附图A-3　在第5肋间切开

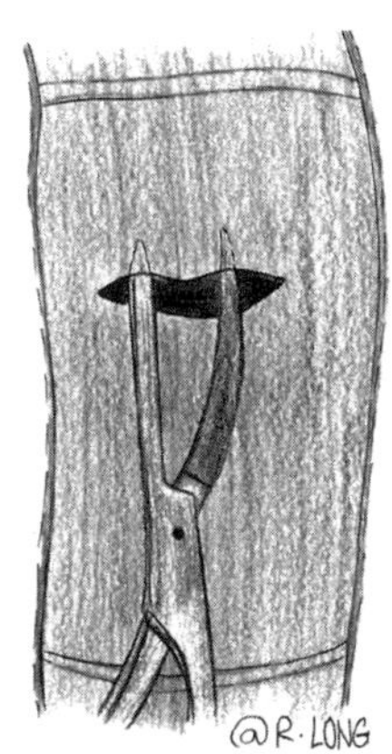

附图A-4　从皮肤及皮下组织直至胸膜的钝性解剖分离

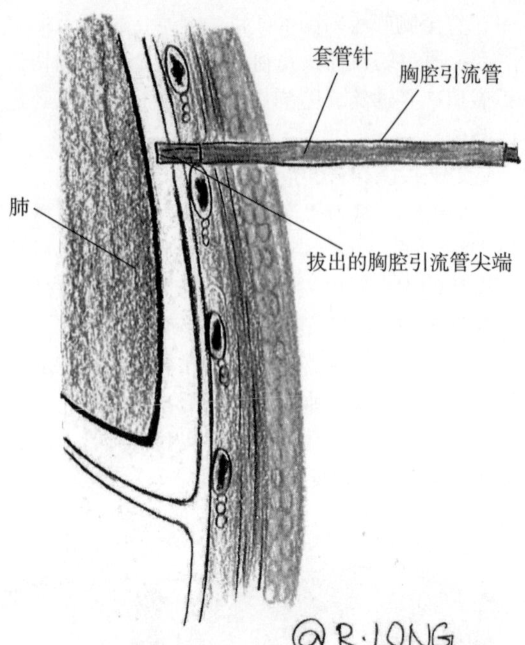

附图A-5　通过切开和分离的切口插入胸腔引流管

11.使用敷料和胶带将引流管与胸壁固定。

12.进行胸部X线检查以确认插管的位置是否正确。

- 并发症

1.出血。

2.感染（通常为迟发）。

3.穿刺时误伤其他器官，如肝、脾和心脏。

4.导管沿胸壁走行，而不是进入胸腔。

- 特别提示/注意事项

1.必须将患者置于能够被密切监测的环境中，如果出现低氧血症，应给予补充吸氧。

2.在插入胸腔引流管前应预先留置静脉通路。

3.在插入胸腔引流管前，先将手指插入切口内，并及早取出套管针，以免损伤其他器官。

针吸/胸腔穿刺术

- 适应证

缓解张力性气胸。

- 禁忌证

非危及生命的情况。

- 设备

1.简单的敷料包。

2.用于局部麻醉的1%利多卡因。

3. 14G或16G套管伴或不伴与其连接的含盐水的10ml注射器。

4.敷料。

- 操作步骤

1.确定穿刺位置：相对于传统的锁骨中线第2肋间隙，安全三角（附图A-6）现在是首选的位置，因为其肌肉厚度均匀一致，因此到达胸膜间隙的能力更一致。

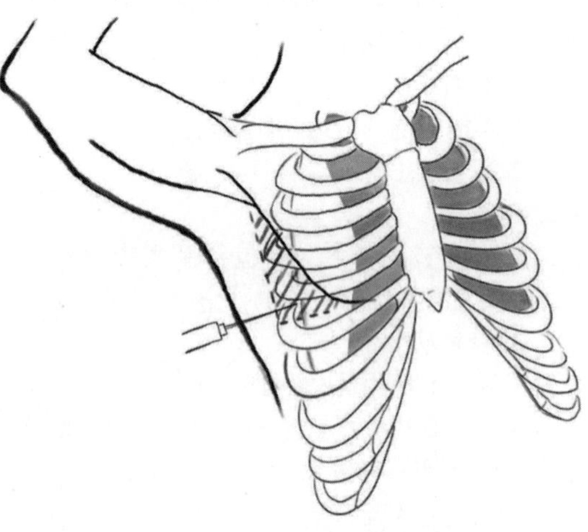

附图A-6　在安全三角处进行胸腔穿刺术

2.消毒并覆盖胸部穿刺部位。

3.如果患者有意识或时间允许，在皮肤表面进行局部麻醉。

4.将含有1～2ml生理盐水的10ml注射器沿着肋间隙的肋骨上缘插入，并插入套管。

5.穿刺胸膜壁层和抽吸，当在生理盐水中看到有气泡冒出时，表明张力性气胸已缓解。

6.拔下针头，将塑料导管留在原位。

7.敷料覆盖穿刺部位。

- 并发症

1.局部血肿。

2.肺损伤。

3.气胸。

- 特别提示/注意事项

1.患者应该能够接受密切监护并补充吸氧。

2.张力性气胸缓解后应立即插入胸导管，然后可以移除塑料导管。

3.针刺减压的另一种选择是手指胸膜腔造口术，它只包括胸导管插入术的前几个步骤，直到胸膜穿刺和减压。

脓肿切开和引流

• 定义：皮肤脓肿是一种局部脓液聚集而导致疼痛、波动的软组织肿块。

• 适应证：皮肤上可触及的脓肿。

• 禁忌证

1.非常大的脓肿需要广泛切开和清创，局部麻醉可能不充分，而应在手术室进行处理。

2.特殊部位

（1）腹股沟和头颈部深部脓肿，由于它们靠近重要的神经血管结构。

（2）肛提肌或坐骨直肠间隙脓肿，由于需要充分暴露和治疗相关瘘管，所以需要全身麻醉。

（3）手掌或足底深部脓肿需要更广泛的探查，并转诊至专科进行引流。

• 设备

1.含有氯己定的敷料套包。

2. 1%利多卡因局部麻醉，加或不加肾上腺素。可能需要对患者实施程序化镇静，如静脉注射氯胺酮（参见附录B“疼痛管理与神经阻滞”和附录C“诊疗镇静”）。

3.带手柄的11号手术刀刀片。

4.动脉钳、剪刀和包扎用的带状纱布。

• 操作步骤

1.考虑程序化镇静。

2.用皮肤准备液清洗脓肿上方的部位，并铺纱布，形成无菌区。

3.渗透局部麻醉药，等待2 ~ 3min后麻醉药起效。

4.用刀将脓肿表面充分切开，并进入脓腔（附图A-7）。

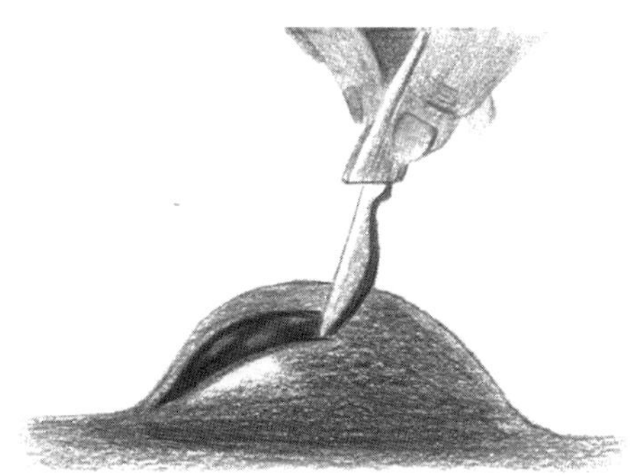

附图A-7　**脓肿切开和引流**

用刀片切开脓肿

5.让脓液流出，使用动脉钳打破腔内的任何阻塞，必要时允许进一步引流，可以做一个额外的切口，形成十字切口，以促进引流。

6.用氯己定浸泡过的纱布填塞空腔（附图A-8）。

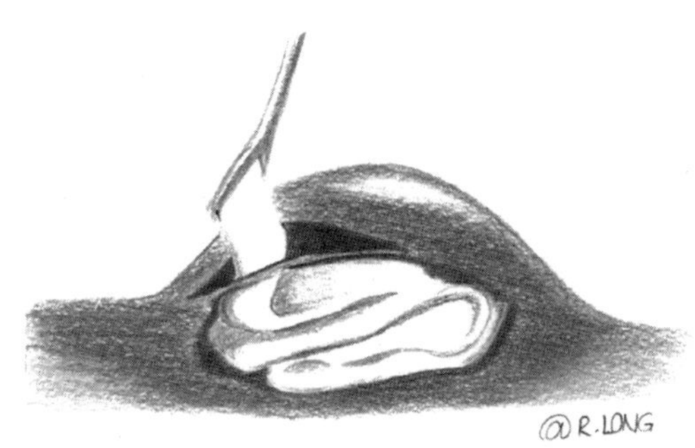

附图A-8　**用浸泡过氯己定的纱布填塞空腔**

7.敷料覆盖。

• 并发症

1.疼痛：局部麻醉在脓肿的酸性环境中通常麻醉效果较差。

2.脓肿引流不充分。

• 特别提示/注意事项

1.注入足够的利多卡因，等待足够的时间后再进行手术。

2.切口要尽可能宽，以确保引流充分。

动脉内导管置入术（附图A-9）

• 适应证

1.需要严密监测血压情况，如正在使用正性肌力药物的患者。

2.需要频繁采血。

• 禁忌证

1.严重凝血功能障碍患者。

2.穿刺部位有很少的侧支循环者。

• 穿刺部位

1.桡动脉（最常选择和首选）。

2.其他部位包括足背动脉、肱动脉和股动脉。

注意：在股动脉内置入动脉导管需要长导管。尽量避免在肱动脉置管，因为肱动脉是供应上肢循环的主要动脉。

• 设备

1.简易敷料包。

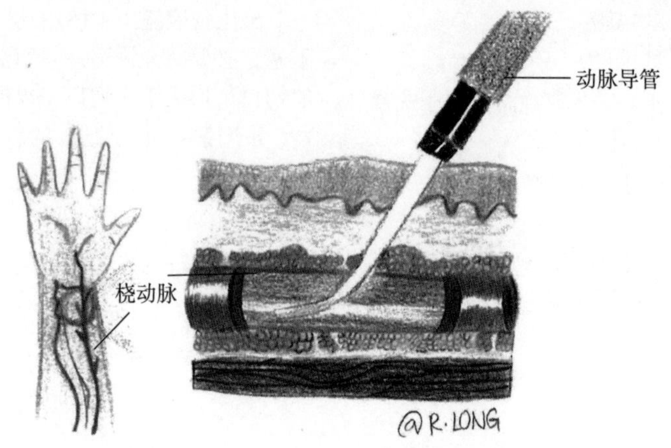

附图A-9 动脉内导管置入

2.动脉在线监测设备，如压力传感器。

3.动脉导管。

• 步骤

1.进行艾伦（Allen）试验，确认尺动脉有足够的侧支血流。

2.用生理盐水冲洗动脉导管，降低置管过程中空气栓塞的风险。准备好压力传感器，将其置于患者心脏水平位置。

3.要求患者手放在前面，掌心向上，手腕背屈，用一卷毛巾或一袋生理盐水放于患者手腕下做支撑。

4.在穿刺处进行消毒并覆盖该区域。

5.用1%利多卡因在穿刺术区进行局部麻醉。

6.用一只手触摸动脉，另一只手持动脉插管，与皮肤成30°斜向穿刺皮肤。

7.向前推进针尖，进入动脉的一瞬间，缓慢向前推进导管，同时取下针芯。

8.连接至动脉管路，观察波形，确保读数准确。

9.用敷料固定动脉内导管。

• 并发症

1.桡神经损伤。

2.局部血肿。

3.感染（通常是延迟的）。

4.动脉血管痉挛。

• 特殊提示/注意事项

1.避免手腕长时间呈背屈位，以避免桡神经损伤。

2.对穿刺部位要施加足够的压迫，以避免在反复穿刺尝试中形成血肿。

3.在动脉搏动不佳或发生血管痉挛时，考虑使用超声引导定位穿刺。

中心静脉置管术

• 适应证

1.监测中心静脉压。

2.治疗

（1）血管升压药，如去甲肾上腺素和肾上腺素。

（2）可导致血管硬化的药物，如全胃肠外营养（TPN）。

（3）在紧急情况下，无法穿刺或使用外周静脉建立静脉通路时，需要快速静脉滴注液体/血制品。注意，滴注速度比大型外周静脉置管的滴注速度慢。

3.经静脉置入起搏器。

• 禁忌证

1.凝血功能障碍。

2.穿刺部位感染。

3.任何原因引起的解剖学位置改变（相对禁忌）。

• 设备

1.中心静脉置管套装。

2.预包装的手术套装（包括医用镊子、止血钳、手术刀柄和剪刀）。

3.手术刀片。

4.局部麻醉用的1%利多卡因。

5.肝素生理盐水。

6.敷料和胶带。

7.中心静脉输液导管。

8.缝合用聚丙烯线或丝线。

9.超声探头、凝胶及探头用无菌塑料护套。

• 步骤

1.定位

（1）将患者摆为垂头仰卧位（头部向下30°），

以降低发生空气栓塞的风险。

（2）将患者的头部偏向穿刺部位的对侧。

（3）放置一卷毛巾在患者肩胛骨下，使锁骨更为突出。

2.冲洗中心静脉导管并在输液管内注入生理盐水。

3.用肝素生理盐水冲洗中心静脉导管的3个端口。

4.皮肤表面消毒和覆盖面积应超过胸锁乳突肌和上胸壁。

5.体表标志

（1）锁骨下静脉

1）锁骨下静脉位于锁骨中部的1/3处，并与锁骨平行。

2）穿刺点：锁骨中内1/3交界处下方1cm处，针尖指向内侧并稍偏向头侧，在锁骨下后方指向胸骨上切迹（附图A-10）。

（2）颈内静脉

1）颈内静脉位于颈动脉外侧，锁骨和胸锁乳突肌的两个头（锁骨头和胸骨头）所形成的三角区内（附图A-11），但最好还是通过超声定位标记。

2）穿刺点：从三角区的顶点穿刺进针，与针尖尾部的皮肤成30°～45°角，针尖指向同侧乳头（附图A-12）。

6.在标记好的穿刺点应用1%利多卡因进行局部麻醉。

7.使用一个含有1ml生理盐水的注射器，用穿刺针在已定位描记好的静脉穿刺点处进行穿刺，在缓慢进针的同时轻柔回抽。

8.一旦穿刺针进入静脉，要确保血液可以轻易回抽至注射器中，而且要无搏动感，呈静脉状。

9.固定针头，取出注射器，用手指封闭针头尾端。

10.通过穿刺针置入导丝，进至深约15cm，在保持导丝不动的状况下取出穿刺针。

11.用手术刀的刀片扩大皮肤的穿刺部位。

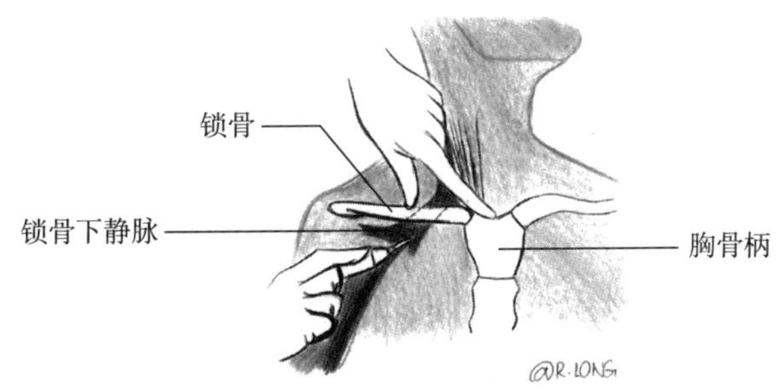

附图A-10　中心静脉导管插入锁骨下静脉

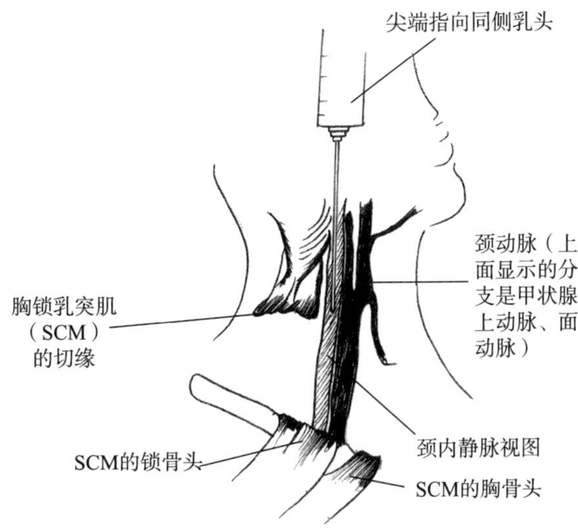

附图A-11　颈内动脉和颈动脉的关系

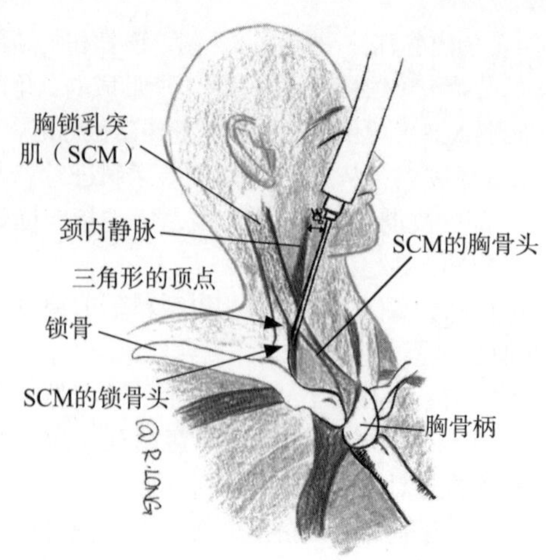

附图A-12　穿刺针由胸锁乳突肌的锁骨头和胸骨头形成的三角形顶点进行穿刺

12.将扩张器穿过导丝，扩张皮肤的入口。

13.静脉导管的远端通过导丝置入，确保在近端导丝的长度是足够的，使其突出于导管外。

14.抓住导丝的近端，在推进导管的同时慢慢撤出导丝，直至获得所需的长度（通常是距皮肤水平13～15cm处）。

15.检查静脉导管所有的3个腔内血液回抽是否自如，用肝素生理盐水冲洗每个端口，防止血液凝固。

16.将输液管路连接到静脉导管。

17.将患者从垂头仰卧位恢复至正常体位。

18.将静脉导管缝合固定到皮肤上并覆盖敷料。

19.进行胸部X线检查以确认导管的位置正确并检查是否有气胸。

- 并发症

1.气胸。

2.误穿刺入动脉。

3.心律失常。

4.导管内血栓形成。

5.空气栓塞。

6.感染。

- 注意事项

1.在置入导丝时，应始终对患者进行心电监测，以观察患者在置入导丝时是否发生心律失常。

2.在进行穿刺置管时，超声引导是现在辅助穿刺和确认正确位置的常规手段。

3.在静脉穿刺过程中如穿刺入动脉，应使用足够的压力压迫，以避免形成血肿。

4.置入导丝过程中如果遇到阻力，千万不要强行通过，要将导丝和穿刺针一起撤出后再次进行尝试穿刺。不能通过穿刺针撤出导丝，因为这样做有可能导致导丝断裂，并造成导丝在血管中形成栓塞。

致谢

附图A-6由医学院学生nah Jie Hui绘制。附图A-11是由Swati Jain博士绘制的。本附录中的其他插图由Rebecca Long女士绘制。

（怀　伟　译　郭治国　校）

参考文献/扩展阅读

Roberts JR, Custalow CB, Thomsen TW, eds. *Roberts and Hedges' clinical procedures in emergency medicine and acute care*. 7th ed. Philadelphia: Elsevier, 2017.

附录B　疼痛管理与神经阻滞

Peng Li Lee · Shirley Ooi · Chong Chew Lan

为小手术提供的镇静与镇痛

关节脱位复位、脓肿切开引流、异物清除（附表B-1）。

附表B-1　关节脱位复位、脓肿切开引流、异物清除的镇痛方案

首选方案	次选方案
静脉注射异丙酚40mg（0.5～1mg/kg）后，每间隔20～40s，静脉注射异丙酚20mg（0.25～0.5mg/kg），直到充分镇静 或者静脉注射芬太尼50μg（1μg/kg），追加剂量25μg（0.5μg/kg），复合咪达唑仑首次剂量2～3mg，每隔2min追加1～2mg，直到充分镇静	对于脓肿切开引流的患者，可以考虑氯胺酮0.5～1.0mg/kg，缓慢推注

注：

1.所给出的方案是作为局部麻醉药的辅助手段，只要适当即可使用。

2.如果担心呼吸抑制的问题（如某些老年人及存在呼吸问题的患者），可以辅助使用自己给药的笑气吸入系统。

3.对于大于55岁的患者，可每隔20s静脉注射低剂量异丙酚20mg，直到充分镇静（1～1.5mg/kg）。

紧急心脏电复律（附表B-2）

附表B-2　紧急心脏电复律的镇痛方案

首选方案	次选方案
静脉注射咪达唑仑3～5mg（0.05～0.1mg/kg）和芬太尼25～50μg	静脉注射依托咪酯0.1～0.2mg/kg，或缓慢推注氯胺酮1～1.5mg/kg

前臂骨折、关节脱位和在解剖上具有挑战性部位（如面部）的撕裂伤的儿科患者（附表B-3）

附表B-3　儿科短小手术的镇痛方案

首选方案	次选方案
肌内注射氯胺酮3～5mg/kg，间隔10min后可以按2～4mg/kg重复给药	静脉注射芬太尼0.5～2μg/kg和咪达唑仑0.05～2mg/kg
静脉注射氯胺酮1～2mg/kg	

注：

1.参见附录C“诊疗镇静”。

2.局部麻醉药中最好加入缓冲液（1%利多卡因9ml＋8.4%碳酸氢钠1ml），以减轻局部浸润时的疼痛。

剧烈且持续时间较长的疼痛的镇痛与镇静

骨折（附表B-4）

附表B-4　骨折的镇痛方案

首选方案	次选方案
静脉注射吗啡首次剂量为2～5mg，如有必要，可每隔10min重复给药	静脉注射曲马多50～75mg

注：

1.适当的夹板固定是缓解疼痛的方式之一。

2.如有必要，可静脉注射甲氧氯普胺（胃复安）10mg，以缓解呕吐反应。

特殊骨折案例

- 石膏固定前的肱骨干、胫骨干及尺桡骨骨折（附表B-5）

附表B-5　肱骨干、胫骨干及尺桡骨骨折石膏固定前的镇痛方案

首选方案	次选方案
氧化亚氮（笑气）吸入	静脉注射芬太尼25～50μg和咪达唑仑3～5mg

注：在石膏固定前允许对骨折进行简单操作。

- 股骨干骨折（附表B-6）

附表B-6　股骨骨折的镇痛方案

首选方案	次选方案
股神经阻滞	静脉注射吗啡2～5mg

注：

1.允许使用牵引夹板。

2.如果不适宜镇静，如伴有头部损伤、股神经阻滞是有效的。

- 前臂/手腕骨折的处理和复位（附表B-7）

附表B-7　前臂/手腕骨折处理和复位的镇痛方案

首选方案
使用0.5%利多卡因20ml进行静脉局部麻醉

注：允许准确地进行操作和骨折复位。

- 掌骨骨折（附表B-8）

附表B-8　掌骨骨折的镇痛方案

首选方案	次选方案
根据骨折部位可行尺神经、正中神经或桡神经阻滞	静脉局部麻醉

注：

1. 8岁以下儿童禁止采用Bier阻滞。

2.针对Bier阻滞，注射药物与松止血带的间隔时间最短为20min，对于老年人和儿童，该时间应延长至30min。

- 指骨骨折（附表B-9）

附表B-9　指骨骨折的镇痛方案

首选方案	次选方案
1%利多卡因进行掌部阻滞	1%利多卡因进行指神经阻滞

• 足部骨折（附表B-10）

附表B-10　足部骨折的镇痛方案

首选方案
踝关节阻滞

• 伴头部损伤的骨折（附表B-11）

附表B-11　伴头部损伤骨折的镇痛方案

首选方案	次选方案
静脉注射或肌内注射酮咯酸10mg	静脉注射曲马多50～100mg

注：与哌替啶和吗啡相比，曲马多的镇静作用较弱。

非创伤性颈/背部疼痛（附表B-12）

附表B-12　非创伤性颈或背部疼痛的镇痛方案

首选方案	次选方案
肌内注射非甾体抗炎药，如双氯芬酸75mg。静脉注射地西泮5～10mg（肌肉痉挛时）	肌内注射曲马多50～75mg

注：离院时给予以下建议。①口服镇痛药；②Anarex®（含对乙酰氨基酚、苯海拉明）/Beserol®（含对乙酰氨基酚、咖啡因、双氯芬酸钠）每天3次，每次2片，或地西泮2mg，每天2次或睡前5mg；③软质颈托适用于颈椎病变而非张力性肌肉痛；④热疗；⑤介绍给理疗师。

腹部疼痛

• 急性腹痛（附表B-13）

附表B-13　急性腹痛的镇痛方案

首选方案	次选方案
缓慢静脉注射芬太尼25～50μg	缓慢静脉注射吗啡2～5mg

注：与吗啡相比，芬太尼有其独特的优势。①不引起组胺释放；②进入神经系统比吗啡要快；③没有中间代谢产物，因此其是慢性肾脏病和慢性肝病患者的首选药物。

• 肾、输尿管绞痛（附表B-14）

附表B-14　肾、输尿管绞痛的镇痛方案

首选方案	次选方案
肌内注射非甾体抗炎药，如双氯芬酸50～75mg	肌内注射曲马多50～75mg

• 胃肠炎引起的腹部绞痛（附表B-15）

附表B-15　胃肠炎引起的腹部绞痛的镇痛方案

首选方案
肌内注射或静脉注射丁溴东莨菪碱（解痉灵®）20～40mg

胸痛

• 缺血性胸痛

1.心绞痛：见附表B-16。

附表B-16　心绞痛的镇痛方案

首选方案
硝酸甘油（GTN）：舌下含服，贴片或静脉注射

2.心肌梗死：见附表B-17。

附表B-17　心肌梗死的镇痛方案

首选方案	次选方案
舌下含服硝酸甘油＋静脉注射芬太尼25～50μg，每10分钟重复给药1次 如有必要，可静脉给予甲氧氯普胺10mg，减轻呕吐反应	如果静脉注射2～3次芬太尼后疼痛仍未缓解，特别是有高血压或心力衰竭患者，应考虑以5～15μg/min的起始剂量静脉注射硝酸甘油，每隔5min剂量加倍。 1.如可耐受 2.血压、脉搏发生变化 3.疼痛缓解

注：请查阅第3章第三节“急性冠脉综合征”；注意：右心室梗死、低血容量或心脏压塞患者禁用GNT类药物。

面部疼痛

- 三叉神经痛（附表B-18）

附表B-18 三叉神经痛的镇痛方案

首选方案	次选方案
卡马西平100～200mg每天2次，口服；逐渐增加药量直到疼痛缓解或出现副作用（嗜睡、眩晕、步态不稳）——在下方表注中查看注意事项	加巴喷丁200mg每天2次，可在几天内增加至300mg每天3次，直到疼痛控制或副作用发生（嗜睡、头晕）；肾功能不全患者需要调整剂量 严重疼痛患者可加用巴氯芬10mg，每天3次，口服

注：

1.亚洲血统的新患者在开始应用卡马西平（CBZ）治疗之前应进行*HLA-B*1502*基因型筛查，这是识别患者是否存在发生史-约综合征和中毒性表皮坏死松解症（TEN）风险的标准操作。对于开始应用CBZ的患者，应持续监测是否发生CBZ引起的严重皮肤不良反应（SCAR），包括伴有嗜酸性粒细胞增多和全身症状的药疹（DRESS），尤其是在开始治疗后的前12周。

2.加巴喷丁是一个合理的替代选择，因为基因分型在急诊室环境中是不可行的。与一线药物相比，其具有更好的耐受性，药物相互作用较少，肝毒性或肾毒性风险较低。

- 带状疱疹后遗神经痛（附表B-19）

附表B-19 带状疱疹后遗神经痛的镇痛方案

首选方案	次选方案
加巴喷丁200mg，每天2次，可在几天内增加至300mg，每天3次，直到疼痛控制或副作用发生（嗜睡、头晕）；肾功能不全患者需要调整剂量	阿米替林10mg，每天1次，如果需要，可增加至10mg，每天2次；65岁以上的老年人应避免使用；无须根据肾功能调整剂量

注：普瑞巴林是加巴喷丁的替代品。由于价格差异，大多数人选择加巴喷丁而非普瑞巴林。

头痛

- 偏头痛（附表B-20）

附表B-20 偏头痛的镇痛方案

首选方案	补救方案
肌内/静脉注射非甾体抗炎药 如肌内注射双氯芬酸75mg或者静脉注射酮咯酸10mg 肌内/静脉注射止吐药 如静脉注射甲氧氯普胺10mg或肌内注射丙氯拉嗪12.5mg 皮下注射舒马曲坦 皮下注射舒马曲坦6mg，需要超过12h后才可重复给药；如果患者先前使用过口服剂量，至少超过2h才可进行皮下注射	安静环境中休养：尽量减少噪声和光线 如果患者呕吐，静脉补充液体

注：

1.舒马曲坦下列情况下禁止使用

（1）未经控制的高血压。

（2）缺血性心脏病。

（3）心肌梗死。

（4）变异型心绞痛。

2.每天口服舒马曲坦不要超过200mg。

- 紧张性头痛（附表B-21）

附表B-21 紧张性头痛的镇痛方案

首选方案	次选方案
口服对乙酰氨基酚1g	肌内注射或口服非甾体抗炎药，或者口服麻醉类型的口服药，如可待因、可待因对乙酰氨基酚复合剂

- 丛集性头痛（附表B-22）

附表B-22 丛集性头痛的镇痛方案

首选方案
皮下注射舒马曲坦6mg
通过非重复呼吸面罩以9～12L/min的高流量吸入氧气15～20min

静脉局部麻醉

- 适应证

前臂骨折的手法复位，如科利斯骨折。

- 禁忌证

1.不合作的患者。

2.已知过敏者。

3.患者年龄在8岁以下或体重＜25kg。

4.癫痫。

5.严重高血压和肥胖（止血带下渗漏的危险）。

6.严重周围血管疾病。

7.需要监测脉搏指导复位时，如严重的肱骨髁上骨折。

8.镰状细胞贫血。

• 准备

1.询问病史。

2.检查：注意基线血压、心血管和呼吸系统。

3.基线调查：60岁以上患者应进行心电图检查。

4.告知患者操作流程。

• 技术

1.监测血压、脉搏血氧饱和度监测和心脏监护。

2.准备好复苏设备。

3.在患肢开放静脉通路。

4.止血带充气前，抬高患肢，使其高于心脏水平3min，使血液流出患侧手臂。

5.置于患肢止血带的压力应高于收缩压50～100mmHg（成人为250～300mmHg）。

6.检查止血带是否漏气，确认桡动脉脉搏消失；注射局部麻醉药如利多卡因。

7.注意局部麻醉药注射时间。

8.应该达到皮肤泛白的效果，这也是麻醉成功的标志。

• 稀释和药物剂量

1.局部麻醉药稀释

（1）将10ml 1%利多卡因稀释于10ml生理盐水中。

（2）20ml 0.5%利多卡因溶液含有100mg利多卡因，即1ml＝5mg。

2.用量 0.5%利多卡因溶液0.4ml/kg（＝2mg/kg）。

3.建议剂量列表 见附表B-23。

附表B-23 局部麻醉药剂量建议列表（利多卡因）

成年人	20ml
老年人	15ml
大于10岁儿童	10～15ml
小于10岁儿童	8ml

体重（kg）	剂量（ml）
25	10
30	12
35	14

（1）利多卡因的中毒剂量为3mg/kg。

（2）提示：如果使用0.5%利多卡因20ml出现阻滞不完全的现象，可注入10～15ml生理盐水使利多卡因充分进入静脉。

（3）起效时间：3min。

说明：丙胺卡因也是可选择的局部麻醉药，因为它有着良好的有效性和安全性。但利多卡因应用更广泛。

• 放气：如果局部麻醉药静脉注射时间少于20min，禁止松止血带，因为这将会导致高度聚集的局部麻醉药进入循环系统。利多卡因在给药20min后起效，此时松止血带一般不会产生不良后果。

• 并发症

1.利多卡因过敏。

2.不慎全身注射利多卡因引起局部麻醉药中毒反应。

（1）早期：口周麻木、头晕、耳鸣、口齿不清。

（2）晚期：昏迷、惊厥、缓慢性心律失常、低血压、呼吸骤停。

• 离院

1.观察2h后如无问题，患者可办理出院。

2.出院前应检查四肢血液循环情况。

神经阻滞概述

医学生和初级医务人员只需要知道前额、耳郭、掌骨和手指神经阻滞。腕、踝和股神经阻滞仅适用于高级学员。

眶上、滑车上神经阻滞（前额阻滞）

• 解剖

1.眶上神经分为两支，通过位于眶上缘、距中线约2.5cm的两个孔从眼眶发出。它支配前额的大部分和头皮前额区域的感觉。

2.滑车上神经于眼眶上内侧角发出，支配前额内侧感觉。

• 用量：1%利多卡因3～5ml添加或不添加肾上腺素。

• 技术（附图B-1）

1.将针从眉毛中间插入，针尖保持横向。

2.从进针点沿眉毛上缘皮下注射利多卡因。

3.如果伤口延伸至前额的外侧部分，可能需要阻滞位于眉外侧的颧颞神经和耳颞神经。

• 起效时间：5min。

• 持续时间：30～45min。

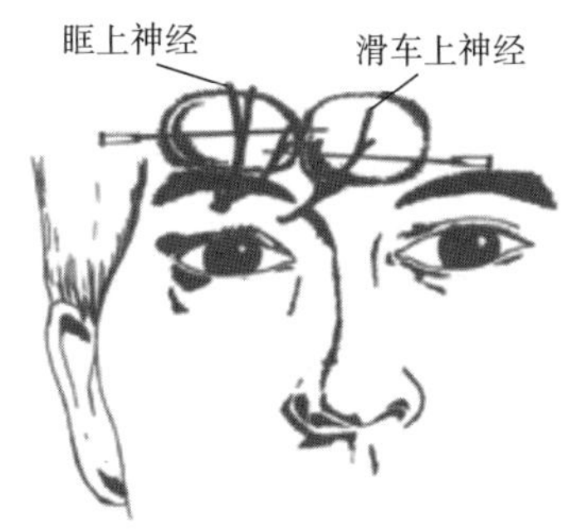

附图B-1　眶上神经和滑车上神经阻滞

耳郭神经阻滞

- 解剖

1.耳郭的感觉支配神经为耳颞神经、耳大神经和枕小神经的分支。迷走神经也支配耳道的感觉。

2.耳颞神经位于耳郭的前方，耳大神经和枕小神经位于耳郭的后方。

- 剂量：1%的利多卡因8～12ml不加肾上腺素。
- 技术（附图B-2）

1.于耳垂的后方进针，沿着耳后方向，平行且略浅于骨面。沿着这条路径注入利多卡因。

2.无须重新进针，调整针头方向朝向耳垂和耳屏的前方。拔针时注入相似剂量的利多卡因。

3.为了达到完全区域阻滞效果，于耳轮表面上方某一点进针。于耳部上方分别向前方和后方采用相似方式注入利多卡因。

- 起效时间：15min。
- 持续时间：30～45min。

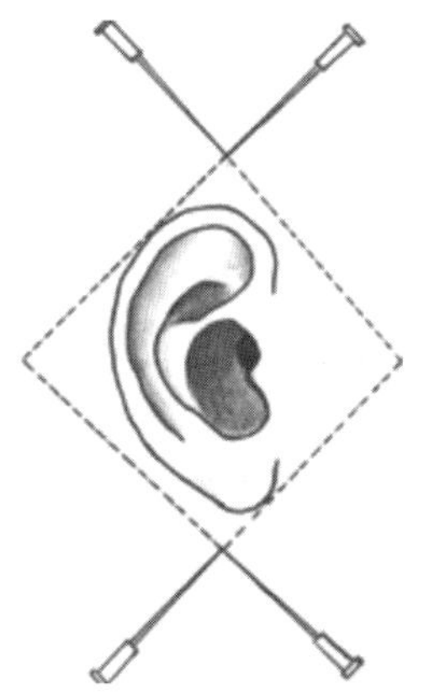
附图B-2　耳部的区域麻醉

指（趾）神经阻滞

- 解剖：一共有4支神经支配每一个手指或足趾，即2支手指掌侧固有神经和2支手指背侧固有神经。以上神经走行贴近指骨，这些骨性结构可以作为定位神经的标志。
- 药物剂量：最大剂量为1%利多卡因4ml（不添加肾上腺素）。
- 技术（附图B-3，附图B-4）

1.指蹼法

（1）将针（如27G针）尖置入紧邻掌指骨远端的指蹼部位，紧邻指骨，朝向手指掌侧进针，在掌神经附近注入利多卡因1ml。

（2）然后退针（但是并不离开原穿刺点），沿着指骨背外侧面前进直至触到骨头，在背神经附近推注利多卡因0.5ml。

（3）在手指或足趾的另一面重复此操作。

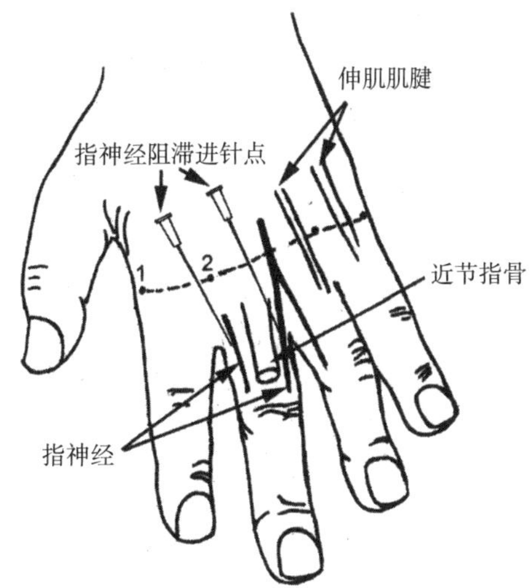

附图B-3　掌部水平手指根部的指神经阻滞

1、2.指神经阻滞针尖位置

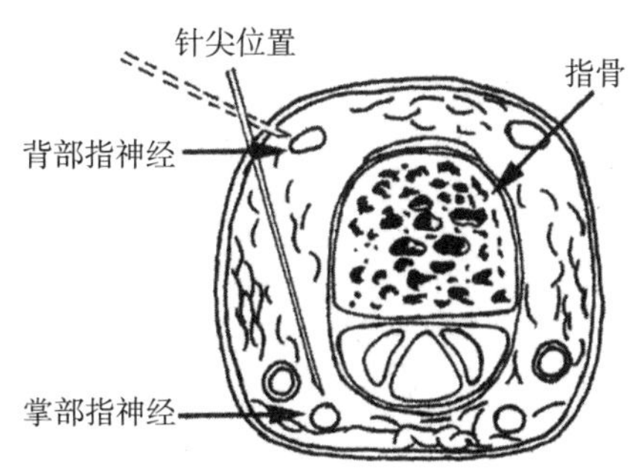

附图B-4　手指的横截面

2. 上述指神经阻滞过程可用于拇指和踇趾的局部麻醉。对于拇指，注射点应靠近中间位置，因为神经血管束走行于拇指的中线。

3. 对于第2～4足趾：于足趾背侧中线处单次注入局部麻醉药可以同时麻醉足趾的两侧。

4. 掌骨入路

（1）指神经沿掌骨缝隙走行，沿其走行进行阻滞。

（2）通过掌远纹，在相邻屈肌肌腱之间，朝向手掌进针。注入1%利多卡因3～4ml。这将使两个手指的邻近部位产生麻醉效果。另外一种方法则是穿过掌远纹，在手指基底中点处注射1%利多卡因3～4ml。这种单次注射的方法可以麻醉整个手指。

- 起效时间：5min。
- 持续时间：45～60min。

腕部神经阻滞

- 适应证：受正中神经、尺神经、桡神经支配的手部小手术。

正中神经

- 解剖：在近端掌横纹的水平，正中神经位于掌长肌腱与桡侧腕屈肌之间的表面（如果掌长肌腱缺失，正中神经则位于桡侧腕屈肌的内侧）。
- 禁忌证：有腕管综合征病史者。
- 剂量：1%利多卡因4～6ml（加或不加肾上腺素）。
- 技术

1. 在腕关节近端皮肤皱褶、掌长肌腱和桡侧腕屈肌之间的肌腱处（嘱患者弯曲手腕，可使两肌腱更加明显），插入23G或25G针。

2. 呈扇形地上下移动针头直到引出异感，稍退针，缓慢注射利多卡因2～4ml。

- 操作时间：5～10min。
- 持续时间：1.5h。

尺神经

- 解剖

1. 尺神经在距手腕约5cm处分为掌侧和背侧神经。

2. 在手腕处，掌侧尺神经分支位于尺侧腕屈肌与尺动脉之间。

- 剂量：1%利多卡因7～10ml（加或不加肾上腺素）。
- 技术（附图B-5）

1. 掌侧支　在尺侧腕屈肌和尺骨茎突水平的尺动脉之间置入23～25G针头，如果出现异感，稍退针头，注入1%利多卡因2～4ml。

2. 背侧支　在手腕尺侧腕屈肌肌腱附近处皮下注射1%利多卡因5ml。

- 起效时间：5～10min（背侧分支阻滞起效更快）。
- 持续时间：1.5h。

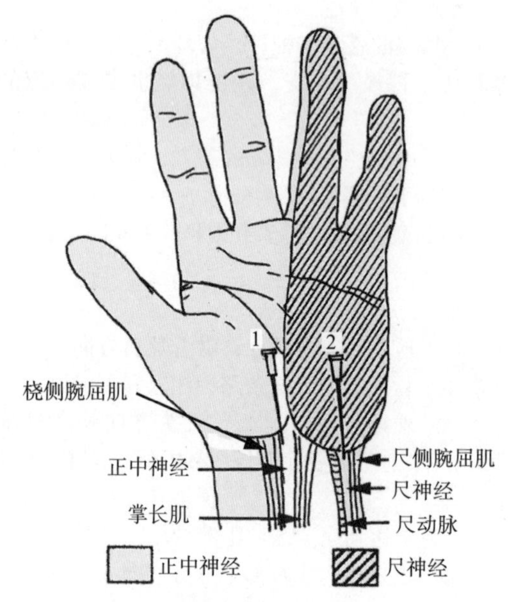

附图B-5　腕部正中神经和尺神经阻滞

桡神经

- 解剖：在腕部水平，桡神经发出浅层分支，走行于伸肌的皮下。
- 药物剂量：1%利多卡因5ml（加或不加肾上腺素）。
- 技术（附图B-6）：于手腕水平，自桡骨茎突至尺骨茎突，进行皮下浸润。
- 起效时间：2min。
- 持续时间：1h。

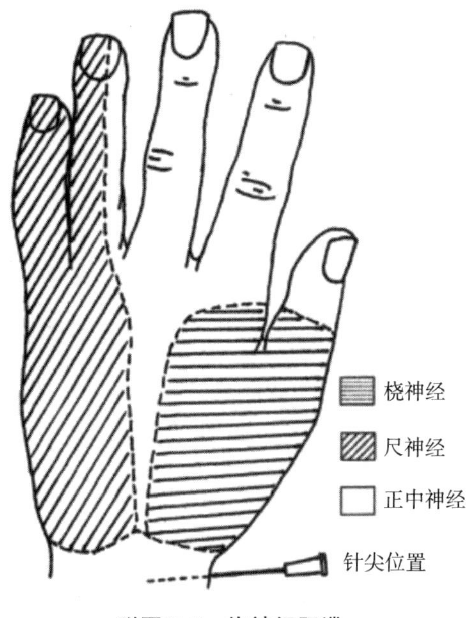

附图B-6　桡神经阻滞

踝关节神经阻滞

• 使用利多卡因进行踝关节神经阻滞对足底部位的麻醉非常有效，而对此部位进行局部浸润麻醉通常很痛且效果不佳。

• 解剖

1.踝和足的感觉主要由5条神经支配（附图B-7）。

（1）隐神经（踝内侧）。

（2）腓浅神经（踝前和足背）。

（3）腓深神经（踇趾外侧和第2趾内侧）。

（4）腓肠神经（足跟和踝后外侧）。

（5）胫神经（形成足底内侧神经和足底外侧神经，为足底的前半部提供感觉）。

2.不同神经支配的区域之间有显著重叠，特别是在足底部位。阻滞一个以上的神经是必要的。

• 药物剂量：1%利多卡因（加或不加肾上腺素）5ml或0.5%的布比卡因。对于有周围血管疾病的患者，禁用肾上腺素。

• 技术

1.隐神经　在大隐静脉周围、内踝前方及紧邻的上方进行皮下注射浸润。注意回抽避免静脉注射的风险。

2.腓浅神经　于踝关节上方，自胫前缘到外侧踝，进行皮下浸润。

3.腓深神经　在踝关节胫骨前肌和踇长伸肌肌腱处插入针头，注射局部麻醉药5ml。

4.腓肠神经（附图B-8）让患者俯卧。于跟腱外侧置入针尖并向外踝进行皮下浸润。

5.胫神经（附图B-9）让患者俯卧。触诊胫后动脉。将针置入跟腱内侧，与内踝上缘平齐，所以针尖紧贴动脉外侧。如果引出轻微异感，稍退针，回抽无血，注入局部麻醉药5～10ml。

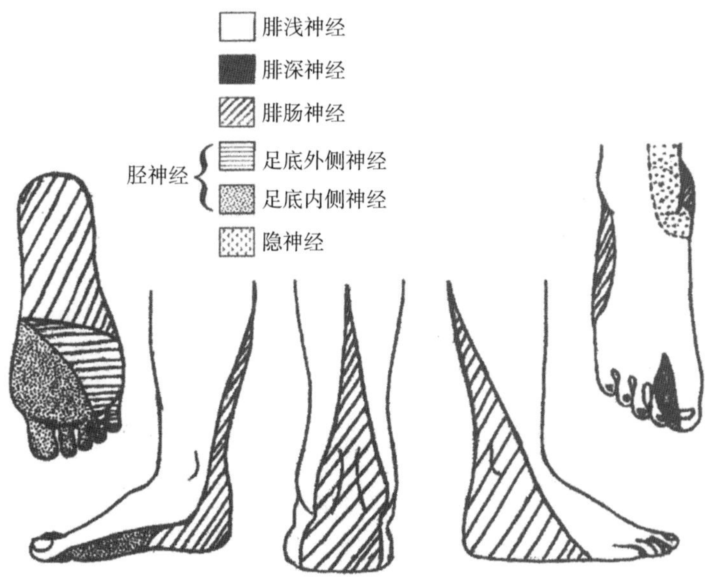

附图B-7　足部和踝部的感觉支配

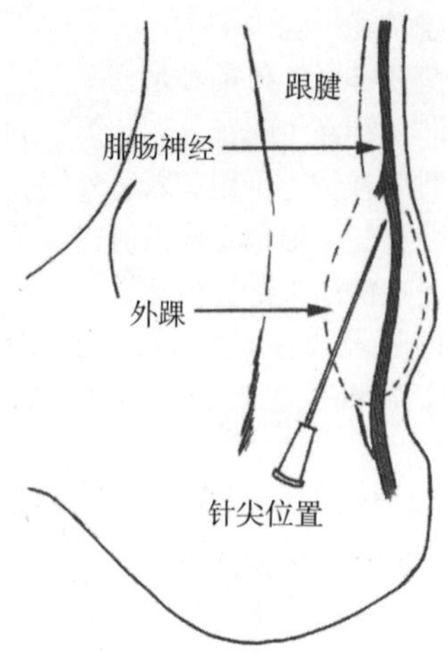

附图B-8 **腓肠神经阻滞**

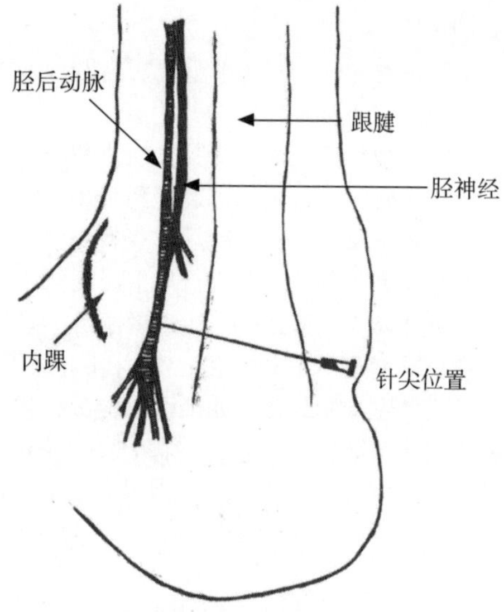

附图B-9 **胫神经阻滞**

股神经阻滞

- 解剖：股神经穿过腹股沟韧带进入大腿，位于股动脉外侧（为帮助记忆，记作“VAN”——静脉、动脉、神经，静脉位于最内侧）。
- 药物剂量：1%利多卡因10～15ml。
- 技术（附图B-10）

1. 使用23～25G针，针长至少4cm。
2. 触诊股动脉或使用超声引导。
3. 因股神经从腹股沟韧带下穿出，故垂直皮肤表面，紧邻股动脉外侧进针。
4. 当患者引出异感时，稍微退针，上下移动穿刺针，移动范围为4cm，边移动边注射利多卡因10ml，逐渐向外侧移动至距离股动脉2～3cm。

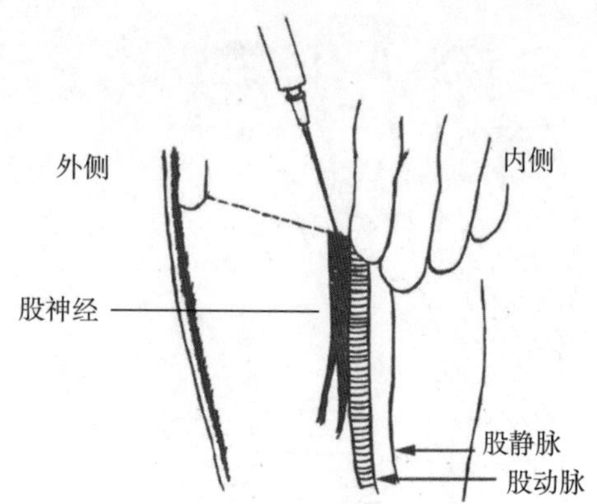

附图B-10 **右侧股神经阻滞**

- 起效时间：5～15min。
- 持续时间：1.5h。

致谢：

本附录所有插图均由Chong Chew Lan博士所绘制。

（王明亚 译 李 民 葛洪霞 校）

参考文献/扩展阅读

1. Kelly JJ，Younga J. Regional Anesthesia of the Thorax and Extremities. In：*Roberts JR*，*Custalow CB*，*Thomsen TW*，*eds. Roberts and Hedges' clinical procedures in emergency medicine and acute care*. 7th ed. Philadelphia：Elsevier，2017：560-587.
2. Sung C，Tan L，Limenta M，et al. Usage pattern of carbamazepine and associated severe cutaneous adverse reactions in Singapore following implementation of HLA-B*15：02 genotyping as standard-of-care. *Front. Pharmacol*，2020，11：527. DOI：10. 3389/fphar. 2020. 00527.

附录C 诊疗镇静

Ian Mathews · Peter Manning

定义

使用短效镇静药（联合或不联合镇痛药），以使患者意识水平得到最低程度的抑制，同时维持保护性呼吸道反射、心脏反射及对言语指令的正常反应。

要点

- 充分评估患者是否适合接受镇静，包括过敏史、当前用药和是否存在气道阻塞。
- 缺少经验丰富的急诊医师或麻醉医师时，谨慎对5岁以下儿童实施全身麻醉。
- 实施诊疗镇静至少需要2位操作者。一人进行诊疗操作，另一人实施镇静并持续监测患者的心肺功能。实施镇静的医师不应指导诊疗操作。
- 实施镇静的医师应接受过镇静相关培训，或在接受过镇静培训的急诊科医师监督下工作。

适应证

- 可能引起较为严重的疼痛和焦虑，以至于妨碍诊疗进行，例如：

1. 闭合性关节脱位。
2. 脓肿切开、引流。
3. 复杂的或解剖对位困难的裂伤修复。
4. 腰椎穿刺。
5. 心脏电复律。

禁忌证

- 诊疗镇静无绝对禁忌证。
- 相对禁忌证

1. 老年人（大于65岁）。
2. 困难气道患者（预计通气困难和氧合障碍）。
3. 美国麻醉师协会（ASA）分级在Ⅲ级及以上的患者。

给全科医师的特别提示

- *诊疗镇静不应在诊室实施，除非诊室具备血流动力学监测功能并随时可获得麻醉医师协助。*

处理

准备工作

- 无论年龄和健康状态如何，所有患者均应在有监测的区域进行镇静。特异性反应和过敏反应是难以预测的。
- 应获取知情同意——口头解释并详细记录，留档。
- 镇静前无须禁食、禁水。
- 建立外周静脉通路（最小20G），用生理盐水低速维持，保持可单次推注的通畅度。
- 经鼻导管给氧。
- 监测：持续监测心律和脉搏血氧饱和度，每5分钟监测1次生命体征。
- 备好随时可用的复苏设备

1. 口咽通气管。
2. 简易呼吸器。
3. 气管导管。
4. 除颤仪。
5. 拮抗药：纳洛酮和氟马西尼（安易醒）。

药物治疗

有多种镇静药物和镇痛药物可供选择，每种药物各有优缺点。意识水平根据改良的镇静评分标准（Ramsay评分）（附表C-1）进行评估，镇静目标是2～3级。镇静药物和镇痛药物的使用剂量详见附表C-2。

镇静药物的选择

- 丙泊酚的优点是既具有镇静作用，又具有遗忘功效，且起效和恢复迅速。但丙泊酚缺少镇痛作用，需要联合应用阿片类镇痛药或氯胺酮。
- 依托咪酯的优点是可维持循环系统稳定。与丙泊酚一样，其兼具镇静和遗忘功效，但缺少镇痛作用。
- 咪达唑仑是苯二氮䓬类药物，既有遗忘功效，也有镇静作用，同时还有抗焦虑作用，但没有镇痛作用，会引起显著低血压。
- 氯胺酮具有分离性遗忘和镇静作用，且具有突出的镇痛作用。

附表C-1　改良的镇静评分标准（Ramsay评分）

清醒状态
1. 患者焦虑、烦躁或躁动
2. 患者配合、有定向力、平静
3. 患者嗜睡，对大声听觉刺激反应敏锐
睡眠状态
4. 患者熟睡，对大声听觉刺激反应迟钝
5. 患者对大声听觉刺激无反应，但对痛觉刺激有反应
6. 患者对痛觉刺激无反应

资料来源：Ramsay M，Savege T，Simpson B，et al.Controlled Sedation with alphaxalone-alphadolone.Britiish Medical Journal，1974，2：555.

镇痛药物的选择

• 芬太尼是一种阿片类镇痛药，其突出优点是不导致组胺释放（过敏性反应），并且没有中间代谢产物，这一点使其成为慢性肝脏疾病或慢性肾脏疾病患者中到重度疼痛的理想镇痛药物。

诊疗镇静的并发症及处理措施

• 由丙泊酚、咪达唑仑和阿片类镇痛药引起的呼吸抑制

1. 供氧。
2. 简易呼吸器控制呼吸。
3. 应用拮抗剂——氟马西尼和纳洛酮。

• 氯胺酮引起的喉痉挛

1. 正压通气（PPV）。
2. 若正压通气后喉痉挛持续存在，则应用琥珀酰胆碱（静脉注射1～2mg/kg或肌内注射4mg/kg）。
3. 简易呼吸器控制呼吸或肌肉松弛后进行气管插管。

• 咪达唑仑和阿片受体激动剂引起的低血压

1. 头低足高位。
2. 输注生理盐水20ml/kg。

• 芬太尼引起的胸壁僵直

1. 应用纳洛酮。
2. 如果纳洛酮不能解除，应用琥珀酰胆碱（静脉注射1～2mg/kg或肌内注射4mg/kg）。
3. 肌肉松弛后进行气道支持。

• 过敏反应：详见第2章第二节“过敏反应”。

拮抗剂的应用

• 合理应用：纳洛酮和（或）氟马西尼只应用于发生呼吸过缓或呼吸暂停的患者，或镇静期间深度意识丧失的患者。

• 不合理应用：因镇静药物半衰期长于其各自拮抗剂的半衰期，故最好让患者意识自主恢复而不是应用拮抗剂。过度应用拮抗剂可导致意识状态不稳定。

• 剂量：详见附表C-2。

附表C-2 诊疗镇静药物剂量

药物	剂量		起效时间	药效持续时间	优点	缺点	注意
	成人	儿童					
镇静药物							
丙泊酚	静脉注射负荷剂量0.5～1mg/kg，随后每20～40秒重复给药0.25～0.5mg/kg，直至达到预期效果	不适用	40s	6min	快速起效和恢复	呼吸和中枢神经系统抑制，特别是与阿片类药物合用时。无镇痛作用	豆类、蛋类过敏患者禁用。建议老年患者（55岁以上）剂量减半
依托咪酯	静脉注射0.1～0.2mg/kg，每3～5分钟追加0.05mg/kg，直至达到预期效果	不适用	30～60s	5～15min	维持循环稳定 快速起效和恢复	无镇痛作用	老年患者的作用时间延长，肝/肾损害
咪达唑仑	静脉注射0.1mg/kg，分次注射；通常静脉注射负荷量2～3mg，随后每2分钟追加1～2mg，直至合适镇静深度	静脉注射0.05mg/kg，分次注射（最大剂量＜2mg）	2～5min	30～60min	抗焦虑作用	呼吸和中枢神经系统抑制，特别是与阿片类药物应用时；无镇痛作用	
氯胺酮	静脉注射负荷量1～1.5mg/kg，缓慢推注；每5～10分钟追加0.25～0.5mg/kg	肌内注射3mg/kg，可将计算结果向上凑整至最近的5的倍数，并确保总剂量＜4mg/kg 静脉注射1mg/kg，缓慢注射	30s	10～20min	相对安全，不良反应罕见；兼具镇静和镇痛作用	大剂量应用时可致喉痉挛（不常见）	支气管扩张作用利于哮喘缓解；儿童应联用阿托品以减少分泌物

续表

药物	剂量		起效时间	药效持续时间	优点	缺点	注意
	成人	儿童					
阿托品	不适用	静脉注射/肌内注射 0.02mg/kg（0.1～0.6mg）					
芬太尼	静脉注射0.5～1μg/kg，每2分钟追加1次，直至达到适宜的镇痛效果（最大量2μg/kg）	静脉注射0.5μg/kg每2分钟重复追加（最大量2μg/kg）	2～3min	30～60min	快速镇痛；持续时间短；组胺释放最少	与镇静药物合用可致呼吸抑制；大剂量应用时下胸壁僵直；低血压（不常见）	若联合应用丙泊酚和咪达唑仑，提前15min按推荐剂量应用芬太尼；老年人剂量减半
吗啡	静脉注射0.1～0.2mg/kg，分次应用	静脉注射 0.01～0.04mg/kg 分次应用	＞5min	3～4h	可滴定给药	呼吸和中枢神经系统抑制；引起呕吐；起效慢，作用时间长；致组胺释放	若联合应用丙泊酚和咪达唑仑，提前15min按推荐剂量应用；老年人剂量减半
拮抗剂							
纳洛酮	静脉注射0.2mg，持续15s；1min后无作用追加0.3mg；1min后无作用继续追加0.5mg；重复给药至最大累计剂量5mg/h	静脉注射 0.01mg/（kg·h）	1min	45min	相对安全		阿片类药物拮抗剂
氟马西尼	每2～3分钟100μg至逆转	静脉注射0.1mg	1～2min	10～15min	相对安全	半衰期短于苯二氮䓬类	苯二氮䓬类拮抗剂

操作结束后

- 将患者置于轻度头低足高的恢复体位。
- 每15分钟监测1次生命体征直至离院。
- 详细记录全部过程，包括药物的选择和具体剂量，是否有不良反应及相关的处理措施。

离院

- 只有患者完全清醒时才准许离院，患者可以深呼吸、咳嗽、饮水，并且可以达到镇静前的状态，可站立、行走。
- 须由实施镇静的医师复查患者并授权离院。
- 患者应有亲友陪同。
- 出院后24h内禁止

1. 驾驶或操作重型机械。
2. 攀登高处。
3. 游泳。
4. 饮酒或服用其他有可能导致困倦的药物。

（翟文雯　译　李　民　葛洪霞　校）

参考文献/扩展阅读

1. American College of Emergency Physicians. Clinical policy: procedural sedation and analgesia

in the emergency department，2014.

2. National University Hospital，Singapore. Paediatric sedation protocol，2003.

附录D 统计概要

Chua Mui Teng · Shirley Ooi · Irwani Ibrahim

设计相关问题

• 研究设计

1. 两种主要类型：观察性和试验性。

2. 观察性研究包括分析性研究（如队列研究、病例-对照研究、横断面研究）和描述性研究（如个案报告、病例系列研究）。

3. 试验性研究包括随机对照试验（RCT）。

• 随机分组/抽样

1. 在随机分组/抽样时，每个研究对象都有一个已知的概率（通常是相等的概率）被分配到试验组中/被抽中。

2. 随机抽样是从目标人群中选择研究样本的方法，以确保代表性。

方法：使用随机数字表或者计算机产生的随机序列。

3. 随机分组（适用于试验性研究）是对每名受试者选择干预的方法；避免偏倚。

方法：简单随机、分层随机或区组随机。

• 偏倚：就是由于目标人群和抽样人群不同而产生的误差，又称为测量误差/系统误差，它可能影响研究的效度。部分偏倚举例如下。

1. 志愿者偏倚　研究对象可能有一定的利益而进入试验（译者注：这部分自愿进入试验的人群可能与目标人群不同）。

2. 选择性偏倚　研究对象的选择可能影响结局（仅从某一类型的人群选择研究对象）。

3. 应答偏倚　安慰剂效应和为了讨好医师。

4. 评价偏倚　评价者不应该是研究者（单盲）或者研究对象（双盲）。

• 混杂：如果相对于某一组，一个变量在另外一组的研究对象中更容易出现，而且这个变量与结局相关，那么这个变量可能潜在地使结果产生混淆或“混杂”。例如，在一个缺血性心脏病的治疗性研究中，年龄或性别可能是混杂因素。

• 盲法/隐藏：是一种在治疗性研究中疗效评价时增加客观性和减少主观性的方法。盲法的类型如下。

1. 单盲　只有患者不知道他进入了试验组还是对照组。

2. 双盲　患者和研究者都不知道分组情况。

3. 三盲　患者、研究者和评价者均不知道分组情况。

现在的趋势是直接报告盲的对象而不使用上面的单盲、双盲、三盲术语。

• 样本量：随着以下因素变化而增加。

1. 把握度增大。

注：把握度是当备择假设是真的时，某种统计检验接受备择假设或检验某个效应量有差异的能力，更直观地说，其是某个研究检测到真实效应或差异的能力。

2. 效应量减小。

数据相关问题

数据类型

• 定量或数值型数据是指两个数的差值在一定范围内有实际意义。

1. 连续数据在其度量范围内连续取值，如年龄。

2. 离散数据只能取整数值，如骨折的数量。

• 定性（分类）数据

1. 名义数据，没有等级，如性别。

2. 等级数据在各类别间有内在的顺序或顺次（如某疾病的1～4级）。

汇总数据

• 集中（中心）趋势的度量

1. 集中趋势的度量参数包括均值、中位数和众数。

2. 使用哪个指标描述集中趋势受两种因素影响：①测量指标的类别（等级数据和数值型数据）；②测量指标的分布状态。

（1）均值（算术均值）：观察值的总和除以观察值的个数，如2、5、8、3、4的均值是22/5＝4.4（当变量呈正态分布时使用）。它用于数值型数据且呈对称分布（不用于偏态分布）。

（2）中位数：指处于分布的中心值（当变量是偏态时使用），如一半的观测值很小，另外一半很大。对于1、3、4、7、8、12、13、20、30，中位数是8，而均值是10.88。它也等于50%分位数。它应用于等级数据或偏态分布的数值型数据。

（3）众数：发生频率最高的数值，如2、2、2、3、3、4、5的众数是2。众数主要用于双峰分布的描述。

• 散布（离散程度）的度量

1. *极差* 指最大观察值与最小观测值的差。它用于强调极值的数值型数据的描述。

2. *四分位数间距* 描述中间50%的观测结果，即落在第25～75百分位数的数据。

3. *方差* 一组样本的所有观测值与均值的差的总和肯定是0（如＋2mmHg、＋1 mmHg、0 mmHg、-1 mmHg、-2 mmHg，均值为0 mmHg）。因此我们不得不取平方后求和得到一个正值（这样去除了负号，＋4、＋1、0、＋1、＋4）。如果我们将这个总和除以自由度（n-1），就得到了方差（10/4＝2.5）。如果观察值与均值的偏差很大，且观测值（n）比较少，方差就会很大。方差仅是一个数值，没有测量单位，如方差是2.4，不能是2.4mmHg。为了让它变为可描述（有测量单位），我们使用标准差。

4. *标准差* 是一种数据的均值离散程度的度量指标（附图D-1）。它用于对称分布（非偏态分布）的数值型数据。它是方差的平方根，将方差转换为可描述（有测量单位）的指标。

$$s=\sqrt{\frac{\sum(x-\bar{x})^2}{n-1}}$$

其中，$\bar{x}$为均值，n为观测值的个数，s为标准差）。

5. *标准误* 提供了对样本均值与未知的总体均值的差值的一种估计。样本量越大，样本均值与总体均值越接近，标准误越小。因此，样本对总体的代表性越好。

假设检验

• 原假设：这个假设内容为这个研究的各组间无差异或无效应。

• 备择假设：是原假设的对立面，当原假设被拒绝时备择假设就是结论。

• Ⅰ类错误：是指原假设是正确的，但被拒绝，或者不存在差异时做出存在差异的结论，即假阳性。

• Ⅱ类错误：是指原假设是错误的，但没有被拒绝，或者当存在差异时，但未检验出差异，即假阴性。

• 概率（P）：指所有试验中某个研究结局发生的次数。P表示得到的两组的差异是由偶然因素导致的差异的概率（通常当概率小于5%或20次中少于1次时，认为差异有意义）。

• 95%置信区间：意味着有95%的把握使未知参数（如均值、比例）在这个区间内。

检验类型

附表D-1为统计方法的选择策略概要。

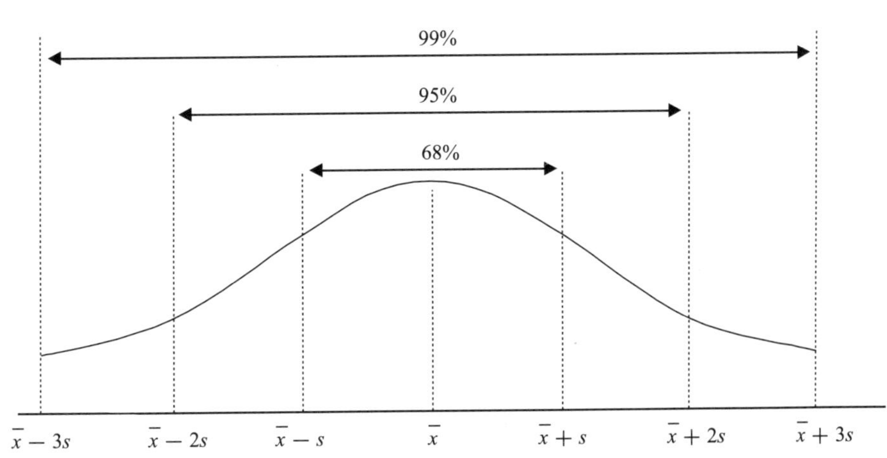

附图D-1 钟形分布或正态分布

95%的观测值落在$\bar{x}$-2s和$\bar{x}$＋2s之间，这里的$\bar{x}$是观测值的均值

附表 D-1 如何选择使用统计检验方法

假设检验（比较……）	多于2组	2个非配对组	2个配对组
比例	皮尔逊（Pearson）χ^2	费希尔（Fisher）精确检验/皮尔逊（Pearson）χ^2	McNemar检验
均值（参数检验）	单因素方差分析	非配对t检验（学生t检验）	配对t检验
中位数（非参数检验）	克鲁斯尔-沃利斯（Kruskal-Wallis）检验	曼-惠特尼（Mann-Whitney）U检验	符号秩和检验

定性数据

对于分类变量与分类变量的检验（当两个分类变量存在关联时），使用卡方检验。如果不满足卡方检验的假设（通常是样本量比较小），使用费希尔（Fisher）精确检验。

定量数据

- 参数检验或student's检验

1.它是在自身前后对照研究中比较两组数据（配对t检验）或者比较两组相似正态分布的数据的理想检验方法。t检验用于判断一组均值是否与另一组均值有显著差异。t值越大，差异越显著，如$t=7.8$，$P<0.05$意味着由于偶然因素得到这样一个t值的可能性小于5%。

2.单尾（单侧）t检验用于假设试验组总是优于对照组。

3.双尾（双侧）t检验用于假设试验组可能比对照组好或差。

4.单样本t检验用于判断一个变量的均值是否与一个特定的值不同。

5.两样本或独立样本t检验用于比较两组样本的均值。检验的假设是两组独立随机样本，两组人群的方差齐，在每个人群里观测值呈正态分布。

6.配对样本t检验比较一组中2个变量的均值。前提假设是2个配对的变量的差值呈正态分布。

7.方差分析（ANOVA）

（1）单因素方差分析是对一个定量因变量和单个（自）变量进行单因素方差分析。前提假设是每个人群的观测值都呈正态分布，所有人群的方差是齐的，所有分析是独立随机样本。

（2）如果用于3组或更多组的比较，ANOVA仅展示组间总体是否有差异，但不确定哪几组间存在差异。如果发现总体有差异，事后检验（通常是Bonferroni校正）用来确定哪两组间存在差异。

- 非参数检验，如曼-惠特尼（Mann-Whitney）U检验或Wilcoxon符号秩检验，用于不满足正态分布假设时。
- 相关分析用于确定两个定量变量或等级变量是否有线性关联，如考试成绩与IQ值。如果两个变量满足正态分布假设，使用皮尔逊（Pearson）相关，否则使用斯皮尔曼（Spearman）相关。
- 回归分析用于确定一个连续结局变量与一个连续（或定性）自变量之间的线性关系，如比较年龄增长与血清胆固醇的关系，这是简单线性回归。多重线性回归用于有多个连续/定性自变量时（如性别、种族和胆固醇水平）。

诊断试验中的统计学（附表D-2，附表D-3）

附表 D-2 检验结果的可能结局

检验	疾病	
	患病	未患病
阳性	真阳性（a）	假阳性（b）
阴性	假阴性（c）	真阴性（d）

附表 D-3 诊断试验中各统计学的定义和计算公式

指标	定义	计算公式（基于附表D-2）
灵敏度	在一个目标疾病的人群中，检验结果阳性人群的比例，如PID（病阳性率）=疾病中的阳性	$=\frac{a}{a+c}$
特异度	在一个没有目标疾病的人群中，检验结果阴性人群的比例，如NIH（无病阴性率）=健康人中的阴性	$=\frac{d}{b+d}$
阳性预测值（PPV）/阳性结果的预测价值	有阳性诊断结果的人群患该病的比例	$=\frac{a}{a+b}$
阴性预测值（NPV）/阴性结果的预测价值	有阴性诊断结果的人群未患该病的比例	$=\frac{d}{c+d}$

续表

指标	定义	计算公式（基于附表D-2）
阳性似然比［LR（+）］	患者中出现检验阳性的可能性与非患者中出现检验阳性的可能性的相对比例	$=\frac{a/(a+c)}{b\ (b+d)}$ $=\frac{\text{灵敏度}}{1-\text{特异度}}$
阴性似然比［LR（-）］	患者中出现检验阴性的可能性与非患者中出现检验阴性的可能性的相对比例	$=\frac{c/(a+c)}{d\ (b+d)}$ $=\frac{1-\text{灵敏度}}{\text{特异度}}$

治疗性文章中常用的概念

治疗性文章中常用的概念见附表D-4。

附表D-4　常用的统计学概念及公式

	定义	公式
对照组风险（R_c）	对照组发生结局事件的风险	
试验组风险（R_t）	试验组发生结局事件的风险	
相对危险降低率（RRR）	风险降低的比例	$\frac{R_c-R_t}{R_c}\times 100\%$
相对危险度（RR）	试验组与对照组的风险比	$\frac{R_t}{R_c}$
绝对危险降低度（ARR）	风险降低的绝对值	R_c-R_t
获得1例最佳效果而需要治疗的病例数（NNT）	在一段特定时间内减少1例不好结局发生而需要治疗的病例数	$\frac{1}{ARR}$

（张　华　译　葛洪霞　校）

参考文献/扩展阅读

1. Guyatt G, Rennie D, Meade MO, Cook DJ. *Users' guides to the medical literature: essentials of evidence-based clinical practice*. 3rd ed. New York: McGraw-Hill Education, 2014: 736.
2. Chan YH. Randomized controlled trials (RCTs): essentials. *Singapore Med J*, 2003, 44(2): 60-63.
3. Chan YH. Randomized controlled trials (RCTs): sample size—the magic number? *Singapore Med J*, 2003, 44(2): 172-174.
4. Chan YH. Biostatistics 101: data presentation. *Singapore Med J*, 2003, 44(6): 280-285.
5. Chan YH. Biostatistics 102: quantitative data: parametric and non-parametric tests. *Singapore Med J*, 2003, 44(8): 391-396.